中医学之道

——国医大师陆广莘论医集

（增订版）

陆广莘 著
李海玉 刘理想 整理

人民卫生出版社

图书在版编目(CIP)数据

中医学之道:国医大师陆广莘论医集/陆广莘著.—增订版.—北京:人民卫生出版社,2014

ISBN 978-7-117-19648-2

Ⅰ.①中… Ⅱ.①陆… Ⅲ.①中医学-文集 Ⅳ.①R2-53

中国版本图书馆 CIP 数据核字(2014)第 249057 号

中医学之道

——国医大师陆广莘论医集(增订版)

著　　者:陆广莘
出版发行:人民卫生出版社(中继线 010-59780011)
地　　址:北京市朝阳区潘家园南里 19 号
邮　　编:100021
E - mail:pmph @ pmph.com
购书热线:010-59787592　010-59787584　010-65264830
印　　刷:北京铭成印刷有限公司
经　　销:新华书店
开　　本:787×1092　1/16　**印张**:30　**插页**:2
字　　数:749 千字
版　　次:2014 年 12 月第 1 版　2014 年 12 月第 1 版第 1 次印刷
标准书号:ISBN 978-7-117-19648-2/R·19649
定　　价:89.00 元

作者简介

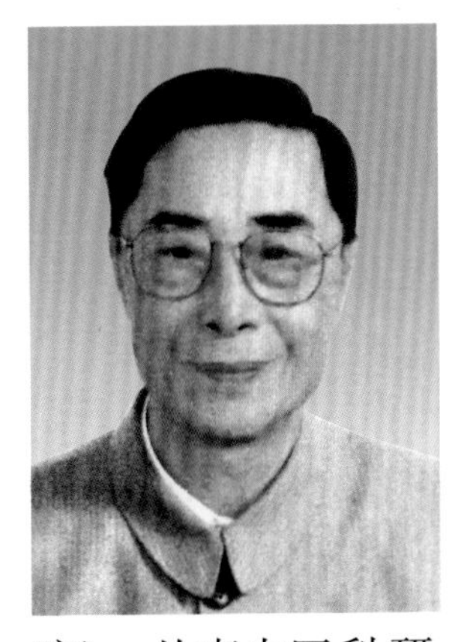

陆广莘（1927—2014），1927 年 1 月出生于江苏省松江县颛桥镇（今上海市闵行区）。1945 年初学习中医，先后从师上海陆渊雷，丹徒章次公，武进徐衡之。1948 年毕业行医，1950 年组建颛桥联合诊所。1952 年应考中央卫生部中医药研究人员，录取后入北京大学医学院，学习西医五年。

1957 年分配至中央人民医院（现北京大学人民医院），从事中医科研、临床、教学工作。1958 年 1 月为北医首开中医病房，1958 年秋为北医首开《中医学概论》课程。

1980 年受聘中医研究院客座研究员，1983 年奉调中国中医研究院中心实验室任副主任，1985 年组建中医基础理论研究所任业务副所长，提出中医研究和研究中医的互补并进，旁开一寸更上一层的科研选题思路，主持“肝血风瘀”和“脾津痰湿”“七五”攻关课题，先后获部级成果一、二、三等奖。

1986 年任《中国大百科全书 · 传统医学》卷编委会副主任。1987 年奉派赴坦桑尼亚防治艾滋病研究首批专家组。1993 年应邀访美，就“自我痊愈能力”（Healing force）作主题讲演和学术交流。

1991 年退居二线，1992 年获国务院政府特殊津贴，1993 年任第八届全国政协委员。1996 年受聘国家中医药管理局专家咨询委员，1998 年任第九届全国政协委员。2009 年评选为首届国医大师。

曾任中国中医科学院资深研究员，传承博士后导师，国家中医药管理局“十二五”中医基础理论重点学科学术带头人。

他归结中医药学的学术思想为：

“循生生之道的创生性实践的生生之学，
助生生之气的增益性效应的生生之学，
用生生之具的加和性效应的生生之学，
谋生生之效的溢出性效应的生生之学。”

中医学之道：

是养生治病必求于本为主旨的生生之道，
是辨证论治的发现和发展人的生生之气，
是聚毒药以供医事转化利用为生生之具，
是通变合和谋求实现天人合德生生之效
的健康生态的实践智慧学。

它要求：

1. 从实际出发：
   究天人之际以明乎物我之相分。
2. 实事求是：
   通健病之变以识环境利害药毒。
3. 有的放矢：
   循生生之道发现发展人的生生之气。
4. 讲求实效：
   用生生之具谋求天人合德生生之效。

阴阳自和，升降出入

主体开放自组演化调节的有机发展观

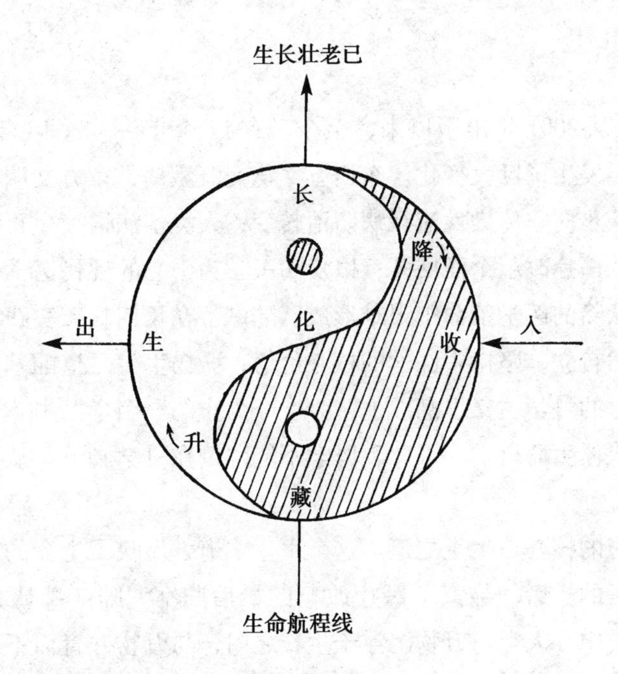

有机生命体是一个主体性开放流通、自组织演化调节的目标动力系统。

“形者生之舍也”——系统整体边界屏障功能。“和为贵”，“器散则分之，生化息矣”。

“气者生之充也”——主体开放流通自组演化过程。“通则顺”，“气止则化绝”。

“神者生之制也”——对流通自组演化的稳态适应性目标调节。“稳乃健”，“神去则机息”。

“阴阳”，是对升降出入的主体开放流通自组演化过程的稳态适应性目标调节。

序

《中医学之道》从2001年出版以来，至今已有14个年头。这14年间，正值21世纪开局之年，人类社会发生了巨大变化。东西方文化交流激荡，东方文明华丽转身；医学由急性传染病防治进一步向非传染性流行病防治转变，人类疾病谱发生重大变化；医疗危机弥漫全球，世界性的医疗改革全面展开；以疾病医学为中心的现代医学继续偏离医学之目的，医学模式正在从新的医学革命中艰难形成。陆广莘在长期临床实践和理论研究的基础上，融会新知，卓然自立，坚持中医学的核心价值，弘扬生生之道的基本理念，批判物质科学凌驾于一切之上的科学主义思潮。他认为迄今为止的“科学”基本上是物质科学，无法涵盖十分复杂的人体生命科学。因此，医学不能拜倒在科学脚下。从而为人体生命科学的建设呼啸前引。

陆广莘医学思想的核心是生生之道。这个生生之道，反映了生命的本质，阐明了医药的机理，体现了中医的真谛，寻索了医疗改革的最后归宿。陆广莘认为，天地之大德曰生。在漫长的自然史中，人类与万物沉浮于生长之门，与万物并育而不相害。人类与其他生物相比，只是一个高度发育的“后生”。人类具有“自选择、自清除、自组织、自演化、自稳态、自适应、自调节”和以皮肤包裹“形者生之舍”的“整体边界屏障”等“七自一包”功能。皮肤内是生命，皮肤外是物质。“正气存内，邪不可干。”“精神内守，病安从来。”人的正气，始终是第一位的。这是对生生之道的最本质的理解。

陆广莘认为，医药是健康的助手。维护正气，是医生第一要务。针药治其外，神气应乎中。针药治病，只是一种外来的物质力量，用来唤起和调动人体的内因，扶持人体内在的正气，促使其恢复健康。“当病人已经失去内应，你把他泡在药缸里亦无济于事。”在中国医学史上，他第一个提出中医是生态医学，是正气医学，是健康医学，是动员医学。医生的职责不是“努力找病，除恶务尽”，而是对人体正气的“努力发掘，加以提高”。早在20世纪50年代，他在北京医学院学习的时候，读了达维道夫斯基的《传染病病理学》。该书在序言中说：“传染病病理学的任务，不在于发现更多的病原体，而在于已知的病原体对机体的典型反应。”陆广莘敏锐地觉察到，这是西医正在转变观念的重要信号！什么是机体的典型反应？不就是人的“一变应万变”的正气吗？西医都认识到了，中医怎么反而能丢掉呢？

陆广莘中医学徒出身，青年时代就崭露头角。1952 年考入北京大学医学院学习 5 年，成为西医科班。毕业后又从事中医临床和中医科研 60 余年。因此，他既通中医，又通西医。他的医学识见充满底气，充满自信。他提出“医学整合的境界、胸怀和志气”，主张发皇古义，融会新知，超越包容，显示出一个国医大师的学术气度和大家风范。陆广莘善于学习，长于思辨，敢于创新。他博览群书，学贯古今；立足临床，眼观世界，善于从中国社会的实际出发研究医学存在的问题，从世界医学动态的全局中把握医学发展的大趋势，从哲学高度领会和阐明中医学的基本理论。他不无自负地引用司马迁的话勉励自己，“究天人之际，通古今之变，成一家之言”。在中医研究方面，要求：（一）从实际出发，究天人之际明乎物我之相分；（二）实事求是，通健病之变以识环境利害药毒；（三）有的放矢，循生生之道发现发展人的生生之气；（四）讲求实效，用生生之具谋求天人合德生生之效。终于形成了他在医学领域的一家之言。

时势造英雄，英雄造时势。陆广莘出现在当代中国，绝不是偶然的。他与中国传统文化大变革风云际会，成为中医学术大动荡中的中流砥柱之一。他用中医理论诠释中国哲学的万里云彩，他挟着哲学的锋利在中西医学之间探寻生命的奥秘。《汉书·艺文志》曰：“方伎者，皆生生之具。”2000 年后，陆广莘在现代语境下发皇古义，承先启后，继往开来。盛哉斯言！明哉斯人！可敬也夫！可敬也夫！

当《中医学之道》增订再版之际，是为之序。

诸国本

2014 年 8 月 23 日

农历甲午年七月二十八日，处暑

作者小传

陆广莘，男，1927年1月生，江苏人。当代著名中医理论家、临床家，中国中医科学院资深研究员，基础理论研究所原副所长，中华中医药学会终身理事，中西医结合学会常务理事，第八届全国政协委员、科教文卫体委员；第九届全国政协委员，中国中医科学院著名中医药专家学术经验传承博士后合作导师，享受国务院政府特殊津贴，2009年获中华中医药学会终身成就奖，2009年被评为“国医大师”。主要学术著作《中医学之道——陆广莘论医集》、《国医大师陆广莘》。2014年9月13日19点06分，陆广莘因病医治无效在北京去世，享年88岁。

纵观陆广莘近70年的医学生涯，可以三句古语概之：初如明代王夫之的“由用以得体”，继之似宋代胡瑗的“明体以达用”，晚年则以唐代崔憬所说的“言有妙理之用以扶其体”为指南。中医作为一门生命科学似中国文化一样，从被研究开始的第一天起，就承负了另一种文明尺度为标准强行“校正”的磨难。在他中医学术观点形成与完善的过程中，不难看出他对中医学执著的热爱和自信弘扬学说的坚实底蕴。

1927年1月，他出生在江苏省松江县颛桥镇（今上海市闵行区）。1932年上小学，父兄为了其能考上重点学校以进一步深造，小学转学四次。1939年考取上海中学，因1940年参加反对汪精卫汉奸政权的斗争而险遭开除。1942年考入高中工科，为机械专业。1945年因学生宿舍里发现炸药，学校被日本宪兵包围，他被迫辍学回家。家中急于让其学得一技之长，拜家乡老中医马书绅为师临诊学医。东西方文化的背景差异，有机论与机械论的观念冲突，中医关于目标动力学实践论和西医关于溯因分析性认识论的巨大碰撞，成了初入中医之门的陆广莘思维方式格格不入的重要成因。中学期间，每年假期师从老学究学习古文，对《东莱博议》等论辩文字尤感兴趣。带着对近代中西医论争的探究心理，随上海陆渊雷先生为函授弟子。陆渊雷先生早年与徐衡之、章次公等倡办上海国医学院，章太炎先生为院长，旨在“发皇古义，融会新知”，既要文史哲，又要数理化，这对于现代科学思想与古代文史知识兼备的他来说，从师之举可谓如鱼得水。

1948年10月毕业行医，1950年组织颛桥联合诊所，参加了反细菌战的爱国卫生运动和血吸虫病防治工作。

1952年应考中央卫生部中医药研究人员学习班，在全国60万人中医中招60人，实际录取43名，经短期补习数理化后入北京医学院医疗系系统学习西医5年。

1950年召开的全国卫生会议，提出团结中西医是三大卫生方针之一，贺诚副部长在中医座谈会上说："我们打算成立中医研究所，以便加以实验研究，目的是用现代科学方法，整理中医的经验和成就，保持中医学术的独立性，保持其固有价值，并发扬下去。如何用今天的科学方法，对中医丰富的经验和理论给以证实和说明，这个问题希望大家本着实事求是的精神，加以研究才对。"从此，结束了旧社会中西医对峙和歧视中医的局面，此番谈话的精髓实质一直融会于他为学的进程中。

1955年冬，章次公先生来京任卫生部中医顾问，每逢节假日他便去抄方侍诊。其时叶圣陶先生来访，十分关注中医学术前途，对他引诵的章太炎论医之语十分赞同："取法东方，勿震远西；下问铃串，勿贵儒医。通天人，陈五行者，医之稗荑；多议论，少成功者，虽是亦非。道不远人，以病者之身为宗师；名非苟得，以瘳者之口为据依。"

1956年关于五行存废问题的讨论，次公先生鼓励他发表意见，文章发表在上海《新中医药》："一，历史地探讨本源，只是评价理论的一个方面，依当时历史时代条件，可认为有时代进步意义，但在今天并不能引申为应予发扬的精华，反之也不能因源流有别而下否定结论。二，五行配五脏，用本世纪的解剖知识，因其对机体内部功能联系的整体性缺乏正确理解，不能因此否定五行学说。三，理论的主要功能是指导实践，评价其价值只能视其指导实践的贡献程度来衡量。"此时，他的学术见解的卓越之处已见锋芒。

1957年他从北医毕业，一些同学留京。阎润茗、方药中、费开扬、傅东藩、施奠邦、唐由之等分配到中医研究院。陆广莘至中央人民医院中医科，徐衡之任主任，肖龙友为顾问。当时人民医院只有西医病房的疑难病会诊。他深知，"发皇古义，融会新知"是中医学的自身建设，而面对综合医院疑难病会诊，徐先生总结了一条：对疾病分类学诊疗思想的结论，要"心知其意而不为所囿"，才能充分发挥中医学术优势，帮助解决难题。全国首例再障的治疗成功，乙脑中医治疗的效果，证明了其正确性。次公先生后来归结为："欲求融合，必先求我之卓然自立。"中医学要成为融会新知的主体，必须在通古今之变的基础上，在回答现实医学难题中"发皇古义"。这一观点时时体现在他随后的学术生涯中。

1957年倡议开设中医门诊，1958年创建中医病房，扩大中医在综合医院中的临床领域。1958年秋，人民医院划归北医教学医院。首开北医中医学概论课程，医疗系四、五年级和儿科系四年级都到人民医院听课，他充分利用人民医院中医临床病例，亲自参加编写教材，推动了北医临床各科更广泛的中西医合作。在参加对乙脑、急腹症、小儿肺炎、肝炎、肝硬化、糖尿病、高血压、肾炎、喘息性支气管炎、苯中毒等中西医合作治疗观察和论文总结的过程中，先后得到钟惠澜、吴阶平、王志均、刘思职、王叔咸、马万森、傅正恺、黄大有等名家教授的指点和合作，受益良多。在中医理论的指导下制定了阑尾合剂和肺炎合剂等协定处方，供西医外科和儿科直接使用。他在总结乙脑论文中，提出"暑邪直入心包"的概念。他发现清代叶天士、程文囿、张畹香等已提出早期诊断"邪入心包"之征，及时应用紫雪、至宝、安宫等"以截其路"的治疗思想，开近代"截断疗法"之先河。对四氧嘧啶实验糖尿病，六味地黄丸升高血糖的实验结论，他大胆地提出质疑，不能说明中医辨证论治的实际疗效，该实验方法的结论还不能指导临床。

1961年全国首届药理学会，交流筛选中药的结果，用对抗疗法的疗效观进行筛选，大部分是阴性结果，即无效，少数阳性结果其疗效也大大不如同类西药。“三年自然灾害”期间，北京有几例中医治疗阑尾炎发生穿孔，于是在中华医学会上，人们开始对中医的治疗效果发难，并进而涉及中医理论的正确性。此时，中医学再次陷入举步维艰的窘迫困难。陆则以其对中医理论更上一层理解，针对这一倾向提出：对于阑尾炎治疗上的失误其实只是协定处方之故，它没有从根本上依照辨证论治的准则，治疗有失误非但不能说明中医的治疗无效，反而提示作为中医特色的辨证论治是何等重要！如果这一论据在今天为广大进行中医研究的人们理解和接受，也许会令我们幡然醒悟，许多先进科学技术研究着的中药，其实不过是为西医学增加了新的西药，而离开了中医理论的“中药”，更无优势可言。20世纪60年代提出这一观点，证实他已从临床实践中切实地悟出了中医理论的本质所在。这一“由用以达体”过程的完成，为由工匠迈向大师的台阶奠定了基础。

继上一观点提出之后，他于1963年发表了《王履医学思想》和《命门学说源流考》。王履在《积热沉寒论》中指出，对抗疗法之弊的“治其旺气，是以反也”，在于“不知求属之道”。重读“病机十九条”，他发现其主旨在于批判以邪为本的消极疾病观和以工为本的对抗疗法。他体会到王履的“端本澄源，中含至理；执其枢要，众妙俱呈”；领会到对“有名而无形”的命门学说，实为寻求体内调节“枢要”的一种努力。并由此提出血压和血糖不应当是治疗对象，不赞成肝炎大量吃糖，再障大量输血，肾炎严格禁盐。认为黑锡丹中铅与硫化合而无毒，寒喘丸中砷与豆豉化合为对氨苯砷酸是人工抗原等见解，这一观念在“文革”中受到批判，被指责为把病人当试验品。

1976年全国中医研究班上，他主讲高血压研究中的辨证和辨病问题，1978年后参与《北医中医药研究成果汇编》的编辑，发表《论中医的诊疗思想》。1979年在广州自然辩证法研究会上，发言概括中医基础理论是关于人的心身相关自稳调节。1980年全国中医理论研究思路方法讨论会上，提出治病必求于“本”，不是疾病本质的病因病理病位的溯因分析，而是“正虚邪实传变”三要素，是关于自稳调节发动的抗病反应传变时态的动力机制。1981年在南京医学自然辩证法会上，发表《三驾马车向何处进军》，主旨是调节机制和防卫抗病机制的进一步阐明，将会对医学的发展产生质的飞跃。至此，他的学术思想日趋精辟，卓立于群，对中医之体的理解更上一层。

1980年他被中医研究院聘为客座研究员，1983年奉调任中心实验室副主任，发表了《中医研究和中西医结合》、《阴阳自和稳态模型》，提出“中医研究和研究中医”的命题，形成“旁开一寸，更上一层”的研究策略。在原来工作基础上，扩展为“肝血风（郁）瘀”和“脾津痰湿”两大课题系列。从肝为将军之官与防卫适应功能，脾为后天之本与稳态屏障功能，创立大小动物模型，开展多学科研究，探索中医基础理论研究和发展中医实验科学的路子，先后获卫生部和“七五”中标课题，成果获部级一、二、三等奖。

1985年中医研究院成立基础理论研究所，1986年他先后组织了“证的研究”全国和国际会议，对“证”区分为诊察对象和判断对象，前者为“视其外应”的证，后者为

“以知内藏”的症和正。1990年发表《证——病症正辨》，提出：“证”是天人之际中人的健病之变在整体边界上的出入信息和全息效应。“病”是病因病理病位三要素，“症”为正虚邪实传变三要素，“正”是神气形的统一。辨证求本的诊断和辨证养生及辨证论治，具有前体医学、动员医学和动态医学的优势。养生治病实践追求的健康目标，是“正气存内”的自我稳定和“邪不可干”的生态平衡；因此中医治病之道是“恢复生态学”，中医养生之道是“发展生态学”。

余云岫曾贬中医疗效只是“精神慰藉和贪天之功”。对此，他指出，余只知西医学发现的是医学对抗的对象，不知道中医学实践论发现的是医学的依靠对象，粗守形而上守神，“一切邪犯者，皆是神失守位故也”，而“精神内守，病安从来”。贪天之功根本上是贪人之功，学习和依靠人的“神机—气机—病机”和屏障功能的稳态调节抗病愈病机制，以此来选择环境利害药毒，并通过组合效应和因势利导，实现化害为利，化毒为药，化阻力为助力，化腐朽为神奇的“贪天之功”。治好病是病人自愈机制的功，医生只是没有犯错而已，医学的错误却在于“目无全人”和“目中无人”。在此基础上，他指出“天人之际中以人为本，健病之变中以健为本，正邪相争中以正为本，医患关系中以患（者）为本，药物与病机中以病机为本”等一系列医学与对象关系中以对象为本的观点，这在以后国际研究课题医学的目的研讨会中国组分会上得到一致首肯。

1987年他奉派赴坦桑尼亚首批中医治疗艾滋病专家组，对方首席提问：一，中国有艾滋病吗？你们见过艾滋病吗？二，你们作过中药抗艾滋病病毒的实验吗？陆广莘回答：中国只发现1例外籍病例，很快死亡，我们小组没见过艾滋病。但中医不单纯是经验医学，而且是一门理论医学，按照一般对经验医学的理解，过去经历过的就有经验，而理论医学可以应付新出现的病。例如过去没有放射病，没有微波病，中医运用其理论指导可以治疗这些病。其二，艾滋病无疑是病毒感染，但病毒性疾病是否只有抗病毒治疗是唯一的，或者是最佳方案，不见得。我们现在和过去治疗乙脑、乙肝、天花、麻疹等并不必须依靠抗病毒治疗。其三，中医治疗病毒性疾病和自身免疫病有经验，在治疗艾滋病上可以借鉴，而抗病毒的齐多夫定（AZT）等抑制核酸代谢，造成骨髓抑制，以及加速病毒变异并非最佳治疗。中医治疗重在提高免疫和屏障功能，犹如天花的消灭，并不是消灭病毒的结果，而是依靠人体完全的免疫反应以及群体人工免疫的结果。是中医以病人为依靠对象而非以疾病为治疗对象的结果，依此大法，中医可以推之于百病而不惑。这里清晰地体现了他“明体以达用”的学术造诣。具有大师风范的学者于学术的高寒之处游刃有余地挥洒，正是基于他对事物本质超乎常人的深邃领悟和体验。他完成了第二次升华之后，正以“言有妙理之用以扶其体”为座右铭，进一步完善自己的学术观点，这大约是时至暮年仍目不停览、手不停卷、好学不厌的原因吧。

1991年他退居二线，1992年获国务院颁发的政府特殊津贴，1993年任第八届全国政协委员，1994年实现了他四十年的不懈追求——加入中国共产党。

针对世界各国出现的程度不同的医疗危机，1993年由美国哈斯廷斯中心发起，世界卫生组织（WHO）组织了一个有关“医学的目的再审查”的国际研究计划。陆广莘参加了此项计划的中国组研究活动。他相继撰写论文《用新的思想观点继承发扬中医学》、《从医学的目的看中医学特色》、《医学的目的与对象问题》等，明确提出中医学的特色，是没有走上消极疾病观的溯因分析至上的“识病求本”和“辨病论治”直接对抗疗法的发展道路，而是走了一条致力于对人的自我健康能力的努力发掘和加以提高，发展对自我健康能力的认识的“辨症求本”和“辨证论治”的医学道路。

1995年，在中国中医科学院中医基础理论研究所建所10周年之际，他撰文明确指出中医基础理论是养生治病实践规定的认识方向和目标对象的功能模型概念，它以丰富的实践经验为基础。中医学是一门以人体正气的自组适应稳态演化调节为目标对象，对之努力发掘和加以提高的动态的动员医学。

1998年，在“第三届全国（国际）传统医学文化与传统生命科学”会议上，他撰文《中医生生之道——中和位育的生态智慧学》，以中国文化中“生生”之概念概括中医学的特色，明确提出作为一门“生生之具”的中医学，实践着一种“生生之道”的中和位育的生态智慧，而这是中医学“生生不息”的生命力所在。此后，他相继发表了《人的生存质量与中医学生生之道》、《西医疾病模型与中医学生生之道》，探讨中医学“生生之道”。

1999年，他在《21世纪中医学术发展的展望》一文中概括提出医学的现代化发展取向：化学层次的医学要上升为生命层次的医学观，生物医学模式要上升为人类医学模式，疾病医学要上升为健康医学，对抗医学要上升为生态医学。而后，他提出一个超前、富有远见卓识的医学理念：医学的未来发展“关键是重视人的自组演化调节及其主体抗病反应。生存质量的研究将推动医学向人类医学、健康医学、生态医学和生命医学的高层次进军”。在《21世纪中医学向何处去》一文中明确指出，中医现代化的出发点，应该从百年来把“证”简单地局限、认同和从属于“病”的误区中猛醒过来，从疾病医学的至上命令和教条束缚中解放出来。中医现代化，应该名副其实地为人的“生生之气”服务，成为对人的生命活动的生存健康发展服务的健康生态智慧学。

2001年4月，陆广莘论医集《中医学之道》由人民卫生出版社出版发行，收载1956年以来论文80篇。在《中医学之道》一书中，他将中医学的学术思想归结为“循生生之道，助生生之气，用生生之具，谋生生之效”。至此，陆广莘医学思想大气成形，瓜熟蒂落，其概貌逐渐呈现于世人面前。进入21世纪后，他的医学思想继续发展，视野更加开阔，哲理更加深邃。

2003年“非典”肆虐，他以其始终强调的人的“生生之气”来认识这个病毒性疾病，用提高上呼吸道黏膜屏障功能的方法抗邪于外。当时有记者要求他开个预防“非典”的药方。先生建议用一把芫荽，两个白萝卜，三只陈皮，四片生姜，五根生葱，熬水一家人喝，每周2～3次。药方见报后被广为应用。

章次公“欲求融合，必先求我之卓然自立”的教导，他始终熔铸于心，坚信中医学的出路在于自强自立。为此，他反复强调中医学应在自知之明的基础上加强主体性发展，郑重提出16字中医箴言：厚德载物，和而不同，自强不息，超越包容。他为《中医存亡论》

作序为“根本在于自立自强自主创新”；对祝世讷教授12篇文章的讨论意见，名之为“重建中医主体价值体系”。2003年，他主持香山科学会议，提出中医药理论建构与研究方法；2005年，他参加科技部“973计划”中医理论专项论证会，对中医理论基础研究提出指导思想和研究方法。

对于中医学的发展，他尖锐地指出，百年中医困惑在于“废医存药”，扭曲中医诊疗思想，用疾病医学的观念和方法研究中医、改造中医，没有真正理解和阐发中医学的“道”。2005年亚太传统医药论坛暨《亚太传统医药》编委会会议上，他说：“WHO推断21世纪医学，不应该再继续以疾病为主要研究对象，而是应当以人类的健康为主要研究方向。中医谓‘上工治未病，上工医未病之病，下工医已病之病’，而我们近代却做成下工和粗工了。百年的教训就是中医自我贬低成为下医和粗工。”2005年5月，在给科技部程津培副部长的信中，他痛陈当前“研究中医”的弊病：“现代关于中医的科学研究，脱离不开为了证明和说明中医的科学性问疑，对中医的理论和诊疗法则进行现代生物学的实证；现代中医基础研究，基本上是运用‘现代科学方法’的‘研究中医’，而非中医自主传承与创新发展的‘中医研究’。”

2005年，在《读书》杂志举办的“中医药的传统与出路”讨论会上，他将中医药的传统归结为三点：首先，中医的传统不是疾病医学；第二，中医不是物质科学；第三，不是认识论上的知识论。同时指出：“欲求融合现代科学技术的成就，必先求中医学自我的卓然自立。”他的观点见诸媒体后，受到关注，为此，凤凰卫视邀请他在《世纪大讲堂》做同一题目的讲演。陆广莘以“中医是怎么大难不死的”问题入手进行演讲，言语犀利深刻，令人振聋发聩，对于人们认识中医学发展所面临的问题，促使人们进行深入思考起到了良好的引导作用。

如何看待中医学与科学的关系，亦是他晚年所关注的命题。2006年，针对“中医是否科学”的争议，在《科技中国》的专访中，他旗帜鲜明地提出“医学不能拜倒在科学脚下”。他说：“科学是重要的，但不能成为中医发展的阻力，不能成为霸权，更不该霸道。现代医学力求纯客观化、科学化。我的观点是，应该使科学医学化，而不是医学科学化。”此观点可谓惊世骇俗，石破天惊，对于凌驾于中医头上的科学主义，不啻当头棒喝。

早在21世纪的第一年，广东省中医院尝试将名师带与院校教育相结合，鉴于陆广莘在北大人民医院参加中西医结合治疗急腹症、肝炎、肝硬化等的经历，他被邀请带谭志健、黄学阳等两名外科医生为徒。2007年，中国中医科学院启动了第一批著名中医药专家学术经验传承博士后研究工作，成立了“陆广莘老中医博士后工作站”，陆广莘被聘为传承博士后导师，李海玉成为首位陆广莘学术经验传承博士后。此后，刘理想、张卫先后入站。2013年11月，他收南京中医药大学中医基础理论专业研究生班毕业的陈晓楠为关门子弟。陆广莘不辞辛苦，诲人不倦，不以后生之愚而见弃，每逢弟子叩问则如丹溪翁“以道相告”，其殷切期望之情溢于言表。

2009年，陆广莘被评选为“国医大师”。对于此项荣誉，他认为更是一种责任，一种鞭策。对于中医学术及中医药事业，“士不可以不弘毅，任重而道远”，更应自觉地为之而奋斗。他的工作更加繁忙，坚持每周一次门诊，并在各种场合宣讲中医，反复论说“中医文化与养生之道”、“百年医理之问”、“辨证诊断要发现什么”、“中医如何影响世界”等。

“陆广莘健康医学工作室”在他的认真指导下，学术建设有条不紊、活动内容丰富多彩。2009年，在“第五届著名中医药学家学术传承高层论坛暨全国先进名医工作室（站）颁奖大会”上，中华中医药学会为工作室颁发了证书。2010年，工作室入选为国家中医药管理局全国名老中医药专家传承工作室建设项目。在他的倡导下，自2012年5月起中医基础理论研究所举办“中医理论研究与发展论坛”，除中医专家外，哲学社会科学领域的专家学者也前来参加。连续开展7次论坛，获得良好反响。

陆广莘倡言：“我们要正确地对待中医，对中医学究竟是一门什么样的科学作出科学的回答，也必须先从西欧中心论的精神枷锁下解放出来不可。”有鉴于此，工作室于2013年6月举办了“以人为本，健康生态的中医科学”论坛，就“以人为本的境界”、“厚德载物的胸怀”、“生生之道的志气”等有关问题，邀请相关专家进行了研讨。

2013年12月，87岁高龄的他不辞辛苦，在“全国中医药传承博士后专题讲习班”上，面对100余名来自全国的高层次、高学历的年轻中医药学子们，以“对中医药传承问题的学习和思考”为题目进行讲座，再一次强调“中医要自强不息，厚德载物。现代的研究成果，都要为我所用，而不是用来改造自我”。其语金熔玉琢，言近旨远，节短音长，对中医后来人、对中医药学术发展的期盼之情由此可见一斑。这次长达70分钟的学术报告，成为他向中医界年轻一代的告别箴言。

“涓流积至沧溟水，拳石崇成泰华岑。”如果把他的学术经历和中医学的坎坷命运联系起来考察，知人论世，陆广莘医学思想不仅是他个人近70年学术生涯培育出来的丰硕之果，而且是近代中西文化交流激荡的历史舞台上令人目不暇接的满山红叶。陆广莘以他的渊博知识比较中西医的特点，以高瞻远瞩的眼光、“新学邃密，旧学深沉”的气魄和胸怀对中医复兴充满了自信；以他充满激情、锋芒犀利的话语对中医辉煌的未来无限憧憬。当人们在敬慕这位耄耋老人多年来为中医药呐喊的同时，也深深地为这位纵观古今、中西合璧、卓尔不群的国医大师的理想和气度而感动。

陆广莘在做人上至纯完善的追求，始终遵循“大道无术”的原则。他“淡泊以明志，宁静而致远”，无论何时总有一种恬淡和从容。现时经济浪潮中急功近利的局促，进而危及基础研究这个肃静乃至寂寞的天地，他总是站在高一层次上对中医学的俯瞰性明视，令后来学人顿生自信，大有一种无助中寻得依靠的欣幸。

佟　彤　李海玉　刘理想

前 言

中医学之道，向何处去？走什么路？

东汉张仲景《伤寒论》自序为："勤求古训，博采众方"；到了近代陆渊雷指出："发皇古义，融会新知"；1959年章次公指出："欲求融合，必先求我之卓然自立"。民谚有："熟读王叔和，不如临证多。"1929年章太炎先生强调："道不远人，以病者之身为宗师"；根本的是向自己的服务对象学习，从实践中求发展。

问题归结到：医学究竟是干什么的？什么是医学的目的？什么是医学的本质功能？什么是医学的科学化和医学的现代化？

什么是中医学？怎样发展中医学？

中医学之道，是中医学的学术思想，中医学的实践智慧，中医学的发展观念。

中医学之道，从哪里出发？要发现什么？实现什么？依靠什么？利用什么？发展什么？

一、本立而道生

"相互作用，是事物的真正的终极原因。"

医学（世界Ⅲ），是医学工作者（世界Ⅱ）在其同医学对象（世界Ⅰ）的相互作用中，经历长期历史积累发展的精神产物。

"君子务本，本立而道生。"

中医学对象这个"本"，决定着中医学这个"道"，也决定着中医工作者之所以为中医。

中医学的对象领域是：人的自我的"生生之气"，在其与环境非我的"利害药毒"相互作用中，表现为健康和疾病互相转化的过程，是天人之际的健病之变，并不局限在疾病实体。

医者的"医，治病工也"。强调"上工治未病"，以养生保健为先。"上医，医未病之病；中医，医欲病之病；下医，医已病之病。" "上医，医国；中医，医人；下医，医病。"

医术的"医，乃仁术"。《周礼》规定"医师……聚毒药以共医事"，要求能动地化害为利以帮助养生保健，化毒为药以帮助治病康复。《汉书·艺文志》归纳："方技者，皆生生之具"；中医药是作为对人的生生之气的生命活动生存健康发展服务的方法技术工具。

医学的“医者，意也，在人思虑”，是一种意向性思维的实践观念。中医学就是一门“究天人之际，通健病之变，循生生之道，谋天人合德”、健康生态的生生之效的实践智慧学。

中医学作为生生之道：

1. 是关于养生保健治病必求于本的生生之道。

2. 是辨证论治的以发现发展人的生生之气为主旨的生生之道。

3. 是聚毒药以供医事的将之转化利用为生生之具的生生之道。

4. 是谋求实现天人合德生态共演的生生之效的生生之道。

中医学的生生之道，要求：

从医学对象的层次和关系的实际出发，

实事求是地去发现人的生生之气，

有的放矢地去发展人的生生之气，

讲求实效地谋求实现天人合德的生态共演：

“万物并育而不相害”，

“与万物沉浮于生长之门”。

1. “视其外应”，从医学对象的层次关系的实际出发：

“究天人之际”的相互作用。

“明物我之分”的层次关系。

2. “实事求是”，从天人之际相互作用的界面效应中，发现证候反应的功能目标动力学：

“通健病之变”主体反应的目标动力。

“识利害药毒”环境变量的互相转化。

3. “有的放矢”，通变合和地循养生保健治病必求于本的生生之道：

“辨证论治”要发现和发展人的生生之气。

“聚毒药以供医事”转化利用为生生之具。

4. “讲求实效”，通过助人生生之气的发展人的自我健康能力和自我痊愈能力，由此发展对环境利害药毒的识别能力和转化利用能力，谋求实现天人合德生态共演的生生之效。

人的生生之气，是人作为一个主体性开放系统的、流通自组演化的目标指向过程及其稳态适应性调节的能力，也就是人的自我健康能力和自我痊愈能力。这是中医学养生保健治病必求于本的目标对象，也是具体识别环境利害药毒的取舍标准，以及对之转化利用为生生之具的聚合规则的主体价值标准。

人的生生之气的主体开放流通自组演化调节能力，表现在“天人之际”的相互作用中：

1. 依靠“形者生之舍”的整体边界屏障功能；

2. 实行“升降出入”有控制地主体性开放；

3. 主体性地将“形而外”的环境非我吸收利用；

4. 进入“向人生成”的流通自组演化过程；

5. 实现“阴阳自和”的稳态适应性目标调节；

6. 发动“亢郁旺气”的功能亢进抗病反应；

7. 从而保证“形而内”自我的“生化之宇”的生存健康和发展。

人的生生之气的主体性开放流通自组演化调节能力，是中医药之作为“生生之具”的作用对象和依靠对象，是中医药之所以取效的依靠力量。离开了人的生生之气，也就无法显示中医药的疗效和无法说明中医药的疗效之理。

人的生生之气的自我健康能力和自我痊愈能力，是中医学之作为“生生之道”的目标对象和发展对象，是中医学之所以持续存在和得以继续发展的根据所在。离开了人的生生之气，离开了养生治病必求于本的目标对象和发展对象，也就失去了中医学继续存在和发展的根据。

人的生生之气的自我健康能力和自我痊愈能力，是中医学研究者要努力把自己成为“苍生大医”的服务对象和学习对象，是中医研究者能否成为真正中医的试金石。离开了人的生生之气这个养生治病必求的“本”，也就不可能继续还有真正中医的存在。

是故，中医学之道的“道不远人，以病者之身为宗师”。

中医学之道，根本在学人！

向自己的服务对象学习，

向医药的依靠对象学习，

向医学的发展对象学习，

在养生保健治病的实践中学习，

在实践中求发展。

医学，根本上是人学！

二、从实际出发

中医学对象是“天人之际的健病之变”。天人之际是中医学对象的层次和关系的实际，是人的“生生之气”作为主体性开放流通自组演化调节的目标动力系统，在其与生存环境的“利害药毒”相互作用中的健康和疾病互相转化的过程。中医学正是通过“天人之际”相互作用的有关出入信息去认识人的生生之气的健病之变，并由此而具体识别环境非我的利害药毒。中医学又是使用环境非我物质将之转化利用为医药手段，通过“天人之际”的相互作用去实现养生保健治病的功能目的。为此，什么是有利的养生因素？什么是有害的致病因素？什么是有效的治疗因素？正确地识别利害药毒，成为医学的首要问题。

相传的神农时代“始尝百草，始有医药”（《史记·三皇本纪》）。由于“古者民茹草饮水，采树木之实，食蠃蚌之肉，时多疾病毒伤之害。于是神农乃始教民播种五谷，相土地宜，燥湿肥垸高下，尝百草之滋味，水泉之甘苦，令民知所避就”（《淮南子·修务训》）。正确地识别利害药毒，令民知所避就，成为医学的首要任务。

《周礼》的“医师……聚毒药以共医事”，要求在识别利害药毒“令民知所避就”的基础上，还应该能动地化害为利和化毒为药，转化利用来作为医药手段。因为实践表明，环境因素的“四时之化，万物之变，莫不为利，莫不为害”（《吕览·尽数》）。没有什么绝对的毒，也没有什么绝对的药；没有什么绝对有利的养生因素，也没有绝对有害的致病因素。“相互作用是事物的真正的终极原因”，事物的“特性就是相互作用本身，事物离开相互作用就什么也不是”。“莫道琴上有琴声，放置匣中何不鸣？若言声在指头上，何不于君指上听”。

什么是具体识别利害药毒的取舍标准？什么是对之转化利用为医药手段的聚合规则？

由此提出了：故凡养生，莫若知本（《吕览·尽数》）和治病必求于本（《素问·阴阳应象大论》）的理论要求，这是实践的经验医学上升为理论医学的标志。

养生治病必求于本，必须从对象层次关系的实际出发，从天人之际相互作用的实际出发，必须从人的生生之气的状态变量及其相应的环境变量的关系实际出发；实事求是地从出入信息的“证”，去发现和发展人的生生之气这个本。因为，环境变量的利害药毒，只是在同人的生生之气的相互作用中，在人的生生之气的主体性反应的状态变量中才显示其利害药毒的特性，离开了与人的生生之气的相互作用，就什么也不是。

“证”，证候，形证，证据，验证；是中医学对象的“天人之际中人的生生之气的健病之变”的出入信息。

“证”，是中医辨证论治的核心概念和逻辑起点，是中医学养生治病必求于本的生生之道的认识和实践的出发点；是中医学“视其外应”的诊察对象，又是中医养生治病实践手段的作用对象，是中医观控对象的定位所在。因为，出入信息的证，它发生在天人之际相互作用的界面，发生在人的整体边界；人的主体性反应的状态变量发生于此，环境非我的利害药毒作用于此。

“形者生之舍也”的整体边界屏障，从这里区分开：内和外，人和环境，自我和非我，即“形而内”的是人的自我的“生化之宇”，“形而外”的是环境非我的利害药毒，即从根本上区分了人与天，自我与非我，生命和物质。人的整体边界屏障功能控制着出入交换的开放度，顶住外部非我的压力，保证着人的自我完整性，从而使形而内的生化之宇的整体层次，能够在与形而外非我的利害药毒的相互作用中，保持主体性的地位和个体性的特征。整体边界形成之日，也就是系统发生之时；相反地边界的消亡意味系统的离散：“器散则分之，生化息矣”；“阴阳离决，精气乃绝”，是生命本质的“主体开放流通自组演化调节”内容的丧失。

中医对整体边界屏障功能的重视，提出了腠理、大表、藩篱等概念。认为疾病是环境非我的“客气中人”，以内陷直中之为逆；故对外感病主张透邪出表的给出路政策，不主张长驱直入地关门打狗式的直接对抗。在长期针灸推拿实践中发现，作用于体表可影响内藏，作用于局部可影响远隔部位乃至整体，由此作出经络腧穴等重大发现。

人的整体边界上有关健病之变的出入信息的“证”，包括了“人”的主体性反应的状态变量和“天”的环境变量。人的生生之气的健病之变的状态变量中包括：生理性的“藏象”反应，病理性的“病形”反应，药理性的“疗效”反应，以及这三者之间的互相转化。相应的环境变量中包括：有利的养生因素，有害的致病因素，有效的治疗因素，以及它们之间的互相转化。

由此，辨证论治的“证”，反映了中医学对象的层次和关系实际，反映了天人之际相互作用的实际；一方面是人的主体性反应状态变量的证，另一方面是相应的环境非我利害药毒的证。状态变量中不只局限于“病形”的证，还包括“疗效”反应的证和生理反应“藏象”的证。环境变量的证中，不只局限于致病因素的病因的证，还包括相关的治疗因素的证和养生因素的证。

天人之际相互作用中人的主体性，体现为“证”的主体性：

1. 环境非我利害药毒等“对生命体发生影响的东西，都是由生命体独立地决定、改变和改造着的东西”（黑格尔）。

2. 这是因为“只有有机体才独立地起反应，新的反应必须以它为媒介”。因为“机械的、物理的反应，随着每次反应的发生而耗尽了。化学的反应改变了反应的物体的组成，并且只有在给后者增添新量的时候，反应才能重新发生。只有有机体才独立地起反应，而不像在低级阶段那样（外部刺激）直接发生作用，所以在这里有机体具有独立的反应力，新的反应必须以它为媒介”（恩格斯）。

由此，状态变量的证，是人的生生之气的主体性反应的证，包括生理反应“藏象”的证，也包括病理反应“病形”的证，更包括药理反应“疗效”的证，都是人这个有机体主体性独立地起反应。由此，环境变量利害药毒的证，无论是养生因素的证，治疗因素的证，致病因素的证，都不过是在与人的生生之气的相互作用中，这些对生命体发生影响的东西，都是由人的生生之气独立地决定、改变和改造着的东西。

三、辨证与辨病

辨证的任务：

1. 从状态变量中识别健病之变。

2. 由此及彼地“因发而知受”，从状态变量的健病之变，去识别相应环境变量的利害药毒。

3. 去粗取精地“知丑，知善”，从致病作用中去发现其可被利用的治疗作用，以备化毒为药。

4. 去伪存真地“知病，知不病”，从“病形”反应中去发现其背后隐藏的生理功能。

5. 由表入里地从“视其外应，以知其内藏”，即从出入信息去发现其中介主体。

状态变量的证，不只是“病形”反应的证。养生也要辨证，这是生理反应“藏象”的证。治病不仅要辨“病形”的证，还要辨“疗效”的证。因此，辨证的第一步是识别：藏象—疗效—病形，以及把握这三者之间的互相转化。

环境变量的证，决定于状态变量的反应结果。什么是致病因素？只有“因病始知病源之理”（王履）。

什么是治疗因素，其具体的“愈疾之功，非疾不能以知之”（王履）。

什么是养生因素，只有“察阴阳之宜，辨万物之利”（《吕览·尽数》）。

环境变量之为利害药毒，完全取决于人的生生之气对它们的主体性反应具体结果；因为环境变量的利害药毒对人的生生之气“发生影响的东西，都是由人的生生之气独立地决定、改变和改造着的东西”。

因此，环境因素的“四时之化，万物之变，莫不为利，莫不为害”。从致病作用中去发现其可被利用的治疗作用的“知丑，知善”，这种对环境因素的积极态度，正是为“聚毒药以供医事”，将之转化利用为“生生之具”创造必要的前提。从而有《淮南子》的“天下之物，莫凶于溪毒，然而良医橐而藏之，有所用也”；有孙思邈的“天生万物，无一而非药石”的壮语。

状态变量中的“病形”的证，是“五脏发动，因伤脉色”的证。因为“非其位则邪，当其位则正；邪则变甚，正则微”（《素问·六微旨大论》）。所以“善者不可得见，恶者可见”（《素问·玉机真脏论》）。生理功能在平时不易被发现。往往是在病理状态下，由于出现功能亢进（邪则变甚的非其位）时，才能发现和认识隐藏在病理现象背后的原有生理功能（当其位则正的正则微）。从病理中发现和认识生理，从非其位的邪则变甚的功能亢进的病理，去发现发掘其“当其位则正”的正常生理功能，是辨证诊断认识的又一重要任务。

对环境变量的“知丑，知善”，称之为“去粗取精”，是指发掘其治疗作用的积极面。

对状态变量的“知病，知不病”，称之为“去伪存真”，就在于人们对功能亢进的“病形”反应，往往视之为消极的病理破坏，视之为治疗的对抗压制对象；不容易将它如实地看做是由“五脏发动”的功能亢进的“正祛邪”抗病反应；不容易将它视为因势利导的依靠对象。

“视其外应，以知其内藏”，是辨证求本的诊断认识要求，包括养生莫若知本的发现“人体正气”的自我健康能力，治病必求于本的发现“病人正气”的自我痊愈能力。这是从健病之变的出入信息去发现人的生生之气这个中介主体。包括“观其脉证，知犯何逆”；“谨守病机，各司其属”；这是从“粗守形”到把握“上守神”，“由实知虚”地从抗病反应去发现其自组调节。

辨证求本是对人的生生之气的理论模型建构，包括人体正气的“正”，是人的自我健康能力的理论模型；病人正气的“症”，是人的自我痊愈能力的理论模型。

1. 人体正气的“正”，是形气神三者的统一

“形者生之舍也”，是整体边界屏障功能和界面全息效应，它以和为贵；“器散则分之，生化息矣”。

“气者生之充也”，是主体性开放的流通自组织演化，它以通为顺，“气止则化绝”。

“神者生之制也”，是对流通自组演化过程的稳态适应性目标调节，它以稳为健，“神去则机息”。

2. 病人正气的“症”，是正虚、邪实、传变三要素，是“虚实之变”。疾病是“邪之所凑，其气必虚”，是“邪气盛则实”和“精气夺则虚”的对立统一。虚实之变是关于自组织演化调节发动的正祛邪抗病反应的传变时态特征。

正气虚，正气主要指五脏阴阳对气血津液流通自组演化的目标调节，“虚”指失衡为虚和不足为虚，即五脏阴阳调节的失衡为虚，气血津液流通自组的不足为虚。

邪气实，是指“非其位则邪的邪则变甚”，是原有功能亢进的正祛邪抗病反应的发动，是亢则为邪和郁则为邪。“亢”指五脏阴阳调节失衡的正反馈放大反应：阳盛则热，阴盛则寒等；“郁”指气血津液的流通障碍：气郁，血瘀，津聚为痰等。邪气盛则实是由精气夺则虚发动的，所谓“五脏发动，因伤脉色”：如“诸风掉眩，皆属于肝”；“诸湿肿满，皆属于脾”；“诸寒收引，皆属于肾”；“诸热瞀瘛，皆属于心”等。因此要求“谨守病机，各司其属”，即从邪实以求正虚这个根本。

传变时态，虚实之变的由流通自组演化调节发动的功能亢进的抗病反应的传变时态，历代如《玉机真脏论》的：

“风者百病之长也，今风寒客于人，使人毫毛毕直，皮肤闭而为热……或痹，不仁，肿痛。……

弗治，病入舍于肺，名曰肺痹，发咳上气。

弗治，肺即传而行之肝，病名曰肝痹，一名曰厥，胁痛出食。……

弗治，肝传之脾，病名曰脾风，发瘅，腹中热，烦心出黄。……

弗治，脾传之肾，病名曰疝瘕，少腹冤热而痛，出白，一名曰蛊。……

弗治，肾传之心，病筋脉相引而急，病名曰瘛。……

此病之次也，然其卒发者，不必治于传，或其传化有不以次。不以次入者，忧恐悲喜

怒，令不得以其次。……

急虚，身中卒至，五脏绝闭，脉道不通，气不往来，譬于坠溺，不可为期。”

在外感病，有《伤寒论》的六经传变，温病学提出的三焦传变、卫气营血传变，以及病邪间的传变。

在内伤病，则有阴阳之变，五脏之变，气血津液之变，以及经络传变。

中医对疾病的辨证诊断要求回答虚实之变，回答证候反应的目标动力学，即证候作为主体性反应的目标指向过程，它要干什么？到哪里去？谁发动的？目前处于什么发展阶段的时态特点，依此作为因势利导的依靠对象。

辨证与辨病，在务本论道上不同的旨趣和指向，在于不同的目标对象选择和不同的认知方向：

辨证求本的养生治病必求于本的“目标动力性实践”中，

在天人之际中“以人为本”，（人的自我生化之宇为本，环境非我利害药毒为标）。

在医患关系中“病人为本”，（病人为本，医工为标；标本不得，邪气不服）。

在正邪相争中“正气为本”，（正气为本，邪气为标；正气存内，邪不可干）。

在神形统一中强调“上守神”（粗工守形，上工守神）。

鉴于人的正气的生命活动，是自组演化调节“神转不回”的时间不可逆性目标指向过程，故辨证求本的认知方向是向前、向上、向内地去发现证候反应的功能目标动力学。

辨病求本的识病必求于本的本质原因性认识中，

重视环境致病因素的“以邪为本”，

重视医生诊治手段的“以工为本”，

重视微观形态结构的“上守形”，

重视环境非我物质世界的科学。

它信奉溯因分析的认识论，微观实体本质论和线性因果决定论；认为是致病因素决定疾病的性质，病理变化决定疾病的转归。故辨病求本的认知方向是：向后、向下、向外地去发现疾病的本质原因性诊断；回答病从何来？病在何处？什么性质和什么原因？并依此作为医疗手段对之直接对抗和补充的目标对象，希冀能通过针对性消除病因，纠正病理，消除病灶，达到征服疾病和消灭疾病为医学的目的和本质功能。

在20世纪里，辨病求本的关于病因病理病位的诊断认识水平，被看成是医学发展水平的主要标志，成为医学科学化的样板。由此，用辨病求本的观点看待中医辨证论治，曾经错误地认为中医落后和不科学；后来又是要用辨病求本的诊疗思想，去研究和证明中医药的疗效及其原理，却又收效甚微。原因在于：用认知方向为“后下外”的知识和方法，未必能够有效地评价和证实认知方向为“前上内”的实践智慧。识病必求于本的“溯因分析性认识”，未必能够有效地说明养生治病必求于本的前瞻性的“通变合和性实践”。“以物观人”的物质科学知识，未必能够指导以“助物向人生成”的中医学生生之道。

四、生生之为道

“遍知万物而不知人道，不可谓智：

遍爱群生而不爱人类，不可谓仁”。

（《淮南子·主术训》）

20世纪初，梁启超感慨于："中医尽能愈病，总无人能以其愈病之理由喻人"。

陈独秀认为，这是由于中国的"医学不知科学，既不解人体之构造，复不事药性的分析，菌毒传染更无闻焉"。所以，胡适断言："西医，能说清楚他得的什么病，虽然治不好，但是，西医是科学的。中医，能治好他的病，就是（因为）说不清楚得的什么病，所以，中医不科学。"

到1980年12月《医学与哲学》发表署名文章，还在指责"中医是极端原始和不科学的"。其立论的根据是："经中医辨证成为证候之后，反而与疾病不沾边了，并不能正确反映疾病的本质。"由此他断言："党的中医政策从来也不是为了单纯地永远保存中医，中西医在理论方面是否有结合的可能？过去没有过，估计今后也很难实现。因为把科学的理论和不科学的理论掺和在一起，这本来是很难想象的事，也根本没有必要。"

1977年恩格尔尖锐地指出："今天统治着西方医学的疾病模型，是生物医学模型。这种模型已成为一种文化上的至上命令，即它现在已获得教条的地位。它认为疾病的一切行为现象，都必须用物理和化学的原理来解释，这是还原论的办法。它认为任何不能作如此解释的，都必须从疾病范畴中清除出去，这是排外主义办法。它把敢于向生物医学疾病模型的终极真理提出疑问，并主张建立更为有用的模型的人视为异端。"

这种疾病医学解释模型，是西方工业文明时代的产物，它的机械构成论观念的认知方向是向后向下向外的，向后专注溯因分析认识论，向下坚持微观实体本质论，向外信奉线性因果决定论。它的主要以疾病为对象的医学观，纯粹消极的疾病观和直接对抗补充的疗效观，认为是致病因素决定疾病的性质，病理变化决定疾病的转归。诊断认识的任务主要在发现疾病和确诊疾病，向后追溯"病从何来"，向下寻找"病在何处"，向外确认"什么病因"。19世纪以来，用"人体构造"知识建立其病理学及其解剖定位，用"菌毒传染"知识建构其病原学和毒理学，用"药性分析"的化学知识建立其药理学和愈病之理。由此不断发展疾病分类学诊疗思想体系，发展能针对靶点进行直接对抗和补充的替代性物质手段，企求通过消除病因，纠正病理，清除病灶来实现征服疾病和消灭疾病的医学目的。近代西方医学已发展成为一门：以研究疾病及其对病因病理病位的认识，来决定其防治行为和效果评价的医学。发展诊查手段以提高发现和确诊疾病的能力，成为医学的科学性和现代性发展水平的根本标志：疾病医学模型也就因此成为一种文化上的至上命令，在20世纪里获得了教条的地位。

医学的根本问题是一个"效"字，认为"中医尽能愈病"，就是因为没有用疾病医学模型的观点和方法，去回答治的什么病及其所以愈病之理，因此被指为落后和不科学，在北洋政府（1914）和南京政府（1929）期间先后要取消他。

余云岫（1935）用疾病医学的"识病必求于本"的认识论要求，去误读和误批中医"治病必求于本"的实践论学术思想。认为"阴阳五行、三部九候之谬，足以废中医之（诊断）理论而有余；治病必求本、用药如用兵二语，足以废中医之治疗（思想）而有余；（只要用疾病医学诊疗思想去）研究国药，试用成方，足以发扬国产药物而有余"（《中华医学杂志》1935，7）。这种用疾病医学观点方法，对中医药的疗效和价值作出"现代科学方法"的证实和说明，企图从中医药里寻找针对病因病理病位直接对抗补充的有效药物和有效成分，可惜这种以"弃证就病，废医存药"的中药现代化研究，却是收效甚微：

1961年全国首届药理学会交流的实验研究表明，用针对病因病理病位直接对抗补充的疗效观筛选中药，却是阴性结果居多，少数阳性结果者，比之同类西医又大为不如。

1971 年全国性筛选慢性支气管中药，针对咳、喘、痰、炎，得到 18 味草药，可惜又经不起时间的考验。

百余年来从中药里能成功分离为化学药物，从麻黄素开始，迄今还不到 60 种。为什么命中率这样低，真是中药无效？还是实验方法问题？更是什么样的疗效观的指导思想问题？

1997 年 8 月，世界卫生组织（WHO）会同美国食品药品监督管理局（FDA）和美国国立卫生研究院（NIH）讨论了对传统医学研究和评价的方法论问题。首先是关于有效成分这个难题，认为“有效成分这个问题很复杂，其定义非常困难。而大多数生药制剂的化学活性成分尚不可知，因此必须将生药制剂整体作为有效成分，并针对制剂整体制订质量标准”。至于什么是有效性？认为“通过体外实验或动物实验观察到的生物作用，未必能够完全照搬到人身上，其作用必须通过临床研究确认”。而在临床研究上，认为“随机试验和安慰剂对照，都未必适用于生药制剂的临床研究，至于盲试验，在医生不知情的情况下进行治疗，是困难的、不实际和不可能的；特别是在评价非药物疗法，如针灸、手法、外科、理疗等”。认为“还必须考虑时间因素，应在适当的时间阶段进行治疗，以明确可能的有效性”。最后特别强调：“脱离传统医学的实践标准和无视传统医学的理论文献，可能会在研究中犯各种错误。”这是对运用疾病医学的观点方法研究中药的历史经验的初步总结。这是因为中西医学在医学观、疾病观和疗效观上存在的差异，更是因为疾病医学并不能充当医学的科学化和现代化的代表，它本身就存在着巨大的医疗危机。

1993 年《医学的目的国际研究计划》尖锐指出：“当代世界性的医疗危机，根本上由于近代医学模式的只是针对疾病的技术，统治医学的长期结果。”而 WHO 在关于《迎接 21 世纪的挑战》报告中指出：“21 世纪的医学，不应该继续以疾病为主要研究领域，应当以人类的健康作为医学的主要研究方向。”

这是因为：自从 1962 年卡逊发表了《寂静的春天》，揭示以农药为代表的直接对抗和化肥为代表的直接补充，带来了对人类及其生存环境的化学污染和生态破坏，从农业而反思医学领域，人们发现近百年来大量使用化学合成药的化学疗法，带来与药物有关的化学污染，人体不断受到化学物质的冲击，对人类产生长期的不良后果，并造成与治疗目标相反的反目的性效果：

1.“消除病因”的抗代谢性化学疗法，很快出现耐药甚至“多元抗药”。一方面加速药物淘汰，增加新药研制的难度和费用；另一方面是加速病原体的变异，制造新病原和新的疾病。

2.“纠正病理”的受体或通道的阻滞剂广泛应用，以期纠正病理亢进，却出现“受体超敏”，加重对药物的依赖，减药停药就反跳；加重内环境的振荡，使慢性病变和复发增加。

3.“清除病灶”的针对靶点的化学药物长驱直入，加剧体内化学污染，使抗原负荷过重而免疫应答错误，免疫超敏和自身免疫病增多。

4. 外源性直接对抗，导致内源性激发作用；外源性直接补充却导致内源性的功能抑制。

5. 近几十年来，人类外周白细胞数下降 1/3 以上，男性精子数和活动度显著下降。

化学界也意识到问题的严重性和根本性，由此提出绿色化学和环境友好化学的概念，发展组合化学技术等，以期能适应对人类及其生存环境有利的生态学要求。

呼吁医学模式的转变，恩格尔虽然提出在由生物医学模式向生物-心理-社会医学模式实行历史性转变。由于心理和社会因素只是在人类中才具有，故可认为应从生物医学前进上升为人类医学。医学的现代化发展，需要一种建设性和积极进取性的医学；这里有一个医学本质功能重新理解的问题，既然人成为医学主体，那么就应当从对人的理解中去揭示医学的本质功能，去规定医学的现代化发展道理。

拜因豪尔等在1970年已指出："医学的发展具有质的飞跃，其主要标志在于对调节机制和防卫机制的活动原则能有所阐明。"因为生命有机体的本质是："物质过程的自组织性和自我调节"（贝塔朗菲）；"目标指向过程的出现，可能是生物界的最突出的特点"（迈尔）。而生理学的主题，也是健康医学的主题则是："稳态和适应是如何实现的！"

医学现代化的发展取向将是：

1. 从化学层次寻求物质基础的医学观，前进上升到生命层次寻求自组演化目标调节的医学观。

2. 从生物学前进上升为人类医学。

3. 从疾病医学前进上升为健康医学。

4. 从对抗医学前进上升为生态医学。

21世纪，中医学向何处去？

关键在于如何理解中医学的生生之道。如何理解辨证论治的养生治病必求于本的本质功能要求：是旨在发现和发展人的生生之气的自我健康能力和自我痊愈能力，是依此去发展对环境非我关于利害药毒的识别能力和对之转化利用为生生之具的能力，是旨在谋求实现天人合德生态共演的生生之效。中医学应该坚持：

为人的生生之气服务。

以人的生生之气为依靠对象和发展对象。

向人的生生之气学习的正确道路前进！

作者从1945年学医以来，业师陆渊雷的"发皇古义，融会新知"；章次公的"欲求融合，必先求我之卓然自立"；章太炎先生的"取法东方，勿震远西……道不远人，以病者之身为宗师"，向自己的服务对象学习等教导，一直指引着我的为医和为学之路。

北医的30年和中医研究院20年，领导和师友的支持鼓励和切磋之益，永志不忘。

感谢中国中医研究院和基础理论研究所领导的鼓励，人民卫生出版社领导和责编的支持，得以将历年论医文字结集出版。之所以名之为《中医学之道》，意在是对中医学术思想、实践观念和发展道路的学习和探索这条主线。敬请学界同仁批评指正。

陆广莘谨识于北京

2000年10月

目 录

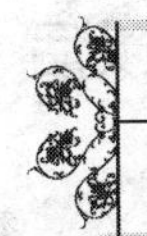

一、学术思想评论

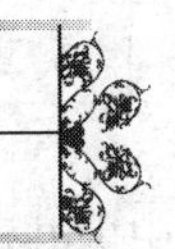

中医学的学术思想

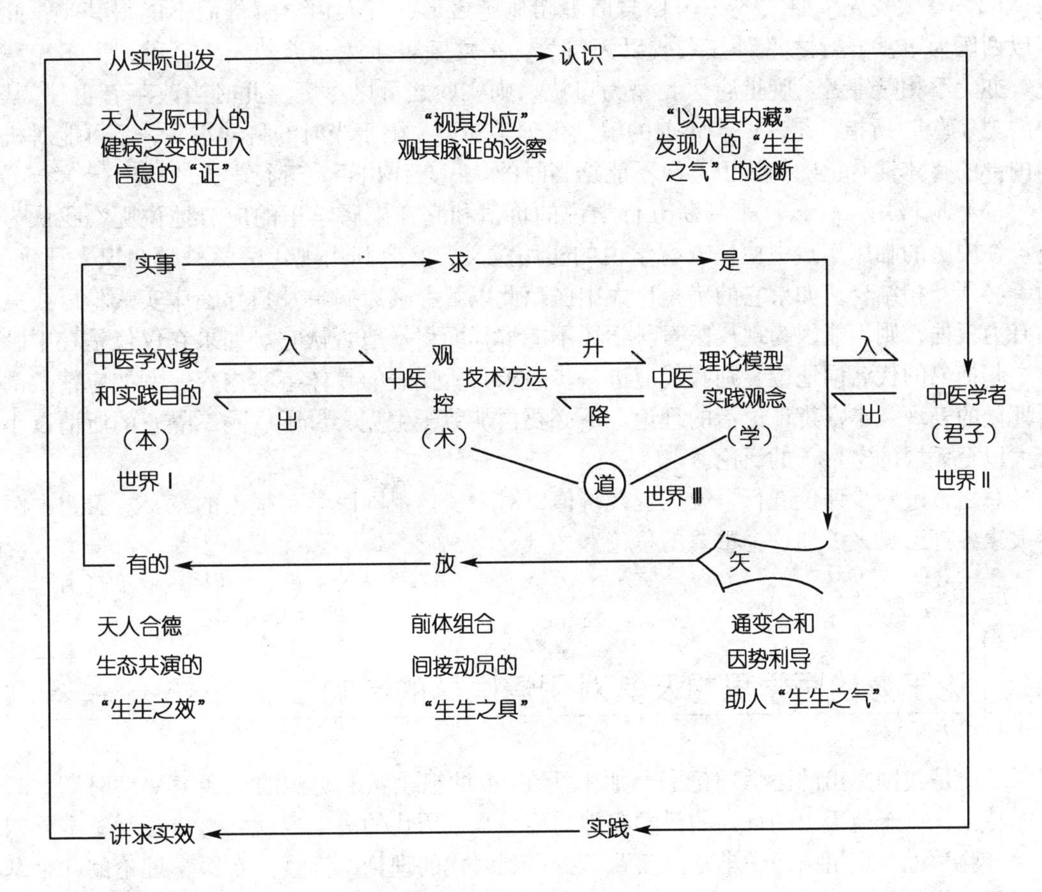

“君子务本，本立而道生。”中医学术思想（Ⅲ）是中医学者（Ⅱ）在同中医学对象和目的这个本（Ⅰ）的相互作用中，经历实践认识循环往复长期积累的历史发展的精神产品。中医学对象和目的这个本，决定了中医学的理论方法之道，也决定了中医学者之所以为中医。

“学者术之体，术者学之用。”中医理论模型和实践观念，决定中医观控技术方法的选择。

方法要服从和服务于对象，手段要服从和服务于目的。

1. 读章次公“从章太炎先生‘论中医与五行说’谈起”以后

中国共产党提出学术界的百家争鸣方针以后，中医界开始展开五行学说的讨论。近阅《新中医药》7卷10期“从章太炎先生‘论中医与五行说’谈起”一文，将我一些不同的意见，写在下面，以就正于同道先进。

(1) 医学史上的探讨，五行学说在古代学术史上的源流派别，如何形成和发展，追溯其本源，只能是判断是非的一个方面。从当时的历史时代条件出发，固可以肯定五行学说有进步的意义，但不能据此引申，认为五行学说就是中医学的精粹，必须加以发扬。相反地也不能从其“源流有别”这一点为依据，而遽下否定的结论，必须予以废弃。

(2) 章太炎先生原文“……仆尝谓脏腑血脉之形，昔人粗尝解剖而不能得其实，此当以西医为审。五行之说，昔人或以为符号，久之妄言生克，遂若人之五脏，无不相孳乳，亦无不相贼害者。晚世庸医，藉为口诀，则实验之可以尽废，此必当改革者也。”其中的“实验”所指，是三四十年前的解剖生理学知识，限于当时的科学水平，不可能对机体内部的整体性有正确的认识，故不能据当时的认识来作出否定五行学说的结论。

(3) 应该用“什么”来判断五行学说的价值和它在中医学里的应有地位呢？我认为应该在中医的临床实践中检核五行学说的实用意义，又应利用现代医学科学知识来评价。两者必须互相结合。如果它的确是广大中医藉此以解释临床病象及指导临床实践不可或失的有力根据，则不能因为现代医学科学还不能解释而粗暴地否认它。如果它仅仅是在中医学中起抽象的代名词地位，则我们应进一步追求其所代表的具体事实内容。例如应精微剖析证候的表现，丰富辨证论治的理论。不必要再徒劳于生克、母子、隔二隔三的所谓以小推大以至无垠的空架子的泛论。

总之，进一步评价五行学说的现代价值，对于发扬祖国医学有很大的意义。希望中医界大家各抒已见来参加这个重要的争论。

本文发表于《新中医药》1956年11月

2. 论王履的医学思想及其对明清医学的影响

王履是我国杰出的医学理论家。他生活在14世纪，元末明初的社会大变动时期。时代的特征，赋予他历史的批判的科学精神。他继承了历代的医学成就，直接承受了金元四家的经验学说，把祖国医学丰富的实践，提高到时代的理论的高度。在医学理论的几个基本问题，诸如关于正常生理的和疾病发生发展的基本规律，疾病的分类和治疗的基本原则，均有扼要而精辟的论述。在关于临床上内外伤和伤寒温病等重要命题，对千余年来无人敢置疑的张仲景《伤寒论》，经过认真研究，提出新的看法，发扬了我国历代医家传统的求实的批判精神，推动了医学理论的建设和发展；而他关于温病热病的学说，更是明清“温病学派”理论的重要奠基者。

（一）王履的生平和著作

王履，字安道，号畸叟，又号抱独山人。元至顺三年（1332）生于昆山之娄东（今江苏昆山县)。其先世为魏博人(今河北大名府与山东聊城之间)。少从金华朱彦修(丹溪)学医。洪武四年(1371)为秦王府良医所的医正。秦王(朱樉)为洪武三年封,但迄十一年(1378)始就藩西安。王履于十六年(1383)七月,曾游华山,登绝顶,时年52岁。归而作图四十余、记四篇、诗百五十首,为时所称。华山图完成于1384年,全部华山图诗记完成于1385年。那时他的境遇和身体都不很好,华山归来,常犯昏眩,自谓:"时向病隙完未完之图,而楼阁无缘,仅规规然于侨居小草庐,分积薪之半,以屑就之。"明初王府良医正的官阶为七品左右,薪俸每月禄米六石左右。那时边境未靖,朱樉又不安于位,于洪武十七年回南京,不久被遣返;廿二年改大宗正院为宗人府,以樉为宗人令;廿四年以樉多过失,召还京师,命皇太子巡视关陕,太子还,为之解,明年命归藩。(《明史》列传)为此朱樉这个太祖第二子,不为所重。王履这个王府良医正的晚年境遇当然也是不甚如意的;当他从华山返归西安途中,拜访一个友人转介的士绅,竟被托病不见这位王府医官,于此可见一斑。但他对此淡然,看来他重要的中年时代,生活于长期动乱的时期,对他不无磨炼。当他20岁时(1351),全国反元大起义在南方展开序幕,之后十余年的战争,以及明初(洪武元年至八年)的江浙淮水流域,以至全国各地的水旱蝗饥诸灾,到他44岁的廿五年中,大多过着不安定的生活。虽然他没有直接参加政治斗争,但此时期对他性格的磨炼,以及学术思想的发展,具有重大的影响。

若谓图以传神,记以志事,诗道性情,则其著名的华山图诗记,确能充分地反映王履倔强的性格、求实的作风、进取的精神和创新的风格。例如其诗:"(入山)庐山秀在外,华山秀在里,要识真面目,即彼钎巢是……吾今判着浮生去,不见神奇不罢休。"

其登"苍龙岭":"岭下望岭上,夭矫蜒蜿飞,背无一仞涧,旁有百丈垂;循背匍匐行,视敢纵横施?惊魂及附魄,往往随风吹;午日晒石热,手腹过蒸炊,大喘不可当,况乃言语为;人急足自缚,偷眼群峰低,烟烘浪掩掩,日走金离离,松头密如麻,明灭无断期;谁知万险中,得此希世奇,真勇是韩愈,乃作儿女啼。"

王履对于画艺创作理论有独到的看法:"见奇秀天山,乃知卅年学画,不过纸绢相承,指为某家数。"他不愿为诸家畦径所束,乃屏去旧习。有问何师?则曰:"吾师心,心师目,目师华山。"创作来源于意境,而意境则来源于观察,观察实际而不只是纸绢相承。这比之宋代范宽的说法要唯物一些。范语为:"与其师于人者,未若师之物;与其师之物者,未若师之于心。"华山图成,王履诗谓:"昌黎曾到不能画,摩诘能画不曾到……草阁蓬窗且结忘形好,有人问道学谁家,待我寻思却回报。"(画成戏作自庆)。其图诗记后的自跋:"有病余不合家数者,则对曰:只可自怡,不堪持赠。"可见其卓然自信及风趣一般。

王履殁后,为里人祀于乡贤祠。华山图诗记则归藏于里人填海卫指挥武氏家。祝允明(枝山)曾见图盛赞,略谓:"韩公、杜老、潘子、陈先生后,乃始得叟。"(《祝枝山文集》题王安道华山图后)万历初王世贞(1573)借阅于武氏家并请祝氏门人陆治(叔平)临摹廿余幅,且自题画跋,略谓:"游太华山者,往往至青柯坪而止,至韩退之登其巅,不能下,恸哭与家诀,其语闻于人,而仙掌莲花间永绝缙绅先生之迹,而仅为樵子牧竖所有。洪武中,吾州王履安道,独能以知命之岁,挟策冒险,凌绝顶,探幽宅,与羽人静姝问答,归而笔之记若诗,又能托之画,而天外三峰,高奇旷奥之胜尽矣。画册凡四十,绝得马夏风格,天骨遒爽,书法亦纯雅可爱。"(《弇州山人四部稿》题王安道游华山图)清顺治初钱谦益(1649)录其诗百余首,入《列朝诗集》,并为之作传,略谓:"自有华山以来，游而能图，图而能记，记而能诗，穷挽太华之胜，古今一人而已。”

由于华山图诗记，由于王履的艺文诗画的成就，由于历代文人在艺文方面的表彰，因此历代方志都列之于文学艺术传。然而，王履在医学上的成就，以及其对后世医学的影响，应该说更甚于其画艺诗文。明·刘凤《续吴先贤》称：“履思既精，手敏而视远，加之博综方论道术，善为诗文；若医其所究通，后来皆不逮。”正德初王鏊（1506）修《姑苏志》，为王履立传，论评医道画艺至详。嗣后李濂撰《医史》，作王履补传，则悉本之王鏊，仅略有一二文字增损而已。明·焦竑（1616）《国朝献徵录》并收两传，可资查核。

王履的医学著作有《溯洄集》一卷，《标题原病式》一卷，《百病钩玄》廿卷，《医韵统》百卷，另有《小易赋》及《十二经络赋》各若干卷。（清康熙盛符升《昆山县志》）他的医道传其子伯承及门人许谌。伯承于永乐中亦以医道鸣于两京。伯承无子，尽以其术传之婿沈仲实。仲实孙承先亦善医，县令方豪，以其愈母疾，书“助孝”二字赠之。许谌字元孚，博儒书，深造医道，有诗文若干卷，名《野情集》。谌无子，尽以其学授婿陶浩巨源，故巨源亦以医鸣。（昆山新阳合志）

（二）元末明初的医学概况——王履医学思想的时代背景

十四世纪中叶，是我国元明之际社会大变动时期，祖国医学经历一个重要的历史阶段。就一般意义来讲，这是一个承先启后的历史时期；反映这时期医学成就，是出现了一批著名医学家及其著作，他们的医学成就直接影响于明清医学的发展。在明代著名医家中，被载入《明史》且有著作流传，从而对后世医学有影响者，凡十一家：如滑寿（伯仁），葛乾孙（可久），吕复（元膺），王履，倪维德，戴原礼，王纶，汪机，李时珍，缪希雍，王肯堂等。其中为元末明初之际者，即占半数以上，他们且都在江浙一带行医。

1. 元代的大统一，结束了从五代以来我国长期分裂的局面，这个从十世纪初开始的被战乱割据的局面，一直延续了四百年左右。我国的南方由于在农业资源上优于北方，故自隋唐时，全国经济重心已渐移向南方。五代以来，北方被落后民族统治以及战乱频繁，大量的人口向南方移动，南方的生产迅速发展，文化科学也获得迅速提高。迄至元末明初，我国的南方也已成为全国医学学术的重心。上述明初著名医家即都行医于江浙，但他们大多是在两宋时，其先辈由北方南迁而定居于江南的。

两宋的医学曾有辉煌的成就：订本草，校医书，铸铜人，置药局，特别是反映丰富的治疗经验的积累，有大量方书以及国家编辑的《太平圣惠方》和《圣济总录》等刊行。迄至元代，我国的南北方在空前规模统一政权的范围内，各民族的医学经验得到了交流；在十二、十三世纪盛行于北方的河间之学和易水之学，于十四世纪初，通过罗知悌、葛应雷等人而渐行于江南。我国的三大发明和医学等科学成就于此先后传入欧洲；东罗马和回回的医药经验也被介绍过来。十四世纪的医学，就是在宋代成就的基础上，吸收了北方刘张之学，以及阿拉伯医药的部分。由于祖国的统一，医学经验的交流，因此在医学思想方面，体现了一种融合的趋势，同时也相应地发展了历史的科学的批判精神。

2. 影响于一代医学思想的，还有当时社会的哲学思想。哲学作为一种对客观世界的看法、认识论以及理论的科学，对于医学理论——关于生命的和疾病的本质的解释，有着极为密切的关系。一方面，丰富的医学实践，不断为哲学思想提供理论抽象的根据；另一方面，哲学所概括的理论原则和方法论，又影响于医学思想和医学实践的发展。

在历史上变乱动荡的时代，唯物的和辩证的思想在现实和斗争中得到进一步的发展。例如，像《阴符经》这样唯物主义的哲学著作，经过宋代理学家朱熹作《阴符经考异》，在元末明初发生巨大的影响。它以五行为五贼，三才为三盗，突出万物相贼相制的一面。“天地，万物之盗；万物，人之盗；人，万物之盗。”元末刘基撰《郁离子》因即以“天地之盗”名篇。而此时的医家，对《素问》的“亢则害，承乃制”思想的理解，也突出了其“制则生化”——即体内各机能间的相贼相制，在维持正常生理状态，以及由此确立治疗原则上的根本意义。倪维德用《阴符经》曰：“心生于物，死于物，机在目。”故名其眼科专著曰《原机启微》。《阴符经》用“心生于物，死于物，机在目”，唯物主义地概括了思维与存在的关系；王履曾用“吾师心，心师目，目师华山”来概括其画艺创作理论。

宋代理学的朱熹学派，对此时的医学思想影响很大，他“格物以致知”的治学态度，以及他接受周（敦颐）张（载）以来的朴素的辩证法观点，影响了那时的医学家。陆九渊的“为学患无疑，疑则有进”，也使人们的批判精神得到发扬。元·朱丹溪（王履的老师）先儒而后医，曾问学于朱熹三传弟子元代理学家许谦；吕复是朱熹同时的理学家吕东莱之后裔；滑伯仁是刘基之兄。还有他们和葛可久、倪维德等人，又与元末明初的几位史家如宋濂、王祎、戴良、朱右等有密切的交往。这些史家对医学的看法，也有影响于此时的医家。例如宋濂曾谓：“医之为道，难言久矣，非洞明应世群书之得失，尚可与于斯乎？非求之极博，而观其会通，安可遽反于至约之域乎？”（《宋学士全集》）王祎亦谓：“自《内经》以下，藏于有司者，一百七十九家，二百九部，一千二百五十九卷……爰及近时，天下之言医者，非刘李之学弗道也。刘李之法，虽攻补不同，会而通之，随症而用之，不存其人乎？”（《青岩丛录》）因此，像丹溪的老师罗知悌，是“得刘完素之真传，而旁通张从正、李杲二家之说”（戴良《丹溪翁传》）。而朱丹溪更“不自满足，盖以三家之说推广之，去其短而取其长；又复参以太极之理，《易》、《礼记》、《通书》、《正蒙》诸书之义，贯穿《内经》之言，以寻其指归”（同上）。说明当时医家的治学多能博通古今，要通晓历史发展，融会各家成就；欲求融合会通，必有批判，才能去其短而用其长。于是历史的科学的批判精神在医学领域中得到了进一步的发扬。

3. 明初的医学家，就是具体地实践了这种历史的批判的科学精神。例如吕元膺：“其于医门群经皆有辩论，前代名医皆有评骘。”（《明史·列传》）而滑伯仁之著《难经本义》，《四库丛书提要》谓：“《难经》，历代医家多有注释，寿所探摭凡十一家。今惟寿著传于世，融会诸家之说，而以己意折衷之，辨论精核，考证亦极详审。寿本儒者，能通解古书文义，故其所注，视他家所得为多云。”像徐用诚（彦纯）之著《本草发挥》，“取法张洁古、李东垣、王海藏、朱丹溪、成无己之说合成一书。”（李时珍《本草纲目·序例》）其著《医学折衷》：“究探古今作者原意，摭金·刘守真、元·李明之、朱彦修诸氏论集，本于经旨而折衷其要。”（刘纯《玉机微义·自序》）王履就是生活在这样一个时代。他“笃志于学，博极群书”。他反对“将相循习而不求”，也反对“舍迩求远，委曲衍说”；主张实事求是；他认为“读书不可先看注解”，而要独立思考；他继承和发展了历史的批判的科学精神，在融会历代医学的成就的基础上，突出地表现了理论上创新的风格。他强调“正名”，重视医学概念的正确运用；注重“必然和偶然”的科学分析；提出“常与变”的概念，初步认识到一般与特殊的关系；在医学实践发展的基础上，深化和丰富了对疾病特殊性的认识。在温病学说方面，他摆脱了传统的关于疾病“由表入里传变”

的发生发展观念，因而批判了必须先解表、后治里的陈规，突出地强调“治里热为主”；首次地，在理论上揭露出温热病治疗的特征性规律。他强调求“变”，追求疾病异于“常”的特殊性，不停留于一般的认识，因而在治疗上也反对守常法而不化。在病因学说方面，他提出“天地恶毒异气所中”，脱出一般四气、六气的病因概念。他重视临床，反对侈谈岁运，重视临床证候的综合，反对仅据脉而不及其余。他对于历史人物的评价和对医学发展的历史观，也是比较正确的。《素问》言“人伤于寒，则为病热，言常而不言变”，古代对此只能有一般的概然的认识；“仲景谓或热或寒不一者，备常与变而弗遗也”，说明张仲景时代对疾病的特殊性有了进一步的认识，历史发展了；“仲景盖言古人之所未言，大有功于古人者”，评价历史人物，就是主要看他是否道出了比他以前的人所没有认识的真理。我们今天对王履的医学思想予以高度的评价，亦是这同样的理由。以上这些，显示出王履医学思想的伟大，也正是这些，推动了医学理论的建设和医学批判精神的发扬，直接影响了明清医学的发展。

（三）《医经溯洄集》——王履的主要医学著作

王履的医学著作，主要为论辩性的医学文字。据顾祺（1503）《昆山县志》隐逸传：“王履有《伤寒三百九十七法辩》，《百病钩玄》廿卷，《医韵统》百卷，其他论辩，莫可殚记，皆发先贤所未发者。”可惜其他著作早已佚失，明·徐春甫（1556）著《古今医统》时已称：“书所存者，惟《伤寒溯洄集》而已。”《医经溯洄集》即仅存的，也是主要的医学理论著作；全集共有论辩二十一篇，二万六千字，给我们留下了王履的宝贵的医学思想。

1. 版本与伪误　据《中医图书联合目录》（1961）载：《医经溯洄集》一卷，现存最早版本为明初刊本，藏北京大学图书馆及南京图书馆云。目前通行的为明·吴勉学校刊的《医统正脉》本（1601），全集除目录一页外，正文共 71 页，合作一册，每页双面，每面 10 行，每行 20 字。我院（北京医学院）藏本，版型略小于正脉本，版高 16.5 厘米，宽单面为 11 厘米；字体亦殊，全书除目录二页外，正文共 82 页，每页双面，每页 10 行，每行 17 字，全集分装二册，上册连目录外至第 36 页，下册自第 37 页迄 82 页。于第 2 页目录后空白处，有清·王士祯跋语，略谓：“据李濂《医史》所云，此为元皇庆二年刊本无疑……”同页背面有吴荣光跋，亦作宋元旧本云云。考《溯洄集》原文第八篇（《伤寒三百九十七法辨》）中有称：“元泰定间程德斋，又作《伤寒钤法》……”等语。按泰定年间（1324—1327），王履之师朱丹溪才从罗知悌学医，王履书不能成于泰定之前，而皇庆二年（1313）犹早泰定 12 年，且更在王履出生前 20 年；再覆核李濂《医史》亦无著书或刊行年月字样，是则所谓“元皇庆二年刊本”云云，疑属伪撰之语。又据《四库全书提要》称：“李濂《医史》有履补传，载其著书始末甚详。”考《医史》王履补传原文，悉本之于王鏊《姑苏志》，两传均未涉及王履著书始末。李濂《医史》坊间已极罕见，北京图书馆亦仅存日本之抄本一部，可能因此另被人窃取《四库全书提要》此语以作伪，事因涉及王履生平及其著作年代，故不避辞费，略作考辨。

王履著书年代不可能在元代，因文中已有“元泰定”等语，到明代才称前朝冠以元字，一般同在元朝则直称泰定即可。同时也不可能在洪武初（《中医图书联合目录》作 1368 年即洪武元年），因为若于此时刊行，则其多数篇章，亦必完成于元季。更有该书第四篇《张仲景伤寒立法考》中，他因有感于“王叔和搜采仲景旧论之散落者以成书，惜其既以自己之说，混于仲景所言之中；又以杂脉杂病纷纭并载于卷首，故使玉石不分，主客相乱”。为此王履准备重新“编类其书”。“然有志未暇，姑叙此，以俟他日。”元末(1356—1368）王履居住的江苏昆山，战事争夺很剧烈，迄1365年朱元璋攻陷平江（吴县)，杀张士诚；下庆元（宁波)，俘方国珍，始定江淮。说明那时王履的处境是不安定，而不是“未暇”。他有志而未暇的时候，恐怕是主要在任秦府良医正期间，那时环境安定了，但是工作忙了。1378年随朱樉去西安，1383年登华山后，花了将近二年的时间完成华山图诗记，而且是在常犯昏眩的情况下坚持完成的。“时向病隙完未完之图”，那么此时又不是“未暇”而是多病，而病隙则主要致力于华山图诗记。如此看来，《医经溯洄集》可能完成于1383年以前，1370年以后（任秦府良医正)。而其他医学著作则可能成于元季，即他的中年时代，但因战乱的影响，可能由此很早就佚失了。为此可以认为，华山图诗记和《医经溯洄集》是王履的后期作品，一方面表现了他在画艺诗文以及医学理论修养上的成熟程度，一方面也解释了为什么只有这两种成名之作能流传下来；另外可以认为其良医正的职位，才能有机会看到大量古今医籍，才可能促成他的论辩性的医学理论著作的完成。因为宋元时代印刷术虽已应用，但出版事业仍极落后。朱丹溪到44岁那年（1324）才从罗太无处看到河间、戴人、东垣、海藏诸书。在过后的三四十年，情况不可能有明显改善，且在王履中年（25～37岁）战乱连年时更然。在明初，王府收藏书是多的，那时王履也正值学验日丰的39～52岁之间，同时精力充沛，因而表现了成熟的科学分析和批判能力。

我院之藏本与北大藏版相较，两本版型字样悉同，除北大版前缺目录，后缺81、82页，中开有抄记缺页外，亦从37页起分订两册，然则此亦成为现存最早之刊本？再与通行正脉本相较，发现正脉本除偶有改正一二字外，却存在更多错字。1956年人民卫生出版社据正脉本影印，于书前有内容简介，但误作“全书共有二十三篇”，并对其错字未能勘误订正，且较正脉本更增错字。因涉及篇幅，仅此提及，以供出版家之参考。

2.《医经溯洄集》的主要内容　该集所讨论的医经，即《本草》、《内经》、《难经》及《伤寒论》。其评述有关的诸家论点，则涉及汉·刘安《淮南子》，晋·王叔和，唐·孙思邈、王焘、王冰，宋·林亿、韩祇和、庞安时、朱肱、杨介、寇宗奭，金·成无己、刘河间、张洁古、张子和、常仲明、李东垣，元·王好古、程德斋、朱丹溪等廿余家。《四库全书提要》谓：“观其历数诸家，俱不免有微词，可谓少可而多否者；然其会通研究，洞见本原，于医道中，实能贯彻源流，非漫为大言以夸世者也。”这正是王履医学批评的特点和优点，他不是为批评而批评，他的批评只是为了去其短而取其长，正是因为进一步发展医学理论的需要，实事求是地用历史的科学的态度，正确处理继承和批判的关系，从而在融合诸家正确部分的基础上，推陈出新，获得了医学理论上创新的成就。

第一，在首篇《神农尝百草论》中，一开始即标示出了他科学的怀疑态度。他说：“《淮南子》云：神农尝百草，一日七十毒。予尝诵其书每至于此，未始不叹夫孟子所谓尽信书，则不如无书。”王履认为《淮南子》此语，乃属寓言传说之类。因为药物的“愈疾之功，非疾不能以知之，其神农众疾俱备而历试之乎？”同时，药物的“味，固可以尝而知，其气，其性，其行经主治及畏恶反忌之类，亦可以尝而知之乎？”最后，他认为药物有毒，“尝而毒焉，有矣，岂中毒者，日及七十乎？设以其七十毒，偶见于一日而记之，则毒之小也，固不死而可解，毒之大者，则死矣，孰能解之，亦孰能复生之乎？”在这里，难能可贵的是他尖锐地指出：“药物的治疗作用，只有在疾病的特定条件下才能显示；药物作为区别于一般物质，它的特殊性能，只有在机体有了异于正常的疾病状态时，才能被正确地认识。”这一点，我们今天的临床药理工作者，一定能更加体会到这种思想的正确性。

第二，对于生理病理方面，他把《内经》六微旨论的“亢则害，承乃制”的思想，予以唯物主义的改造。他认为这是生理病理的基本规律；他撇开了《内经》该篇及后人之侈谈岁运，而求之于人，结合到人体实际。他说：“亢则害，承乃制之道，盖无往而不然也，惟其无往而不然，故求之于人，则五脏更相平也。”他进一步把《内经》“制生则化”，正确地改造为“制则生化”。突出了体内机能间互相制约，是维持正常生理的主要关键（造化之枢纽）。他认为：“人之气也，固亦有亢而自制者，苟亢而不能自制，则汤液、针石、导引之法，以为之助。”这里，他又高明地道出了：首先是人体本身能够依靠内部存在着的机能间正常的互相制约作用，来克服一时性的不正常（亢），只有当“亢而不能自制”时，机体暂时地丧失或降低了互相制约的调节作用，然后才用得着医疗的手段；而医药手段也只能是“为之助”，即体内有这种机能调节的存在和可能，才能用医药手段去帮助实现此种可能性，而不是越俎代庖，强加干涉，当然更不应该去破坏这种“自制”的调节能力。

第三，王履《医经溯洄集》中最突出的成就，是关于伤寒温病理论的研究。这是一个祖国医学临床和理论上最重要的问题，它不仅在历史上，且在今天的实际临床工作中，仍然同样具有无比重要的性质。这是因为：

（1）伤寒温病这类的传染病，是发病最多，变化最快，因而危害生命最大的疾病。

（2）张仲景的《伤寒卒病论》是我国第一部关于这类疾病治疗的典范性著作。

（3）不仅如此，仲景之书，一般犹被视为“方书之祖”。按照我国尊古的传统，无疑地，它具有极高的威信和无比威力，即“后人不能出其藩篱”。但是实践经验和认识是随着历史发展的，于是有了尊仲景和非仲景之争，主要表现为伤寒与温病之争，以及由于尊仲景方为经方，称后世方为时方，开始了经方与时方之争。这个论争甚至一直延续到今天。

十二世纪起的宋金元学派论争的局面，即是大规模进行此种辩论的开端。此时南方有朱肱等尊经派的影响。北方则有河间之学的崛起，公开提出“不遵仲景法”，以及易水学派之提出“古方不能治新病”。刘河间用《内经》有关的论点作为他自己的注脚。引《素问》“人伤于寒也，则为病热”，“冬伤于寒，春必病温”，以及《素问》有三篇名为热论、刺热论和评热病篇，各篇中“明言为热，竟无寒理”。是故乃全直认：“六经传受，自浅至深，皆是热症，非有阴寒之病”（《伤寒直格》）。但是，他怎样解释与仲景方法的矛盾呢？第一，他认为古人的说法是概然性的，“以圣人，书不尽言，言不尽意，说其大概”之故。第二，认为今昔时代之不同，“此一时，彼一时，五运六气有所更，世态居民有所变，天以常火，人以常动，动则属阳，静则属阴，内外皆扰，故不峻用辛温大热之剂。”这样的论争，其结果造成了医学思想上一定的混乱。当时“世之所集各异，人情喜温恶寒”；刘河间也担心“恐论者不详，反生疑谤”。然而他究竟还是“论说”了，但是因为他在理论上没有能全面地解答所面临的问题，因此在一定时期内，产生了像王履所遇到的情形：

“自近代先觉，不示伤寒温暑异治之端绪，但一以寒凉为主，向诸温热之剂，悉在所略，致使后之学者，视仲景书，欲仗焉，而不敢以终决；欲弃焉，则犹以为立法之祖，而莫能外；甚则待为文具；又甚则束之高阁，而谓其法宜于昔，而不宜于今，由治乱动静之殊，治静属水，乱动属火，故其温热之药，不可用于今属火之时。”甚至“或谓今世并无真伤寒病；又或以为今人所得之病，俱是内伤；又昧者，至谓《伤寒论》中诸温药，悉为传经热邪而用者，以三阴经属阴故也；又其太谬者，则曰，论中凡有寒字，皆当作热字看。”王履面临着这样的情形，客观上要求人们用正确的理论来澄清这一系列的问题。为了解决这个重大的任务，王履用了最多的篇章，半数以上的文字（一万五千字），全面地探讨了有关的问题。

“名者实之归，为免乱实，必先正名。”因此，他从《内经》的“四气所伤”讨论入手，分析了《内经》关于春夏秋冬四季伤于风暑湿寒四气而致病的叙述，重点放在“冬伤于寒，春必病温”八字，因为这是伤寒与温病的原始概念以及两者关系的最初记载。他提出了极为科学的名论：“有病因，有病名，有病形；辨其因，正其名，察其形，三者俱当，始可以言治矣。一或未明，而曰不误于人，吾未之信也。”这个关于“有了正确的诊断，才有正确的治疗”的原则性论述，以及关于强调审因、正名、察形，在正确诊断中有机统一的必要性的说明，仍然是我们今天应该服膺的准则。

关于其对伤寒、温病的理解，在当时的历史条件下，他认为：“伤寒，此以病因而为病名者也；温病热病，此以天时与病形而为病名者也。”换言之，即他根据《素问·热论》篇的“凡病伤寒而成温者，先夏至日为病温，后夏至日为病暑”以及仲景《伤寒论》的“太阳病发热而渴，不恶寒者为温病”，作为概括伤寒温病的定义，并根据王叔和《伤寒例》作为伤寒温暑之鉴别：“冬令严寒……中而即病者，名曰伤寒，不即病者……至春发为温病，至夏发为暑病。”因而作出“仲景书专为即病之伤寒，不兼为不即病之温暑设”的结论。他的论据是“证之夫仲景之书，三阴经寒证，居热证十之七；彼不即病之温暑，但一于热耳，何由而为寒哉。”认为正由于“后人以仲景书通为伤寒温暑设，遂致诸温剂皆疑焉而不敢用。”因为韩祇和、刘河间都以温暑作伤寒立论，故祇和感桂枝汤之难用，河间则谓“夏热用麻黄桂枝之类热药发表，须加寒药”，并均谓系今昔之世不同，实则“苟悟夫桂枝麻黄汤本非治温暑之剂，则群疑冰泮矣。”

他说：“虽或者行桂枝麻黄于春夏而效，乃是因其辛甘发散之力，偶中于万一，断不可视为常道而守之；彼冬时伤寒，用辛凉发表而或效者，亦偶然也。”对此，他又进一步概括成科学分析的原则性论述：“凡用药治病，其既效之后，须要明其当然与偶然，能明其当然与偶然，则精微之地，安有不至者乎。”科学地进行临床疗效分析，这对于我们今天，无论在选择试用新药的研究上，或在整理研究祖国医学方面，都是必须严肃认真遵守的基本要求。

温热的特点是什么呢？除了伤寒为“即病”，温暑是“中而不即病”者外。伤寒有一个从表而始，由表入里，由浅至深的发生发展过程；而“温病热病，若无重感，表证虽间见，而里证为多。斯时也，法当治里热为主，而解表兼之，亦有治里而表自解者。”因为温热病是“怫热自内而达于外，故非辛凉或苦寒或酸苦之剂，不足以解之。”于此，他正确地解答了为什么“仲景桂枝麻黄等汤，独治外者之所以不可用，而后人所处的双解散、大黄汤、千金汤、防风通圣散之类，兼治内外者所以可用”的问题。这里，他的最大贡献在于：肯定了温病的临床特点：①发热（大多数的传染病都有发热的临床表现）；②不即病（隐含有潜伏期的初步含义）；③里热为主，没有或很少有表证（否定了传统的关于疾病由表入里，依次相传的机械陈旧看法）；④从而直捷地指出温病的治疗原则是：治里热为主，应用寒凉以清热（包含了近世抗生素的病原学治疗萌芽，因为近代科学研究证明，中药之属于寒凉清热之剂，大多被发现具有不同程度的“植物性抗生素”作用）。

至于“冬伤于寒”，是否一定“春必病温”呢？他认为“读者当活法，勿拘执”，《素问》中常有必字，不能作机械的理解，认为即是一定不易者。首先，他认为病因之作用于人，“人岂能于未发病之前，预知其客于何经络，何脏腑，何部分，而成何病乎？及其既发病，然后可以诊候，始知其客于某经络，某脏腑，某部分，成某病耳。”其次，病因之作用于人，“有当时发病者，有过时发病者，有久而后发病者，有过时之久自消散而不成病者”。这是因为“邪气之传变聚散不常，及正气之虚实不等故也。”这些看法，也是很辩证的。“冬伤于寒，春必病温”是一般的概然的提法。病因作用于人后是否发病，以及发病于哪部分，决定于病因的致病力和人体抵抗力（免疫力）这两方面的特殊性。及其发病之后，根据临床证候的诊断才能了解是得了什么病，病在哪部分。人们不可能在尚未发病或不发病时，即没有临床证候可以凭藉的情况下来判断是否发病或发病于哪部分。他说：“世有太素脉法，虽或预知死亡之期，然亦是因诊之昭著而始能知耳。”因此“假如过时之久自消散而不成病者，人亦能知乎？”他强调“因病知原”，反对侈谈岁运者机械地理解和唯心地推断，要求重视临床证候的分析，实事求是地剖析疾病的临床特点，作出正确的诊断。这样的看法，也是很科学的。最后，他对于张仲景书作为“方书之祖”的评价，表现在以下几方面的论述：①关于内伤：东垣《内外伤辨》略谓：“外伤风寒客邪有余之病，当泻不当补；内伤饮食劳役不足之病，当补不当泻。”王履认为“自此论一出，而天下后世始知内外伤有所别，而仲景之法，不可例用矣。”②关于外感，认为仲景专为即病之伤寒设，“是则温暑及时行寒疫温疟风温温毒温疫等，决不可以伤寒六经病诸方通治。”至于“彼时行不正之气所作，及重感异气而发者，则又当观其何时何气，参酌伤寒温热病之法，损益而治之，尤不可例以仲景即病伤寒药通治也。”但是他也反对刘河间之只据《素问》而几乎全盘否定仲景的看法，王履认为“《素问》之谓人伤于寒，则为病热者，是言常而不言变，仲景谓或热或寒不一者，备常与变而弗遗也。”又“《内经》所叙三阴病，一于热者，言其常也，仲景所叙三阴病，兼于寒热者，言其变也，故仲景盖言古人之所未言者，大有功于古人者，虽欲偏废可乎。”给予仲景以一定的历史地位，不割断历史，不一概抹杀。

第四，关于疾病发生的总的认识，王履认为“凡病之起也，多由乎郁”。这里，他同样卓越地把《素问·六元正纪大论》有关五郁的论述，从五运六气中解脱出来，予以唯物主义的改造，成为关于疾病发生与治疗的总的论述。

李东垣解释内伤发热认为：“饮食劳倦伤而内热者，乃阴火乘其坤土之位，故内热以及于胸中。”王履认为“内热之作，非皆阴火也，但有郁，则成热耳。”他引用《素问·调经论》关于内热发生的学说：“阴虚生内热，奈何？岐伯曰：有所劳倦，形气衰少，谷气不盛，上焦不行，下脘不通，胃气热，热气熏胸中，故内热。”进一步解释为：“有所劳役者，过动属火也；形气衰少者，壮火食气也；谷气不盛者，劳伤元气则少食气衰也；上焦不行者，清阳不升也；下脘不通者，浊阴不降也；上不行下不通则郁矣，郁则少火皆成壮火；由胃居上焦下脘两者之间，故胃气热，热则上炎。故熏胸中而成为内热也。”关于外感：伤寒三阳之病，“其寒邪之在太阳也，寒郁其阳，阳不畅而成热，阳虽人身之正气，既郁则为邪矣。苟或不汗不解，其热不得外泄，则必里入，故传阳明少阳而或入腑也。”冬伤寒，春为温病者：“盖因寒毒中人，阳受所郁，至春其人身受郁之阳，应时而外发，故为温病。”这样无论是外感内伤，伤寒温病，其发病“多由于郁”。“郁者，滞而不通之义；或因所乘而为郁，或不因所乘而本气自郁，皆郁也。岂惟五运之变而使然哉。”由此看来，王履的疾病发生观，主要是继承和统一了河间、丹溪的学说，且是更勇敢地摒弃了运气学说的影响，提取其中合理的因素，归结而为：“病之起也，多由于郁，阳气受郁为热，少火变为壮火，于是亢则害矣。”

反映在治疗观点上，归结为：外感伤寒宗仲景法；温病热病治里热为主；内伤虚证则调食欲，适起居，澄心息虑，从容以待真气之复常，或以药扶助之。木郁达之（轻扬升发举散），火郁发之（发汗升阳散火），土郁夺之（攻下劫而衰之），金郁泄之（渗泄利小便疏通其气），水郁折之（制御伐挫渐杀其势），如此邪去，然后调其正气以复其常。可以看出王履的治疗学观点，是融合吸收了仲景及金元四家的长处，继承其中的成就，克服了各家的偏颇。但他又不是泛泛至此而已。他也有一个中心思想，像河间之重心肾，东垣之重脾胃，子和攻邪，丹溪养阴。他的重点在心肾，认为它是生命活动最重要的根本的所在。心是火之原，阳气之根；肾是水之主，阴气之根。阳胜而热，阴胜则寒。对于一般的偏寒偏热治疗并不难，及至发展到“积热沉寒”，一般的寒热药，脏腑习熟药都不能取效。当然这样的“积热沉寒”，不应该多见，“然而数见者，得非粗工不知求属之道，不能防微杜渐，遂致滋蔓难图以成之。”“属犹主，谓心肾也。”《素问·至真要大论》：“诸寒之而热者取之阴，热之而寒者取之阳，所谓求其属也。”王冰注此“言益火之源，以消阴翳；壮水之主，以制阳光，故曰求其属也。脏腑之源，有寒热温凉之主。取心者不必齐以热，取肾者不必齐以寒，但益心之阳，寒亦通行；强肾之阴，热之犹可。”王履极赞王冰注此语，认为“混乎千言万语之间，殆犹和璧之在璞也，其至久湮，岂过焉者，石之而弗鉴乎。”一方面他批判了王冰注之如璞，一方面盛赞此语之犹和璧，又概乎长时期来未被人们所认识。经此表彰，极影响于后世医学思想。像进而至于赵养葵、张景岳等发展为命门真阴真阳学说，极大地推动临床医学的发展。但是王履还不是一般地提到心肾，他不同于刘河间的重心肾主在泻火。他的“泻南方补北方论”，引用了《难经·七十五难》之论，当肝实肺虚时，用泻火补水之治，他认为“其要又在于补水”。他不同意“独泻火而不用补水，或泻火即是补水”之说。同时认为：“虽苦寒之药，通为抑阳扶阴，不过泻火邪而已，终非肾脏本药，不能滋养北方之真阴。”如此看来，王履不仅在接受刘河间以来的泻火为主的治疗成就，因而在理论上开创了温热病以清里热为主的重要原则；并在继承其老师朱丹溪的“阳有余阴不足论”的基础上，更突出地强调滋肾真阴，以及滋水重于泻火的观点。就这两方面的理论阐发，极大地影响了明清医学的发展，特别是对于温病学派的主要治疗原则（清热解毒养阴）的奠定，开始给予明确的概念，或予以此种思想的萌芽，像关于解毒的治疗思想，王履在讨论仲景的“阴毒之为病，面目青，身痛如被杖，咽喉痛”时，认为此是由于“感天地恶毒异气”所致。这个明确的关于“恶毒异气”的病因观，已经超越了陈旧的四气（风暑湿寒）及六气（加燥火）之说，并且可能影响或成为后来解毒治疗思想的先导。

第五，王履重视正名，重视临床概念的正确理解。他因此曾对四逆、厥、呕、吐、干呕、哕、咳逆等临床症状予以分析讨论，批判了成无已的“厥者手足冷；四逆者四肢不温，非虚寒之证，与厥相近而非”的解释，也批判了孙思邈等误以哕逆当咳逆，东垣之以干呕与哕等同。又作《中暑中热辨》，批判洁古、东垣辈以静动所得而分暑热的论点。王履认为那种“避暑于深堂大厦，得头疼恶寒等症，盖亦伤寒之类耳，不可以中暑之名”。

因此，“所谓静而得之之症，虽当暑月，即非暑病，宜分出之，勿使后人有似同而异之感。”说明他重视临床分析，反对把天时季节因素作机械地理解。其次对于中暑和中热，正确地指出“其实一也”，而多发生于劳役之人，是由于“劳役则虚”之故，“不虚则天令虽亢，亦无由以伤之”。与讨论“冬伤于寒”是否一定“春必病温”一样，平易地批驳了侈谈运气进之过分夸大天时气运外因在疾病发生上的作用。

其他，如作《中风辨》，对河间、东垣、丹溪所提出的不同于《内经》、《金匮》、《千金》之病因说，认为这个争论应该拿到临床证候的分析方面来解决。“风火气湿之殊，望闻问切之异，岂无所辨乎？”因而提出“辨之为风，则从昔之治；辨之为火、气、湿，则从三子以治。”在《二阳病论》中，他一反诸家之委曲衍说，对“二阳之病，发心脾，有不得隐曲，女子不月”的解释直接而真切。二阳是指胃肠，胃肠有病而严重地影响饮食消化和吸收时，则“心脾既无所资，则无所运化以生精血”；因此对于男子则表现为“少精”，对于女子则表现为“不月”。对于小便是怎样形成的？在《小便原委论》中，他怀疑了《灵枢》以及王冰、杨介等关于小便是由饮水下至肠间，水分渗灌于膀胱而成的，这样简单的机械的泌别论。认为《素问》的“饮入于胃，游溢精气，上输于脾，脾气散精，上归于肺，通调水道，下输膀胱”的说法比较正确，而不是简单地由肠分泌到膀胱即成。所有这些，都表现了他科学的求实精神。

（四）王履医学思想对明清医学的影响

王履在他二万六千字的医学论文集中，对祖国医学理论的丰富和发展作出了贡献。他朴素的求实的作风，科学的怀疑态度，历史的批判的方法，作为历史的主流为后世医家所继承。①是认真深入地研究前辈成就，这主要表现在对《伤寒论》的研究上，影响于明清的“伤寒学”以很大的发展，历史的批判的科学精神得到发扬，因而产生了不少有价值的作品。②是在继承历史成就基础上创新的风格，其主要影响，表现在对“温病学”之成为独立的研究对象，以及它的丰富和提高；和关于真阴真阳学说的进一步发展，构成了明清时代祖国医学在临床和理论上两大新的主要成就。

他对《伤寒论》的怀疑和批评，遭到一些尊经泥古的保守派的非难。日人望元英（1752）谓：“王履曾云，叔和编次，功过相半。又云更欲重修编次，有志未果。自此言一出，末学之徒，妄改编次，作注脚，动残害古经。乃若《尚论》、《条辨》、《后辨》、《集注》、《绪论》、《缵论》、《三注》等者，杜撰拙陋，皆入履之彀中。”（《医官玄稿》）

明·方有执（1592）的《伤寒论条辨》是第一个实践了王履重新编类的意愿。“《条辨》其版大约毁于明季兵燹，清初喻嘉言（1648）颇采掇其说，更下己意，作《伤寒尚论篇》，盛行于世，而方氏之书转微。”（严式诲重刻伤寒论条辨序）之后张石顽（1667）又有绪论缵论之作，略谓：“昔王安道尝有志类编而未果，至今犹为惋惜，因是不揣固陋，勉图排缵，合为缵绪二论。缵者祖仲景之文，绪者理诸家之纷纭而清出之，以翼仲景之法。”至于像程应旄的《后条辨》（1670）；周扬俊的《伤寒论三注》（1677），以及张志聪的《伤寒论集注》（1683）等各都有发挥。钱潢有《溯源集》之作，对叔和、无己亦有批评，略谓：“坏病无从安置，疑为久远遗失；温病不知方法，谓非作者所长，致使后人不知随证之治，而坏病遂无治法；概以麻黄桂枝治温，而温病每致云亡；凡此皆叔和编次之失，无己注释之病也。”又柯琴作《来苏集》亦批评：“前此注疏诸家，但随文敷衍。如三百九十七法之言，既不见于仲景之序文，又不见于叔和之序例，林氏倡于前，成氏程氏和于后，其不足取信，王安道已辨之矣，而继起者，犹琐琐于数目，即丝毫不差，亦何补于古人，何功于后学哉！”

王履的关于“天地恶毒异气”之病因说，为明末吴又可（1642）著《温疫论》作进一步发挥和肯定，他明确提出：“夫温疫之病，非风，非寒，非暑，非湿，乃天地间别有一种异气所感。”并谓：“仲景虽有《伤寒论》，盖为外感风寒而设，故其传法与温疫自是迥别。嗣后论之者数十家，皆以伤寒为辞，其于温病证而甚略之。”从而明确地企图从病因角度，从根本上来区别伤寒与温病的差异。

若谓《褚氏遗书》引《伤寒篇》之“春温夏疫，内证先出”（审微篇），是关于温病临床特征的早期记载，因而认为王履的“温病热病，里证为多”不是倡论。但王履却是更明确地提出它，并且相应地指明“法当治里热为主”。因系“怫热由内达外”，故应用“辛凉苦寒酸苦之剂”。比之《褚氏遗书》的词简意晦，当是对后世的影响更大。

接受这一点的最突出的代表，是余师愚的《疫疹一得》（1794），他创制了著名的“清瘟败毒饮”，坚守“不论始终，以此为主”。可以说他是具体实践了和贯彻了王履所提出的温病特征性治疗的原则，因而获得了极高的疗效。

其次，王履所提及的“伤寒与温病热病，其攻里之法，若果是以寒除热，固不必求异，其发表之法，断不可不异也。”即是说如果温热病而“有恶风恶寒表证者，用辛凉解散，庶为得宜，勿泥于发表不远热之说”。虽然，王履所揭示出的主要是“温病热病，若无重感，表证虽间见，而里病为多”，并且特别提出“斯时也，法当治里热为主，而解表兼之”，更指明“亦有治里，而表自解者”，但是由于对传统的“由表入里”的疾病发生发展观的根深蒂固，因此在温病治疗学方面，只有少数像余师愚辈能明确地继承“清里热为主”的特征性治疗原则。而一般的温热家，仍未能摆脱“由表入里”的疾病传变观，只是在解表方面，继承了辛凉解散以别于伤寒的辛温解表，叶天士的卫气营血学说，和吴鞠通的三焦学说就是主要的代表，并且因此加重了“由表入里”的疾病传变观的巩固地位。而以后的王孟英和雷少逸等提出的伏气温病说，虽承袭“怫热自内达外”的观点，但也仅是与外感温病相并列，而并不能如王履尖锐深刻地揭示出温病发生发展以及治疗的特征性规律，彻底摆脱陈旧的机械的“由表入里”的传变观点。

为王履所表彰的“泻南补北”说，可能在根本意义上构成了温病治疗的两大基本原则（清热和养阴）。温病养阴之所以联系到“真阴”，其原为《内经》“藏于精者，春不病温”的论述。为王履所表彰的“真阴真阳”说，在明代发展和改造成为“命门学说”，不仅对于内伤虚劳疾患的理论和临床具有重大意义，对温病的滋阴疗法的应用，至少是在理论上起到了提示的作用。除了“恶毒异气”说影响于温病解毒学说，这些都是比较间接的，以及有多方面的因素，亦不都主要由于王履医学思想的单独的影响，但也应恰当地指出这些认识，在祖国医学理论发展的历史长河中，点滴的部分作用。

最后，关于其他人对他的评价，日人望元英的尊经保守已如上述。而喻嘉言谓其“并三百九十七法，一百一十三方，亦窃疑之……虽有深心，漫无卓识，亦何足取。”（《尚论篇》张仲景伤寒论大意）以及陆九芝谓其“治寒用辛甘温，治温用辛凉苦寒酸苦者，其说自可为经。然但见论中有桂麻姜附，不见论中有芩连膏黄者，不意即始于安道也。”（《世补斋医书》卷九）一般地说来，都是由于过分地尊崇张仲景，故异其趣，至于“汪必易作伤寒三说解，攻击其非，多自以为是，殊失其当，更无足取也”（《中国医学大成总目提要》）。望元英又谓：“履云：运气七篇者，自是出于二人之手；卓识哉。”（《医官玄稿》）王履对于运气学说虽未作专题正面的批判，但他在讨论医学理论时，都表现了已是从实际否定岁运，重视临床。至后，万密斋、缪希雍等都比较系统地论辩运气学说之非，明代的医家比之金元，更加摆脱了运气学说的影响。

（五）简单的结语

王履是六百年前的医学理论家，他以朴素的求实的作风、科学的怀疑态度和历史的批判的方法，对祖国医学理论的发展作出了贡献。他重视医学概念的正确运用，注重临床疗效的科学分析，提出常与变的概念，重视对疾病特殊性的认识。认为医药的手段是帮助恢复人体本身具有的机能间互相制约的调节作用，药物的治疗作用，必须在疾病的特定条件下才能被正确地认识。他重视临床证候的分析，反对侈谈岁运者对时气因素作机械地理解和唯心地推断。在温病学说方面，他摆脱了传统的“由表入里”的疾病传变观，指出温病以“里热为主”的临床和治疗的特征性规律，提出了异于传统的四气六气病因说——“天地间恶毒异气”。他科学地研究《伤寒论》，推动了明清“伤寒学”研究的发展；他对温病症治的创见，极大地影响明清“温病学”的成长。他继承了传统的历史的批判精神，正确地解决了继承与批判的关系，在融合各家所长的基础上，获得了理论上创新的成就。

本文于 1962 年纪念北医母校 50 年的习作

全文摘要发表于《中医杂志》1963 年

3. 命门学说源流考

长期以来，命门学说是祖国医学理论中论争最多的问题之一；《内》、《难》以下，几乎所有的医籍均涉及它，迄今犹是大家热烈争辩的题目。它作为临床上一个重要命题，主要体现以探索人体维持正常生理和抵御疾病的机能枢纽，寻求医药手段调整或加强它，以实现却病延年的崇高目的。命门真阴真阳学说，不仅在内伤疾患，且在外感热病的治疗学中，均具有重要地位；它是历史上有关扶正治疗经验长期发展的产物。

从学说发展的历史看，命门说是道家养生理论与医学实践逐步结合的产物。谋求长生，是道家的主要特色；在我国早期方士的炼丹术，从化学药物的制炼，进而至于“内丹修炼”；从注意寻找“长生药”以服食，进而对于对体内脏腑机能调节的探索；欲求长生，因而也关心医药和生命现象。六世纪的陶弘景自谓：“以吐纳余暇，颇游意方技，览本草药性”。（《本草经集注》自序）道家之究心医药，以及医家之兼通道家，在医学史上是不胜枚举的。其著者如葛洪、陶弘景、孙思邈、马丹阳等；近如十七世纪的莫烨，即是医宗丹溪而道宗紫阳（即张伯瑞，十二世纪道士，为金丹道教南宗之创始者）；十八世纪的徐灵胎，亦颇究心于《道德经》和《阴符经》等。道家因要掌握宇宙万物化生的真谛，进而求长生不死，故极究心医药知识和生命现象，用为其理论建设之需要。反之，道家思想也不断渗入于医学，《黄庭经》对内脏机能的理解，十世纪陈抟的《太极图说》，直接或通过宋理学家等之影响于医学理论。十二世纪刘完素多次引用《黄庭经》以论证其学说；十四世纪朱丹溪首先引进“太极”概念以理解生命现象；十六世纪孙文垣开始把命门理解为人身之太极等等，说明命门学说之形成和发展，表现为道家思想和医学实践逐步结合的结果。

在祖国医学领域内，命门学说主要来源于古典医学著作中，如《神农本草经》关于“不老延年”的思想，《内经》关于主宰脏腑机能调节的论述，《难经》关于命门之部位和功能的记载，以及张仲景金匮肾气丸之临床应用等。

基本概念及其历史演变

历史上关于命门学说的论争，涉及它的职能、属性、配属关系，以及诊断和治疗等各方面；而其有关名目繁多的概念，则更存在有理解上的分歧。因此，有必要就其主要方面试予归纳，以清源流。

（一）职能之争

首先揭开命门学说论争序幕的是《难经》。《内经》以“心为君主之官”（《灵兰秘典论》），谓“心者，五脏六腑之大主也，精神之所舍也”（《灵枢·邪客》）；在经络学上把两目名之曰命门（《灵枢·根结》等）。《难经》则把右肾称为命门，并指出它是“精神之所舍，原气之所系，男子以藏精，女子以系胞”（卅六及卅九难）；又把“肾间动气”看成为“五脏六腑之本，十二经之根，呼吸之门，三焦之原，一名守邪之神”（十八及六十六难）。把右肾及肾间动气功能地位的描述，提高到相当于《内经》中“心”功能地位的高度，并赋予命门概念予右肾。

（二）诊断部位

晋·王叔和《脉经》，以寸关尺分部候五脏六腑，大意为左寸心小肠，左关肝胆，左尺肾膀胱；右寸肺大肠，右关脾胃，右尺肾膀胱。但同时又指出“左属肾、右为子户，名曰三焦”。（《脉经》卷一第七）此外，其中有“脉法赞”云：“肝心出左，脾肺出右，肾与命门，俱出尺部。”若谓脉法赞亦属叔和之语，则三世纪时已在诊断学方面引进了命门的概念，指出命门的脉诊部位在尺部。其前称左属肾右子户名曰三焦，似乎是左尺可以候肾，右尺可诊三焦。肾为脏，三焦属腑，既称“肾与命门，俱出尺部”，虽未明言命门之诊究在左尺抑右尺。现左尺既是诊肾与膀胱，两者为脏腑表里相配；然则，右尺似属命门与三焦二者脏腑表里相配之诊断部位。于是，被称为高阳生之《脉诀》，进一步指出“左心小肠肝胆肾，右肺大肠脾胃命”。十一世纪刘元宾注《脉诀》后，此说盛行。十三世纪蔡元定，十四世纪戴起宗等先后非之，于是，命门的诊断部位，开始也成为论争的问题之一。随着对命门功能概念的理解进一步地扩展，也有认为“命门之绝，乃元神之聚散”，因而是“先天无形之不可脉也”。（《吴医汇讲》）

（三）配属关系

《内经》习称五脏六腑，在经络学上则有十二经，以经络配应脏腑，则尚少一脏。《难经》指出这第六脏应是命门：“五脏亦有六脏者，谓肾有两脏也，其左为肾，右为命门”（卅九难）。而十二经中，配应五脏六腑后余的是手厥阴经，按《难经》命门为第六脏之理解，则命门似应配属手厥阴经；然《灵枢·经脉》篇谓：“心主手厥阴心包络之脉”，这就为后世把命门与包络糅合为一的原始依据。五脏五腑表里相配，所余一腑三焦应配何脏？在经络学上是手厥阴心包与手少阳三焦为表里，现既多出一个命门，故其配属又费周折。八世纪王冰注《金匮真言论》，其引《正理论》谓：“三焦者有名无形，上合于手心主，下合于右肾。”十世纪《太平圣惠方》称：“手心主与三焦脉曰手少阳及命门合，手心主有名而无脏，三焦有位而无形，故二经以为表里也。”开始把手厥阴心包络，手少阳三焦和命门三者配在一起。十二世纪陈言《三因方》谓：“右肾在右手尺中，属手厥阴（心包）经，与三焦手少阳经合”，把右肾归之手厥阴。同时期北方的刘完素进一步提出：“右肾命门为小心，乃手厥阴相火包络之脏”（《原病式》）。十三世纪施发《察病指南》，亦称以右尺诊命门，并谓：“一名手心主包络。”李东垣更有“相火，下焦包络之火”之说，把手厥阴心包络移至下焦，把命门和心主、包络、小心等概念糅而为一，且于此引进了“相火”的概念，开始了命门属性之争。

（四）君相之譬

“相火”概念，原属于运气学说，《至真要大论》有：“厥阴司天，其化以风；少阴司天，其化以热；太阴司天，其化以湿；少阳司天，其化以火……”以及《六微旨大论》有：“显明之右，君火之位也；君火之右，退行一步，相火治之……”原此作为司天及地理之应六节气位的说明。莫枚士谓：“少阴君火，主春分后六十日；少阳相火，主夏至前后六十日，与厥阴风木、太阴湿土等同为天之六气。”（《研经言》1871）宋代陈言开始把脏腑配天地，谓：“足厥阴肝居于巳，手厥阴右肾居于亥，巳亥为天地之门户，故风木化焉；足少阴肾居于子，手少阴心居于午，子午得天地之中，故君火位焉；足少阳胆居于寅，手少阳三焦居于申，寅申据生化之始终，故相火丽焉……”（《三因方》）他把肝和右肾属厥阴风木，心肾属君火，胆三焦为相火。此君火相火概念，以后又转而被理解为脏腑职能分司之喻。

关于脏腑职能分司之喻，《灵枢·五癃津液别》有：“五脏六腑，心为之主，肺为之相，肝为之将，脾为之卫，肾为之主外。”《内经》既喻心为君主之官，是五脏六腑之大主，精神之所舍；同时又提出“小心”的概念，其位在“七节之傍”。此外又称膻中为臣使之官，以及还认为心，“其脏坚固，邪勿能容，故诸邪之在于心者，皆在于心包络”，赋予心包络以“心主”的概念。这样使人很易将此“心主”理解为“小心”，理解为“臣使之官”，以此来代替《内经》原意把肺之比作相。

陈无择之将心肾配君火，胆三焦配相火，还不能确当地解决脏腑职能分司比喻的要求。于是，刘完素引用《黄庭经》的“心为君火、肾为相火”之说，把右肾命门称之为相火。因《难经》把命门功能描述得很重要，为“诸神精之所舍，元气之所系”；其功能地位几与《内经》之心相类。但是，心为“君主之官，神明出焉”，这个地位不能动摇，《难经》关于命门的功能重要性亦不能忽视。因此将命门列于仅次心君的相，似较合宜。于是刘完素把右肾、命门、小心、包络、相火等概念全部结合在一起，称“右肾命门为小心，乃手厥阴相火包络之脏”。因其为手厥阴包络之脏，“故与手少阳三焦合为表里，神脉同出，见于右尺；二经俱是相火，相行君命，故曰命门”（《原病式》）。测其意，一方面手厥阴心包络相当于小心，可视为相。故命门为手厥阴包络之脏，当亦可视为相。另一方面因三焦属少阳相火，命门既已属手厥阴包络之脏，与三焦就有表里关系，于是随之“二经俱是相火”了。且指出相火，就是“相行君命”；也因其“相行君命”，所以才称它为“命门”。

（五）命门属性

命门被赋予相火概念，从《难经》原义相当于《内经》关于心的职能，改变成为“相行君命”的职能，作为仅次为“心君”而能主宰其他脏腑的一个机能概念；且同时赋予其属性为火。刘完素在此又提出“阳火”的概念，他引所谓：“《仙经》曰：先生右肾则为男，先生左肾则为女；谓男为阳火，女为阴水故也。”刘氏之所以提出“右肾属火而不属水”，是基于下列情况：唐宋以来，对肾虚“往往谓肾水虚冷”，而应用的是温热之剂。唐代服石之风很盛，迄宋代《和剂局方》更以官府法定处方形式，集中温热补虚之大成。刘完素认为用此类“骠悍燥烈之药”以治疗所谓“肾水虚冷”是错误的，“肾水本寒，衰则热矣，肾水既少，岂能反为寒病耶?”他说：“假令下部寒者，谓下焦火气之虚也，故以热药补之；非助肾水之药尔，由水虚不能反为寒也。”为了说明“肾虚而下部冷者，非谓肾水虚”，他指出：“《仙经》曰：心为君火，肾为相火，是言右肾属火而不属水，是以右肾火气虚则为病寒也。”他为了反对服食说，反对滥用温热，因此又指出：“至如或因恣欲而病者，俗以为元气虚损而病寒者，皆误也。然诸所动乱劳伤，乃为阳火之化，神狂气乱而病热者多矣。”（以上均见《素问玄机原病式》火类）

继后的李东垣提出了“阴火”的概念，他所指有三：①肾为阴火：“肾与膀胱受邪，膀胱主寒，肾为阴火，二者俱弱，润泽之气不行。”②肾间阴火：“或因劳役动作，肾间阴火沸腾。”③心为阴火：“心火者阴火也，起于下焦，其系系于心，心不主令，相火代之，相火下焦包络之火，元气之贼也，火与元气不能两立。”

刘完素称相火为阳火，是基于他的临床观察及其治疗特点。在当时的历史条件下，他所接触的病例中，这种热象大多在体质壮实元气未损的基础上发病，因而主用寒凉；对应用寒凉能解决的火，称之为阳火，符合命名原则。东垣之称阴火，它的发生，据其所述有因“劳役动作”而致“肾间阴火沸腾”；有因“肾水真阴及有形阴血俱为不足，如此则阴血愈虚，真水愈弱，阳毒之热大旺，反增其阴火”；有“因喜怒忧恐，损耗之气，资助心火”，亦即“夫阴火之炽盛，由心生凝滞，七情不安故也”；更有因“脾胃气衰，元气不足而心火独盛，心火者阴火也”。由于东垣时代特点，其所接触的病例中，此种热象如其所描述的多在元气虚衰的基础上发病的，因而主用“辛甘温热”之剂，对应用温热药能解决的火，称之为阴火，同样也符合命名原则。

东垣之阴火较之完素之阳火，除了因他们不同的临床和治疗学特点，因而有阴与阳属性不同的理解；同时东垣之阴火，包括了心火、肾火和肾间阴火。对于心火之称为阴火，他认为它起于下焦，其系系于心；用“心不主令，相火代之，相火是下焦包络之火”来解释。他之称肾间阴火，事实上把《难经》关于肾间动气的功能描述，与右肾命门的功能开始糅合起来，为以后把命门部位理解为在两肾中间开其端。

明·孙文垣不同意以右肾为相火和命门属火的看法。因为《黄庭经》有“两部肾水对生门”之语，南宋·葛长庚（即白玉蟾 1208）更有“两肾中间一点明”之谓。孙氏亦兼道家之流，他自号为生生子；于是他把命门由右肾移至肾间动气，认为此处犹人身之太极，右肾则仍与左肾同样属水。而“命门乃两肾中间之动气，非水非火，乃造化之枢纽，阴阳之根蒂，即先天之太极；五行由此而生，脏腑以继而成”（《医旨绪余》1573）。

这里，不仅涉及命门属性之争，还引进了先天太极的概念；并涉及命门的部位，命门与肾关系的争论。

（六）关于先天

从临床角度看，《内经》关于肾气的概念和仲景肾气丸的应用，是命门学说治疗学的根源。从理论方面看，《内经》按五行配五脏而以肾主水，以及古代对于水看成为万物本原的物质发生说，构成了命门学说中生命来源，如先天、性命之根、脏腑之本等思想。

《管子·水地篇》谓："水者，集于天地而藏于万物，万物莫不以生。"纪天锡（1175）谓："人之初生，受胎始于任之兆，惟命门先具，然后生心，心生血然后生肺，肺生皮毛然后生脾……"（《集注难经》）李中梓（1631）则认为："先天之本在肾，肾应北方之水，水为天一之源，婴儿初生，未有此身先有两肾，水生木而后肝成，木生火而后心成……故肾为脏腑之本，十二脉之根，呼吸之本，三焦之源，而人资之以为始者也。"

在命门部位之争论中，一般地仍不脱离与肾的联系。《难经》首先把《内经》原为指两目的命门，归之于右肾；朱肱（1107）认为："男子以右肾为命门，女子以左肾为命门。"（《活人书》）虞抟（1515）则谓："以两肾总号命门。"（《医学正传》）孙文垣和赵养葵等认为命门居两肾之中，为人身之太极。而张景岳、陈修园及莫枚士等则从男子藏精，女子系胞这方面来解释命门的解剖部位。莫氏从《甲乙经》以脐下二寸石门穴为命门穴，因而认为命门即产门者；此等只是把命门的功能狭隘地理解了，因为藏精与系胞仅是命门功能的一部分。

试从命门一词的原始有联系的几个方面，如生门、动气、小心等进行考察。所谓生门，亦有理解为脐，意指胎儿生长所系。或指子宫口或产道者，意指精由此入而胎儿由此娩出；由于新生命的形成发育和娩出，涉及生命来源问题，因而被重视作为命门部位的理解。所谓动气，刘桂山（1801）曾谓："近有传荷兰学者云：人脊骨里面有一条大动脉，乃百脉之源也；按人腹上，测测然跳手者，即其动也。"（《医賸》）肾间动气指腹部动脉之搏动明显可扪及处，关于类似的理解，实肇始于《内经》，如"冲脉、任脉，皆起于胞中，上循背里，为经络之海"（《五音五味》篇）；"夫冲脉者，五脏六腑之海也，五脏六腑皆禀焉"（《逆顺肥瘦》篇）。是故《难经》之谓肾间动气为五脏六腑之本、十二经之根者，当与《灵枢》之五脏六腑之海、十二经之海，所指相同。说明在人类历史上，曾把腹主动脉看成是"五脏六腑之本"和"百脉之源"那样的重要。又如所谓小心，明·王肯堂认为："心系有二，一则上与肺连；一则自心入肺两大叶间曲折向后，并脊里细络相连，贯脊髓与肾相通，正当七节之间；所谓七节之傍，中有小心也"（《郁岗斋笔麈》）。由于这"自心入肺两大叶间曲折向后"的主动脉，曾被《灵枢》视为刺禁之列者，因其搏动仅亚于心，故被称为小心。

命门学说集中了前人对于多种重要功能地位的理解，而这些大多又与肾的功能理解相联系的。如《灵枢·动输》篇云："冲脉者，十二经之海也，与少阴之大络起于肾。"《难经》的命门"其气与肾通"。《脉法赞》之诊"肾与命门，俱出尺部"，因而可以认为，命门学说也是古代藏象学说中关于肾脏功能的延伸扩展。

不论用"天一生水"论肾，或用"太极"论命门，都是想说明人体这个"先天"的由来，像道家之探究宇宙发生论一样，都是为了寻求强身益寿，却病延年。但是医学究不同于道家，它主要还是通过医药手段，在临床实践中探索增进健康，提高机体抵抗力的道路。因此我们主要还应从治疗学的发展历史中更好地认识命门学说的本质，而对于有关概念的澄清，也只是为了更好地认识命门学说的临床意义。

临床发展及学说的形成

虽然《内经》早已有命门一词，《难经》赋予命门以重要的功能概念，以及《脉法赞》已涉及命门的脉诊问题；但因长期内命门学说还未与临床治疗学密切联系，故它在临床上还不占重要地位。自刘完素因批判前人之多用温热补肾，乃引《内经》以论证“肾主水”，又引《黄庭经》“肾为相火”提出左肾属水和命门属相火，并把前代温肾治疗列入命门的范围，于是命门学说开始进入临床，其实际地位得以提高。

命门学说是祖国医学关于扶正治疗经验的长期历史发展的成果：在治疗理论上是《内经》肾气概念，王冰关于益火壮水的心肾论的发展；在治疗实践上是仲景金匮肾气丸，和后世关于补气补血治疗的发展。

（一）肾气与虚劳

《内经》之“肾气”一词，寓有即决定人生之体质强弱和生长发育以至衰老全部生命过程的重要机能调节的意义。张仲景金匮肾气丸，主治虚劳、腰痛、短气、消渴、脚气等等，成为后世治疗虚损的主方。

六世纪陶弘景增补《肘后方》，指出：“凡男女因积劳虚损，或大病后不复常；若四体沉滞，骨肉疼酸，呼吸少气，行动喘惙；或小腹拘急，腰背强痛，心中虚悸，咽干唇燥，面体少色；或饮食无味，阴阳废弱，悲忧惨戚，多卧少起者。”治法中载建中肾沥汤法诸丸方，方后注曰：“此是张仲景八味肾气丸方，疗虚劳不足。”七世纪孙思邈在《千金方》之“补肾论”中说：“补方通治五劳六极七伤虚损。”其中收载肾气丸共五方，均以八味丸为基础。八世纪王焘《外台秘要》，引李郎中论消渴谓：“譬如釜中有水，以火暖之，其釜若以板覆之，则暖气上腾，故板能润也。若无火力，水气不能上，此板终不能润也。”以此作为对消渴病机的比喻。因此“火力者，则是腰肾强盛也，常须暖补肾气，故宜服肾气八味丸”。

十世纪《太平圣惠方》称：“肾与命门，神精之所舍，元气之所系”；将命门与肾功能理解为一。其对肾虚之描述，为“腰背切痛，不能俯仰，足胫小弱，多恶风寒，手足厥冷，呼吸少气，骨节酸疼，脐腹结痛，面色黧黑，两耳虚鸣，肌骨干枯，小便滑数”等等。十二世纪初《和剂局方》卷五“治诸虚门”中，指出八味丸“久服壮元阳，益精髓，活血驻颜，强志轻身”。

在外科领域，李迅《集验背疽方》谓：“凡发背之热，未有不自肾虚而得之者，必须五更服加减八味丸”（去附子加五味子）。陈自明《外科精要》谓：“加减八味丸，治痈疽已发未发，作渴疾。”钱乙去桂附为六味地黄丸，用治小儿发育迟缓等。陈自明《妇人大全良方》，以六味加当归、生地、五味子，名益阴地黄丸，治妇人阴虚潮热盗汗，烦热作渴，筋骨疼痛，月经不调等症。迄十三世纪以前，以肾气丸为主体加减复方，已被广泛应用于内外妇儿各科，且还包括口齿眼耳疾病等各方面。

王肯堂治“一人生附骨疽，脓熟不能泄，溃而入腹，精神皆愦，粥药不入。以针刺其腹，脓大泄，然皆清稀若蟹吐沫，在法为透膜不治。予参耆附子加厥阴引经之药大剂饮之，为制八味丸服之，食大进，旬日而平”。他之所以用八味丸，谓：“补肾肾气旺而上升，而胃口进，使多食果肉以补之，肌乃速生，此治溃疡之要法。”（《笔麈》）补肾以开胃，早期见之于许叔微《普济本事方》，其于“脾肾虚弱，全不进食”，用二神丸（破故纸、肉豆蔻），谓：“盖因肾气怯弱，真元衰劣，自是不能消化饮食；譬如鼎釜之中，置诸米谷，下无火力，虽终日，米不熟，其何能化？”又于肾泄，用五味子散。后人合此二方名四神丸，治肾虚泄泻。此外，许氏还提出“治虚治劳补法不同”，谓：“虚则补其母，人所共知。《千金》曰：心劳甚者，补脾气以益之，脾旺则感于心矣。此劳则当补其子，人所未闻也。”以后严用和的归脾丸，可能即从此点悟出。而同时期北方的李东垣更倡补中益气以治元气虚衰。

（二）益火和壮水

《四库全书提要》论王冰，谓：“其称大热而甚，寒之不寒是无水也；大寒而甚，热之不热，是无火也。无火者，不必去水，宜益火之源，以消阴翳；无水者，不必去火，宜壮水之主，以制阳光。遂开明代薛己等人探本命门之一法，其亦深于医理者矣。”王冰论火源和水主，原意是指心肾。他说：“取心者，不必齐以热；取肾者，不必齐以寒。但益心之阳，寒亦通行；强肾之阴，热之犹可。”

《千金方》收载肾气丸五方，除二方无附子外，余皆有桂附。钱仲阳去桂附为六味丸治小儿，意谓小儿为纯阳或稚阳之体，自不必用桂附温热补阳。刘完素用钱氏地黄丸治虚劳骨蒸烦热下血等，称之为“养血益阴，其热自退”，认此即王冰之“壮水之主，以制阳光”（《保命集》热论第五）；因而对以后养阴疗法的发展，亦具启迪和推动作用。肾气丸长期以来被应用于温热补虚，刘完素将此看成为温右肾命门相火，因而同时把肾气丸治疗经验开始纳入命门学说。钱乙之去桂附成六味，是具有关键意义的转折点；而刘完素的理论发挥，进一步为命门真阴真阳学说的建立，更具重要的过渡作用。古代的肾气概念，到金元时代被分解了：左肾属水，为水之主；右肾为命门，属相火。视肾气丸中六味为壮水之主，桂附温命门相火。只是此时还没有完全解决关于火之源的问题，一般仍理解心为火之源，右肾命门还仅是相火而已。

宋元时代，由于临床治疗学的发展，许叔微、李东垣、严用和等丰富了助阳治疗的一面，钱仲阳、刘完素、朱丹溪等丰富了助阴治疗的一面，各为命门真阴真阳学说的发展奠定了基础。

（三）真阴和真阳

十二世纪初，作为两代御医，并进而为太医院使的薛己，由于他的地位，众多的著作，以及治疗学的特点：更多地应用八味、六味、补中益气、归脾汤等，综合了前人助阳助阴的补虚治疗。由于他巨大的影响，推动了命门真阴真阳学说的形成，十二世纪便成为命门学说讨论的高潮。由于金元四家以来关于相火的讨论，促成把火之源、阳气之根，从王冰原意之属心，下移到下焦。同时进一步结合前代关于肾气方面的治疗成就，把肾气和相火等容纳到命门概念之中。明·孙文垣的“命门为人身太极说”更促成把肾水（真阴）和肾气（相火或真阳）全部集中到命门。到十七世纪，赵养葵、张景岳、陈士铎等人于是最后完成了命门真阴真阳学说。

黄宗羲曰：“二十年来，医家之书盛行于世者，张景岳《类经》，赵养葵《医贯》。”章虚谷曰：“或曰：尝见诵景岳者，其门如市。”

赵养葵谓：“玩《内经》注文，即以心为主。愚谓人身别有一主，非心也。盖此一主者，气血之根，生死之关，十二经之纲维也。”“或问心既非主，而君主又是一身之要，然则主果何物耶？何处安顿耶？余曰：悉乎问也。若有物可指，有形可见，人皆得而知之矣。惟其无形与无物也，故曰自古圣贤，因心立论，而率不能直指其实。”“命门为十二经之主，肾无此则无以作强而技巧不出焉……心无此则神明昏而万事不能应矣；此所谓主不明则十二官危也。”“所谓原与主者，皆属先天无形之妙；若夫风寒暑湿燥火六气之入于人身，此客气也，非主气也。主气固，客气不能入；今之说医者，徒知客者除之，漫不加意于主，意何哉！”

归纳起来，赵氏提出了如下几个重要论点：

1. 外邪之侵入人身，是为客气，如果主气固则外邪不得为患。

2. 主气也是维持正常生理所必需，各脏腑之能否维持其正常机能，端赖乎此。

3. 这个主是什么？既非心，亦非肾，是一种先天无形之妙——命门。

祖国医学在长期以来，由于其方法学的特殊性所决定，对于疾病性状和疗效的观察，直接来之于病人本体的感受和表现，因而其治疗学的立足点，主要着眼于整体机能的纠偏复正。对于各脏腑机能的特殊性虽有所观察和了解，但亦多从它们的整体联系中去理解，且突出地重视维持此种整体机能联系的基本因素。前人关于心为大主，肾气为本；以及从气血立论等等，无论是临床各科、内伤外感，都是作为在诊治过程中，判断疾病性状和决定治疗原则的一个基本的重要依据。王冰之益火壮水，以心肾立论，作为维持体内正常机能的根本要素。自《局方》立四物汤和东垣立补中益气汤，后之学者，对以气血立论为治疗亦有所据。然心肾是两脏，气血是二物，前人虽对它们间相生相制的复杂联系作过尽情的阐发：如心肾是水火的关系，有相制和交济的联系，气血是阴阳的关系；心是火之原，阳气之根，肾是水之主，阴气之根；同时心又主血，肾又有肾气的概念等等。不论用多么复杂的机制来理解，心肾和气血说依然是二元论，还缺乏一元的主宰的统一的机能概念。因此，赵养葵将命门列为人身之主的同时，又指出：“世人但知气血为阴阳，而不知水火为阴阳之根；能知水火为阴阳之根，而误认心肾为水火之真。”他说：“元阳君主之所以为应事接物之用者，皆从心上起，经论故以心为主；至于栖生养息而为生生化化之根者，独藏于两肾之中，故尤重于肾；其实非肾亦非心也。”

命门学说既把前人之心肾和气血说统一起来，视为维持正常生理和防御疾病能力的主宰的机能概念，并突出其“先天”的特殊性质，命门的真阴真阳，即是水之主和火之原；同时又把命门的功能地位，提高到超出于传统的尊心为君那样的程度。

（四）理和欲

东垣谓“相火者，元气之贼”，丹溪乃主阳有余阴不足说；景岳非之，他认为：“情欲之火，邪念也，邪念之火为邪气，非相火之所为也。”关于喜怒思悲恐五志之火，刘完素论之甚详。说明祖国医学在长期来对人类疾病发生的特殊因子，历来是重视的，因而对情欲之所自生及其所主是何，曾进行长期的探索。命门既包含有肾气的概念，又称其为相火，故刘完素把“诸所动乱劳伤及恣欲而病者”，认为是相火（阳火）之所化；命门既主藏精系胞，因此被认为是延绵种族的生生之本；它既是元气之所系，因而命门主寿夭；又是守邪之神，足以防御疾病；同时它也是情欲之主及情欲之所自生。景岳之非难东垣和丹溪，无非强调命门正常功能维持的重要性。

十七世纪上半叶，命门被提高到超出“心君”的地位，下半叶起就有人再次强调心主神明的重要位置。喻嘉言（1658）作“心为脏腑之主论”（《医门法律》），汪芩友（1682）作“养生君主论”，黄退庵（1815）有“七情皆听命于心”及“再论七情总由心发”（《友渔斋医话》）。比较全面地论述者，有管象黄（1796）之“东垣景岳论相火辨”，他说：“夫相火者，肾中之真阳，禀自先天，为人生之根本，赖之以立，衰则病，息则死。太极动静而生阴阳，是相火一人身之太极也。太极不能无动，然动而有节，即是少火以生气；动而无制，则为壮火以害气。故人之喜怒忧惧，不过五脏之本志，男女大欲，则又万物之化醇；是皆天地间经常之理，原不至于伤生。然相火定位于下焦，蒸腾发育，夫能使之理胜则安，欲胜则危者，则惟一心。故心为君火，经曰君火以明，相火以位；又曰主不明则十二官危，此其尤大彰明较著者也。若舍君而言相，无怪乎或称元气之贼，或指为生生之本，意旨歧趋……”（《吴医汇讲》卷七）石寿棠（1861）认为：“相火安位则不病，心君引动则为病，不独房劳能引动，一切人事烦劳皆能引动；动则心病，心病则神病，神病则形病。”（《医原》）如此，在确认命门功能重要地位的同时，再度提出作为人类特有的“心主理”的高级位置，以及心理有影响和制约命门生理功能的主导作用。至此，可以认为命门学说才是最后完成说明体内生理和抗病机能调节枢纽的理论概括。

（五）初步的体会

回顾命门学说发展的历史，获得不少有益的启示。

1. 命门学说是祖国医学扶正治疗长期历史经验的发展产物。它包含了自仲景以来，如许叔微、李东垣、严用和等所发展的助阳治疗成就，也包含了为钱乙、刘完素、朱丹溪等所发展的助阴治疗成就。它不仅在内伤疾患，且在外感热病的治疗学方面亦占重要地位。汪昂（1682）云：“以地黄汤治伤寒，亦赵氏之创见也。”赵养葵、张景岳在真阴方面的发挥，推动了清代温病学滋阴疗法的发展。因此，命门学说不只是肾气说的简单翻板。李东垣虽以脾胃立论，然其治疗理论又是针对“阴火、下焦包络相火”而发。其次，命门学说亦不仅指右肾相火，不只是助阳，也还包括助阴的一面。若谓温阳治疗成就于汉至唐宋，则滋阴疗法自金元至明清更有长足之发展；故命门学说即综合了历史上全部助阳和助阴治疗的结晶。

2. 魏荔彤（1720）谓：“虚劳者，因劳而虚，因虚而病也。既云劳而虚矣，则劳必有一定的外因，而虚亦必有一定之内因。”（《金匮要略方论本义》）既是因虚而病，且虚必有一定之内因，故在扶正治疗的历史发展中积累了丰富经验的同时，也伴随要求对此“正”作进一步正确的理解。怎样才是“正”？这“正”又由什么来维持和主宰？命门学说讨论的全部历史，可谓即是此种探索的努力过程。前人是单从临床观察获得此种认识的，是难能可贵的。命门学说探索了基本生命过程及其机能调节枢纽：它是禀之于先天，是人类长期种族发展的产物，它保证各器官执行其正常机能和抵御疾病的能力，故曰“守邪之神”和“生生之本”。这调节能力之强弱，关系到健康和寿命问题，故曰“命门主寿夭”。它是情感和欲望的生理基础，在生物学水平理解是生存的基本动力。只是在人类不同于动物者，还有着主乎理的“心”，心君应乎万物，并能对命门相火有制约作用；同时心君若为情志所伤，亦能通过影响命门相火之动而无节而构成躯体疾患。据此看来，命门学说从扶正治疗的成就出发，对认识这“正”的有关方面作了尽情的阐发。

3. 命门学说在继承历代关于扶正治疗成就基础上，为我们提出重要的研究课题：

首先，在与复杂的致病因子作斗争中，探索怎样加强体内得之于先天的特异和非特异性免疫能力。由于近年对大面积烧伤和放射能影响的研究，以及对“菌群失调”和病菌抗药性的观察，医学界被再度唤起对提高机体非特异性免疫力的重视。近今认为，在大多数急性感染的转归（死亡或生存，全恢复或转为慢性），是取决于机体的先天性或种属免疫的非特异性抵抗，而后天性或获得性的特异性免疫的重要性，只是在于预防再度感染。命门学说的治疗学成就，将为我们提供关于如何提高机体非特异性免疫力的重要线索，祖国医学的临床治疗经验，将为此种研究提供丰富的内容。

其次，命门作为体内生理机能调节枢纽的概念，是否具有集中于某一部位的主宰所在？固非一般的比拟推理所能解决。捷里雅宾谓：“邻近皮层的皮下诸核，是最重要的非条件或本能反射的（食物的、防御的、性的）中枢，因而它提供了动物机体的基本动向；机体的基本活动基础就在于此，欲望和情感的生理基础很大程度是属于皮下中枢的机能”（情感与高级神经活动的规律性——高级神经活动杂志译丛 1955 年第三期）。情绪和欲望的生理基础是非条件或本能反射，此种本能来之于先天，是人类种属长期历史发展产物。近年来又有对网状结构及边缘系统功能研究的进展，对探索维持体内正常机能枢纽的工作，更有新的思路。为此若能对命门学说治疗学进行广泛的考察研究，逐步阐明用命门学说所指导的临床治疗，其作用机制能否用现代生理科学最新成就去研究它，将有可能对命门学说所概括的机能枢纽概念，能够真正建立起实际的科学基础。

本文大纲于 1962 年北京中医学会宣读

1963 年发表于山西《中医研究通讯》第 8 期

4. 历多达妙，失多而悟其要

宋·周守忠《历代名医蒙求》（1220）载：“陈昭遇归明，治疾无不效者，后荐入翰林院充医官，世呼神医；绝不读书，请其所习，不能应答。尝语所见曰：‘我初来郡下，挥军垒中，日试医数百人，其风劳气冷，皆默识之；凡医古方用汤剂，无有不愈者，实未尝寻《脉决》也。故今之医者，皆言传心记，历多达妙，反非好医学者，虽明方书，不会医病，岂胜我哉’!”。

夫穷习方书而治病未愈者，历少而未达；其不习方书而善治者，因医失多而悟其要也。故兵法曰：“不知用兵之害，不得用兵之利，譬如斯也。”（《名医录》）明·江瓘《名医类案》（1549）自序中说：“余读《褚氏遗书》有曰：‘博涉知病，多诊得脉，屡用达药’，尝抚卷以为名言!”

“历多达妙”，就是“博涉知病，多诊得脉，屡用达药”，这就是实践出真知；而那些“穷习方书而治病未愈者”，正是由于缺少实践经验，“历少而未达”的缘故。“历多达妙”可并不一贯正确，失败为成功之母，从错误中学习；他的“历多”，有丰富的实践经验，而失败也很多，正是“因医失多而悟其要”，才达其妙的。“一个正确的认识，往往需要经过由物质到精神，由精神到物质；即由实践到认识，由认识到实践这样多次的反复，才能够完成。”（《人的正确思想是从哪里来的?》）例如：战争的领导者，如果他们是一些没有战争经验的人，对于一些具体的战争的深刻的指导规律，在开始阶段是不了解的。他们在开始阶段只是身历了许多作战的经验，而且败仗是打得很多的。然而由于这些经验（胜仗，特别是败仗的经验），使他们能够理解贯串整个战争的内部的东西，即那个具体战争的规律性，懂得了战略和战术，因而能够有把握地去指导战争。此时如果改换一个无经验的人去指导，又会在吃了一些败仗之后（有了经验之后），才能理会战争的正确的规律。(《实践论》)

俗话说："熟读王叔和，不如临证多。"只是在身历了许多临床实践经验，而且失败的教训更为深刻，通过正面反面、成功失败的比较，才进一步理解诊断治疗中一些规律性的东西。文献报告中一些失败病例的讨论分析，常常比疗效报告的介绍更有教益，就在于"无论从哪方面学习，都不如从自己所犯错误的后果中学习来得快"；而"要明确地懂得理论，最好的道路就是从本身的经验中，从亲身经历的痛苦经验中学习"（恩格斯）。而且有些"纵或有效，亦是偶然"，因此"凡用药治病，其既效之后，须要明其当然与偶然。能明其当然与偶然，则精微之地，安有不至者乎！惟其视偶然为当然，所以循非踵弊，莫之能悟，而病者不幸矣"（王安道）。

临床疗效还有一个是即刻的暂时的、还是长远的巩固的比较。历史表明："我们需要经过几千年的劳动才稍微学会估计我们生产行动的比较远的自然影响。"因为"每一次胜利，在第一步都确实取得了我们预期的结果，但是在第二步和第三步却有了完全不同的、出乎预料的影响，常常把第一个结果又取消了"（恩格斯）。在医学实践的历史初期阶段，由于主要只注意"最近的、最直接的有益效果，那些只是在以后才显现出来的，由于逐渐的重复和积累才发生作用的进一步的结果，是完全被忽视的"；"然后人们又感到惊奇的是：为达到上述结果而采取的行为所产生的比较远的影响，却完全是另外一回事，在大多数情况下甚至是完全相反的"（恩格斯）。

"历多达妙"，也是对中国医药学的真实写照，它如同"一切带原则性的军事规律或军事理论，都是前人或今人做的关于过去战争经验的总结，这些过去的战争所留给我们的血的教训，应该着重地学习它"（毛泽东）。这些"古人传授下来的经验，有些实在是极为宝贵的，因为它曾经费去很多牺牲，而留给后人很大的益处"（鲁迅）。对中国医药学中带有原则性的规律和理论知识，包含我国人民过去在医疗实践中的经验总结和血的教训，应该认真学习，"学习我们的历史遗产，用马克思主义的方法给以批判的总结"（毛泽东），这对于建设中国的新医药学，是极端重要的。

5. 以人类为中心

医学研究：人在与生存环境的关系中表现为健康与疾病互相转化的科学。无疑，医学是以人类为中心的科学。

有人认为："在医师的判断中的一个主要错误，即是对病理现象作主观片面的以人类为中心的阐述。"断言"不应以医生或病人的眼光，即以人类为中心的评价，去代替自然界客观规律性的立场上，对这些（临床现象、形态学现象、细菌学现象）的生物学的评价"（达维多夫斯基）。

然而正如马克思曾指出的那样："几千年来医药是和全人类最崇高美好的指标相结合"的，医学是以人类为中心的科学，无论是人类医学，还是畜牧兽医学、植物病虫害防治学以及微生物学等等，无不是直接或间接地为人类的利益服务的，为人类的健康服务的。正如恩格斯所批判过的那样："天文学中的地球中心的观点是偏狭的，并且已经很合理地被推翻了。但是，当我们在研究工作中愈益深入时，它又愈来愈出头了。太阳等等服务于地球。我们只可能有以地球为中心的物理学、化学、生物学、气象学等等，而这些科学并不因为它们只对于地球才适用，并因而只是相对的而损失了什么。如果我们认真地对待这一点，并且要求一种无中心的科学，那就会使一切科学都停顿下来。”

不能认为对医学现象的以人类为中心的评价是主观片面的，不能认为泛生物学观点才是客观全面的评价。医学是为人类健康服务的科学，评价的功利标准只能以人类的利益为中心。认识医学现象的基本的生物学规律，也只能是为了更好地为人类的健康服务；我们只可能有以人类为中心的医学，并不因为它只对人类有利，因而它只是相对的而损失了什么。

在医师判断中的一个主要错误，它的主观片面性，不在于对病理现象的以人类为中心的评价，恰恰在于对种种临床现象、形态学现象、细菌学现象等等，无视其对人体的利与害的影响的具体分析。例如教科书关于治疗疾病的一般原则是：

1. 要明确诊断，去除病因。
2. 消除症状。
3. 增强机体抵抗力，如饮食、休息、多喝水等。
4. 注意病情变化。
5. 贯彻防治结合思想。

要明确诊断，去除病因。这是基于“致病因素决定疾病的性质”观念的病因学诊断观。而迄今的病因诊断观念，似乎把因果关系过于简单化，事实上许多疾病的发生，是多因和远因逐步积累起来的。即使是感染性疾病的病原学诊断的确立，也不能认为单纯的抗菌治疗就能去除了病因。何况在许多情况下，去除病因有的不太可能的，如外伤、自体感染性疾病等。

消除症状的提法是含混的，因为许多症状的出现，它不只是病理破坏，同时也包含生理的抗病反应。症状的出现首先使我们能通过它发现和诊断疾病，消除症状有时会使诊断延误。“通常对事物所抱的温情态度，只关心如何使事物不自相矛盾，却常常忘记，这种办法是解决不了矛盾的。”（黑格尔）症状的消除，必须在分析它对机体抗病有利还是不利，或者因势利导，或者适当地纠偏或调整，不能一律视为消极的而笼统地予以对抗，这样的对症治疗只会陷于“头痛医头，脚痛医脚”，失去明确的指导思想。

增强机体抵抗力，不限于饮食和休息，应着重在诊断中发现哪些是机体抵抗力的表现，有的放矢地因势利导扶“正祛邪”。即如饮食营养，也要视机体的需要和消化系的功能负担的可能，不能以为好的就多多益善。“饮食自倍，肠胃乃伤”，还加重肝脏和肾脏负担。休息的原则要有针对性，是哪部分需要休息，像肝炎病人的长期休息和加强营养，结果全身其他部分休息了，而病变部位的肝脏却增加了负担，这叫政策没有落实到基层。神经衰弱病休，身体休息了，“形逸而志劳”，有病的神经精神系统反而得不到真正的休息。骨折部位的绝对休息会延迟愈合等等。何况休息只能减耗功能负担，这不是真正增强机体抵抗力的措施。而要增强机体的抵抗力，却相反地需要在一定条件下进行锻炼，这叫做“增益其所不能”。

注意病情变化是对的，诊治过程中要有时态变化观点，应能知微杜渐，要有预见性，决不是被动地跟在病情变化后面跑的“随症治疗”。正如要贯彻防治结合思想，对具体病例的诊治过程中的加强预见性，“知肝传脾，必先实脾”，才能寓防于治。从群体看防治结合，更不是单纯强调去除病因和消除症状。例如感染性疾病的单纯抗菌治疗，将增加耐药菌株及其流行而危及群体；仅仅是消除症状的对抗疗法，将会导致慢性变和复发的频繁发生。

6. 医学功利观

“我们判断一个党，一个医生，要看实践，要看效果。”（毛泽东）他批判“正其谊不谋其利，明其道不计其功”，标榜只为“正谊明道”的为学术而学术，自命清高，其实还只是“那种口头上反对功利主义，实际上抱着最自私最短视的功利主义的伪善者”。

清代颜元（1635—1704）说：“董仲舒云：正其谊不谋其利。过矣，予尝矫其偏，改云：正其谊以谋其利，明其道而计其功。”他说：“譬之于医，《黄帝内经》，《金匮玉函》，所以明医理也；而疗疾救世，则必诊脉、制药、针灸、摩砭而为之力也。今有妄人者，止务览医书千百卷，熟读详说，以为予国手矣；视诊脉、制药、针灸、摩砭，以为术家之粗，不足学也。书日博，识日精，一人倡之，举世效之，岐黄盈天下，而天下之人，病相枕、死相接也。可为明医乎？愚以为从事方脉药饵针灸摩砭疗疾救世者，所以为医也，读书取以明此也。若读尽医书而鄙视方脉药饵针灸摩砭，妄人也！不惟非岐黄，并非医也，尚不如习一科验一方之为医也。”

东汉王充（27—96）指出：“古贵良医者，能知笃剧之病所从生起，而以针药治而已之。如徒知病之名，而坐观之，何以为奇。”日人吉益东洞说：“今之为医，不免王充坐观之讥，悲哉！”

王充批评的那种只以诊断为目的，为诊断而诊断，“徒知病之名而坐观之”的医疗作风，原来也并非近代才有。重诊断轻治疗，“病人没有什么，诊断就是一切”；二千年前就已引起王充的批判，可说是古已有之，而今犹甚。而这样的医生还颇自誉高明，“以为予国手矣”，于是，“一人倡之，举世效之”，竞相效尤，争作“诊断医”、“病名医”专家，认为诊断才是学问，病名才是科学。王充说人们尊重良医，归根结底要看实践，要看效果，即“治而已之”。因此，颜元主张：“方取其易知，药取其易办，人人可立致，处处可便采，一举手而病者不劳而平；吾之论医，因民之所生而生之。”

医学来之于人民，应该还于人民，应该为最广大的劳动人民服务。建国后的卫生工作方针，规定了“面向工农兵”的方向。

医学研究人在与生存环境相互作用中表现为健康与疾病互相转化的规律。因此，医学应该成为广义的卫生学，“上医医未病之病，上医医国”，全面研究生存环境诸要素对人体健康的利与害的影响及其转化，才能真正实现“预防为主”。为此，医学应该汇综古今中外的成就，古为今用，西为中用，“中西医结合”。要真正实现“医学来于人民，应该还于人民”，必须实行“卫生工作与群众运动相结合”，向人民群众学习，从人民群众同疾病作斗争的丰富经验中，加以总结提高和普及推广，这才是推动医学发展和保障人民健康的根本途径。这在中医看来，叫做“病人为本，医工为标；标本不得，邪气不服；标本相得，邪气乃服”。所以章太炎说：“道不远人，以病者之身为宗师”，向病人身上的抗病反应学习，这才是医道的根本。

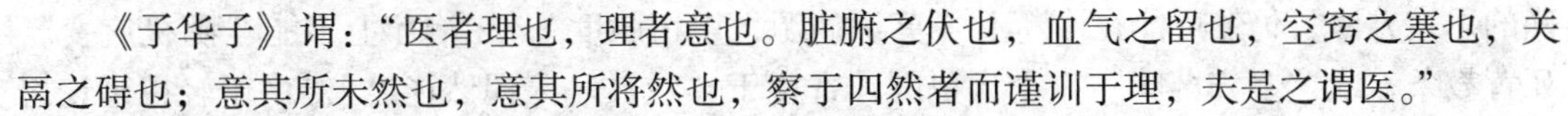

7. 医者意也，医者技也

《子华子》谓："医者理也，理者意也。脏腑之伏也，血气之留也，空窍之塞也，关鬲之碍也；意其所未然也，意其所将然也，察于四然者而谨训于理，夫是之谓医。"

日人吉益东洞认为这"是阴阳医之说，而非疾医之论也"。他认为："医者理也，理者意也，是误也。夫医者，掌治疾病。治病者，方也；方者，聚毒药以为方，盖医者技也，何以意为？其误已见于王充《论衡》。后世许氏曰：医者意也，是本出于《子华子》，而其论之非，已可见于此。"然而，王充是这样说的："医无方术，曰吾能治病。问之曰：'何用治病'？曰：用心意。病者必不信也。"他批评的是那些不学则无术，是"皆以未学不见大道也"，没有说不要理论。

学与术，意与技，是辩证统一的两个方面。医生不掌握方药技术，只凭心意，只凭善良的愿望是不行的，精神的作用不是万能的。掌握了方药技术，如果没有全心全意为人民服务的精神；或者虽有良好愿望，没有正确的思维方法，缺乏正确的理论指导，方药技术也是不能很好地为病人服务的。

二十年代，章太炎面对以西废中的愤慨局面，提出："取法东方，勿震远西；下问铃串，勿贵儒医。通天人，陈五行者，医之稗荑；多议论，少成功者，虽是亦非。道不远人，以病者之身为宗师；名非苟得，以瘳者之口为据依。"

他强调实践，尊重经验，对那些"通天人，陈五行"的儒医，贬之为"医之稗荑"，一如颜元之斥为"妄人"。他认为应"下问铃串"，他们最接近广大劳动人民，有丰富的实践经验。指出医道并不难，只是在临床实践中"以病者之身为宗师"，向病人身上的抗病能力学习。对于医学来说，同样也是"要看实践，要看效果"，中国医药学的"名非苟得"，它完全是"以瘳者之口为据依"，是深得中国广大劳动人民所热爱的。因此他主张"取法东方"，对那些"多议论，少成功者"，直斥之为"虽是亦非"，主张不要被西洋医学的一些议论所震服，而鄙弃我国原有的医学。

王充、颜元、吉益东洞、章太炎等反对空谈理论而不务实效的"诊断医"、"病名医"、"阴阳医"等，有其正确的一面。但是如果认为中国医学有经验，就不需要理论，或者根本不曾有什么理论，对于理论研究采取深恶痛绝的态度，也是错误的。这种"尊重经验而看轻理论，因而不能通观客观过程的全体，缺乏明确的方针，没有远大的前途，沾沾自喜于一得之功和一孔之见"，毛泽东称之为"庸俗的事务主义家"。这对于中国医学的发展并不利，而且也不符合中国医学的实际情况。

陆渊雷说："《七略》叙方技为四种：医经、经方、房中、神仙。仲景盖经方之流也。医经之书，原人血脉、经络、骨髓、阴阳、表里，以起百病之本，死生之分。若是而冠于方技之首，谁曰不宜。"

东汉和帝太医丞郭玉的"医之为言，意也"，是指用针术治疗，要有理论指导，不能只知道什么症状会扎什么地方而已。

唐代许裔宗说："医乃意也，在人思虑。"他批评那种"莫识病源，以情臆度，多安药味，譬之于猎，不知兔处，多发人马，空广遮围，或冀一人偶然逢也；如此疗病，不亦疏乎！"

元代朱丹溪说："医者意也，以其传授虽的，造诣虽深，临机应变，如对敌之将，操舟之工，自非尽君子随时反中之妙，宁无愧于医乎！”

因此，医者意也，并非指“是医无方术，以心意治病”，而是指“在人思虑”，要“临机应变，随时反中”，就必须经过思考，将丰富的感觉材料加以去粗取精，去伪存真，由此及彼，由表及里地改造制作功夫。不然，即使读很多书，不能结合临床实际，没有正确的思维方法，仍然可能在诊断上“莫识病源，以情臆度”，在治疗上不能“随机应变”，死背教条；或“多安药味”来个大包围，寄望于“或冀一人偶然逢之”。由于轻视理论思维，在诊断上只钻牛角尖，“求深反凿”；或只罗列许多数据，抓不住中心，如堕烟海。在治疗上，或着意追求所谓先进的方药技术，“求新反薄”；或虽在药物领域中增添不少新药，却制造更多的药物病。

恩格斯说：“一个民族想要站在科学的最高峰，就一刻也不能没有理论思维。”

吉益东洞的“医者技也，何以意为”，认为医学只是一门实用的技术科学而不需要理论的观点，是片面的、偏激的。

8. 药害问题

明代王肯堂在其《伤寒证治准绳》自序中说：“夫有生必有死，万物之常也。然死不死于老而死于病者，万物皆然，而人为甚。故圣人悯之而医药兴，医药兴而天下之人，又不死于病而死于医药矣。智者愤其然，因曰：病而不药得中医，岂不信哉！”

药物病，或称医药源性疾病，也可说是古已有之，而今尤烈。

《礼记》有“医不三世，不服其药”之说。季康子送药给孔子，孔子说他对这药的性能不了解，不敢服。(《论语》：“季康子馈药，拜而受之曰：丘未达，不敢尝。”)《汉书·艺文志》有：“谚曰：有病不治，常得中医。”吉益东洞说：“余初见此谚，我业于医，以为大耻。吾党小子，慎莫惑病名医论，纵令诵解天下医书，谙记病名，不能治病，则焉能免此谚之讥。”

医学研究人在与其生存环境的相互作用中的健康和疾病互相转化的规律。周围环境诸因素，无论是自然的或社会的，无论是物理的、化学的、生物的，无论是物质的、能量的、信息的环境因素，既可以是有利的养生因素，也可以是有害的致病因素，或者是可被利用的治疗因素。因为“相互作用，就是互为前提和相互制约的实体互为因果。每一实体，对于另一个实体说来，同时既是积极的，又是消极的”（黑格尔）。汉代刘安的《淮南子》指出：“天下之物，莫凶于溪毒，然而良医橐而藏之，有所用也。是故草木之材，犹不可弃，而况人乎！”《周礼》的：“医师，掌医之政令，聚毒药以共医事。”《史记》称：“毒药苦口利于病。”由此，毒与药几不可分，正确地利用以化毒为药，这正是深通辩证法的结果。因为：

“无论什么都各有妙用，而又各不相同；

在草木药石的真性中，藏着天恩无穷。

世上没有一样东西是真坏，同时总有好处。

而再好的东西也会败坏，如果背谬天生功效；善能变恶，因为应用失当。

措置得体，恶也会庄严辉煌”。

（莎士比亚《罗密欧与朱丽叶》）

1972 年 2 月 11 日，苏联《消息报》刊文《从哪里去寻找健康的钥匙》，指出："无论这是怎样令人奇怪的，但现在有许多疾病的发生，在某种程度上都与医学，特别是药理学方面的成就有关。"举出了诸如抗生素、皮质激素、抗凝剂等为例。并认为："在这种情况下，如果以为今天的药物医疗系统忽然变得无能为力和应当弃之不用，则是十分错误的。但是，同时我们应当考虑如何来降低药物对机体的有害副作用。这方面的途径之一，便是刺激机体的防御能力。"现状又不能不指出："使用抗生素后如何恢复共生菌丛的能力，用肾上腺皮质激素后如何使肾上腺的机能恢复正常，等等等等，所有这些问题都没有解决。提高防御感染屏障抵抗力的可能性，目前也还不清楚。显然，人类为疾病付出代价，这与其说是由于文明，不如说是由于我们对人体天然防御力的忽视。"

一切治病的因素，如果被过分地强调而忽视机体本身的因素，都可能转化为致病的因素。"不审势则宽严皆误"，不根据机体抗病反应之势，则攻邪扶正都可能出错。抗生素作为"攻邪"的手段，犹如"农药"；皮质激素作为"扶正"的东西，犹如"化肥"，当它们被过分地强调，无视有机体自身的能力，实行包办代替性的替代疗法，它们的利由此转化为害，造成医药源性疾病。正是医生过于相信手中的武器，"唯药物论"导致了药物病。

健康，本质上是由于在与疾病斗争中获得和不断发展的机体抵抗能力所保证的。疾病与健康的互相转化，体内的因素是主要的。疾病和症状，是矛盾激化斗争激烈的表现，没有斗争就没有改造和锻炼提高。只看到疾病和症状的坏处，不看到与疾病斗争后的好处，不看到在疾病症状中包含的机体抵抗，一味压制，片面地宣传疾病的毁灭性和症状的破坏性，不发动体内的调节能力和抵抗能力，是包办代替，是恩赐观点，反而削弱人体抵抗力而损害健康。只强调药物的直接对抗补充的作用，不是去因势利导，不去帮助机体的防御机制，不去提高机体的调节能力，只靠药物单干怎么能行？增强人的健康能力和改造人的防御能力问题，应当是医学科学的根本问题。疾病的防治和健康的维护，如果只讲药物，很少涉及体内调节机制和抗病能力，药物也是难于在同疾病斗争中发挥好作用的。

"路遥知马力，日久见人心。"人们对药物的认识，它适用于什么情况，以及它又如何向不利方面转化的条件，需要人们很长时间才能摸透它。难怪莎士比亚说："良药屡试验，永志不敢忘；新剂未谙性，慎惕毋轻尝。"（《哈姆雷特》）

追求新药，在结构上稍加改变，追求立竿见影的显效，新药由此泛滥，并且以很快的更新率相继淘汰。Kramer（1958）说："过去 10 年中的新药共 3000 种，平均寿命 3 ~ 5 年。"人们还没摸透它的性能，它已很快淘汰了，又有更新的药出现。于是，"求新反薄"，医生对这样的新药认识很浅薄，怎么能有的放矢地正确使用而不发生药物病呢?!

9. 莫不为利，莫不为害

《吕氏春秋》（公元前 239 年）指出：对于人类说来，"天生阴阳，寒暑燥湿，四时之化，万物之变，莫不为利，莫不为害"。因此，人们如果能"察阴阳之宜，辨万物之利，以便生，故精神安乎形而年寿得长"。但是这里的年寿得长是"长也者，非短而续之也，毕其数也"。而"毕数之务，在乎去害"。"何谓去害？大甘、大苦、大辛、大酸、大咸，五者克形，则生害矣；大喜、大怒、大忧、大悲、大哀，五者接神，则生害矣；大寒、大热、大燥、大湿、大霖、大雾、大风，七者动精，则生害矣。"

黑格尔指出："当量被看作无足轻重的界限时，它就是使存在着的事物遭受意外袭击和毁灭的那一个方面。"用药治病更须注意及之。"大毒治病，十去其六；常毒治病，十去其七；小毒治病，十去其八；无毒治病，十去其九，无使过之，伤其正也。"对于药理作用强烈的（大毒），加以这样的限制，就是要防止它向有害于机体（伤其正也）的方向转化。对药理作用较温和的，也要求不能用过了头，还要注意不要用的太久："久而增气，物化之常；气增而久，夭之由也。"某一药理作用影响机体某一方面的功能，这部分功能被反复刺激兴奋的结果，必然走向反面，加剧机能失衡，故称"夭之由也。"中医学经过历史长期经验总结，得出一些规律性认识："寒极生热，热极生寒；重阴必阳，重阳必阴，久寒伤阳，久热伤阴"等等。大量长期应用的结果，产生与原来作用完全相反的结果，向原来所期望的治疗目的相反方向转化了去。

人首先是物质的人，人体结构是由各种复杂物质构成的。人又是生物的人，在主体性开放中依靠从外界摄取物质能量来源，进行自组织生成演化以维持生命和健康。所谓甘苦辛酸咸五味克其形，概指饮食物一类化学物质，也包括药物这样可被利用以治病的化学物质在内。"大"就是过量，"饮食自倍，肠胃乃伤"；营养学和药物治疗学方面的"多多益善"的指导思想，是新的疾病发生的重要原因之一。一系列药物病被称为医源性疾病，这是医生在用药品种上的叠架堆砌，剂量上层层加码和长期持续的结果。

许多传染病之有季节性表现，与自然环境中温度湿度等气候因素有关。在微生物未被发现前，被视为直接的致病因素，所谓"外感六淫"（风寒暑湿燥火）。微生物学的发现被视为致病的真正原因，就讥讽上述"六淫致病说"是"纯粹的胡说"，把事物间复杂的因果关系过于简单化了。抗菌治疗一度被尊为特效治疗和原因疗法，现在看来，抗生素并不特效，它会带来菌群失调、二重感染、菌交替症，并加速抗药菌株的变异，以及在自体感染面前的无能为力。这是过分强调特异病源以及追求强力广谱抗菌，且要求长期持续服用以期根治的结果。

实验发现：小剂量抗生素显然有提高机体非特异性抵抗力的作用，它对于各种损伤、中毒以及缺氧、放射病，都有增强机体抵抗力的效果。认为这是机体对小剂量抗生素的一种适应机制，与抗生素的所谓直接抗菌作用无关，在停用抗生素后它还延续一般较长的时间。(见于1964年国际抗生素学术会议报道)

细菌一直被视为人类健康的敌人，人们认真地用"除恶务尽"的态度对待它。细菌内毒素被认为是引起感染性疾病高热的原因，是感染性休克的罪魁祸首。然而实验发现：小剂量内毒素对机体产生一系列有利影响，它具有抗感染、抗辐射、抗肿瘤以及增强网状内皮系统功能的作用。"多难兴邦"，"无敌国外患者，国必亡"。我们人体表面及与外相通腔道黏膜面，存在着大量细菌。正是它们的存在发展了机体相应的防御能力。实验的"无菌动物"是极端虚弱的。

内毒素是所有细菌普遍存在于它细胞壁中的脂多糖物质，小剂量能增强人体抗感染能力。实验表明，小剂量脂多糖作用于机体，在数小时内显示抵抗力的提高，一二日内达最高峰，持续数日后恢复原来水平。它增强机体抗感染能力是非特异性的，不论是细菌或病毒都有作用，并发现从细菌提取的脂多糖，比从酵母提取的效力好。说明人体正是长期与微生态环境的相互作用中，才逐步发展进化和维持自已这样强大的屏障防御能力的。

韩恩·塞里倡应激学说："一般说来，弱的激源提高非特异性抵抗力。而强烈的，尤其是长时间作用的激源，则降低非特异抵抗力。"塞里的应激学说和激源概念，包括环境中对机体起刺激作用的物理、化学、生物和情绪因子。它们对人体既可致病，又可利用来作为防治疾病的手段，除了决定于其作用的量和持续时间外，更主要的是取决于机体不同的机能状态，特别是其“正祛邪”抗病反应之势。因为对于一个进化到最高级的人来说，在主体性开放中与环境因素相比，人的主体性地位决定了对环境因素的反应。因为“只有有机体才独立地起反应，而不像在（物质结构的）低级阶段那样直接发生作用，新的反应必须以它为媒介。”（恩格斯）

是致病作用还是治疗作用，不决定于该环境因素的成分是什么，它必须以机体为中介，必须以人体为中心，决定于人的主体性地位的主体性反应。

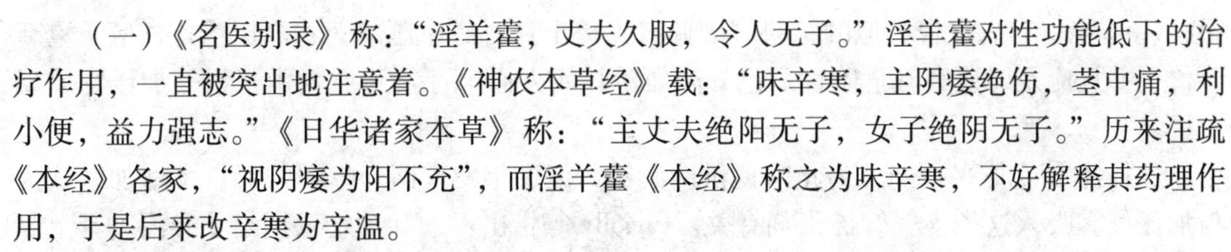

10. 气增而久，夭之由也

（一）《名医别录》称：“淫羊藿，丈夫久服，令人无子。”淫羊藿对性功能低下的治疗作用，一直被突出地注意着。《神农本草经》载：“味辛寒，主阴痿绝伤，茎中痛，利小便，益力强志。”《日华诸家本草》称：“主丈夫绝阳无子，女子绝阴无子。”历来注疏《本经》各家，“视阴痿为阳不充”，而淫羊藿《本经》称之为味辛寒，不好解释其药理作用，于是后来改辛寒为辛温。

清代邹澍认为：“辛温之物治阴痿固当矣。”然而，“如《别录》所载：瘰疬赤痈能消，下部有疮能洗出虫，又岂性温补真阳可为力哉！”同时如果改辛寒为辛温，则“丈夫久服，令人无子，必更为有子，而后可通矣”（《本经续疏》卷四）。他认为只有按《本经》所说的味辛寒，才能解释其治“茎中痛，利小便”；才能解释“丈夫久服，令人无子”。不然说淫羊藿味辛温，则“丈夫久服”，应该是“更为有子”，才能说得通。

寒性药物久用固能降低生活机能，“恣用寒凉，伐人生气”，因而可解释“丈夫久服，令人无子”。然而淫羊藿的性兴奋作用，也是经过长期临床实践证明的，能够治疗阳痿。只是，性兴奋剂的长期应用，又确实可造成性功能减退，这正是“久而增气，物化之常；气增而久，夭之由也”，外源性补充和刺激导致内在性抑制和衰退，向对立面转化了去。

（二）雄性激素的性兴奋作用，曾经被视为抗衰老药而盛行一时。近年发现它具有促进蛋白合成的所谓同化作用，被视为同化激素。可是临床应用发现：对小儿可引起副性征提前出现，在妇女可产生男性化；在有生殖力的成年男子，大量雄性素的长期应用，却可抑制精子的产生，引起输精管的退行性病变。一些精神性阳痿，或因前列腺炎等导致的阳痿，应用雄性激素的结果，短时可见性兴奋，随后却出现真正的性功能减退。更加一蹶不振，以致“弄假成真”。

皮质激素长期应用，导致肾上腺功能减退和皮质结构萎缩，都属于“外源性激素的抑制作用”。它好比帝国主义对殖民地国家的商品倾销，表面上市场虚假繁荣，实际上使受害国民族工农业趋于萎缩瘫痪。其他如久用助消化药的“克伐胃气”，反而降低消化功能；经常用通便药，降低自身排便反射能力，是习惯性便秘最常见的成因。这些都是直接补充刺激的包办代替，反使机体原有机能退化。

元·朱丹溪批判《和剂局方》：“议方治疗，贵乎适中，今观《局方》，别无病源议论，止于各方条述证候，继以药石之分两，修制药饵之法度，而又勉其多服、常服、久服。”这样的“集前人已效之方，应今人无限之病，何异刻舟求剑，按图索骥，冀其偶然中，难矣”！结果必然是：“将求无病，适足生病；将求取药，反成受苦。”

（三）苏联医学科学院恰佐夫说：“对心血管病的治疗，在最近未来十年中，可能发生新的重大进展。我们正处在心脏病学方面作出十分重要发现的前夕。”是些什么呢？他“相信在最近期间，我们就能更有效地利用现有的治疗高血压的药物，症结在于：我们目前没有准确地了解，是否需要在数年内每天都给药，或者只在动脉血压升高时短期内给药”。(1972 年)

关于药物治疗终点的辩证观点，应该是：用药治病，用药的目的是为了不用药。通过一个时期适当的药物帮助，目的是为了帮助机体自稳调节的正常化，恢复健康“以求勿药”，最终摆脱对药物的依赖。“需要在数年内每天都给药”，维持的也只能是表面上血压指标的稳定，只是粉饰太平。而况单纯纠正高血压能否防止缺血性心脏病，理论上似乎应该可能；相反，1963 年的报告称，降压治疗后，冠心病和心脏病猝死的死亡率反而提高了；1970 年也有人报告类似的结果。因此有人提出：对高血压的药物降压治疗，应予重新评价，并且应及时研究其危险性。已知降压治疗病人血中肾素和血管紧张素等加压物质反而提高。

选择性 β 受体兴奋药，为止喘提供新武器，但近年发现国外哮喘的死亡率增加，认为与加压气雾吸入这类支气管扩张剂有关。Conolly 等指出：人和动物长期给予异丙基肾上腺素、间羟叔丁肾上腺素、羟甲叔丁肾上腺素等 β 受体兴奋剂，可产生耐药性。由于外源性 β 受体兴奋剂与内源性 β 受体兴奋介质（CA）能产生交叉耐药性。这样被肾上腺素能神经所维持的支气管扩张作用被削弱，故尽管最初病情可控制，但长期使用使哮喘病人的病情恶化，这也可看作“气增而久，夭之由也”的新的案例。

“需要数年内每天都给药”的社会背景，是医药事业的商品化，它的学术背景则是“唯药物论”，在资本主义国家的医生和药商将乐此不疲。而对病人来说，“将求无病，适足生病；将求取药，反成受苦”，受害者当然是广大劳苦大众。

以上 7 篇医学笔记完成于 1973 年（从五七干校回来之后）

11. 如何正确对待中医和中医如何正确对待

（一）如何正确对待中医

1980 年 3 月，全国中医和中西医结合工作会议提出了：中医、西医和中西医结合这三支力量都要大力发展，长期并存，发展具有我国特点的新医药学，推进医学科学现代化的方针。代表们在讨论中认为：我国人口多，底子薄，疾病较多，特别是农村有些地方仍然缺医少药，防病治病的任务很重，必须团结新老中西各部分医药卫生人员，充分发挥客观存在的中医、西医和中西医结合这三支力量的积极作用。同年《医学与哲学》杂志开辟“关于我国医学发展道路”的问题讨论，探讨我国医学应该走什么样的道路？如何加速我国医学的发展？指出要把这个讨论和总结三十年来正反两方面的经验结合起来，和改进这方面的工作结合起来。讨论很自然地集中到我国医学所特有的问题，即对中医学和中西医结合的估价上。

第三期（1980年12月）上，有人著文指出：“如何正确对待中医？中医学究竟是一门什么样的科学？形势迫使我们对这个问题作出科学的回答。”作者的回答是：

1. 中医学是在我国封建社会中形成的。目前广为宣传的藏象论、正邪论、辨证论治、阴阳五行之类，是否就算精华呢？是否有什么实际价值呢？藏象论与现代科学生理知识相比，水平相差太远。中医学中的正邪论，正气指人体抵抗疾病的能力，至于什么是正气的物质基础，中医学当然是不了解的；邪气主要指致病因素，恶劣的气候虽然与疾病有关，但不是致病的直接原因；致病的直接原因是病菌、病毒、螺旋体，由于历史条件的限制，中医学当然无从知道这些。中医的四诊合参和辨证论治，就是在极其原始的生理知识和病因知识基础之上推导出来的诊断疾病和治疗疾病的理论。

2. 通过四诊是可以诊得许多疾病的症状，所谓论治，也只能根据这些症状凭经验给点药吃，以减轻症状就是了。可是经中医辨证为证候之后反而与疾病不沾边了，因为什么定位、定性，什么八纲辨证，都是人们主观臆测出来的东西，并不能正确反映疾病的本质，真不知从何说起！中医学对药物的利用也仅以天然的产物为限，特别不科学的是把药物性能分为寒、热、温、凉。中医的确也能治愈不少病，对某些病还有独到的疗效之处，这又是怎样一回事呢？原来中医是靠经验治病的，在临床经验中观察了几十种症状，并且从经验中积累了用什么药对什么症状有疗效的经验。中医学有这样丰富的治病经验，自然就成为“是一个伟大的宝库”了。党的中西医结合政策，就是为了鼓励人们努力发掘这个伟大宝库并加以提高。

3. 党的中医政策从来也不是为了单纯地永远保存中医。中西医结合目前只限于具体治疗经验方面，根本没有涉及中西医理论方面的结合。那么中西医理论方面是否有相结合的可能呢？过去没有过，估计今后也难实现，因为要把科学的理论和不科学的理论掺合在一起，这本来是很难想像的事，也根本没有必要。从历史观点分析，中医和西医的差距，是两个各自不同发展历史阶段的差距，是一种时代的差异，即先进和落后的差异，并不像有些人所说那样是各自反映不同侧面的差异。令人费解的是在这个科学的春天里，我们的有些报刊却拒绝刊登议论中医理论的文章，这分明地为科学设置禁区，这种做法是与当前提倡科学，发扬民主，解放思想的时代精神不相容的；是与“在真理面前人人平等”和“百家争鸣”的方针背道而驰的。

作者有一点是看准了的，讨论我国医学的发展道路，核心问题在于“如何正确对待中医”。如何对待中医？用什么态度和方法研究中医？对中医学究竟是一门什么样的科学将会作出不同的回答，以及根据这种回答来决定如何对待中医，对我国医学的发展模式和发展速度将会产生决定性的影响。作者为什么会作出这样“科学的回答”？以及由此而对中医是这样的“正确对待”？这并不重要，因为这是他个人的看法，可以百家争鸣。但是如何正确对待中医？中医学究竟是一门什么样的科学？怎样才能作出科学的回答？我们三十年来正反两方面的经验是什么？怎样改进这方面的工作？确是至关重要的。如果说：中医学是极其原始和不科学的；中西医结合今后也难实现，根本没有必要；党的中医政策从来也不是为了单纯地永远保存中医。那么，就不存在三支力量都要大力发展，长期并存的问题；也不存在发展具有我国特点的新医药学问题。显然，关于我国医学的发展道路，关于我国医学科学的现代化问题，不言自明，就只是如何全面加速实现西方化而已。

（二）他们是从哪里失足的

五四新文化运动初期，人们对新与旧的看法有过这样情况：凡是中国所没有的都叫作新，都是好的；凡是中国有的都叫作旧，都是不好的。凡认为旧的，都反对，例如反对中医中药和京剧等。一些人用西方哲学史的模式来总结中国哲学遗产，把西方哲学的范畴、概念套在中国哲学史上，用西方哲学的面貌改造中国哲学，把中国哲学西洋化。另一些人用西方哲学作标准来衡量中国哲学，把它看得一无是处，学着黑格尔之流歧视中国哲学的那一套偏见，根本否定中国哲学，认为只是原始的“未进状态”，“大半是术非学”，“没有存在的余地”，声称要来一次最后的根本解决，“向咽喉处着刀”，“将中国文化根本打倒”。

鲁迅先生曾经因为“从译出的历史上，又知道日本维新是大半发端于西方医学的事实。因为这些幼稚的知识，后来便使我的学籍列在日本一所乡间的医学专门学校里了”（《呐喊·自序》1922）。但是，在民族不平等的历史条件下，西方医学的传入，在中国并未促成维新，也没有能够帮助中国人民以利于批判吸收促进中国医学的发展。相反在百事不如人的精神枷锁下，倒起了排斥和扼杀中医药的作用。1929 年取缔中医的提案，是认为中医药的存在，是西医药发展的障碍，所谓：“旧医一日不除，民众思想一日不变，新医事业一日不能向上，卫生行政一日不能开展。”之所以如此，就是认为中医不科学：“讲阴阳五行，不重解剖”，不识病原，不懂病理。因此：“阴阳五行、三部九候之谬，足以废旧医之理论而有余；治病必求本，用药如用兵二语，足以废旧医之治疗而有余。”（《中华医学杂志》1935，7：755）但是很使他们不能理解的，在经历这样的行政手段取缔和学术方面的攻击，中医学为什么还是受到广大人民的信任和支持：“近来迷信旧医之行为，不但无知识社会为然，士大夫亦复如是，甚有身为科学医，亦依违浮沉，不能据理自信，诚可叹也。”（同上）中医长期受压，又没有得到帮助，每逢历史转变时期，都要被看作落后而挨骂一顿，解放前社会上长期存在的中西医对立和歧视中医的情况就是这样造成的。建国后，党的中医政策是正确的，提倡中医不为不力，然而为什么总是反复，迄今还是对中医理论的科学性和先进性表示怀疑，对中西医结合的必要性和可能性存在动摇。现在要提倡科学，要实现四化，中医似乎与科学和现代化都没有关系，中西医结合也不时兴了。问题的根子在哪里？解放前后六十多年的主要经验教训是什么？

近代文化信息转移的主要特征，表现为通过近代科学技术的单向传递，即从西方国家传向世界各地，成为世界上西方化过程的基本因素，这种情况很有可能消灭其他所有的文化形态，包括那些人类发展史上的一些最高成就。原因在于：近代西方在工业科学技术和生产力飞速发展面前，竟然忘乎所以，以为人类文明只是从他们那里才真正开始，他们是科学和进步的代表。他们以培根式的傲慢看待古希腊，以杜林式的义愤痛骂奴隶制，把中世纪看成是一片黑暗、一无是处。在地域上，他们把西欧看作人类文明的中心，把其他地区看成社会之外的社会，是支撑西欧文明的外围。在人和自然的关系上，他们片面强调人征服自然，只看到人对自然的单向作用。这是一种反历史反自然的西欧中心论，西方的工业化和科学技术正是在这样的思想气候中形成的。反自然的结果受到自然的报复，这是现代工业污染、资源能源短缺，以及生态破坏等全球性危机的思想根源和历史根源。因此，1978 年世界秩序标准规划大会的宣言中指出：“为了认识和解决当前各方面的危机，必先了解产生现代科学的西欧文明的历史条件和社会结构。”

G·L恩格尔（美）指出："今天统治着西方医学的疾病模型是生物医学模型，这种模型已成为一种文化上的至上命令，即它现在已获得教条的地位。它认为疾病的一切行为现象必须用物理化学原理来解释，这是还原论的办法，它认为任何不能作如此解释的，必须从疾病范畴中排除出去，这是排外主义的办法。它把敢于向生物医学模型的终极真理提出疑问和主张建立更有用的模型的人视为异端。"而霍夫曼则把不必要的住院，滥用药物，过多的手术和不适当的使用诊断试验，直接归因于生物医学模型和它的支持者对卫生保健系统的统治。

总结我们自己走过的路，听听人家各种的议论，可以使我们清醒地看到西欧中心论这个精神枷锁的影响多大。而事实上，西方科学包括西方医学并不能充当万能的是非标准；西方研究的观点，作为进步的唯一标准正面临根本的变革。在石油问题上，解放前后，人们用西方探油理论看中国，得出"中国是贫油国"的错误结论。是李四光同志强调指出："要为祖国勘探石油，必先从西方探油理论和经验中解放出来不可。"我们要正确地对待中医，对中医学究竟是一门什么样的科学作出科学的回答，也必须先从西欧中心论的精神枷锁下解放出来不可。

西德学者M·Porker指出："中医学是一门独具一格的科学。力求用西医的术语解释中医的办法，认为这样做可以使人们相信传统技术的价值；但这些动机善良、想要保卫本国医学遗产的人，实际上是在抛弃和毁灭他们打算维护的东西。虽然东方和西方许多学者作了很大努力，可是真正发掘出来的治疗潜力只有一部分，而且正是由于这种发掘，它的科学核心和精华却有被丢弃的危险。原因在于经常反复地试图以西方医学科学中产生的、只适用于西医的方法来重新评价中医，这是不合理的，必然导致失败。"真是不幸而被言中。

提倡科学，就要反对迷信教条；解放思想，关键是要"实事求是"，要从客观实事中求得它自身的规律，必须"有的放矢"。西方科学包括西方医学是有用的，应当学习来为我所用；但是，它不能充当万能的是非标准。李约瑟（1977）说："唯一的危险是很容易把近代科学看成是最后的结论，并仅仅根据它的观点来衡量过去的一切。由于东西方之间的区别，使我们大多数人对亚洲文化的思想境界不熟悉，要估价中国古代和中世纪的科学成就，谁也不会用西方科学的准则。但是会使用现代世界科学的准则，而真正的困难还是在于：现代知识的躯体每天都在变化增长，现代世界科学绝不依赖于西欧历史的偶然事件，它也不可能是：以往一切科学发现具有多少价值的末日审判法庭。因为现代科学是变的，它还远没有到顶。"利用现代科学的发展，用以解释以前无法解释或解释得不完善的现象，它可以帮助做一些"证实"的工作，但它不能承担任何"证伪"的任务。我们不能因为现代科学还不能很好解释的，就说这是不科学的；恰恰相反，在客观事实面前它还不能很好解释。只能说是现代科学还太不科学。如果我们硬是强把现代科学充当判断是非的唯一标准，"以的就矢"，用它来衡量现实的一切，则是我们把科学变成了迷信和教条。

（三）中医如何正确对待

费耶阿本德（美）指出："中国通过某些措施，复兴传统医学，使多元性扩散成为可能，以推动医学的发展。这种扩散一定要由非科学的力量来克服科学的阻力才有可能。"所谓非科学的力量，这里当然是指中医学，这是相对于西医之被看作科学而言的。由于研究对象的层次不同，问题的症结在于始终想用适合于简单对象的术语和概念来理解复杂的现象；正是这种只重分析和实验的方法是近代西方科学的主要特征。这种现实世界简单性的概念，认为要了解宇宙，只要了解基本粒子这样构成宇宙的砖石；懂得了生物大分子、核酸、蛋白，就可以理解生命，这曾经是科学的信条。普利高津指出："科学正处在结束现实世界简单性信念的阶段，应当从各个单元的相互作用中了解整体，要了解在相当长的时间内，在宏观的尺度上，组成整体的小单元怎样表现出一致的运动。这种新的思想发展，和中国的学术思想更为接近；中国传统的学术思想是着重研究整体性和自发性，研究协调和协和。现代科学的发展，近十年物理和数学的研究，如托姆的突变理论、重整化群、分支点理论等，都符合中国的哲学思想。我们已从封闭宇宙（其中现在完全决定未来）的认识，走向开放宇宙（其中有涨落，有历史发展）的认识，这是西方科学和中国文化对整体性、协和性的很好结合，这将导致新的自然哲学和自然观。"

普利高津的耗散结构理论，主要指一个开放系统与环境的相互作用中，不断地消耗来自环境和不断地扩散自己内部的物质能量信息。中国医学理论认为："非出入则无以生长壮老已，非升降则无以生长化收藏；是以升降出入，无器不有。故器者，生化之宇；器散则分之，生化息矣。"器就是系统，是开放系统的有序结构。耗散结构的整体性，表现为各层次间相互联系和相互作用的有序结构，它通过组合效应产生促协力而得到协调一致，体现为该系统在其整体水平上这一层次的质的规定性。中医学也是一个系统，也有它的有序结构，它的整体性表现为中医学完整的理论体系。这个理论体系内各组成部分之间，通过组合效应而上升为整体一级水平的质的规定性。由于整体不等于各个局部性质的简单相加，因此单纯分析各个局部性质的方法并不能就可以认识整体，好像单纯地分析氧或氢的性质，并不能就可以得出对水（H_2O）的完整认识。而任何割裂肢解此种完整性，都将破坏其有序结构，这样分之则器散，器散则分之，生化息矣，也就没有生命力了。古代医学的三大体系：中国医学、印度医学、阿拉伯医学，后两者先后都衰退了、消失了，主要由于没有完整的医学理论，以至在新兴的自然科学思想面前失去了战斗力，或在帝国主义侵略下沦为殖民地而受到排斥。唯独中医学经受了历史上多次社会变革，近百年帝国主义侵略和西方医学的传入，它之所以能存在下来，它的生命力就在于其完整的理论体系。

耗散结构的自发性或主体性，表现在它与环境的相互作用中，保持自己特征稳态的能力，"有机体独立地起反应，新的反应必须以它为媒介"。外界一般的涨落变化，可以通过自身内部的促协力或调节能力而吸收，称之为耗散结构的惯性原理或涨落回归原理，从而保持自身的稳态和有序性。一般涨落变化也就是中医学理论中要求的："出入升降，四者之有，而贵常守，反常则灾害至矣。"当外来一个系统与耗散结构相互作用，若外来系统不足以造成耗散结构的崩溃或解体，则它最后将会把外来系统吞并而溶化在自己的大系统之中使原系统扩大范围而并不影响自己的基本有序性，这是耗散结构的吞并融合原理。中西医学之间的关系和相互作用的结果，是一方将另一方崩溃或解体？还是一方把另一方吞并而溶合于自己之中？或者是像氢和氧的化合而成水，形成在高一层次上新的质？这实际上是关于我国医学发展模式的三种可能性。

1. 肢解中医学理论体系，把中医经验和药物研究之后纳入现代西方医学的体系，借以来丰富世界医学。从二十年代起余岩就提出这种主张。过去在中西医结合上的主要经验教训，医科院心血管病研究所（1972）指出："由于研究思路受现代医学体系的束缚，由于对研究对象没有抓住辨证论治这个关键。"日本学者对我们工作的评论是："中国对中医还只是作为西医的辅助疗法来研究"（1974），"是从现代医学立场阐明治疗上认为有效的疗法药物，或是以西医的标准（包括实验室检查）来判定中医的疗效”（1975）。

按照近代西方医学观点，认为致病因素决定疾病的性质，病理变化决定疾病的转归，病因病理是它的判断对象和治疗对象，形成以病因病理定位为基础的诊疗思想体系，消除病因和纠正病理是它的疗效标准和可重复性的标准。用近代西方医学观点看中医，认为中医对病因病理不甚了了，怎么能说是治病必求于本呢？何况这个“本”还是阴阳五行，由此判定中医理论不科学。于是有人提出脏腑学说才是中医理论的核心（1962），似乎与西医一样，中医理论也是建立在解剖生理知识基础上的，借此想避开人们对阴阳五行的攻击。按照近代西方医学认为最好的是特效治疗的观点，在中医药里寻找特异的消除病因和纠正病理更有效的方药，然而药理筛选结果是阴性的居多，多少年才发现一二味“有效”的中药，犹如大海捞针。认为过去三十年所得无几，今后二十年也不可能会有多大收获。中西医结合也就不太时兴了。什么创造中国统一的新医药学也是不可能的啦！以至于认为中医和西医是一个时代的差异，是先进和落后的差异，中西医理论上的结合很难想象，也根本没有必要。这样对待中医，才得出了这样的结论，这是因为肢解了中医学的整体性的结果。

2. 中医和西医两个系统之间的相互作用，是哪一方把另一方吞并溶合于自身之中，使原系统扩大范围而并不影响自己的有序性。

医学是一门综合性科学，近代西方医学的发展主要借助于其他自然科学的成就。中医学在历史上所以不断取得成就，就在于它不断融合了各民族以至国外的医学成就，在于它不断从其他科学中吸取对自己有用的东西，包括技术手段和思想资料。近代中医学落后于近代科学和发展，这并不是中医学本身的过错，而是由于我国旧社会整个基础科学的落后所致。中医学的处境长期以来备受压抑，这又是和中国人民的悲惨历史同命运的。由于党的领导，中国人民从无权地位转化为国家的主人，也迎来了科学的春天。没有能力保护自己传统文化的民族是悲惨的，我们现在已经有可能来结束这悲惨的历史，要把中华民族能够自立于世界之林的气概拿出来，就必须来一个思想大解放。中医学长期以来一直被动地充当被整理的对象和被研究的地位，当然免不了人家这样那样地评头论足；对于一切应用现代科学和现代医学方法研究中医学的努力，我们都应当表示欢迎。但是，这是远远不够的，中医学应当成为一个“大器”，大的耗散结构，发挥它主体性来吸收融合现代科学包括西方医学的一切成就为我所用，补上历史缺失的这一章。还没有在西欧中心论的精神枷锁下解放出来的人，是会把这种提法指责为狂妄自大的，殊不知我们许多人在百事不如人的精神状态下生活太久了，妄自菲薄太多了。

发展或进化和现代化，是一个过程，通过它社会应持续地创造和不断地坚持自己的特性。一个社会和文化传统，只有当它对外来观念被动的不加选择的吸收时，它才被当作是发展的障碍。当发展应当正确地表达为“内在转化”时，则本国的传统文化特点，它不仅不是发展的障碍，而确是发展过程的起始点和动力中心。所谓内在转化，即对外部的经验不是强加的，而是自觉地有选择地结合进来。只有这样，世界上的每一种文化都可以从其他文化中得到益处，而并不丢失其本质特征。离开了传统的中医学而讨论我国医学的发展或现代化，把中医学视为原始和不科学而排除在现代化之外，还有什么内在转化的主体，还不是全盘西化而已。

3. “欲求融合，必先求我之卓然自立。”中医学能否成为吸收融合外来一切成就的主体？用近代西方医学观点是看不到中医学有卓然自立的本质的，既看不到它的科学性，更看不到它的先进性。英国《新科学家》（75卷1035期）载文指出：“应用与疾病相对抗的战略，而不是改变内环境的西方医学，一直认为人参无重大作用，或完全无用。像《英国大百科全书》就写道：人参是完全无用的植物，其作用是心理性和虚构的；因为所有报道都未提及它能实际治疗某种疾病。但是中医把人参看成药中之王，之所以重要，因为中医药更注重于：保持体内平衡以抵抗疾病，胜于治疗疾病。”

西德的拜因豪尔和施马克在《展望公元2000年的世界》一书中指出：“同调节机制和防卫反应机制有关的问题，今天在生物学研究中起着最重要的作用；一旦弄清了调节机制和防卫反应机制的活动原则，就意味着医学的发展有质的飞跃。”调节和防卫机制将是医学现代化的主要课题，弄清楚它们的“活动原则”将是医学科学现代化的主要标志。这说明西方医学面临其重大变革的原因，首先是药物公害和医源性疾病这个难题。苏联《消息报》（1972，2，11）刊文《从哪里去寻找健康的钥匙》中指出：“无论这是多么令人奇怪，现在有许多疾病的发生，在某种程度上是和医学、特别是药理学方面的成就有关。”对于“使用抗生素后如何恢复共生菌丛的能力，用肾上腺皮质激素后如何使肾上腺的机能恢复正常，等等等等，所有这些问题都没有解决。提高防御感染屏障抵抗力的可能性，目前也还不清楚。显然，人类为疾病付出代价，这与其说是由于文明，不如说是由于我们对人体天然防御力的忽视”。由此，人们进一步对西方医学的疾病模型及其诊疗思想体系提出疑问。S·许斯特在论及《为什么临床研究正走向失败》（1979）一文中指出：“临床工作的重点在于如何认出这种疾病，并且加以命名，似乎医学的伟大目的，就在于诊断一下，病人和医生双方所需要的是对疾病分类中一固定位置的再肯定。”他说：“临床研究已经停滞不前，且被技术过分地占据，成为一门依靠抄袭别人见解来维持的学科。”他认为：“目前有一些变革的迹象，例如开始多考虑一些疾病的过程，以代替神圣的综合征；厌倦于无休止的双盲法，它只是证明药物或疗法的无效或区别；怀疑采用大量生化测定的有效性，讽刺这不过是血清争论；日益轻视统计学上的意义，认为它在生物学研究上没有用。”

中医学则是没有经历过近代西方医学那样发展阶段，没有形成西方医学那样的病因病理观。中医学本质是一门动员的医学，中医学理论把人体看成一个整体性调节和主体性反应的开放系统，也是一个“器”，也有升降出入，也有它的有序结构，以及相应的调节能力。中医临床辨证的症，是人体正气有病时的具体特点，症合虚实，是正虚和邪实的对立统一，即自稳调节和抗病反应的对立统一；症，就是人体心身相关的自稳调节在抗病过程中的具体反应状态。调节机制和防卫抗病反应是它的诊断对象，也是它治疗的依靠对象和服务对象，帮助自稳调节正常化和防卫抗病反应完善化，是它的疗效标准和可重复性的标准。中医学的整体性和主体性，就表现在以阴阳五脏为中心的自稳调节和以血气经络为基础的抗病反应，这是它在诊断上强调治病必求的“本”，这个本就是病人的正气。正为本，邪为标，正气存内，邪不可干；邪之所凑，其气必虚。因此在诊断过程中，病为本，工为标，标本不得，邪气不服；只有抓住病人的正气这个本，标本相得，邪气乃服。它的治愈观认为，由疾病向健康的转化不意味着必须是“邪”的彻底消灭。而只是由邪之所凑向邪不可干转化，或是由邪气不服向邪气乃服转化了去。这是通过体内由其气必虚向正气存内的转化这个内因而实现的，因此，它的治疗观强调：“治病之道，气内为宝”，即帮助其向正气存内实现转化。中医的理论内容和实践着的东西，正是现代医学所要着重研究的主要课题，有关它的活动原则（不完全是细节）中医学理论中是清楚的，这是中医学卓然自立的地方，是可以融合西方医学成就的主体。讨论我国医学发展道路，这个发展应当理解为内在转化，我国几千年来同疾病作斗争的经验和理论总结的传统中医学，理所当然应是内在转化的主体。

4. 中医、西医和中西医结合三支力量都要大力发展和长期并存的条件下，我国的西医将是作为第一线的力量吸收融合国外医学的成就，通过中西医结合作为第二线的中间环节，使中医学在吸收融合外来成就的过程得到二个环节的过滤和缓冲，这是为中国医学补上历史缺失的这一章，从而能更好地主动吸收融合现代科学成就的最佳结构。三支力量都有各自的侧重的任务，但都有一个共同的中心目标，三位一体，发挥积极的组合效应。是三个和尚没水喝，还是三个皮匠凑成个诸葛亮，关键在于能否有一个共同的整体的目标。创造中国统一的新医药学这个口号并没有错。

我国的西医和中西医结合力量，已经看到国外在开始重视传统医学，并且特别重视中国医学。人体心身相关的自稳调节，是生命科学研究的尖端，李约瑟（1977）指出：“关于心身相关概念的未来进展，将在医学中需要怎样进一步发展呢？在这方面，中国传统科学的思想复合体，将会在科学发展面临决定性阶段的时刻发挥大于人们所承认的作用。”现代科学的发展正面临一个决定性的阶段，科学无国界，我们可以吸收他们的成就，他们也可以吸收我们的成就，这就有了竞争。日本决心要在和汉医学结合的基础上创造人类的新医学。国外的现代科学技术基础目前的优势，很有可能把突破抢在我们之先；如果他们能从狭隘的西欧中心论下解放出来；如果我们的现代化决策只是遵循西方化道路，跟着他们走过的道路在后面赶的话；如果我们还在怀疑中医学的科学性和先进性，还在无休止地争论中西医结合的可能性和必要性的话。邝安堃和周金黄两位老教授在全国中医理论研究讨论会（1980）上痛切地说：“不要再争啦，要切切实实地干！”老一辈科学家为我们树立榜样，任重而道远，愿与全国中西医药工作者共勉！

1981 年完稿

12. 振兴中医之道，贵在自知之明

近代中医学困境是后继乏人乏术，表现为中医队伍萎缩，社会地位低下和学科信念危机，以及中医实践领域的局限和实践方法发展的停滞，其根源由于中医理论整体性的离散和中医科学主体性地位的丧失，从而被沦为辅助疗法的从属地位。

医学既是科学又是技术，医学的技术就是诊疗技术，它是在医学理论的指导下应用的，不学则无术，乏术正是由于乏学。因此，“学者术之体，术者学之用”，医学理论是主体。“每一门科学都要以思想和概念的形式来表述自己的对象”，中医学理论就是它表述医学对象的思想观点的概念体系，其核心就是中医学关于目标对象的理论模型。因为理论模型一旦建立，就决定了实践的方向和目标的追求，决定自己的价值观，决定自己的方法论和对实践技术方法的选择。

“中医中药是门科学，门门科学都无止境。”每一门科学都必须沿着自身矛盾的主要方向前进，才能有对外部的相互作用。“欲求融合，必先求我之卓然自立”，振兴中医的关键，是建立和健全中医学的科学规范。振兴中医，就要加强中医学的主体性；主体性集中体现为中医学理论的整体性，整体性就是中医学自身的特色。

研究中医，要强调“有的放矢、实事求是、扬中医之优势”；要求中医研究，能“卓

然自立、融会新知、撷天下之精华”。为此，必须要背靠自己的历史，接受哲学的指导，汲取先进的技术，在自知之明的基础上自信和自强。

中医学是中华民族的传统科学，振兴中医应当与振兴中华这一伟大的历史使命紧密结合起来。对中医学的自知、自信、自强，是中华民族对中国传统科学自身力量再认识的重要组成部分，振兴中医决不只是中医界的事。

《中医报》1986 年 3 月 27 日

13. 关于“伤寒学与《伤寒论》学”的评阅意见

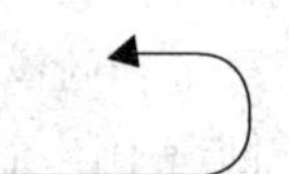

（一）本文作为中医文献专业的博士研究生毕业论文，在选题、研究方法、形成结论等方面，具有一定的理论高度：

1. 选题立题，提出上述两个基本概念，作为两个学术范畴，认为：

伤寒学是以急性外感热病为研究对象，阐发其病因病机辨证论治规律的一门专学。《伤寒论》学以仲景《伤寒论》为研究对象，通过注疏训解编次整理专题发挥，考据校勘等文献学方法，结合以经释论、以论证经，阐发《伤寒论》中蕴有的辨证论治一般规律的一门专学。

2. 研究方法上，能够从总体的学术发展高度，和而不同，努力发掘历代医家的各种文献，指出伤寒学的发展过程，大体经历了在实践基础上的几度争鸣和几度融合的进程。指出今天提出的“寒温统一”，可视为当代对伤寒学证治体系的系统化努力，面临又一次的融合。

3. 结论认为：温病学是伤寒学发展总体的必然结果，不是形成与伤寒学相对立的另一学科。《伤寒论》对中医学的最大贡献是奠定了辨证论治的基础。《伤寒论》学的研究，各家争鸣均集中对六经证治的阐发，相应进行对《伤寒论》内容的重新编次，以经释论，以论证经，促进中医学理论体系的发展。这比近年一些研究生论文中以“批判”为主调的研究方法及其结论，在学术成就上要高出一筹。科学史表明，一味批判的“病理学”研究方法，并不能导致确切的科学进步。需要的确是努力发掘积极因素的“生理学”研究方法，揭示自身运动发展的动力和规律，在前人成就的基础上和而不同地融合创新，文献学研究才能为“古为今用”推动学术发展作出贡献。

（二）人们只能在时代条件下进行认识，也要努力站在时代高度科学前沿对历史文献进行现代阐释。

1. 伤寒学这一概念，指为外感热病的病因病机及其证治规律的一门专学。伤寒二字指什么？“伤于寒则为病热”，是指季节和病因；“热病者，皆伤寒之类”，“伤寒有五……”则是病类的概念。且与温病相对应，或包涵，则伤寒是指病，因此称“伤寒病学”是否更妥。

2. “伤寒病学”，对象是外感热病。当代病理学中区分传染病病理学和器官病理学，前者相当于中医的外感（热病），后者相当于内伤（杂病）。达维多夫斯基指出：“传染病病理学的发展，不在于去发现更多的病原体，而是就已知的，甚至更少的病原体，机体对它的典型性反应”，这也就是人作为主体性开放系统对感染源的典型免疫反应演变过程。近年关于神经—内分泌—免疫网络系统研究成为热门，成为感染病理学研究的前沿。中医

“伤寒病学”中强调以内因为主的（文中列举庞安时、吴澄、陈修园、陈伯坛）——实则刘完素已正确指出：“掉眩收引，闷郁肿胀，诸痛痒疮，皆根于内”——事实上在《内经》中已揭示，从“百病之生也，皆生于风寒暑湿燥火，以之化变也”的外因决定论，转变为“血气不和，百病乃变化为生”的主体反应决定论。从“治寒以热，治热以寒，方士不能废绳墨而更其道也”的针对病因病理的对抗疗法，转变为“疏其血气，令其调达，而致和平”的动员疗法。原因是对抗疗法导致药物病：“有病热者，寒之而热；有病寒者，热之而寒；二者皆在，新病复起”，“服寒而反热，服热而反寒”，“粗工凶凶，以为可攻，故病未已，新病复起”。医药手段转化为致病因素，医药制造疾病的错误教训，促使中医更多地转向内因论，不仅表现在“伤寒病学”的发展上，也表现为《伤寒论》学研究的发展上。

3. 本文用很大篇幅论证：辨证和辨病相结合的问题，但存在着病和证概念的混淆，如：

（1）根据发病季节，四时主气和病候特点所确定的一系列病名，反映了不同季节发生不同种类的疾病过程。

（2）所谓六经证治体系，实际是风寒暑湿热的病因辨病与三阴三阳六经辨证的结合。

（3）卫气营血辨证突出病理演变过程，三焦辨证则反映疾病的脏腑定位，而六经辨证，既是病理演变的不同阶段的概括，又是脏腑经络病位的确定。

（4）证候是疾病发展过程中病因、病位、病性、正邪消长的基本概括。

（5）证候是一组相关联的症状所组成。

（6）通过阴阳表里之分部，寒热虚实之属性辨别，阐明同一症状在不同证候中，在疾病发展过程中所形成的联系和本质的区别。

（7）上述病名仅仅是作为发病的证候类型。

（8）伤寒学发展的早期疾病的命名，大多以初发的证候为依据。

（9）六经辨病与六经辨证相结合。

（10）历代医家在病名概念的运用上存在主观随意性，造成病名概念的不统一。

证候，究竟是症状组合的诊察对象，还是疾病发展过程中病因病理病位的基本概括的诊断性结论。辨证也是辨病因病理病位吗？若然还要病名干什么？还要什么辨证和辨病的结合。

4. 本文举出伤寒学与《伤寒论》学的学术范畴概念，主旨在于揭示中医外感热病证治发展脉络及探索揭示中医辨证论治一般规律的发展脉络，可惜由于在病与证的关系上，用了很大篇幅，而囿于病证概念的混淆，内容就显得单薄，例如所举：

（1）从以证名病，发展为对病理演变过程的系统认识：举薛生白《湿热条辨》。

（2）在对疾病的认识过程中总结出新的病名：为秋燥。

（3）从症状和证候演变为病名：烂喉痧、白喉、大头瘟。

（4）病名向证候的转化：痉病，钱乙揭示其热极伤筋、肝风内动的病理机制。

（5）关于辨证辨病相结合的意义一节等内容均显单薄。

问题在于虽举出：伤寒学与《伤寒论》学的学术范畴，由于对“证与病”、“证与辨证”这两对基本概念因循习俗，未能下功夫专注于“证和辨证”这个方面的“正名”工作。可以把与辨病相结合这部分割弃，而代之以辨证论治认识和实践的发展史的勾画。原因在于：近代史上由于西方医学在疾病认识的进步，导致中医界误认为辨病诊断是医学认识的最高要求，总是不能从“单纯的疾病”的医学观中解放出来，以致使专门研究辨证论治发展规律的课题，未能从“疾病模型”的膜拜下解脱出来。医学的对象不只是疾病，而是人与环境相互作用中的健康和疾病互相转化过程。医学的实践不只是治病，对于健康者如何帮助其保持健康是中医的养生之道，对于疾病者如何帮助其实现向健康转化是中医的治病之道，中医治病不只是压制疾病或对抗病因病理。中医学理论要回答中医学对象和实践提出的问题，中医学诊断认识的任务不只是回答：病是什么病从何来的“识病求本”，不是进行溯因分析地发现病因病理定位。本文中所举的病因辨病六淫辨病或用初发证候命名为病名等，这是历史早期的现象。中医诊断认识和理论回答更注意于：养生莫若知本，发现发掘保持健康的内在动力机制——人体正气。治病必求于本，发现发掘由疾病向健康转化的内在动力——病人的正气。

中医学在辨病认识上，由于历史条件，更由于医学错误（药物病和医源性疾病）的教训，也由于中医学不像西方科学以认识论为要务，主要是实践规定认识的任务在于指出和指导行动的目标、动力和选择条件的价值标准。中医医史及文献和理论研究的根本任务，不是揭露中医识病的本领，而是养生治病实践规定的认识任务的发展脉络。中医辨病认识相对于西医是落后的，因而成为近百年中西医关系中的主要因素。中医辨证求本找出的是“正”和“症”，关于保持健康的动力模型和抗病反应传变调节的愈病模型。正因为此，中医被称为不识病而能治病。

本文主题，研究方法都是很好的，可惜被“病”这个问题牵扯，而对“证”的把握误与“病”相类，未能更明白无误地把“伤寒病学”关于外感热病证治规律的认识发展，《伤寒论》学研究在对揭示辨证论治一般规律上，点明主题，这样本文的学术成就会更大些。诚然关于病证问题，当代学术界多数也存在类似情况，对作者不能过于苛求，从中也可以得出一些教益。从事文献研究，使之古为今用，洋为中用，自己民族传统的基础越雄厚，吸取利用外来成就的能力越强。越站在当代科学前沿时代高度，越能发现和发掘历史文献中的精华。本文作者的努力方向是正确的，成就是可喜的，博士生的质量是可以信赖的，中医学事业的振兴有望！

（1990 年）

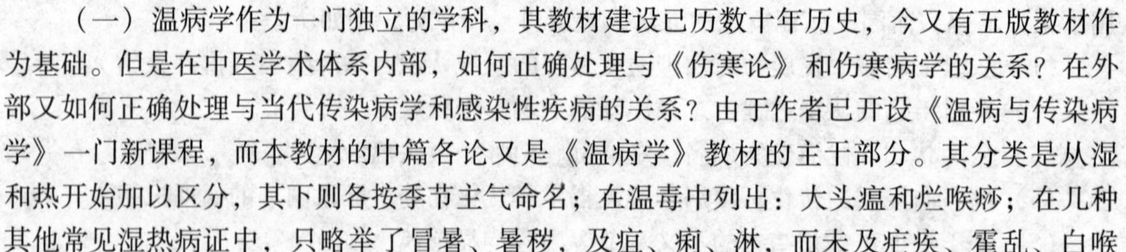

14. 对刊授教材《温病学》的评阅意见

（一）温病学作为一门独立的学科，其教材建设已历数十年历史，今又有五版教材作为基础。但是在中医学术体系内部，如何正确处理与《伤寒论》和伤寒病学的关系？在外部又如何正确处理与当代传染病学和感染性疾病的关系？由于作者已开设《温病与传染病学》一门新课程，而本教材的中篇各论又是《温病学》教材的主干部分。其分类是从湿和热开始加以区分，其下则各按季节主气命名；在温毒中列出：大头瘟和烂喉痧；在几种其他常见湿热病证中，只略举了冒暑、暑秽，及疸、痢、淋，而未及疟疾、霍乱、白喉（皆为中医病名），说明温病学应该包含些什么内容和如何进行分类，还有许多问题没有解决！

（二）一个关键问题是如何正确理解中医学所称的“邪”？

在“温病的概念”一章中，作者指出：“温病属外感病必然有一个外来的致病因素。”

认为“温邪是温病的特有的致病因素”，“温病是感受四时温邪所引起的外感热性病”，“即使是寒邪，入里化热后，寒邪的性质已发生根本变化，变成了温邪热邪，同样也成了温病的致病因素”。

这里混淆了中医学的病因和病机。实际上刘河间的“六气皆从火化”以及“气有余便是热便是火”，都是病机而不是病因学概念。一种致病因素到体内怎么可能会变成另一种致病因素？问题就在于把“邪”只等同于致病因素。刘河间不仅指出“六气皆从火化”，且正确认为“掉眩收引，闷郁肿胀，诸痛痒疮，皆根于内，故治病不求其本，无以去深藏之大患”。丹溪指出气血“通则为正，郁则为邪”，王履称“气平则为正，亢则为邪”，景岳称“气和则为正，不和则为邪”。气有余则是火，亢则为邪，皆根于内等等，已正确指出这是机体原有机能的亢进，是机体的主体性反应，而不是致病因素本身，这是中医病机的内容，不应简单地归结为致病因素。

（三）王履在《四气所伤论》中指出：“夫洞泄也，痎疟也，咳与痿厥也，温病也；皆是因发动之时，形诊昭著，乃逆推之，而知其昔日致病之原，为伤风，伤暑，伤湿，伤寒耳。”认为什么是具体的致病因素，人们只能是“因病始知病源之理”。这就是审证以求因，是从机体主体性反应的性质逆推，是反应结果决定着对刺激因素性质的判断。而近代西医学强调病因病理的因果性分析，从百余年前，巴斯德、柯霍等发现病原微生物以来尤然。中医历史上也曾发生过的，关于寒邪温邪之争，从皮毛入还是从口鼻入，新感还是伏邪，伏在什么地方，以及以季节主气命名，都是过分强调了：人与环境相互作用中的环境因素、气候因素、致病因素。达维多夫斯基指出：“传染病病理学的研究发展，不在于发现更多的病原体，而是对已知病原体甚至更少的病原体，机体对它的典型性反应。”中医学包括温病学的现实生命力和理论价值，不在于是对环境因素、气候因素、致病因素的如何把握，恰恰在于极端重视和紧紧抓住人与环境相互作用中健康和疾病互相转化过程中人的主体性的反应。从机体对感染的典型性反应出发去阐释：湿和热的大分类，季节主气在人体上的反应特征，卫气营血和三焦传变的应激反应演化过程，可以不拘泥特异性病因是什么，因为温病学治疗不只是直接的对抗致病因素，不只是一般地抗感染。

（1990年）

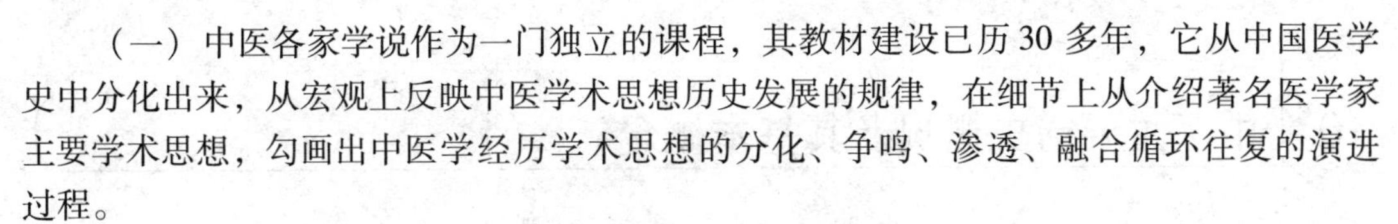

15. 对刊授教材《中医各家学说》的评阅意见

（一）中医各家学说作为一门独立的课程，其教材建设已历30多年，它从中国医学史中分化出来，从宏观上反映中医学术思想历史发展的规律，在细节上从介绍著名医学家主要学术思想，勾画出中医学经历学术思想的分化、争鸣、渗透、融合循环往复的演进过程。

（二）本教材综合了四版、五版教材提了十大医学流派（医经、经方、伤寒、河间、易水、攻邪、丹溪、温补、温病、汇通）。学派和流派应有区别，同一学派内部分化而成的派别称为“流派”。名家学说从研究主要医学思想开始，转入流派入手分析研究历代著名医家学术思想，由于具体到一个医家既可能研究医经，又注解伤寒，究应归属什么流派？因此总论、各论、流派讨论与具体医家学说的介绍很难丝丝入扣，表现为各讲各的两张皮。

（三）本书立论是以"《黄帝内经》的逐步形成，标志为中医理论体系基本形成"，以后的流派都是在它的指导下形成不同学术见解所致。例如，在上册总论关于医经学派一段中有："由于《内经》一书奠定了中医理论体系，后世方家则在《内经》的启示下，专门从某一方面发挥《内经》的理论。比如，《难经》诊脉独取寸口，发挥了《内经》脉学的理论；张仲景《伤寒论》在《内经》认识基础上总结出外感伤寒病的辨证论治规律，六经辨证方法大大提高了《内经》对外感病的认识水平。"而在第五页已引过徐大椿的看法，指出《难经》"此说不本于《内经》，此则别有师承，又不得执《内经》而认其可否"。《内经》和《难经》还在命门、三焦、关格等方面的说法不同，可以认为《内》、《难》是不同的学派。若按总论而言，则伤寒学派也是医经学派派生出来的？

（四）为了说明流派是在中医理论体系下展开的，总论一开始介绍中医理论体系的特点。当前中医学术界皆关心：遵循中医理论体系，保持发扬中医特色。为此，对中医理论体系的特色的阐释，应为本书的总纲，可惜这方面内容很单薄，只谈《内经》强调了世界的物质性，用精气学说来解释人与自然，借助阴阳五行学说来说明人与自然界事物的复杂变化。

（五）第二页称"《内经》建立起：从养生、脏腑、经络、病因、病机，到诊法、辨证、治则、针灸等学说，使中医学理论体系较为完整与系统"。若按此表述，则关于"共同研究一个问题，倡导某一学说"形成学派，则各论应该从上述九个方面区分各自的研究方向，应包括养生学、藏象学、病因学、病机学、诊断学、辨证学、治则学、针灸学等方面进行分类。

（六）中医各家学说主要应以研究著名医家的学术思想为中心，"究天人之际，通古今之变，成一家之言"者选取之。研究学派流派则是另一个角度，目前看来这方面争议很多。本书所选 39 家，较之二版教材（也是 39 家）删去汪机、滑寿、杨继洲、陈实功、戴北山、王维德、徐大椿、陈念祖；所增者为庞安时、罗天益、方有执、缪希雍、薛雪、余霖、王清任、张寿颐。所去者为经络学、针灸学和外科学方面的著名医家，这样中医各家学说就变成大内科为主。既称中医各家，不仅应兼顾内外妇儿及其他临床各科的成一家之言者，还应涉及藏象经络、病因病机、辨证治则以及有关养生学方面的学术思想。

（七）中医学的学科建设和教材建设步履艰难，但近几十年关于某一医家学术思想研究还是有不少论文，教材更新时应吸收这些研究成果，并附文献索引。例如二版教材中王泰林，文后就注引《江苏中医》1963 年第五期某某论文。

（1990 年）

16. 中医主要历史概况及其基本概念

传统中医药学由于其：

实践的几千年持续积累，

理论的高层次解释能力，

良好的养生保健功能，

稳定而卓越的临床疗效，

越来越为世人所瞩目！

（一）人类医学的目的

医学产生于人类的动机，是人类有目的性的实践活动。几千年来，医学总是同人类最崇高美好的理想相结合；人类发明和发展医学，包括人类医学、植物病虫害防治学和畜牧兽医学，无不是为着人类的健康这个目的服务的。

医学与哲学一样，都是属于为了人的自我认识发展的“人学”，医学则是关于人对自我健康能力的自我认识发展的“健康智慧学”。

医学的对象是关于：人作为主体性开放自组织的生成演化系统，在其与环境利害药毒的相互作用中的健康和疾病转化过程。

医学通过人与环境相互作用中有关的出入信息，去认识人的“健病之变”，也由此去识别环境的利害药毒；医学又是利用环境条件作为医药工具，通过人与环境的相互作用去实现其养生治病的实践目的。由此，正确识别环境利害药毒，是医学的首要问题。而能动地化害为利和化毒为药，可利用来帮助实践养生治病之道，是医学的基本职能。反之，如果医药诊疗手段转化为致病因素，变利为害而损害健康，变药为毒而制造疾病，导致药源性和医源性疾病的发生，则应是医学自身最大的错误。

什么是有利的养生因素？什么是有害的致病因素？什么是可利用来帮助治病的药物治疗因素？什么是判别它们的标准？

医学的实践，是对人这样的主体性开放的自组织系统的组织行为，旨在帮助人的自组织能力的发展，应该是为着人的自我健康能力的发展服务的；而识别环境利害药毒的价值标准，只能是以其对人的自我健康能力发展的具体作用效果为科学根据。由此：

医学的认识目的及其理论的成果，应该能够为人对自我健康能力的认识发展作贡献。

医学的实践目的及其实际的效果，应当能够为帮助人的自我健康能力的发展作贡献。

医学的实践手段和方法，应当能够为：人的自选择—自组织—自稳态—自演化的调节及其防卫抗病的自我健康能力的发展服务。而医学的发展道路，首先要向自己的对象学习，向人的内在健康能力学习；应当是以人的自主健康能力，作为医药实践的依靠对象、服务对象和发展对象；向着为帮助人体实现其自我稳定和生态平衡的健康目标的“生态医学”发展，向着为帮助人对自我健康能力的自我认识发展的“健康智慧学”的方向前进。

（二）中西医学的分野

“君子务本，本立而道生。”医学的认识和实践之道，取决于对医学的目标对象的选择。中西医学由于各自不同哲学背景的提问方式，不同的世界图景的学习榜样，在实践论的“道”和认识论的“理”的不同侧重，对“标本观念”的不同理解以及在认知方向和任务的不同要求，导致对医学的观点和目标对象的不同选择，从而形成不同的“医道”和各自特色的研究领域。

现代西医学是一门：“以研究疾病及其对病因病理病位的认识，来决定其防治行为和效果评价的医学。”它以疾病为对象的消极疾病观，决定了它“识病必求于本”的诊断要求，是回答“病从何来？”旨在寻求“疾病的本质原因”，作为认识和实践的观控和目标对象，依此来发展相应的观测技术，以期实现其早期发现和确诊疾病的认识目的。它“辨病论治”的实践特征，是依据病因病理病位为理论框架的疾病分类学知识体系，去寻求与之能特异性对抗的：消除病因、纠正病理、清除病灶的“原因疗法”，研制相应的化学单体为新药开发的方向，以期能实现其征服疾病和消灭疾病的实践目的。

现代西医学是西方的哲学传统同现代自然科学成果相结合的产物。

西方哲学的构造性世界观及其寻求事物本源的传统，决定了其溯因分析性认识论和微观实体本质论的认知方向和任务，是向后、向下、向外的去回答形成：这一现象的本质，这一现状的历史，这一现实结果的原因，这一现在结构的成分的实体要素。从而建构了溯因分析性认识论要求的，关于“物的所以形成之理”的理论观、科学观和知识论。

由于自然科学发展过程中，物质科学领先于生命科学，近代自然科学史就是以物理学为前导的、数理化为基础的非生命的物质科学发展史。它强调通过数量化方法作出实体论的认识，通过可控实验得出因果性的解释；它通过构造性世界观和微观实体本质论的假定，奠定了溯因分析性认识论的科学观的至尊地位。然而这只是对现在和过去的理性的把握，还只是“物的所以形成之理”的关于过去的知识。

中医学没有走上这“辨病求本”和“辨病论治”的发展道路，没有把消极疾病观和直接对抗疗法作为自己的主流。由此，胡适说过：“西医能说出他得的什么病，虽然治不好，但西医是科学的；中医能治好他的病，就是说不清楚得的什么病，所以中医不科学。”

由于“科学”的至上无尊地位，中医又被指为不科学，也就避免不了近代史上的一场厄运。先是日本废除汉方医学，中国的留日学生回来也要学日本；于是，北洋政府（1914）把中医学排除出教育系统，南京政府（1929）曾通过了所谓的“废止旧医案”。提案人余岩（1935）认为：中医不识病而能治好病，那只是用药的经验，由此提出了“阴阳五行、三部九候之谬，足以废中医之理论而有余；治病必求本、用药如用兵二语，足以废中医之治疗而有余；研究国药，试用成方，足以发扬国产药物而有余”。这就是“废医存药”的研究中药的路线，用“识病求本”的诊断观来否定中医“治病求本”诊断观的科学性，用“辨病论治”的直接对抗疗效观，来研究中药和试用成方。然而，几十年来，按疾病分类学要求的：消除病因、纠正病理和消除病灶的疗效观来研究中药的效价大大不如（1961）。因为这只是中药作用中比较不太主要的部分。中医学是一门：以追求人的健康为目标对象，以人的自我健康能力为实践的依靠对象、服务对象和发展对象，来决定其养生治病实践和效果评价的医学。它是中国的哲学传统同几千年养生治病实践经验发展相结合的产物。中国哲学的有机论发展性世界观及其实践论第一的“道”，决定了它的目的动力性认识论和整体功能本质论的认知方向和任务。是向前、向上、向内的回答：“人的意向性实践之道”的向何处去？走什么路？依靠什么？利用什么？即关于实践的目的和对象整体的功能目标，对象的内在动力和选择条件的价值标准。由此建构了：“务本论道，道法自然”的目的性和规律性统一的认识要求；“中为大本，和为达道”的方法论和“通变合和”的实践论之“道”的科学观。

（三）中医学主要历程

5000多年前的相传的神农时代“始尝百草，始有医药”（《史记·三皇本纪》）。由于“时多疾病毒伤之害，于是神农乃始教民播种五谷，相土地宜，燥湿肥垸高下；尝百草之滋味，水泉之甘苦，令民知所避就”（《淮南子》）。这样把正确识别环境的利害药毒，让人们知道如何趋利避害以养生保健，作为医药之始，也是医学的首要功能。

然而认识到环境因素的“四时之化，万物之变，莫不为利，莫不为害”（《吕氏春秋·尽数》）。既没有绝对有害的毒，也没有绝对有利的养生因素；没有什么毒不可以正确使用而转化为治病的药，也没有什么药不可以错误应用而转化为致病的毒。医学的能动性在于：能化害为利和化毒为药，“聚毒药以共医事”（《周礼》）。

3600年前的商汤时代，相传的“伊尹制汤液”为中医方剂之始；利用聚合效应在高层次上超越包容，使之如同烹调过程，开创药物加工组织成方剂，如同食物那样，不只是为了提供物质能量，更主要是对人体自组织的有序度和整体稳态作贡献，这就是“医食同源”或“药食同源”，构成中医用药的主要目的和主要形式。

3000年前的周代，已有专门为官方服务的食医、疾医、疡医、兽医，也是医学分科之始。

2500年前的春秋时代，民间医生出现，名医扁鹊著名的“六不治”中，有“信巫不信医，不治”，表示医与巫的决裂。《韩非子》指出：“医善吮人之伤，含人之血，非骨肉之亲也，利所加也”，这是以医技为谋生的职业已成较普遍现象。

春秋战国诸子百家蜂起和学术争鸣，使哲学的、社会学的、教育学的、军事学的、水利学的和农学的实践和理论，与医学实践的理论需求间的互相借鉴和推动，成为中医理论体系建构的重要奠基时期。

中医学为什么没有走上：消极疾病观的“识病求本”和“辨病论治”的直接对抗疗法的发展道路?

1. 实践第一的医学观：“上工治未病”，以养生为先。“上医医国，中医医人，下医医病”；“上医医未病之病，中医医欲病之病，下医医已病之病”。医学不能把自己降格为只是“医已病之病”的下医，因此不能只是以疾病为对象。

2. 养生和治病实践决定了认识的要求是“养生莫若知本”和“治病必求于本”，而不是“识病必求于本”地求疾病的本质和原因。

3. 古老的砭石到针灸经络腧穴的广泛的实践基础，它治疗疟疾、痢疾等感染性疾病，显然不是直接地消除病因；它治疗高血压、冠心病，显然不是直接地纠正病理；它作用于体表，显然不是直捣病所地清除病灶。

4. 中医学观控对象的定位：把人和环境相互作用的界面定位在人的整体边界，它作为主体性开放出入的屏障，区分着内与外、人与环境、自我与非我。环境的利害药毒作用于此，人的主体性反应表现于此；它的出入信息的主体性和个体性特征，成为中医学诊察对象的“证”。正因为环境利害药毒作用于此，医药手段的养生治病实践也作用于此；整体边界与内脏相关的整体调节所体现的界面全息效应，成为中医学的作用对象。因此，“证”作为整体边界出入信息和界面全息效应，是中医学的观控对象。不仅针灸推拿，而且药物膏贴内服，无不是作用于皮肤黏膜等整体边界，中医学由此提出了大表、腠理、藩篱等重要概念，总结了腧穴经络等重要发现。外感病为外界非我的大量涌入，称之为内陷或直中之为“逆”，治疗主张“透表达邪”的给出路政策，反对关起门来打狗式的直接对抗。因此中医“辨证论治”是一种界面医学，是通过界面效应的间接调节的前体疗法，它具有信息医学和全息医学的特征。

5. 对抗性治疗的教训：《素问·至真要大论》揭示了中医学也曾经有过病因病理决定论和对抗性治疗的发展阶段。“夫百病之生也，皆生于风寒暑湿燥火，以之化之变也”，这是以邪为本的病因病理观。“经言：‘盛者泻之，虚者补之’，方士用之尚未能十全。”“论言：‘治寒以热，治热以寒’，方士不能废绳墨而更其道也。”然而实际效果却是：“有病热者，寒之而热；有病寒者，热之而寒；二者皆在，新病复起。”这里的经言和论言，是

《内经》之前学派的观点，岐黄学派是用实际效果作为经验教训，对以邪为本的病因病理决定论的对抗性治疗提出诘难的。

关键性的观念转变导致理论上的飞跃，是岐黄学派对“病机”的阐发：为什么“服寒而反热，服热而反寒，其故何也?”根本在于把主体性反应机能亢进的“旺气”当作拮抗对象，它实际上是由“五脏发动，因伤脉色”的正祛邪的抗病反应，刘河间正确指出它们“皆根于内”，从而在诊断上要求“谨守病机，各司其属”；所谓的“求其属者求其本也”，即寻求发动“正祛邪”机能亢进旺气的背景，五脏阴阳网络调节这个“本”。尖锐地批评对抗性治疗所以走向反面，是由于“粗工凶凶，以为可攻，故病未已，新病复起”；是由于“治其旺气，是以反也”；是因为“病（人）为本，（医）工为标；正（气）为本，邪（气）为标”，而“标本不得，邪气不服”。

以邪为本的消极疾病观和“识病求本”的诊断，力求找到“邪”的病因病理，并予以直接对抗。由于没有找到医药的依靠对象，“标本不得，邪气不服”。但是由于一般人迷恋于药物中心论，于是出现了依赖于药物加量和持续应用，以期战胜疾病：“俗尚颛蒙，恪恃方药，愈投愈盛，迷不知返；于是苦寒频岁而弗止，辛热比年而弗停，但谓药未胜病，久远期之。”14 世纪的王履尖锐批评上述情况，认为这是药物病和医源性疾病的根本原因，提出了“端本澄源，中含至理；执其枢要，众妙俱呈”，强调治病必求于本地把握自稳调节这个“枢要”的极端重要性。

通过对抗性治疗的痛苦教训，中医学较早地实现了诊疗思想的飞跃，对临床表现，改变了提问方式，从原来问“从何而来”，转变为问其“向何处去”的功能目的性。把邪气盛则实的“旺气”，从病因病理观，如实地转变为看作是皆根于内的“正祛邪”的主体性抗病反应，从而使扶“正祛邪”的因势利导，成为中医治病的主导思想。

6. 中医学的发展模式，是超越包容式的聚合过程。一方面对于对抗性治疗并不全面否定和抛弃它，而是予以约束并包容于自身，提高到为人的健康能力这个“本”服务的高度：“大毒治病，十去六七；无使过之，伤其正也。”“久而增气，物化之常；气增而久，夭之由也。”告诫：“无失正，无致邪；无虚虚，无实实；无代化，无违时。”不要包办代替，不能拔苗助长，因为对象自组织系统的“化不可代”，对象自演化过程的“时不可违”。而另一方面，则是更专注于人的正气这个健康能力的探究，从《内经》、《难经》对于命门和三焦这样“有名而无形”的调节功能模型的讨论，到金元时代刘河间和李东垣对阳火和阴火概念的提出，明清时代李时珍和叶天士对奇经八脉的研究，反映着超越具体解剖器官的“形”，在更高层次上探究“神”的调节机制的努力。

（四）中医学基本概念

中医学没有走上“识病求本”和“辨病论治”的发展道路，说不清楚得的什么病却能够治好病，更主要是它良好的养生保健功效，就在于找到了医药的依靠对象、服务对象和发展对象这个“本”，这就是人的健康目标及其动力机制。

1. 中医学“标本观念”的务本之道

医学与对象之间，对象为本，医学是标。

人与环境之间，以人为本，环境为标；人的健病之变为本，环境利害药毒为标。医学、医生和医药技术作为环境因素，也是条件的标。

健病之变中，以人的健康目标为本，疾病过程为标。健康和疾病都是正邪相争，健康是由于“正气存内，邪不可干”，不是因为没有邪的存在。疾病的“邪之所凑，其气必虚”，由疾病向健康转化，并不要求必须是邪的彻底消灭，只要达到邪不可干或邪气乃服即可。因此在正邪相争中，以正为本，邪为标。

养生治病实践中的医患关系，是病人为本，医生诊疗手段为标。医生的诊疗以病人的正气为依靠对象和发展对象，则“标本相得，邪气乃服”。如果错误地只以邪为本地对“旺气”予以拮抗，则会由于“标本不得，邪气不服”。

养生以人的正气为本，治病以病人正气为本。人的“正气存内，邪不可干”的健康状态，是一种自我稳定的生态平衡，这是养生治病实践追求的健康目标，主要是由于“正气存内”的自我健康能力所维持的。

2.“正气存内”的人的自我健康能力 包括了如下内容：

（1）形证，人的整体边界主体性开放出入的自选择功能和体表内脏相关整体性调节的界面全息效应，是中医学的观控对象。

（2）津液，津液运化的液床稳态，它的自组织和自清除功能；“津液以成，神乃自生”，使整体性自稳的调节得以实现。它的化生气血和借血气流通，灌溉脏腑周养身形，把物质能量信息流在各靶组织转换成各自的功能。

（3）血气流通的应激反应和自适应功能。气血津液流作为中医养生治病的中介对象，“疏其血气，令其调达，而致和平”，使通过界面效应的间接调节的前体疗法得以实现其实践效果。

（4）阴阳的动静升降自和的稳态调节。

（5）五脏生克制化“神转不回”的自演化节律，五脏阴阳网络调节成为中医学的目标对象。

（6）旺气，正祛邪的机能亢进的抗病反应，是由五脏阴阳网络稳态调节所发动，是通过气血津液流的自组适应功能的调动，是原有生理机能的亢进，因而是中医治病的服务对象。

3. 建构了关于“病人正气”为治病必求的“本”，包含了正虚、邪实、传变三要素。正气虚包含了：五脏阴阳和气血津液的失衡为虚和不足为虚。邪气实则包含了：五脏阴阳和气血津液的亢则为邪和郁则为邪，包括寒热、燥湿、水火、风瘀、郁痰。传变时态则历代提出了：阴阳辨证，脏腑辨证，气血津液辨证，经络辨证，以及六经传变、三焦传变、卫气营血传变和病邪传变等理论模型。

中医学以“形证”的整体边界屏障为观控对象，以虚实之变的“病机”为服务对象，以气血津液流的“气机”为中介对象，以五脏阴阳网络调节的“神机”为目标对象。从而使中医学有了自己的依靠对象和发展对象，能走向关于人的健康能力的自我认识发展的“健康智慧学”的正确方向，走向以内环境稳定以抵抗疾病，胜于直接对抗性治疗疾病的发展道路，从而能在高层次上超越包容“识病求本”和“辨病论治”的发展道路。

（1996 年）

17. 攀登中医学术思想高峰

医学，是干什么的？

正其谊，是为了谋其利。

中医学，走什么路？

明其道，为的是求其功。

医学的功利问题也就是一个“效”字！

是什么功效？谁的功效？

要效法什么？向谁学习？

近现代以来，中医学的如何发展？走什么路？从哪里出发？向何处去？依靠什么？利用什么？要发展什么？什么是中医学自己的“生生之道”？百余年来我们经历了：中西汇通和衷中参西的以“发皇古义，融会新知”为主旨的探索；以后则是中医科学化和中医现代化，以及用现代科学方法的“研究中医”和中西医结合的提出。把中医学术发展问题都集中到中西关系上，归结为中医学术思想与西方现代科学的关系上。由此引发出以下问题。

其一是：中医学怎样提高自己的对于现代科学技术吸收利用的能力？中医学要些什么和要来干什么？什么是中医学发展需要的选择条件的取舍标准和转化利用的聚合规则？

其二是：如何协调西方科学方法同中医学术思想之间的关系？怎样使方法能够服从于对象、手段能够服从于目的，从而使现代科学的方法能够真正做到有的放矢和实事求是。

这就需要回答：医学究竟是干什么的？医学和科学究竟是一种什么样的关系？以及什么是中医学的学科界限？什么是中医学自己的研究内容和专门的方法论？

在这个20世纪里，我们有些什么样的经验教训！

一、“至上命令”的疾病医学模型

1977年，恩格尔尖锐地指出：

“今天，统治着西方医学的疾病模型，是生物医学模型。这种模型，已成为一种文化上的至上命令，即它现在已获得教条的地位。

它认为：疾病的一切行为现象，必须用物理和化学的原理来解释，这是还原论的办法。

它认为：任何不能作如此解释的，必须从疾病的范畴中清除出去，这是排外主义的办法。

它把敢于向生物医学疾病模型这个终极真理提出疑问，并主张建立更为有用的模型的人，视为异端。”

在近代，中医学之所以被视为异端，集中在“落后和不科学”这个恶名上；于是，中医科学化和中医现代化的努力自然应景而生。而之所以被指为“落后和不科学”，则集中在：怎么“得病之理”和什么是“愈病之理”的回答上，即用什么样的疾病解释模型的问题。

梁启超说：“中医尽能愈病，总无人能以其愈病之理由喻人。”

胡适则认为：“西医，能说清楚他得的什么病，虽然治不好，但西医是科学的。中医，能治好他的病，就是（因为）说不清楚得的什么病，所以，中医不科学。”

这样就有了以后的定论：“有疗效也不等于科学。”因此，“科学”的任务，只是为了说清楚得的什么病和回答所以愈病之理；至于能否真正治好他的病，这还得靠“医学”本身。所以，章太炎对此认为医学的发展之道的“道不远人，以病者之身为宗师”；根本上是要向自己的服务对象学习，向人的自我痊愈能力和自我健康能力学习。他并愤而作出“多议论少成功者，虽是亦非”，主张中医学的发展主要是“取法东方，勿震远西”。

由于对中医“落后和不科学”的预设，于是，在北洋政府那里，是把中医排除出教育系统，要“绝其产生”；在南京政府时期，通过了所谓的“废止旧医案”，要消灭中医。

新中国成立后，基于“我们判断一个党、一个医生，要看实践、要看效果”的实践论观点，指出“中国医药学是我国人民几千年来同疾病作斗争的经验总结”，应该对之“努力发掘，加以提高”。而用以发掘和提高的手段，则是现代科学的方法。这样，形成了用现代科学方法去提高中医和发展中医的一种发展观念，现代科学方法就成了取其精华和去其糟粕的判别标准，是要把中医学提高和发展到现代科学那样的水平和高度。这样就意味着科学就必然要高于医学，现代科学必然是要高于中医学。因而很容易产生一种“角色错位”现象：人们自认为站在现代科学高度，弯下腰拉中医学一把，帮助它提高到自己那样的水平；很容易产生一种“移的就矢”现象：要对象服务于方法，让目的适应于手段。结果，使中医学只能是受现代科学发展程度的制约和对其发展进程的尾随的被动局面。

因为被指责：虽然能治好病，就是说不清楚得的什么病，中医学就努力向疾病医学学习。于是，1933 年提出“统一病名案”，用西医病名来统一中医病名。杨则民对此指出“西医重在辨病，中医重在辨证”，即中医的证，是不同于西医的病。

然而到 50 年代，中医界把“证”这个中医学的逻辑起点，却只局限地认为是“外观病象的总和”，是“整体病变的全身证候”，以及“证，是证据，是现象，在医学上是代表疾病的临床表现”。进而又不满足于只是现象和临床表现的诊察对象，将之推进为疾病的诊断结论，说：“证，是综合分析了各种症状，对疾病处于一定阶段的病因、病位、病变性质以及邪正双方力量对比等各方面情况的病机概括”。

到 70 年代，又把中医“治病必求于本”这个命题，解释为“深入疾病的本质，抓住和解决好主要矛盾”，认为“证候，是疾病所处一个阶段的病因病性病位病势等的病理概括，是疾病本质的反映”，认为“所谓辨证，就是要辨病理变化的性质部位，也就是一种病理诊断；所谓论治，就是针对病理变化进行治疗”。这样却把中医“治病必求于本”的实践论要求，错误地认同于西医“辨病必求于本”的认识论要求，认同于疾病的本质原因性诊断的病因病理病位。又把中医的“证”仅作为疾病发展某一阶段的病因病位病性病势等的病理概括，更是把证从属于病的下边的某一阶段的证型。可是，到 1980 年 12 月，《医学与哲学》发表沈跃然的文章，指责“中医是极端原始和不科学的”，其立论根据是：“经中医辨证为证候之后，反而与疾病不沾边了，并不能正确反映疾病的本质。”于是他断言：“党的中医政策从来也不是为了单纯地永远保存中医。中西医在理论方面是否有结合的可能？过去没有过，估计今后也难实现；因为把科学的理论和不科学的理论掺和在一起，这本来是很难想象的事，也根本没有必要。”

一方是提出统一病名的建议，把证仅局限为疾病的临床表现，以及进一步把证认同于病，更从属于病；另一方则是断言：“证候和疾病不沾边，不能正确反映疾病的本质。”看起来持论完全相反，却都是在用同一个疾病解释模型来看待医学问题的，都是把疾病医学模型当作医学的科学化和现代化的榜样，都把这种疾病模型作为中医学的是否合乎科学和合乎现代的判别标准。

自诩也精通中医的余云岫，是最早用“辨病必求于本”疾病模型来误读和误批中医

“治病必求于本”的学术思想，从而提出他的废医存药论：“阴阳五行、三部九候之谬，足以废中医之（诊断）理论而有余；治病必求本、用药如用兵二语，足以废中医之治疗（思想）而有余；研究国药，试用成方，足以发扬国产药物而有余。”（《中华医学杂志》1935 年 7 月）

可是，按照疾病医学观点的“弃证就病的废医存药”的中药现代研究，在 1961 年的全国首届药理学会上进行的成果交流表明：用针对疾病的直接对抗补充的疗效观筛选中药，却是阴性结果居多；少数有阳性实验结果者，其药效比之同类西药又是大大不如。1971 年全国范围的筛选慢性气管炎中药，针对“咳、喘、痰、炎”，筛选出止咳、定喘、化痰、消炎的 18 种草药，却又经不住时间和实践的考验。百余年来，从麻黄素开始，从中药中能成功地提取分离成化学药的，仅仅 59 个，为什么命中率这样低！

1997 年 8 月，WHO 研究传统医学协作中心代表会同 NIH 及 FDA 工作人员，讨论了对传统医学的研究与评价的方法论问题。首先碰到的难题就是所谓“有效成分问题”，指出：“有效成分问题很复杂，其定义非常困难，大多数生药制剂的化学活性成分尚不可知，因此，必须将生药制剂整体作为有效成分，并针对制剂整体制订质控标准”。其二，什么是有效性？认为“通过体外（生化或细胞水平）实验或动物模型实验观察到的生物作用，未必能够完全照搬到人身上，其作用必须通过临床研究确认”。其三，在临床研究上，指出随机试验和安慰剂试验，都未必适用于生药制剂的临床研究。进行盲检验，即双盲问题，在医生不知情的情况下进行治疗是困难的，不实际和不可能的，特别是在评价非药物疗法，如针灸、手法、外科、理疗等。许多情况下，随机化试验是不可行和不道德的。其四，必须评价时间因素，应在适当的时间阶段进行治疗，以明确可能的有效性等等。特别强调了“脱离传统医学的实践标准和无视传统医学的理论文献，可能会在研究中犯各种错误”！

二、针对疾病的技术“统治医学”

1993 年，《“医学的目的”国际研究计划》尖锐指出：“当代世界性医疗危机，根本上由于近代医学模式只是针对疾病的技术统治医学的长期结果。”

于是，1996 年 WHO 在《迎接 21 世纪的挑战》报告中强调“21 世纪的医学，不应该继续以疾病为主要研究领域，应当以人群或人类的健康作为主要研究方向”。而拜因豪尔等早在 1970 年就已指出：“对调节机制和防卫反应机制的活动原则，如果一旦有所阐明，这就意味着医学的发展具有质的飞跃。”

这是因为，1962 年卡逊发表《寂静的春天》，揭示以农药为代表的直接对抗和化肥为代表的直接补充，带来对人类及其生存环境的化学污染。人们才认识到近百年来，由于大量使用化学合成药的化学疗法，带来与药物有关的化学污染，人体不断受到化学物质的冲击，由此产生对人类长期的不良后果。化学界也意识到问题的严重性和根本性，由此提出了绿色化学和环境友好化学的概念，发展起组合化学技术等，以期能适应对人类和环境有利的生态学要求。

恩格尔指责了生物医学模式，认为今天统治着西方医学的疾病模型，已成为一种文化上的至上命令和获得教条的地位。于是提出了需要向生物心理社会医学模式实行历史性转变。由于心理和社会因素，只有在人类中才具有，因此可以认为：应该要从生物医学上升到人类医学。

医学的现代化发展，需要一种建设性和积极进取性的医学；这里，有一个对医学的本质功能重新理解的问题。既然，人成为医学的主体，那么就应当从对人的理解中去揭示医学的本质功能，去规定医学的现代化发展道路。

恩格尔虽然指责了生物医学模式，然而他却仍然没有能从疾病模型的教条中解放出来，他还只是把生物医学的物理和化学的解释模型扩大到心理社会因素，还没有能够摆脱疾病医学这个至上命令的束缚。

疾病医学的观点，认为医学的研究对象就是疾病，诊断认识的任务就是努力去发现疾病和确诊疾病；“辨病必求于本”就是要把握疾病的本质原因：回答病从何来？病在哪里？什么性质？什么病因？病因病理病位就构成疾病分类学的三要素。它的认知方向是：向后、向下、向外地去认识问题和解决问题的：

向后，要追问病从何来？

向下，要寻求病在何处？

向外，要发现致病因素？

并由此认识出发去发展相应的能与之直接对抗和补充的替代性物质手段，以期能通过消除病因、纠正病理、清除病灶的途径，来达到征服疾病和消灭疾病的医学目的。

为什么说当代世界性的医疗危机，根源于主要针对疾病的技术，统治医学的长期结果？这是因为把疾病全然看作是“恶”的表现，于是，针对疾病的技术却成为压制人的自主性创生的自我健康能力充分发展的桎梏，疾病医学的局限性就在这里。

消极疾病观的疾病医学及其对抗疗法的发展，主要来源于不断向微观层次进军的实验研究观察所得。然而据此而应用于临床实践，在短短的几十年间，却经不起在完整人体上实践检验和时间考验，纷纷出现与治疗追求目标相反的反目的性效果。

1. 关于消除病因：抗菌、抗病毒、抗肿瘤等各种抗生物代谢的化学疗法很快出现了耐药，甚至是“多元抗药”。它加速大批药物的失效而淘汰，增加新药研制的难度和费用，促使医疗费用不断上涨。它更是加速了病原的变异，成为制造新的病原和新的疾病的原因。

2. 关于纠正病理：广泛使用抑制各种功能亢进的受体和通道阻滞剂，带来“受体超敏”现象，减药停药就反跳，增加机体对药物的依赖性。而外源性抑制所带来相应的内源性激发作用，加剧内环境振荡，使慢性变和复发增加。

3. 关于清除病灶：针对靶点的化学药物长驱直入，加剧体内化学污染，使抗原负荷过重而免疫应答错误，使免疫超敏，自身免疫病和免疫缺陷等由此增多。

4. 人们发现，百年来人类外周白细胞数减少 1/3 以上，男性精子数和活动度减少显著，这显示人类的防卫能力和延绵种族的能力的下降。

1997 年，李政道说：“百年前的汤姆逊发现了电子，这极大地影响了 20 世纪的物理思想：即大的物质是由小的物质组成，小的是由更小的组成，找到最基本的粒子就知道最大的构造。这种思想还影响到 20 世纪生物学的发展：要了解生命，就应该研究基因，了解基因就可能会了解生命。但我们现在发现并不然，一个个地认识了基因，并不意味解开了生命之谜。生命是宏观的，而 20 世纪的文明是微观的；目前，微观和宏观的冲突非常尖锐，靠一个并不能解决另一个。把它们联起来或许会有所突破，这种突破会影响到我们的未来。”

要突破，首先要突破物质科学的“微观实体本质论”的观念，要树立生命的本质在于它的“主体性开放的自组织演化的稳态适应目标性调节”的思想。最近，我国著名遗传学家谈家桢指出：“从低等生物的实验及离体培养实验为主要依据的分子遗传学及基因工程，还存在很大的局限性，它对于从生物体的整体水平上，特别是高等动植物的遗传变异，还难以作出完善的解释。”这是因为各国发现：分子水平与表型水平的不同步，微观水平的进化机制与宏观水平的进化解释无法统一。

生理学要从物理和化学的兼并中解放出来。19 世纪的贝尔纳已指出：“生理学不能还原为物理和化学，特别是生命中的合成过程（这是自组织演化的调节过程），是不能用物理和化学定律来解释的。”在35 亿年前的地球上已有单细胞生物的存在，但是却经过了25亿年的进化才出现第一个多细胞生物。为什么从单细胞进化到多细胞需要如此漫长的时间？很可能与多细胞生物中需要一套复杂的信号传导系统有关，以便能协调控制每个细胞的行为以有利于生物整体。在高等动物中的某一特定细胞，必须在这种“信息海洋”中特异地接受某组信号来进行相应的反应；反之，同一信号分子，在不同的靶细胞能引起不相同的反应，这就提示了即使在细胞层次上信息传递的多样性和复杂性。而在离体培养试验和低等生物中，已经缺失了在整体生命和高等生物中那些自组织演化调节的丰富内容。因此，为什么细胞分子水平上的基础研究所观察到的结论，必须接受临床实践的检验。仅仅从化学层次的分子水平上理解医学现象，寻求针对靶点的直接补充和对抗的替代性物质手段去干预生命过程，无可避免地要危及生命体的自组织演化调节能力。贝塔朗菲把生命的本质，归结为物质过程的自组织性和自我调节；生理学的主题是稳态和适应是如何实现的？而医学的根本问题，就在于努力去发现和发展人的自我的自组织演化的稳态适应目标性调节能力，因为这正是人的自我健康能力之所在。

为了保证药效和减少药害，近年开展的从 GAP 到 GSP 等关于药物质量控制标准的制定；以及为了改进疗效的评价，近年兴起的关于循证医学和生命质量指标测定，都在努力去克服药物的反目的性效果。然而，药物公害问题，根本上还不在于药物的物质构成本身，关键还取决于医学对用药的指导思想。疾病医学之所以盛行直接对抗和补充的替代性化学疗法，它主要来源于在微观层次的实验观察所得。这种在低层次实验中呈现的线性关系的结论，因为已缺失了在完整人体中更为主要的关于自组织演化的稳态适应目标性调节自主性内容，缺失了医药手段的依靠对象和目标对象，因此它只能寄希望于外源性替代性手段的状态控制，并不能把医药手段去致力于发现和发展人的自组织调节这个根本目标对象上来。

生命的特性，与其说它包括了许多层次，不如说它只包括了一个层次，即整个机体这一层次。医学要发挥其建设性功能，就应保证和帮助人的自主性创生的自我健康能力的充分发挥和实现，就要以人的自组织演化调节能力，作为医学的服务和依靠对象、发展和目标对象。医学的基础研究要为临床实践服务，就要向临床的实际学习，从“天人之际”的层次关系出发和检验效果；这就要从化学物质的对抗疾病的生物医学，向着生命活动的生态健康的人类医学实现历史性转变。

三、“生生之道”的中医学术思想

医学，是一项必须创新的事业，但它首先是一项代代延续的事业；维系其间的，便是一种内在的血脉和传统。

中医学是干什么的和走什么路？两千年前的公元初，《汉书·艺文志》把医药的本质功能归结为："方技者，皆生生之具。"

唐代刘禹锡说："天之所能者，生万物也；人之所能者，治万物也。""生万物"是一种自组织创生，"治万物"是助其自组的创生性实践。医药之所以称为"生生之具"，就是要成为助人"生生之气"的工具；而医学之作为"生生之道"就是要成为发现和发展人的"生生之气"的以收"生生之效"的创生性实践智慧学。

"究天人之际，通健病之变，循生生之道，谋天人合德"的中医学术思想，是关于人的生命活动的生存健康发展的生态智慧学：

1. 它从"天人之际"的对象层次关系的实际出发。

2. 去发现人的"健病之变"的内在根据和相应的外部条件。

3. 发展对环境利害药毒的识别和转化利用能力，用来作为助人生生之气的生生之具。

4. "通变合和"地助人的自组织调节，"因势利导"地扶其"正祛邪"之势，以期帮助实现"正气存内，邪不可干"的自我稳定的生态和谐。

5. 谋求在"中和位育"基础上的天人合德的生态共演：万物并育而不相害，与万物沉浮于生长之门，实现人的生命活动的生存健康发展的医学目标。

6. "生生之道"的中医学术思想，其核心问题在于发现和发展人的自我健康能力的"养生治病必求于本"。

由此，中医学术的研究领域是"天人之际的健病之变"，这是关于人在与其生存环境的相互作用中的健康和疾病互相转化的过程，并不局限于疾病实体。

理论的基础源于实践，中医学"理论的基础"来自养生和治病的实践。

基础理论，是关于目标对象的理论模型。中医"基础理论"是关于养生治病必求于本这个"本"的理论模型：养生求本是关于"人体正气"的理论模型，治病求本是关于"病人正气"的理论模型。

指导中医学术思想的"理论基础"是中国生命哲学的有机发展观：

1. "升降出入，无器不有，故器者，生化之宇；器散则分之，生化息矣。"

2. "万物负阴而抱阳，冲气以为和。"

"升降出入，阴阳自和"，是一种个体生命的主体性开放自组织演化的稳态适应调节的目标动力系统和"神转不回"时间不可逆的生命演化过程。这个主体性开放自组织演化的生命系统，由形—气—神三要素组成：

"形者，生之舍也"；"器散则分之，生化息矣"。

"气者，生之充也"；"气止则化绝"。

"神者，生之制也"；"神去则机息"。

指出：人"百岁，五脏皆虚，神气皆去，形骸独居而终矣"。因此生命的本质在神和气，在于"气化流行"的流通自组演化和"神机"的稳态适应调节。指出："一切邪犯者，皆是神失守位故也，此谓得守者生，失守者死；得神者昌，失神者亡。"健康的关键在于稳态适应性调节的"神机"。

助人生生之气的生生之具，其任务是：

（一）"令民知所避就"

万余年前，相传的神农时代"始尝百草，始有医药"（《史记·三皇本纪》）。因为，

"古时民茹草饮水，采树木之实，食蠃蚌之肉，时多疾病毒伤之害。于是神农乃始教民播种五谷，相土地宜，燥湿肥垸高下，尝百草之滋味，水泉之甘苦，令民知所避就"（《淮南子·修务训》）。

1. 提出了趋利避害以养生保健是医学的首要内容。后世提出上工治未病："上医医未病之病，中医医欲病之病，下医医已病之病"；"上医医国，中医医人，下医医病"。

2. 什么是有利的养生因素？什么是有害的致病因素？这个问题是医学的首要问题。

3. "令民知所避就"，要把趋利避害的养生保健知识还之于人民，是医学的首要职能。

（二）"聚毒药以共医事"

《周礼》把医师的职能规定为"聚毒药以共医事"，即化毒为药利用来作为"生生之具"。

实践表明，环境因素的"四时之化，万物之变，莫不为利，莫不为害"（《吕览·尽数》）。从这一观点出发，即没有什么绝对的病因和绝对的药物，它们可以在一定条件下互相转化。既没有什么"药"，不可以因错误使用而转化为致病因素的"毒"；也没有什么"毒"，不可以正确利用而转化为治病的"药"。医药作为"生生之具"的能动性，就是要化害为利和化毒为药以为帮助养生治病之用；反之，如果医学在实践中出现变利为害在损害人的健康，变药为毒在制造新的疾病，这当然是医学自身的错误。

"天下之物，莫凶于溪毒，然而良医橐而藏之，有所用也"，因此"物莫所不用，天雄乌喙，药之凶毒也，良医以活人"（《淮南子》）。唐代孙思邈也指出："天生万物，无一而非药石。"相反"大戟去水，葶苈愈胀，用之不节，乃反病"。由此：

1. 什么是识别利害药毒的取舍标准？

2. 什么是对之转化作用的聚合规则？

这就是"养生治病必求于本"的诊断要求之一，即是否有利于"人体正气"的自组演化调节和"病人正气"的正祛邪之势，作为判别的依据。

四、从天人之际关系"实际出发"

中医辨证论治的"证"，是中医学的逻辑起点，中医学的"养生治病必求于本"的生生之道，就是从这里出发。

"证"，是天人之际中人的健病之变转化过程的"出入信息"，不仅仅局限为疾病的临床表现。

它发生在"天人之际"相互作用的界面，是在人的整体边界；出入信息的"出"，即主体性反应从这里表现；出入信息的"入"即相应的环境变量在这里发生作用。这是作为"形者，生之舍也"的整体边界，在这里才区分开：内与外，人与环境，自我和非我，即"形而内"自我的人的生化之宇同"形而外"环境非我的利害药毒。

人的整体边界屏障功能，控制着内外出入交换的开放度，顶住外部非我的压力，保证着人的自我整体的完整性；使"形而内"的生化之宇在整体性层次上，能够同"形而外"环境非我的利害药毒相互作用中，居于主体性的地位和呈现出个体性的特征。整体边界的形成之日，也就是整体系统的发生之时；相反整体边界的消亡，即"器散则分之，生化息矣"，是作为生化之宇的自组演化调节内容的丧失。中医对整体边界功能的重视，提出了腠理、大表、藩篱等重要概念。认为环境非我的“客气中人”的内陷和直中之为“逆”，对于外感病治疗，主张透邪外出达表的给出路的政策，不主张长驱直入和关起门来打狗式的直接对抗。

在长期的针灸推拿等实践中发现，作用于体表可影响内脏，作用于局部可影响整体，对于这种建基于“神形统一”的体表内脏相关调节进化基础上的“界面全息效应”，中医学由此作出经络腧穴等重大发现。

人的整体边界上关于天人之际中人的健病之变转化过程的出入信息的“证”，其“出”，是“人”的主体性反应的状态变量的“证”，其“入”，是“天”的利害药毒的环境变量的“证”，这就是中医“视其外应”的诊察对象的“证”。

状态变量中包含：生理性反应的“藏象”的证，病理性反应的“病形”的证，药理性反应的“疗效”的证，不仅仅局限为外观病象的证。

环境变量中包含：相应的有利的“养生”因素的证，有害的“致病”因素的证，以及可被利用为“治疗”因素的证。

由此，中医辨证论治的“证”，成为中医学的出发点，因为中医学的“证”：

1. 是中医学对象的层次关系实际的证，

2. 是天人之际相互作用的证，

3. 是人的健病之变的出入信息的证，

4. 是人的整体边界屏障功能的证，

5. 是“升降出入”主体性开放系统的功能目的性行为的证，

6. 是“神形统一”的界面全息效应的证。因而成为：中医学“视其外应”的状态变量及其相应的环境变量的证，是中医学认识和实践出发点的证，是中医诊察对象和作用对象的证，是中医学关于观控对象定位的证。由此决定了中医辨证论治的专门的方法论：

其一是：诊与断，认与识，视与知，诊察对象与判断对象不是同一的。前者是视其外应的“证”，后者是关于养生知本的“人体正气”的理论模型的“正”，和治病求本的“病人正气”的理论模型的“症”。

其二是：作用对象同目标对象不是同一的，前者是人的整体边界屏障功能和界面全息效应的“证”，后者是人体正气的“正”和病人正气的“症”。

其三是：辨证要发现的是：

1. 视其外应，因发以知受；

2. 知丑知善，知病知不病；

3. 视其外应，以知其内藏。

“视其外应，因发以知受”，是由此及彼地从状态变量的反应性的特征中，去判别和确认相应环境变量中的利害药毒：即什么是具体的致病因素？只有“因病始知病原之理”。什么是具体的治疗因素，它的具体“愈疾之功，非疾不能以知之”。什么是有利的养生因素，只有“察阴阳之宜”，才能“辨万物之利”。中医的养生因素，不是指那种直接补充的营养物质，主要视其对“阴阳”这个稳态适应性自组演化调节的贡献度。

“知丑知善，知病知不病”，是去粗取精、去伪存真地从消极表现中去发现积极因素：

从知丑到知善，从致病作用中去发现那些可被利用的治疗作用，可以化毒为药来转化成为“生生之具”。

从知病到知不病，从病态反应中去发现其隐藏的生理功能，即从病理中去发现生理。

《素问·玉机真脏论》中提问："脾善恶，可得见之乎？岐伯曰：善者不可得见，恶者可见。"正常生理功能平时不易被发现，在病态反应中才显露出隐藏的不易发现的生理功能。例如脾主运化为后天之本，肝藏血主疏泄为将军之官，肺与大肠相表里等。这是因为："非其位则邪，当其位则正；邪则变甚，正则微。"（《六微旨大论》）病态反应是生理功能的放大和亢进，本质上是主体性开放自组织调节系统的功能目的性行为，是"五脏发动，因伤脉色"（《脉要精微论》）的主体性抗病性反应。由此，王履正确地指出："夫充于身者，一气而已，即其所用，所病而言之，于是乎始有异名耳。故平则为正，亢则为邪。阳气，则因其和以养人而名之；以及过动而极，亦即阳气亢极而成火耳。"又称："阳虽人身正气，既郁则为邪矣。"

于是：平则为正，亢则为邪；稳乃健。
通则为正，郁则为邪；通则顺。
和则为正，不和为邪；和为贵。

由此，邪实，是正虚的外在表现；
正虚，是邪实的内部根据。

"视其外应，以知其内藏"：是由表入里地从视其外应的出入信息中，去发现这个出入信息的主体中介的"内藏"，即养生治病必求于本的形成：人体正气的"正"的理论模型和病人正气的"症"的理论模型。"谨守病机，各司其属"；"粗工守形，上工守神"；"观其脉证，知犯何逆"；"视其外应，以知内藏"，都是从认到识，从视到知，从诊到断的理论模型建构。

从视其外应的"证"出发，以知内藏的"症"的病人正气和"正"的人体正气，是进一步把握"正祛邪之势"的依靠对象和"自组织调节"的目标对象。从"证"的天人之际，识别和转化环境非我为"生生之具"，依靠"症"的正祛邪之势，实现"正"的自组织调节的目标，是中医学的生生之道。

五、站在巨人的肩上继续攀登

中医学将以什么样的姿态步入21世纪，根本上取决于中医学界的医学观是怎样的，究竟是以什么样的立场观点方法来看待医学的基本问题。医学本质上属于实践的科学，医学的理论基本上来自于对养生治病实践的反思和概括。中医学理论的高度，取决于中医学对象的层次和关系实际的高度，取决于中医学实践的目标追求和依靠对象的高度。

中医学的对象层次和关系实际，是"天人之际"的形而内的人的生化之宇与形而外的环境利害药毒的相互作用。

中医学的本质功能，是对环境利害药毒的识别"令民知所避就"，并能动地"聚毒药以共医事"地化毒为药、化害为利，转化利用为助人生生之气的"生生之具"。

中医药的依靠对象，是人的"生生之气"的整体性稳态和主体性适应对自组演化的目标性调节，及其神形统一调节的整体屏障功能和界面全息效应，以及由自组演化调节发动的"正祛邪"抗病反应。

中医学养生治病实践的目标追求，是"标本相得，邪气乃服"、"正气存内，邪不可干"的自我稳定的生态和谐，是实现中和位育基础上天人合德的生态共演，追求万物并育而不相害，与万物沉浮于生长之门的"生生之效"。

由此，中医辨证论治作为中医学专门的方法论，其主旨是以养生治病必求于本，发现和发展人的“生生之气”的自我健康能力和自我痊愈能力；并依此为对环境利害药毒的取舍标准和对之转化利用的聚合规则，使之成为助人生生之气的“生生之具”；通变合和助人自组织调节，因势利导扶其正祛邪之势，帮助人的自我健康能力实现中和位育，追求天人合德的生态和谐的“生生之效”。

由此，中医学的医学观，是利用生生之具，依靠和发展人的生生之气，以收生生之效的“生生之道”的健康生态实践智慧学。

基于在天人之际的相互作用中，人依靠其“形者，生之舍也”的整体边界屏障实行主体性开放，使自然“向人生成”的自组织演化及其稳态适应性调节得以顺利进行，以及对环境利害药毒作出主体性反应。自组织演化和调节是“神转不回”的时间不可逆性的，因此由自组织演化调节发动的主体性反应，是一个目标指向性过程。所以中医辨证求本的诊断，其认知方向是向前向上向内的目标动力性诊断，是对证候的反应动力学诊断，要发现的是主体性反应的目标指向过程的目的性特征、动力学机制及其时态性特征。西方疾病医学辨病求本的诊断，其认知方向是向后向下向外的关于疾病本质原因性诊断。中医的疾病观是“邪之所凑，其气必虚”，这里包括邪和邪侵正、正和正祛邪。疾病医学的辨病求本侧重在“邪”的致病因素和“邪侵正”的病理变化和定位；中医学的辨证求本侧重在“正”的自组织调节和“正祛邪”的抗病反应及其时态变化。辨病求本的诊疗思想追求对病因病理的直接对抗和补充，而中医辨证求本的诊疗思想，是追求对自组织调节发动的正祛邪抗病反应时态特征的因势利导。难怪为什么用疾病医学的诊疗思想研究中药收效甚微，而中医学界在疾病医学面前的自我从属，却导致中医学的后继乏人乏术。1985 年中央告诫“中医不能丢”，强调“要把中医和西医摆在同等重要地位”；1996 年提出“中西医并重”；卫生部 90 年代三大方针之一是“继续振兴中医药”。

振兴中医药，就要攀登中医学术思想高峰，重建中医主体价值体系。

攀登中医学术思想高峰，重建中医主体价值体系，无疑是中医学界题中应有之义，是中医学继承性研究的系统性的基本要求。因为：

1. 它可以使“中医现代化”的起点，能够建立在中医学应有的真实的高度基础上，使中医现代化的进程，真正成为是在巨人肩上继续攀登，而不是改弦易辙。

2. 它可以为“中医研究”的吸收利用现代科学技术，提供取舍标准和聚合规则的主体价值体系；也可以为运用现代科学方法的“研究中医”，提供真正实际的对象和更为丰富的内容；从而使现代科学方法的运用，能更好地做到有的放矢和实事求是，从而使研究中医能取得更多实效。

3. 它可以使中医学在参加到“中西医结合”的伟大进程中，能作出中医学术思想应有的贡献。20 世纪经历了形形式式西方思想潮涨潮落的支配后，21 世纪中国的新医学流派，能否在中医学独立思想诞生的阵痛中啼出第一声来，根本在于中医学界能否恢复中医学的学科自信。

近代史上，中医在努力向疾病医学的学习过程中，过于地忘我了，将中医学逻辑起点的“证”，仅局限于病，认同于病，更从属于病。导致中医学主体价值体系的离散，“器散则分之，生化息矣”，是为“邯郸学步，反失其故”。

1. 它丢失了“天人之际的健病之变”的对象层次和关系实际的传统特色。

2. 丢掉了“上工治未病”以养生为先的健康医学的特色。

3. 丢失了辨证求本是养生治病必求于本的内涵，其认知方向是向前向上向内的目标动力性诊断要求的特色。

4. 丢失了天人之际中“形者，生之舍也”的人的整体边界功能和界面全息效应的特色。

5. 丢失了“气者，生之充也”的升降出入主体性开放的自组织演化及其时间不可逆性的特色。

6. 丢失了“神者，生之制也”的五脏阴阳稳态适应性调节对自组织演化的制约性的特色。

7. 丢失了“标本相得，邪气乃服”的治愈目标和“正气存内，邪不可干”的健康目标的特色。

8. 丢失了前体药学、组合药学和间接的演化型动员调节的界面医学的特色。

什么是中医科学化，根本是科学精神和科学态度，就是必须从中医学的对象层次关系的实际出发，实事求是和有的放矢。

什么是中医现代化，现代化的根本是人的意义的回归，人的个性和主体性的回归。中医现代化的起点是人的主体价值的回归，中医学目的和本质功能的回归。中医现代化发展研究，是向“升降出入”主体性开放的有机性发展观的回归，发展是“阴阳自和”自组织演化的前进上升运动，知识的积累是一门成熟学科的发展进步的重要手段，这是对已取得的成果的不断进行整理。中医学是在养生治病实践中形成并不断发展着的一个主体性开放的富有生命力的医学思想系统，其基本立场观点和方法，只能通过实事求是的认识和有的放矢的实践得到贯彻和展开，并受实践的检验而得到发展，从而保持其一贯的面貌和精神实质。每一代的中医学者要不断开拓深化其精神实质及其生命力，根据时代和实践的特征，把中国和世界当代医学发展面临的问题，作为自己的主要问题，去改革探索和完善现有的叙述方式，使之更适合于中医学活的思想灵魂：即中医学是发现和发展人的生生之气的“生生之道”，中医药是助人生生之气的“生生之具”，中医学的目标追求是天人合德生态共演的“生生之效”。

实践论以人为世界主体，以自然向人生成为主旨的实践，应成为医学的出发点和归宿。

生物医学要前进上升为人类医学；

疾病医学要前进上升为健康医学；

对抗医学要前进上升为生态医学；

化学层次物质构成的医学观要前进上升为生命层次自组调节的医学观。

北京中医药大学学术节开幕式讲演稿（1999.11）

18. 章次公先生小传

章师次公（1903—1959），字成之，江苏镇江人，著名中医学家，第三届全国政协委员，中央卫生部中医顾问，中国医学科学院院务委员，北京医院中医科主任。

1916 年就读上海中医专门学校，师从丁甘仁、曹颖甫。丁先生乃孟河学派，纤巧缜密；曹老夫子是经方大家，大刀阔斧；风格迥异而相得益彰。毕业后在广益中医院实习三年，奠定深厚临床基础。先后任教母校和中国医学院、苏州国医学院。1929 年与陆渊雷、徐衡之创办上海国医学院，倡“发皇古义、融会新知”为校训，并以此为毕生治学主张，培养一大批中医优秀人才。曾得益于章太炎先生教诲，致力于国学和印度因明学的研究，用以治医之道，研究实事求是。对本草和方剂的研究下过很深功夫，编有《药物学》4 册和《广集汤头》。讲授药物及历代名医医案选评，所选案例，既有成功的经验，又有失败的教训，以资学习或引以为戒。并取太史公所谓：“人之所病病疾多，医之所病病道少”之意，将其失败病案编成《道少集》，以自勉勉人。

先生医德高尚，曾兼任上海红十字会医院中医部主任，法商电车公司工会医务顾问；不少劳苦人重病请他出诊，不避深夜；用药以验、便、廉为主，每用重剂起大病，有“平民医生”之誉。

平时喜读文史传记，从方技人物传略中，考证医界前人遗迹，著《诊余抄》，陆续发表于医药杂志。遵仲景“勤求古训，博采众方”之意，不赞成所谓的“经方”、“时方”之争，主张打破伤寒、温病的界限，吸收各家学说的精华。而且要进一步打破中西医的界限，力求二者之间的沟通；认为中医从整体着眼为其所长，如能运用现代病原、病灶的诊断和认识，就更加完善。在学术上能兼收并蓄，积极进取；博闻强记，精思冥悟；每于不同中求其同，于矛盾中谋其合，融会古今中西，得其精英。与程门雪先生唱酬往返，对龚定庵的“但开风气不为师”句，与程门雪先生互勉自励为“不相菲薄不为师”，反对学阀思想。

临床上，用六神丸以治热病心衰或中毒性休克，每奏良效；用《冯氏锦囊》全真一气汤，主治湿温重症，获救者众。故太炎先生有“成之胆识过人”之誉。善用虫类药以治久病入络，奏通络追拔之功，如蜈蚣、全蝎之于头风，后来还应用于乙脑；地鳖虫、蝼蛄、蜣螂、蟋蟀等治积聚肿胀；蕲蛇、露蜂房治风痹走注，皆获良效。其传人姜春华、朱良春师兄更有发挥。

晚年进北京医院，与西医同道合作中，他同意徐衡之先生的观点，中医在中西医合作会诊中对西医疾病医学的诊疗思想，要做到能“心知其意而不为所囿”，才能于此做出中医的贡献。由此，对于学术的发展，提出了“欲求融合，必先求我之卓然自立”的临终嘱咐，寄望于后人，要打好中医学术根底，才能提高吸收利用现代科技成就的能力。

《中医药 50 年》2000 年

19. 对中医药传承问题的学习和思考

恭喜各位高学历同志进入到中医药传承博士后这样一个更高层次的学习。我的发言，主要讲作为过来人，我是怎么探索的，仅供参考。

1. 中医学的研究与发展应保持其学术独立性及固有价值　新中国成立不久，1950 年 8 月 7 日至 19 日，首届全国卫生会议在北京举行，提出以“面向工农兵”、“预防为主”、“团结中西医”为新中国卫生工作三大原则。当时，中医有 60 万，西医有 4 万，“团结中西医”是 60 万中医与 4 万西医的团结。那时，我在上海颛桥联合诊所工作。这是国内较早的联合诊所，组建于 1950 年 7 月，共 28 人，其中中医 26 人，西医 2 人。由于西医人数少，很多中医生做了从今天看是西医应做的工作，如 1952 年的反细菌战的爱国卫生运动、

1955 年的血吸虫病防治工作等。

首届全国卫生会议时召开了中医座谈会。时任中央人民政府卫生部副部长的贺诚在座谈会上说："全国卫生会议上来谈中西医团结问题，是为了把全国人民健康问题，得到更好解决。使大家都参加到全国的保健工作中，来提高人民的健康水准。……过去中西医的不团结，是过去反动政府所致的，今后在一致的目标下团结起来，为了人民的健康，我们应尽最大的努力。为使每个人都能尽最大效能，改造是必要的。不单独是中医要改造，即西医也一样要改造，这样才能团结得更好。……刚才有几位同志讲过，中医有许多丰富的经验和理论，但是更主要的是要把这些经验和理论，如何用今天的科学方法，给以证实和说明；过去所做的，实在不够的。为使中医成为现代的，中医就需要补充科学知识，走向科学化。……为了把中医材料，用科学方法研究整理，保持中医学术的独立性，我们打算成立中医研究所；以便加以实验研究，把一些不够恰当的和不知其所以然的东西，都给以适当的解决。……中医研究所我们不只请中医，而且也要请许多在西医界有声望的先生们参加工作，整理中医的经验和成就。目的是用现代科学方法将中国医学加以研究，保持其固有价值，发扬下去。这个问题，希望大家讨论时，本着实事求是的精神，加以研究才对。"对于这段讲话有许多不同看法，我认为有必要强调两点，第一，中医研究和发展的基本原则和宗旨，是要保持其学术的独立性和固有价值，并且发扬下去；第二，计划成立中医研究所，任务是整理研究，证实说明中医学术，发扬其固有价值。为什么要强调这两点？"工欲善其事，必先利其器"，研究方法为研究目的服务，"发扬中医学的固有价值"是研究目的，"科学化"仅仅是途径。作为方法的现代科学技术，怎样才能"善其事"地为保持发扬中医学的固有价值服务，这才是关键问题。列宁说："应用什么样的方法论，这取决于我们必须研究的对象的本身。"因此，"器欲善其事，必先利其工"，首要的是提高中医学术水平，抓好继承。因为离开对中医学术原貌的准确了解，学习就没有根据，发展就没有基础，评价就没有标准，研究整理就找不准目标对象了。

2. 中医学应"努力发掘，加以提高" 1952 年，中央卫生部招收一批人——"中医研究人员"，成立中医药研究学习班，在全国 60 万中医中招 60 人，实际录取 43 名，经短期补习数理化后，入北京医学院医疗系系统学习西医 5 年，这是唯一一次由中央举办的"中学西班"。1953 年年底，中央文委找学生过去谈话，并将结果汇报至中央。毛主席听取报告后认为，现在不是中医学习西医的问题，中医很早就主动学习西医了，比如中西汇通。现在是西医在朝、中医在野，西医掌管了医药卫生的管理，中医被歧视、排斥，应该是西医学习中医学。1954 年 10 月 21 日，卫生部副部长、中华医学会会长傅连暲在《人民日报》上发表"关键的问题在于西医学习中医"一文中说："过去我们曾经提倡中医进修，学习西医，这当然是必要的，然而还不是最重要的。党中央和毛主席指示我们说，现在的关键问题是西医学习中医。如果单纯强调中医学习西医，其结果是使中医完全变为西医，也就是丢掉中医！"

1954 年 6 月，毛主席指示："即时成立中医研究机构，罗致好的中医进行研究，派好的西医学习中医，共同参加研究工作。"因此，中医研究院在 1955 年成立的时候，举办了全国首届西医离职学习中医研究班，简称"西学中班"，在全国招收西医医生学习中医学。主要是组织西医人员系统学习中医药学，并向著名中医学习，开展中医药学的研究工作。1958 年 10 月 11 日，第一届西学中班毕业，毛主席在卫生部报告上批示："中国医药学是一个伟大的宝库，应当努力发掘，加以提高。"这是对中医药传承的重要态度，其中包含着价值观和方法论。

1958 年以后，全国各省、市陆续举办“西学中班”，先后培养了数千名西医离职学习中医人员，简称“西学中”人员。1957 年我在北京医学院毕业后分配到中央人民医院，就是现在的北京大学人民医院。中央人民医院是中国人办的第一个西医医院，创建于 1918 年。1958 年，教育部规定西医院校开设中医药课程，让我们担任北京大学医学院的《中医学概论》课程的讲授。我为北京的医科大学的五年级、四年级的医四甲乙、医五甲乙、儿四的 5 个班开展教学工作，这是“赶鸭子上架”。当时的副院长是“西学中”，他对我说：北医毕业，怎么能研究中医呢，怎么也得做 5 年临床，到主治医水平才行。意思是说，研究中医需要高学历、高水平。

有大量的西医学习中医了，那么“努力发掘，加以提高”了吗？党中央 1978 年 56 号文件说，后继乏人，后继乏学。我们走了几十年的曲折道路，中医始终被认为是研究对象，“努力发掘，加以提高”这 8 个字，被误解为用现代科学方法对中医学加以研究提高。我们往往自大的用现代科学方法纠正中医，包括教育。然而，一百年前梁启超、陈独秀、胡适等名人已就中医学提出了问题。梁启超提出：“中医尽能愈病，总无人能以其愈病之理由喻人。”陈独秀在 1915 年《给青年的一封信》中说，这是由于中国的“医学不知科学，既不解人体之构造，复不事药性的分析，菌毒传染更无闻焉”。这句话符合事实，因为中医学不是构建于解剖学、现代药理学、细菌学的。胡适断言：“西医，能说清楚他得的什么病，虽然治不好，但是西医是科学的。中医，能治好他的病，就是（因为）说不清楚得的什么病，所以，中医不科学。”因为西医学回答了病从哪里来的，病理、病因、病位清楚，而中医没有回答病从哪里来的，病理、病因、病位不清楚。中医不科学的罪名，就在于不认识疾病，或者说不用疾病医学来考虑问题。

1952 年，我从上海到北京来报到之前，拜访了陆渊雷先生。他知道我是去学西医，他让我看一篇文章，即俞风宾（中华医学会的创建人之一）1916 年在《中华医学会杂志》上发表的《保存旧医学的商榷》。文中说：“欲废旧医者，泰半为浅尝之西医士。此辈徒学西医之皮毛，学识经验两不足取，而骤然曰中医陈腐当废除之，而将其有价值处一概抹煞矣。”俞风宾曾任中华医学会副会长，是位有良心的、高明的西医生，不像当时留日回来的某些人士，要消灭中医。

中医的特色和优势，其实就是“不认识病，能治好病”。中医的传承，就是要传承这一点。21 世纪重症急性呼吸综合征（SARS）来了，全球病理学家还说不清楚病原体的时候，广东的中医却治好了 SARS。关于疾病对抗医学，中医也有，但被称为下医、粗工。中医有四等：上医、中医、下医、粗工。粗工就是“粗工凶凶，以为可攻，故病未已，新病复起”，老病没有治好，又有了新的病，就是药物病、医源性疾病。疾病医学、疾病对抗医学，成为咒骂中医、开除中医的一把剑。很多人接受现代科学多，但对于不认识病，能治好病的中医特色和优势不理解，总是希望用物质基础来说明它。即使余云岫、陈独秀、胡适等都没有否认中医能治好病。于是余云岫提出“废医存药”，把中医废掉，把中药保留，因为中药能治好病。保留什么中药？做实验筛选。新中国成立后，1961 年全国首届药理学会交流的实验研究表明，用针对病因病理病位直接对抗补充的疗效观筛选中药，却是阴性结果居多，少数阳性结果者，比之同类西药又大为不如。1971 年全国性筛选慢性支气管中药，针对咳、喘、痰、炎，得到 18 味草药，可惜又经不起时间的考验。对这些实验怎么看？这是用物质世界的知识解决生命现象，本身就是落后的。前苏联远东研究所，研究我国东北的三种药材：黑龙江的刺五加、辽宁的五味子、吉林的人参。他们在研究中发现了三个现象：血糖高的能下来，血糖低的能上去；血压高的能下来，血压低的能上去；白细胞高的能下来，白细胞低的能上去。他们对中药作用机制做了如下解释：①双向作用；②正常化作用，高于它的往下走，低于它的往上走；③适应源样作用，即提高机体细胞的适应能力。这就是比中国的药理学家高明之处。国内怎样呢，把中医否了。

药理学，直接打击敌人的方法，禁不起时间的考验。从 20 世纪 30 年代发现磺胺以来，人类不断发现并生产了大量的抗生素。这些抗生素以其显著的对抗传染病病因的效果，在医学舞台上辉煌了一段时间。但很快细菌、病毒就对这些抗生素产生了耐药性，大量抗生素被淘汰。医学界又不断研究出新的抗生素以对付这些耐药的细菌、病毒。然而，“道高一尺，魔高一丈”，细菌、病毒的变异比研制新药的速度还要快。这就造成了大量药物不断被淘汰，迫使医学不断研究新的药物。研究新的药物很不容易。有些药花费近 10 亿美元，通过对一万种化合物的筛选，经历 10 年的时间研究出来；应用一段时间后，很快就被淘汰了。这就造成了医疗费用的上涨。同时针对病因的治疗还加速病原体的变异而制造了新的病原体。如疟疾原来用奎宁治疗效果很好，但很快就出现了耐奎宁的疟原虫。医学界又研究出青蒿素来对抗耐奎宁的疟原虫，效果很好，但现在又出现了耐青蒿素的疟原虫。这种耐青蒿素的疟原虫就是针对病因的治疗所制造出来的新的病原体。另外，即使病原体对抗生素敏感，也不一定能治好疾病。如艾滋病患者最后都死于细菌的感染，而所感染的细菌都是常在菌群。以上种种现象说明，针对病因的治疗出现了危机。西医几十年来也发现了，用物质科学研究生命，是个误区。我们现代受的教育都是物质科学的教育，是唯物论的知识论。

1953 年，我在图书馆看了一本书，前苏联的达维多夫斯基的《传染病病理学》，他说：“传染病病理学的发展，不在于去发现更多的病原体，而是就已知的，甚至更少的病原体，生命有机体对它的典型性反应。”这句话非常高明，强调机体，强调生命。后来环境污染，出现了环境污染性疾病。日本和田攻《公害引起的疾病》给疾病是这样定义的：“疾病是对环境变化这个刺激所产生的反应和适应的过程。”这些表述都进入了生命的层次。

20 年前，美国邀请我去讲学，拟定的题目叫“人的自我痊愈能力”。美国为什么会出这个题目？在美国，以中医学为代表的传统医学被称为“补充和替代医学”（complimentary and alternative medicine，简称 CAM）。有关 CAM 的正规研究，1992 年美国国立卫生研究院成立 CAM 办公室，并且在著名大学成立了 CAM 研究中心，从 CAM 学院到 CAM 博士后制度的建立，足见各界的重视程度。尤其值得关注的是 2000 年 3 月 17 日，克林顿总统颁布第 1314 号总统令，成立“白宫 CAM 政策委员会”，于 2002 年 3 月完成了最终报告，肯定了 CAM 在治疗慢性病、重大疾病及减低毒副作用方面的作用。美国首先意识到自己的医学不够用了，要汲取他人的经验。第二，很多中国的西医，在那里开业当中医。据报道，美国人中有 42% 使用过 CAM，其就诊数和花费甚至比自费请西医诊治还多。所以我到美国时，对他们说，你们回顾一下 1908 年的诺贝尔奖获得者，一位德国医学家、细菌学家、免疫学家欧根・埃利希。他有一个非常重要的实验。有一种叫锥虫红的染料，实验证明锥虫红可以杀灭锥虫。而在感染锥虫病的动物身上，只需试管剂量的 1/6 即可治愈。于是他提出一个著名的命题：其余 5/6 的差额从哪里来的？这就是生命和试管实验作用不一样的地方。药物在生命体上的作用是与在非生命物体上的作用不同的，在生命体上仅仅 1/6 的量就有效了。生命的能力，就是 healing force，占 5/6，而手段仅仅是 1/6。WHO 说了："人类健康长寿的影响因素中，现代医疗仅占 8%"，也就是 1/6 的一半。中国中医科学院老院长鲁之俊，当年任西南卫生部部长。在解放大西南的时候，战士们得了疟疾，由于国民党封锁没有奎宁，就用针灸治愈。后来，南京中医药大学邱茂亮教授做了两个实验：针刺治疗疟疾、痢疾。针刺能杀灭疟原虫、痢疾杆菌吗？不能，但是病却好了。这就是中医"不认识病，能治好病"的根本原因。所有的药物，都是作用于机体，作用于生命，生命有自愈能力。比如人参，《英国大百科全书》曾写道："人参是完全无用的植物，其作用是心理性和虚构的；因为所有报道都未提及它能实际治疗某种疾病"，也就是没有对照试验等等。然而，英国《新科学家》载文指出："中医把人参看成药中之王，之所以重要，因为中医药更注重于：保持内环境稳定以抵抗疾病，胜于直接治疗疾病。"这句话就是中医学"正气存内，邪不可干"之意。"正气存内"的自我稳定，"邪不可干"的生态平衡，不要求"邪"的彻底消灭。

整个宇宙其实就是两个世界：物质世界和生命世界。中国的学问是"天地之大德曰生"，天地之间最伟大的就是"生"。医生，医的是"生"；医学，学的是"生"；医药，为的是"生"。马克思曾指出："几千年来医药是和全人类最崇高美好的指标相结合的。"医药，不是一般的科学，是最高层次的科学，是为全人类最崇高美好的指标——生命健康服务的。中医学是为生命服务的。秦越人敢于说这样的话："越人非能生死人也。此自当生者，越人能使之起耳。"所以，努力发掘，是请教生命；加以提高，是为了生命。

3. 中医学是打开中华文明宝库的钥匙　1993 年，美国提出一个题目叫"医学的目的再审查的国际研究计划"。研究计划已经启动了，WHO 的官员告诉他们，你们得邀请中国参加。后来不仅中国参加了，印尼、智利等上亿以上人口的国家都参加了。"医学的目的再审查"提出了一个尖锐的问题：当代全球的医疗危机和医改难题根源于近代医学模式，根源于主要针对疾病的技术统治医学的长期结果。主要针对疾病的技术，就是"努力找病，除恶务尽"，找出病因病理病位，消除病因、纠正病理、清除病灶，这已经导致全球性医疗危机和医改难题，并且对医学的统治是长期的、非短期的。近代医学模式是什么呢？1977 年恩格尔提出"需要新的医学模式，对生物医学模式的挑战"，他说："今天统治着西方医学的疾病模型，是生物医学模型，这种模型已成为一种文化上的至上命令，即它现在已获得教条的地位。它认为疾病的一切行为现象，必须用物理化学原理来解说，这是还原论的办法。它认为任何不能作如此解说的，必须从疾病范畴中排除出去……它把敢于向生物医学疾病模型的终极真理提出疑问和主张建立更有用的模型的人视为异端。"这种疾病医学解释模型，是西方工业文明时代的产物，它的机械构成论观念的认知方向是向后向下向外的，向后专注溯因分析认识论，向下坚持微观实体本质论，向外信奉线性因果决定论。它的主要以疾病为对象的医学观，纯粹消极的疾病观和直接对抗补充的疗效观，认为是致病因素决定疾病的性质，病理变化决定疾病的转归。诊断认识的任务主要在于发现疾病和确诊疾病，向后追溯"病从何来"，向下寻找"病在何处"，向外确认"什么病因"。19 世纪以来，用"人体构造"知识建立其病理学及其解剖定位，用"菌毒传染"知识建构其病原学和毒理学，用"药性分析"的化学知识建立其药理学和愈病之理。由此不断发展疾病分类学诊疗思想体系，发展能针对靶点进行直接对抗和补充的替代性物质手段，企求通过消除病因，纠正病理，清除病灶来实现征服疾病和消灭疾病的医学目的。近代西方医学已发展成为一门以研究疾病及其对病因病理病位的认识，来决定其防治行为和效果评价的医学。发展诊查手段以提高发现和确诊疾病的能力，成为医学的科学性和现代性发展水平的根本标志，疾病医学模型也就因此成为一种文化上的至上命令，在整个20世纪里获得了教条的地位。

1972年2月11日，前苏联《消息报》刊文《从哪里去寻找健康的钥匙》，文章指出："无论这是怎样令人奇怪的，但现在有许多疾病的发生，在某种程度上都与医学，特别是药理学方面的成就有关"。举出了诸如抗生素、皮质激素、抗凝剂等为例。并认为："在这种情况下，如果以为今天的药物医疗系统忽然变得无能为力和应当弃之不用，则是十分错误的。但是，同时我们应当考虑如何来降低药物对机体的有害副作用。这方面的途径之一，便是刺激机体的防御能力。"现状又不能不指出："使用抗生素后如何恢复共生菌丛的能力，用皮质激素如何使肾上腺的机能恢复正常等等，所有这些问题都没有解决。提高防御感染屏障抵抗力的可能性，目前也还不清楚。显然，人类为疾病付出代价，与其说是由于文明，不如说是由于我们对人体天然防御力的忽视。"

2003年，《读书》杂志召开座谈会，主题叫"中医的传统与出路"。我说：中医的传统近百年来是被严重扭曲的。第一，它不是疾病医学。这是梁启超、陈独秀、胡适说的。因为中医学不是疾病医学，所以中医学被称为不科学。第二，中医学不是物质科学。中医学不是研究物质的，但是它厚德载物，要把物质为生命服务。第三，中医学不是对象性思维的认识论的知识论。理解这句话，就需要知道马克思主义哲学。恩格斯指出马克思《关于费尔巴哈的提纲》中的几段话是"新的世界观的天才萌芽"。马克思指出几点："哲学家们只是用不同的方式解释世界，而问题在于改变世界。"马克思主义强调实践论。哲学家也是人，他们是用不同的方式解释世界，但根本的是改变世界的实践。其二，"以往的一切唯物主义，包括费尔巴哈的唯物主义的主要缺点是：对对象、现实、感性，只是从客体的或者直观的形式去理解"，这是对象性思维。对于医学，就是回答什么是病，病因病理病位是什么，怎样消除病因、纠正病理、清除病灶。这样的医学就是疾病对抗医学。这当然也是一种实践，关键是它是消极的疾病观。应该"把它们当作人的感性活动，当作实践去理解"。也就是从人的主观方面出发，从人的实践出发，从人的感性活动出发，去理解。医学仅仅是一门科学吗？科学仅仅是探讨物质基础吗？马克思提出要以人为主体，以人为本。这体现了另一种价值观。我们的误区就是把认识论的知识论的所谓理论模型，也就是科学，当成真理来崇拜。

习近平同志在澳大利亚墨尔本指出："中医药学是打开中华文明宝库的钥匙。"这句话提醒，中医药传承的任务是打开中华文明宝库。但是，这一百年来我们物质化了，根本不理解宝库中的宝是什么。

早在20年前，我提出医学为何？中医何为？医学为什么造成全球医疗危机和医改难题？在西雅图举办的一次高层次的健康论坛，由比尔·盖茨主持。比尔·盖茨的父亲问我国的专家：为什么中国政府仅用了国内生产总值（GDP）的3%，维持了平均寿命为74岁的国家的医疗卫生，而美国用了GDP的15%，而平均寿命仅为72岁。回答这个问题的是北医三院的院长陈明哲，他指出三点：第一和谐和平，第二稳定，第三中国的传统文化。三点都不是医学。

西医学还是物质科学层次，是对象性思维的认识论的知识论层次，没有发展到意向性思维的创生性实践的生生之学的层次。中医学的人本主义意向性思维，其致思方向是向前、向上、向内的，是通过"视其外应"的功能目标性行为现象、主体应激反应的适应性功能目标的行为现象，以知其内藏发动的神气应乎中的关于藏象论和病机论的理论模型建构，并由此相应发展如何依靠和发展这个“神气应乎中”的自我健康能力和自我痊愈能力的中医养生学和治则学的实践观念和疗效观念。中医学的本质是创生性实践的生生之道：其一，前体组合，聚毒药以共医事。其二，间接动员，依靠界面全息效应。其三，疏其血气，“治病之道，顺而已矣”，是扶其“正祛邪”之势而利导之。勿违时，时不可违。其四，网络调节，“治病之道，气内为宝”，是助其自组演化调节能力。无代化，化不可代。生生之道之所以是创生性实践，在于充分尊重和依靠人体自身“神气应乎中”的自我健康能力和自我痊愈能力，并依此内在动力学根据，作为识别选择乃至转化利用生生之具的价值标准，并使之通变合和地对人的生生之气的神气应乎中的加以提高，促成转化。这样，生生之道的创生性实践出现了增益性效应：①努力发掘和加以提高的楔入效应；②生生之具的通变合和的加和效应；③天人合德的生生之效的溢出效应。这是一种人本主义意向性思维，向前上内致思方向的创生性实践优势。这是对人的生生之气的自组演化调节功能目标动力学，努力发掘和加以提高的人类健康生态医学。生态如何理解？中华文明强调“万物并育而不相害”，“与万物沉浮于生长之门”。不仅人类要生存，细菌、病毒也得生存，想把身体内的细菌，侵入到细胞内的病毒消灭掉是不可能的。

医学危机、医疗改革中，中医应该怎么做？2009 年，医学哲学界开了一次医学整合的会议，提到中西医的结合，我赞成中西医结合。孔夫子说：“学而时习之，不亦说乎；有朋自远方来，不亦乐乎。”要进行发皇古义，融汇新知的实践。可现在不是“融汇新知”，而是陷入到“新知”里了。这几年我在清华、北大、社科院讲课，已给清华博士生连续讲了四年，题目是清华大学的校训“自强不息，厚德载物”。这八个字主语是谁？主语是人，是人要自强不息。中医要自强不息，厚德载物。现代的研究成果，都要为我所用，而不是用来改造自我。

谢谢大家。

（本文是作者于 2013 年 12 月 27 日在全国中医药传承博士后专题讲习班上的讲话，
发表于《中医杂志》2014 年第 4 期）

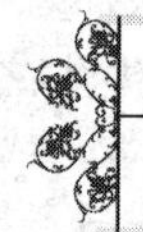
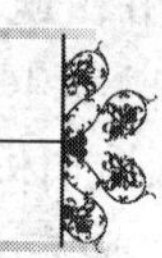

二、临证实践反思

中医辨证论治环路

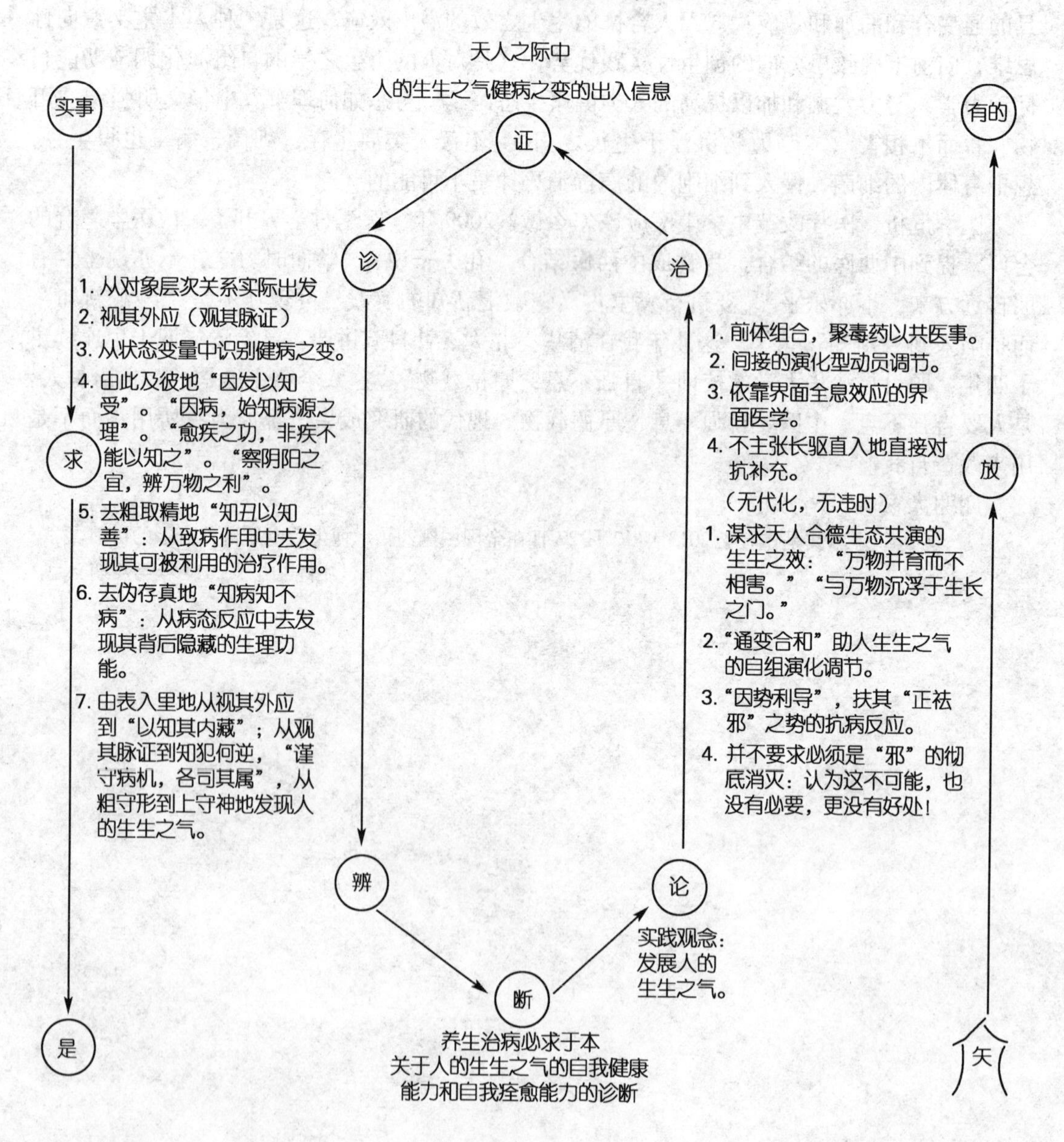

20. 中医对肾炎的认识及其治疗原则

中医没有肾炎这个病名，但在中国古代医学文献中可以找到有关肾病的各种记载。这些记载说明，历代医家对肾炎这类病症，也像其他许多疾病一样，在长期临床实践中进行了细致的观察，积累了丰富的经验，奠定了对于肾炎的基本治疗原则。可贵的是这些经验迄今犹为广大中医师正确地应用于临床，从而收到良好的疗效。进一步整理和研究中医学对肾炎的治疗经验及其规律，是有现实意义的。

（一）有关病因及发病学方面的认识

急性肾炎与慢性肾炎恶化期最突出的症状是水肿，古代文献对此有较多的记述，认为水肿首先是由于肾脏病变的结果。《素问·奇病论》："帝曰：有病痝然如有水状，切其脉大紧，身无痛者，形不瘦，不能食，食少，名为何病？岐伯曰：病生在肾，名为肾风。"《素问·脏气法时论》："肾病者，腹大胫肿，喘咳身重，寝汗出，憎风。"《金匮要略·水气篇》："肾水者，其腹大，脐肿，腰痛，不得溺，阴下湿如牛鼻上汗。"

为什么肾脏有病会引起水肿呢？古人的回答是这样的：《素问·水热穴论》："帝曰：肾何以能聚水而生病？岐伯曰：肾者胃之关也，关门不利故聚水而从其类也，上下溢于皮肤，故为胕肿。胕肿者，聚水而生病也。"隋·巢元方《诸病源候论》："夫水之病，皆由肾虚所为，肾虚则水流散于经络。"六朝时代的《中藏经》（伪托华佗著）："水者肾之制也，肾者，水之本也，肾气壮则水还于肾，肾气虚则水散于皮。"

古人把邪（病理因子统称为邪）之内侵，造成机体功能障碍是本病的重要外因。《灵枢·五癃津液别》有这样一段描写：

"水谷入于口，输于肠胃，其液别为五：天寒衣薄则为溺与气，天热衣厚则为汗，悲哀气并则为泣，中热胃缓则为唾，邪气内逆则气为之闭塞而不行，不行则为水胀。"

有哪些因素能引致本病呢？按临床经验，受冷特别是受湿冷，常常是肾炎发生的重要因素。古人观察到气候因素的影响，如雨水多、天气冷，可以有较多的人患本病。《素问·水热穴论》："勇而劳甚则肾汗出，肾汗出逢于风，内不得入于脏腑，外不得越于皮肤，客于玄府，行于皮里，传为胕肿，本之于肾，名曰风水。"《灵枢·水胀》："肤胀者，寒气客于皮肤之间，鼟然不坚，腹大身尽肿。"《金匮要略·水气篇》："风强则为瘾疹……气强则为水……风气相搏，身体洪肿。"《素问·六元正纪大论》："湿气降，地气腾，雨乃时降，寒乃随之，感于寒湿，则民病身重胕肿，胸腹满。"

13世纪以后开始观察到疟疾、痢疾、疥疮的脓性皮炎，以及其他皮肤感染可以引起本病。宋·严用和《济生方》："年少血气俱热遂生疮疥，变为肿满。或烦或渴、小便不利，此为热肿。"元·朱震亨《丹溪心法》（实为其弟子明初方广所集）："水肿有因湿者，有因水者，有因疟者，有因痢者，有因疥者，又有因药所误者。"

明·李梴《医学入门》："阳水多兼食积，或饮毒水，或疮痍所致，脓疮换药，愈后变肿，干疮洗浴，水气入腹。"

对于发病机制的认识，前人认为涉及肺脾肾三方面，大致的看法是"肺受寒邪，传之于肾，肾气虚弱，脾土又衰"，以至于发生本病：首先《内经》有"三阴结谓之水"和

“肺移寒于肾为涌水”的论述，唐代王冰注：“三阴结，谓肺脾之脉，俱寒结也，脾肺寒结，则气化为水。”清代喻嘉言更进一步申述：“三阴者，太阴也，足太阴脾，手太阴肺气结而不行，即成水病，而水之源出于肾，故少阴肾亦司之。”（《寓意草》）把水肿的原因责之于脾，也始见于《素问·至真要大论》：“诸湿肿满，皆属于脾。”以后隋·巢元方把脾肾因素统一起来，他说：“水病者，由脾肾俱虚故也，肾虚不能宣通水气，脾虚又不能制水，故水气盈溢，渗液皮肤，流遍四肢，所以通身肿也，上气，体重，小便黄涩。”（《诸病源候论》）对于肺肾因素，在《素问·气厥论》述及“肺移寒于肾为涌水”。唐·徒都子《膜外气方》中指出：“肺受寒邪，传之于肾，肾气虚弱，脾土又衰，不能制水，使水湿溢于皮肤之间，气攻于腹膜之外，其病令人虚胀、四肢肿满，按之没指是也。”（宋《圣济总录》引）这里指出肺（古人以肺概指全部呼吸系统）的症状发生于先，并且由之影响到肾，而肾的虚弱是重要的内因。肾脏病继续发展，犹可影响肺而呈现另一些肺部症状。“肾主水，肺主气，肾虚不能制水，故水妄行，浸溢皮肤而身体肿满，流散不已，上乘于肺，肺得水则浮，浮则上气而咳嗽也。”（《诸病源候论》）虽然以上多涉及肺脾肾三方面，但主要的仍然是肾的因素，明·张景岳说：“凡水肿之症，乃肺脾肾三脏相干之病，然合而言之，则总由阴胜之害，而病本皆归于肾。”（《景岳全书》）当然这里所说的脾肾以至于肺的概念，与现代医学的理解有不尽相同之处，已为大家所熟知，不再赘引。

（二）有关症状学方面的认识

肾炎浮肿大多首先发生于面部眼睑部。《灵枢·水胀》谓：“水始起也，目窠上微肿，如新卧起状。”明·王肯堂描述更为细致：“水肿初得病时，见眼胞早晨浮突，至午后稍消。”早在8世纪已有关于肾炎水肿周期性的认识，唐·徒都子谓：“若患此疾，肿亦不常定，或手足面目浮肿，或先腰肋微肿。其候或消或甚，三五日稍愈，或三五日再发，亦以小便通涩为候。”十六世纪王肯堂指出本病的反复恶化，是由于反复地感染所致：“水肿难疗，进退不常，须徐徐调理取效，若愈后，再感外风，满面虚浮，亦有发热烦渴，以致面目转浮，手足背皆肿，用药泻之，一泻而肿消，但不逾旬日，其肿如初。”（《幼科准绳·水肿部》）

肾炎时由于高血压和水血症所引起的心肺症状，可以从以下的记载中看到：《灵枢·水胀》：“水始起也，目窠上微肿，如新卧起之状。其颈脉动，时咳，阴股间寒，足胫瘇，腹乃大，其水已成矣。”唐·徒都子谓：“凡患此疾，令人腹胀烦闷，胸间气急，此由肺胀，甚则喘如牛吼，或坐卧行立不得，或中夜后，气攻胸心。”（宋《圣济总录》引《膜外气方》）宋·钱乙谓：“肿病者，水循四肢流走，故身面皆肿也，若大喘者，重也。”（《小儿药证直诀》）肾炎高血压常伴有心动徐缓，《金匮要略·水气篇》：“正水，其脉沉迟。”

对于尿的变化，一般以其色赤与否来鉴别是属阳证还是阴证。宋·严用和：“阴水，小便涩少而清；阳水，小便赤涩。”（《济生方》）明·戴思恭：“小便多少如常，有赤时，有不赤时，至晚则微赤，却无涩滞者，亦属阴也。”（《证治要诀》）唐·徒都子：“轻重之候，在大小便耳，若小便不通，则气壅攻击腹内，冲出膜外而为水，使手足头面浮肿；若大小便微涩则微肿，极涩则极肿，大小便俱不通三日，则遍身洪肿。”

急性肾炎惊厥和晚期的尿毒症，亦在很早已有类似的描述，并认为它是危急重症、预后不良之兆。《素问·奇病论》："有病痝然如有水状，切其脉大紧，身无痛者，形不瘦，不能食……病生在肾，名为肾风。肾风而不能食善惊，惊已心气痿者死。"晋·王叔和《脉经》："病人足趺肿，呕吐头痛者死。"又曰："肾气绝，喘、悸、吐逆、目视不明、骨痛短气、喘满、汗出如珠。"宋·钱乙："肾病重者，悸动当搐也。"明·薛己有一病案："一小儿眼泡浮肿，咳嗽，恶心，小便泔白，以五味异功散为主佐以四味肥儿丸而愈。后不禁饮食，视物不明。余曰：'此脾胃复伤，须补养为主。'不信，乃服峻厉之剂，后变风症，竟为不起。"（《保婴金镜录》）

（三）治疗原则的历史发展

一般疗法对于肾炎患者，要避免受冷，病室要温暖干燥，要注意休息，避免精神激动和体力过劳，饮食方面要忌咸食，避免过度的或刺激性的食品。所有这些，在唐代已有全面的论述。孙思邈谓："大凡水病难治，差后特须慎于口味，其所禁之食，常须少啖，莫恣意咸物诸杂食等，不则复病。水病之人，多嗜食不廉，所以此病难疗也。今录其慎忌于后：丧孝，产乳，音乐，房室，喧戏，等等……"（《千金方》）徒都子谓："有此疾者，宜向阳行坐，遇阴雨则愈觉壅滞，房中常须存火，尤忌盐，生冷醋滑。"（《膜外气方》）

药物疗法。肾炎最突出的症状是水肿，因此古代文献多集中讨论对水肿的治疗。对于水肿消退后的治疗，一般多属调理的范围。最早的治疗原则是发汗，利小便和泻下。《内经》谓："平治于权衡，去菀陈莝……开鬼门，洁净府。"金·刘完素的解释："平治权衡者，察脉之浮沉也；去菀陈莝者，疏涤肠胃也；开鬼门洁净府者，发汗利小便也。"汉·张仲景具体地指出："诸有水者，腰以下肿，当利小便，腰以上肿，发汗乃愈。"唐·孙思邈着重地运用泻法，他认为："此病百脉之中，气水俱实，治皆欲令泻之便虚，所以治水药，多用葶苈子等诸药，本草云：'葶苈久服，令人大虚'，故水病非久虚不得绝其根。"在他的《千金方》中记载着应用甘遂、大戟、芫花、葶苈子等很多泻水之剂，这些药物和方剂迄今仍常用于临床。

到了宋代，开始有人反对峻泻，他们看到本病的水肿有反复发作和周期性，虽应用那些逐水峻剂，在短期内虽有消肿之效，但不久水肿又复出现，并且再用泻剂效果就不可靠了。十二世纪初张锐指出："此病不宜动大肠峻泻，医者多用芫花、大戟、甘遂、葶苈、猪苓、泽泻之类，故消取虽易，补闭即难，往往致水复来而无以治之也。"（《鸡峰普济方》）当然决不是泻法完全不可用，十三世纪严用和指出重要的是分辨阴阳，他说："经曰：治水之法，腰以上肿宜发汗，腰以下肿宜利小便，此至当之论，然肿满最慎于下，当辨其阴阳；阴水为病，脉来沉迟，色多青白，不烦不渴，小便涩少而清，大腑多泄，此阴水也，则宜温暖之剂，如实脾散、复元丹是也；阳水为病，脉来沉数，色多黄赤，或烦或渴，小便赤涩，大腑多闭，此阳水也，则宜用清平之药，如疏凿饮子、鸭头圆是也。"（《济生方》）

除了汗、下、利小便外，他还补充了治疗原则，他说："治疗之法，先实脾土，脾实则舍水，土得其政，面色纯黄，江河通流，肾水行矣，肿满自消。次温肾水，骨髓坚固，气血乃从，极阴不能化水，中焦温和，阴水泮流，然后肿自消而形自盛，骨肉相保，巨气乃平。"（《济生方》）与严用和同时代的杨士瀛的看法也概括了当时的意见，他说："治法大要，身有热者，水气在表可汗，身无热者，水气在里可下，其间通利小便，顺气和脾，俱不可缓耳；但证虽可下，又当权其轻重，不可过用芫花、大戟、甘遂之剂。"（《仁斋直指方》）十四世纪朱丹溪更强调补脾之法，他说："诸家只知治湿当利小便之说，执此一途，用诸去水之药，往往多死；又用导水丸、舟车神佑丸之类大下之，此速死之兆，盖脾虚而败，愈下愈虚，虽极效目前而阴损正气，然病亦不旋踵而至，大法宜补中宫为主（中宫即指脾），看所挟加减，不尔即死。"（方广《丹溪心法》）

到了明代，李中梓和赵献可先后强调补肾之说。李中梓谓："水虽制于脾，实统于肾，肾本水脏而元阳寓焉，命门火衰，既不能自制阴寒，又不能温养脾土，则阴不从阳而精化为水，故水肿之证多属火衰也。"（《医宗必读》）赵献可则认为："肾虚者，下焦之火虚，下焦溢为水，不得小便，溢则水留而为胀，惟张仲景制金匮肾气丸，补而不滞，通而不泄，诚治肿之神方，国朝薛立斋先生屡用屡效；至于纯是脾虚之症，既以参芪或者四君为主，亦须以八味丸兼补命门之火，盖脾土非命门之火不能生，虚则补母之义，不可不知。"（《医贯》）

到了清代，李用粹比较全面地总结了前人的经验，归纳为六法，他说："治水之法，行其所无事，随表里寒热上下，因其势而利导之，故宜汗，宜下，宜渗，宜清，宜燥，宜温，六者之中，变化莫拘。"他并具体地指出其指征："身有热者，肌肤痛者，腰以上肿者，可汗；身无热者，溺赤涩者，腰下肿者，可利；湿热宜清，寒湿宜温；阴虚宜补，邪实当攻。"（《证治汇补》）

（四）中医治疗肾炎六法简介

1. 汗法　汗法在汉代已很成熟了，张仲景谓："风水恶风，一身尽肿，脉浮不渴，续自汗出，无大热，越婢汤主之。""风水，脉浮身重，汗出恶风者，防己黄耆汤主之。""里水，越婢加术汤主之，甘草麻黄汤亦主之。"（《金匮要略·水气篇》）

除了应用药物发汗外，亦有利用热浴发汗的。十二世纪张子和有一病案："郾之营兵秋家小儿病风水，诸医用银粉、粉霜之药，小便反涩，饮食不进，头肿如腹，状若水晶，戴人曰：此小儿才七岁，乃风水证也，宜出汗。乃置燠室，以屏帐遍遮之，不令见火，使大服胃风汤而浴，浴讫，以布单重复之，凡三五重，其汗如水，肿乃减五分，隔一二日，乃依前法治之，汗出肿减七分，乃二汗而全减，尚未能食，以槟榔丸调之，儿已喜笑如常矣。"（《儒门事亲》）（注）银粉即轻粉之古籍别名，粉霜又名水银霜，两者均系汞盐。

应用汗法的指征：汉·张仲景以水肿的部位在腰以上者可汗；晋·葛洪谓："若止皮肤水，腹内未有者，用诸发汗药，得汗便差，然慎护风寒为急。"（《肘后备急方》）一般的看法，凡有表证者均可汗，即有脉浮，身有热，体肤痛者，表示水气在表，可用汗法。

2. 渗法　渗即利小便。《内经》谓："淡味渗泄。"李中梓解释："渗泄，利小便也，淡主渗泄。"张仲景以腰以下肿者可利小便，由于水肿与小便不利的关系明显，因此古人有治湿当利小便之说，明·张景岳说："古法治肿，大多不用补剂而多用去水等药，微则分利，甚则推逐；如五苓散、五淋散、五皮散、导水茯苓汤之类，皆所以利水也。"（《景岳全书》）戴思恭说："感湿而肿者，其身虽肿，而自腰以下至脚重，腿胀满尤甚于身，气或急或不急，大便或溏或不溏，但宜通利小便，多服五苓散。"（《证治要诀》）

清·陈修园常用五皮饮为主方治疗水肿，他说："初患，以五皮饮为第一方；上身肿者宜汗，五皮饮加苏叶、荆芥、秦艽；下身肿者宜利水，加赤小豆、木通、防己；口渴多热，小便不利者为阳水，加滑石、木通、车前、麦冬、木香；不渴多寒，小便自利者为阴水，加白术、苍术、附子、干姜、木香。”（《医学从众录》）五皮饮（或散）系宋代孙用和著《传家秘宝脉证口诀》中处方，药用：赤苓皮、大腹皮、桑白皮、橘皮、生姜皮五味。其他如《三因方》、《妇人大全良方》、《全婴方论》、《鸡寮方》、《澹蜜方》、《和剂局方》所载处方与此相同，或稍有一二味出入，其主治亦同，多称道其消肿利小便的疗效，故迄今仍常用于临床。渗泄的方药很多，这里只举其要。此外，治疗本病，利小便只是方法之一，并且应用不宜太过，所以李用粹说：“渗利忌太过”，朱丹溪说：“诸家只知治湿当利小便之说，执此一途，用诸去水之药，往往多死”。

3. 下法　《内经》说的“去菀陈莝”，即指泻下，所谓涤肠胃中腐败也。唐·孙思邈倡用泻法，而金·张子和更以攻下派著称，至少可以认为在7世纪前，对于应用峻泻剂以消肿的方法已很成熟。《千金方》中总结了前人用药的经验，已广泛地使用甘遂、芫花、大戟、续随子、商陆等逐水之剂；此外在这类处方中，还经常合并应用轻粉等含汞制剂，以及用海藻、昆布等含碘制剂以消肿；值得注意的是，此类处方中还配伍如黄芩、杜仲、马兜铃及青木香等具有降低血压作用的药物，由此益证祖国医学宝库的丰富。明代邵达说：“论治法，本当专利小便，但肿势太盛，内而膀胱，外而阴囊，相连紧急，虽加利水之剂，苦无一线相通，病何由去，必开其大便，以逐其水。”（《订补明医指掌》）正确地运用泻法，的确能收消肿之显效，在近来各地经验中也证实这一点。

清·怀抱奇说：“肿胀益甚，譬之洪水泛滥，不事疏凿，乃欲以土实之，则愈提防而愈泛滥，子和出，立浚川禹功诸法，非不峻烈可畏，然不有荡涤之，则水何由而行，所蓄者何由而泄，阴阳失位者，何由而复奠厥居乎？余每遇从事温补者，一逢肿胀，辄进六君子、金匮肾气等，岂不纯正通达，卒至肿胀益甚，迄无成功，及遇草泽医，每以大攻大泻药投之，反恒奏绩于俄顷，然后以参调之，以补济之，善其后图，乃可万全，虽然此为实热者言之。”（《医彻》）这样的经验在明代已有比较全面的认识，张景岳谓：“如舟车神佑丸、浚川散、禹功散、十枣汤之类，皆所以逐水也；但察其果系实邪，则此等治疗诚不可废，但必须审证的确，用当详慎也。”李中梓谓：“余于此证，察其实者，直清阳明（即指泻下），反掌收功，苟涉虚者，温补脾肾，渐次康复，其有不大实，亦不大虚者，先以清利见功，继以补中调摄；又有标实而本虚者，泻之不可，补之无功，则极为危险。”由此可知，泻下法适用于实证，而在虚证则应属禁忌。

4. 清法　清法意指清热，前人认识到病人愈后如果再感外风，或发热烦渴，又引起面目虚浮；由此而应用清热药物控制本病的恶化是有效的，故朱丹溪说：“湿热太甚，火势乘脾而肿者，宜清心火，降肺金。”李梴谓：“阳水，宜辛寒散结行气，苦寒泻火燥湿。”所谓苦寒清热之类，如黄芩、黄连、连翘等等诸药，现代研究大多被证明具有制菌和消炎解毒作用。在古代“上工治未病”的预防思想指导下，清法应是治疗本病的重要原则之一。清·李用粹把它单独提出，列为本病治疗六法之一，是在前人经验基础上的重要发展。

5. 补法和温法　日人丹波元坚说：“水气之治，古方概用泻药而不及补法，自宋南渡后，并立挟脾之剂，迄至明清诸家，无一不主于调补者。”（《杂病广要》）事实上，从13世纪开始，人们注意到了只是消肿，并不意味着疾病的痊愈，同时效果不稳定，常常复发，因此转而重视机体内部因素，认为脾肾虚寒是本病发生发展中的重要内因，因此用温法补法成为后世医家的常法，作为善后巩固疗效。宋·严用和主张：“治疗之法，先实脾土，次温肾水。”元·朱丹溪认为：“水肿因脾虚不能制水，水渍妄行，当以参术补脾，使脾气得实。”明·张景岳谓：“若肾虚兼寒者，宜理阴煎或八味地黄丸，甚者加减金匮肾气汤亦主之。”严用和倡实脾饮和加味肾气丸方，为目前一般常用的处方；补脾方面，常用的还有六君子汤、补中益气汤之类，温肾方面还有金匮肾气丸、真武汤等亦为常用。一般用以治水肿消退后的调补，或在攻利剂中间入以保元气，或单独应用温补法的某些方剂以消肿，亦能收到利小便之效。

（五）小结

本文简述中医对肾炎的认识，及其历代的不断发展和丰富起来的经验，并特别介绍了治疗原则。但由于对文献资料的学习不够全面，理解不妥切之处在所难免，尚希得到批评和指正。

本文于1958年5月12日在北京医学院，苏联专家访华考察中医治疗肾炎经验座谈会上宣读。

全文发表于《北京医学院学报》1959年第4期

21. 四年来中医治疗流行性乙型脑炎的初步总结与探讨（摘要）

我院自1955年起开始应用中医疗法治疗流行性乙型脑炎。本文作初步总结，并与1951年至1954年间的乙型脑炎病例进行比较：

1. 从1955年8月至1958年9月的四年中，应用中医疗法共57例，其中12岁以下34例，12岁以上23例，全部病例中轻型占15例（26%），重型极重型占42例（74%），四年中有4例死亡，病死率为7%。

1951年至1954年共收治乙型脑炎患者90例，其中12岁以下共32例，12岁以上共58例，全部病例中轻型占27例（30%），重型极重型占63例（70%），四年中有27例死亡，病死率为30%。

2. 我院四年来应用中医疗法治疗乙型脑炎，是在中西医密切合作下进行的，绝大部分病人得到早期正确的诊断和及时的治疗，并有良好的护理及其他医疗措施的配合。确诊病人，立即请中医会诊，根据患者年龄及不同的临床表现，迅速分别投入以不同剂量的中药成药以救其急，随即辨证处方尽早投以汤药。成药以紫雪丹、至宝丹、安宫牛黄丸为主，汤药以清瘟败毒饮加减。第一天每1~2小时服药一次，以后随病情把服药时间间隔延长，大多患者，由于及时给药，少量频服，病势迅速好转。在四例死亡病例中，除因严重合并症外，未得早期治疗及服药不及时，未能采用小量频服以致药物全被吐出，投药间隔太长发挥药效不及，是死亡的重要原因。

3. 四例死亡病例简介

例一：女，46岁，发病三天，高热谵妄，体温40℃，幼时有浮肿史，血压160/100mmHg，入院前服院外中医散风药二剂，入院后供药不及时，14小时后才开始服药，且又被吐出，先后投药4次，体温上升至41℃，昏迷、抽搐，于入院第46小时死亡。

例二：男，8岁，发病三天，嗜睡，左侧面神经麻痹，入院三日体温持续在40~41℃之间，肢体强直，发病第五天始服中药，一天服二次，治疗四天后，体温开始下降，而仍昏迷不醒，以后一直处于半昏迷，缠绵二月，多方救治无效，历时64天。

例三：女，64岁，发病后五天，半昏迷，合并肺气肿，肺源性心脏病，心力衰竭，入院后8小时鼻饲至宝丹二粒，病情无好转，入院第34小时死亡。

例四：男，27岁，剧烈头痛呕吐嗜睡半天，一个月前在水库工地有同样发作，经中医治疗后恢复。体温38.9℃，脉率60次/分，伴有高血压，血压150/90mmHg，脑脊液检查初压310mmHg，细胞总数150ml，白细胞35/ml，多核60%，单核40%，潘迪氏阴性，疑似乙型脑炎，及时投与中药，每4小时一次，翌日体温下降，病理反射消失，神识稍清，食入不吐，但仍诉头痛剧烈，时以拳击头，傍晚得大便一次，排尿800ml，一般情况好转，突于入院第三日晨二时半，诉头痛口渴，坐起时突后仰，口吐白沫，呼之不醒，呼吸断续，急救不及，于二时四十分呼吸停止死亡，死因不明，曾建议施行病理解剖，未获家属同意。

讨　论

（一）关于流行病史

文献中类似脑炎症状的描写，最为详尽的当推十八世纪末程文囿，在他的医案中细致地描述了乙型脑炎的临床表现、后遗症，并且探讨了治疗原则及早期诊断的提出，与他同时的余师愚和吴鞠通亦先后各自总结了治疗经验，他们三人分别为安徽和江苏籍，可见在200年前左右，江南地区已有广泛地流行。

（二）前人的启示

明·王安道提出温病治疗原则以治里热为主，亦有治里而表自解者。清·喻嘉言提出：未病前，预服芳香正气药，则邪不能入，邪既入，则以逐秽为第一要义，兼以解毒。他提出的逐秽方法，启发了后人使用芳香化浊及应用紫雪丹、至宝丹、安宫牛黄丸等。余师愚倡用石膏，创清瘟败毒饮，成为当前治疗乙型脑炎的主方。

（三）暑邪直入心包

清·叶天士创“卫气营血”学说，作为温病的一般规律，而乙型脑炎的临床经过，突出地表现为中枢神经系统受侵，发病突然，极少有所谓表证的时期，按中医术语来讲，乙型脑炎不是“温邪首先犯肺”而是“暑邪直入心包”。在临床实践中，证明余师愚用清瘟败毒饮，“不论始终，以此为主”的正确性，是抓住本病特殊规律的本质。前人以邪入心包即出现神昏痉厥时，应用紫雪丹、至宝丹、安宫牛黄丸获效。但等到出现神昏痉厥，为时已晚，因此叶天士、程文囿、张畹香等都曾试图在未发现神昏痉厥以前，早期诊断“邪入心包”之征，并且提出早期投予上述有效药物“以截其路”。这都是可贵的努力。

我们批判了“凡神识尚清者，不轻易给以犀、羚、脑、麝之类香窜之品，以免引邪内陷”的论点，及早投药，迎头痛击，凡经腰穿检验脑脊液变化，证明脑炎诊断，中枢神经系统受侵，虽属神识尚清，亦早期投予对“邪入心包”有效的药物方剂，证明疗效良好。因此，乙型脑炎不能用温病的一般原则来说明，“暑邪直入心包”是中医对乙型脑炎辨证施治中的特征性规律。

全文发表于《北京医学院学报》创刊号（1959年）

22. 黑锡丹治疗哮喘及发生轻度铅中毒的病例报告（摘要）

（一）病例报告

例一：住院号6648，男，13岁，因7年来屡发哮喘二天来加重而于1957年9月9日诊断为支气管喘息入院。入院检查：急性病容，消瘦，体位自如，两侧扁桃体肿大，胸式呼吸，扁平胸，下胸凹陷，肋间宽，两肺过清音，肺底在第11胸椎水平，肺底运动2cm，呼吸音减低，满布哮鸣音，心脏及腹部无特殊。化验：尿常规正常，血象：RBC 545万/ml，Hgb 13.5g%，WBC 13100/ml，分类：N 55%，E 5%，L 33%，M 7%。ESR 29mm/第一时末。

入院后，经用氨茶碱和麻黄素仍未完全控制发作，于9月19日起应用中药黑锡丹治疗，一日二钱，分二次直接吞服，共16天，总量三两二钱，服药期间哮喘未发作。

9月30日，因准备作扁桃体摘除术，于术前再次查血而发现贫血：RBC 296万/ml，Hgb 8.4g%，经检查为正常细胞低血色素性贫血，骨髓检查正常，决定暂缓手术。10月4日发现龈部铅线以及尿紫质试验阳性，诊断为轻度铅中毒，停用黑锡丹，并用Ca、Fe剂及维生素后，11月5日铅线消失，RBC 394万/ml，Hgb 11g%，无哮喘发作而出院。出院诊断：支气管喘息，肺气肿，慢性扁桃体炎，轻度铅中毒，继发性贫血。

例二：住院号41895，男，16岁，因11年来屡发哮喘，一日来右侧上下肢不自主动作而于1957年9月1日入院。患者于11年前起，于气候转变时常犯哮喘，入院前三天又犯，并有低热，咽痛及多咳多痰，二天前发现右手有小抽动，一日来右侧上下肢起大幅度不规则运动。入院检查：T 37.4℃，端坐呼吸，发育营养较差，皮肤有鱼鳞癣，右侧上下肢各关节有大幅度之急速不自主动作，两肺满布哮鸣音，心及腹部无特殊，神经系统检查无病理反射。化验检查，尿常规正常，RBC 442/ml，Hgb 13.7g%，WBC 17900/ml，分类：N 85%，L 15%，ESR 42mm/第一时末。

入院后用氨茶碱控制哮喘，青霉素控制感染，氯硫二苯胺、溴化钾制止舞蹈动作，一周后舞蹈动作减轻而哮喘仍未完全控制，于9月11日起应用黑锡丹治疗哮喘，一日二钱，分二次吞服，共27天，总量5两4钱，服药后第五天哮喘完全控制，同日起加用醋柳酸治疗风湿热，9月24日舞蹈动作消失。9月25日有恶心呕吐，服氯硫二苯胺减轻，10月3日发现上腹疼，服颠茄剂减轻，10月9日作腰穿脑脊液检查正常，包囊虫补体结合试验，腰穿后有头痛呕吐而停服黑锡丹。10月14日查RBC 350万/ml，Hgb 10.5g%，龈部呈现铅线，尿紫质试验阳性，诊断为轻度铅中毒，加用钙剂及增加营养后迅速恢复，于10月23日出院。出院诊断：支气管喘息，风湿性脑病（舞蹈症），鱼鳞癣，轻度铅中毒，继发性贫血，腰穿后反应。

（二）关于黑锡丹的文献资料

黑锡即铅的别名，黑锡丹处方始出于12世纪宋代《和剂局方》，其药物组成为：铅、硫黄、肉桂、茴香、木香、沉香、胡芦巴，阳起石、补骨脂、肉果、附子、金铃子共12味。

《中国医学大辞典》曰："此方以火热之硫黄与黑锡所结之砂子为君，诸纯阳香燥火药为臣，以金铃子苦寒一味反佐，沉香引入至阴之分为使。凡阴火逆冲，真阳暴脱，气喘痰鸣之急症，用以镇固其阳，则坎离可交于顷刻。”

此方在各家方书其药物组成及分量又互有异同，目前各大城市国药业处方亦互有出入，上海市多巴戟天共13味，武汉有巴戟天、无阳起石共12味，北京市处方与《局方》同，北京同仁堂处方无木香、阳起石共10味。

黑锡丹的主治，根据《局方》所载范围很广，而强调应用于治疗喘息，见于清·喻嘉言、徐灵胎、陈修园诸氏的记载。

12世纪中叶，有因常服自制黑锡丹而引起膀胱结砂的病例报告，医生应用硫黄制剂治疗而获效的记载（洪迈《夷坚志》）。《和剂局方》是国家颁布的法定处方，威信很高，朱丹溪（14世纪初）指出：“自宋迄今，官府守之以为法，医门传之以为业，病者持之以立命，世人习之以成俗。”影响所及，于是有常服黑锡丹的风气，朱丹溪在《局方发挥》里，正确地指出这些“丹药”具有毒性，力辟时俗，告诫人们注意它们的毒性反应。

（三）黑锡丹与铅中毒

黑锡丹的制法：将黑锡入铁铫内熔化，渐入硫黄，候其成砂，研细末和各药末共混合，以为粉及酒糊为丸。

硫黄与铅经处理后结合成黑色硫化铅，按理论上说，硫化铅是无毒的，且在类金属和重金属急慢性中毒时，体内输入适量的硫黄，可促进解毒而有益于治疗（Fuhner《毒理学》）。

黑锡丹的炼制过程是在高温下进行的，铅的熔点是328℃左右。

1. 在熔化时铅首先与空气中的氧结合，在表面形成一层氧化二铅和氧化铅（Pb_2O 和 PbO），它们都是毒性最强的铅化物。

2. 在高温下硫化铅也会与氧化铅化合，变成铅和二氧化硫，后者成为气体逸走，而留下未结合的纯铅存在。

$$PbS + 2PbO \rightarrow 3Pb + SO_2 \uparrow$$

3. 此外，如果温度更高些，硫黄本身的沸点是444.5℃，那时硫黄就升华变成蒸气而逸走，铅不与硫结合而留下纯铅。

所以，炼制黑锡丹的过程中，如果处理得不好，其结果不是全部结合为“无毒”的硫化铅，还可有毒性更大的氧化铅、氧化二铅和纯铅的存在。宋代已记载到“结砂时硫黄飞去，铅不死”是引起中毒的原因。我们检查了不同药铺出售的黑锡丹，有的可在丸药表面看到很多金属颗粒的闪光。根据处方要求应以“无星为度”，我们认为若结砂时全部生成硫化铅，则呈黑色而无金属闪光，亦即“无星”，凡是丸药表面有很多金属颗粒闪光，则表示有纯铅的存在，亦所谓“铅不死”，则有增加中毒的危险。

由于铅及其化合物引起中毒的过程较慢而隐晦，不易被发觉，因此本草在铅、铅粉、铅丹条下均言无毒，但14世纪朱丹溪从其病案中指出有毒，15世纪在产铅地区，制作胡粉、黄丹、密陀僧的作坊工人均知铅有毒，并知防范方法，如作工前不空腹，常食肥肉注意营养，并服食铁浆水等（何孟春《余冬叙录》），16世纪《本草纲目》则明确指其有毒，并对中毒症状的描写很细致。

（四）对黑锡丹炼制及应用的改进建议

书曰：“若药勿瞑眩，厥疾勿瘳。”古人对于药物的治疗作用和中毒作用是这样看的，事实证明，所有药物都不是绝对无害的，我们的任务是在临床实践和实验观察中，找出药物的最大治疗效能和最小致害毒性的制剂、服法和剂量，使它更安全更有效。

黑锡丹用以治疗哮喘，前人的记载和目前各地经验报告，证明具有一定的疗效，上述两例在应用黑锡丹期间亦明显地控制了发作，因此研究改进炼制、用法和剂量，使减少铅中毒的危险，可以为进一步研究黑锡丹的临床疗效打开道路。

1. 统一处方，选择含量最少的处方，《局方》黑锡丹在各种处方中含铅量最少。

2. 炼制过程，首先注意缩短熔铅时间，以减少毒性大的氧化铅的生成。结砂时要控制温度，不使其发生硫黄升华逸走及铅的还原。检查时以没有金属颗粒闪光，亦即以“无星”为度。

3. 不宜大量连续长期服用，由于制作过程中难以避免氧化铅和纯铅的存在，因此必须提高警惕。据前人记载，黑锡丹应用于“虚寒急证”，估计很少长期连续服用。目前临床上如需作较长应用时，应在严密观察下进行，定期检查血象及尿紫质反应以早期发现铅中毒。由于空腹服时铅更易被吸收，故不宜空腹服用，最好安排在饭后服用。

本文发表于《人民医院科学论文集》（1959 年）

23. 糖尿病综合治疗 50 例初步观察（摘要）

既往对糖尿病治疗常限于饮食控制及降血糖药物的应用，疗效较低，低糖饮食往往不能维持正常生理需要，严重影响劳动生产力。本院先后对 50 例糖尿病患者分 4 批在病房及门诊进行中西医综合治疗，其基本精神为：①充分调动患者主动作用；②中西医治疗措施相结合；③整体与局部相结合；④保护及锻炼机体调节能力相结合。

病例来源和方法

（一）病例来源

本组病例未经选择，计男性 22 例，女性 28 例。年龄分布为 <20 岁者 1 例；20～29 岁 3 例；30～39 岁 9 例；40～49 岁 13 例；50～59 岁 16 例；>60 岁者 8 例。其中最小为 17 岁，最大为 72 岁，全组平均年龄 48.5 岁。4 批患者除第 1 批观察时间较长共用药 4 个月外，第 2、3、4 批的疗程均为 3 周。凡合并酮症者，经控制后再参加综合治疗。

（二）治疗方法

1. 分批集体治疗，首先举行动员会，疗程中定期介绍本病的基本防治知识，建立规律的生活制度。

2. 普遍学习气功，鼓励参加适当的体力活动，如太极拳或保健操。

3. 有步骤地放宽饮食，使食物构成及热量能尽快满足患者的生理需要；部分采取少量多餐（5 餐），鼓励细嚼慢咽；少数病人曾应用麦麸代替部分主食。

4. 适时地应用降血糖药物以保护和锻炼患者的代谢调节能力。

5. 试用中药成方，并重点地进行辨证治疗。

6. 积极防治并发症。

（三）实验观察

1. 气功前后有关化验指标的观察。

2. 部分患者做咀嚼试验、D_{860}敏感试验，以及治疗前后进行植物神经功能状态的检查。

结　果

（一）疗效

1. 疗效标准　根据患者治疗前后膳食量（包括糖量）、药物使用情况、血及尿糖的改变，以及症状的改善情况，参照患者于综合治疗前的病情程度，将疗效分为四级（血糖测定采用福—吴二氏法）。

（1）显效：经治疗后，膳食放宽至能满足需要，其中糖量已达350～400克/日，能撤除降血糖药物而糖尿病症状消失，血及尿糖能维持正常水平（空腹血糖<120毫克%，24小时尿糖阴性）；或原为重症病例，膳食能达上述水平，胰岛素减少2/3左右，而症状消失，血及尿糖仍能维持正常或显著下降，接近正常水平（空腹血糖<150毫克%，24小时尿糖<10克者）。

（2）良效：经治疗后，膳食放宽能基本满足需要，其中糖量达300～350克/日，能撤除降血糖药物而症状消失，血及尿糖维持近于正常水平者，或原为重症病例，膳食能达上述水平，症状消失，胰岛素用量显著减少（已至每日30单位左右），血及尿糖有显著改善者（空腹血糖<200毫克%，24小时尿糖20克左右）；或为轻症病例，经治疗后糖量达>350克/日，症状消失，降血糖药物减少或撤除，血及尿糖能维持正常水平者。

（3）进步：经治疗后，饮食仍需要控制，糖量在200～300克/日，降血糖药物减量，症状减轻，血及尿糖也有进步者。

（4）无效：无论病例轻重，经治疗后，仍需原来膳食及药物用量，症状及血、尿糖无明显进步者。

2. 总的疗效　全组病例总的有效率（较原治疗方法所获得的进步率）为80%。

3. 与旧疗法的比较

（1）第一批患者10例在综合治疗前后某些指标变化：经旧疗法（单纯饮食控制和胰岛素）2月左右，仍未摆脱低热量低糖饮食（热量平均每日1950卡，糖入量平均198克），在胰岛素日量>50单位的条件下，仅获耐糖量172克、平均血糖254毫克%的效果；在综合治疗后，第一阶段44天内，予以接近正常生理需要的饮食，热量2400卡，糖量400克，胰岛素日量<40单位，获耐糖量进步为383克、平均血糖下降为219毫克的治疗效果。

（2）第一批患者10例与旧住院的14例的比较，其两组病情基本相似，经类似的疗程（综合治疗组自入院至综合治疗第二阶段末，平均为87天；旧疗法组自入院至出院，平均为92天），综合治疗组胰岛素用量虽较多于旧疗法组，但在血糖下降程度、摄入热量及糖量、耐糖量及体重等各方面均显示显著进步，其中尤以体重的增长率较旧疗法大2倍。

如上分析比较，综合疗法较原有疗法为优，其突出之处在于获得血糖显著下降的同时，膳食中热量糖量的放宽，纠正了既往低糖低热量的“饥饿疗法”，减少患者痛苦，促进其活动和劳动能力。旧疗法每日摄入糖量仅200克，总热量1820卡，显然难使病人接受。综合治疗则使患者每日接受400克糖，总热量2400卡，相当于普通膳食的水平。

（二）影响疗效的因素

1. 性别、年龄、血糖水平与疗效的关系　男性疗效优于女性，男性22例中，有效率为91%，其中显效率为22.6%；女性28例中，有效率为72%，显效率14%。<30岁组4例，血糖水平最高（平均335毫克%），男女两组均无一例显效者；30～50岁组22例中，女性血糖水平（210毫克%）为男性（152毫克%）的1.37倍，而疗效也低于男性；>50岁组24例，女性血糖（213毫克%）为男性（135毫克%）的1.58倍，其疗效明显低于男性。

2. 病期、并发症、既往治疗情况与疗效的关系　显效率随病期愈长而愈降，>5年者（13例），其疗效远低于<5年者（33例），>10年者（4例）无1例为显效者。合并高血压或酮症与否，其有效率未见明显差别，但合并酮症者其显效率则低于无酮症者。合并神经炎者其疗效低于无神经炎组。在做眼底检查的18例中，合并有糖尿病视网膜病变者有6例，其临床疗效与对照组无明显差别。

既往治疗为胰岛素加饮食治疗组（17例），有效率70.6%；D_{860}加饮食治疗组（24例）有效率79.2%；单纯饮食治疗及未经治疗者（9例）则全部有效。

3. 胰岛功能与疗效的关系　利用咀嚼试验和D_{860}敏感试验作为探索胰岛功能状态的指标（血糖测定系按林、沈二氏根据Shaffer、Hartmann－Somogyi所修订的血糖微量滴定法），对部分病例进行观察，结果在两种试验反应性与临床疗效间尚未发现明显的关系。

4. 植物神经功能状态与疗效的关系　对17例患者于治疗前后进行植物神经功能状态的测定。利用冷加压实验作为测定交感神经功能状态的指标；利用唾液分泌酸反射作为测定副交感神经功能状态的指标（口含维生素B片剂后，收集5分钟内腮腺分泌液量。此法为北京医学院生理教研组所创用，血糖测定方法同前）。治疗前副交感功能正常者10例，低下者5例，亢进者2例；交感神经功能正常者2例，亢进者12例，颠倒者3例。最终结果显示：治疗前植物神经功能异常者其临床疗效低于正常组，副交感神经功能正常者疗效优于异常组，但交感神经功能亢进与否，则似与疗效的优劣关系不大。

如将经过治疗后交感神经功能亢进消失、副交感神经功能正常者判定为植物神经功能显著进步；交感神经功能亢进减轻、副交感神经功能轻微提高者判定为进步，则结果显示：临床疗效似与植物神经功能进步情况有较一致的关系。

5. 中医辨证治疗与疗效的关系　对17例进行中医辨证结果，均属虚证；病象涉及五脏，且均表现有肾虚，次为脾虚，半数病例兼有心肺肝三经症状，少数是虚火上亢现象。临床分型：阴虚型（以阴虚为主）1例，阳虚型（以阳虚为主）3例，阴阳两虚型13例。临床表现为典型的三消症状者并不多见，主要表现为脾肾两虚，此或由于病期较久，并既往曾经治疗，病情有所控制之故。初步结果显示：阴虚型年龄轻，病期短，血糖水平高，近期疗效较好，但不稳定。阳虚型平均病期长，血糖水平虽不甚高，但病情顽固，临床疗效不显著。多数为两虚型，其临床疗效则优劣各居其半。明·李梴（1575年）谓初宜养肺降心，久则滋肾益脾，此治疗主为滋补脾肾，兼及平肝清热或温阳补涩。综合治疗后，心肺阴虚，肝阳上亢征象消失，阴虚程度减轻，脾肾阳虚亦减轻。据古籍看法，本病初期多属阴虚，久则阴阳两虚，后期则多为阳虚。因此，若将由阳虚型转变为阴阳两虚型，以及由阴阳两虚型转变为阴虚型，看作为有征象上的进步，则综合治疗后17例中有10例显示进步转变（58.5%），其进步情况与临床疗效有较一致的关系。试将17例合并中医辨证治疗组与第二、三批23例进行比较，两组性别、年龄分布大致相仿，平均病期稍短于对照组，并发症高于对照组，其临床疗效似比对照组高。但因这批17例在综合治疗中又增加其他治疗措施，故其疗效优于第二、三批亦或与增加其他治疗措施有关。

6. 精神因素的影响　对第一批患者6例，在动员会（1960年6月6日上午举行）当天增加膳食中糖量，并于当天及今后隔天测定空腹血糖结果。由于观察期间，除膳食增加外，其他治疗措施均无变动，故其血糖变化可初步认为是动员会影响患者精神状态的结果。结果显示在平均增加糖量62克/日的情况下，血糖平均降低83毫克%。说明积极的情绪状态对病情的良好作用。

但精神创伤却诱使糖尿病的发病与恶化。例如：病例某，男，30岁，钢厂工人，于1958年12月不慎将衣袖夹持于机器输带，而全身被急剧转动三圈，当时虽无头部及躯体创伤，但因极端恐惧致短时失神。嗣后逐渐发生多尿多饮多食，于1959年6月发现为糖尿病，病情未能很好控制。1960年6月来人民医院（血糖286毫克%），参加综合治疗后，日趋稳定，进普通饭（糖450克/日），血糖在71~105毫克%，尿糖2.4~19克/24小时。1960年8月因得悉其爱人砸伤手指，闻讯当天尿糖即上升为110克/24小时。后经具体帮助解决其困难，其爱人伤势经治疗好转，患者情绪渐稳定，半月后血、尿糖又恢复正常，1960年10月出院，停用胰岛素，进普通饭，血糖维持正常。

如上所示，精神因素对糖尿病的影响不容忽视。更须指出，患者信心的树立及主动性的发挥，是接受并坚持综合治疗的必要思想前提。

7. 膳食因素的影响　结合患者具体情况，增加膳食中热量及糖量，使较速达生理需要水平，消除饥饿感，对患者的体力恢复及精神状态均有良好的影响，在与其他治疗措施综合作用下，其疗效明显较既往严格控制于低糖低热量膳食为优。至于膳食增量速度，经初步分析，对一般不甚严重的病例，在胰岛素剂量不变的情况下，结合血及尿糖的观察，一般平均每隔3天增加糖量50克左右时，对病情尚无不利影响，若增量过大（如达100克）则会导致尿糖显著增加，对病情不利。

对4例患者，按30%~60%的比例用麦麸代替主食，初步观察在其他治疗措施不变的情况下，麦麸膳食对血、尿糖的改善较对照期显示良好的作用。在食用麦麸的初期，个别会出现腹胀或腹泻，数日自愈，此可能与其质量、制作方法及增加速度有关。

8. 无效病例的分析　无效病例半数以上是与病情顽固、过劳、对治疗信心不足以及对综合治疗各项措施的接受程度与执行较差等因素有关。

9. 有效病历追踪情况的分析　经3~12个月的追踪观察，在可查的34例中有15例未能巩固，其既往最高血糖水平高于400毫克%（80%病例不能巩固）；综合治疗的疗效属一般进步者，有半数以上病例不能巩固；综合治疗后，摄入糖量变化较大，降血糖药物未正规应用者有60%以上病例有恶化。此外，除过度的重体力劳动及精神刺激外，性别、病期及工作生活的轻微变动与疗效巩固似无明显关系。

讨　论

通过以上疗效分析及新旧疗法的对比，综合治疗的主要优点为：①在较大程度上解除了低糖低热量膳食的限制，迅速纠正消瘦，增强患者活动及劳动能力；②在一定程度上减少降血糖药物用量，亦即加强了机体自身调节能力；③较全面地改善症状，并使其处于良好的精神状态；④患者主动作用的发挥，有利于疗效的提高和巩固。

精神因素对发病及病情的影响，突出了中枢神经系统功能在糖尿病发病机制中的重要地位。因此，应多加考虑中枢神经机能状态以及在其支配下的除胰岛素外的神经体液因素对糖代谢的影响。在本组糖尿病，高血压并发率甚高（48%），上海报告922例糖尿病合并高血压者占28.3%。本组24例并发高血压者仅1例证明有肾动脉硬化，13例眼底检查仅4例有糖尿病视网膜病变，故很难用糖尿病来解释全部患者高血压的成因。米亚尼科夫指出，高血压病和糖尿病发生在共同的神经调节紊乱的基础上，此种紊乱决定了此两种病的发病机制。因此，全面地关心病人、细致地思想工作、建立积极的情绪状态是有重大意义的。

有步骤地放宽膳食并不意味“放任”，从既往实践体会，“饥饿疗法”常使患者经常处于强烈的劣性刺激下，迫切的进食要求产生对饮食控制很大的抵触情绪，使治疗难为患者接受和坚持。《巢氏病源》于治疗消渴提倡细嚼慢咽，“少眇著口中，数嚼少湍咽，食已亦勿眠，此名谷药，并与气和，即真良药”。王氏等研究假饲可引起胰岛素反射性分泌而使血糖下降，而胃的机械性扩张可减低由假饲所引起的胰岛素分泌，细嚼唤起反射性胰岛素分泌，慢咽减少胃的急剧扩张，似会更有助于胰岛素的反射性分泌而有助于病情。因此，我们鼓励病人多餐少吃，细嚼慢咽。用麦麸代替部分主食治疗糖尿病曾有报道，经初步观察，似有减轻症状、降低血糖和尿糖的效果，值得今后继续改进试用。

祖国医学很早指出气功对消渴病的良好作用，气功对本病的作用机制尚待研究。本文的初步观察，气功后血糖未见明显下降，血清蛋白、血清胆碱酯酶及电泳分析除α_2球蛋白于气功后稍有增加外，余均未见明显变化。气功后基础代谢率下降，血清钠降低，及部分病例嗜伊红细胞增多等现象，虽尚不足以说明甲状腺及肾上腺皮质功能的抑制，但据气功机制的研究报告，认为入静状态是大脑皮层的内抑制过程。因此，前述指标的改变能否反映在皮层内抑制状态下，通过植物性神经（或间脑－垂体）系统使某些内分泌腺（垂体、肾上腺等）处于一时性的抑制是值得进一步研究的。气功后血糖未降，尚不能排除其对本病间接或逐步有利的影响。气功对高血压病的疗效已经证实，而高血压病与糖尿病两者在发病机制上有某些共同之处，据此气功疗法对糖尿病的有益作用是可以预期的。

中医辨证治疗糖尿病有较良好的影响，根据40年来国内外对中药的实验观察尚未能证明中药能直接降低血糖。因此，初步认为中医辨证治疗的作用可能与调整机体调节机能和内环境平衡有关。从中医辨证上的转变，植物神经功能进步程度与临床疗效的关系来看，亦可说明这一点。中医对本病治疗的指导思想及具体措施在综合治疗中的应用，使人们今后应更细致地进行辨证，同时也应重视发掘可能具有降低血糖作用的中药，以提高疗效。

从某些因素与疗效间的关系来看，治疗前血糖水平高，病期长者疗效低，并发神经炎、酮症或既往需用胰岛素治疗者疗效较差。上述因素反映病情较重，故影响疗效。对咀嚼和D_{860}试验无反应者血糖水平高于有反应者（D_{860}敏感试验可能反映胰岛功能状况，咀嚼试验则可能反映感受器－皮层－迷走神经－胰岛装置系统的整个反射弧的功能，此有待于更多的工作证实）；植物神经功能及中医分型与临床疗效的初步相应关系等说明上述各项指标若能综合应用，或可更全面地反映病情程度。

从年龄因素分析，30 岁以下的患者平均血糖水平高，对咀嚼及 D_{860} 试验均无反应，疗效较低，符合以胰岛素装置病变为主的青年不稳定型糖尿病的论点，是否尚与生长发育期的垂体、肾上腺及甲状腺功能比较活跃有关。50 岁以上的女性患者，血糖水平较高，疗效亦显著低于同年龄组的男性病例。Houssay 氏（1931）发现于去胰腺的动物身上切除垂体可使糖尿病明显减轻，临床上亦见糖尿病患者若继发 Sheehan 氏综合病征，则糖尿病程度减轻，McCullugh 氏报告伴有糖尿病的肢端肥大症患者经用雌激素治疗后糖尿病减轻，说明雌激素在抑制生长激素方面，对减轻糖尿病有一定影响，故更年期女性糖尿病病情较重，疗效较低。

综上所述，糖尿病综合治疗在治疗方法上有很大的变革，治疗措施较前丰富，今后应进一步研究各项措施的作用机制，使能更有成效地应用，进一步提高疗效。

摘　要

1. 综合治疗糖尿病 50 例的初步观察，其近期疗效，即进步率为 80%，其中半数为显效及良效，半数属一般进步。经 3 ~ 12 个月追踪观察的 34 例中有 15 例疗效未能巩固。

2. 精神因素对糖尿病的影响，表明全面地关心病人，充分调动病人的主动作用具有重要意义。

3. 调整饮食使达符合于生理需要，减少因“饥饿疗法”所造成的劣性刺激，有利于病人的活动和劳动能力的恢复，少量多餐及细嚼慢咽对糖尿病发生良好的影响。

4. 气功疗法及中医辨证施治有利于症状的改善，可能具有改善病人神经系统状态的作用，从而有助于病情的稳定与进步。

5. 结合患者多方面的资料，如病期、年龄、既往治疗后的血糖水平、并发症的有无，以及利用对咀嚼或 D_{860} 反应性的测定，可以更全面地反映病情程度，更好地指导治疗。

论文署名为：北京医学院附属人民医院：黄大有、陶其敏、陆广莘、陈珊珊、田雅文、赵继祖，该文由陆广莘执笔。其中涉及中西医治疗的结合和中医诊疗思想，反映 50 年代末综合治疗的情况。

全文发表于《中华内科杂志》1962 年第 1 期

24. 高血压病中西医结合研究中的辨病和辨证问题

辨证和辨病相结合，作为中西医结合的初步途径，在四十年代已经提出“双重诊断，双重治疗”的问题。历史表明，中西医结合工作的发展和提高，首先取决于对中医辨证论治的认识和研究水平；而对中医辨证论治的研究，反过来又受现代医学辨病认识的发展水平所制约。在高血压病的中西医结合研究上，随着现代医学对高血压病辨病认识的不断深化，也经历了不同的发展过程。

（一）高血压与降压药

在十九世纪，对于高血压病，医生还只把它看成某一器官的疾病。如有的诊断为特发性心脏肥大，有的诊断为脑溢血，有的诊断为慢性间质性肾炎——原发性萎缩肾，有的则被诊断为全身的动脉粥样硬化，即把突出地表现为某个器官严重后果的病变观察，作为辨病诊断的根据。直到近百年前，由于血液循环生理研究方法的进步，临床上逐步应用了动脉血压测量的观察方法，并研究了个别高血压病人的发展规律，才对动脉性高血压有了比较共同的概念，认为它是一个独立的疾病，是心脑肾病变的原因，它与动脉粥样硬化相似，但又与其有所区别。高血压和动脉硬化，两者常相联系和互相促进，构成心血管病中的最大多数。心血管病的发病率和病死率，近年来有不断增长和年轻患者越来越增加的趋势。因此如何防治心血管病，成为目前医学上的一个重要课题。特别是其中的缺血性心脏病，这是一个由许多互相影响的因素引起的疾病，其中主要是动脉硬化和高血压。动物实验证明，高血压的存在，大大加速动脉粥样硬化的形成；临床观察表明，高血压的程度越高，产生缺血性心脏病的危险也越高①。

应用降压药以纠正高血压能防止缺血性心脏病吗？苏联医学科学院恰科夫（1972）②说："对心血管病的治疗，在最近的未来十年中，可能发生重大的进展。相信在最近期间，我们就能更有效地利用现有治疗高血压的药物；目前的关键在于我们还没有准确了解，究竟是必须在数年内每天都给药，还是只需在血压升高时短时内给药。"美国退伍军人医院协作组（1975）在题为《高血压何时治疗和如何治疗》③一文中指出："迄今尚无明确证据能说明降压治疗能降低心脏病的发生率。鉴于高血压伴有高胆固醇血症的病人，有发生心肌梗塞的高度危险，尽管降压治疗的益处尚无定论，而控制这些异常似乎是明智的。可能在有效控制半年或一年以后，可以减少用药或用量；但是很少可能在中止治疗后，血压不逐渐回到高血压的水平。因此，病人应了解，治疗一经开始，就要终身持之以恒。"就是说不仅要数年内每天都给药，甚至必须是终生持之以恒地一辈子用下去。然而从1963年起已有报道，虽然降压治疗可降低充血性心力衰竭、脑血管病和尿毒症的死亡率，而冠心病和心脏病猝死的死亡率反而提高了。在一组高血压病518例的分析中，因冠心病和心脏病猝死的，占死亡总数的比例，由1958年前的非降压治疗组的17.1%，上升到1959～1961年的降压治疗组的48.8%④。有人比较了从1952～1959年和1960～1967年各为8年的两组降压治疗病人，后一组还广泛采用利尿降压剂，结果其心肌梗死的病死率四倍于前一组。认为这可能与降压药的毒性有关，提出了对高血压的降压治疗应予重新评价，并注意研究其危险性⑤。

对高血压病的认识过程，经历了从对心脑肾病变的观察，到对动脉血压测量的观察方法，得出了高血压是心脑肾病原因的认识。由此，动脉血压指标，作为辨病诊断的根据，成为治疗的对象，相应地致力于发展降压治疗，并依此作为判断疗效的指标，都是与此观察技术方法的发展水平及其所决定的诊断认识相联系的。在这样的诊疗思想影响下，相应要求从中医药中寻找降压的有效方药；在中医队伍中，一度也出现堆集降压中药而忽视辨证论治的现象。由于在直接降压效果上，一般地是中药不如西药，因此曾认为辨证论治再好也不如一片胍乙啶，怀疑中医辨证论治的所谓症状疗效究竟有多少科学根据？认为放着

① 沈清瑞译. 动脉硬化的治疗和预防问题. 国外医学参考资料，1972（4）：6
② 你的心脏就是你的健康. 苏联《消息报》，1972，4，6
③ 姜愣译. 高血压何时治疗和如何治疗. 国外医学参考资料. 心血管病分册，1976（3）：134
④ 沈清瑞译. 动脉硬化的治疗和预防问题. 国外医学参考资料，1972（4）：6
⑤ 编辑组译. 降压药与冠心病. 医学参考资料，1972（7）：35

现成那么多降压药，何必硬要搞中西医结合！1960年筛选中药和临床试用，皆以降压为主要衡量指标；以后对中西医结合综合疗法，也是用一个血压指标轻率地加以否定。历史的经验教训归结为：由于思路受现代医学体系的束缚；由于没有抓住辨证论治这个关键①。

（二）高血压与血流供求不平衡

为什么高血压的降压治疗必须长久使用？为什么停药后血压仍会上升？为什么它没有能防止缺血性心脏病的发生，却反而使冠心病的发生和病死率增加？这就需要把西医的辨病认识提高一步。而为了解决中医辨证论治的所谓症状疗效究竟有多少科学根据的问题，就需要发展相应的观察技术方法。

动脉血压的维持，原是为着保证体内各器官的正常血流供求关系所必需。引起血压升高的原始动因是血流供求关系的不平衡，其中尤以心脑肾最为重要，这三个器官的血流需求量很大，就耗氧量计，约占静息时全身耗氧量的1/3，而它们的重量则仅及全身体重的1/30。因此心脑肾的血流供求不平衡，在高血压的发生和维持上起着特别重要的作用；而高血压的严重后果，也主要表现在这三个重要器官血流供求矛盾的严重脱节。

中国医学科学院阜外医院的观察发现，高血压病人有80%存在颈项痛，并常伴有眩晕、头顶痛和四肢麻木等症状。他们从《伤寒论》的葛根汤治项背强几几中得到启发，临床应用葛根对高血压病人的颈项痛疗效较好；药理实验证明葛根黄酮有改善脑血流的作用，初步认为颈项痛可能是反映椎动脉供血不全的迷路颈肌反射。用葛根治疗心绞痛，也取得较好的症状疗效及心电图好转率；药理实验也显示它有改善冠状动脉血流量的作用。应用葛根后尿量增加，推测也可能是改善肾血流的结果②。

由于发展和应用脑血流图等测定重要器官血流状况的观察技术方法，对高血压病的辨病认识推进一步，同时也为中医辨证论治症状疗效的科学根据提供初步的说明。它可能接触到高血压深一层的本质，即临床症状的改善，是和重要器官血流供求关系的改善相联系着的；而高血压的许多症状像眩晕、肢麻、肢凉、项强、头顶痛、耳鸣、心绞痛等，反映着相应部位血流供求不平衡的存在。这类症状中医概括为风，葛根只是疏风解肌药之一，当它从一个侧面改善了血流供求关系，就有助于改善症状。中医认为风的本质是血气不和，“治风先治血，血行风自灭”，指出了风这类症状的消除，是和“血行”相联系着的，这是关于症状疗效的科学根据。它比之单求降压的治疗，可能更具有实际意义，因为血压并不是血流量最可靠的指标。高血压的深一层本质是血流供求的不平衡，而高血压本身又是体内为着克服此种不平衡的代偿抗病反应，只是此种代偿反应的努力还不尽完善和尚未成功，于是才有高血压的血管反应等持续存在。高血压并不纯粹是消极的病因病理破坏，不应当只是治疗压制的对象。它应当看成是治疗的服务对象和依靠对象，治疗若从帮助改善血流供求关系，帮助高血压所要去实现的调节反应，因势利导，促其成功，则不需要再有高血压反应的持续激起。“将欲取之，必先予之。”由此认为高血压的治疗研究，应当放在全面地谋求血流供求关系的改善，应当放在积极扶持机体的自稳调节能力上。

从中医辨证论治的丰富内容中，发掘关于如何谋求全面改善血流供求关系的不平衡，

① 中国医学科学院高血压研究小组．高血压病的防治研究必须走中西医结合的道路．心脏血管疾病，1972（1）：1

② 中国医学科学院高血压研究小组．高血压病的防治研究必须走中西医结合的道路．心脏血管疾病，1972（1）：1

以及如何帮助机体自稳调节能力的理论和方法，则是当前中西医结合研究高血压病的重要课题。“谨守病机，各司其属，疏其血气，令其调达，而致和平”，这是中医辨证论治的中心思想和主要手段。血气的功能不外是提供各部位以物质、能量、信息的来源，以保证各部分和整体正常的生理活动和防卫能力。“正气存内，邪不可干”的正气，它的基本物质基础就在于此。人体阴阳自稳调节的作用，主要是通过调节血气以有效地分配相应部位，以保证整体的生命活动。因此血流供求矛盾不仅在心血管病上突出地表现出来，也在感染和免疫性疾病上普遍地表现出来。中医辨证论治的丰富内容，也就是围绕这个原则，从不同侧面丰富发展了的历史经验的积累；药治八法中的汗、吐、下、消、温、清、补、涩，无不可视为谋求全面改善血流供求不平衡的手段；中国医学史上不同学派的争论，都可以看作围绕这个中心的从不同侧面认识深化的辨证发展过程，因此，都可以在这个基础上统一起来加以认识。

（三）高血压与自稳调节

医生用药治病，用药的目的完全是为了不用药；通过一个时期药物治疗的帮助，为的是实现自稳调节的正常化，这是关于治疗终点的辨证观点。那种认为需要在数年内每天都给药，以至要终身持之以恒地一辈子用药来维持血压指标的稳定，都不能表明是机体自稳调节的正常化。“物体相对静止的可能性，暂时的平衡状态的可能性，是物质分化的根本条件，因而也是生命的根本条件。”① 同时也是健康的主要标志。人体自稳调节所实现的体内相对平衡状态，是通过各机能间相互制约的关系获得的。“亢则害，承乃制。制则生化，外列盛衰；害则败乱，生化大病。”亢是正常平衡的破坏，对生生化化不利。但是人体内这种亢是经常出现的，因此才有平衡的必要。王安道说：“人之气也，固亦有亢而自制者，苟亢而不能自制，则汤液、针石、导引之法，以为之助。”② 由于人体自稳调节能力的存在，于是才有平衡的可能。只有当“亢而不能自制”，机体暂时地削弱了自稳调节能力时，才需要医药治疗手段；而医药也只是“为之助”，帮助其恢复自稳调节能力。

为什么高血压的降压治疗会走向反面，据目前的了解，节后交感神经阻滞剂如胍乙啶等，由于它使心排出量及肾血流量明显降低，却不改变体循环的血管阻力；周围血管扩张药如肼苯达嗪等，则可使血浆中肾素活性明显增加；利尿降压药的长期应用，可见血浆肾素活性增高和继发醛固酮增多③。直接降压的结果，却激起体内升压机制的反跃，实际起着加剧高血压恶性循环的作用。在广泛应用降压药，并强调数年内每天都给药的情况下，必将加重自稳调节的负担，削弱自稳调节能力，进一步加剧血流供求不平衡，促成重要器官血流供求矛盾的破裂。

恩格斯在百年前指出过：“在今天的生产方式中，对自然界和社会，主要只注意到最初最显著的结果，然后人们又感到惊奇的是：为达到上述结果而采取的行为所产生的较远的影响，却完全是另外一回事，在大多数情况下，甚至是完全相反的。”④ 中国医学经历

① 恩格斯：《自然辩证法》。
② 王履：《医经溯洄集》。
③ 阜外医院．抗高血压药物治疗的进展．医学参考资料．心血管专辑，1972，215
④ 恩格斯．《自然辩证法》。

过这种初期的主要寻求直接显著效果的治疗学阶段，才逐步认识到那些“寒者热之，热者寒之”的拮抗性治疗，只能限制在一定范围内应用。“大毒治病，十去其六；常毒治病，十去其七……无使过之，伤其正也。”注意到“久而增气，物化之常，气增而久，夭之由也”的教训。认识到把拮抗治疗当作常规应用时（“治寒以热，治热以寒，方士不能废绳墨而更其道”）结果走向了反面：“有病热者，寒之而热；有病寒者，热之而寒；二者俱在，新病复起。”怎么办呢？“诸寒之而热者取之阴，热之而寒者取之阳，所谓求其属也。”王安道说：“属也者，其枢要之所存乎！”所谓求其属，就是要抓住人体阴阳自稳调节这个枢要。而“俗尚颛蒙，恪恃方药，愈投愈盛，迷不知返；岂知端本澄源，中含至理；执其枢要，众妙俱呈”。抓住自稳调节这个根本，一切都将迎刃而解。而一般的医生却“苦寒频岁而弗止，辛热比年而弗停”，“恪恃方药，愈投愈盛”，仍然“迷不知返”，这样的情况之所以如此“数见者，得非粗工不知求属之道，以成之欤”！

近年国外对人参、刺五加等药物进行不少研究，提出了“适应原”样作用的概念；这类药物除能增强机体对外界有害因素的抵抗力外，还能使调节紊乱的功能趋于正常化。例如能使低血压病人的血压升高，又能使高血压病人的血压下降等等。从而认为适应原的作用是完全向着对机体有利的方向进行。但是这类药物是否完全向着对机体有利的方向，不只取决于它们的科属及其化学成分，也将取决于它们对机体作用的量和时间，更为重要的是取决于机体自稳调节在抗病过程中处于什么样的具体反应状态。王安道说：药物的“愈疾之功，非疾不能以知之”。药物等治疗手段的具体效果，只是在具体疾病状态下，即人体自稳调节在抗病过程中处于何种具体反应状态下，才能被正确地认识。如果认为适应原是完全向着对机体有利的方向，因而多多益善，堆集大量长期应用，特别是不顾机体自稳调节在抗病过程中的具体反应状态这个根据，则完全有可能会走向反面。而怎样适合人体自稳调节在抗病过程中的何种反应状态，则可以从中医辨证论治的丰富内容中去寻找规律。中医辨证论治的丰富内容，就是对人体自稳调节在抗病愈病过程中不同反应状态的不同处理方法的经验总结。离开辨证这个关键，即离开人体自稳调节的具体反应状态，适应原的作用就不一定完全向着对机体有利的方向，这在高血压病治疗研究中，黄酮类药物和活血化瘀药像葛根、丹参等被广泛应用时，认真参考过去的经验教训是有益的。

（四）结语

中西医结合创造中国的新医药学，是我国医学科学现代化的根本标志。寻找有效方药，只是其中的任务之一，而况方药之有效与否，其根据在于机体的自稳调节及其抗病反应，只有弄清这个用药的标准和所以产生药效的根据，才能阐明方药疗效的原理。医学科学的根本问题，就是要研究疾病和健康及其互相转化的规律。临床医学通过对人体的抗病方面以及环境的致病和治病因素这三者之间的相互关系去研究发病和愈病的原理。“和形而上学的宇宙观相反，唯物辩证法的宇宙观主张从事物的内部、从一事物对他事物的关系去研究事物的发展，即把事物的发展看作是事物内部的必然的自己的运动。”① 所以在关于现代医学未来发展的预测方面认为：“同调节机制和防卫反应机制有关的问题，今天在生物学研究中起着最重要的作用，只要弄清了调节机制和防卫反应机制的活动原则，就意

① 《毛泽东选集·矛盾论》。

味着医学在发展中有质的飞跃。”（《展望公元2000年的世界》1970，西德）这就是关于医学科学现代化的主要标志，一切最先进的科学技术方法或多学科的研究，都将围绕这个中心并为它服务。中医辨证论治的诊疗思想，强调了治病必求于本，认为“病为本，工为标，标本不得，邪气不服”。病人的抗病因素是实现愈病的根本原因，医生的治病因素是帮助实现愈病的重要条件；医生的诊断要正确反映这个本，医生的治疗应符合这个本，如此则“标本已得，邪气乃服”。这个本，就是关于人体自稳调节及其抗病防卫反应。因此，抓住这个中心，实行中西医结合，必将加速推动我国医学科学现代化的进程。

本文原为全国中医研究班（1977年）演讲稿
全文发表于《中医杂志》1980年第5期

25. 治病必求本与辨症论治（摘要）

“治病必求于本”，既是中医学的诊断要求，又指出它治疗追求所要实现的根本目标。治病，为了帮助实现由疾病向健康的转化。求本，作为诊断观，指出诊断的目的在于要找出实现此种愈病转化的根本原因；作为治疗观，指出治病的目标是实现对整体和谐自稳态的追求。

医学科学把人体的疾病和健康互相转化的规律作为自己的研究内容，用这些规律以指导实践；帮助实现由疾病向健康的转化，是临床医学的任务；防止发生由健康向疾病的转化，是预防医学的内容。

“每一门科学都要以思想和概念的形式来表述自己对象。”中医学的特点，或者说它与西医学的区别，就在于它表述自己对象的思想及其概念体系。研究工作为了从客观实事中求“是”，强调要有“的”放矢，指出把握对象本质特点的重要性。因为，“任何运动形式，其内部都包含着本身特殊的矛盾，就构成一事物区别于他事物的特殊的本质”。因此，“就本来的意义说，辩证法就是研究对象的本质自身中的矛盾”（列宁）。中医学的特点就表现在：养生莫若知本和治病必求于本的“本”这个最基本概念上。

健康与疾病都是正邪相争的过程，健康状态不等于没有邪的存在。只是由于“正气存内，邪不可干”，疾病状态的“邪之所凑，其气必虚”，因此从疾病向健康的转化，并不意味“邪”的彻底消失，只是从邪之所凑向邪不可干实现了转化，因此在正邪的相互关系上是：正为本，邪为标。“正”，是中医学的健康模型，这是一种“精神安乎形”的心身相关自稳态；“正气存内”，意味维持着这种整体和谐的自稳态，“正气”——指维持自稳态的调节能力，简称自稳调节。最基本的自稳调节是阴阳自和，“阴平阳秘，精神乃治”。因此在养生保健上，强调“察阴阳之宜，辨万物之利，以便生，故精神安乎形，而年寿得长”，提出只有察人体阴阳之宜与不宜，才能辨环境万物之利或不利。在治病上，在病人与掌握诊治手段的医生之间，指出“病为本，工为标，标本不得，邪气不服；标本相得，邪气乃服”。病为本，正为本，病人的正气是治病必求的本；“症”字从正从病，指病人的正气或正气有病；这是中医的疾病模型。“治病之道，气内为宝”，帮助实现向正气存内的转化，如此则“标本相得，邪气乃服”。因此，治病只是从邪气不服向邪气乃服转化，并不要求必须是邪气的彻底消灭。

养生莫若知本，这个本就是“正”；治病必求于本，这个本就是“症”。

“观其脉证，知犯何逆，随症治之。”今天被归结为“辨症论治”，用来表述中医临床思维方法的特点，它作为对中医辨症分类学诊疗思想体系的概括，从而与西医疾病分类学诊疗思想体系的“辨病论治”相区别。

上一世纪中叶，在细胞一级层次的观测基础上，建立的细胞病理学和病原微生物学，认为致病因素决定疾病的性质，病理变化决定疾病的转归。由此认为病因病理才是治病必求的“本”，是诊断要找出的疾病原因，治疗的目标是对消除病因和纠正病理的追求。于此相应地把消除病因和纠正病理，作为临床疗效的标准和药理筛选的指标。用这个标准来看待中医学的治病求本，用这些指标来筛选常用的中药，得出中医不科学和中药无作用的错误结论。

《伤寒论》原文的观其脉证和随症治之，前后两个均用“證”字，吴又可指出：“病之證，后人省文作‘证’，嗣后省言加疒作‘症’。”日本把“证”的研究列为科技厅重大课题，他们是从方证结合的“汤证”进行研究。秦伯未指出：“证是证据，是现象”；朱颜认为，证“是整个外观病象的总和”。

观其脉证的“证”，是人体主体性反应的表象信息，作为证据和现象，是四诊的观测对象，它包含正常生理反应的“藏象”，临床表现的“病形”或病证（证候、外证、外候，包括症状和体征），以及治疗反应的“疗效”。病形是在与藏象相比较的结果，疗效又是在与病形相比较的结果，三者共同组成“证”的内容，从而决定了辨证的认识方法，是唯象的模型方法：它通过“由象知藏”，建立了中医学的脏腑经络学说生理稳态模型；通过“由形测症”，建立起中医辨症分类学的疾病模型；通过“由效识药”，建立起中医学的药物方剂学和针灸学疗效理论模型；通过藏象学说的建立，形成相应的养生学理论模型。它认为：什么是致病的毒？只有“因病始知病原之理”；什么是具体的药？它的“愈疾之功，非疾不能以知之”。由此，中医的疾病模型“症”，成为正确区分和识别毒和药的唯一科学根据。辨证的认识方法，包括“由外知内”以求本，即建立对象特征的理论模型，以及“由果断因”，即依据对象主体性反应这个结果，来判断与此具体对象相互作用的环境因素的性质，有利的还是有害的？是毒还是药？

知犯何逆的“症”，是医生通过观其脉证之后，经过临床思维过程，从具体到抽象，从感性到理性，从客观到主观，从理论上把握（知）对象的特征（犯何逆），形成关于对象特征的理论模型——“症”。根据这个模型，决定实践的方向和目标，以及关于治疗手段的选择，叫做“随症治之”。

“症”是有病的正气，正气是指自稳调节。中医学把自稳态的维持，看成是一种调节和流通的统一。自稳态的“稳”，是作为能独立于环境因素变化而能保持自身的稳定。自稳态之所以能“稳”，一是流通。“升降出入，无器不有”，一旦“出入废则神机化灭”；自调节自组织自适应能力必须不断从环境获得物质能量来维持，必须不断与环境变化信息的相互作用中得到锻炼。二是调节物质信息能量流的有序，在机体依靠气血津液的正常流通来实现，气血津液流的正常化靠阴阳五脏来调节。“阴阳和调而血气淖泽滑利”，“五脏之道，皆出于经隧，以行血气；血气不和，百病乃变化而生”。而当“五脏安定，血脉和利，精神乃居”。由此阴阳五脏与气血津液，构成调节和流通的统一，在体内形成正常的“升降”运动，从而成为“生化之宇”。是这种升降运动把全身组织成为有序的整体，维持着整体的稳态，以及体现个体的主体性反应。一旦“升降息则气立孤危”，于是有序的整体离散崩解，“器散则分之，生化息矣”。

“症”作为正气有了病，它必定要依着生存上的生理需要作出修整，首先是依靠放大系统对体内原有机能的发动，从而表现机能亢进的抗病反应，中医学称之为“邪气盛则实”的旺气，它包括了气血津液的重新分布造成的某些部位的流通障碍——郁，因此叫“郁则为邪，亢则为邪”。有郁必有不足，有亢必有失衡；邪气盛则实的旺气，是正气不足的表现，同时又是正气自身的发动。正气不足即“精气夺则虚”，包括气血津液的生成和分布的不足，以及阴阳五脏之间的失衡，因此叫“不足为虚，失衡为虚”。正因为邪实是由正气发动的主体性的抗病反应，因此邪实是正虚的外在表现，正虚是邪实的内部基础。疾病是正邪相争，“症”就是邪实正虚的对立统一，没有绝对的孤立的虚症，有虚必有实；“症”，就是人体心身相关的自稳调节发动的主体性抗病反应及其时相性的传变过程。

邪气盛则实的风、寒、热、燥、湿、痰、郁、瘀、水、火等，都是气血津液流通分布变化的结果，与气有关的是郁、寒、热、火，与血有关的是风和瘀，与津液有关的是燥、湿、痰、水等。正气有了病，即自稳调节发动了抗病反应，这是实现抗病愈病的积极因素和根本原因，因此它是中医治疗的依靠对象，而不是打击压制的对象。它之所以发动机能亢进的抗病反应，反映了它还未完善和尚未成功，因此这是中医治疗的服务对象。“治病之道，顺而已矣”，包括了因势利导，助其一臂之力；“顺”还有通顺之义，“疏其血气，令其调达，而致和平”，就是“通”，汗吐下消温清诸法，均着眼于“通”。李中梓的总结认为：“疏其血气，非专以攻伐为事；或补之而血气方行，或温之而血气方和，或清之而血气方治，或通之而血气方调，正须随机应变，不得执一定之法，以应无穷之变也。此治虚实之大法，一部《内经》之关要也。”

“症”合虚实，就是邪实正虚的对立统一。

“症”的模型结构，包含了历代辨症的成就：八纲辨症，病因（邪）辨症，五脏辨症，气血津液辨症，六经辨症，卫气营血辨症，三焦辨症。

“症”，作为治病必求的“本”，因为：①病人自身的正气——自稳调节及其所发动的抗病反应，是抗病愈病的根本原因；②它是一切临床表现——“证”，所以产生的基础；③它是正确区分和识别毒和药的唯一科学根据；④它是一切治疗手段所以能呈现疗效的强大背景。

“证→诊→症”，是诊断意义上的治病求本，意味着中医学的诊断着眼于找抗病愈病的积极因素，从而体现为它是一门动员的医学。

“症→治→正”，是治疗意义上的治病求本，追求整体和谐的自稳态，意味着中医学是一门整体的医学，它的治疗又是极其个体化的。

本文发表于《中医药研究》1985 年（黑龙江）

26. 病名、证候与中医诊断学

病和病名

（一）“疾病：疾，疾也，客气中人急疾也；病，并也，与正气并在肤体中也。”（《释名》）“肤体，指一身而言；扁鹊之所谓：腠理，血脉，肠胃，骨髓，皆是。”（《释名疏证》）“腠者，三焦元真通会之处，血气所注。”“若五脏元真通畅，人即安和。客气邪风，中人多死；千般疢难，不越三条：一者，经络受邪入脏腑，为内所因也；二者，四肢九窍，血脉相传壅塞不通，为外皮肤所中也；三者，金刃房室，虫兽所伤；以此详之，病由都尽。”（《金匮要略》）客气是外来的，不是肤体；正气是内在的，也不等于肤体本身。

（二）“有病形，有病因，有病名；察其形，辨其因，正其名，三者俱当，始可以治矣。一或未明，而曰不误于人者，吾未之信也。”（《医经溯洄集》）“夫百病之所始生也，必起于燥湿寒暑风雨，阴阳喜怒，饮食起居，气合而有形，得藏而有名。”（《灵枢·顺气一日分为四时》）“视其外应，以知内藏，则知所病也。”（《灵枢·本脏》）

（三）“一切邪犯者，皆是神失守位故也。此谓得守者生，失守者死；得神者昌，失神者亡。”（《素问·本病论》）“粗守形者，守刺法也。上守神者，守人之血气有余不足……神客者，正邪共会也。神者，正气也；客者，邪气也。”（《灵枢·小针解》）“古贵良医者，能知笃剧之病所从生起，而以针药治而已之，如徒知病名而坐观之，何以为奇！”（《论衡》）

证和辨证

（一）医学对象的证

1. “观其脉证”中的证。“脉”作为他觉检查发现，“证”则作为主诉症状。

2. “临床表现”病形的证，或称病象、病能、病候、证候、征象。（被译作 Sympton）

3. “机体反应”输出信息的证，包括生理反应（藏象）、治疗的反应（疗效）、疾病反应（病形）。（区分标本顺逆：“知丑知善，知病知不病”）

4. “出入信息”的证。其输入端包括养生的、治疗的、致病的刺激因素。（识别利害药毒：“视其外应”、“因发知受”）

（二）诊察所得的证

主客体的相互作用，还受制于诊察者的医学思想知识结构和技术手段的发展水平。

（三）诊断结论的证

①“形”——标本顺逆；②“因”——利害药毒；③“藏”——观其脉证。知犯何逆——“病”，视其外应，以知内藏——“病”、“症”、“正”。

（四）基础理论的证

中医学研究对象的理论模型：“病/症——正”。

诊和判断

从诊到断，从认到识，从看什么到怎么看，都决定于中医学的对象及其实践目的。

1. 对象不只是疾病。中医学对象是人与环境相互作用中的健康和疾病互相转化的过程。

2. 实践不只是治病。中医学实践目的是人的健康。对健康者如何保持健康，是中医学养生之道；对疾病者如何帮助其实现向健康的转化，是中医学治病之道。

3. 诊断不只是识病。为了能趋利避害以实现养生保健，化毒为药以帮助治病愈病；实践目的规定了认识的任务是：①识别环境刺激的利害药毒；②为欲养生莫若知本：发现抗病愈病的内在动力机制和具体识别利害的价值标准（人体正气，正为本，邪为标）；③为欲治病必求于本：发现抗病愈病的内在动力和具体区分药毒的科学根据（病人的正气，病为本工为标，正为本邪为标）。

4. 中医认识对象包括：诊察对象的“证”，诊断结论——研究对象的理论模型“病、症、正”。

（1）“证”，是人的健康和疾病互相转化过程的出入信息，是人作为主体性开放系统的整体边界全息效应；是医学对象作为信息源的可被诊察的信息场，又是中医防治实践的作用对象，因此是中医的观控对象。

（2）“病”，是识病求本，溯因分析的病因、病理、病位的疾病模型。

（3）“症”是治病求本，关于病人正气的主体性抗病反应具体传变时态的整体性调节的愈病动力模型。

（4）“正”是养生知本的人体正气，是主体性开放系统物质能量信息流的自稳调节和自组适应的健康动力模型。

5. 中医学历史发展，经历了：“辨证”论治因发知受的基本经验积累，到“辨病”论治的溯因分析和对抗疗法；发展上升为：“辨症”论治因势利导的动员疗法和“辨正”论防的个体化的养生之道。后来者居上，超越包容前者的合理部分。

养生知本和治病求本

养生莫若知本和治病必求于本，涉及医学上的根本问题。中医养生知本的预防思想，建立了正气存内的“正”这个健康模型，被看成抗病防病的根本原因和识别环境利害的唯一标准。中医治病求本的诊疗思想，建立了病人正气的“症”这个疾病模型，被看成抗病愈病的根本原因和区分毒和药的科学根据。

阴阳自和的稳态模型是一个开放系统，它与环境的相互作用最基本的是：物质能量信息流不断从环境输入和向环境输出，生命体正是由于一种稳定的物质能量信息流才得以存在和发展。即“非出入，则无以生长壮老已；非升降，则无以生长化收藏。是以升降出入，无器不有。故器者生化之宇，器散则分之，生化息矣。故无不出入，无不升降。化有小大，期有近远，四者之有，而贵常守，反常则灾害至矣。”

辨证，作为唯象的模型方法，通过“由外知内”以求本，建立关于医学对象（疾病—健康）的理论模型（症—正）；然后才能“由果断因”，根据对象主体性反应的具体结果，来判断该对象发生作用的环境因素的性质。在这里不是外部因素机械决定论，不是刺激决定反应的性质，而是反应结果决定对刺激性质的判断。

从发热恶寒头身痛无汗而喘脉浮紧的“观其脉证”开始，经过临床思维“知犯何逆”，形成“风寒束表”的太阳表实症的辨症模型，从而决定了疏风散寒宣肺解表的治疗原则，然后再遣方选药，也许采用麻黄汤原方，也可以据证加减，或选用后世效方，这叫做“随症治之”。把辨证推向辨症，并把辨症的本质性认识，同辨证的生动现象结合起来，既有原则性又有灵活性。但是，证是表象信息，辨证是诊察过程；症是理论模型，辨症是判断过程，诊断包括着这两个既相区别又相联系的过程。辨证诊察须进一步作出辨症的模型识别才是形成治疗原则的理论依据，因此这是“辨症论治”。

辨证是感性认识阶段，辨症是理性认识阶段，施治是变革对象的实践阶段，这是完整的认识过程中的三个阶段。张仲景正是把观其脉证（诊察）→知犯何逆（判断）→随症治之（施治）这三个阶段作为完整的认识过程。复诊是通过施治的实践反馈来检验辨症判断的正确程度，继续进行辨证→辨症→施治的第二个循环。

近代西医从19世纪中叶，在细胞病理学与病原微生物学基础上建立的疾病分类学，以病因病理病位为其主要模型结构。

症合虚实，“实”所指的邪气盛，是机能亢进的抗病反应奋起；“虚”指正气虚，是自稳调节的失衡和气血津液的生成或分布不足。自稳调节主要是五脏阴阳模型，抗病反应包括寒热燥湿痰水风火郁瘀等，其背景是气血津液流通分布的改变。调节抗病反应在疾病过程中的时空传变，历代有《玉机真脏论》的表→肺→肝→脾→肾→心这样的一般规律，有《伤寒论》的六经传变，叶天士的卫气营血和吴瑭的三焦传变模型。自稳调节及其抗病反应机制的时空传变过程，构成辨症分类学结构的三要素。

本文完成于1987年

27. 中医临证研究和方法论问题

（一）中医科研的战略问题，首先是关于中医科研工作的边界和目标，动力和条件。

边界问题，即关于中医科研的范围。

目标问题，是中医科研追求的目的和水平，由此决定中医科研系统的目标性能；发现中医科研系统运转的动力机制，作为依靠对象和判别条件的价值标准；决定中医科研的决策标准：包括中医科研课题领域选择的价值标准，中医科研成果评定的价值标准，以及由此应建立一支什么样的科研队伍。这是涉及全局和有深远意义的重大问题。“先立乎其大者，则小者不可惑也。”关键在一个“立”字，立主体意识，立主体价值目标，是当前中医科研战略中的首要问题。因为长期以来中医科研只是指研究中医，却没有中医研究的地位。

（二）研究中医和中医研究，都是科学研究，在我国都是属于中医科研的范围。

什么是科学？“每一门科学都要以思想和概念的形式来表述自己的对象。”科学就是以理论的形式表述自己研究对象的思想概念体系。列宁说过：“自然科学的成果，就是概念。”

什么是科学研究？“应用什么样的方法论，这取决于我们必须研究的对象本身”，这就是从对象实际出发，实事求是，有的放矢。只有“有的放矢”，才能“实事求是”，从对象实际中求出它自身固有的规律性；只有实事求是，才能不断地将新发现的“是”，汇入科学理论之“矢”，推动科学的发展。科学研究就是：有的放矢⇌实事求是的循环往复；科学的发展就寓于这相互作用的良性循环之中。

每一门独立的科学，都有自己特定的研究对象，因此一门科学的对象问题，也就是这门科学的生存权力问题。一门科学的理论和方法都是服从于自己的研究对象：对象⇌方法⇌理论，构成一门科学和科学研究内在的三要素：

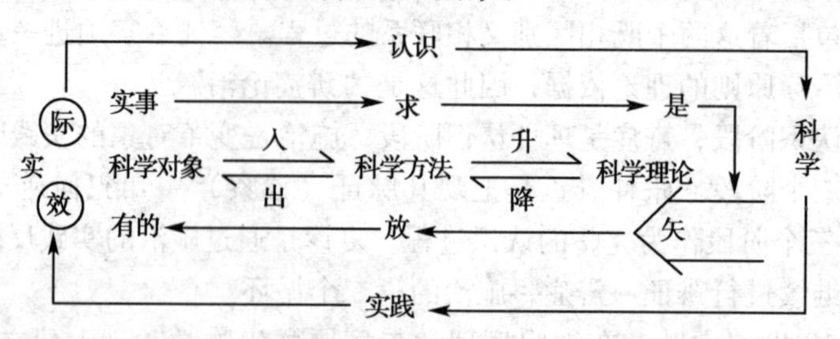

只有反映对象实际，才能构成科学认识，“际”，是关系，“究天人之际，通古今之变，（才能）成一家之言”。

只有取得对象实效，才能称作科学实践；从对象实际出发，又通过对象实效的检验，才是真正的科学态度，才能取得科学的发展。

对象⇌方法⇌理论之间的“出入升降，四者之有，而贵常守，反常则灾害至矣”。离开了自己的研究对象，“出入废则神机化灭”；割裂了理论和技术方法的联系，“升降息则气立孤危”；而理论体系的离散，“器散则分之，生化息矣”。

中医研究和研究中医，既然都是科学研究，都要紧紧把握自己的研究对象，有的放矢和实事求是，因为“非出入，则无以生长壮老已”。

（三）中医学是研究人体健康和疾病互相转化过程中，关于健康的保持和向健康转化的动力和条件的科学。

中医学对象⇌中医研究人员⇌中医理论体系，三者都是独立的主体性开放系统。一个具体的中医科研和防治实践，就是中医与医学对象的人这两个主体性开放系统的耦合过程，同时又是中医的个体思维与中医理论体系之间的耦合过程。在中医科研和防治实践中，中医科研人员作为信息宿，需要中医理论这个信息库的指导，通过有的放矢地从医学对象的信息场中，发现新现象关系，求得新“是”和规律，上升到理论以丰富这个信息库，发展中医理论体系这个“矢”。

由于医学对象的人，是地球上进化得最高级复杂的系统，具有自然属性和社会属性；人的健康和疾病互相转化，既有自然（物理的、化学的、生物的）因素，又有社会因素的参与。因此医学是最高度综合的学科，它在自身发展过程中，不断要吸收利用当时的自然科学和社会科学成果，以改善和丰富自己的观控技术和理论思维方法，中医学在历史上是这样做的。

中医科研，首先是用中医的理论和方法研究具体医学对象，实现中医研究这个主导的“有的放矢”和“实事求是”的良性循环。与此同时，又要努力按照中医研究对象及其理论观念的需要，主体性地吸收利用当代自然科学和社会科学的成就。于是在中医研究中有一个研究现代科技成就（包括当代西医学成就）的问题，因为只有研究现代科学技术，才能正确地吸收利用它。正如西医研究，当然主要用西医的理论和方法研究它的医学对象，在此过程中，它有效地吸收利用了与它同一科学体系内其他学科的成就。而在近年也开始一个学习中医和研究中医的方面，从研究中药开始到研究针灸，进而研究中医理论，借以丰富西医学自身的理论和方法。中医研究同样包含一个学习西医和研究西医的方面，作为学习和研究现代科学技术中的重要内容。在国外，西医研究和研究中医，都属于西医科研

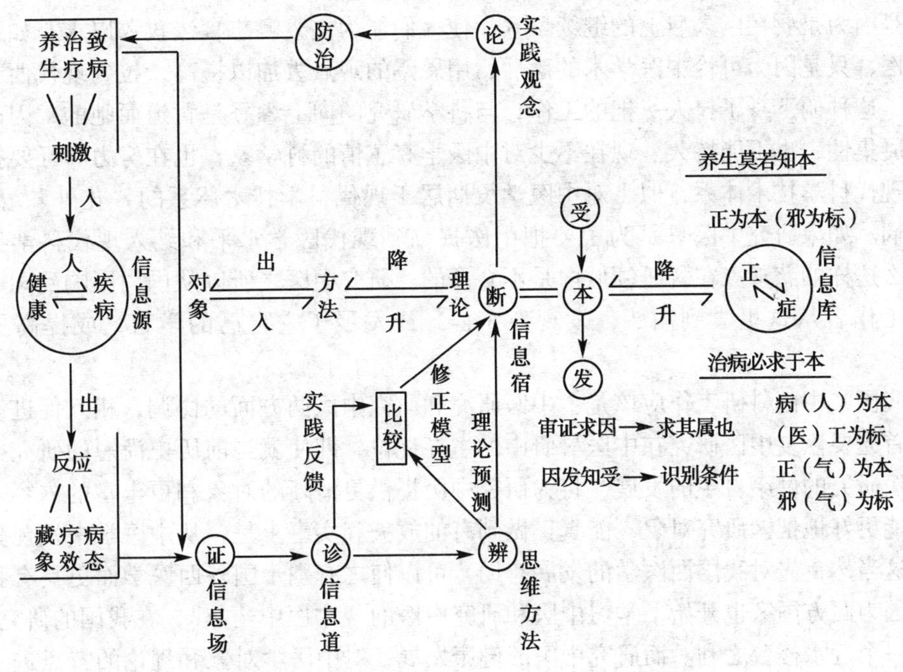

的范围，不少国家的西医研究中包含了学习中医和研究中医的内容，这就是近年国际上的“中医中药热”。虽然在很长一个时期内，是瞧不上中医的，认为中医与现代西方科学体系是如此的格格不入。

（四）中医研究和研究中医，在我国应该都是中医科研的内容。50年代，党中央号召西医学习中医和研究中医，影响所及，导致近代国外的“中医中药热”。但是人们只是注意上面的“有字之书”，只强调西医学习中医和研究中医，却对中医研究，包括中医正确地学习西医和研究西医，这个“无字之书”而是题中应有之义，特别是中医研究在中医科研中的主导地位，没有及时地强调和引导。甚至因为强调西医学习中医，认为“中医不能将中医学推向现代医学科学，只有具备现代科学的西医才能担负起这个责任。如果到1960年，我们有四五千个西医真正通达了中医学术，整理提高中医的历史任务就可以获得解决。”（1956）

研究中医是把中医的技术方法到理论概念作为研究对象，用现代科学（包括西方医学）方法研究中医，把中医学提高到现代西方科学的水平，努力把中医纳入现代西方科学技术体系。由于把研究中医作为中医科研的唯一内容，使中医研究在中医科研中没有自己的位置，使中医科研的选题和成果评定，以及中医科研队伍的建设，没有按照中医研究的价值观来加以考虑。使中医学长期以来屈居于被研究的对象，在临床上只是西医辅助疗法的从属地位，以至在中医科研上却没有自己的课题领域和经费渠道，直到“六五”期间，中医科研还只是在肝炎、肿瘤和心脑血管病项下附设一些中医治疗课题。

科学研究是一种需要在长期积累基础上的不断继续攀登，无论是中医研究还是研究中医，都是因为是要在巨人肩上的继续攀登，使人们能为之废寝忘食，孜孜以求。如果认为研究中医，只是因为可怜中医学术的落后，用恩赐的观点去加以提高，拉到现代西方科学的水平，这种俯下身子拉人一把的工作，与科学研究的向上攀登是背道而驰的，因而是不可能有凝集性，也不能持久。现在不少对中医学有感情的科学家，也在努力呼吁要把中医学纳入现代科学技术体系，似乎对中医学长期居于现代科学技术体系的“化外”，感到不安和怜悯。如果研究中医只是为了要把中医提高到现代医学水平和纳入现代科学技术体系，那么这样的慈善家在科研领域内是不会多的。研究中医之所以从国内影响到国外，因为科学工作者从这里尝到甜头，发现新东西，或发展了它自己的学科，或提高了防治效果。

在我国，中医科研工作应该是：中医研究和研究中医两方面的协调，相互促进和相辅相成。首先要恢复中医研究在中医科研中的主导地位，即使就当前历史尚短的研究中医着想，中医研究的健康自主的发展，将为研究中医提供更清晰的对象和更丰富的内容，使研究中医能更好地把握研究对象，能真正做到有的放矢和实事求是，从中医学中发现真正的精华。这当然首先对我国西医学的发展有助，可以使之有别于国外西医学而更具有我国的特色。因为西方国家也开始了学习中医和研究中医的“中医中药热”，在我国的研究中医，应该有一个近水楼台之利。而研究中医的健康发展，对中医学对象和理论的特点进一步把握的研究成果，无疑对中医研究，对中医学怎样正确地吸收利用现代科技方法，以丰富适应于自己研究对象的观控技术和理论方法，将提供有益的借鉴。

党中央指出要坚持中西医结合方针，是要在努力发挥各自优势基础上的互相配合和取长补短，提高防治水平。为了更好地正确开展中西医结合，必须努力发挥各自的优势，特别是努力发挥中医的优势，就必须恢复和加强健康自主的中医研究，改变把中医仅放在西医的辅助疗法的从属地位，改变把研究中医作为中医科研的唯一内容的片面理解，改变把中医科研只是为了将中医提高到现代医学水平和纳入现代科学技术体系的目标模式。

科学的内在决定因素，是它长期积累的特性和在高层次上的理论解释能力，中医学是世界上所有古医学中，唯一没有中断而硕果仅存的，也是我国传统科学中唯一保存得最完整的，加上医学本身的高度综合性特点，中医学成为我国传统科学唯一的代表。因此，应当把中医科研问题和中医学术发展，放到整个世界文化大背景，从宏观历史尺度上，放到东西方科学之间的关系上去考虑它的战略目标。

李约瑟把现代科学，定义为中国的有机论和西方机械论之间的一种协调或统一。他认为现代科学既非西方的，又非东方的，而是世界性的。现在在西方的（机械论的）科学，由于它产生于欧洲而不可以称为现代科学。只有当它能够也接受来自其他文化的贡献之后，它才会发展壮大为现代科学。他认为中国科学的特征，在于它属于怀特海意义上的有机论科学，因此从科学发展史的必然趋势来看，它较之西方科学更为近代。关于机械论哲学在建立现代科学中，起了不可少的作用这一论点，已成为陈词滥调，这就使李约瑟提出的通向现代科学的另一些可能的途径，值得人们去进一步审察。他的贡献主要是：把一位生物学家的观点应用于物理科学的历史研究，得出那些原来学习物理学的科学史家从未想到的许多新颖见解，并使历史学家成功地避免了当代的唯科学主义强加给古代和中古代的年代学错误。（中山茂）

（五）近代中医学发展迟缓的内部原因，是理论上用西医的“病”来解释中医的“证”，在实践中把中医的“证”从属于西医的“病”，导致中医研究对象的异化，中医理论体系的离散，于是“器散则分之，生化息矣”。

“相互作用是事物的真正的终极原因”，疾病和健康都是正邪相争的过程；疾病状态由于“邪之所凑，其气必虚”，健康状态由于“正气存内，邪不可干”。

近代西医学是以研究疾病及其对病因的认识来决定其防治行为的，而我国中医学则是以研究健康和向健康转化的动力的认识来决定其防治实践的。

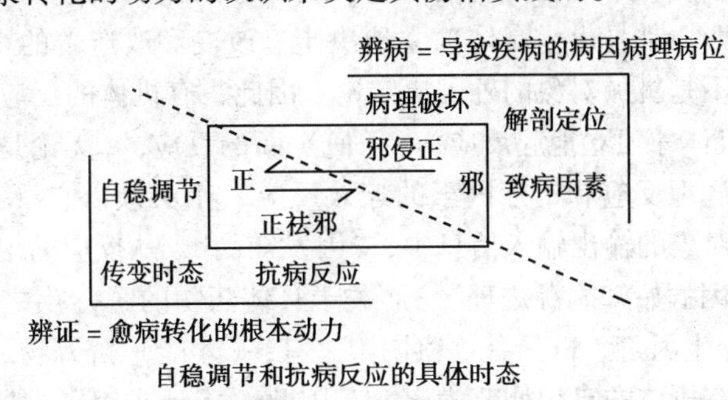

近代西医是研究疾病的，它的疾病分类学观点认为：是致病因素决定疾病的性质，病理变化的性质和部位决定疾病的转归。因此，病因病理病位，成为西医诊断的对象，评价诊断水平的价值标准；成为西医的治疗对象，特异性地消除病因和纠正病理，成为西医疗效的评价标准。

解放前几十年，用西方科学和西医学的价值标准，非难否定中医。理由是中医只“讲阴阳五行，不重解剖”，没有显微观测工具，不识病源，不懂病理。于是“阴阳五行、三部九候之谬，足以废中医之理论而有余；治病必求本、用药如用兵二语，足以废中医之治疗而有余”。因为就近代西医学观点，疾病的本质或根本原因，是病因病理病位；中医却只讲阴阳五行，不识病源和不懂病理，怎么能称“治病必求于本”呢？怎么可能有针对性地消除病因和纠正病理的治疗呢？这不是足以废中医之理论和治疗而有余吗？但是为什么中医不识病而能治病，认为这只是中医治疗经验的积累而已，因此只要“研究国药，试用成方，足以发扬国产药物而有余”。

建国后几十年，则是用西方科学和西医学的观点和价值标准，努力去帮助提高和改造中医，把中医理论方法纳入疾病分类学诊疗思想体系。它在中医界内部的反映，表现为把中医的“证”，也解释为是病因病性和病位，把中医治疗也解释为消除病因和纠正病理，并依此观点来进行中药的药理筛选。

西医辨病，借助近代不断发展的显微观察工具，从器官深入到细胞和分子水平，病因学从细菌深入到病毒；它用外部致病因素解释病理现象，用微观层次观测的实体现象来解释临床宏观现象，用药物分子在血液中浓度的药代动力学和特异性受体概念，来解释药理作用，以为治病就是通过消除病因和纠正病理，足以恢复到病前状态。这是关于对象过程的历史决定论、外因决定论和整体行为的低层次实体决定论。它产生于17世纪的，以牛顿力学原则、笛卡儿的数学和培根的科学方法论为基础的整个启蒙运动的世界观。这三种观念的中心思想，是观察中的绝对可重复性（科学方法）和一切过程的绝对可逆性（普遍的数学和力学过程）。这是一个广泛采用非再生能源和机器时代的世界观和方法论，它只是以运动中的物体为研究对象，因为运动中的物体是唯一可以用数学来衡量的东西；笛卡儿把质量完全变成数量，宣称世界上最重要的只有空间或地点。机器时代就是以精密、速度和准确为首要价值，它追求的是征服自然。

中医辨证，把医学对象的人从整体上加以把握，从整体边界上收集有关的输出输入信息，犹如一个完整的细胞，它的整体边界细胞膜，是外部刺激和内部反应的界面一样。从辨证到求本的“审证求因”，是从理论上把握输入刺激和输出反应的主体中介。因为在防治实践中，医生（工）和病人的关系上，病（人）为本，（医）工为标。医学对象的人是一个有机的主体开放系统，对于任何刺激，包括致病的、治疗的或养生的因素，任何“对生命体发生影响的东西，都是由生命体独立地决定、改变和改造着的东西”，这是生命体对象的主体决定论，不是机械对象的外因决定论。因此，有机体的反应和物理的、化学的反应不同，“只有有机体才独立地起反应，（任何）新的反应，（无论是养生因素的藏象生理反应，致病因素的病理反应和治疗因素的疗效反应）都必须以它（有机体）为媒介”。因此才有可能以具体对象的输出输入信息中，“因发知受”，从反应的结果作出相关刺激性质的判断。这就是“因病始知病源之理”。而关于具体药物的“疗疾之功，非疾不能以知之”，什么是有利的养生因素，也只有“察阴阳之宜，（才能）辨万物之利”。正因为任何新的反应，都必须以有机体的自稳调节为媒介，因此“审证求因”，从具体反应的特点可测知有机体自稳调节的特点，这就是辨证求本。

生命体是一种自稳态的主体性开放系统，阴阳自和是基本的自稳态模型，这就是正气存内的“正”，正气是维持稳态的调节机制，简称自稳调节。有机体生命过程是一种以整体和谐的功能态为目标的，体内各级层次的行为服从于这个目标的自组织、自适应的自调节过程。有机论的生命观，是一种主体决定论而不是外因决定论；是整体稳态功能的目标决定论，而不是历史决定论；是低层次行为服从整体功能决定论，而不是低层次行为决定论。中医辨证以求本，是找出实现稳态（保持健康和向健康转化）的动力机制，以此作为防治实践的依靠对象和服务对象，并以此作为具体识别毒和药等条件的价值标准。因而中医可以不识病而能治病，并最大限度地防止由药转化为毒而造成新的疾病，即由医生或医疗手段导致的疾病。中医学是一门研究健康的科学，是研究健康的保持和向健康转化的内在动力的科学，它重视内环境的稳定以抵抗疾病胜于治疗疾病，这是一门动员的医学，它的诊疗思想是极端个体化的。

中医辨证和西医辨病：中医研究健康，西医研究疾病；中医研究实现稳态的动力，西医研究疾病的原因；中医是动员的医学，西医是拮抗的医学；反映着两种不同的世界观和方法论，决定着中西医学不同的研究对象和相左的理论体系。

用西医的“病”，来改造中医的“证”；把中医的“证”，从属于西医的“病”；只能使中医沦为西医的辅助疗法的从属地位，也使研究中医大多只停留在研究针灸方药与技术方法上。中医研究对象的异化，中医理论体系的离散，不可能使中医研究得以健康自主地发展；中医主体地位的丧失，也就不可能实现主体性开放即按照自己研究对象的价值标准吸收利用现代科学技术，只能导致进一步地萎缩。

（六）中医科研要确立中医研究的主导地位，处理好与研究中医的关系，是主体和开放的关系，是动力和条件的关系，是内部升降和对外出入的关系。

中医研究要明确中医研究对象的特点，因为一门科学的对象问题，是这门科学的生存权力问题。中医研究健康，研究健康的保持和向健康转化的动力，研究实现稳态的自调节自适应自组织机制，这就是中医研究的课题领域。

中医科研的追求目标和水平，只能是医学功能的目标，即满足未来人们对健康的需求，对重大疾病的防治水平，最大限度地防止药源性疾病和医源性疾病，降低不断上涨的医疗费用。一个好的系统是增值系统，吃的草挤出的是奶，不能把提高到现代医学水平和纳入现代科学技术体系作为中医学的目标模式。

当前存在的主要问题是：恢复发展中医学的科学规范，这就是科学共同体对自己的研究对象，对自己的理论体系的共同理解和熟练掌握基础上的、解决疑难问题的共同信念和共同价值观。这是使系统凝聚性的基础，也是团结吸引西医和其他学科参加到中医科研中来的关键。中医基础理论，是关于对象的理论模型，是关于人体心身相关自稳态的调节机制在抗病保健过程中具体反应状态的理论模型，这是中医理论体系的核心。因为理论模型一经建立，就决定了中医关于对象的观点，决定其实践方向和目标追求，决定其看什么、怎么看和为什么这样看，决定其治什么、怎么治和为什么这样治，决定其防什么、怎么防和为什么这样防。即决定其诊治方法的选择和临床思维方法的特点，决定中医的价值观。

中医研究要狠抓基础理论研究，并贯串到临床研究、中药研究和文献医史研究中去。“端本（目标）澄源（动力），中含至理；执其枢要（自稳调节），众妙俱呈。”文献医史研究要整理概括中医辨证论治的发展规律；中药研究要从方剂配伍与证相关中研究其证效关系；临床研究要以证为主导，概括西医不同的病在同一证的证治规律。如果说，当前研究中医擅长于对一个概念，如瘀、肾、脾等内部作深一层的研究；当前的中医研究，应该揭示每一理论概念的来龙去脉及其规律，例如：

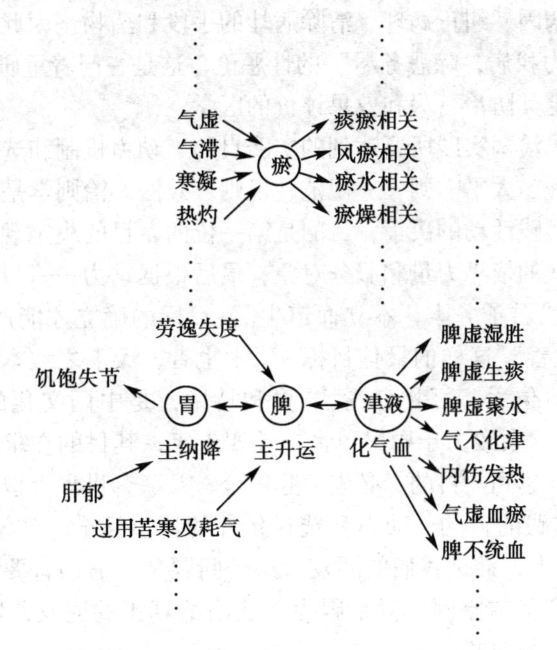

来路不同，证治不同；去路不同，证治也不同。建立起一个理论概念的外围结构，犹如螃蟹形，联接起来成为一个网络，就是充实丰富中医理论体系。

成果评定的价值标准，反馈过来就成为指挥棒。评定范围可以从：用中医基础理论指导防治实践和科学实验有所发现和发展者，用现代科学方法和传统科学方法研究中医而有所丰富和提高者，创制吸收利用新技术方法和模型应用于中医研究有所成就者。评定办法可从：思路的根据→对象的层次→方法的利用→现象的样本→理论的概括→实践的检验，这六个方面反映其科学性、先进性和实践性，进行评分。

基础理论研究开始接触稳态问题，或从调节，或从代谢（物质和能量），或从流通，或从免疫，需要加以综合和引导，更需要有一个宏观的总体设计，确定适当的分工。科学的发展主要体现为系统复杂性的提高，理论的综合具有关键意义，因此，“一个民族想要站在科学最高峰，就一刻也不能没有理论思维”。

1987年国家中医局中医科研方法会论文（哈尔滨）

28. 论中医学特色与治则学研究

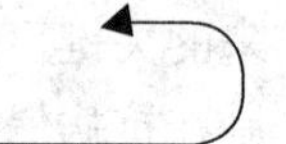

（一）识病求本与治病求本

识病必求于本是求疾病的本质，回答：什么是病？是什么病？病从何来？

识病求本是基于：初始条件约束现时行为的物理学因果论，以及结构要素决定宏观现象的化学性原理。于是认为：是致病因素决定了疾病的性质，病理变化决定疾病的转归。由此在诊断上，识病求本的认识任务，专注以“邪为本”的倒行性的溯因分析，努力于找出特异的致病因素、病理变化的病灶定位，形成了以病因病理病位为要素的疾病理论模型，发展了疾病分类学的诊疗思想体系。在治疗上是以“工为本”的逆施性的对抗疗法，努力发现特异地消除病因、纠正病理、清除病灶的手段和药物。因此识病求本的疾病分类学诊疗思想，是“努力找病，除恶务尽”的性恶论，这是一门着重研究疾病及其对病因病理病位的认识，来决定其防治行为和效果评价的医学。

治病必求于本，求治病实践所要达到的实践目的、动力机制和选择条件的价值标准。

治——治理、管理、太平。则——规范、规则、效法。治则学是关于治疗决策的实践观念。一个有目的的实践活动的决策，目的是第一位的，目的决定现时的行为；然后是确认动力机制，作为实践的依靠力量和服务对象；最后根据动力——目的的具体进程作为选择条件的价值标准。“君子务本，本立而道生。”目标的确立才能产生走什么路的问题。“大学之道，在止于至善”这样的最佳目标。“中也者，天下之大本也；和也者，天下之达道也。致中和，天地位焉，万物育焉。”贵和持中，是中国文化的基本精神。孙中山（1925年3月）遗嘱：“余致力于国民革命，凡四十年，其目的在求中国之自由平等，积四十年之经验，深知欲达到此目的，必先唤起民众，及联合世界上以平等待我之民族，共同奋斗。”这是关于实践的目的、动力和选择条件的价值标准。毛泽东（1925年12月）指出：“谁是我们的敌人，谁是我们的朋友，这个问题是革命的首要问题，中国过去一切革命斗争成效甚少，其基本原因，就是因为不能团结真正的朋友，以攻击真正的敌人。”这是关于识别利害敌友的问题。

中医学关于医学的价值观：“拯黎元于仁寿，济羸劣以获安”，强调上工治未病：“圣人不治已病治未病，不治已乱治未乱。”“上医医未病之病，中医医欲病之病，下医医已病之病。”“上医医国，中医医人，下医医病。”故治则学不局限于治已病，由此可知：

中医学的对象并不局限于疾病实体，而是关于天人之际中的健病之变，即人与环境相互作用中的健康和疾病互相转化过程。际，是关系，是相互作用；变是互相转化过程。于是，中医学的实践内容包括：趋利避害和化害为利，以保持和增进健康，是中医学的养生之道；识别药毒和化毒为药，以帮助实现由疾病向健康的转化，是中医学的治病之道。中医学诊断的主要认识任务归结为：养生莫若知本和治病必求于本。中医学的认识成果及其基础理论，也就是关于养生治病实践的目的和动力机制这个理论模型。这不是识病求本的病因病理病位的以邪为本的疾病模型，而是治病求本的调节抗病反应时态，这是以正为本的抗病愈病机制模型；是养生知本的自主流通、自组适应、自稳调节的健康模型。

“相互作用是事物的真正的终极原因，（事物的）特性就是这个相互作用本身，事物离开了相互作用就什么也不是。”健病之变是人与环境的相互作用，在天人之际中的标本观念，中医学基于有机论世界观的有机生命的整体性和主体性，以及合目的性特征和目的性行为的自组织原理，突出了人这个对象的主体性地位（本）。治疗过程中，医生和病人的关系，治疗手段与人体抗病反应愈病调节的关系，是病人为本，医工为标；标本相得，邪气乃服，标本不得，邪气不服。在正气和邪气关系上，无论是健康和疾病，都是正邪相争过程。健康是“正气存内，邪不可干”，不是因为没有邪；是由于“阴平阳秘，精神乃治”，而精神内守，“真气从之，病安从来”，所以是以正气为本，邪气为标。疾病的“邪之所凑，其气必虚”；由疾病向健康转化的治疗，如果能够帮助“正气”的自稳调节和顺应“正祛邪”的抗病反应使其成功，则是“标本相得，邪气乃服”，由疾病向健康的转化，并不要求邪气的彻底消灭，它只是由邪之所凑向邪不可干，邪气不服向邪气乃服实现了转化。在环境刺激因素与机体反应型式的关系上，“因发知受”，是反应结果决定刺激性质的判断。什么是具体致病因素的邪，只有“因病始知病源之理”。什么是具体治疗因素的药，其“愈疾之功，非疾不能以知之”。什么是具体的养生因素，只有“察阴阳之宜”，才能“辨万物之利”。虽然称“天食人以五气，地食人以五味”，但是“嗜欲不同，各有所通”，是自主流通的自组织过程。因为一切“对机体发生影响的东西，都是由生命体独立地决定、改变和改造着的东西”。刺激因素的利害药毒的判断和选择，最终取决于保持和增进健康，以及实现由疾病向健康转化的根本动力机制——正气为其价值标准。

“邪气盛则实，精气夺则虚。”当邪实的机能亢进的抗病反应作为诊察对象的临床表现，错误地被当作致病因素和病理变化的消极现象，予以对抗和压制，“粗工凶凶，以为可攻，故病未已，新病复起”。老病未去，又添新病，是因为“病为本，工为标，标本不得，邪气不服”。

为什么针对病因病理的以邪为本的对抗疗法，却是邪气不服而又添新病？原来中医学也曾经历过识病求本的以邪为本的诊疗思想：“夫百病之生也，皆生于风寒暑湿燥火，以之化之变也。”然而，“虚者补之，盛者泻之，方士用之，尚未能十全”；而且，“治寒以热，治热以寒，方土不能废绳墨而更其道也”，这是以邪为本的对抗疗法。可是，“有病热者寒之而热，有病寒者热之而寒，二者皆在，新病复起”，也是老病未去，又添新病。王冰称这是“治之而病不衰退，反因药寒热而随生寒热，病之新者也”，指出这是“粗工偏浅，学未精深，以热攻寒，以寒疗热”，希冀对抗压制予以纠正，而结果却是“亦有止而复发者，亦有药在而除，药去而发者，亦有全不息者”。对抗疗法，有压而不服，纠而不正，有形成慢性变经常复发，有依赖药物而减量则反跳，也有全然无效的。王冰指出，对此“方士欲废此绳墨，则无更新之法；欲依标格，则病势不除；舍之则阻此凡情，治之则药无能验。心迷意惑，无由通悟；不知其道，何恃而为？因药病生，新旧相对，欲求其愈，安可奈何！”一方面医生把对抗疗法视为常规正道，因此“欲废此绳墨，则无更新之法”；一方面社会上也把对抗疗法视为常规正道，因此“舍此则阻彼凡情”。由于“亦有止而复发者，亦有药在而除，药去而发者”，于是一些人则“辛热比年而弗止，苦寒频岁而弗停，犹恐药未胜病，久远期之”，依靠加大剂量和长期用药来战胜压制疾病。然而为什么“服寒而反热，服热而反寒，其故何也?”就在于错把邪实的旺气，这种机体原有机能亢进的主体性抗病反应，只看成是致病因素及其造成的病理损害，“治其旺气，是以反也”。

“人之所病，病疾多；医之所病，病道少。”研究和发展医道，根本就在提高识别利害药毒以及化害为利、化毒为药的能力。由于环境因素的“四时之化，万物之变，莫不为利，莫不为害”，既没有绝对有利的养生因素，也没有绝对有害的致病因素；既没有什么药不可以因错误使用而转化为致病的毒，也没有什么毒不可以因正确利用而转化为治病的药。因此具体地识别利害药毒是医学的基本功能要求，人们寄望于医学的也是少得病，治好病；减少疾病，提高健康水平。如果不识利害，化利为害而损害健康；不辨药毒，化药为毒，转化为致病因素而添加新病，当然是医学的最大错误。养生知本和治病求本诊断的认识任务，就在于明确治向何去的目标及其动力机制，并且以此作为具体识别利害药毒唯一的价值标准。凡有助于动力机制实现向目标转化的是利是药，反之凡有损于动力机制实现目标的是害是毒。

治病求本和养生知本，本于阴阳，是以阴阳自和整体稳态的健康模型为实践目的，是以阴阳多层次自和调节机制为保持和增进健康的根本动力。“逆之则灾害生，从之则苛疾不起。”逆之者为毒为害，从之者为利为药，从而本于阴阳，既是实践目的，又是动力机制，同时也是具体识别环境利害药毒的科学根据。

（二）扶正祛邪与扶“正祛邪”

无论是健康还是疾病，都是正邪相争的过程，健康的“正气存内，邪不可干”，疾病的“邪之所凑，其气必虚”。因此无论是养生还是治病，都需要扶正祛邪。养生之道的趋利避害，趋利就在于扶正，避害也就是祛邪，“虚邪贼风，避之有时”。治病之道的扶正祛邪，还有一个值得注意的扶“正祛邪”问题。

在疾病的正邪相争中，自稳调节的正气与致病因素的邪气相互作用，一方面是邪之所凑，是“邪侵正”的病理损害；另一方面由于其气必虚，自稳调节的自适应还未成功，乃有放大系统的发动，导致原有机能亢进的正反馈放大反应，是为“正祛邪”的主体性抗病反应。这种邪气盛则实的旺气，其判断的诊察来源，不是来自输入端的刺激，因此不是致病因素本身，而是来自输出端的反应，是机体原有机能的亢进。刘河间阐发病机十九条的贡献，一个是“六气皆从火化”，把机能亢进包括炎症反应作为最基本的主体性反应，其二指出这些旺气“皆根于内”的主体性，而不决定于外界刺激因素。“治病不求其本，则无以去内藏之大患，故掉眩、收引、闷郁、肿胀、诸痛痒疮，皆根于内。”朱丹溪、王履、张景岳等也分别把“邪气盛则实”视为体内原有功能的变动：“充于一身者，气也。故平则为正，亢则为邪”；“气和则为正，不和则为邪”；“通则为正，郁则为邪”。

如果说，扶正是针对自稳调节这个正气，祛邪针对致病因素这个邪气。那么对于邪气盛则实的旺气，如果把它当作“邪侵正”的病理损害，予以对抗纠正，也可划入祛邪治疗。如果把它看作是“正祛邪”的抗病反应，扶它一把，因势利导，助其成功，则属于扶“正祛邪”；这在中医诊疗思想发展史上是一个重大的飞跃。

1. 辨证诊断，是从以邪为本的病因病理决定论，上升为“因发知受”的主体反应决定刺激性质的判断；由果断因，从反应看刺激。

2. 把邪气盛则实的旺气，如实地看成“皆根于内”的由正气发动的机能亢进的“正祛邪”抗病反应，是其气必虚还未成功所导致的正反馈放大反应。

3. 在诊断上不仅“视其外应，因发知受”，还要进一步以知内藏；“谨守病机，各司其属”，要从反应进一步看调节这个本。

4. 把“正祛邪”抗病反应的机能亢进旺气，看到它还未成功的一面，才能视为治疗的依靠对象和服务对象，不应该作为压制对抗对象。

5. 把邪实的旺气，从病因发病学角度，上升到“皆根于内”的抗病愈病学方面来理解。

6. “谨守病机，各司其属。”张载（《正蒙·参两》）指出：“动必有机，既谓之机，则动非自外也。”病机是主体性抗病愈病机制。各司其属就是要从旺气的反应看相应的调节机制（藏—神—正气）。王履说：“属也者，其枢要之所存乎！”李中梓明确指出：“求其属者，求其本也。”

7. 对“正祛邪”抗病反应，由于“治其旺气，是以反也”，出现了“服寒而反热，服热而反寒”等“二者皆在，新病复起”的错误教训。总结了对这样邪实的旺气，“未有逆而能治之者，夫惟顺而已矣。”顺，有因势利导和以通为顺之义；“治病之道，气内为宝”，这是指以“正气存内，邪不可干”为实践目的。“治病之道，顺而已矣”，这是指扶“正祛邪”之势。

8. 亢则为邪，郁则为邪；亢是原有机能的亢进，郁是气血津液流通分布变化。邪实旺气的抗病反应的“皆根于内”，原来是由五脏阴阳调节通过气血津液流通分布变化所发动的。因此与“气”有关的有：寒热郁火；与“血”有关的有：风和瘀；与“津液”有关的有：燥湿痰水。

9. “治病之道，顺而已矣”的扶“正祛邪”治疗，病机十九条在最后归结为：“疏其血气，令其调达，而致和平。”这就是以通致和，以和致中的治则。即通过改善升降出入的流通以达和谐，通过内外标本相得的和谐以达稳态，条件顺应动力共同奋斗。

10. 李中梓认为疏其血气、令其调达的治则，概括了药治八法，甚至包括了针灸推拿、气功导引及其他外治法，皆着眼于血气。“或补之而血气方行，或温之而血气方和，或清之而血气方治，或通之而血气方调”；指出这是“治虚实之大要也，一部《内经》之关要也”。

通法包括汗吐下消，加上温清补，还有个涩法，内容丰富，着眼于减少气血津液等的无谓耗散。因此扶“正祛邪”治疗，也就是“治病之道，顺而已矣”，主要围绕气血津液为中介，帮助恢复升降出入的常守，从而达到五脏阴阳自和整体稳态为目的。扶“正祛邪”成为中医学的主要治则，它包含了中医治法的主要内容。

11. “疏其血气，令其调达，而致和平”，不仅是治病之道，顺而已矣的扶“正祛邪”；同样也是养生之道、扶“正祛邪”的重要内容：“经络以通，血气以从，养之和之，谨守其气，无使倾移”，如此则“其形乃彰，生气以长”。

12. 虚者补之的扶正，实者泻之的祛邪，如果没有扶“正祛邪”这样因势利导的动员疗法，将会成为简单直接的补充疗法和对抗疗法。无怪乎：“盛者泻之，虚者补之，方士用之，尚未能十全”；而且还会走向反面，例如越补越虚，以及“治其旺气，是以反也”。

中医辨证论治之所以不是简单直接的补充疗法和对抗疗法，因为这是依靠整体边界效应和气血津液两个中介的间接的动员疗法。

“证”作为诊察对象，是健康和疾病互相转化过程有关的反应和刺激的出入信息，这是人与环境相互作用的界面，是人的整体边界的全息效应，是人类长期进化形成的体表内脏相关调节的外在表现，是人的调节适应机制与环境利害药毒发生相互作用的实际中介。因而证的整体边界全息效应，又是中医治疗的作用对象，是中医治疗的重要中介。

在正虚的自稳调节和邪实的抗病反应之间，气血津液的生化流通是其重要中介，因此也是中医治疗的重要中介。证的整体边界全息效应和气血津液生化流通调节，本质上是机体主体性的“正祛邪”适应性反应。因此扶“正祛邪”，是以证的整体边界全息效应和气血津液为中介的间接的动员疗法，与虚者补之的扶正和盛者泻之的祛邪的直接补充和对抗有不可忽视的差别。

天人之际的健病之变是中医学的研究对象，“证”的整体边界全息效应是中医学的观控对象，治病求本的“症”和养生知本的“正”是中医学的依靠对象和服务对象。养生知本和治病求本，是向前看的“努力发掘，加以提高”的性善论。因此，中医学是一门追求人的健康及其以自组适应、自主流通、自稳调节为动力机制来决定其养生治病实践和效果评价的医学，是一门极端个体化的动态的动员医学。

本文完成于1988年

29. 当代中医的使命和临床思维方法

一、当代中医面临的现实

现在的病人一般都在西医医院诊治过，现在的中医院也添置不少现代检测仪器。当代中医将如何对待西医有关的检测指标和疾病诊断结论，以及西医还诊断不了的新病和疑难病？考察一下，迄今究竟已有哪些和有多少现代检测指标，能够被中医用作临床判断，并进而形成实践观念，指导“理法方药”的具体运用？

三十多年前，中医刚刚进入西医医院，对于西医的疾病诊断和检测指标，我们曾提出了“心知其意，不为所囿”，按照中医辨证论治的临床思维方法进行诊治实践。如果在建国初，我们不敢去治乙型脑炎、再生障碍性贫血、急腹症，以后也不敢去治流行性出血热、系统性红斑狼疮、皮肌炎等，中医事业就不可能有今天的局面。

十一届三中全会以来，党中央认真总结中医工作的经验和教训，根据宪法“发展现代医药和我国传统医药”的规定，“要把中医和西医摆在同等重要的地位。指出中医必须积极利用先进的科学技术和现代化手段，促进中医药事业的发展。要坚持中西医结合的方针，中医、西医互相配合，取长补短，努力发挥各自的优势”。

中医和西医要取得同等重要的地位，取决于中医学自身的科学结构和社会功能，取决于中医药防治实践的社会效益对人民卫生保健事业的贡献度，取决于中医学术的科学地位及其对其他学科的贡献度。

中医怎样才能有效地利用先进的科学技术和现代化手段，促进中医药事业的发展？中医怎样才能发挥自己的优势，从而在平等的地位上与西医互相配合，取长补短，对中西医结合和中医现代化进程作出自己的贡献？从根本上取决于中医学术自身主体性的恢复，从长期屈居为西医的辅助疗法的从属地位中解放出来，因为“欲求融合，必先求我之卓然自立”，必须使中医学成为一个主体性的开放系统。

每一门独立的科学，都有自己特定的研究对象。一门科学的对象问题，也就是这门科学的生存权力问题。一门科学的理论和方法，都从属于自己的研究对象。对象、方法、理论，构成一门科学内在的三要素。

对象、方法、理论之间的良性循环，是科学不断积累和发展的内在规律。离开了自己的研究对象，割裂了理论和技术方法的联系，自身理论体系则离散。

建国前几十年，人们是用西方科学和西医的观点方法非难和否定中医。建国后几十年，人们又是用西方科学和西医的观点方法研究中医和改造中医。在研究对象上把中医等同于西医，从而在理论上用西医的“病”来解释中医的“证”，认为辨证也是辨病因、病性、病位；在实践中则把“证”从属于西医的“病”，在病名下辨证分型，结果造成中医研究对象的异化，导致中医理论体系的离散，理论系统凝集力的下降，对内不能成为指导实践的共同信念和价值观的基础，对外不能以主体的理论价值标准，选择吸收有利于自身发展的现代科学技术方法。理论的系统自主性下降，使中医学沦为西医辅助疗法的从属地位，成为被西方科学和西医改造和提高的对象。

近代西医学的发展历史表明，它是着意于研究疾病及其对病因的认识来决定其防治行为的。从莫干尼的器官病理学，经魏尔啸的细胞病理学，到今天的分子病理学；从巴斯德和柯赫等建立病原微生物学，到艾立希的特异性定位的对抗疗法，它是以疾病为研究对象，发展着一种以病因、病理、病位为疾病分类学的诊疗思想体系。

中医学研究健康的维持和由疾病向健康转化的目标和动力，是依靠人的自稳调节和抗病反应来决定其防治实践和进行效果评价的。因此中医学的研究对象，是关于人与环境相互作用中的健康和疾病的互相转化过程。防止发生由健康向疾病转化的过程，是养生、预防医学的任务；帮助实现由疾病向健康转化，是治疗、康复医学的内容。从理论上把握转化的内在动力机制，作为防治实践的依靠对象以及选择具体防治条件的价值标准，是中医理论医学的职能。

当代中医面临的现实，还有世界上的“中医热”，日本把“东洋医学”的研究列为国策，欧洲美洲存在着一个进口亚洲传统医学的市场，这些竞争与需求，与我国中医学术和事业的从属地位之间存在着矛盾和差距。

由于“生物医学模式已经成为西方文化的一种至上命令，它把那些敢于向生物医学模式的终极真理提出疑问，并主张建立一个更有用的模型的人视为异端”（恩格尔）。由于西方在科技和工业化方面迄今为止的绝对优势，使不发达国家几乎无可选择地以西方文明模式来进行工业化和对自身进行反省。中国在随着对自身传统进行反省，评价传统的标准都日益带有西方化的倾向，西方的科学也成为唯一的科学模式。在近代中国，这类问题通常由现实（落后的现实）提出，所以似乎更无其他假设的余地。

党中央最近指出：要重视中医科研工作，要从理论上和实践上加以总结，不能简单地用西医理论来解释中医，不能用西医来改造中医，中医要积极利用先进的科学技术和现代化手段促进中医事业的发展。

恢复和发展中医研究，中医教学和中医临床疗效的价值观念，发展中医学科规范，是恢复中医学术主体地位和主体能力的关键。恢复提高中医理论的信念和价值观，才能实现有效地主体性开放。例如，中西医结合是正确处理医学内部两大学派的关系，是中医和西医在努力发挥各自优势基础上的互相配合和取长补短；中医现代化，是正确处理中医和现代科技的关系，在中医理论成就基础上，吸收利用先进的科学技术和现代化手段，用以充实关于人体自稳调节和抗病反应时空变化的技术手段，丰富这方面细节的了解和中医相应概念的内涵。

“一个民族想要站在科学的高峰，就一刻也不能没有理论思维。”当代中医的历史使命，就是要努力恢复中医理论的主体性地位。

二、论阴阳自和的稳态模型

《素问·阴阳应象大论》的“阴阳者，天地之道也，万物之纲纪，变化之父母，生杀之本始，神明之府也。治病必求于本”这段话，揭示了中国哲学的世界观或世界模型；这个模型认为：“万物负阴而抱阳，冲气以为和。”

中国哲学的功利观强调“和为贵”，和之所以可贵，贵在“和实生物”。认为“天地之大德曰生”，世界上最可宝贵的是生生不已，之所以能够生生不息，就在于“和”。宋代杨万里说：“天地之道，本乎阴阳。夫阴阳之道安在哉！在乎生物而已，天非和不立，物非和不生。”和之所以生物，是阴阳对立双方“合二为一”地结合起来成为高一层次的整体，体现为新的质的规定性，这反映了组织起来的相互作用最一般的规律，因此被称为“天地之道也”。它又成为我们认识“万物之纲纪”，辩证法的认识论就根源于此，因而被称为“神明之府”，它是我国传统的科学方法论基础。

“和实生物，同则不继”，和的前提和基础是不同。《姚氏周易学》指出：“盖阴阳之生物，必阴自为阴，阳自为阳，而后二者合，物乃生焉。”例如氢与氧化合成水，而氢加氢依然是氢，不能形成新事物，这是同则不继。和包含不同，能容纳不同，“万物负阴而抱阳，冲气以为和”这个模型，可以用黑格尔的话充当它的近代表述：“可见某物之所以有生命的，只是因为它本身包含着矛盾，因为它正是那个能够把矛盾包括于自身并把它保持下来的力量”，这个力量就是“和”，就是结合、组合、综合、融合。“和”本身包含着阴阳，它把阴阳包括于自身，这叫“阴阳自和”，并把它保持下来，这是“自稳态”。阴阳自和是中国哲学的世界模型，也成为中医学的稳态理论模型。因此说：“阴阳者，天地之道也”，同时也是治病必求的“本”。

阴阳自和作为整体的稳态，是指在周围环境的变化中保持自身的整体性和主体性。这是一个与环境因素不断相互作用的开放系统，这种相互作用的基本表现，是通过最基本的物质能量信息流，不断从环境输入以及向环境输出。任何一个生命系统都是输入输出系统，生命体正是由于一种稳定的物质能量信息流才能得以存在，为此指出：

“出入废则神机化灭，升降息则气立孤危。故非出入，则无以生长壮老已；非升降，则无以生长化收藏。是以升降出入，无器不有。故器者生化之宇，器散则分之，生化息矣。故无不出入，无不升降。化有小大，期有近远，四者之有，而贵常守，反常则灾害至矣。故曰无形无患，此之谓也。”

王冰注：“器者，谓天地及诸身也”，即大至天地宇宙，小到各种个体，都是开放系统，故称“升降出入，无器不有”。通过内外出入的物质能量信息交换，构成一事物与他事物的相互作用，通过内部升降的物质能量信息流，实现各部分之间的沟通，得以不断地进行生生化化，实现对自身有序结构的自组织和更新，因此说：“器者，生化之宇”。

整体性边界区分了内外，边界又是一事物与他事物相互作用的作用面，环境的刺激作用于此，系统的反应表现于此，成为我们得以认识其个体特征的边界。例如细胞则以其细胞膜为其整体性边界："有机体是经过多少万年的进化才分化出来的，外膜已和内部区别开来，并具有遗传下来的一定结构。"医学的对象是完整的人，着眼机体的整体性，因为"无论骨、血、软骨、肌肉、纤维质等的机械组合，或是各元素的化学组合，都不能造成一个动物"。标志人体整体性的边界是体表的皮肤黏膜和感官，以及与外相通的腔道的黏膜面，包括呼吸道、消化道、泌尿道、生殖道等等。环境的物质能量信息流由此输入体内，系统的物质能量信息流由此输出，环境的刺激作用于此，人体的各种反应表现于此。临床上通过表现于此的各种反应来进行观察和作出判断，也是通过这些界面输入刺激以进行治疗的。这是中医学的主要方法。

内部包括的阴阳，标志为对立的双因素调节。阳主动、阴主静，阳主调动、阴主节制，成为最基本的调节模型。阳升阴降，升包含着从低层次的东西经过结合上升为高层次的东西，降包含着从高层次的东西降解为低层次的东西；升降调节共处于统一体中不断地取得协调，从而实现整体的稳态。阴中有阳，阳中有阴，体现为它们之间的互根和可以互相转化的依据，也标志为阴阳层次的无限可分，以及各层次都包含有各自的双因素调节。阴阳之间的反S曲线，标志阴阳双因素调节构成的自振荡节律，它在不同个体不同层次表现不同波长的振荡周期；它可以将外部刺激的涨落变化加以吸收缓冲，从而保持整体的稳态。贯串直径的中线，代表着个体的一条量变质变相统一、连续性和阶段性相统一的不可逆的生命航程线。在正常的生活期间，反S曲线的自振荡围绕这条中线往复地运动，其均值接近这条中线，由此构成整体生命的稳态和动态的统一。由于自稳态的调节能力总是相对的，由于维持整体稳态的需要，系统的升降出入，"四者之有，而贵常守"。内外环境的超常变动，升降出入流通的反常变化，"反常则灾害至矣"，从而使自振荡节律偏离中线。如此，"阴胜则阳病，阳胜则阴病"，一方的亢胜则伤害另一方，并导致整体和谐稳态的破坏。所以说："亢则害，害则败乱，生化大病"，器作为"生化之宇"的基本职能受到伤害，系统自组织的生生化化不能正常地进行，这是"亢"之主要为害所在。

生命的常态，主要表现为升降出入流的"常守"，生命的病态，主要表现为升降出入流的"反常"，而生命的终止也主要地表现为升降出入的停止。例如呼吸心搏停止表征死亡，脑电图的平直表征脑死亡，也意味着信息流的停止，这就是"出入废则神机化灭，升降息则气立孤危"。

系统之所以能在环境变化中保持其自稳态，来源于内部执行自组织自调节自适应的"神机"，所以说："根于中者，命曰神机，神去则机息"，没有了自调节也就失去了自组织能力。王冰称之为"生气之根本，发自身形之中，中根也"，这个中根就是"根于中"的神机。但是这个发自中根的"神机"，又是通过内外出入交换中，不断从环境获得物质能量才得以发生和保持，以及在同环境变化信息的不断相互作用中才得到锻炼和发展。因此说："出入废则神机化灭。"正如王冰注为："生气根系，悉因外物以成立，去之则生气绝矣"，即根本在于它是一个开放系统。自稳态的开放是主体性的开放，是为了保持自身完整的整体性和独立的主体性的开放，失去了主体性也就无所谓开放性。系统的主体性表现为：①在开放过程中，对环境物质能量信息是主动地、主体性地吞并融合，改造过来为我所用；②对环境刺激的涨落变化，能加以缓冲吸收而保持自身整体的稳态；③能对环境刺激独立地起反应："只有有机体才独立地起反应，新的反应必须以它为媒介"，这是任何一个系统所以能够表现其个体特征的依据。

有机体的主体性反应是通过它的整体性调节为其媒介，通过整体性调节所发动的，因此通过对主体性反应的外观表象观察，可以进而对其自稳态及其调节机制的个体特征进行系统识别，这就是“由外知内”的唯象的黑箱方法。对于这样不能打开的黑箱，作为一个完整的整体，人们只能用模型的方法去理解它，因为打开黑箱所了解的部分及其总和都不能等于整体，各个部分只能反映各该局部的低层次的质，它们的简单相加并不能体现整体层次的质的特性。自稳态强调系统的主体性，人们可以从它的主体性反应去认识它完整的系统功能。自稳态强调内外部协调和协和，人们应当尊重和遵循这个规律，帮助它顺利地发展和更好地发挥它的功能。阴阳自和稳态模型强调：和为贵，通为顺，稳则健。“和”就是组织起来，就是强调整体性；“通”就是升降出入，强调主体性的开放，出入就是开放，升降体现了主体性；“稳”就是协调适应，这是发展的根本条件，也是体现个体特点的根本条件。不和的极端就是离散，于是“器散则分之，生化息矣”；“阴阳离决，精气乃绝”。整体性的对内调节和主体性的对外适应，都是通过物质能量信息的升降出入才能实现，这是事物间相互作用的最基本内容。而“相互作用是事物的真正的终极原因，我们不能追溯到比这个相互作用的认识更远的地方，因为正是在它背后没有什么要认识的了”。因此通过对物质能量信息流的升降出入变化的观测，从而认识对象的主体性反应，以及由此对它的整体性调节的稳态特征作出系统识别。例如，“脉盛，皮热，腹胀，前后不通，闷瞀，此谓五实；脉细，皮寒，气少，泄利前后，饮食不入，此为五虚。浆粥入胃，泄注止，则虚者活；身汗得后利，则实者活”。脉盛皮热是内部气血流通亢进，腹胀前后不通是内外出入不畅，闷瞀是信息流通受阻，脉细皮寒气少可谓内外流通减少，泄利前后是出多，饮食不入是入少，所谓虚实，无非是升降出入的反常：“此皆荣卫之倾移，虚实之所生”，也就是“血气不和，百病乃变化而生”。不稳来源于升降出入的反常，不通的极端，于是“出入废则神机化灭，升降息则气立孤危”。和与稳都根源于升降出入的通，因此治疗的着眼处在于“疏其血气，令其调达，而致和平”，即从正常的流通以达内部的“和”和对外的“稳”。“治病之道，气内为宝”，帮助实现“正气存内”的整体和谐稳态，是主要通过“治病之道，顺而已矣”，即以通为顺这个途径来实现的。

阴阳自和稳态模型用来理解治病必求于本，决定了它“辨证”的模型方法和形成“辨症”的疾病模型，决定它治疗目标的追求和治疗措施的选择。

三、中医“证”的理论研究中的基本问题

（一）关于医学对象问题

要明确辨证的“证”是什么，必先了解证从何来，是什么的证，这是关于怎样理解医学的研究对象。关系到什么是医学科学和正确认识中医学的根本问题。

医学，是一门研究人体与环境的相互作用中关于疾病和健康及其互相转化规律和动力的科学。防止发生由健康向疾病转化，是预防医学的内容；帮助实现由疾病向健康转化，是临床医学的任务；回答上述转化过程的规律和动力，从而能动地指导防治实践，是理论医学的职能。由此，医学的研究对象，应该是人体的疾病和健康互相转化的过程。

证从何来？是什么的证？这应该是医学对象的证。由于人体是有机整体，是一个主体性开放系统，而医学对象是人体的疾病和健康互相转化过程，因此证是医学对象的系统信

息，包括其输出和输入的信息。在输出部分，它的医学内容包括病形—疗效—藏象的反应信息，是它们三位一体的运动过程。在输入部分的医学内容包括致病的—治疗的—养生的刺激因素，三位一体及其运动过程。

五十年代，把“证”仅理解为“整个病象的总和，相当于综合征或证候群”，是“整体病变的全身证候”。认为“证是证据，是现象，在医学上是代表疾病的临床表现”。这样，把证仅理解为疾病的证，医学对象仅仅是疾病。就容易把中医学只看作临床医学，把预防医学排除在外。把证相当于综合征，而综合征只是比疾病分类学低一个层次的，还不太清楚病因、病理、病位的一组证候的集合。这样容易把中医学只看成临床经验的积累，还不是系统的科学，把理论医学排除在外。

即使仅仅在临床领域，由于临床医学的任务是帮助实现由疾病向健康转化，临床医学的研究对象应该是疾病向健康的转化过程，不单是疾病。临床转化过程的系统输出信息，不单是病变的临床表现（病形），它还包含疗效和正常生理反应的藏象的内容。因为病形只是在与藏象相比较才被认识，疗效必须是与病形相比较的结果；临床上也不会全然是病变而没有正常的生理部分，而临床实践的目的还是最终要达到正常生理状态。

临床医学对象的“证”，也不只是输出端的反应信息，四诊观测中的“未诊先问”，问诊不只限于对象现实的表现，必将询及其既往的感受，包括经过什么样的治疗，可能的致病因素，哪些是对机体有利的养生因素，都需要全面把握，才能了解临床对象的整个运动过程。

证，是对象系统的输出输入信息；辨证，就是视其外应的“出入之异”。第一步从输出反应信息中，分辨哪些是病形，哪些是正常生理反应的藏象，哪些又是疗效反应，它们只能相比较而存在。第二步是“因发知受”，即与病形相关的输入刺激，是具体的致病因素，这是“因病始知病源之理”。与疗效反应相关的输入刺激，是具体的治疗因素，这就是“愈疾之功，非疾不能以知之”。与生理的藏象相关的输入刺激，是具体的养生因素，这就是只有“察阴阳之宜”，才能“辨万物之利”。这是因为医学对象有机的主体性，由于“只有有机体才独立地起反应，新的反应必须以它为媒介”。因此，输出信息的结果决定了对输入信息性质的判断，是机体的主体性反应决定其相关刺激的性质。

对象是开放系统，因此证是输出输入信息；对象的有机主体性，所以“因发知受”是主体决定论。证必须包括对象输出反应的“发”，也必须包括其输入刺激的“受”，才能在辨证中“因发知受”。只有“发”的而没有“受”的信息，就无法分辨与什么反应相关的刺激性质是什么，这就使最起码的经验积累都成为不可能。或把“证”理解为机体的反应状态，则不能脱离这个主体是对什么“刺激”作出的反应。何况临床的任务不单是识病，更主要是治病，要具体地“化毒为药”以帮助愈病，就必须诊察其有关的输入刺激。把证仅局限于机体的反应信息而不涉及刺激，仅局限为病变的临床表现而不涉及疗效和藏象反应，就不能建立起完整的理论体系。

而且，中医学也不只是一门临床医学，“上工治未病”是历史对预防医学地位的强调，要有效地防止发生由健康向疾病转化，就要具体观测其生理反应的藏象及其相关输入刺激的养生因素，通过问诊了解哪些病形及其相关致病因素的历史，才能具体地指导如何“趋利避害”以实现养生保健。

“证”的理论研究中的第一个问题，是要给“证”以正名，“必也正名乎！”只有从明确证从何来？是什么的证？明确了医学研究的对象，才能给“证”以正名，才能有效地指导证的研究。只有把医学对象正确地理解为疾病和健康互相转化的过程，不再狭隘地理解为静态的疾病；只有把医学对象正确地理解为主体性开放系统，则证是其输出输入的表象信息，不再狭隘地只理解为疾病病变的临床表现；只有正确地理解证是诊察对象，是客观对象系统的表象信息，既不是对象系统本身，也不是对象系统的本质，这样才能正确理解为什么要辨证、辨什么和怎么辨，正确认识证从何来、辨向何去，才能正确认识中医基础理论和中医理论体系，才能正确认识中医学，才能摆脱把中医仅看作经验医学而把理论医学排除出去、把中医仅看作临床医学而把预防排除出去的误解，才能摆脱近代史上中医学术的从属地位，恢复中医学的主体性和提高中医学的主体能力，卓然自立于世界医学之林，与西方医学相互学习和交相辉映。

（二）关于对象本质问题

辨证的证，证从何来？辨证的证，将辨向何去？论治的治，将治向何方？治病必求的“本”是什么？是目标决定论，还是历史决定论，这是关于医学对象的本质问题，是正确认识中医基础理论的根本问题。

“君子务本，本立而道生。”“本”是关于对象本质的观点或理论模型，“道”是指导认识和实践的思路和方法。“用什么样的方法论，这取决于我们必须研究的对象本身”，方法论取决于世界观，决定于有关对象本质的观点，不同的观点有不同的方法，对“本”的不同理解，就产生不同的“道”。因为关于对象的本质的理论模型一经建立，就决定了实践的方向的目标的追求，决定看什么和怎么看，决定怎么办，决定了对实践手段的选择。

观其脉证的观测对象，是对象系统的表象信息，无论是宏观的或微观的观测所得，都将转化为医生的感觉器官所接受，它还有待思维器官的进一步加工，从理论上把握对象的本质。从观其脉证到知犯何逆，从观到知，是从感性到理性，从现象到本质，从经验事实的实证材料到理论思维的本质概念，从客观实体到关系规律，是从经验医学上升为理论医学的重要标志和基本要求。

中医学经历了长期的经验积累，从观其脉证的随证治之，到知犯何逆的随证治之，是向理论发展的重要一步。例如，如果仅是根据“发热恶寒头身疼，无汗而喘脉浮紧，麻黄汤主之”，这还是观其脉证的辨证论治，虽然这是很宝贵的经验。把上述脉证经过理论思维加工，上升为风寒束表的概念，这是知犯何逆的判断结论；是关于对象的理论模型，由此确立疏风散寒、宣肺解表的治法，并相应指导遣方选药，这是知犯何逆的辨证论治。

张仲景《伤寒论》中，“观其脉证，知犯何逆，随证治之”，前后两个证字相同而未加区别。证究竟是观其脉证的观测对象，还是知犯何逆的判断结论；是对象系统的表象信息，还是对象本质的理论模型；是“诊”的对象，还是“断”的结果；是感官接受的客观信息，还是思维加工的主观判别？近年来，为摆脱中医仅被视为经验医学的误解，提出“证”是诊断结论，把临床表现总称为症候；或提出“证候”的概念，认为它是疾病所处某个阶段的病因、病位、病性、病势等的病理概括，是疾病本质的反映。可惜的是这仍然把医学对象仅限为疾病，把知犯何逆的“证候”，与病因、病理、病位为基础的西医疾病理论模型产生类比，被解释为反映某一阶段疾病本质的诊断结论。这是在近代史上以至迄今，很容易用西医理论来解释中医的历史现象。总结这一教训，党中央和国务院最近指出：“对中医的科研问题要重视，要从理论上和实践上加以总结，不能简单地用西医理论来解释中医，不能把中医作为西医的从属，不能用西医来改造中医。”

早在三十年代，余云岫曾用病因、病理、病位的疾病分类学观点，全面地否定中医的理论和治疗，他认为“阴阳五行、三部九候之谬，足以废中医之理论而有余；治病必求本、用药如用兵二语，足以废中医之治疗而有余”；从莫干尼到魏尔啸的病理学，经过巴斯德、科赫的病原学，以至艾利希的特异性拮抗疗法，形成和发展起来的疾病分类学诊疗思想看来，医学的研究对象是疾病，诊断的任务是识病，疾病的本质是病理变化的性质、部位和原因，确诊的要求是找到病因、病理和病位，这些都是看得见摸得着，这才是科学；治疗的目的是消除病因和纠正病理，这才是治病必求于本。而中医只“讲阴阳五行，不重解剖”，不识病原，不懂病理，怎么谈得上治病必求于本呢？既然不重解剖，不可能精确定位，没有显微观测工具，当然不识病原和不懂病理，也就不可能有特异地消除病因和针对性纠正病理的治疗，岂不是足以废中医的理论和治疗而有余呢?!

把“证”从诊察对象上升为知犯何逆的判断结论，认为“证”也是反映疾病的本质，也是病因、病性、病位、病势等病理概括，这不能有力地回答余云岫对中医理论和治疗的非难和否定，因为这还没有能够反映中医特色，没有能够正确揭示中医基础理论。因为只是把“证”从诊察对象上升为知犯逆的判断结论，还没有能够回答究竟是：观什么？知什么？随什么？对于观什么的诊证之道，知什么的判断之道，随什么的论治之道的问题解，还需要放到高一层次上去解决，即“君子务本，本立而道生”，必须从治病必求于本的“本”的中医理解上去认识“道”。

中医学在预防医学上提出“养生莫若知本”，在临床医学上提出“治病必求于本”的理论要求，是向理论医学发展的根本标志。从辨证到养生知本和治病求本，就是要从理论上把握对象的疾病和健康互相转化过程的本质。养生知本的“本”，是实现防病保健的动力机制或根本原因；治病必求的“本”，则是关于由疾病向健康转化过程的转化动力和转化目标。据此，中医学提出了防病保健动力机制的动力模型和治病转化目标的目标模式。这就是正为本，邪为标，即“正气存内，邪不可干”的正，是养生莫若知本的“本”，也是治病求本的目标模式，从而回答了“治”向何方的问题。而“病为本，工为标”，正为本，邪为标，即病人正气的“症”，是治病求本的转化动力的理论模型，是诊断意义上治病必求的“本”，从而回答了辨证的证，将辨向何去的问题。

健康与疾病，都是正邪相争的过程，区别在于健康状态是由于“正气存内，邪不可干”，不是因为没有邪，是因为正气存内使“邪”不能干扰破坏“正”的整体和谐自稳态。而疾病状态之所以“邪之所凑，其气必虚”，因此在正邪关系上，什么是防病和愈病的根本动力或根本原因，是正为本，邪为标。“治病之道，气内为宝。”治向何方？即追求的是“正气存内”的“正”这样一种整体和谐的自稳态，并不要求必须是邪的彻底消灭，“正气”是维持整体和谐自稳态的调节机制。对自稳态及其调节机制的中医模型，就是阴阳五行，即阴阳自和的稳态及其各层次的双因素调节，五脏相关的超稳态及其各系统的多环节调节。五脏阴阳作为调节机制。其调节对象是气血津液。五脏阴阳对气血津液的生成流通和分布的调节，以实现体内的自我更新和自组织，自我调节和自适应的有序稳态。所以称“生之本，本于阴阳”，治病必求于本，也是本于阴阳。五脏阴阳是中医的自稳态及其调节模型，气血津液是物质能量信息流模型，两个方面共同组成流通和调节的统一，构成中医正气存内的“正”的动力机制和目标模式。这是关于防病保健的动力机制，是养生莫若知本的“本”，是治病求本的关于治疗追求的目标模式这个“本”。

（三）关于研究方法问题

“证”的理论研究的主攻方向是什么？即研究什么和怎样研究？追求什么目标？研究的前景是什么？解决了“证从何来”的对象问题，解决了“治向何方”的目标问题，就要正确解决辨证与论治之间的中介环节，即知犯何逆的理论模型问题。这就是辨证的证将辨向何去，辨什么和怎么辨，为什么这样辨？这是中医理论的核心问题。

辨证本身还不能等同于求本，辨证必须进一步发展到求本；治病求本的“正”这个目标决定了关于对象现状中主要看其转化动力机制作为转化的起点。治病的任务是帮助实现愈病的转化，诊断的根本目的应当找出实现愈病转化的内在动力或根本原因，要找出具体区分致病的毒和治病的药的科学根据，这是中医诊断意义上治病必求的本。辨证是诊察，求本是判断，“诊”要发展到“断”，这才是诊断的全部意义。

在治病实践中，医生（工）的诊治手段与病人自身正气的调节抗病能力的关系，是“病为本，工为标”；在病人现状的正邪关系上，是“正为本，邪为标”，病人正气的“症”这个调节抗病能力，是实现愈病转化的动力机制或根本原因，是治疗的依靠力量和服务对象。治病求本的关于对象转化过程的本质，就是要从理论上回答由疾病向健康转化的“动力”和“目标”，给出转化的动力机制和目标模式，这就是“症→正”。从“症”向“正”转化的根本原因，是病人自身正气这个“症”的调节抗病能力，医生的诊治抓住“症”这个本，“病为本，工为标”，“标本已得，邪气乃服”。反之，如果只抓住邪，“粗工凶凶，以为可攻，故病未已，新病复起”，则是因为“标本不得，邪气不服”，这是经历痛苦的错误教训得出的结论。

中医学经历过初期的病邪决定论的治疗学阶段，例如认为“百病之生也，皆生于风寒暑湿燥火，以之化之变也”；邪气盛则实，于是盛者泻之，但未能十全。例如“治热以寒，治寒以热，方士不能废绳墨而更其道也”，把对象主要看作受病者，其临床表现则全然是消极的病理破坏，从而把拮抗压制疗法当作常规。由于出现了“有病热者寒之而热，有病寒者热之而寒，二者俱在，新病复起”，原有的病依然存在，又添加了新病。王冰指出是由于“粗工褊浅，学未精深，以热攻寒，以寒疗热”，或“治热未已而冷疾已生，攻寒日深而热病更起”，或“治之而病不衰退，反因药寒热而随生寒热，病之新者也；亦有止而复发者。亦有药在而除，药去而发者，亦有全不息者”。拮抗疗法的攻邪治疗，制造新病，复发率增高，或停药即发，也有全然无效的。

“要真正地懂得理论，必须从自身错误的痛苦教训中学习。”中医从自己的痛苦经验中认识到，药物病的本质是医源性疾病，是因为“治其旺气，是以反也”，是把体内原有机能亢进的这种“旺气”一味压制的结果。进一步认识到风寒热湿燥火等这些邪气盛则实的“旺气”原来“皆根于内”，不是外界致病因素本身，也不全是消极的破坏，是体内原有机能的亢进。把邪气盛则实的旺气，从简单地看作致病刺激及其造成的病理破坏，到认识这些“皆根于内”是“正祛邪”的主体性抗病反应，是认识上的一个重大飞跃。

因为“只有有机体才独立地起反应，新的反应必须以它为媒介”，因此“对生命发生影响的东西，都是由生命独立地决定、改变和改造着的东西”。有机体依着生存上的整体和谐功能的需要，对环境刺激因素的干扰，必将调动自身调节机制发动体内原有的机能，以放大系统或正反馈的形式导致原有机能的亢进。这些被称为邪气盛则实的旺气，是“皆根于内”的机能亢进的主体性抗病反应，都是由五脏阴阳通过气血津液的中介所发动的，例如与气有关的有寒、热、郁、火，与血有关的有风、瘀，与津液有关的有燥、湿、痰、水。

由此在诊断上强调了“谨守病机，各司其属”。例如：“诸暴强直，皆属于风”，而“诸风掉眩，皆属于肝”；“诸痉项强，皆属于湿”，而“诸湿肿满，皆属于脾”。刘河间指出：“掉眩收引，闷郁肿胀，诸痛痒疮，皆根于内。”从强直掉眩的病形，求其抗病反应型式（风），这是所谓“审证求因”；从反应型式的风或湿，求其调节机制背景的或肝或脾，这是各司其属。从证→邪实（因）→正虚（藏）的诊断认识过程，就是从辨证到“求本”的过程。关键性的观念转变，是对邪实这个因，从外因决定论的刺激和破坏，转变为主体决定论抗病反应；从“百病之生也，皆生于风寒暑湿燥火，以之化之变也”的外因论，转变为“血气不和，百病乃变化而生”的内因论，归结为体内物质能量信息流的“升降失常”构成“症”的虚实之变。

病机十九条在各司其属的展开中，把暑字改易为热，并在最后用“疏其血气，令其调达，而致和平”作为治疗的总方针，意味着从诊断到治疗实现全面的观念上的转变。李中梓指出“或补之而血气方行，或温之而血气方和，或清之而血气方治，或通之而血气方调，此治虚实之大法，一部《内经》之关要也。”药治八法，针灸推拿，气功导引，无不着眼于血气调达，即物质能量信息流出入升降的“常守”。因为健康状态的整体和谐自稳，就表现为升降出入“常守”。

从辨证的“出入之异”，到辨症的“虚实之变”，是诊断意义上的求本；从辨症的“虚实之变”，到求“正”的升降之常，是治疗意义上的求本。

辨证的察其出入之异：第一步辨反应的属于病形、疗效还是藏象；第二步因发知受，辨刺激的属于致病的、治疗的还是养生的因素。

辨症的知其虚实之变：第三步审证求因，辨病形之属于哪种抗病反应型式；第四步，求反应型式的调节机制背景，所谓求其属也；第五步必先五胜，求五脏间的相互作用；第六步求其中介，求反应与调节之间的中介是气、血还是津液；第七步明其时态，处在传变时序中哪个阶段。

从第三步到第七步是辨症求本的知犯何逆：虚实之变的“虚”，指正气虚，是阴阳五脏调节和气血津液的升降出入：“失衡为虚，不足为虚”。“实”，指邪气盛，是寒热燥湿水火风痰郁瘀等属于主体性抗病反应：“郁则为邪，亢则为邪”。有郁必有不足，有亢必有失衡。“变”，指传变时序，包括五脏传变、六经传变、卫气营血传变、三焦传变和经络传变。知虚实之变的“症”的理论模型，包容了历史各家的辨症成就，是一种调节抗病时态模型。病为本，正为本，病人正气的“症”是实现愈病转化动力模型；“因病始知病源之理”，“愈疾之功，非疾不能以知之”，因此具体的“症”才是正确识别毒和药的科学根据。

从辨证→邪实→正虚的求属之道，李中梓指出“求其属者，求其本也”；王履认为“属也者，其枢要之所存乎！”针对拮抗攻邪治疗，由于“药在而除，药去而发，亦有全不息者”，因而追求“苦寒频岁而弗停，辛热比年而弗止，犹恐药未胜病，久远期之”，这样导致药物病。之所以如此“数见者，得非粗工不知求属之道以成之欤?!”指出药物公害的根本原因，是只知病因病理而不知从辨证到求本的这一“求属之道”，进一步强调了“端本澄源，中含至理；执其枢要，众妙俱呈”。之所以“中含至理”，因为揭示了抗病愈病的动力机制，这包含着中医基础理论这个“本”。之所以“众妙俱呈”，因为求属之道，找到了具体识别毒和药的科学根据，从而为药物病的医源性，从诊治原理上找到了原因和出路，实现了医学观念的根本变革。

通过辨“证”的出入之异，知“症”的虚实之变，求“正”的升降之常。由于“只有有机体才独立地起反应，新的反应必须以它为媒介”，主体性反应必须以机体的自稳调节为媒介，因而通过辨证的出入之异，可了解其反应性的特征，通过反应特征可知其调节机制及其稳态特征。通过辨证的模型方法，从感性到理性，从现象到本质，形成关于医学对象的理论模型，然后才有可能把中医学从宝贵的经验上升为科学，形成自己的理论体系：

1. 通过对生理反应的“藏象”的观测，“由象知藏”，形成关于正气存内的“正”的理论模型。

2. 通过对临床表现“病形”的观测，“由形测症”，形成关于病人正气的“症”的理论模型，建立和发展中医辨症分类学的诊疗思想体系。

3. 通过正气存内的“正”的理论模型建立，才有可能“察阴阳之宜，辨万物之利”，形成中医养生学理论。

4. 通过辨症分类学理论模型的建立，在辨证中“由效识药”，形成“有是症，用是药”的药症相关的知识，建立相应的药物方剂和针灸推拿等治疗学及其疗效理论。

5. 通过辨症分类学理论模型的建立，才有可能在辨证中“因发知受”，逐步积累与此“症”相应的有害因素的认识，发展中医的病因学理论。

“科学的职能是总结客观世界的知识，并使之系统化”，因此“科学就是不同的时期、不同地点、所系统化了的这样一种知识”。西方医学是科学，中国医学也是科学。科学发展水平的标志在于它的系统化程度，张仲景在勤求古训、博采众方基础上编撰了《伤寒论》；吴鞠通综合古今，包括把叶天士的案例组织起来，著《温病条辨》，分别从寒温的传变规律上，提高了证的理论研究的系统化程度。

今天的任务，证的理论研究仍然是提高它的系统化程度，提高中医理论的组织化水平和整体性，因此：

1. 要积极利用先进的科学技术和现代化手段，丰富深化“证”的观测内容，以为进一步思维加工的实证材料。

2. 重视从辨证观测到辨症求本过程中，理论思维的重要作用，因为“一个民族想要站在科学的最高峰，就一刻也不能没有理论思维”。

3. 中医学面临新的理论综合，面对疾病谱和人口谱的新变化，综合新的防治实践经验，综合生命科学研究中各个层次发现的新事实，认真借鉴近代西方医学发展的成功经验和失败教训，以为“它山之石，可以攻玉”。

4. 欲求融合，必先求我之卓然自立。要综合我国传统科学的思维方式和研究方法，抓住调节抗病时序理论模型这个主体，建立健全中医学的科学规范，不断提高中医学的主体能力，才能兼收包容古今中外的成就。

医学未来学的展望认为：“一旦把调节机制和抗病反应机制的一般活动原则搞清楚，就意味着医学的发展具有质的飞跃。”中医证的理论研究内容，代表着医学发展的未来方向，关键在于“执其枢要”，讲究“求属之道”，抓住地球上进化得最高级复杂和高度有序的自稳态调节机制，中医“证”的理论研究，必将为世界医学和生命科学的发展作出自己的贡献。

本文为1988年于河南新乡举办的“名家中医学术讲座”的演讲稿

30. 论辨证与辨病问题

近代以来，人们把中医诊疗思想特征，概括为辨证论治，以资与西医辨病论治相区别。认为中医辨证与西医辨病，各有所长而相得益彰，提倡在临床上广泛地实行辨证和辨病相结合；认为证的研究是发展中医药学和中西医结合的突破口。笔者认为，对证和病及其相关概念怎样正确理解，是中医药研究和中西医结合课题设计的重要理论前提。

把证归属于病是战略观念失误

汉代张仲景《伤寒论》的“观其脉证，知犯何逆，随证治之”，前后两个证字的含义显然不同。观其脉证的证，属于诊察的对象，是医学对象的可被医生诊察观测到的现象。知犯何逆的证，属于诊断的结论，是医生思维推理判断形成的概念。由此导致对证的不同理解：50 年代，秦伯未认为“证是证据，是现象，在医学上代表疾病的临床表现”；朱颜称证“是整个外观病象的总和，相当于综合征或证候群”；任应秋也认为证“是整体病变的证候”。

80 年代有人提出：证不是诊察的对象，而是在中医理论指导下，通过四诊收集症状体征进行综合思维得出的诊断性结论。认为病、证、症三者皆为人体疾病的反映：“病”，反映疾病全过程的本质；“证”，是疾病某阶段本质的反映，受疾病的特殊本质所制约；“症”，指症状体征，既是病和证的外在表现，又是诊病和辨证赖以凭借的依据。五版教材也认为：“证反映疾病发展过程某一阶段病理变化的本质，它包括了病变的部位、原因、性质以及正邪关系。”

把证从诊察的对象，提升为诊断的结论，是出于担心把证作为外观的病象或病变的证候，会把辨证误认为只是现象性分析而未达本质性认识，会把辨证论治误认为只是症状性诊断和症状疗法，因而降低中医学的科学地位。

然而，诊与断是既相联系又有区别的认识过程，诊察属于认，判断则是识。证若是指可被诊察体认的现象或证据，则辨证的辨，是对诊察所得进行思辨推理识别判断的过程。证若指为已经医生思辨推理识别判断的诊断性结论，则辨证的辨，还将要辨些什么和辨向何去？

而且，作为中医学诊察的对象，也不限于症状体征，不能用症字来代替证的证据的含义。

至于把证提为诊断性结论，称它也反映疾病的本质，也揭示病因病理病位，则是仍然把中医学的研究对象局限在疾病。更把证称作是疾病全过程中某一阶段本质的反映，受疾病的特殊本质所制约，则是更进一步地把证从属于病，成为疾病分类学下低一个层次的证型而已。从而使辨证和辨病的中西医结合研究，只是在西医辨病论治下增加一些中医证型的内容，整个中医辨证论治，则被置于西医辅助疗法的从属地位。有人已经意识到这一点，于是提出：中医原本也是辨病的，中医本来就是辨证和辨病相结合的；从而再度掀起整理中医病名的工作，并进一步要求实现中医病名的规范化。

把证认同于病，而又自觉地从属于病的思想根源，在于这样一种医学观念：以为医学的研究对象只能是疾病，诊断的根本任务是找出疾病的本质；医学的发展水平也就是它对疾病的认识水平，衡量诊断水平的标志就是看它找出毛病的能力。于是认为证也反映疾病的本质，辨证也是辨病因病理病位，辨证论治也是追求消除病因和纠正病理的对抗疗法。但是，这并不符合中医学实际，扭曲了中医学本来面目，既不利于中医学自主健康地发展，也不利于中西医在高层次上实现互补而又增益性的结合。

在建国前，用辨病论治观点研究中国医药史和整理中医疾病史，结论是在古代有不少最早的发现和发明，但越到后来越落后，中医学只是具有鉴赏价值而已。30 年代，余云岫以此全盘否定中医的诊疗思想，说什么“阴阳五行、三部九候之谬，足以废中医之理论而有余；治病必求本、用药如用兵二语，足以废中医之治疗而有余”；鉴于中医防治的实效无法否定，提出了“研究国药，试用成方，足以发扬国产药物而有余”的废医存药论。

建国以后，曾经用西药的对抗疗法的疗效观，对中药广泛进行药理筛选，在第一届药理学会议上进行了交流，其结果是阴性的居多，一些阳性作用的比起同类西药又大为不如，使许多药理学家怀疑：中药究竟有效的多还是无效的多？是否值得对此花气力研究？以后在针灸治疗疟疾和痢疾等，更难以用消除病因和纠正病理的药效观所能说明。而在临床实际，有更多的虽经西医检查而诊断不明，即还不清楚其病因病理病位的，中医的辨证论治照样可以进行，并能获得较好的疗效。反过来，在中医界，无论老中青，都主张积极引进现代诊断仪器，但这些西医用来作为病因病理病位的检测指标，迄今还未能内化为中医辨证判断的内容，也不能据此指导中医的立方选药。这些关于辨病诊断用的检测工具仍然受欢迎，只是用来作为中医辨证论治前后的比较之用，作为评价中医疗效的参考指标。对此人们责难中医理论的封闭和保守，却不能从单纯辨病的医学观念中解放出来。

中、西医辨病论治的历史经验

近代的西方科学，强调的是认识论上的溯因分析，这是基于初始条件约束现在行为的物理学原理，由此推动近代解剖显微分析技术的进步。在医学上则是认为：是致病因素决定疾病的性质，病理变化决定疾病的转归。疾病的本质被归结为：致病因素造成的病理变化的性质及其解剖定位。于是诊断的根本任务是要回答：病从何来？这是关于“识病必求于本”的诊断思想。治疗的目的是：通过消除病因、纠正病理和清除病灶以消除疾病；并据此作为发展其诊疗技术的价值标准，相应发展以病因病理病位为基础的疾病分类学，这是一种建立在溯因分析认识基础上的疾病模型。对此，英国的 Doxin（1978）指出：“特异性病因学概念统治了近代医学 100 年的发展，从 Pasteur、Koch 以来就成为医学思想的主要轴心。但这个概念面对目前发达或不发达国家面临的健康问题却是无能为力的，并把人们引入歧途：病人、医生、研究人员、医药公司、行政人员仍在这种思想支配下，从事寻找疾病的特异性原因。然而，英国死亡率的下降，疫苗和抗生素的作用，与营养、公共卫生及环境卫生改善的作用相比是比较小的。”在当代医学面临的难题中，突出的是关于疾病谱的改变、药物的公害问题及其高更新率，迫使人们必须从医学模式的根本观念上去思考问题，提出了要从生物医学模式向生物-心理-社会医学模式的转变，但其注意点仍然是就病因学观念上的扩展。苏联的察列格拉切夫（1978）认为这是因为：“现在的医学理论体系的方法论中心问题是：因素→机体的关系，这是立足于一个事物作用于另一个事物的外在的机械的因果概念，它排斥了相互作用的双向性。”纽约州立大学的 Whitbeck

(1977) 指出："现代医学使用的模型是：临床疾病实体、病理疾病实体和病因学动因。目前这种医学模型已不能适应需要，必须抛弃和纠正，因为作为疾病分类基础的假定是：每一个复杂过程中都能发现独一无二的病因学动因，然而关键的因素是机体的反应。代替目前的模型有两种办法：一是更强调人易患某种疾病的人体特点，走向疾病的体质论；二是用生理的观点研究健康和疾病问题，即研究身体在各种条件下对各种刺激的各种反应方式。随着我们逐渐强调身体的反应，疾病实体在我们的思想中就会占不重要的地位。"

中医学在历史上的早期也经历过以"邪为本"的诊断思想和以"工为本"的治疗思想，曾经为此付出血的代价和总结了极为宝贵的经验教训。《素问·至真要大论》的"夫百病之生也，皆生于风寒暑湿燥火，以之化之变也"，是病邪外因决定论；"治寒以热，治热以寒，方士不能废绳墨而更其道也"，把对抗疗法奉为常规，是药物外因决定论。即认为：病怎么来的？是致病因素；病怎么去的？是药物针对病因病理而消除病因纠正病理的结果。然而在实践中，"方士用之，尚未能十全"，甚至还出现"有病热者，寒之而热；有病寒者，热之而寒；二者皆在，新病复起"，原有的病没有治好，又产生新的病。

王冰注称这是"治之而病不衰退，反因药寒热而随生寒热，病之新者也"，认为这是由于"粗工褊浅，学未精深，以热攻寒，以寒疗热"，企图通过对抗压制予以纠正，但结果是："亦有止而复发者，亦有药在而除、药去而发者，亦有全不息者。"针对病因病理的对抗疗法，为什么却是压而不服，纠而不正，复发增多，亦有全然无效的？王冰认为由于这种诊疗思想已被奉为常规，故"方士欲废此绳墨，则无更新之法；欲依标格，则病势不除；舍之则阻彼凡情，治之则药无能验；心迷意惑，无由通悟；不知其道，何持而为？因药病生，新旧相对；欲求其愈，安可奈何?!"

"识病求本"的溯因分析和对抗疗法，为什么药在而除，药去而发？为什么旧病未除，新病复起？根本问题在于：并不是对致病的毒邪、对病因病理直接对抗的东西，都可以无条件地视为治病的。但是中医学历史上也出现过：鉴于"药在而除，药去而发"，于是更进一步"辛热比年而弗止，苦寒频岁而弗停，犹恐药未胜病，久远期之"，企图依靠久远服药以战胜疾病，结果制造更多的新病。这种新病，是医源性疾病，是以邪为本的疾病观和以工为本的"药物战胜疾病"的医学观犯的错误。

医学实践的基本功能是：识别环境利和害并能趋利避害以实现养生保健，区分毒和药并且能动地化毒为药以帮助治病康复。医学的最大错误，莫过于不识利害或化利为害，不辨药毒而变药为毒，不能治病反而制造疾病。

中医学从自身错误中学习和实现理论上的飞跃，必须从最根本的医学观念上思考问题，从医学最根本的关系上回答问题。养生实践和治病实践要求回答：实践的目标、动力和条件选择的价值标准是什么？由此中医学提出了：养生莫若知本和治病必求于本的理论要求。

证是医学对象的整体边界效应

辨证的证是什么？证从何来？是什么对象的证？辨证的辨要辨些什么？辨向何去？辨证求本，求什么过程的本？这涉及中医学的研究对象是什么这一根本问题。中医学的研究对象，又是决定于中医学的实践目的。中医学实践的目的追求是：人的健康。对于健康者是如何帮助其保持健康，这是中医学的养生之道；对于疾病者，是怎样帮助其实现由疾病向健康的转化，这是中医学的治病之道。

医学对象的人，是“升降出入”的生化之宇；是有机整体的主体性开放系统；是“生长壮老已”时间不可逆的生命演化过程，通过整体边界效应与环境发生相互作用，实现物质能量信息流的主体性输入和输出。因此，中医学研究对象是：人与环境相互作用中的健康和疾病互相转化过程，不限于疾病这个对象，不只是疾病分类学实体。证，作为中医诊察的对象，是人与环境相互作用中健康和疾病互相转化过程的整体边界效应，是人这个主体性开放系统的输入输出信息。在其输出端包含了：生理反应（藏象）—病理反应（病象）—药理反应（疗效或药害）的三位一体及其转化过程，不仅仅是症状体征。在其输入端的医学信息，则是养生的—致病的—治疗的环境刺激因素的三位一体及其互相转化。

证的出入信息，是机体的反应和环境的刺激因素的关系；人的健康和疾病互相转化，无不是人与环境的相互作用。而环境因素对人的健康和疾病互相转化过程的影响，则是“四时之化，万物之变，莫不为利，莫不为害”。因此中医辨证的首要任务是要回答什么是识别利和害、区分毒和药的科学根据，因为医学的实践功能及其发展水平，主要应体现为识别利害和区分药毒的能力，才能有效地实现其防治功能，才能最大限度地防止反目的效果，如药物病和医源性疾病。

中医辨证，就是对医学对象整体边界效应的出入信息，进行思辨推理识别判断的过程。首先，从其输出反应中要区分证候的标本顺逆，通过标本主次作出各证候间的因果性分析，通过顺逆善恶以获得各具体证候的价值论判断。其二，医学实践既然要求能具体识别环境因素的利与害，药和毒，钱天来指出：“受本难知，发则可辨，因发知受。”什么是具体对象的致病因素？只有“因病始知病源之理”；什么是具体对象的治疗因素？其具体的“愈疾之功，非疾不能以知之”；什么是对具体对象有利的养生因素？只有“察阴阳之宜”，才能“辨万物之利”。通过输出反应，以获知与具体对象有关的致病的、治疗的、养生的因素的认识，是最基本的实践经验积累过程，也是医学实践的最基本要求。

证是健康和疾病互相转化过程的整体边界效应。把证用症字代替，仅局限为疾病的症状体征，以为辨证就是依据症状体征作出病名证型的诊断，如果不涉及藏象和疗效反应，不涉及相应输入信息，则连最起码的经验积累都成为不可能。或称作出病名诊断后，防治技术可以从书本上学习，那么前人的经验知识又是从哪里来的？汉代王充指出：“古贵良医者，能知笃剧之病所从生起，而以针药治而已之；如徒知病之名，而坐观之，何以为奇!?”如果辨证只是依据症状体征作出病名证型的诊断性结论，而不能确知与具体对象相关的治疗因素是什么，则难免王充对“病名医”的坐观之讥。如果不辨药毒，只知病名诊断，则难免发生制造药物病和医源性疾病的错误。

其三是审证以求因，即求证的原因或根据。对此由于对“证”的不同理解，对证的“因”也有不同的解释。曾经把审证求因等同于因发知受，就因为把证仅局限于症状体征，于是得出病因刺激是证的直接原因的机械因果论结论。证既是整体边界的出入信息，辨证求本是要找出构成这样出入信息的“中介主体”这个本。因为任何刺激“对生命发生影响的东西，却是由生命体独立地决定、改变和改造着的东西”；因为“只有有机体才独立地起反应，新的反应必须以它为媒介”，这就是主体性开放系统对输入刺激的主体性决定、改变和改造以及作出主体性的反应，是人与环境相互作用中人的主体性这个原因。而人的整体边界，犹如细胞的细胞膜，它区分内外，又是与环境相互作用而影响内部的调节和进化，在长期进化过程中发展了整体边界效应在内外出入中的作用地位。人是地球上最高级复杂的生物，其整体边界效应充分体现了人的整体性和主体性。中医辨证论治正是充分地巧妙地利用人的整体边界全息效应：审证以求因，由外知内，找出体内保持健康的自稳调节机制，这是养生要知的本，从而建立中医的健康模型；找出体内实现愈病的动力机制，这是治病必求的本，从而建立中医的愈病模型。

辨证建立了中医学的理论体系

在健康和疾病互相转化的过程中，从医学实践方面：要解决的是如何帮助其养生保健和实现由疾病向健康的转化。而在医学理论方面回答的有三种答案：其一是病从何来？其二是治向何去的目标和动力是什么？其三是保持健康的根本原因是什么？

病从何来？这是辨病的"识病求本"的溯因分析。近代借助解剖显微分析技术的进步，形成以病因病理病位为基础的疾病分类学理论模型。辨病的溯因分析以为：只要把致病的原因（病因病理病位）搞清楚，去除原因也就消灭了疾病，就可以恢复到原来的健康状态。但这里隐含着未被深究的问题：未病时是什么原因使人保持健康的？去除了原因就能够恢复到原来的健康状况吗？能否消灭一切致病原因？治愈的根本原因究竟是什么？关于治向何去的目标和动力问题，也就是治病必求于本。治向何去的目标，即健康模型，回答了保持健康的根本原因不在于没有邪的存在；治向何去的动力，即愈病模型，回答了治愈的根本原因不在于邪的彻底消灭。

中医学把健康和疾病，都看成是正邪相争的过程，都是正邪对立的统一。区别在于：健康状态由于是"正气存内，邪不可干"，而疾病过程是"邪之所凑，其气必虚"。健康不等于没有邪的存在，是由于人体正气的自稳调节使"邪"不能干扰破坏"正"的整体和谐自稳态。由疾病向健康转化并不要求必须是邪的彻底消灭，即达到"正气存内，邪不可干"即可。因为在人与环境相互作用中，我们既不可能消灭一切邪，也没有必要，更没有什么好处。原因是：环境的涨落变动干扰是经常存在的，干扰稳态的因素是永远不可能消灭的，我们只能力求降低其程度。因此，医学的根本任务和崇高使命，应该是帮助提高人类与环境相互作用中的生存能力，提高人的自调节、自组织、自适应的自稳能力，而不只是企图一个一个地消灭疾病。即使从某种特异病源角度，可能通过提高群体对它的特异性抵抗而消灭了某种疾病，例如天花，这也是提高机体的自调节、自适应的自稳自组能力的一例。

因此，在正邪相互作用中，决定人体保持健康的根本原因或动力，是正为本而邪为标。中医学把医学对象的人，看作是：

天人之际中"升降出入"的主体性开放系统，"五脏阴阳"自和的自调自适自稳自组系统，"气血津液"代谢流通周养身形的"生化之宇"，"生长壮老已"时间不可逆的生命演化过程。

这就是正气存内的"正"的健康模型，是身心相关的整体和谐自稳态。

"正气"，则是维持整体稳态的自稳调节："阴阳和调而血气淖泽滑利"—"阴平阳秘，精神乃治"；"五脏之道，皆出于经隧，以行血气"—"五脏安定，血脉和利，精神乃居"。

正气，就是：精神—五脏阴阳—气血津液的调节流通稳态的健康动力模型。它既是人保持健康的内在动力，又是具体识别环境利害的价值标准。只有察其对人体阴阳自稳调节的宜与不宜，才能正确识别环境因素的利或不利。“故凡养生，莫若知本，知本则疾无由至矣。”

治病实践过程则是：由病人正气的抗病作用与环境的致病的和治病因素之间相互作用的一个三体运动。环境的致病因素和治病因素可以互相转化，并不是直接对抗致病因素的都可以无条件地视为治病因素。具体识别毒和药，只能是以病人的正气为依据：故病（人）为本，（医）工为标；正为本，邪为标。“症”字从病从正，病为本，正为本，病人正气的“症”，是人体实现抗病愈病的根本动力，是临床表现作为主体性反应“皆根于内”的内在根据，因而是中医的诊断对象和治疗的依靠对象，不应当是压制打击对象。“症”也是具体区分毒和药的科学根据，一切治疗手段之所以能够呈现疗效的内在根据，因而是治病必求的“本”。

“症”的虚实之变，包括了：正气虚、邪气实和传变时态。正虚，指五脏阴阳气血津液的：不足为虚，失衡为虚，涉及物质能量信息流的调节以实现整体和谐自稳这方面的问题。邪实，指寒热燥湿水火风痰郁瘀的：亢则为邪，郁则为邪。有郁即有不足，有亢就有失衡，故邪实是正虚的外在表现，正虚却是邪实的内在基础。刘完素对病机研究的贡献，根本在于进一步阐发《至真要大论》病机十九条“谨守病机，各司其属”的思想，明确指出邪气盛则实的旺气，不是那种“百病之生，皆生于风寒暑湿燥火”，而是“皆根于内”，是主体性的抗病反应。王履和张景岳也分别指出：“夫充于一身者，一气而已，平则为正，亢则为邪”；“气和则为正，不和则为邪”。另外朱丹溪也认为：通则为正，郁则为邪。邪气盛则实的“旺气”，是自稳调节发动的原有生理机能的亢进，是“正祛邪”的主体性抗病反应。之所以表现为邪实亢进的“旺气”，正是因为“正祛邪”清除激源的能力还没有成功，还未达目的，于是有正反馈的放大系统的发动。这是由五脏阴阳通过气血津液的生成流通分布的变化来实现的：故与“气”有关的，如寒热郁火；与“血”有关的，有风和瘀；与“津液”有关的为燥湿痰水。所以说这些邪实的旺气，“皆根于内”；或称之为“血气不和，百病乃变化而生”。

辨病论治的对抗疗法，为什么“服寒而反热，服热而反寒，其故何也”？又为什么说是“治其旺气，是以反也”？就因为所谓邪实的旺气，“皆根于内”，是“正祛邪”的主体性抗病反应，对于这种由于清除激源还未成功而激起的正反馈放大反应，“未有逆而能治之者，夫惟顺而已矣”。张景岳也说：“治病之道，顺而已矣”；病机十九条归结为：“疏其血气，令其调达，而致和平”的治疗总则。李中梓指出：“或补之而血气方行，或温之而血气方和，或清之而血气方治，或通之而血气方调；此治虚实之大要也，一部《内经》之关要也。”通法包括汗吐下消，故药治八法，以及针灸推拿、气功导引等治疗无不着眼于此。中医辨证论治，就是通过整体边界的全息效应，通过气血津液中介，以达到改善五脏阴阳自稳调节的自组自适能力为目的。关于虚实之变的传变时态，即自稳调节发动的抗病反应的传变，历代发展有：表里、五脏、六经、卫气营血及三焦传变等不同的时态模型。

作为一门成熟科学的主要标志，是它的实践积累的长时期特性和理论的高层次解释能力。中医学的实践经历几千年持续不中断的发展，从辨“证”论治的最基本实践积累，经过辨“病”论治的对抗疗法，上升到：辨“症”论治的动员疗法和辨“正”论防的养生之道。后者是建立在辨“证”论治基础实践上的升华，又包容了辨“病”论治的合理部分于自身，加以一定的限制。它在诊断上强调："谨守病机，各司其属。"李中梓说："求其属者，求其本也。"王履指出："属也者，其枢要之所存乎！"而迄今药物病之所以仍如此"数见者，得非粗工不知求属之道，以成之欤?!"因此强调："端本澄源，中含至理；执其枢要，众妙俱呈。"端正人的健康为实践目标这个本，澄清人体自稳调节抗病反应为愈病保健的动力机制这个源，抓住人体自稳调节这个枢要，就可以指望提高防治能力和最大限度减少药物病，这就是治病必求于本。"症"的虚实之变，是中医诊断的对象，"取虚实之要，定五度之事，知此乃足以诊"；只有"知丑知善，知病知不病，用之有纪，诊道乃具"。

证、症、正三者，在形声义上共同的是"正"。正气存内的"正"，是中医的健康模型和目标模式，病人正气的"症"，是中医的愈病模型的动力模式；出入信息的"证"，是中医关于医学对象，健康和疾病互相转化过程的理论模型，"正⇌症"的外部表现，是人体的以正气为本的整体边界效应。通过辨证，由外知内，由象知藏，建立五脏阴阳气血津液调节流通稳态的"正"的健康模型；因发知受，建立与此相关的养生因素认识基础上的辨"正"论防的养生学理论。通过辨证，由外知内，由形测"症"，建立虚实之变的调节抗病时态的"症"的愈病模型；因发知受，建立与此相关的致病的和治疗的因素基础上的辨"症"论治的治疗学和病因理论。从而，辨证建立了中医学的理论体系。

本文发表于《中国中医药学报》1990年第5卷第2期

31. 大运动量训练及其疲劳恢复的中医学观点

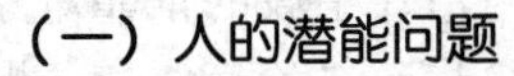

（一）人的潜能问题

根本上是人的稳态和适应及其如何实现的问题。

用进废退的原则。

"天行健，君子自强不息"，通过运动以求发展的自强思想。

"天之将降大任于斯人也，必先：

苦——其心志，

劳——其筋骨，

饿——其体肤，

空乏其身，

行拂乱其所为，所以动心忍性，

增益其所不能。"

天才是一种本质遗传的特征，但如果不经过训练，即使天才也不能显现天才的特征。对身心进行不断的训练，引导行为的直觉机制在每个人的身心底层都可能存在。体操运动员在无心状态下发挥其最高的技术水平，训练有素的舞蹈演员进入角色，此时他们处于"身心合一"状态。训练就是为了达到身心合一，对某一技术的神髓没有掌握的人来说，无论心怎样努力，身却不遵从，即所谓"心有余而力不足"，因为此时是理性直觉，而不是行为直觉。

训练目的使身心合一，主客合一，知意融合，物我相忘，出神而入化。可以从中国武术和中国美术等方面借鉴。

（二）中医阴阳问题

中医养生和治病必求于“本”的阴阳自和稳态演化模型元理论：

“万物负阴而抱阳，冲气以为和。”

“天地之大德曰生。”“阴阳之道安在哉，在乎生物而已。”“和为贵”，因为“和实生物，同则不继”，所以“君子和而不同，小人同而不和”。

“升降出入，无器不有，故器者生化之宇。”“器散则分之，生化息矣。”“故无不出入，无不升降。化有小大，期有近远，四者之有，而贵常守，反常则灾害至矣。”

“出入废则神机化灭，升降息则气立孤危；故非出入则无以生长壮老已，非升降则无以生长化收藏。”

“根于中者，命曰神机，神去则机息；根于外者，命曰气立，气止则化绝。”

阴阳自和稳态演化模型三特征：和通稳。和为贵，和实生物，阴阳自和生成演化系统；通为顺，升降出入主体性开放的自组适应创序的增值系统；稳为健，阴阳自和稳态和阴阳自稳调节的内在动力的目标系统。

中医养生之道，要识别利害环境因素以决定取舍，进而能化害为利以帮助保持和增进健康。养生必求于“本”的认识要求，是找出：保持和增进健康的内在动力机制和正确识别环境利与害的科学根据。“故凡养生，莫若知本，知本则疾无由至矣；察阴阳之宜，辨万物之利以便生，故精神安乎形而年寿得长。”精神安乎形也就是身心合一。

中医治病之道，要识别环境中毒和药，进而能化毒为药以帮助实现由疾病向健康的转化。治病必求于本，本于阴阳自稳调节，也是要求找出人体自身实现由疾病向健康转化的内在动力机制，同时这也是正确识别毒和药的科学根据，是药物与治疗手段的依靠对象和服务对象。“治病之道，气内为宝”——达到“正气存内，邪不可干”。“治病之道，顺而已矣”——以通致和，以和致中，因为“中也者，天下之大本也；致中和，天地位焉”。中和位育，即稳态，“相对平衡状态的可能性，是物质分化的根本条件，因而也是生命的根本条件”。所以中医强调：“阴平阳秘，精神乃治”，“阴阳离决，精气乃绝”；病态时，“阳胜则阴病，阴胜则阳病，阳胜则热，阴胜则寒。”

人在与环境相互作用中的主体性升降出入，由于“嗜欲不同，各有所通”。但共同的根本的模式是：通过“整体边界屏障”实现内外环境物能信的流通交换，通过“气血津液流”在体内实现自组适应和主体性的抗病反应，通过“五脏阴阳网络”调节实现身心（形神）和谐的整体自稳态，通过“经络系统”实现体表内脏相关调节体现为整体边界的全息效应，通过“心神命门相关”实现理欲的统一协调，从而体现为“生长壮老已”时间不可逆的生命演化过程。

神——五脏阴阳网络的稳态演化调节。

气——气血津液流通的自组适应抗病。

形——整体边界屏障的主体全息效应。

（三）疲劳综合征问题

“生病起于过用”，过用即劳。

“血痹虚劳”与疲劳综合征。

运动性疲劳的病机在肝：肝为将军之官，罢极之本；肝藏血，主疏泄而喜条达。大运动量训练导致：肝旺→肝郁→肝虚。（“夫人之运动者，皆筋力之所为”）

肝主筋，脾主肌肉四肢，肾主骨藏精。

诸暴强直，诸风掉眩，皆属于肝。

劳倦伤脾，脾虚则怠惰无力，食少腹胀。

肝旺扰心，致虚烦不得眠。

肝郁犯肺，气道不畅，腠理不固。

肝虚盗肾，阴虚火旺，腰胫无力。

抗运动性疲劳不限于“补”，西方用兴奋剂同化激素、肽类激素等属于加法；用镇静麻醉剂、β阻滞剂、利尿剂是减法，均为直接的对抗疗法。

大运动量训练，肝为将军之官，罢极之本是首要的应答的功能系统。运动性疲劳的恢复首先要把“肝旺”及时平息下来，且把“疏肝解郁”作为基本措施，最后把“肝虚盗肾”的柔肝养肝滋肾益精作为基础性和预防性对策。把握和、通、稳。

“一张一弛的文武之道。”

“粗守形，上守神。”

“必先五胜，疏其血气，令其调达，而致和平。”从整体性，综合性，内在性的观点对待苦练和疲劳恢复问题。

从指导思想和训练理论上着眼。

师法自然，顺乎自然，超乎自然，游刃而有余的化境，必须辨证论训（论养，论治，论疲）即个体化原则，时态性原则。苦练而不伤，增益其所不能，“无代化，无违时”，因为“化不可代，时不可违。”注意“谨守其气，无使倾移”；“无盛盛，无虚虚，无致邪，无失正！”

体育训练应使：“形气神意”全面发展，强身健体，增强体质，振奋精神；苦练没有道德不行，“人贵在志，志当存高远”；“无欲速，欲速则不达”，循序前进；“无见小利，见小利则大事不成”，目的在于充分发挥人的潜能。

知之者不为好之者，好之者不为乐之者，只有“乐之不疲”，才能保持大运动量训练。

“民可，使由之；不可，使知之。”

“循循善诱”，“引而不发，跃如也”。

管理学由X理论到Y理论。

心理学由消极的病态心理学，到积极的健康心理学，都是首先承认人的潜能，才有可能以积极的态度和方法，去发现和发挥人的潜能。

对于青少年还应该有助他们顺利地发育成长，只有健康的身心才能经受大运动量的训练，也才能有助于真正的最大限度发挥人的潜力。

（四）运动性疲劳恢复的方法问题

中医学把人和环境相互作用（天人之际）的作用面，界定在人的整体边界（皮肤黏膜器官），由此来区分：内环境与外环境，自我和非我。环境作用物必须通过整体边界屏障的主体性的选择和作出主体性反应。人的整体边界的出入信息和全息效应，是中医认识和实践的出发点，是中医学的观控对象，由此发展了主要应用于整体边界以实现间接调节的外治法：针灸、推拿、捏积、刮痧、膏贴以及熏洗和作用于黏膜的吸入、口服、肛栓、搐鼻、结膜点药等等。这是通过作用于整体边界，利用其体表内脏相关调节机制的全息效应，利用气血津液流这个中介，以五脏阴阳网络调节机制为目标对象的间接性调节和动员疗法。

气功调息，静坐冥想，有助于身心调节机制的沟通。

训练前后，不同项目，不同性别和阶段，一天中的早中晚，都应该区别对待。

确立指导思想和训练理论，然后有可能有原则而又灵活地运用各种方法，化害为利，化腐朽为神奇！而不局限于一方一药，应是系统和系列方药组合效应。根本着眼于提高人体稳态和适应的调节机制这个根本，才有可能吸收融合现代生理学、病理学和心理学的进展，从粗守形上升到上守神的把握，走出一条中国特色的体育训练和运动性疲劳恢复之路来。

关键在于取舍之道和聚合规则的价值观念，走他人的路是经验，走自己的路才是科学。

辨证论医，辨证论训。

1993年应国家体委训练局教练员培训班上的讲演稿

32. 刮痧排毒疗法蕴藏了哪些新的医学思想

我是南方人，50多年前就接触到了刮痧疗法的实践，而且见到了它所受到的很不公平的待遇。大概是抗日战争后期，我们家乡流行霍乱，西医的疗法主要是输液，人们对它寄予了非常高的希望，错误地认为它是治疗霍乱的最根本的方法。但如果病人送到医院，一看皮肤上刮了痧，医生就不收。这个不公平的镜头，我现在还历历在目。90年代，吕季儒教授来到北京普及刮痧疗法，引起了这么大范围的轰动效果，这个事实给我们一个思考：这种社会现象内在的根据是什么？它蕴藏着哪些医学思想的重要变化？我想谈点自己的看法。

第一条，医学的目的应是发掘人的自我保健的能力。长期以来，医学界、包括我们医生自己，认为医生的责任、医学的发展，就是针对疾病施展各种诊断手段和各种仪器，其目的是千方百计找出患者身上的毛病。一个医院的水平、一个医生的水平及仪器发展的水平，就是看它能不能在犄角旮旯里找出毛病。所谓确诊，就是指出病在什么地方、什么性质、什么原因，然后针对这个病因，考虑如何用特异性的对抗消除病因，对这个病理变化如何纠正，对这个病灶如何清除，就成为医生的根本追求。因此，我把这叫做：消极的疾病观。但是，从本世纪以来，以盘尼西林（青霉素）、磺胺等抗生素为代表的针对细菌、病毒的对抗疗法出现以来，现代医学发展至今却并不如意，很多旧的疾病卷土重来。美国现在40%的结核病人的病是耐药的。细菌、病毒、肿瘤细胞对杀死它的药物产生抗药性，而且出现多元抗药。就是你用了一种药以后，它对许多种药都耐药。这是医学面临的一个最难的问题。我们曾经寄很大的希望于发明一种药物杀灭细菌，杀死癌细胞，但是越来越不灵了。药物和疾病的关系可以说是道高一尺，魔高一丈。纠正病理呢，有高血压降血压，有高血糖降血糖，有高血脂降血脂。有完没完？没完！为什么呢？一撤药就反跳。那就是说，你必须依赖于它。你就变成了算盘珠，拨弄就动，不拨就不动。医学的发展，医药的成就竟然带来人体自身的防御能力、健康能力的下降，这是医学的悲剧！因此，在

1992年和1993年，西方几个发达国家，发起了一个叫做“医学的目的”的讨论，讨论医学到底是干什么的？它能干些什么？世界卫生组织专家建议也邀请中国参加。为什么要对医学的目的进行反思呢？就在于我们面临着当代医疗危机。当代的医疗危机最突出的，和病人、政府命运相关的问题，是医疗费用不断上涨。美国1993年的医疗费用是9300亿美元！医疗费用的不断上涨导致美国3700万人缺医少药。所以，世界卫生组织在一篇迎接21世纪挑战的报告中提出，21世纪的医学不能只是把疾病作为研究的对象，而应该把增进人群和人类的健康作为它的研究方向。这是一个非常重要的呼吁。就是说，要追求人类健康，要发现和发掘人体自身的、自我的健康能力。而这恰恰是中国传统医学的底蕴。

中医，在本世纪经历了各种磨难：上个世纪日本把汉方医学消灭了。本世纪初，北洋政府、南京政府都想学日本把中医消灭掉。结果消灭不了，为什么？因为社会需要，因为它有真理存在。中医在认识疾病的能力上不如西医，因而曾经被认为不科学；但是，在发现和发掘人的自我健康能力上，它是独胜一筹的，因而是有光辉前景的医学。吕教授的刮痧排毒健康法就是不完全限于疾病分类学的诊断，也不限于对病因、病理、病位的对抗性治疗。因此，它就有由疾病分类学的诊疗体系向着自我健康能力的诊疗体系迈进的这么一个光辉的前景；或者说恢复到中医本来的面目，回到中医，进一步发展中医。

第二条，由药物疗法到非药物疗法。多少年来，我们对药物存在那么大的迷信。然而药物并没给我们带来更大的好处。到现在，药物公害或药物病层出不穷。再加上现在医药市场上的假冒伪劣，那就更不得了了。聪明的人绝不上这个当，有人问我：“你今年多大岁数啊？”我说70了，人家说：“都70岁了？不像！你怎么养生保健的？”我说很重要的一条是，我干医生50年了，但很少吃药。我的医疗证还没有怎么用过呢。医学是一门科学，而不是陷在药里作文章的。医学如降低为药学，那么科学就降低为技术的水平了。所以我欣赏刮痧疗法由药物疗法转向非药物疗法，由医学给你什么，转向调动人体自身能力治疗疾病。而且一学就会，大家学了就能用。

第三条，由“加法”到“减法”。过去大多数的治病方式、健康长寿方式都是加法式的，都是往肚子里、身上加点什么。刮痧疗法是个“减法”，叫“排”，往外排，中医叫宣泄之法。刮痧的“痧”在文献记载上有150种，主要病机是“瘀”所致的。所以只有宣泄出来，用“给出路”的政策、而不是“关门打狗”才行。刮痧把“痧”刮出来就像“捏积”，把“积”捏出来，由加法变为减法。这在保健上是一个观念上的非常重要的改变，就像我们的一辆自行车骑了几年以后，我们自己得鼓捣鼓捣，把油腻弄掉一样。

第四条，由皮肤刮拭到界面医学。人的皮肤，是人体最大的器官。皮肤经过了不断进化，把人包装起来了。皮肤之内是我，皮肤之外非我，是环境。环境对我是好还是坏，必须通过皮肤和黏膜主动地选择和吸收。不是你给什么，它就吸收什么。更重要的是，这个边界，这个屏障，还有排泄功能。人体的代谢废物大概有400多种，通过呼吸、小便、大便、汗腺，甚至口腔、乳腺等等加以排泄。皮肤和汗腺就能排泄400多种。废物的及时排泄，对保证健康是非常重要的。一个城市，每天有大量蔬菜、鱼、肉等进来，但是如果我们的垃圾运不出去，如果我们的环卫工作停工一个礼拜，你看看这个形势是什么，就臭得要命。排尿、排便、出汗这是三大排泄途径吧，出来的东西臭不臭？如果不让它们出来，都放在你身体里行吗？皮肤成为一个系统的边界，正像细胞的膜一样，外边的调节手段和营养都不可能直接进去，都需要通过它的通道，通过它的泵，通过它的受体。一个细胞作为一个生命尚且如此，一个人就可以打开大门让大家进来吗？不行的。如果当这个系统的边界消失了，这个系统就完蛋了。中医的辨证论治就是把整个的整体边界作为它的观察对象和作用对象，不光是刮痧、捏积、推拿、针灸，以至于贴膏药等等。甚至于我们吃药也不是长驱直入的，都要通过整体边界。因此这门医学我们叫界面医学。大家知道界面物理学、界面化学，我们可以借助于界面物理学、界面化学的一些手段来研究我们的界面医学。那么，界面医学带来一个什么问题呢，带来一个间接调节和前体疗法的问题。这是一个非常重要的概念，就是说我不是直接插手身体局部的疾病的，我们通过界面实行宏观调节，不是什么事情都管到家，而这就保证了身体自身调节的主动性。比如说月经不调，西医用黄体酮；中药调理的时候没有相应的黄体酮，但它能够实现调经的作用。而这个作用不是代替疗法的作用，不是我人为地给你激素，而是我调整你自身的能力，因而它不是包办代替。这样一个命题，就使我们考虑我们的医学观念要有一个很大的转变。刮痧疗法就是作用于皮肤的。刮在皮肤，将病变部位呈现于皮肤，通过在皮肤上的刮拭，疏通经络，促进血液循环，而对全身的保健产生效益。

因此，我觉得刮痧疗法到现在为止能受到那么多人的欢迎，不仅它是简便的，而且它依据有较深的理论，反映了现代医学向新境界推进中的一个积极尝试，即把发现和发掘人的自我健康能力作为它的宗旨。因而，它是有前途的。

本文为录音整理，发表于《健康之友》1996 年第 8 期

33. 癫痫的中医观点

中医诊疗思想的特点是“辨证论治”。

一、中医的研究对象是天人之际的健病之变，即人与环境相互作用中健康和疾病相互转化的过程，不仅是疾病实体。

中医辨证论治的“证”，是天人之际相互作用界面的有关健病之变的出入信息和界面全息效应，是中医学的诊察对象和作用对象。

中医辨证求本的“本”，是人的“正气”自我健康能力的理论模型，是中医诊断和养生治病实践的目标对象。中医养生和治病是通过人的整体边界全息效应，以对人的自我健康能力进行间接动员和调节的前体医学和界面医学。因此，中医学是一门以人的健康为目的及其对人的自我健康能力的认识，来决定其养生治病和效果评价的医学。它的健康目标模型，是“正气存内，邪不可干”的自我稳定和生态平衡。它的疾病模型则是“邪之所凑，其气必虚”的虚实之变，即正气虚和邪气实的传变时态特征；不同于西医学病因病理病位的疾病分类学和直接对抗和补充的原因疗法或特效疗法。

二、癫痫的临床表现：强直抽搐称之为“风引肌体”，失神昏迷称之为“痰蒙清神”，与“风”相伴的有郁和火，与“痰”相连的有湿和食滞。风郁火是“气”的化生，痰湿食滞是“津液”的化生。风痰相搏还影响到血瘀，有血瘀又导致血虚。故癫痫问题的风瘀痰，是气血津液所派生的原有功能亢进的“旺气”；按照中医观点，不是作为病因病理看待，而是作为机体的功能目的性行为看待，作为积极的“正祛邪”的抗病反应看待。其所以有机能亢进的发动，是基于其抗病反应还没有成功，于是有体内放大系统的正反馈的发动。这个发动的背景是五脏阴阳的网络稳态调节，具体到癫痫的风火郁来自“气”的发

动，痰湿食滞来自“津液”运化能力的不足；前者来源于“肝”，后者来源于“脾”；血瘀来自肝，血虚来自脾。在五脏阴阳网络调节方面，又连接肾而表现为肝肾阴虚→阴虚阳亢→气郁风火；及脾肾阳虚→津液化迟→痰湿食滞，这两方面又互相推动。

三、由于癫痫发作短时大多能缓解，关键是防止发作或减少其频度和程度，重在改善五脏阴阳网络调节和脑神功能。中医观点是：“邪为标，正为本”，邪气实是正气虚的外部表现，正气虚是邪气实的内部基础。防治原则是：“急则治其标，缓则治其本。”

急则治标的熄风化痰定痫的药物：全蝎和蜈蚣，僵蚕和蝉衣，蜂房和地龙，天麻和钩藤，白矾和郁金等可分别选用。

属肝郁化火生风者，可选用龙胆泻肝丸、丹栀逍遥散、紫金锭以解郁清肝熄风。

属血瘀阻络生风者，可选用血府逐瘀汤、云南白药等以通络活血熄风。

属脾虚运迟生痰者，可选用半夏天麻白术汤、补中益气丸、人参健脾丸等以健脾益气化痰。

属肝肾阴虚生风者，可选用六味地黄丸为基础的方剂，如七味都气丸、杞菊地黄丸。

属脾肾阳虚生痰者，可选用河车大造丸、龟龄集等以温肾补脾化痰。

四、实验研究天麻、菖蒲、止痉散（全蝎、蜈蚣）、柴胡桂枝汤、胡椒碱等，都有直接的抗惊厥效应。

中医对小儿癫痫尤其通过补肝肾或温脾肾以帮助大脑发育。如有报道用人参健脾丸和六味地黄丸治疗 74 例，三年以上不发作者占 92%。有报道用健脾化痰法治疗腹型癫痫 250 例，有效 238 例。其中在一年内复发者 9 例，服前方仍有效，包括脑电图恢复正常。对痰瘀互阻的，用云南白药合健脾化痰汤剂治疗 102 例，有效率 95%。

中医药直接的抗癫痫效应不如西医药，然而从五脏阴阳的网络调节和气血津液的流通这两方面进行辨证论治，其减少发作和帮助小儿大脑发育以及在内环境稳定方面，是有其特色的。因而中医药可以其间接动员和调节的前体疗法和界面医学，参加到与西医相结合的实践中来。

本文为中日小儿癫痫、神经免疫学术研讨会（北京，1996 年 10 月）上的发言提纲

34. 全科医学与中医学

（一）全科医学的兴起和发展是社会的需要

1. 现代医学分科过细的缺点需要克服　随着现代医学的发展，医院分科越来越细。仅临床科就有内科、外科、妇科、儿科、五官科和皮肤科等等二级学科；而内科又分为消化内科、呼吸内科、心血管内科、泌尿内科、传染内科等，外科又分为普外、骨外、脑外、烧伤科等三级学科。医疗分科过细的结果是医生治病像修理机器一样把人分成几部分来治疗。如有位妇女有头晕、耳鸣、耳聋、痛经等症状，她要到内科、五官科、妇科三个科去看病。三个医生给她开了三个处方。这样她就被分成几部分来治疗了。这种把人分成几部分的治疗方法只能以消除疾病为目的，不能达到促进健康的目的。全科医学不以消除疾病为目的，而以促进人的健康为目的，即以人身体上、精神上和社会适应上的完好为目的，这就克服了现代医学分科过细所带来的问题。

2. 现有的医患关系需要改善　现有的医疗体制造成了许多医生自以为了不起，高人一等，把病人当成施舍的对象，动不动就训责病人。这种不良的医患关系影响了人们的健康。因为人是有精神的，人的精神的正面情绪和负面情绪对疾病的转归有非常大的影响。医生不尊重病人、不与病人平等交往就不可能调动病人的积极因素，使病人坚强、乐观，就不能帮助由疾病向健康转归。全科医学重视人胜于重视病，它把病人看作有个性有感情的人，而不只是疾病的载体。医生从病人的观点来看病人的问题，从生理、心理、社会和环境中各种影响健康的因素来考虑和解决他们的问题，这就改善了不良的医患关系。

3. 以疾病为对象的现代医学出现了危机　以疾病为对象的现代医学把发现疾病、征服疾病作为医学目的。疾病分类学有三个要素，即病因、病理、病位。具备这三个要素的就称为疾病。如原发性肾上腺皮质功能亢进，其病因是原发病，其病理是机能亢进，其病位是肾上腺皮质，因此原发性肾上腺功能亢进是一种病。如果三个要素有一个不全，就不能称为疾病而称为综合征。现代医学的水平决定于是否能诊断疾病以及早期发现、早期确诊。然后研究相应的能对抗这个病因、病理的，能清除病灶的治疗。希望通过这些途径达到征服疾病的目的。但经过短短几十年的实践证明，这种以对抗疾病为目的的医学并不能完全征服疾病。

（1）消除病因的治疗出现的危机：从本世纪 30 年代发现磺胺以来，人类不断发现并生产了大量的抗生素。这些抗生素以其显著的对抗传染病病因的效果，在医学舞台上辉煌了一段时间。但很快细菌、病毒就对这些抗生素产生了耐药性，大量抗生素被淘汰。医学界又不断研制出新的抗生素以对付这些耐药的细菌、病毒。然而，“道高一尺，魔高一丈”，细菌、病毒的变异比研制新药的速度还要快。这就造成了大量药物不断被淘汰，迫使医学不断研究新的药物。研究新的药物很不容易。有些药花费近 10 亿美元，通过对一万种化合物的筛选，经历 10 年的时间研究出来；应用一段时间后，很快就被淘汰了。这就造成了医疗费用的上涨。同时针对病因的治疗还加速病原体的变异而制造了新的病原体。如疟疾原来用奎宁治疗效果很好，但很快就出现了耐奎宁的疟原虫。医学界又研究出青蒿素来对抗耐奎宁的疟原虫，效果很好，但现在又出现了耐青蒿素的疟原虫。这种耐青蒿素的疟原虫就是针对病因的治疗所制造出来的新的病原体。另外，即使病原体对抗生素敏感，也不一定能治好疾病。如艾滋病患者最后都死于细菌的感染，而所感染的细菌都是常在菌群。以上种种现象说明，针对病因的治疗出现了危机。

（2）纠正病理的治疗出现的危机：医生对高血压病人降血压，给糖尿病病人降血糖，给体内出血病人凝血，给发热病人退热。这些都是纠正病理的治疗方法。这种治疗方法在近期内效果很好，但从整体长远的效果看往往是不好的，甚至对人体是有害的。如心肌梗死患者出现心律失常时，用抗心律失常药治疗，心律失常很快得到纠正，但长期抗心律失常会使心肌梗死患者致死率增多。又如对糖尿病患者应用胰岛素，身体血糖很快下降，近期效果好像很好，但血糖下降后，身体为抵抗低血糖，交感神经兴奋，血管收缩。长期的血管收缩就会造成血管玻璃样变，引起糖尿病性肾病、糖尿病性脑病等。从整体长远效果来看，只是降低血糖治疗糖尿病是有害的。再如对高血压患者应用降压药后，血压很快就会下降，但一旦用上抗高血压药物，就要终生服用。高血压病并没有被治愈，一旦停药就会发病。同时，血压升高是为了使身体各重要器官得到必要的能量供应而发生的，如果人为的降压就会损害大脑、心、肾等重要器官。所有这些例子说明纠正病理的治疗存在危机。

（3）清除病灶的治疗出现危机：清除病灶的治疗最常见的是，通过大量输液把药物输送到靶器官、靶细胞，达到清除病灶的目的。通过静脉输液给人体带来了很多问题。①上年纪的人经静脉输液很容易就会把液体输入太快，引起肺水肿。②500ml葡萄糖液或盐水中，每毫升内有几十个微颗粒，最大的颗粒大约在4μm。而身体内毛细血管最狭窄的地方只有4μm大小。所以，输500毫升的葡萄糖液或生理盐水时，就会有20万个微颗粒进入体内。其中大于4μm的颗粒在毛细血管最狭窄处过不去，带来了毛细血管末端的栓塞，引起疾病。③静脉输液给人体带来了外源性物质的长驱直入，外源性物质的长驱直入带来了体内化学物质的污染。体内化学物质的污染造成了两个结果：一个是人体白细胞减少。本世纪初正常人的白细胞8000～12000/mm^3，现在只有5000～8000/mm^3。免疫超敏的病人也增多了。另一个是男性的精子数本世纪内下降了一半。由此看来清除病灶的治疗也出现了危机。

4. 发现和发展人的自我健康能力才是医学的目的　生命的本质是物质过程的自组织性和自我调节能力。人的生存必须解决两个问题：①自我的整体保持稳态；②对环境的适应。两者都具备则健康，不具备则衰弱或病。例如：身上有伤口，如果伤口很快愈合，就意味着年轻、健康；如果伤口不易愈合，就意味着衰老、疾病。伤口愈合过程就是自组织过程。因此我们要把发现和发展人的自组织调节能力作为养生治病的主要依靠对象。另外，现代病理学提出：传染病病理学的发展，不取决于寻找更多的病原体，而取决于机体对已知病原体的典型反应，即不是病因决定论而是机体反应决定论。上海第六人民医院儿科钱潮教授治疗小儿重型痢疾，用小儿正常用量的1/6剂量的抗生素治疗。结果使死亡率颠倒过来，即由原来的70%～80%的死亡率变成了70%～80%的治愈率。这给我们什么样的启发呢？原来使用大剂量的抗生素使细菌大量死亡，细菌死亡后崩解释放出大量的内毒素，使小儿中毒死亡。使用1/6的剂量抗生素不杀死细菌，只是抑制细菌，结果达到较好的治疗效果。此外，中医治疗麻疹、天花、乙脑、肝炎、艾滋病等病毒感染性疾病，并没有利用抗病毒性药物，而是通过调整人的免疫功能来治疗，效果却很好。这就说明消除病因、纠正病理、清除病灶的治疗不是治疗疾病的唯一方法，发现和发展人的自我健康能力更是防治疾病的重要原则。

以疾病为对象，以消除病因、纠正病理、清除病灶为治疗手段的医学发展到现在已出现了种种严重的危机。全科医学的出现带来了医学的重大转变，即由疾病医学向健康医学转变，由原来以对抗疾病为目的的医学转向以发现和发展人的自我健康能力为目的的医学。

（二）发展全科医学必须重视中医、发展中医

1. 中医通过调节人的自我健康能力而达到健康的目的，符合全科医学的要求　中医认为健康是“正气存内，邪不可干”的自我稳定的生态平衡。正气是指人体自身所具有的自我健康能力，邪是指致病因素。健康的时候不是没有邪，只是邪不能干扰破坏正气所维持的稳态。医生治好病意味着医生是标，病人是本，标本相得，邪气乃服。邪气只是服了，而不是没了。也即是医生通过调节人体阴阳平衡，使人体的抵抗力与致病因素作用力相对平衡，达到健康的目的。

2. 中医以整体观点看待疾病　如有一名妇女，平时情绪急躁，食欲不振，眼睛干涩，耳鸣，双胁胀痛，经期腹痛，月经暗红色，有血块。西医认为这妇女有内科、五官科和妇

科疾病。而中医认为这妇女只有一个病，即：气滞血瘀。中医以这种整体观点看待疾病，没有严格分科的特点，纠正了现代分科过细的毛病，符合全科医学的要求。

3. 否定中医的做法是错误的　中医由于不符合现代医学以疾病为对象的观念，不符合现代医学对疾病诊断的要求，没有疗效判断的检测指标，因此长期以来被认为是不科学的。20 年代胡适说："西医能说清楚病人得什么病，虽然治不好，但西医是科学的；中医能治好他的病，就是说不清楚病人得什么病，所以中医不科学。"这样评价中医是很不公正的。病人找医生虽然想知道自己得了什么病，但更想把自己的病治好，不能你说半天说我得什么病，却没有办法给我治疗。又有一些学者认为西医里面的脏器（如肝脏）是看得见、摸得着的，而中医里面的脏器（如肝）是看不见、摸不着的，因而认为中医是不科学的。这是机械唯物主义对实体东西的要求。世界上能看见的物质只有 10%，宇宙里还有 90% 看不见的物质。根据看不见、摸不着就否认其存在的做法是错误的。50 年代有些学者虽然说中医不科学，但承认中医能治好病，认为中医能治好病是由于中药的缘故，与中医的理论无关；因而废医存药，不研究中医理论，只研究中药，即研究中药的消除病因、纠正病理的能力。1961 年在全国第一次药理学会上，各医学院校交流中药药理研究成果。结论是 80% ~90% 的中药是无效的。所谓无效是指中药在实验室内消除病因、纠正病理、清除病灶无效。如中药降血压的效果即使有，也不如西药一片胍乙啶；降血糖的效果即使有，也不如一点胰岛素。有些学者因而再次否定了中医。这种根据实验室药理研究结果来否定中医的观点是不合理的。泌尿系感染由大肠杆菌引起，而大肠杆菌是人体肠道正常的菌群。我们不能通过把人体所有大肠杆菌消灭的方法来达到治疗泌尿系感染的目的。经用抗生素治疗无效后，用中药治疗好了。可是拿中药到实验室做抗菌实验，却没有杀灭大肠杆菌的作用。通过这个实验就能否定中药的疗效吗？不能！实践是检验真理的唯一标准。药物通过人体作用于细菌，与直接作用于细菌的结果是完全不同的。后来，医学的发展解释了这一切：细菌要感染人体，首先必须要与人体相应部位的黏膜细胞产生黏附作用，才能产生一系列的反应，引起疾病。中药尽管不能直接杀死细菌，但能够使细菌与人体黏膜细胞之间的黏附作用消失，从而抑制细菌达到治疗的目的。除此之外，中药还可以通过其他各种途径来治病。如小柴胡汤在实验室直接抗疟原虫的效果 <50%，按规定不能上国际研究课题。可是临床应用小柴胡汤治疗疟疾有效。结果证明小柴胡汤治疗疟疾并不是由于它直接杀灭疟原虫，而是通过提高人体红细胞免疫，提高对免疫复合物的清除能力而达到治疗效果。因此，一切否认中医实效的做法都是错误的。

4. 中国医学要赶超世界先进水平必须依靠中医辅助　现代医学发展到现在已出现了各种医疗危机。如人类整体健康得不到改善；病原体多元耐药；新的病原体不断出现；医疗费用不断上涨；病情被掩盖、被加重；人体毛细血管被人为地栓塞；人体被外源性化学物质污染等。这些医疗危机都是由于把疾病当成医学对象目的引起的。中医从整体的观点看待疾病，以发现和发展人的自我健康能力为医学目的，这就避免了现代医学所带来的医疗危机。如果我国的现代医学能够与中医相互取长补短，共同发展，那么中国的医学一定能健康发展。全科医学的发展将为我国中西医结合创造有利的条件。我国现代医学现在还落后于西方发达国家。我国西药的开发能力只有 3%，西药开发有 97% 是仿制国外的。中药是我们的长处，是我们的国宝。中国医学要赶超世界水平不能离开中医。

1999 年为首都医科大学全科医师培训班演讲录音整理稿

35. 中医临证研究方法问题

一切从实际出发，实事求是；

理论要结合实际，有的放矢！

“证”是中医学的逻辑出发点，中医的认识和实践就是从这里出发，是中医学的观控对象。

中医学的对象关系和层次实际是：“天人之际的健病之变”，是人作为“自我”，在与环境“非我”的相互作用中，表现为健康与疾病互相转化的过程。中医学的基本关系是“天人之际”，中医学的基本内容是“健病之变”。天人之际的“际”，这个相互作用的界面在于人的整体边界，从这里区分开人的自我和环境非我。它体现为完整人体的整体边界的屏障功能，控制着主体性开放的出入，抵抗住外界非我的压迫，不允许环境非我的长驱直入（称之为内陷和直中之为逆），不允许体内自我的无谓耗散，保证了人的整体完整性。经过长期进化获得的“神形统一”的体表内脏相关调节，在整体边界上呈现的界面全息效应，使中医学作出了经络腧穴等重大发现，并建立起从体表影响内脏、从局部影响整体的间接的演化型动员调节的养生治病原则，不同于化学单体长驱直入的直接对抗和补充的替代性疗法。

“证”：是天人之际中人的健病之变的出入信息，是关于人的主体性反应的状态变量，及其相应的关于利害药毒的环境变量。

健病之变的状态变量包括：“病形的证—疗效的证—藏象的证”。

与此相应的环境变量包括：“致病的证—治疗的证—养生的证”。

“辨证”：

1. 因发以知受　即从状态变量的识别中，进一步对相应环境利害药毒的发现和确认。

什么是致病因素？只有“因病始知病源之理”；(王履)

什么是治疗因素？其具体的“愈疾之功，非疾不能以知之”；(王履)

什么是养生因素？只有“察阴阳之宜”，才能“辨万物之利”。(《吕览》)

关于环境“非我”认为无论是“四时之化，万物之变，莫不为利，莫不为害”；(《吕览》)

因此没有绝对的致病因素或治疗因素，它们可以互相转化。

2. 知病—知不病　从病态反应中去发现其背后隐藏未被发现的生理功能。

“非其位则邪，当其位则正”；“邪则变甚，正则微”。故“善者不可得见，恶者可见”。(《五运行大论》、《六微旨大论》、《阴阳应象大论》) 由此“病机十九条”要求谨守病机，各司其属；刘河间论证了：亢郁旺气，皆根于内，是“五脏发动，因伤脉色”(《脉要精微论》)，邪盛是正虚的外在表现，是生理功能的放大，是“正袪邪”的抗病反应，是“升降出入”主体性开放系统的功能目的性行为。

3. 知丑—知善　从致病作用中去发现其可被利用的治疗作用，以便化害为利，化毒为药，“聚毒药以共医事”，丰富和发展养生治病的手段。

“辨证求本”：是对健病之变出入信息的中介主体的模型识别，是对健病之变的出入信息，无论是主体性反应的状态变量的“病形—疗效—藏象”，还是作为对环境非我的价值判断的“致病的—治疗的—养生的”刺激特征，都是作为“升降出入”主体性开放系统的人的功能目的性行为。辨证求本就是对功能目的性行为的目的性特征趋向和动力学原理的把握。这是一种机体中心论，是通过“视其外应”的证，进一步“以知内脏”的“症→正”，是通过“粗守形”，进一步对“上守神”的把握。

辨证求本，在健病之变的出入信息中，求本的回答有三个方面：

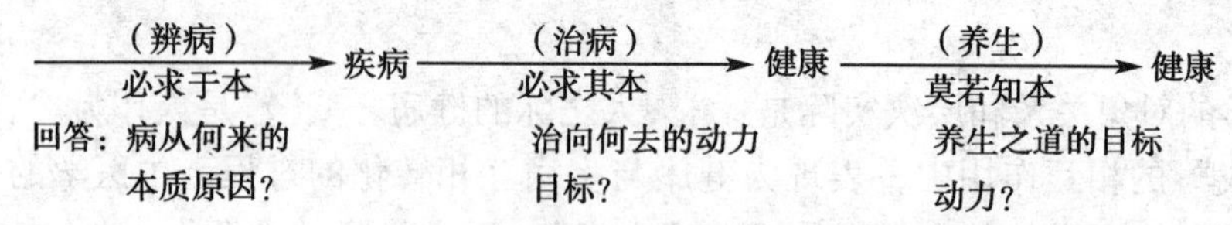

治病和养生是实践活动，治病求本和养生知本是实践观念。

认知方向是：向后向下向外地去认识问题和解决问题。

其认知方向是：向前向上向内地去认识问题和解决问题。

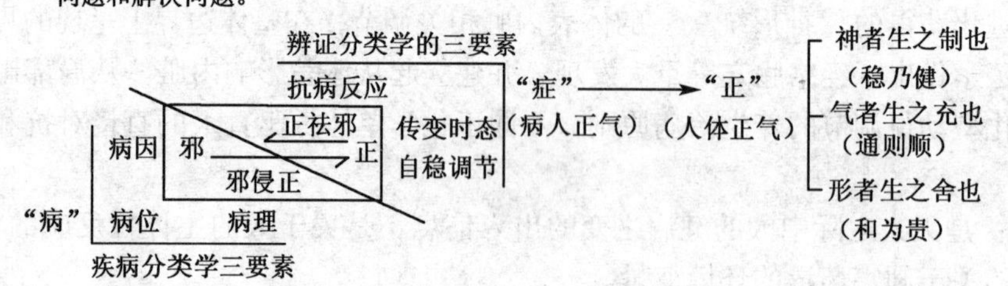

其前提信念是：
向后看：溯因分析认识论的科学观；
向下看：微观实体本质论的实证论；
向外看：线性因果决定论的机械论。
辨病求本的消极疾病观：
致病因素——决定疾病的性质；
病理变化——决定疾病的转归。
由此，辨病论治追求的是：

直接消除病因的原因疗法；
直接纠正病理的对抗疗法；
直接长驱直入的靶点疗法。

其前提信念是：
向前看：“神转不回”的自组织演化的时间不可逆；
向上看：“阴阳自和”的整体稳态和主体适应调节功能本质；
向内看：“升降出入”的主体性开放的“神机”动力。
治病求本和养生知本的积极健康观：
病人正气的“症”，是治病必求于本的依靠对象和发展对象；
人体正气的“正”，是养生莫若知本的依靠对象和发展对象。
由此，中医辨证论治的治病之道是发现和发展人的自我痊愈能力的“症”；
养生之道是发现和发展人的自我健康能力的“正”。
治病求本是因势利导，扶“正祛邪”之势的抗病反应；
养生知本是通变合和，助“自组织调节”的生生之气。

病人正气的“症”的模型结构是：“虚实之变”：

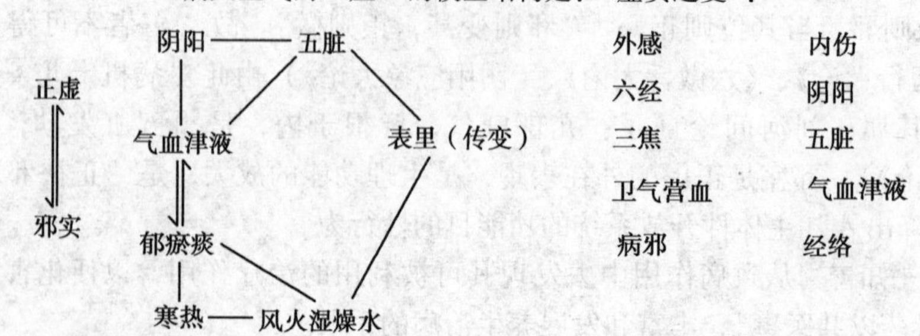

中医学的疾病观：
"客气中人，与正气并在肤体中也"（《释名》）
"邪气—脏腑—病形"（《灵枢》）
"得藏而有名"，"气合而有形"
"有病因，有病名，有病形"
"辨其因，正其名，察其形"（王履）
"一切邪犯者，皆是神失守位故也"（《本病》）

中医学的生命观：
"人百岁，五脏皆虚，神气皆去
（神去则机息，气止则化绝）形骸独居而终矣。"

中医学的健康观：
正气存内，邪不可干——万物并育而不相害。
精神内守，病安从来——与万物沉浮于生长之门。

中医辨证论治特征：

前体—组合—间接的演化型调节 $\xrightarrow[\text{（天人之际）}]{}$（界面全息效应→主体抗病反应→流通自组演化→稳态适应调节）$\xrightarrow[\text{（天人合德）}]{}$ 生态和谐共演

已故陈敏章部长叮咛："继承不泥古，发展不离宗。"早在78（56）号文件中告诫"中医后继乏人乏术"，85年中央书记处明确警告："中医不能丢。"张文康部长指出："中医辨证论治不能丢。"

百余年来，从中西汇通到衷中参西到中医科学化，主题是向西方疾病医学学习。而社会上对中医责难也是认为中医不识病。胡适说："西医能说清楚他得的什么病，虽然治不好，但西医是科学的；中医能治好他的病，就是（因为）说不清楚得的什么病，所以中医不科学。"经历北洋政府和南京政府对中医界的打击，中央国医馆成立后第一个方案是"统一病名案"。（1932年）浙江杨则民明确指出："西医重在辨病，中医重在辨证"。

本指南指出："抓住证候这一关键关节开展临床研究，有可能带动临床其他领域的进展，并推动中医药学术的发展"（P5），并引进80年代西方关于求证或循证医学的概念（P12），为此专列第七章为中医证候临床研究及其方法（P100），指出"对于证候的概念、命名、标准、临床表现，历史文献记载不一，现代医家的认识和论述也不尽相同，证候的复杂性和难度可想而知"。58年以来把证从属于病的观念写进教材，造成中医证的研究始终不能摆脱疾病医学观念的束缚。然而，61年首届药理学会表明，用疾病医学的疗效观筛选中药阴性结果居多。62年强调脏腑学说为中医理论体系的核心，把阴阳五行置于说理工具地位；71年老慢支研究的18般武器，针对"咳喘痰炎"四个字，这18味草药经不起时间的考验；80年《医学与哲学》发表署名文章，认为经过中医辨证，与疾病本质距离越来越远了，因此中医是极端原始和不科学的。疾病医学的观念如此强烈，难怪中医界要"自我从属"。

本指南是面向21世纪的，21世纪医学发展将是由：

生物医学向人类医学（生物-心理-社会医学模式）；
疾病医学向健康医学（WHO"迎接21世纪挑战"）；
对抗医学向生态医学的前进上升性发展。

中医临证研究的方法就是辨证论治的理论和方法，它属于人类医学、健康医学和生态医学，不属于生物医学、疾病医学和对抗医学。百年来虽然不断努力向疾病医学学习，这些检测工具和指标仍然只能外在地充当辨证论治的疗效参考指标，并不能成为内在地纳入中医的辨证判断和立法遣方用药的依据，迄今还未能形成内在地说明中医辨证论治疗效评价的指标体系。究其困惑在于对"证"的基本概念，从58年起从诊察对象提升为判断对象，误认为也是反映病因病理病位的疾病本质，误把治病求本等同于辨病求本，误认为向疾病医学观念靠拢就是中医科学化和现代化的标志。

疾病医学的临床研究主题是发现病因和与之直接对抗的治疗，发现病理和与之直接纠正的治疗。

辨证论治的临床研究旨在发现和发展人的自我痊愈能力（HEALING FORCE）和人的自我健康能力（HEALTHY FORCE），这是人类医学和健康医学的本质功能。“究天人之际，通健病之变，循生生之道，求天人合德的生态共演”，是中医学的精粹。

1998 年香山会议中“我国专家学者指出在近期中国最有可能取得世界领先地位的学科领域是中医和中药”。中医学界应回答中医药中哪些领域有望在我国科学界协同下，争取实现这个目标。

中医学术界首先要确立自己的主体价值体系，中医学继承和发展不能离开的这个“宗”。

中医临床研究不能囿于药与病的关系，如果不包括针灸等前体疗法和界面医学的内容，就很难说这是中医研究！

1999 年 5 月为《中医临床研究方法指南》审阅意见

36. 中医药学与血管性痴呆

医乃仁术，“方技者，皆生生之具”。中医药是为人的“生生之气”的生命活动的生存健康发展服务的方法技术工具。把人的“生生之气”作为中医药的依靠对象和服务对象，并由此作为识别环境利害药毒的取舍标准和对之转化利用的聚合规则，通变合和助人“生生之气”，是中医辨证论治的养生治病必求于本的“生生之道”。

中医药的依靠对象又是中医药之所以取效的根本原因，中医药只是依靠人的生生之气才能发挥其养生治病之功效。

人的生生之气的自组织演化，是以人的整体边界屏障功能及其界面全息效应，在与生存环境的物质能量信息的相互作用中，实行主体性开放的流通自组演化，实现整体性稳态和适应性目标调节，以及发动原有机能亢进的“正祛邪”抗病反应，来保证完整自我的生命活动的生存健康发展。

中医药作为助人生生之气的生生之具，一是需要识别利害药毒，“令民之所避就”；二是要“聚毒药以共医事”，即通过组合效应以化毒为药和化害为利转化利用来作为生生之具；三要从致病作用中去发现其可被利用的治疗作用；四是作为一种“前体”和作用于人的整体边界，利用界面全息效应对人的生生之气进行间接的演化性动员调节，并不主张长驱直入地去直接对抗和补充。在整体边界上发现界面全息效应，使作用于体表能影响内脏，作用于局部能影响远隔部位乃至整体，由此作出经络腧穴等重大发现，提出腠理、藩篱等重要概念。

中医辨证论治的“证”，就是人与环境的相互作用，是人的健康和疾病互相转化过程的出入信息。它发生在人的整体边界，包含了人的主体性反应的状态变量和相应的环境变量，它不仅是中医学的诊察对象，也是中医药的作用对象。“证”是中医学观控对象的定位，反映了“天人之际”相互作用的层次和关系实际。“形者，生之舍也”，“形而内”是人的生命活动的自组演化调节，“形而外”是环境利害药毒的“物”。正是通过“形”这个整体边界，才区分着人的自我和环境非我。中医药把环境利害药毒转化利用为助人生生之气的生生之具，不能绕过这个整体边界的主体性开放的控制，不能绕过气血津液的自组织过程，也不能绕过五脏阴阳的稳态适应性调节。针灸推拿、药治（包括内服和膏贴），无不作用于整体边界。中医学作为一门整体医学和宏观医学，就是因为辨证论治的“证”的出入信息，发生在人的整体边界屏障功能及其界面全息效应，这是一种界面医学。由此，中医辨证论治的认知方向，是向前向上向内地去发现和发展证候反应动力学，它的目标指向过程的目的性指向、动力学机制及其时态性特征，作为中医学的依靠对象、服务对象和发展对象。这是一种间接的演化型动员调节的动员医学。

WHO 指出：影响人的健康长寿的因素，遗传因素占15%、社会因素占10%、气候因素占7%、医疗因素占8%、个人的心理素质和生活方式等占60%。血管性痴呆的神经元丧失和神经传导障碍的退性变中，其智力下降常与血液中氧和糖的供求矛盾有关。

人老先老腿，下肢无力少动导致大脑慢性缺血缺氧。坚持走路和热水泡足，按摩涌泉穴和足三里，可以改善大脑血供。

气功和太极拳锻炼，意守丹田和腹式呼吸，可改善大脑血流供求矛盾。

有高血压和心律失常者，要注意减少低血糖的发生。按摩内关并与腹式呼吸偕同，可以改善心律和血压调节。

少吃多餐、细嚼慢咽，可以降低高血脂和高血糖。延迟唾液分泌的退化，也有助于延迟衰老过程。

两侧脑半球功能的协调，可培养音乐、绘画和舞蹈等艺术兴趣，调动形象思维。乐天知命，培养正性思维和正性情绪。

有高血压、高血糖等，宁可稍高些也不要压得过低。一切降低功能代谢的药物不要长期服用，抗凝剂和活血化瘀药不要堆砌和久用，以免外源性抑制导致内源性激发作用，反而促使血栓形成。减少静脉滴注，以避免微栓子造成梗塞。

老年人肝肾的解毒和排泄功能逐步减退，用药剂量和持续时间都应注意。“久而增气，物化之常，气增而久，夭之由也”，注意“大毒治病，十去其六……无使过之，伤其正也”。对于一个主体性开放自组织演化调节系统，强调“无代化、无违时”，不要搞包办代替，反而使老龄生理功能的衰退更快地走下坡路。

改善流通和调节，不只注意血液流变学，也要注意血液动力学；不只注意循环系统，也要注意呼吸系统、胃肠系统的通畅，包括肝胆系和泌尿系的通畅。

医食同源和药食同源，把医药与食物养生齐观。作为养生因素，不只是直接补充营养物，更重视其对自组织调节的贡献度，故称“察阴阳之宜，辨万物之利以便生，故精神安于形，而年寿得长”。

西方药学思想从实验研究中得到启示，应用神经递质替代疗法、神经营养因子支持疗法、激素替代疗法、代谢增强剂，以及抗炎治疗、抗氧化剂、钙拮抗剂等脑循环改善药。循此思路，对中医药的临床和实验研究，也都采用上述相应指标观察。单味药研究的有：人参、柏子仁、芍药、灵芝、天麻和钩藤等。复方研究的有：当归芍药散、黄连解毒汤、钩藤散、抑肝散、加味归脾汤、柴胡桂枝汤等。国内近年临床对血管性痴呆应用头针、体针和推拿手法，方药实验有：清脑益智的人参、麦冬、黄连、莲子心；益寿防呆的山药、苡仁、珍珠；或参照千金枕中丹合东垣益气聪明汤；或自拟方用海蛇、海参、远志、菖蒲等。

个人体会，在反复梗塞基础上的血管性痴呆，根本的是心脑血管病危险因子的综合作用，关键在于防止新的梗塞，是提高机体自身的流通和调节的协调。为此应提倡外治法为主，方药注意虚实辨证，不宜单打一和久用，采取弹钢琴办法。“治内伤如相，坐镇从容，神机默运，无功可言，无德可见，而人登寿域。”不追求快速强有力的外源性药效，追求的是人的流通自组演化和稳态适应性调节能力的改善。

最后，衰老和自身免疫问题，脑衰老与血脑屏障这个界面问题，以及中医所称的肾虚“髓海不足”问题，都要全面考虑。中医药在防治血管性痴呆的研究中，应放眼于老龄生理功能日益衰老这个根本背景，它的自组演化能力、流通调节能力，都在走下坡路，切不可因医疗手段加快其下滑趋势。病人为本，医工为标；上工守神，粗工守形。要尊重病人自身的调节能力。中医药生生之道，追求的是人自身的自组演化调节能力改善和发展之效。

《中医药与丰盛晚年》国际会议 2000 年 6 月 16 日（香港）

37. 稳态调节与中医养生保健

疾病医学走到今天，其局限性越来越突现，其所带来的新的疾病和危机令人类倍感忧虑。面对“药越吃越多，病越治越多”的困境，医学应该走向何方？

1996 年，世界卫生组织在迎接 21 世纪挑战的报告中庄严宣布：“21 世纪的医学不应该继续以疾病为主要研究领域，而应该以人类的健康为主要研究方向。”医学科学院院长巴德曾在文章中这样表述：“如果我们过去所理解的医学主要是以防病、治病为主要任务的话，那么 21 世纪的医学，将主要以保持健康和增进健康作为主要的研究方向。”在医学思想发生重大变化和调整的过程中，美国医学家恩格尔的影响比较大。1977 年，恩格尔提出生物-心理-社会医学模式，他尖锐地指出：“今天统治西方医学的疾病模型，是生物医学模型。这个模型已经成为一种文化上的至上命令，即它现在已成为一种教条，认为疾病的一切行为现象，必须要有疾病的物理和化学原理来解释，这是还原论的办法。而任何不能由物理和化学原理来解释的，或任何物理、化学诊断没查出来的就要从疾病中清除出去，把敢于对生物医学模型这个终极真理提出疑问并且建议用更加有用的医学模型的人视为异端。”统治西方医学的医学模式在西方尚且如此，我们国家就更成为疾病医学模式的奴隶。

多年来，疾病医学模式一直占统治地位。那么，什么叫疾病医学呢？总体来讲，看病就是找病因、病理、病位，如果这三个要素齐备的话，那么在疾病分类学上就有了它的位置。如果其中一个说不清楚，就称之为综合征，据说综合征也有几千种。诊断时，首先是找病因，发现了病因，就消除病因，发明一些药物，比如说抗菌、抗病毒和抗肿瘤药物等；其次是找病理，发现了病理，就纠正病理，如血糖高就降血糖，血脂高就降血脂等；再次就是找病位，清除病位或直接切除，或用药物直接到靶点去对抗或补充，比如受体的阻滞剂、通道的抑制剂等。

这种医学模式的发展带来了两个方面的问题：一个是加速药物淘汰，如过去用青霉素，一天 5 万 ~ 10 万单位，现在却要 800 万 ~ 1000 万单位；另一个是病人对纠正病理的药物产生依赖，如降血压、血糖的药必须经常吃，一旦停吃，血压、血糖即刻就上去。实际上，这些药物仅仅是暂时帮你压下去，自1937年诺贝尔得主发明胰岛素以后，糖尿病病人不是少了，而是多了，而且糖尿病的合并症更多了。又如，对高血压患者使用降压药，按理说发展为心血管病患者的数量理应减少了，但实际上，中风的病人、充血性心衰的病人减少了，但缺血性脑病、缺血性心脏病反而增多了，这些问题在20世纪60年代就已被发现和证实。

随着时间的推移，疾病医学模式不断受到冲击。1962年，美国女科学家卡逊写了《寂静的春天》一书。春天本应是鸟语花香、生机勃勃、草木繁茂的季节，为什么却寂静了呢？因为书中描述了农药和化肥的祸害，揭示了以农药为代表的直接对抗和化肥为代表的直接补充带给人类及其生存环境的化学污染。例如，农药DDT曾获诺贝尔奖，但后来被取缔了。可是几十年后，在我国的沈阳，从哺乳妇女的乳汁里还发现有DDT，DDT进入土壤，被菜吸收了，之后人通过饮食而间接吸收。

20世纪70年代初，前苏联的《消息报》有一篇文章谈到，不管人们怎么奇怪，许多疾病的发生恰恰是因医学，甚至是药理学引起的。与此同时，当时的前联邦德国医学界也认识到与药物有关的化学污染问题，前联邦德国的两个科学家拜因豪尔和斯马克提出一个命题："对调节机制和防卫反应的活动原则，如果一旦有所阐明，这就意味着医学的发展具有质的飞跃。"这里只提到了抗病、防卫和调节能力，到了1977年又加上了心理和社会因素。

医学领域的头号问题是整个医学观念需要改变。应该把我们的注意力、诊疗思想放到自身的调节能力、抗病能力，即自我痊愈能力上来。医学应该由疾病医学向健康医学、生态医学、稳态医学转化。

1993年，美国邀请我去讲学，讲的就是自我痊愈能力。回国后，美国的哈斯汀研究中心发给我们一个邀请信，邀请我们参加他们在1992年发起的一个国际研究计划——"医学的目的再审查"。他们为什么要发起这样一个研究计划呢？因为：①当代世界性医疗危机；②医疗费用不断上涨，达到了不可承受的地步；③药物的加速淘汰，药物的研制难度越来越大。病菌出现了抗药、耐药、多元抗药，现在抗生素的效果越来越差。例如，用广谱抗生素可以引起胃肠道的伪膜性肠炎、菌群失调、菌交替症，呼吸道同样也可以造成菌群失调；消除纠正病理的治疗，如降血糖、降血脂的药一旦停服，血糖、血脂立即又上来，只得一直服用；清除病灶，针对靶点直接对抗也导致了一系列不良结果：血细胞正常值8000～12000，现在下降为4000～6000，男性的精子数下降了1/3到一半，女性子宫肌瘤、卵巢囊肿、乳腺增生发病率达30%。所以，抗生素委员会的主任委员说："抗生素的时代已经过去了，现在应该是微生态的时代。"微生态就是细菌和人和平共处。我们不但不能全部消灭细菌，有时还要提供细菌。因为人体的皮肤和黏膜的细菌数是体内细胞的10倍。杀完细菌，人也就完了，认识这个观念具有重要意义。

在这样的背景下，应淘汰这种制造疾病的医学模式，因此《医学的目的再审查》报告提出："当代世界性的医疗危机，源于近代医学模式的主要针对疾病的技术统治医学的长期结果，就是技术统治医学。"这句话非常尖锐，生物医学模式相当于我们在医院里找病，哪个医院水平高，就是确诊的能力强。医学的发展似乎只有一个标志就是诊疗技术能力的提高，然后根据病源病理发明相应的药物。例如降血压，原来是靠微循环，后来靠肾素，结果还是没有解决问题。

20世纪70年代有人提出，医学的发展要有质的飞跃，其诊断思想必须转到人的自我健康能力、预防能力、抗病能力、自我调节能力上来。美国生理学家坎农曾写过一本书《躯体的智慧》，他提出了内稳态的概念，认为人体各种指标都能调节在一个稳定的范围内，并认为内环境的稳定是细胞生存的必要条件。任何破坏稳态，使稳态振荡的东西，都要加以利和害的价值标准，都要服从、服务于稳态这个命题。

中医学几千年的学术思想与现代稳态医学理念极为相似，中医学的原理是调动自我痊愈能力而达到治病的目的。阴阳调和的过程也就是对内稳态的适应协调过程。

实际上，中医的原理是调动自我痊愈能力而达到治病的目的。自我痊愈能力归纳的话，一是肌表屏障功能；二是界面的全息效应；三是气血津液的流通。如痰由开始的稀和清的，变成后来的黄和稠的这样一个过程，西医认为清、稀是病毒感染，变得黄和稠是加重的表现；中医恰恰相反，从清和稀变成黄和稠，是由里及表、化热化燥的过程，说明要痊愈了。中医要把阳气动员起来化热化燥，稳态调节促使气血津液的流通。中医主要是通过发掘自我痊愈能力来实现治疗的全过程的。

中医强调阴阳调节，阴阳是什么呢？阴阳可理解为维持生命的目标动力系统，是向生命的稳态的适应性调节。健康的核心问题是稳态，稳乃健，适应是为稳态服务的。所有适应都是为了稳态，为了生存服务，但过度的适应又会使人毁灭。

稳态并不要求彻底消灭致病因素。中医强调稳，经常阴阳调治，并不要求全部都去解决，所以疾病去掉十之六七就行了，治之太过会伤及人体的元气，“正胜邪退”，其余的二三分可经过锻炼，调动自我痊愈能力而自愈。例如小儿发热，如果快速把热退了，小儿却可能变成一个虚弱儿。烧是旺气，是功能的亢进，是机体没有达到抵抗疾病之目的的正反馈，因此应该帮助它去实现这个目的，目的达到了就不需要发热。中医理论包含许许多多这样的道理。

1993年在人民大会堂开会，有一个航天学家问我：“中医的阴阳怎么解释？”我说：“相当于你们的导弹。”他很纳闷，我说：“你们的导弹是目标动力系统，打到哪儿是目标，怎么飞行是动力。阴阳的目标是内稳态，动力是适应协调。那么对稳态的适应协调过程，也就是阴阳调和的过程。”调节是指一个机体在天人互相作用中，从环境中取到空气、水、食物等营养元素，将其自我生成，最终变成自己的。在自我生成、自主演化过程中，有个整合、管理的机制，就是服从于整体的稳态，这个多了不行，那个少了也不行。此外，要服从于对外的适应。这个调节机制是进化了几十亿年的。35亿年前，地球出现单细胞生物，10亿年前出现多细胞生物，从单细胞生物到多细胞生物经历了漫长的25亿年。多细胞生物和单细胞生物之间的区别是什么呢？多了一个多细胞间的信息网络，使得那么多的细胞能服从于一个整体的调整，这个信息进化需要一个漫长的时间。因此，中医一开始就把注意力放在人的调整能力上去了。

正确理解人的生理、病理现象，如果不能调节了，生命也就随之结束了；能正常调节的就是健康的；有调节，但不完善的，叫疾病。这样高水平的医学是中华民族对世界医学贡献度的体现。我建议你们把中医的养生思想传播出去。实际上，从阴阳调节的角度、从稳态的角度也可解释气功、太极拳能够健身的道理。现在健身运动搞得那么复杂没有必要。气功也很简单，随时随地都可以做，入静、意守、调气，时间可长可短，十分钟也可以解决问题，长期坚持，身轻体健，没什么奥秘。太极拳的道理也是一样。可是搞得太神秘了，适得其反。

从更深的角度去理解阴阳，阳主动，阴主静，阳主调动，阴主节制，而谓调节。人的生命健康是在调节的层次上去理解的，不是在物质的成分上去理解的，而物质和能量代谢都是在调节之下，这个调节，中医称作神，“阴阳者，神明之府也”，所谓“上工守神，粗工守形”。所以《灵枢·天年》称：“百岁，五脏皆虚，神气皆去，形骸独居而终矣。”形体在那儿，神没有了，气也没有了，终矣，也就是死亡了，这个时候泡在药汤里有用吗？扎针有用吗？谁都知道。因此，中药不只是作用于形体的，更主要的是作用于神和气的，书中讲到“针药治其外，神气应乎中”就是这个道理。中医治病运用的就是机体的调节机制对外来刺激的反应，它没有反应，就没用了。现代医学所研究的就是这个“形”，在“形”上做文章，只研究细胞的作用、分子的作用等等，这是不够的。

纵见20世纪中医学的发展，历经了被彻底否定、废医存药等一系列曲折。但在国际上，早在20世纪60年代，前苏联人就认识到中药的作用机制有三：①双向作用；②正常化作用；③适应源样作用。无独有偶，英国也有人认为：中医药的治疗思想是追求内环境的稳定以抵抗疾病，胜于直接治疗疾病。

中医学，在20世纪的命运是非常悲惨的，甚至面临过被彻底消灭的危险。1914年，北洋政府把中医开除出教育系统。1929年，南京政府通过废止旧医案，虽然没成功，但中医一直在走下坡路了。正如梁启超所言：“中医尽能愈病，总无人能以其愈病之理由喻人。”陈独秀在给青年人的一封信中也说，中国的医学不知道科学。原因有三：其一，不知人体的构造，没有解剖学；其二，不从事药物的分析，没有药物化学；其三，病毒和细菌全然无闻也。但是真正给中医下了不科学定义的是胡适，他说，西医能说清楚得的是什么病，诊断病在什么地方、什么性质、什么原因，而且可以看得见——显微镜下可以看得见。中医能治好病，但就是说不清楚得的是什么病，所以中医不科学。从这里来看，中医科学不科学，不在于能不能看好病、是否有疗效，而在于能否说清楚是什么病和如何治好病的。

到了1935年，余云岫提出来，中医的诊疗思想是不科学的，阴阳五行、治病必求于本、用药如用兵的指导思想都没有用。他认为中医治病的道理在方剂里，研究中药成方，中医治病的道理就可以说清楚了。这样的命题一直持续到新中国成立后的第一次全国卫生会议，该次会议指出：“第一，现在重要的是把中医的实践疗效证明出来；第二，如果有效，说明是什么道理。”1950年的时候，开始做药理实验，检测有没有降血糖、降血压的中药。到了1960、1961年，全国药理学会第一次开会，实验结果发现80% ~90%的中药是无效的，即使少量有点降血压作用的，还不如一片胍乙啶效果好；有点降血糖作用的，效果不如胰岛素；有点抗感染作用的，效果不如青霉素。这次会议的召开，等于宣布了中医的死刑。在临床上效果突出，而仅仅是在实验室里没有效果，只能说明实验本身有问题，实验的疗效标准不科学。

因而有人问我：“你说中医应不应有RCG，即所谓双盲对照?”我说：“不能。”不是现在我说不能，1983年我就说不能。那年在上海开会，有位西学中的老人家，很有见地，他说：“我们现在对老年病一个方法或一个药地观察其治疗先后的对照，对比其某些指标的显著差异，显著性差异越大，说明疗效越好，那么差异小于0.05如何处理，我表示怀疑。”当时没人发言，他点名让我说说。我说：“我想我们今天讲的是虚证和老年病，是内伤病。吴鞠通（清代医学家）有句话：‘治内伤如相，坐镇从容，神机默运，无功可言，无德可见，而人登寿域。’追求长寿，应追求身体内环境的稳定，而不是追求对身体功能的干预。所以不能通过这种方式来验证其疗效。”

20世纪60年代初，在我们国家出现上述情况的同时，当时的前苏联正在研究我国东北的三种药材：黑龙江的刺五加、辽宁的五味子、吉林的人参。他们在研究中发现了三个现象：血糖高的能下来，血糖低的能上去；血压高的能下来，血压低的能上去；白细胞高的能下来，白细胞低的能上去。他们对中药作用机制做了如下解释：①双向作用；②正常化作用，高于它的往下走，低于它的往上走；③适应源样作用。这项研究报道在我们国内没有引起任何反应，学术界保持沉默，而在英国却引起了一场大辩论。《英国大百科全书》有个条目里说：“人参是毫无治疗价值的，它的所谓治疗作用，完全是心理性的作用。”然后又解释道：“之所以这样认为，是因为到现在为止，还没有一篇有分量的文章说，用人参后对哪些疾病的实际疗效是多少。”这就是说，没有类似人参治疗肝炎多少例、疗效是多少的研究数据，因而人参有治疗价值的结论在西方是通不过的。1963年英国《新科学》杂志发表一篇署名文章引用了前苏联的理论研究结果谈到：“人参在中国《本草》里居于上品，是药中之王，之所以如此，是因为中医注重的是通过内环境的稳定来抵抗疾病，胜于你直接治疗疾病。”

20世纪60年代的前苏联、英国对中医的诊疗思想、中药的作用机制进行了深入的研究，而我国却走进了废医存药的误区，其危害是巨大的。龙胆泻肝丸事件的要害在医不在药，也就是说在于用药的医生。你减肥用它，下焦泌尿系统感染也用它，这样用，行吗？产生这些问题是中药西用的结果，是弃证就病的结果。就是说不辨证只辨病的结果。你辨病就会导致全过程用药，就会出问题。证是随着时间变化而变化的，中医讲究证变药变，所以中医药几千年来一直有用。而西药以辨病来用，一百多年来发现其很快就会失效。中药西用，其结果会与西药命运一样。20世纪西药层出不穷，并不意味着进步。这是因为西药消除病因，带来了多元抗药，纠正病理带来了受体超敏，譬如说原来细胞膜上一个受体阻断，细胞为了生存会变成两个，再阻断，会变成四个。通道阻滞剂可以扩张血管、降低血压，因此广泛用于高血压、心肌梗死的病人，希望他们活得长一点，生活质量高一点。但到了1993年，其跟踪结果并不理想，证明该通道阻滞剂的应用需重新被审视。循证医学之所以被重视，是因为出了问题，而现在又认为循证医学是一根救命稻草，这也是不对的。

有人问我：“你是不是东垣学派（补土派，以温补脾胃为调节的基础）？”我说我倒也不是，但想想我们现在所处的境况就不难理解。凡是来看的病，都是经过西医看过的，而西医发热也好，内伤、外感也好，都喜用苦寒、寒凉药物，这往往是中药西用，是不科学的。李东垣之后，温病学派认为要宣透，不要过早凉热、冰敷。从养生的角度讲，年纪大的人应适量少吃降压之类的药，而应吃些补药，如补中益气之类，关键要因人而异，贵在坚持。

中医治病，靠得是人的自我痊愈能力，针灸、药物仅仅是为其创造个条件。中医学提出“上工治未病”，这本身就是健康医学，我们不宜提倡站在某一个疾病的角度来看待中医。

从另一角度，针灸的角度同样可以理解中医稳态调节，调动自我痊愈能力来解决问题的治疗思想。麻醉师在为心脏手术的病人做针麻时，发现病人的血压、心率均有所缓解。根据中医学原理，针刺、按摩内关，可以调节心脏。心主血脉，心主神明就是这个道理。我老伴今年75岁，以前心律不正常，经常按摩内关，心跳就正常了，偶尔犯一次，自己按摩按摩就好了，这样既可抢救自己，又可以调节胃肠。日本人喜欢用灸、泡脚以及按摩内关、足三里的方法强身健体。这种治疗思想是从我国远古流传下来的。在神农尝百草之前，有个漫长的历史时期——砭石时代，那时人们发现，刺激局部可影响远隔部位；刺激体表，能影响内脏功能。进而发明了砭石、针灸、推拿、按摩、捏脊等方法，这无疑提高了我们的医学思想。我们体表具有屏障功能，实现主体的开放，同时在长期的进化过程中，实现了界面的全息效应，皮下有经络和腧穴，为什么不可以充分利用它们来自我保健呢？日本东京大学校长曾说："擦背可提高抗癌能力。"现在我们知道了皮下广泛分布着抗原提呈细胞等，刮痧的原理也就可以得到科学的解释。

针灸里有一种手法叫烧山火，一用之后，所用部位就发热；还有一种手法叫透天凉，一用之后，所用部位就发凉。针刺时，并没有任何药物进去，也没有任何药效物质进去，为什么会产生这种效果呢？解放大西南的时候，由于山岚瘴气的因素使军中疟疾为患，没有奎宁，我们的鲁之俊院长就让战士们学会扎针，你扎我，我扎你，竟然把疟疾给扎好了。还有一个例子，就是新中国成立后南京中医药大学邱茂良做的实验，实证了扎针能治疟疾，可是针灸肯定是不能杀死病原体的。我们有一个年轻医生，投标一个课题——小柴胡汤治疗疟疾的机理研究，在评审时，一位搞化学的药学专家认为，按国际规定，如果一个新研制的抗疟药，对疟疾的影响力、杀灭率不超过50%，就不能立项。我说，如果这种药在试管里不能杀死疟原虫，而在临床上能治好疟疾，这种药才有价值。因为任何研究实际杀死疟原虫的药物，最后都逃避不了疟原虫对它的耐药，这是一百多年来的历史已证明的。没有一种药能够逃避这种结果。如果有种药能在临床上治好疟疾，而又不直接杀灭疟原虫，不是更有价值吗？

中华医学是人类历史上唯一在实践领域没有被中断的医学，它所犯的错误及所吸取的教训都上升到理论了。病为本，工为标，标本不得所以邪气不服。为什么呢？因为粗工不知求属之道。中医能做到"知丑知善，化毒为药"，所以孙思邈说："天生万物，无一而非药石。"头发、指甲、胆结石、小便都可以当药，砒霜可以当药，蚯蚓可以当药，这是多大气魄的一门医学。

中医学一开始就提出"上工治未病"，这本身就是健康医学，只有下医才治已病。中医被误会过，甚至被取消了，然而它有强大的生命力，现在在一百多个国家都有中医，来中国留学学习中医的人也很多。在中医界，个别硕士生、博士生，甚至博士生导师，对中医往往都挑剔过多、否定过多或者批判过多的现象，就是受现代科学或物质科学的实证科学和疾病医学观念影响的结果。我们不宜提倡站在某一个疾病的角度来看待中医。在中医理论典籍中可以找到对伤寒、麻风、糖尿病和肺结核等疾病的精辟论述，而我们后代却退步了，不如前人了。20世纪中医的危机，根源在于把中医的证认同于西医的病，甚至从属于西医的病。把中医的基础理论概念、阴阳五行概念都按着病因、病位来编排，这是一种误导。我们到现在才认识到21世纪医学发展的方向是健康医学，而中医恰恰一直是健康医学。

中医学所讲的养生，就是通过对人体神、气、形三方面的调养，使自身内环境达到稳态平衡状态，并与外环境保持"天人合一"的和谐状态。"养生莫若求本。"中医所谈的养生，不是现代预防医学的养生，也不是营养学的养生，而是辨万物是否有利于你的生命，也就是其对阴阳的贡献度。

在这基础上，我想谈一谈中医学的养生思想。健康长寿是每个人都应追求的目标。现在有些人，像中关村的一些科技精英，才 60 岁多一点就去世了，很可惜。还有的人甚至 30 多岁就猝死于心血管病。他们可能是工作上的高智商者，但在养生方面却属“健盲”，或者说对养生之道不太懂。《淮南子》中讲到：“夫形者，生之舍也；气者，生之充也；神者，生之制也。”意思是说，人的生命要素有三：形是生命的容器；气充满身体各部，哪个地方没有了，哪个地方就有问题；神是生命的制约者、调节者。中医学所讲的养生，就是通过对人体神、气、形三方面的调养，使自身内环境达到稳态平衡状态，并与外环境保持“天人相应、天人合一”的和谐状态。

“究天人之际，通健病之变，循生生之道，谋天人合德。”医学的层次是天和人、完全是人和自然环境生存的关系，健病之变（健康和疾病状态的相互转化）不是针对细胞，也不是分子。中医包括两个方面：养生莫若知本、治病必求于本。前一句是在《吕氏春秋》中提到的，后一句话是《素问》中提出来的。所以中医的任务有两个，一个是养生，一个是治病。健康者养生，有病者治病。那么养生莫若知本、治病必求于本中，所求的这个“本”的内涵包括由疾病状态向健康转化的动力在哪里，目标是什么，方式是什么。所以这个“本”不是单纯找找毛病，而是寻求抵抗力、防御能力、修复能力。这样我们对中医科学不科学就有底了，我们谈的养生就不是现代预防医学的养生，也不是营养学的养生，因为营养学也是成分论。中医养生怎样求本呢？察阴阳之宜，辨万物是否有利于你的生命，不在于其营养成分是什么，而在于其对阴阳的贡献度。

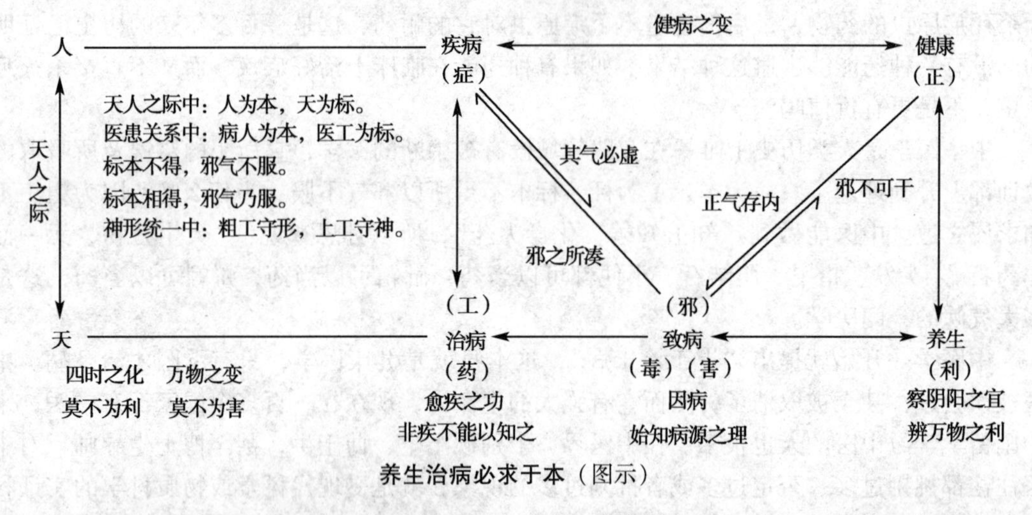

养生治病必求于本（图示）

健康长寿问题，是每一个人都应关心的问题。现在有些人，对养生之道不太懂，对心血管疾病、糖尿病、肝炎等慢性病的理解和认识上有很多误区。长久下来，势必会对身体健康造成很大的危害。

对于比较容易理解的“形”的问题，人们还存在很多认识上的误区。人作为地球上进化得最高级的生命体，应该适当了解自己的生命规律，不要过度使用。大脑、脏腑、四肢用多了，就会劳损；反过来，哪个器官有病就应减轻其负担，肝脏有病就应减轻肝脏的负担，心脏有病就应减轻心脏的负担，这叫做分流减负。现在我们在认识上往往有些误区，如胃有病，就常吃一些稀的、易消化的食物，结果造成胃加班加点工作，反而增加了胃的负担。正确的做法是，可以让口腔多做工作，常吃干的，多咀嚼，这样，可以减轻胃的负担。长期按照器官的功能状态去使用，器官就不会受到损耗。

一般来说，肝脏的功能、肾脏的功能，每隔 10 年要降低 10%。50 年前，我学西医的时候，教材中讲到：脂肪肝—肝硬化—死亡，就这么危险。可是，现在脂肪肝比例相当高，已经成为威胁生命的十大因素之一。吃饭吃得很快，血糖就会升高；相反吃得比较慢，细细咀嚼，血脂就会下降，饭后再活动活动，就不容易造成脂肪的积存。南方有句俗语“催工不催饭”，讲得就是这个道理。

年轻人出现高血压，心律异常，往往是脂肪肝的结果。因为堆积了过多的脂肪，肝脏调节糖的能力就弱了，血液里的糖就不能及时供应。大脑发现血糖低了，便会调动身体升高血糖的机制。升高血糖的机制，大概有6个，包括肾上腺素、肾上腺皮质激素、生长激素、甲状腺素、交感神经、α细胞胰岛素，而降低血糖的机制只有β细胞胰岛素。有这么多升高血糖的机制，身体便会根据需要自动地升高血糖，为什么呢？因为血糖是能源，相当于锅炉房烧的煤，没有煤，屋子里就不暖和。血液里没有足够的糖供应，各个组织就难以实现它们的功能。

糖尿病的危险在于心脑血管病，而心脑血管病、肾脏疾患及足趾坏疽等都是由低血糖引起的，所以说糖尿病病人的危险在于低血糖。20年前，一国外的糖尿病病人就知道戴胸卡，上面写着：“我是糖尿病患者，如果一旦昏迷了，请把我口袋里的糖放在我嘴里。”1959年，日本人开始观察注射胰岛素的病人一年来眼底的动脉硬化、玻璃样变等发展情况，也就是血糖造成的血管病变情况。因为血糖一低，大脑就得调动升高血糖的机制，一天几次，经历几年以后，就出现了眼底、肾脏以及心脑血管的问题，所以应尽量避免低血糖。不要认为老年人这也高、那也高就不好，血压、血糖都不是敌人，它之所以升高是为了使重要器官得到充分的能量供应，因而不要将其降得过低。这些观念很重要，需要普及。

我在1958年做过一次实验，对50位糖尿病病人，每人给一块消毒的海绵，让其嚼半个小时吐掉，结果显示所有人血糖、血脂都下降了，文章后来发表在1961年的《中华内科》杂志上。这说明只要能很好地咀嚼，本身就可以降低血脂、血糖。咀嚼可以使腮腺活动增强，使唾液分泌增多。唾液能够使伤口愈合，而伤口愈合的重要因素是上皮生长因子，咀嚼对神经生长因子的生成有很大好处。咀嚼除了有以上一些功能，还可以固齿、美容、健脑。

随着年龄的增长，人体内自身抗体品种就增多了，如类风湿因子、抗核酸抗体等等，这是免疫功能识别能力差的结果。为什么免疫病那么多呢？因为：①乱用药，药物本身就可以变成半抗原；②年龄大了以后，胃酸减少，吃得很多，蛋白质分解不完全，就成为半抗原，如果再接触病毒，都可以成为半抗原。我在西医医院工作了30年，在研究院20年。在北大人民医院的时候，我的老师告诉我，要是能吃药就别打针，能肌内注射就不要静脉注射，当时觉得怎么那么保守呢？现在看来是对的。现在这种医生少了，大家都愿意赚钱。我从养生的角度告诉大家，不要误以为医生必须开药，必须要求病人非打针不可。

“脑为元神之府”，大脑的供血、供氧情况直接标志着人的健康和衰老状况。对大脑的保健要有科学的方法，健步行走是把下肢的血液有效地泵到大脑的一个必要手段。应进行适当的运动，保证大脑有足够的血液供应，避免形逸而志劳。

老年人大脑的保健很重要。别的动物通常四肢着地，大脑在前。人站立行走，头在最高处，距离地更远，心脏泵出的血要克服地心引力，流到大脑，使大脑处在一个良好的状态。因此，大脑的供血、供氧情况直接标志着人的健康和衰老状况。人老了，走路蹒跚，腿没劲了，说明这个人就快不行了，因为健步行走是把下肢的血液有效地泵到大脑的一个必要手段。现代人走路少了，上下班都坐车，这对健康并没有利。实际上人老腿先老，腿有没有劲很重要。感冒了，咳嗽了，一泡脚就好了；脚和上呼吸道有关系，着凉了就咳嗽。大脑长期处于慢性缺血、缺氧、缺糖的状态，身体就会走下坡路。老年人如果走路不方便，可以在家扶着桌子抬抬脚后跟，抬脚后跟可促使腓肠肌收缩，把下肢的血液有效地输到上面去，从而保证大脑的血液供应。

使用大脑要讲究科学。我过去有时候一天写七八千字，如果写不出来，就去睡觉。现在年龄大了，基本上不写长篇大论的东西，只把各个方面的知识分几条线，捋一捋就行了。大脑对人体的健康长寿是有决定意义的。老年性痴呆，除了国外的所谓蛋白质代谢因素之外，大部分是血管引起的，做脑 CT 可以发现腔隙性脑梗塞不少。有人说用抗菌药、打吊针，我认为是被动的，至于它的害处就不说了。其实，如果一个人能多活动活动腿脚，并注意咀嚼，保证大脑有足够的血液供应，大脑的退化终归会比别人晚上几年，这就是血流、血糖、血氧的供应充足的结果。保护大脑，还须注意不要生气，老年人一生气，有可能造成脑血管破裂。哲学家康德说："生气是拿别人的错误惩罚自己。"大家应该明白这个道理。

中医最重视气血，气行则血行。气血津液，气是第一位的，气的调和很重要。动脉是心脏动力，静脉的动力依靠人体的运动，如果长久不运动，静脉里的营养及氧分被排走，回流的却是废气、脏东西，那怎么能行呢？疲劳往往是静脉血的代谢氧降低的结果，所以帮助静脉的回流，应该成为一个大问题，光靠推动心脏的挤压是不够的。现在生活方式导致的现代病、城市病、文明病、工业病就是因为用脑过多，身体动得不够，是形逸而志劳了。

关于精神调养方面，人要经得起委屈、挫折。我们这些人经历过抗日战争，当过亡国奴，去过干校，蹲过牛棚，所以能够把事情看得开一些，把名利看得自然和淡泊一些。章太炎先生说过"名医是病人对他的信仰"，名医的名不是广告推出来的，而是病人的实际感受。病被治好了，病人自然对医生就有一种信赖。我们现在搞 RCG，做对照组的时候发现有安慰剂的现象。这种现象奇怪得很，比如说，用颜色、形状和实际药品差不多的假药治疗，居然效果也挺好，有效率达 37%。这说明如果病人信赖医生，对治疗就会有很大的帮助。因此医生应注意自己的医风、医德。如果为了发财，是不能当医生的。如果医生很端正，病人就会对其产生信赖，这个心理因素不可忽视。人们的健康绝不仅是物理化学的东西，一定还有人际关系等社会因素。

孔子认为，有大德者寿。一个人的德性高，人际关系比较融洽，就能够得到人们的尊重，处在一个积极的地位，就会长寿。一个人经常保持着平和的心态，对人体脏腑功能会起到积极的作用。七情不调，会导致各种疾病的发生。

此外，"饮食男女，人之大欲存焉"，老年人也应有性生活，这对防老有好处。对于丧偶的老年人，有再婚的想法，儿女应当支持。孙思邈在《医心方》中讲了很多这方面的道理，国外也有许多这方面的研究成果。和谐的夫妻生活可以防止很多疾病，并使人保持良好的精神面貌，使人的生命力、创造力得到比较好的发挥。因此，要正确指导中老年人注意这方面的问题，克服过去的封建思想。

20 世纪末，联合国开发计划署（UNDP）世界银行评价一个国家的社会发展状况的标志有三：第一是人的健康长寿；第二是受教育的机会；第三是人均收入。这是反映社会发展状况的三把尺子。为什么把人的健康长寿放在第一位呢？这说明人们在解决温饱之后，对健康长寿的需求更强烈了，所以你们的杂志（指《养生大世界》）会大有市场的。养生并不仅仅是医学的一部分，恰恰是医学的指导思想。这个观念可能有的医生也不能接受，因为我们培养的都是专科分化的医生。到20世纪末，WHO说：人类健康长寿的影响因素，遗传因素占15%、社会因素占10%、气候因素占7%、医疗因素占8%，这几项加在一起为40%，其余的60%就是我们自己。

现在科学界有三个前沿：第一，哲学的前沿是实践论，医学的根本是实践问题，而实践是功能目标动力学的实践。生命只有一次，不能重复，过去存在的问题既往不咎，但应认识到病因问题往往是微生态问题，病理不见得就是坏的。例如咳嗽，如果十声才咳出一口痰，那么，帮助他两声咳出一口痰，是有好处的。这是在没有完成任务时正反馈的放大反应，中医叫“旺气”，怎么办呢？“求其属也”，看旺气背后是何情况，寒之而热者，取之阴；热之而寒者，取之阳。这样的观念，如果大家能够慢慢接受，就很有意义了。第二，英国的《自然》杂志的总编到中国访问时提到，21世纪科学前沿是生命科学和信息科学的交叉，也就是生命科学的信息调节问题——生物信息学。第三，医学的前沿就是健康医学，希望你们的杂志能够灌输健康生态医学。关于创办养生刊物，我觉得还是应该雅俗共赏。建议你们的杂志每期都有一篇重头文章，对读者群有影响，引导读者，而不是迎合读者。在医学科普方面，不仅仅是给人们一些知识，更主要的是给人们一种思想。如果每期杂志有一两篇有深刻思想的文章，人们就会有很大的收获，认识上就会有所提高。比如“非典”预防，如果光说如何防治，而不把背后的道理讲出来，人们一看而过，就不可能举一反三。如果大众对医学的认识提高了，就不会再迷信药物。所以，做好健康宣传事业，也应有正确的思想方针。

本文连载于《养生大世界》2003年第6、7、8期

38. 药之害在医不在药

近来，龙胆泻肝丸的所谓毒性问题炒得沸沸扬扬，似乎问题出在中药身上，似乎龙胆泻肝丸和关木通就不能再用了。其实根本不是这么回事。药之害在医不在药。龙胆泻肝丸事件的本质是外国人不懂中医药、乱用中药造成的，是国内一些西医未按中医理论、辨病使用造成的，不能怪罪中药。

1. 中西医诊疗思想不同　中药的所谓药害，主要是由于中药西用的结果，不是辨证用药，而是辨病用药，或当食品使用的结果。

中医认为：“病为本，工为标，标本不得，邪气不服。”

正确处理病人、医药、病因这三者之间的关系，是治疗成败的关键。这里表现为：病人和医药，病人和病因，病因和医药的关系；中国医药把它归结为：病和工、正和邪、毒和药的关系。病和工的关系是病人和医生的关系。医生掌握医药诊疗手段，病人是医生的研究对象和服务对象。愈病转化的根据存在病人身上，医生的诊断应当正确反映它；医药是帮助愈病的条件，医生的治疗应当符合这个内部根据，这样才是“标本相得，邪气乃服”。由“邪气不服”实现向“邪气乃服”的转化，也就是治愈。

近代以来，人们把中医诊疗思想特征，概括为辨证论治，以资与西医辨病论治相区别。

采用“识病求本”的溯因分析和对抗疗法，为什么药在而除，药去而发？为什么旧病

未除，新病复起？根本问题在于：并不是对致病的毒邪、对病因病理直接对抗的东西，都可以无条件地视为是治病的。但是中医学历史上也出现过鉴于“药在而除，药去而发”，于是更进一步“辛热比年而弗止，苦寒频岁而弗停，犹恐药未胜病，久远期之”，企图依靠久远服药以战胜疾病，结果制造更多的新病。这种新病，是医源性疾病，是以邪为本的疾病观和以正为本的“药物战胜疾病”的医学观犯的错误。

医学实践的基本功能是：识别环境利和害，并能趋利避害，以实现养生保健；区分毒和药，并且能动地化毒为药，以帮助治病康复。医学的最大错误，莫过于不识利害或化利为害，不辨药毒而变药为毒，不能治病反而制造疾病。因此，中医辨证的首要任务是要回答，什么是识别利和害、区分毒和药的科学根据？因为医学的实践功能及其发展水平，主要应体现为识别利害和区分药毒的能力，才能有效地实现其防治功能，才能最大限度地防止反目的效果。如果不辨药毒，只知病名诊断，则难免发生制造药物病和医源性疾病的错误。

2. 药之害在医不在药　药物病或称医药源性疾病，也可说是古已有之，而今尤烈。《周礼》曰：“医师，掌医之政令，聚毒药以共医事。”要求在识别利害药毒“令民知所避就”的基础上，还应该能动地化害为利和化毒为药，转化利用来作为医药手段。因为实践表明，环境因素的“天生阴阳，寒暑燥湿，四时之化，万物之变，莫不为利，莫不为害”（《吕氏春秋》）。没有什么绝对的毒，也没有什么绝对的药；没有什么绝对有利的养生因素，也没有绝对有害的致病因素。“相互作用是事物的真正的终极原因”，事物的“特性就是相互作用本身，事物离开相互作用就什么也不是。”

明代王肯堂在其《伤寒证治准绳》自序中说：“夫有生必有死，万物之常也。然死不死于老，而死于病者，万物皆然，而人为甚。故圣人悯之而医药兴，医药兴而天下之人，又不死于病，而死于医药矣。智者愤其然，因曰：病而不药得中医，岂不信哉！”

《礼记》有“医不三世，不服其药”之说。季康子送药给孔子，孔子说他对这药的性能不了解不敢服。《汉书·艺文志》有：“谚曰：有病不治常得中医。”吉益东洞说：“余初见此谚，我业于医以为大耻。吾党小子，慎莫惑病名医论，纵令诵解天下医书，谙记病名，不能治病则焉能免此谚之讥。”

医学，研究人在与其生存环境的相互作用中的，健康和疾病互相转化的规律。周围环境诸因素，无论是自然的或社会的，无论是物理的、化学的、生物的，无论是物质的、能量的、信息的环境因素，既可以是有利的养生因素，也可以是有害的致病因素，或者是可被利用的治疗因素。因为“相互作用，就是互为前提和相互制约的实体互为因果；每一实体，对于另一个实体说来同时既是积极的，又是消极的”。汉代刘安的《淮南子》指出：“天下之物，莫凶于溪毒，然而良医橐而藏之，有所用也。是故草木之材，犹不可弃，而况人乎！”《史记》称：“毒药苦口利于病。”由此，毒与药几不可分，正确地利用以化毒为药，这正是深通辩证法的结果。

3. 莫不为利，莫不为害　黑格尔指出：“当量被看作无足轻重的界限时，它就是使存在着的事物遭受意外袭击和毁灭的那一个方面。”用药治病更须注意及之。“大毒治病，十去其六；常毒治药，十去其七；小毒治病，十去其八；无毒治病，十去其九。无使过之，伤其正也。”对于药理作用强烈的（大毒），加以这样的限制，就是要防止它向有害于机体（伤其正也）的方向转化。对药理作用较温和的，也要求不能用过了头，还要注意不要用得太久：“久而增气，物化之常；气增而久，夭之由也。”某一药理作用影响机体某一方面的功能，这部分功能被反复刺激兴奋的结果，必然走向反面，加剧功能失衡，故称“夭之由也”。中医学经过历史长期经验总结，得出一些规律性认识：“寒极生热，热极生寒；重阴必阳，重阳必阴；久寒伤阳，久热伤阴”等等。大量长期应用的结果，产生与原来作用完全相反的结果，向原来所期望的治疗目的相反方向转化了去。

人首先是物质的人，人体结构是由各种复杂物质构成的。人又是生物的人，在主体性开放中依靠从外界摄取物质能量来源，进行自组织生成演化以维持生命和健康。所谓甘苦辛酸咸五味克其形，概指饮食一类化学物质，也包括药物这样可被利用以治病的化学物质在内。“大”就是过量，“饮食自倍，肠胃乃伤”，营养学和药物治疗学方面的“多多益善”的指导思想，是新的疾病发生的重要原因之一。一系列药物病被称为医源性疾病，这是医生在用药品种上的叠架堆砌、剂量上层层加码和长期持续的结果。

关于药物治疗终点的辩证观点，应该是：用药治病，用药的目的是为了不用药。通过一个时期适当的药物帮助，目的是为了帮助机体自稳调节的正常化，恢复健康“以求勿药”，最终摆脱对药物的依赖。“需要数年内每天都给药”的社会背景，是医药事业的商品化，它的学术背景则是“唯药物论”。而对病人来说，“将求无病，适足生病；将求取药，反成受苦”，受害者当然是广大劳苦大众。

4. 透过现象看本质　综上所述，无论关木通还是含马兜铃酸的其他中药，按中医药理论使用，都是良药，不按中医药理论使用，很可能成为毒药。有问题，不要怪药，应该怪医。马兜铃酸事件或称龙胆泻肝丸事件，起源于国外人不懂中医药，但其实质恐怕是医药市场之争，也是东西方文化之间的冲突。希望我们的媒体更多地透过现象看本质，以免误导民众。

本文载于2003年7月《科技日报》

39. 关于非典型肺炎的防治

我们现在知道广州中医药大学一附院的36例患者完全治愈，没有死亡病例，也没有医务人员感染。二附院接诊112例，由于早期对这个病并不太清楚，所以死亡7例；其中有15例基本上是以中医治疗为主的，这方面的工作需要及时总结和提炼。根据邓铁涛的观点，这个病在香港和广州主要是一个湿邪内伏的问题，不主张过用寒凉。正如当年蒲辅周先生在治疗腺病毒肺炎时，虽然有许多法、许多方，但总的原则是通阳化湿，也不主张过多的用寒凉药。邓铁涛先生对这次的病也提出一个观点：内有伏邪，过用寒凉反而导致内闭直中，对这个病始终应该以宣、透、升、散为原则。因为我们的生活环境与100年前是大大不同了，西医药的广泛应用使我们在临床时必须将其治疗基础纳入自己的视野，如已经应用了大量的抗生素，是否还要投以大量清热解毒的药？对热和毒还应详加区分，对热是清还是透也应当仔细斟酌，对病毒性疾病及热病一味地清热解毒可能也是一种误解，应当以临床辨证论治为基准，切实发挥中医自己的长处。关于非典的预防，我不主张什么人都吃药。首先，现有的方药并非是有明确针对性的，身体健康的人更没有必要吃药，这样只会徒然造成人力物力的浪费，更可能由此形成药材资源的人为紧张，影响正常的医疗工作。现在还有一个不可忽视的社会心理现象，就是恐慌情绪。当年我们在一次苯中毒的抢救工作中，最终发现实际上真正中毒的没有几个，大多数有不良反应者，实际上是群体的癔病原反应。应当认识到，强烈的焦虑和紧张同样会大大降低免疫功能。因此，为了提高全民的防疫认识，加强宣传力度是必要的，但应把握恰当的尺度。现在我们已经知道，非典型肺炎的病死亡大约是4%～7%，并不比一般肺炎高，完全没有必要造成这种恐慌情绪。

摘自2003年5月1日《中国中医药报》第2版

《中国中西医结合杂志》2007年第6期

40. 用界面医学原理解读刮痧疗法

人的皮肤，是人体最大的器官。皮肤经过不断进化，把人包装起来了。皮肤之内是我，皮肤之外非我，是环境。环境对我是好还是坏，必须通过皮肤和黏膜主动地选择和吸收。不是你给什么，它就吸收什么。更重要的是这个边界屏障，还有排泄功能。人体的代谢废物大概有400多种，通过呼吸、小便、大便、汗腺，以及口腔、乳腺等等加以排泄。皮肤和汗腺就能排泄400多种。废物的及时排泄，对保证健康是非常重要的。一个城市，每天有大量蔬菜、鱼、肉等进来，但是如果我们的垃圾运不出去，如果我们的环卫工作停工一个礼拜，你看看这个状况如何，就是臭得要命。排尿、排便、出汗是三大排泄途径，出来的东西臭不臭？如果不让它们出来，都放在你身体里行吗？

皮肤作为一个系统的边界，就像细胞膜一样，外边的调节手段和营养都不可能直接进去，都需要通过它的通道，通过它的泵，通过它的受体。一个细胞作为一个生命尚且如此，一个人就可以打开大门让大家进来吗？不行的。如果当这个系统的边界消失了，这个系统就完蛋了。中医的辨证论治就是把整个的边界作为观察对象和作用对象。不光是刮痧、捏积、推拿、针灸，或者贴膏药等等，甚至于我们吃药也不是长驱直入的，都要通过整体边界。因此这门医学我们叫界面医学。

大家知道界面物理学、界面化学，我们可以借助于界面物理学、界面化学的一些手段来研究我们的界面医学。那么，界面医学带来一个什么问题呢？带来一个间接调节和前体疗法的问题。这是一个非常重要的概念，就是说我不是直接插手身体局部疾病的，我们可以通过界面实行宏观调节。不是什么事情都管到家，而是保证身体自身调节的主动性。比如说月经不调，西医用黄体酮，中药调理的时候没有相应的黄体酮，但它能够实现调经的作用。而这个作用不是代替疗法的作用，不是我人为地给你激素，而是我调整你自身的能力，因而它不是包办代替。这样，就让我们考虑一个问题，那就是医学观念需要有一个很大的转变。刮痧疗法就是作用于皮肤的，刮拭皮肤，将病变部位呈现于皮肤，通过在皮肤上的刮拭，疏通经络，促进血液循环，从而对全身的保健产生效益。

因此，我觉得刮痧疗法之所以能受到那么多人的欢迎，不仅因为它简便，而且还因为它依据了较深的理论，反映了现代医学向新境界推进中的一个积极尝试，即把发现和发掘人的自我健康能力作为它的宗旨。因而，它是有前途的。

本文载于《中国中医药报》2005年1月

41. 获得心安身健的幸福真经——中医学之道

一、大难不死的中医

我也虚度到80岁了，非常感谢北京大学能够成立一个中医学社，因为大家知道，百年来中医很坎坷，或者说经历了一个大难不死的历程。

（一）命运多舛——中医历史不能承受之重

首先是大难，第一个问题是梁启超的问题。梁启超提出一个命题，中医仅能愈病，可以解释为尽管能治好病，或者说能够治好病，这是个前提。但是没有人能够把中医的愈病之理，即治好病的道理告诉大家。这个命题，可以说到现在为止，还是个重要的命题。原因有二：第一，中医能治好病；第二，中医愈病之理说不清楚。可以说到现在为止，还是说不清楚。

接下来是北大，北大的陈独秀在1915年就回答了这个问题，认为是中国的医学不知道科学，不是科学。有三条原因：第一条，没有从事人体的解剖，不了解人体构造，因此病在什么地方不清楚；第二条，也没有从事药性的分析，也不知道药物的化学物质基础是什么，因此也无法回答药物愈病之理；第三条，菌毒的传染更无闻矣，也就是细菌病毒的传染，在中国的医学还没有听说。这符合历史事实，理由就是陈独秀提出的三条是近代医学科学的成就。1543年有两件事：一件事是《天体运行论》的出版，一件事是《人体的构造》的出版。研究人体的构造是解剖学的开始，病在什么地方就有了一个定位的概念。

药物化学更是后来的事情了，细菌病毒是19世纪的事了。所以应该说中医的发生成长的过程中间，在几千年以前是不存在也不可能有这三条的，这是符合历史事实的。或者说医学不可能等待人体的构造、药学的分析和细菌、病毒的发现。

接下来也是北大的胡适提出了一个命题，西医能说清楚病人得的什么病，病在什么地方、什么性质、什么原因，虽然治不好，但是西医是科学的，治不好是因为我们现在还没有发明那些药的。他的第二句话厉害，中医能治好他的病，就是因为说不清楚他得的什么病，也就是说不清楚他病在什么地方、什么性质、什么原因，不知道药物化学的结构，所以认为中医不科学。陈独秀说中医不知道科学，胡适说中医不科学。

（二）困厄随行——中医存废那些事

我们国家尤其是以“五四运动”为标志，开始提出了两个重大的口号，一个是民主，一个是科学。把科学摆在一个崇高的地位，如果不科学就清除出去。所以在北洋政府考虑大学要不要有中医的时候，他们准备废止中医，也不用中药，因为他们认为中医不科学。南京政府更厉害，把中医要消灭，在1929年要废止中医。大难应该说在20世纪初的上半叶。

到了1935年中华医学会在《中华医学杂志》上发表一篇文章，叫做《存乎废乎》，讨论对中医是保存还是作废。文章认为中医的诊断理论是不科学的，治疗思想是不科学的，但是它有效。效在哪里呢？就在药物和方剂，这就是物质基础。所以，就提出了废医存药。中医可以废，中药和方剂我们可以研究。怎么研究呢？就是用疾病医学的观点和方法进行研究。

但是1935年刚提出这个问题，1937年我们就抗战了。8年一打，一直打到1945年。1945年又进行了解放战争，这件事就提不到议事日程了。到了1950年，开了一个全国卫生会议，提出了三个卫生方针：

第一，医学首先要为工农兵服务，要面向工农兵；

第二，强调预防为主；

第三，要团结中西医。

但是如果把这三个方针作为半个世纪以来的一个总方针的话，人们对中医又存在着不放心。中医能治好病是事实，但是中医治好病的道理不清楚。因此全国的高等院校和医学院所、研究所就把精力大量地集中在对中药进行药理分析上。中药分析实验基本上就是针对这三条：

第一，能否消除病因。对细菌能否抗菌，中药能否抗病毒，中药能否抗癌。

第二，病理方面，能不能纠正病理。血压能不能降，血糖能不能降等等。

第三，能否真正的定位。有针对性地清除病灶。

为集全国之力，在20世纪60年代初召开了全国的药理学会，交流了各大医学院校和研究所的药理实验的经验。当时的结论很令人遗憾：大部分的中药被认为是无效的。少数的药物有效，而比之于同类的西药又大大不如。有点抗菌的作用，但不如青霉素；有点降血糖的作用，不如胰岛素；有点降血压的作用，不如降压药。

不是说中药有效吗？可是他们说根据我的实验无效。我们说虽然如此，临床有效这个事实是不能否认的。那么只能思考药理实验的方法是否有问题。

1961年，我写了一篇文章，针对当时北京医院蒋国彦大夫翻译英国作家Duncon《糖尿病学》一书，发表了我的一些意见。因为解放初中国自己的教材很不够，这本书的翻译出版应该说是中国的一个福音。可以说，经他在历史上考察，中医对糖尿病的认识比西方早一千年，或者说早两千年。但是问题在于后半段他做的实验。他运用“四氧嘧啶”糖尿实验模型，结论说中医的六味地黄被发现是升高血糖而不是降低血糖。但是最后这个结论，即实验的结论是错误的，所以我认为对历史上不太准确的地方应加以修正。这位老先生应该是非常忠厚的长者，他认为这篇文章可能是一个老头写的，哪知道在1961年时我才只有三十多岁。

从中可以看出，中医在实验研究上存在很多问题。中医临床有疗效，但是实验研究无法回答这个问题。因此从20世纪七八十年代到90年代，包括到现在，一直都还是这个疑问。或者说中医一直在努力，但是问题却一直在伴随。

我们用病因、病理、病位这三个要素建立起来的疾病分类学，却始终没有考虑，这样一种思维方法，这样一个学科，这么一种分类本身，是不是终极真理呢？是不是可以对中医是否科学作出一个评价呢？

（三）它山之石未必能攻玉

这个问题在20世纪60年代初，除了刚才我们说的，第一届药理学会把中药基本否定以外，还出现两个问题。

第一个问题，是前苏联远东研究所研究东北的三味药，即辽宁的五味子、黑龙江的刺五加、吉林的人参，在实验时发现了三个现象：

第一个现象，血压高的能下来，血压低的能上去。

第二个现象，血糖高的能下来，血糖低的能上去。

第三个现象，白细胞高的能下来，白细胞低的能上去。

这样便得出了两个假说：

第一个假说认为中药有双向的作用，不是单向的，也不是简单的对抗，是双向的。

第二个假说，正常化作用，高的能下来，低的能上去。

第二个问题，在医学领域里有一个概念叫做“适应源样作用”。也就是机体对它产生一种适应。

这样一个结果在我们中国的药学界没有反应，但是在英国形成了一场争论。一个国家的大百科全书是一个国家学术水平的标志。英国的大百科全书有一个条目，这个条目居然是关于人参之类的条目。里面有三句话：

第一句话，人参是毫无治疗价值的。

第二句话，它的所谓治疗作用完全是心理性的和虚构的。

第三句话，到现在为止，世界各国的最有声望的杂志都没有发现，有关人参对于某种疾病的具体疗效如何的报告。

某些疾病，比如说有肝炎3000例用人参治疗疗效如何，高血压5000例用人参疗效如何，或者是结核病10000例人参疗效如何等等，从来就没有这样的报道。这给我们一个什么样的启发呢？中药不是针对疾病的。

（四）适药性使中医也会面临“寂静的春天”

20世纪60年代初美国有一个女科学家叫做蕾切尔·卡逊，她写了一本书叫做《寂静的春天》，春天应该是草木繁荣，鸟语花香，生气勃勃，然而在这个春天里，鸟也不叫了，花也不开了。当然这是一种隐喻。

她描述的是一种什么现象呢？由于农药和化肥的滥用带来了环境污染、水源污染、空气污染，生态的破坏。这本书在美国出版以后，遭到了农学界、医学界、药学界的围攻。但是这位科学家前几年去世的时候，世界各国都给她以崇高的评价。在农学实践中发现，农药是直接对害虫的对抗。化肥是直接对植物的加料、补充，缺钾就给钾，缺氮就给氮，直接补充和直接对抗。

医学界向农学学习的结果发现，医学界同样存在这个情况，而且是非常地严重。就是当你直接对抗消除病因，抗菌、抗病毒甚至抗癌等等，都会无条件地出现耐药性质。细菌、病毒和癌细胞都对药物适应了，因而使得抗菌类药、抗病毒类药、抗癌类药很快就得面临被淘汰。即使是联合化疗都同样逃避不了这个命运。

20世纪40年代引进了青霉素。那时我开始学的中医。当时我看到青霉素一天的量也就是5万单位、10万单位，而现在一天的量就得1000万单位，而且也不见得有效。结核用了链霉素。现在美国有60%的结核病人是耐药的，链霉素无效，联合化疗都无效。所以短短不到一个世纪，几十年以来，直接抗菌、抗病毒、抗肿瘤的药物已经跟不上细菌、病毒和癌细胞的变异，这已成为一个深刻的问题。

细菌和病毒在地球上的出现，比人类的出现还早几十亿年，它们早就出现了。人类不是仅仅只有300万年的历史吗？现在就想狂妄地把这些东西开除掉，可能吗？开除不了！

再说我们的体表，我们的肠腔等内部的腔道里的细菌数是细胞数的十倍多，病毒更是不计其数了。所以我们只能承认微生态这个概念。

人和细菌病毒们共同存在于这个世界上，但是能说细菌全是坏的、病毒全是坏的吗?不能，当然不能。你也许不知道，你今天能够成为人，病毒起了很大的作用。对，病毒在生物进化中起着非常重要的作用。

1937年诺贝尔奖获得者班丁·贝斯特发明了胰岛素，解决了糖尿病很大的问题。但现在糖尿病患者却越来越多，而且糖尿病的合并症也越来越多，这便说明胰岛素也不能从根本上解决问题。

高血压也是如此。在大约一个世纪以前的1895年发明了血压表。认为血管病来自于血压，所以认为降血压就可以防止血管病。60年代开始有了降血压的药物以后，有两种病减少了：

第一，脑出血减少了。

第二，充血性心力衰竭减少了。

但是脑梗死和心肌梗死大大地增加了，不通了，过不去了。

针对病因、病理的命题带来的药物公害，WHO如是说：

第一，人类的健康长寿的影响因素中，现代医疗的影响因素占8%，请注意只有8%。这是第一条。

第二，全球每年的死亡人数中，有1/3是由于用药不合理的结果，或者说是药物公害。

1970年，前苏联提出一个重要的命题，叫做“到哪里去寻找健康的钥匙”?前联邦德国有两个未来学家，写了一本书叫做《展望公元2000年》。这本书是在1970年发表的。称医学的发展要有质的飞跃，就是诊疗不能光找毛病，不能光找病因、病理、病位，而是应该找人体自身的抗病能力、防卫功能和调节能力。如果能做到这样的话，医学的发展就会具有质的飞跃，而不仅仅只是量的扩展。

（五）现有的生物医学模式是中医有大难的罪魁祸首

1977年，美国的一个学者恩格尔提出一个著名的命题，叫做“医学模式的根本转变”。他说：到现在为止，统治了西方医学的疾病模型是生物医学模型。这个模型已经成为一种文化上的至上命令，或者说它已经取得了教条的地位。它认为疾病的一切行为、现象都必须要以物理或化学的原理去解释。如果不能用物理或化学的原理去解释的话，就会一律从疾病的范畴中清除出去。尽管你很难受，都认为你没病。恩格尔对生物医学的疾病模型及其物理化学原理解释的这样一种终极真理提出疑问，并且说现代医学把建议运用一种更加有用的医学模型的人视为异端。这段话非常不得了，足可以回答本世纪以来中医为什么有大难的问题。

用生物医学的层次，以疾病为对象，以病因、病理、病位的物理化学原理解释，这样的所谓的终极真理，其实是排除了中医的科学性。另外，企图用这样一个方法去解释中医的愈病之理，解释中医中药所谓方剂的疗效，其结果足以证明第一届药理学会的实验无效。

到了20世纪80年代中期，我去非洲做艾滋病的研究。他们说我们国家有许许多多艾滋病，但是治不起。因为治艾滋病抗病毒的药物叫做“AZT”。每个人每年是1万美元的花费，如果有100人就是100个亿，肯定承担不起。于是他们请求我们的帮助。但是当时存在着两个局限：第一，全世界生产AZT能力每年只有5000份，只够5000人吃一年的，当时的非洲当然是申请不到的；第二，我们国家也没有可能出钱买 AZT，帮助他们治。所以我国决定让中医去，我觉得党中央对中医的信任是很了不起的。

1962 年，印尼前总统苏加诺因为患肾结石，一直肾功能不好。美国、法国的医疗组坚持要把他的一个肾切除，建议把他弄到法国或者美国做手术。但是如果他一走，印尼的政局就不稳了，所以他便求助于中国。中国就派了中医过去，当然西医大夫也起了很大的作用。我的老师吴阶平说“我就是为中医保驾护航的”。我们的泌尿大夫吴阶平老师去了，心血管有老师去了，放射科老师去了，还有其他的老师去了，都是世界一流的医师，跟对方的西医可以对话。

如此这般，你还说中医不科学？国外首脑的医疗外交靠中医，因为医学不完全是科学，或者可以说根本就不是一门科学。你一定要站在现有的科学的角度去考虑医学是不行的。

所谓科学，说老实话就是我们对身外之物的“物质世界”的一种认识论与知识论。生理学家，包括生命科学家，搞基因的，搞分子的，当不了医生，换句话说知识还不能指导实践。我在北医上学的时候，教我生化的教授、生理学的教授，我们叫他大夫，他们说“我不是大夫”，要我们叫他“先生”。王志均教授是我国生理学会主席，但是他说我不是医生。要实事求是嘛。医学首先是医者治也，某些意义上来说就是医学管理学。什么是医学管理学？就是人类生命健康管理学。

二、寻找健康的钥匙

中医是做什么的呢？就是去寻找健康的钥匙，不是去发现疾病原因的，所以这是个最大的一个区别。中医的任务是寻找健康的钥匙，打开健康的大门，依靠健康的动力，谋求健康的目标。能不能说中医功能本质是寻找健康的钥匙，钥匙是为了打开健康的大门，健康大门就是要发现和依靠健康的动力，从而帮助这个动力去实现健康的目标，我想用这四句话来概括中医是什么，也可以回答为什么 20 世纪上半叶用疾病医学的观念、方法和实验无法解释中医能治好病，无法回答中医治好病的道理。这不是我发明的。

中国人的学问就是“赞天地之化育”。2000 年前，在《汉书・艺文志》里，刘向父子把公元之前中国的学问分成七大类，叫做《七略》，其中一类叫做方技略，由一个待医叫“李柱国”来校对。最后在《汉书・艺文志》里给了几个内容，方技包括四个内容——医经、经方、房中、神仙，这四个内容就是方技。什么叫方技呢？方技就是生生之具也。第二个“生”是中国传统科学的世界观。我们解放初学马列主义，学前苏联的社会主义论。世界是物质的，所以我们是唯物主义者。但是我们学的是前苏联的哲学，所以我们的唯物主义庸俗化为唯物质主义了。世界上谓之物质的也许很多。但是中国的学问是宇宙，宇宙最大的德行就是“生”。

去年亚太地区经济组织在西雅图召开了一个 APEC（亚太经济合作组织）高层健康论坛，大会的主席台在后面大屏幕上做了一个动态曲线，主题是“生”，请注意这是一个国际会议。宇宙演化中最伟大的一个事件是出现了生命，因此，中国人的学问就是“赞天地之化育”。

什么叫文化？文化这个词在拉丁语或者在古英语里是根源，是栽培，是养育。这是农耕社会里对有机生命的一种栽培和养育，帮助生命更好完成其历史任务。所以，我们的世界观或者中医的理论基础是“天地之大德曰生”。我们的方法论就是参赞天地的化育，是创生性的实践。

为什么说是创生性的实践呢？人类的实践从他的出发点到他的终点，终点永远大于出发点，这叫做“溢出效应”。就好比把一些零碎的东西组成一个家具，就是由原始的东西为出发点，又增加了东西，最后制成成品。如果干完以后比原来的出发点还少，那干了还有什么用？那不是化育的东西。

第二，还有一个“楔入效应”。也就是“我”这个实践主体已经投入进去了，加入到这个实践过程。跟认识论是不一样的。认识论是对象性的思维，要求我们的对象要客观化，要尽量把研究主体排除出去。排除我们的主观性，表现对象的客观性，这是科学研究的基本态度。

但是，请注意，实践论永远是从人出发的，是人去实践。人这个实践的主体没有了行吗？我国提出过一个命题，叫做“以人为本的科学发展观”。以人为本是什么意思呢？以前在北医召开过一个高层论坛，叫做“医学与人”。这个高层论坛的第一个项目就是对医学的目的进行再反思。就是说像今天我们办了那么多医院，我当了一个医生，但要反思我到底是干什么的?!

过去我们通常认为一个医院水平高，一个医生水平高，就是能确诊病，能千方百计地找出病来，找病的能力比别人强。所以医学在“努力找病，除恶务尽”。你发炎我抗炎，你发热我退热。所以百年来医院、医生好像千方百计在找毛病。这就是1977年恩格尔所说生物医学模式的疾病模型。生物医学的疾病模型，为什么要转变呢？当时他提出来，要加两个：一叫心理，二叫社会，叫做生物-心理-社会医学模式。但请注意，这也还是疾病模式，还是仅仅说疾病怎么来的，除了生物性因素以外，还有心理因素和社会因素。所以说，他说得还不彻底。

到了20世纪90年代，有14个国家，其中有11个国家是发达国家，包括三个发展中国家中国、智利和印尼，联合搞了一个国际研究计划——医学的目的再审查。为什么要这样做，提出这样一个命题？是因为当代世界性的医疗危机基本上根源于近代医学模式，是主要针对疾病的技术统治医学的长期结果，诊断是努力找病的，治疗是除恶务尽。所以，这样一种模式，这样一种医学科学或者是科学医学，一看中医自然就总是觉得不能入流，不科学。

（一）提袍跨栏——中医终于“入门”了

去年，也就是2005年还有一些科学家包括医用物理学家认为中医是不科学的。但是去年的11月19日中医研究院建院50周年的时候，中央给我们改名了，叫做“中医科学院”了。大家说我们中医变科学了，很高兴。

实际上，在20世纪80年代中期，中医就进入了国家的大百科全书。进入大百科全书既有它的偶然性，但其实又是顺理成章的。

主持大百科全书的那位学长也是南方人。一次，他找我来看病。找我看病我就跟他聊天。他原来的职务是中央编译局的副局长，我就说你们中央编译局是述而不作，是照抄照搬。他很奇怪地问，为什么这么说呀。我说，列宁有一个笔记叫做《黑格尔逻辑学一书摘要》。翻开的第一页所看到的就让我感到很不舒服。德国的语言一个词有两面的意义，正反两面的意义。比如一个词，中文翻译成扬弃。德语的解释就既是克服，又是保存两方面的。这是个对立统一。下面的一句却写“中国的语言没有发达到这个程度”。这是列宁的笔记。我专门买了一本黑格尔的逻辑学，一看才知道，黑格尔写的还有“据说”，结果列宁把“据说”两个字去掉了，而且这本书是中国的精英在看，中国的精英一看列宁说的，中国的语言没有达到这个程度，这不是事实。

那位学长就纳闷了，我给了他挑战。不算“扬弃”这个词，中文还有一个词叫做发挥，发就是发扬，挥就是挥弃，这也就是对立统一嘛！但是，中国人把发挥这个词作为正面去理解，从积极方面去理解的，发挥你的优势，发挥你的优良传统，发挥你的积极性。而扬弃是先是克服，后是保存，破字当头立在其中。

我说中医起码有五本书是以“发挥”命名的。元代刘基的长兄滑伯仁写了《十四经发挥》，还有《局方发挥》、《幼科发挥》、《景岳发挥》、《本草发挥》等等，都以这个发挥作为书名。他事后还特意跑到我五楼的家，看我家的藏书。他第一个要求让我调到他们大百科全书去，我说对不起，一到大百科全书，我的临床就荒废了。我不干。然后他就向中央打报告，大百科全书里应该加中医的内容。就这样，中医走进了“科学”的圣殿——大百科全书。所以很多老中医说，陆老你立了一大功，中医进入科学大门了。我说中医不是科学，必须要有非科学的力量冲破科学的阻力才能成功。

（二）辨证施治三境界：医国、医人、医病

美国的一个科学哲学家是一个无政府主义者，他说：“中国政府提倡传统医学，使得医学多元性的发展成为可能，但是必须要有非科学的力量冲破科学的阻力才能成功。”请注意，什么叫“非科学的力量”，那当然是指中医了。中医不是科学。实际上在20世纪80年代、90年代国外有许多文章写，医学是科学吗？医学有必要成为十门科学吗？医学能够还原为一门科学吗？很多文章都发表了。

我说医学的科学化是医学前进进程中的一个历程。但是切不可拜倒在它脚下，拜倒在物理、化学的层次，拜倒在生物医学的层次，而忘了它仅仅是事物的一个方面，忘掉了医学根本是人类自己关于健康的一门学问。而且它仅仅是把医学局限为以疾病为对象。在中医里是分三等，“上医医未病之病，上医医国；中医医欲病之病，中医医人；下医医已病之病，下医医病。”我讲完后，我们发改委的一个同志说，你能不能到发改委给我们讲讲发展观啊？这是生命的发展观。

下面我就讲讲生命的发展观。到现在为止有四个层次：

第一个基本层次，也就是近代科学的层次，就是物质实体论，看得见、摸得着，可以测量的，就是物质世界结构的单元。现代科学化和近代科学化，第一就是把物质世界解释成物质实体论，或者叫做微观实体的本质论。微观的实体能解释宏观世界，这是我们现代医学里一个最主要的指导思想。微观实体解释宏观的现象，认为宏观是现象，微观是本质，至于能不能成立请同志们考虑。

第二个层次：

（1）相互作用是事物的真正的终极原因，黑格尔和恩格斯提出的；

（2）事物的特性就是相互作用本身；

（3）事物离开相互作用就什么都不是。

这使我想起毛泽东同志他很了不起。1913年时，毛泽东在他20岁时，写了一些笔记，他说：“医道中西，各有所长。中言气脉，西言实验。”接下来是他自己的意见了：“然言气脉者，理太微妙，常人难识，故常失之虚；言实验者，专求质而气则离矣，故常失其本。”这说明他比陈独秀高明。陈独秀当年是北大教授，工资是200块，毛泽东是8块。

1952年我去过红楼，了解到，当时李大钊、陈独秀都是教授，工资是200块，毛泽东的工资只有8块钱。虽然如此，可早在1913年，毛泽东就发表了这样的观点。而陈独秀的观点是于1915年时提出来的，说是“中医不懂身体构造，没有药性分析，菌毒传染无闻矣”。可是毛泽东差不多比他早两年就提出来了：“专求质而气则离矣。”“万物负阴而抱阳，冲气以为和。”中间的“气”是相互作用，是负阴而抱阳的中气，我们祖先的理论比黑格尔的研究还早2000年。

第三个层次，生物体的主体性开放。钱学森教授特别强调复杂的开放系统。他从来不用“主体”这两个字。但是请注意生命永远是主体，我们每个人永远是主体，这是不可否认的。如果你的主体性不存在了，你这个人也就不存在了。因为黑格尔说：“一切对生命体发生影响的东西，都是由生命体独立的决定、改变和改造的东西。”请注意，生命是主体性开放系统。因此，恩格斯说，只有生命体才独立的反应，与机械的反应、物理的反应、化学的反应不同，不是线性因果论，是主体决定论。

第四个层次，普遍世界观，生命的生态共演观。第一个问题如果叫做物质实体论，第二个问题叫做相互作用论，或者叫做关系实在论，第三个就是生命的主体开放论，第四个是生命的生态共演论。中国有两句话，叫做“万物并育而不相害”，马克思说：“花园里的各种花都可以开放”，万事相融。第二句话“与万物沉浮于生长之门”，我活我生长，病毒也成长，也进化。前者是生态和谐，后者是生态共演。中国的学问大不大？这是大德，最大的德行。所以生命体一定要用清华的校训“自强不息，厚德载物”。谁厚德载物？天地之大德曰生，生命的存在是不断地把物包容进来，和而不同。物理化学的东西要不要？要。物质能量要不要？要。组合起来了，和就是把不同的东西组合起来，这很了不起。这样才能够自强不息，超越包容，超越物，包容物。这是第四个层次，这是中国的世界观，生命的生态共演观。

（三）“聚毒药以共医事”——中医通过搭配组合化毒为药

大家知道生态科学已经成为一门前沿的科学，但是搞生态科学的很多人都只研究环境。中医对这个环境怎么看呢？从神农开始就提出了对于环境要区分利害药毒，要能识别好这个任务。既然要做到“赞天地之化育”，既然要把“天地之大德曰生”，作为自己的指导思想和理论基础，那么环境里面的利害药毒要加以分清，从而让老百姓避什么，求什么，趋利避害。这够不够？还不够。中医在2500年以前，给医生下了一个定义，下了一个任务，说医生的任务是“聚毒药以共医事”。聚合也可以说成组合，或者说是组合化学。基因组学、蛋白组学、代谢组学都是组合嘛。通过组合，通过聚合就能够化毒为药，化害为利。这个历史有很久了。是谁最早发明的呢？是商朝的伊尹。这个人是商朝的厨师后来当了宰相，这个人是炒菜的，把菜炒在一起不是牛排是牛排，西红柿是西红柿，他是炒在一起了，这就是所谓的“方剂之祖、汤液之祖”。所以中国的学问是聚的，往上走的，是有组织的。而现代科学是往下走的，分析的，对身外之物、物质世界往下分，分得很细。分得细就带来一个问题，越往下分对人越有害。比如说你要补钙，或者补铁，单独补钙或者补铁都是有害的。必须跟其他的东西形成一个有机体组合在一起。所以说，中国的学问一开始就说“和而不同”，其实说的就是组合。通过组合来使环境里的毒转化为药。

砒霜大家都懂。宋代有一个大夫许叔微在《本事方》中记载了一个妇女有哮喘。医生问她吃了什么药，她说吃了一种丹。什么成分？是砒霜加豆豉。后面的演化当然还加了其他的药。那年我作为全国政协委员到青海去，看到那里有些地方挖的井比较深，含砒霜。我说你们可以放点豆豉进去。豆豉是豆发酵以后，里面有部分的蛋白质被分解了，分解后里面有一种成分叫做酪氨酸，酪氨酸跟砒霜结合叫做“对氨基苯胺酸”。经查询，发现1938年诺贝尔奖获得者，就是发明A、B、O型血型的那个人，他在世界上第一个发现的人工抗原就是对氨基苯胺酸。但是我们却在一千多年以前就用了。

这就说明有毒物不可怕，我们可以通过组合，化毒为药。而实际上生物的进化过程中就是不断组合的结果。所以这是聚毒药以供医事，这是一个有非常重要指导作用的思想，也许这对我们看环境科学也还会有一点帮助和启发。

聚毒药以后要变成什么呢？要变成生生之具。第一个生，是“赞天地之化育”。我在香港讲的时候，被大家要求，能不能用现代语言来描述呢。用现代语言来描述的话，就是：“对人类生命活动的生存健康、进化发展服务的方法、技术和工具。”所以中医药是生生之具。不是针对疾病的，是针对“生”的。

（四）针药治外，养气于内

“文革”结束以后，上海《文汇报》有一篇文章。是说一个女教员接收了一个同年级所谓的后进班。同年级里把一些所谓有问题的，参加过打砸抢的，派出所有档案的都归集到一个班，让她来教。这个任务看起来很重，但是全员一集合，这些孩子的头就都低下来了。本来以为他们混在群体里就不在乎了，就放肆得很。可当把这些孩子集中到一起，大家却知道把头低下了。因为全校同学老师的眼光都盯着他们，他们也还知道不好意思。老师想这就有救。“知耻近乎勇。”她定的第一条是让他们抬起头来，挺起腰来，把派出所给的档案全部烧掉，过去的不算，今后重新来。然后爱劳动的当劳动委员，爱写字的当宣传委员，爱学习的当学习委员，结果发现了他们的闪光点。一个学期下来，不仅是纪律好，在全校这个班纪律也是最好，劳动搞的最积极，学习成绩也上去了。结果家长都流了眼泪，因为这些都是独生子女。这个事情让我非常感动，并很受启发和教育。

这个问题启发我们对中医怎么看。我在1975年提出了一个报告。如果是西医强调以疾病为对象，“努力找病，除恶务尽”的话，中医大概是“努力发掘，加以提高”。中医不知道病在哪个地方，为什么几千年前就能治好病呢？所以说无须找病，而要找病的对立面。中医有理论，认为有病是因为调节功能的问题。自己的调节功能有问题，不要怪外界的问题。“针药治其外，神气应于中。”老子说：“万物负阴而抱阳，冲气以为和。”

汉武帝的时候，有一个叫做东方朔的人，他是一个智者。他也对医学有一个评价：“药医不死病，死病无药医。”也就是说药的效果根本上是机体对药物的主体性反应。同样是主体性开放系统，为什么病了呢？是主体反应没有及时达到适应的目标和稳态的目标。所以中华民族这一百年来怪谁？怪自己。我们中国人争气不争气，有没有中华民族的自尊心和自信心！比如说韩国在国旗上有一个阴阳图，可以挂为国旗。中国人看阴阳是不科学的，是迷信。你懂得阴阳吗？老子说：“万物负阴而抱阳，冲气以为和。”说不科学是因为不懂。用物质科学的实体论理解阴阳能理解吗，能懂吗？肯定不懂！那些物理学家们犯的错误就在这个地方。

为什么韩国人有这个勇气呢？阴阳是我们传过去的。韩国有一个电视剧叫做《大长今》，风靡中国，那里面有很多中医方面的东西。其实那都是我们中国自己的东西。中国人对自己民族的东西不尊重，仅仅停留在物质层次上，故常失其本。事实上，就是我们丢了我们的这个本。

我不知道北大的情况。我在清华讲过课，解释过“自强不息，厚德载物”这八个字怎么来的。发展模式是这样的：是先厚德载物，然后是自强不息。它的发展是向前的，是向上的，是内部调节的。而厚德载物的“物”的物质科学是向后的、向下的、向外的，属于认识论的。请注意我们对物质世界的认识论，其认识方向是向后，是问它怎么来的。我们不是有一首歌吗？“你从哪里来？”中医说，“不要问我从哪里来。”为什么？中医有一句话，生命“神转不回，回者不转”。生命只能往前、往上。组织是往上的，演化是往前的。生命的演化是往前、往上的，所以向前、向上、向内是方向。物质科学里，生命不是演化系统。因此就问，病怎么来的？找物理化学原因。往下的是微观实体的本质论，往后的是结构分析的认识论，往外的是线性因果的决定论。病怎么得的？细菌病毒。病怎么好的？是靠药物方剂。现在我们的研究讲，SARS、禽流感是病毒所致，有病毒就杀，结果全世界禽流感死了一百多人，可是鸟和鸡不知道杀了几千万只。传播出来的只是对疾病的恐惧，对病毒的恐惧。

如果问21世纪的科学前沿是什么？英国《自然》杂志总编菲利浦·坎贝尔说有两个：一个是生命科学，一个是信息科学。当然我们的周光召院长谈了很多，他说有六条。我的解释是生命科学里的信息科学，或者叫做信息网络演化。生命科学的前沿有两条：一条是信息网络，也就是计算机语言；一条是功能模块，也是计算机语言。激发人体的自愈潜能是根本，不依赖外物直接对抗。

在1971年，毛泽东主席患有老年慢性支气管炎，当时很多老中医被作为牛鬼蛇神打下去了，实验筛选中药针对四个字“咳、喘、痰、炎”，咳嗽、喘息、吐痰、发炎，于是定喘、止咳、化痰、消炎搞了18味草药，结果三五年就淘汰了，因为没有长效。但是西苑医院没有关进牛棚的一些中医搞了一个固本丸，中医说咳喘的时候治肺，不咳喘的时候治脾和肾。对于老人来说，中医治疗慢性支气管炎，起码有五六个方面，第一，化痰必须理气，第二，肺与大肠相表里，所以可以通便，第三，肺主皮毛，可以出汗等，方法很多。这是胡说吗？是实际的经验总结。

第二个例子，军事医学科学院有一个药理学老教授，那个老人家最近过世了，他提出一个命题叫做中药药理学。有一次开会，我们一块聊天，他研究我们中药的六味地黄丸，他说如果按照药监局成分论的观点来说这个药是假冒伪劣，因为六味地黄丸的主治是肾阴虚，结果这六味药里只有一味药是治肾阴虚的，其他五味药都不是，那不是假冒伪劣的吗？

为什么这个方子经历了一两千年还都有效呢？因为它补肾还有泻肾，补肝泻肝，补脾泻脾，实际上是三角形的阴阳，是一个网络调节，而不是一根筋的补。补还有泻，光补不泻还不行。还有肝脾和肾，中药的研究现在走成分论是不行的。我在北医的时候，北医药学院长正序教授曾经跟礼来制药合作，我们出粗制品以后交给礼来筛选。1983年，我调到中医研究院，主持一个研究所，我们跟美国的辉瑞合作，也做几百种初提的成分。他们研究的实验方法关键是直接对抗，有效成分与细胞进行对抗，在细胞内有DNA、蛋白，细胞外有细胞因子直接对抗，对抗是有效，一停药就反跳。但中医不是，中医调动的是身体整体的力量。

（五）陆老解道：安得颐养天年，中医之道中蕴慧机

提问1：我们对您的养生之道都非常感兴趣，能否请您自己讲一讲？

陆广莘：在凤凰台有一位主持人叫做曾子墨，她说我的生辰是1927年，按说应该快80了，但是我的外表不像，问我有什么养生之道。

有几个原因：

第一是父母给的。父母给的有两条，首先是遗传。父母生我时已经40多岁了，有北京话讲叫做“老疙瘩”。其次，父母的教养，我觉得很重要。我现在始终记住一句话，叫“做人要做长流水”。《孟子》里有两段话，第一段话叫“流水之为物也，不盈科不行”。也就是说流水作为一个事物往前走的时候，必须把坑坑洼洼的填满，不填满还过不去，所以必须盈科，不盈科不行。人生总是有坑坑洼洼的，坑坑洼洼也许是人生的财富。第二句话是“盈科而后进，放乎四海”。要填满前面的坑坑洼洼，所以中医学往前走，就要填平科学的坑坑洼洼。但是，我要科学是厚德载物地要，而不是跟着科学后面跑，把医学降低到科学的水平。

第二，我吃的很少。因为是老小，吃东西的时候总是一点一点吃，所以妈妈老批评我，嚼烂饭长不胖的，结果我始终长不胖，一直到现在都是保持在108~110斤，所以有一个好处，全是肌肉，脂肪比较少，吃多了不行。

第三，不贪、不馋、不懒。吃的少跟“三个不”，我想有点关系。不贪图，不馋，在广州白天鹅是400块钱一个人的自助餐，我说我连40块钱都吃不了，吃多了不舒服。不懒，我想很重要。在北大上学那五年中我是运动员，大学里大家锻炼一下是很有好处的，因为我上学的时候都已经26岁了，毕业的时候都已经31岁了，我还每天跑3000米，对后半辈子特别有用处。钱钟书的夫人杨绛大学的时候是排球运动员，费孝通是单杠和双杠运动员，所以在大学里坚持锻炼、坚持运动对后半辈子是作用不浅的。

第四条我想是心态。心态特别重要，如果低级层次，比如说物理化学的层次起决定作用的话，到了人类的层次就是心态、精神。精神很重要，特别是大学生境界要宽。现在我们开始对前苏联的大学教育反思，学前苏联的东西都变成专科的职业家了，不是一个通识人才。大学要开通识的教育，要对文史哲有一点了解。

心态对于今后的社会，今后的一辈子都很重要。也就是要说经得起坎坷，一定经得起人家的捧场，人家一捧场你就晕了，不行，所以要有平常心。

在座的各位都是精英。但恕我直言，中关村这个地区，中科院、北大、清华这几年来有些“白骨精”——白领、骨干、精英，死了173个，平均年龄53岁，比北京市的平均寿命小20岁。要不要警惕？我们的在校生要不要警惕？

运动锻炼和心态，这两条很重要。大学不是光学知识的，还要学获得知识的能力，特别是获得智慧。要学会理解自己。医学是什么，医学是人类自我理解健康的一门学问。我主张小学、中学、大学都应该开健康课，大家都学身外之物的世界，结果自己是什么不知道，这不是愚笨吗?！所以说教育也需要改革，要言自我。因为以人为本了，今后长时间对我们的教育系统都会有非常重大的影响。我们在座的同志，希望能够在这方面加以注意。

我再报告一下，2006年12月份我退休了，我的工龄是56年，而且我退休之后还非常忙，讲学、开会、门诊还很充实。养生不仅是为了长寿，而且是能够使你精力充沛地服务于社会。这样的话可以得到幸福感。幸福是一种感觉，不要老是觉得不满意，老是跟人家比。解放后28年的改革开放应该说给你们带来一个非常好的条件。但是从我们的医学精神病学的领域来说，现在我们的白领阶层，我们的大中小学生的心理健康大有问题。所以希望大家能够注意这个问题。

体壮则健，心安则康。心若是高兴，就算今天粗茶淡饭，但是我吃得非常高兴，要有这样的心态。今天我吃亏了，但是自己觉得是经历里的非常重要的一个财富，即使是有点阿Q。就是要有这样的一种精神状态来对待。我在牛棚里待过，在干校也待过，但我于心无愧，便处之坦然。其实当时也是运用些阿Q的精神胜利法的。也希望大家能培养这样心态。

提问2：您说您母亲40多岁生您，所以身体好，那样是不是说优生优育的模式要改变了？

陆广莘：我有一个姐姐今年94岁刚走，我想人活到100岁不稀奇，我们的老校长马寅初挨批挨了多少次还不是活到100多岁吗?！所以学我们北大的老校长，心态特别重要。我先天不足，父母40多岁生我，而且母亲生下我没有奶，我是吃百家奶长大的。人家喜欢我，还有聋哑人喂我奶，我很感谢人家。所以人要有感恩的思想。特别是从比较艰苦的条件下长大的人。因为我也是从农村来的，在农村生活都很不容易的情况下，父亲母亲培养了我，我要感恩。我小学上的是实验小学，中学上的上海中学，很有名，大学是北大。毕业以后留在中央人民医院和中医科学院，是一流的学术单位，所以我很幸运。但是我觉得应该感谢我们的前辈给我们打下了基础。要多感恩，少埋怨。

提问3：感谢您精彩的演讲，我是北大经济研究的学生，我的专业是卫生经济学。我看过您的一个观点，中医对于解决我们国家现在的看病难、看病贵的问题是一条很重要的途径。但有一个问题是，中国人的传统文化和生活习惯有很多能够和中医相适应的要素，随着现代化的进程，进展会不会变得越来越少？这样，传统中医的模式今后还能不能在越来越现代化的环境下继续发挥作用？中医自身是不是也要进行一些转型呢？

陆广莘：我刚才说了，一个世纪中医的大难不要怪外界的环境，要怪自己。不过中华民族能够振兴，不在于纠正西方学术的偏见，而在于如何看待自己和别人。能否让自己成为一个主体性开放系统这个非常重要。所以说“以人为本”非常重要的一条就是从人出发，人本主义的主体的价值就是自觉。正像费孝通说的“文化自觉”，中华民族非常重要的是文化自觉，其次是实践观念。这两条如果做到了，中华民族能够振兴，中医学也能振兴。

现在，在140多个国家里都有中医。我20世纪90年代在美国，看到北医的很多同事在那儿，为老百姓服务。不是用西医，是用中医。因为美国人不让你用西医来服务。由中医为全世界服务好不好呢？也很好。原因有三条：

第一条，国家科技部在“十一五”准备启动一个跟国际的科技合作计划，首选的是中医。因为我们中医还有自身语言，其他的都是学人家的多。

第二条，我们北大经济系有位卫生经济学教授叫做李玲。李玲教授来过我家，他提出印度用传统医方，使得老百姓把小毛病都解决了。他建议中国应该成为世界的医疗中心。因为中国有13亿人口，每个医生的临床经验比较丰富，同时中国还有中医。

第三条，中国中医科学院这个月的19日，跟美国的NIH（国际卫生研究院）签订了一个科技合作协定。

这三个都逼着我们要正确地对待中医。有一种不太好的倾向，中药必须经FDA承认，好像FDA承认了就身价百倍。我说这个格调就不够高，事实上，只要我们中国人承认中药就好了。有人曾经说过一句话，中药首先为中国人民服务，因为中药是农产品，不像工业产品，是有限的。

我觉得关键是中华民族要自省、自信。高等院校为什么要开国学课？最近《读书》第四期就讨论了这个问题。中医自己怎么复兴？我说，现在不是谈复兴的问题，是振兴自己的自信问题。骄傲的时候批评使人进步，因为骄傲使人落后，但是你自己没有信心的时候就希望鼓励你有信心，不同情况不同处理方法。因此，有人说中医有没有毛病了，当然有毛病，哪门科学是绝对真理了，但是中医“聚毒药以共医事”本身是积极的。现在西药可不可以拿过来为我所用？还有通变合和，其他的所有科学的东西都可以拿过来，关键是你争气不争气。所以中医的问题讨论跟中国的传统文化、中华民族能否振兴，我觉得息息相关。谢谢！

提问4：陆老您好。我们知道关于经络实质的研究已经搞了大概两三个五年计划了。关于经络实质的探讨您觉得还有必要搞下去吗？搞到现在，您觉得它出现了一个什么样的结果？为什么非得要研究经络实质？

陆广莘：这个问题涉及两个概念，第一个概念是研究中医，第二个概念是中医研究。研究中医的概念就涉及主语是什么，用现代科学方法研究中医。现代科学方法是什么呢？又说不清楚。那么我们的任务是什么呢？任务是要回答中医的愈病之理。

我刚才只解释了药物研究的实验室结果，是让人失望的。经络实质问题的研究，如果哪个国家有兴趣，谁都可以搞，但是中医目前的问题我还是说，中医到底是干什么的？首先是中医研究，用中医的方法来观测当代的医学上的问题，来回答现实需要我们回答的问题，而不是研究它为什么。我们过去比较强调认识论，认为认识论是科学的，实践论不是科学的。但是马克思在费尔巴哈提纲里有一段话：“过去一切的唯物主义包括费尔巴哈在内的唯物主义，他们的主要缺点就是把客观实在的感性世界（就是身外之物），只是作为客体的方式来理解（这就是认识论），而不是从人的主观方面，不是从人的感性活动，不是把其当作人的实践去理解。”这段话非常精彩。恩格斯曾经指出，这是一个新的世界观的天才萌芽。

中医的理论是来自于实践的理论，是指导实践的理论和接受中医实践检验的理论，而不是实验室的病因、病理、病位。它还是生生之道的理论，来自于“生生之道”，接受“生生之道”的检验，指导“生生之道”的实践。

为什么经络的通道非得要研究呢？而且花了那么多钱呢？我的意思是，只要中医研究能够解决许多复杂的问题，然后世界各国的科学家就会盯着你研究，因为值得他攀登。如果研究中医变成把中医看成是有没有落后，怎么把它提高到现代科学水平，我说哪个科学家都不会干，因为它没有现实意义。所以当中医学值得许多科学家攀登的时候，他们都会不请自来，关键我们中医自己还不行。谢谢。

提问5：您去非洲治疗艾滋病的时候，针对不同的环境和不同的肤色，在诊断上跟我们在国内有什么差别？

陆广莘：中医不是针对病的，而是针对证的。证是什么？简单的说，证候应激反应，刺激和反应。这个反应必须是有适应性功能的，有适应性的功能是功能模块，可以自组演化的。这些东西如果理解，哪个国家的人都可以用。当然岭南有岭南的医学，云南也会有云南相应的地方特色。适应性功能和地方特色相结合吧。

本文根据陆广莘在北京大学讲座整理，载于中国城市出版社
2008年5月出版的《在北大学中医》

中医学的生生之道

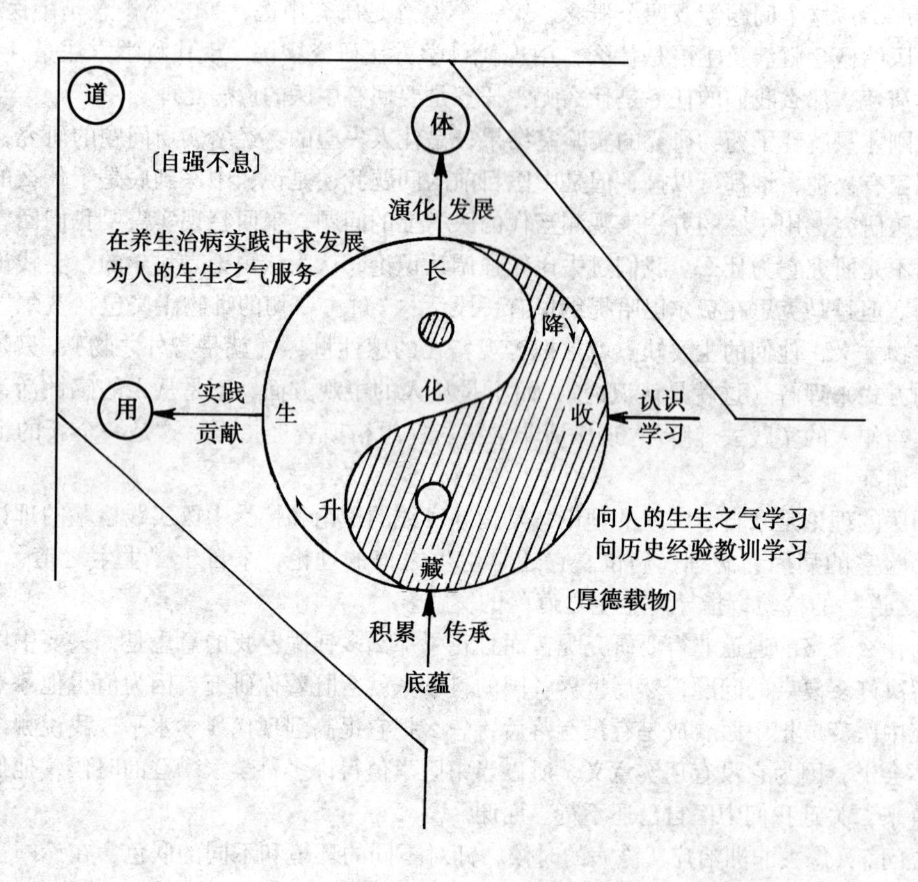
道
〔自强不息〕
体
演化 发展
在养生治病实践中求发展
为人的生生之气服务
长
降
化
用
实践
贡献
生
收
认识
学习
升
向人的生生之气学习
向历史经验教训学习
藏
〔厚德载物〕
积累 传承
底蕴

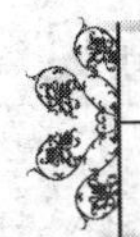
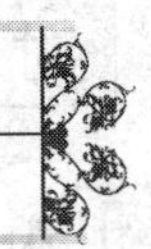

三、中医研究问题

中医研究主题：养生治病必求于本

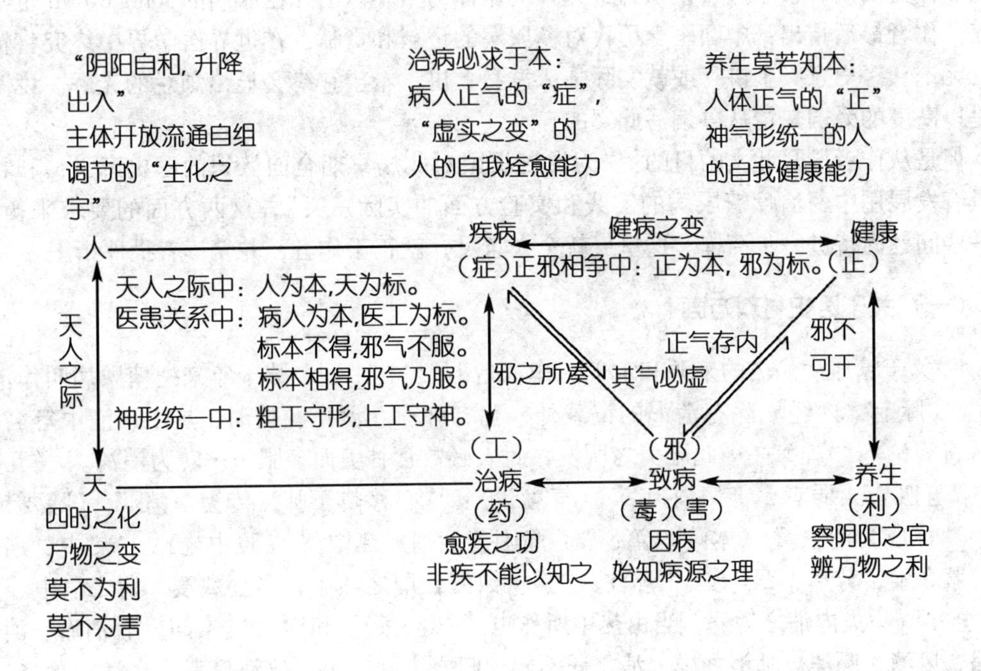

42. 对“中国历代对于糖尿病的记载和贡献”一文的几点意见

“中国历代对于糖尿病的记载和贡献”一文，系蒋国彦所著，该文为《糖尿病》（G. G. Duncan 原著）一书译本（上海卫生出版社 1958 年 6 月出版）的主要附录之一。文中扼要叙述了有关的史料，说明我国对糖尿病的认识较之希腊、罗马、印度、阿拉伯及欧美等国为早。作者郑重指出在全世界范围内，中国医书最早最详细记载糖尿病的症状及并发症，并最先说明糖尿病的罹病机会与肥胖的重要关系；甄立言和李郎中记载尿甜现象，比之过去误认为最先发现尿甜的 Thomas Willis 早 1000 余年；孙思邈发明饮食管制，比之过去误认为最先知道用饮食管制治疗糖尿病的 Jhon Rollo 早千余年；巢元方提倡糖尿病人须作适当体力活动，较之过去误认为最先知道用体力活动以治疗糖尿病的 John Brown 也早千余年。作者最后指出：中国医学历代对糖尿病的记载和贡献，在世界医学界中终究将被承认，无论从医史意义上讲，或就实际临床意义上讲，希望它终会显出灿烂的光辉。说明作者是以高度的爱国热情从事编写此文的。

但是从作者撰写此文的目的：“为发扬祖国对此病早期全面认识的医史意义，和希望它具有发展用中药治疗糖尿病的实践和实验方面的实际意义”，这两方面的要求来衡量，有一些问题尚待进一步商榷。这里仅就个人意见，就正于作者，并希读者批评指正。

（一）关于医史材料方面

1. 关于糖尿病病名的来源和定义　作者指出：“在中国，数千年来把糖尿病叫作消渴病。”实际上《内经》除有消渴的记载外，犹有脾瘅、消瘅、膈消、热中、消中等名称，如《奇病论》：“脾瘅……此肥美之所发，此人必数食甘美而多肥……转为消渴。”《五变》篇：“五脏皆柔弱者，善病消瘅。”《气厥论》：“心移热于肺，传为鬲消。”《脉要精微论》：“瘅成为消中。”《本藏》篇：“心脆则善病消瘅热中。”《腹中论》：“热中、消中，不可服高梁、芳草、石药。”王冰注：“多饮数溲，谓之热中；多食数溲，谓之消中。”唐《千金方》：“夫内消之为病，当由热中所作也。”金・张子和称：“《素问》有消瘅、消中、消渴、风消、膈消、肺消之说，消之证不同，归之火则一也；故消瘅者，众消之总名，消中者，善饥之通称，消渴者，善饮之同谓。”而迄二世纪以后，始大多以消渴命名，因此，为了更好地探讨祖国医学关于糖尿病的历史资料，有必要对病名的沿革，及有关症状的记载全面地进行研究。

2. 关于糖尿病原因的记载　除作者所引《内经》记载“心刚多怒”，易于发生消瘅外，犹有如：“心脆则善病消瘅热中”；“二阳之病发心脾，有不得隐曲，女子不月，其传为风消”的记载，说明个体内在心理状态的不健康，以及精神创伤可以诱发糖尿病。

在生活环境和肥胖与糖尿病关系一节中，作者引《景岳全书》：“消渴病，其为病之肇端，皆高粱肥甘之变，酒色劳伤之故……”这段话应该说是张景岳（1627 年）抄自徐春甫《古今医统大全》（1556 年），徐春甫原文为：“消渴虽有数者之不同，其为病之肇端，则皆高粱肥甘之变，酒色劳伤之过，皆富贵人病之，而贫贱者鲜有也；凡初觉燥渴，便当清心寡欲，薄滋味，减思虑，则治可瘳，若有一毫不谨，纵有名医良剂，必不能有生矣。”较前的戴思恭（1443 年）亦曾指出本病的发生，与“饮食过多，用心过度，色欲过度”有关。因此历代学者，都把清心寡欲、薄滋味、减思虑视为防治本病的重要原则。

在糖尿病与酒色的关系一节中，作者仅引《千金方》关于“积久饮酒”的部分，对房室不节仅引明·孙东宿医案一例，而忽略了《千金方》亦早已记载：“盛壮之时，不自谨惜，快情纵欲，极意房中，稍至年长，肾气虚竭……唇口干焦……大便干实，或渴而且利……所食之物，皆作小便，此皆由房室不节之所致也。”

此外，文中多处所引宋·褚瑞章《卫生宝鉴》，应是宋·朱瑞章《卫生家宝方》（1184年）之误，《卫生宝鉴》为元·罗天益（1281年）所著。

3. 关于糖尿病的症状及并发症的记载　糖尿病的“三多一少”症状（多饮，多食，多尿，消瘦）已包括在《内经》之热中消中，已如上述。关于呼吸系并发症，文中指出古代医书都含有消渴病并发肺结核的记载，但作者仅引刘完素的《三消论》，而忽略了比他早千年的张仲景最先描写它们之间的关系，《金匮要略》：“肺痿为病……或从消渴……得之。”泌尿系并发症方面，关于糖尿病并发肾硬化水肿，作者仅引宋《圣济总录》的记载，实际也是较其早千年的张仲景已有记载，《金匮要略》：“目下有卧蚕……脉伏，其人消渴。”关于类似糖尿病昏睡前期症状的记载，作者引巢元方《诸病源候论》，而此段文字描写亦应追溯到张仲景的记载，《金匮要略》：“消渴，气上撞心，心中疼热，饥而不欲食，食则吐蛔。”因此，应该说早在二世纪的张仲景，把糖尿病主要症状和重要并发症已经有了描述，这里包括多饮、多食、多尿、大便难，并发肺结核、肾硬化水肿、糖尿病昏睡前期的症状等等。

4. 关于糖尿病治疗的记载和贡献　关于饮食疗法，作者引《千金方》的记载，认为比John Rollo（1796年）早千余年时，我国已记载糖尿病的饮食疗法的重要性。而事实上，应追溯到更早在二千余年前，《内经》的《腹中论》：“热中、消中、不可服高梁、芳草、石药……夫热中、消中者，皆富贵人也，今禁高梁，是不合其心……是病不愈。”王冰注：“夫富贵人者，骄恣纵欲，轻人而无能禁之，禁之则逆其志，顺之则加其病。”《内经》对本病的病因方面，已认识到消渴病为“肥贵人高梁之疾”，因此在治疗上强调饮食节制的重要性，并且指出真正坚持饮食治疗确是不很容易的。应该说饮食节制的原则始见于《内经》，较之John Rollo应早二千余年。

到了第六世纪末，巢元方把气功、体力活动和注意饮食卫生细嚼慢咽等饮食治疗结合起来，正式命名为饮食治疗（谷药），并指出乃是最良好的治疗（即真良药）。《诸病源候论》：“解衣惔卧，伸腰瞋少腹，五息止，引肾，去消渴，利阴阳……导引已，先行一百二十步，多者千步，然后食之，法不使大冷大热，五味调和，陈积宿食、虫蝎余残，不得食；少眇着口中，数嚼少湍咽，食已，亦勿眠，此名谷药，并与气和，即真良药。”

5. 关于消渴病预后和预防的记载　在判断症状是否严重方面，除了观察尿量多少、体重消瘦情况外，多数病人经验，尿糖逸出增多时，排尿于尿盆所引起的泡沫很多，而且持久不易消失，关于这方面的观察，明·戴思恭（1443年）已指出：“在溺桶中滚涌，其病为重。”

有关预防的记载，作者所引的《景岳全书》一段文字，应为徐春甫《古今医统大全》，已如前述。作者又引王肯堂（1597年）“不减滋味，不戒嗜欲，不节喜怒，病已而复作……”此段文字应是王肯堂抄自金·张子和《儒门事亲》（1232年）。

（二）关于中药治疗方面

作者在关于糖尿病药物疗法的记载和贡献一节中，列举了重要中药84种，举处方4例，并扼要综述了近代对糖尿病中药的实验研究。作者指出“由于我国历代对糖尿病的认识是正确的，因此历代记载治疗糖尿病的有效药品，就值得我们注意”，因此对于寻找中药中有效药物寄予希望，但是作者在判断这些实验结果时，却过于相信实验材料，跟着下了修正的或否定的结论，而从不怀疑这些实验方法本身在发掘中药方面究竟存在什么缺陷？能否具有指导意义？

例如，文中所引26种中药的实验方法，是在正常动物身上观察血糖的变化，试想在正常机体能降低血糖固然可能提示或有显著影响糖代谢的成分存在，但是正常机体终究是需要维持内环境的平衡的，因此除药物的影响外，还需考虑到正常机体的调节机制作用改变了或矫正着外来药物对机体的干扰。机体不同机能状态对于药物作用呈现的反应将不尽相同，尤其值得提出的是，中医应用中药治疗是在辨证施治的原则指导下进行的，糖尿病除了有其一般的共同的病理机制外，个体不同状态和不同病期尚有其不同特点，因此同样的药物适合于某些证候或某些病期，却不适合于另一些证候或另一些病期，例如早期一般可用生津润燥滋阴降火之剂，而不宜用温补之品，但后期却禁用苦寒，宜用温补益气等等。

其次，实验方法中的给药途径及剂量问题，也是值得我们在分析实验结果并与临床实际相联系时，必须加以区别对待的，如作者在据引1936年材料，以黄芩酒精浸膏皮下注射于正常家兔，见其有升高血糖的作用，因为：“自唐《外台秘要》记载巴郡太守奏三黄丸（黄芪、黄连、黄芩）能治消渴以来，古今中医每有以黄芩治疗糖尿病者”，就得“殊应纠正之”的结论，似乎否定过早。

作者也曾在实验性四氧嘧啶性糖尿病兔身上，观察天花粉、六味地黄丸等对血糖指标的变化。指出天花粉40%乙醇提取液，按每公斤体重给予生药5克（按相当于成人一日量约250～300克，比人身上应用剂量大10～15倍）的剂量，正常家兔于5小时内未见其降低血糖的作用，如连续给药60天，动物的血糖、尿糖、排尿量及体重等均未见明显的进步，而对照组用胰岛素明确显示其治疗效果。六味地黄丸（按每公斤体重5克）经口给予后，正常家兔4小时后未见降低血糖作用，在四氧嘧啶性糖尿病兔血糖反见明显升高，根据作者意见：认为血糖升高的明显原因是制地黄丸时加等量蜂蜜，内含大量糖分所致，认为“药剂的作法实应加以改进”。而近来各地报告临床应用天花粉、六味地黄丸治疗糖尿病患者有良好的效果。个人认为：一方面，它的应用是在辨证论治的原则指导下进行的，另外，临床应用从来不是用这样大的剂量，天花粉一日量仅20克，六味地黄丸一日量也仅为20克左右，分二次服，其中含蜜每次仅5克左右，这样剂量的蜂蜜中所含的糖量，决不会像实验所示引起明显的血糖升高作用。由此看来，仅根据现有实验手段所得出的某些结论，决不能用来指导临床，而过早地纠正黄芩的应用和六味地黄丸剂的作法，也须审慎。因此，这些实验材料在目前还只能是“仅供参考”。

个人认为，要发掘中药治疗糖尿病的研究工作取得成效，必须从中医的理论体系、辨证论治原则，以及从中药（大多为植物药）的特点等实际出发，提高我们的实验方法水平，并且辨证地分析实验结果，紧密地联系临床，才能更好地使实验研究真正为临床服务。

原文发表于《中医杂志》1961年第4号

43. 论中医的诊疗思想

中医基本理论的核心，集中体现在它的诊疗思想。

医学理论的基本问题，是研究疾病和健康互相转化的规律。防止发生向疾病的转化，是预防医学的内容；帮助实现由疾病向健康的转化，是临床医学的任务。要防病，就要研究发病的原因，包括内部和外部的原因，即关于发病的根据及其相应的条件。要治病，还要研究实现愈病的原因，也包括内因和外因；临床医学所要研究的，也正是关于实现愈病转化的内部根据及其相应的条件。因此，临床诊断的主要任务，应当去找出这个实现愈病转化的内部根据；临床治疗学，则是循此根据，选择相应的条件作为治疗手段，以促成其实现由疾病向健康的转化。

健康与疾病

中医的医药观，认为："病为本，工为标，标本不得，邪气不服。"

正确处理病人、医药、病因这三者之间的关系，是治疗成败的关键。这里表现为病人和医药、病人和病因、病因和医药的关系；中国医学把它归结为病和工、正和邪、毒和药的关系。病和工的关系是病人和医生的关系。医生掌握医药诊疗手段，病人是医生的研究对象和服务对象。愈病转化的根据存在病人身上，医生的诊断应当正确反映它；医药是帮助愈病的条件，医生的治疗应当符合这个内部根据，这样才是"标本相得，邪气乃服"。"由邪气不服"实现向"邪气乃服"的转化，也就是治愈。

中医的疾病观，认为"邪之所凑，其气必虚"；中医的健康观，认为是由于"正气存内，邪不可干"，它们都是正邪对立的统一。健康时并不意味是由于没有邪的存在，恰恰相反，它是人体正气在同邪斗争中，依然能维持自身正常的运动和平衡的统一而得到确认的。人体表面接触微生物何止亿万，或"卒然遭疾风暴雨而不病者，盖无虚，故邪不能独伤人"。疾病状态之所以是"邪气胜者，精气衰也"，犹如"两军相争，一胜一败，皆决于内因。胜者或因其强，或因其指挥无误；败者或因其弱，或因其指挥失宜，外因通过内因而起作用。"（《矛盾论》）都是正邪相争，健康状态是因为人体防卫力量强，因为自稳调节无误，因此是正气存内而邪不可干。疾病时是因为人体防卫力量弱，因为自稳调节失衡，所以邪之所凑是通过其气必虚这个内因而起作用的。由此，从疾病向健康的转化，并不意味必须是由于邪的彻底消灭。愈病过程之所以由"邪之所凑"向"邪不可干"转化，从"邪气不服"向"邪气乃服"转化，主要是通过人体内部由"其气必虚"向"正气存内"的转化而实现的。

因此，中医的诊断观，强调了"治病必求于本"，诊断的主要任务应当是：找出人体内部实现愈病转化的根本原因。这个根本原因，就是人体的自稳调节及其相应的防卫抗病能力。有机体是"自相支持，自相改造，自相完善"（巴甫洛夫）的自控稳态系统，对于一切损伤现象，除非它因此而死亡，必将依着生存上的生理要求进行修整和调节。在与环境的相互关系中，有机体并不是被动的，相反它是主动的自行调节和自行适应，而不是外因决定论。"所以在这里有机体有独立的反应力，新的反应必须以它为媒介。"（《自然辩证法》）

和田攻给疾病下这样的定义："疾病是机体对环境变化这个刺激，所产生的反应和适应过程。"（《公害引起的疾病》1974. 日本）

实际上，不仅疾病时的病理过程，还有治疗时的药理过程，健康时的生理过程，无不都是机体对环境变化刺激的反应和适应过程。有机体依着生存上的生理要求，对环境刺激的反应，都带有适应的性质，都是通过反馈调节以求达到内环境最佳稳态的适应性反应。

区别在于：健康时此种适应性反应来得完善和成功，因此表现得好像：虽有“敌军围困万千重，我自岿然不动”。疾病时的适应性反应的特点，则是不尽完善和尚未成功，于是乃有相应的机能亢进的抗病反应激起，它构成了临床表现的主要基础。治疗时的适应性反应，则有助于提高自稳调节和防卫能力，帮助抗病反应的进一步完善和成功，于是，机能亢进的抗病反应不必再行动员而自然平息。例如，呼吸道正常的防卫能力，能够不断清除吸入的异物或微生物，能够不断地适应外环境温度湿度的变化，此时既不咳嗽，又不咯痰。疾病时的清除作用由于不完善和尚未成功，于是乃有机能亢进的痰液分泌和咳嗽反射的动员，它反映了防卫能力的削弱。治疗如能因势利导，使此时机体对于此类药物的适应性反应，有助于加强原来的抗病反应的效果，提高其固有的清除能力，促其成功，则痰液分泌亢进和咳嗽反射的动员，就变得没有必要而自行平息。其他例如在情绪应激和温度刺激时的血管反应，感染时的血管反应和代谢活动的增强，免疫机制、炎症反应、血凝机制以及诸如补体系统的动员等等，都是一系列放大系统所动员的抗病反应。它们不同程度不同范围的变化组合，构成错综复杂的临床表现。临床上所以有机能亢进的抗病反应激起，反映了适应性反应的不够完善和尚未成功，这就被视为“邪气不服”或“邪之所凑”。当由于治疗帮助了抗病反应，使其完善和助其成功，则机能亢进的抗病反应的平息，被视为“邪气乃服”或“邪不可干”。

人体自稳调节及其防卫抗病能力，是自愈的基础，也就是由疾病向健康转化的根本原因。

邪实与正虚

由疾病向健康转化的根本原因，在于人体的正气，这就是治病必求的“本”。“人之所藉以生者，气也。气者何？阴阳是也。”（《医经溯洄集》）所以说，治病必求本，“本者，本于阴阳也。”（《素问集注》）这里有两层意义：一是要求诊断的全面性，二是强调诊断的重点要抓住人体阴阳自稳调节这个根本。

“一阴一阳之谓道”（《周易·系辞上》），不能只有阴没有阳，或者只有阳没有阴，这是古代的两点论。“道者，阴阳之理也；阴阳者，一分为二也。”（《类经》）治病求本，本于阴阳的第一个要求是：在诊断上要从对立统一中去把握对立面。

疾病是正邪对立的统一，不能只知正不知邪，或者只知邪不知正。邪之所凑，其气必虚，“邪气盛则实，精气夺则虚”，疾病是邪实正虚的对立统一，不能只知邪实不知正虚，或者只知正虚不知邪实。“知丑知善，知病知不病，知高知下，知坐知起，知行知止，用之有纪，诊道乃具。”（《方盛衰论》）这是关于诊断的两点论。

病机十九条这样提出问题：“夫百病之生也，皆生于风寒暑湿燥火，以之化之变也。经言：盛者泻之，虚者补之。方士用之，尚未能十全。”为什么未能十全？张景岳说：“凡邪正相搏而为病，则邪实正虚，皆可言也。故主泻者则曰：邪盛则实，宜泻也；主补者则曰：精夺则虚，宜补也。各执一句，茫无确见，藉口文饰，孰得言非！”（《类经》）由于各执一句，只顾一头，割裂了邪实正虚的对立统一；只知其一，不知其二，“知左不知右，知右不知左，知上不知下，知先不知后，故治不久”。（《方盛衰论》）这样的诊断治疗，经不起时间的考验。例如称百病之生，皆生于风寒暑湿燥火，就只强调邪实这一面。由此在治疗上曾经是：“治寒以热，治热以寒，方士不能废绳墨而更其道也。”用热药治寒证，用寒药治热证，这样的拮抗治疗被简单地当作常规应用于临床。但是奇怪的是并不能奏效，相反的却还会出现“有病热者，寒之而热；有病寒者，热之而寒；二者皆在，新病复起”的情况。原有的病证没有治好，还添加新病或老病加重，这样的“服寒而反热，服热而反寒，其故何也?”回答是因为“治其旺气，是以反也”。其所以走向治疗愿望的反面，是只注意“治其旺气”的结果，只知邪不知正，因此“标本不得，邪气不服”。还有因为把寒热等这类机能亢进的“旺气”，错误地当作纯粹消极的病因病理破坏，企图用拮抗疗法加以“纠正”，立足于祛邪的结果。

恩格斯在百年前说过：“在今天的生产方式中，对自然界和社会，主要只注意到最初最显著的结果，然后人们又感到惊奇的是：为达到上述结果而采取的行为所产生的较远的影响，却完全是另外一回事，在大多数情况下，甚至是完全相反的。”（《自然辩证法》）中国医学经历过这种初期的、以追求最显著的“立竿见影”效果的治疗学阶段，经历过把寒热等这类“邪气盛则实”的旺气，把这类机能亢进的抗病反应，错误地当作纯粹消极的病因病理破坏，企图依靠拮抗以纠正，立足于祛邪。结果是因为压而不服，纠而不正，老病未去；甚至是越压越不服，越纠越不正，更添新病，造成药害。由此认识到：这样的“粗工凶凶，以为可攻，故病未已，新病复起”，治疗手段所以转化为致病因素，原因就在于“病为本，工为标，标本不得，邪气不服”。认识到：如果只知邪实不知正虚，以为诊断不过是找毛病，以为找到了病邪，可以用医药直接对它主动积极进攻；以为找到了“邪侵正”的病理变化，可以用医药直接去加以“纠正”；这样的诊断治疗，由于只顾一头，“故治不久”，经不起时间的考验。认识到：对于“诸寒之而热者，取之阴；热之而寒者，取之阳，所谓求其属也”。强调在诊断上要进一步“求其属”，因为寒热等这类“邪气盛则实”的旺气，它们“皆根于内”，是阴阳这样“精气夺则虚”的外部表现。诊断不光要看到“邪实”这一面，特别应当通过它进一步找出其相应的“正虚”这一面，因为邪实只不过是正虚的外部表现，正虚才是邪实的内部基础。认识到像“诸风掉眩，皆属于肝；诸湿肿满，皆属于脾”等等，因此要求“谨守病机，各司其属”。因为“掉眩收引，闷郁肿胀，诸痛痒疮，皆根于内。”（《素问病机气宜保命集》）这些风寒热燥湿火的临床表现，是机体对病邪的抗病反应，所以说“皆根于内”；它反映机体自稳调节和防卫能力的削弱，是精气夺则虚的外部表现，所以要“求其属也”，“各司其属”。所谓属，“属也者，其枢要之所存乎！”（《医经溯洄集》）是人体自稳调节枢要所在，是精气夺则虚的所在。“求其属者，求其本也。”（《内经知要》）这是治病求本，本于阴阳的进一步要求，也是最根本的要求。正为本，邪为标，诊断既要从正邪对立统一中把握对立面，更要着重抓住“其气必虚”的根本，即抓住阴阳五脏自稳调节这个枢要。

血气与阴阳

生物体是热力学家所说的开放系统，它只是由于一种稳定的物质流、能量流和信息流才能存在。这是稳和流的统一，也就是恩格斯所说的：“在活的机体中，我们看到一切最小的部分和较大的器官的继续不断的运动，这种运动在正常的生活时期，是以整个机体的持续平衡为其结果，然而又经常处在运动之中，这是运动和平衡的活的统一。”（《自然辩证法》）

生命运动有赖于物质能量信息的流通，“出入废则神机化灭，升降息则气立孤危。故非出入，则无以生长壮老已；非升降，则无以生长化收藏。是以升降出入，无器不有”。升降出入的流通，又必须是相对恒定的：“四者之有，而贵常守，反常则灾害至矣。”内外物质能量信息的出入交换，体内物质能量信息的升降代谢，有赖于血气的流通。血气流通的调节，则是来源于阴阳五脏的相互作用："阴阳和调而血气淖泽滑利"，而"五脏之道，皆出于经隧，以行血气；血气不和，百病乃变化而生"。在正常情况下，由于"五脏安定，血脉和利，精神乃居"。

血气不和，即血气供求关系的不平衡。血气供求水平，决定着整体或相应局部的物质代谢及其功能水平，包括调节机能和防卫功能。风为百病之长，其本质为郁，即血气不和。吴鞠通说："风也者，六气之帅也，诸病之领袖也，故曰百病之长也。学者诚能体察风之体用，而于六淫之病，思过半矣。"（《温病条辨》）

风具二重性，即兼寒热，以"供"的低降为主者表现为寒，以"求"的亢进为主者表现为热。其他如燥湿水火痰瘀，都可以是风的派生，从而构成风寒、风热、风燥、风湿、风水、风火、风痰等等。风即郁，郁的进一步发展就成瘀。"风气通于肝"，"诸风掉眩，皆属于肝"，肝的职能"为将军之官"，是机体执行防卫的主要职能系统。肝藏血，司疏泄喜条达，管理控制着血气的流通和分布于各部，这是它用以执行防卫功能的物质基础。风为百病之长，是概括了以血气供求为基础的抗病反应；由此在治疗上总结了"治风先治血，血行风自灭"的规律性认识，主旨在于帮助恢复血气的正常运行，全面地改善血气供求关系，即"疏其血气，令其调达，而致和平"。风而兼寒，即以"供"的低降为主者，治主辛散，诸如疏风散寒、疏肝解郁、理气活血等，均着眼于改善"供"的一面，着眼于流或通。风而兼热，即以"求"的亢进为主者，则有平肝熄风、清热泻火、重镇潜阳等，着眼于降低代谢对血气的需求。"治病之道，顺而已矣。"（《类经》）对于以血气供求不平衡为基础的抗病反应激起，"未有逆而能治之者，夫惟顺而已矣"（《师传篇》）。血气欲得行，治疗顺其性，因为血气不和，反映了适应性反应的不尽完善和尚未成功，治疗应当助其完善和促其成功。因为血气流通是机体抵抗力之所在，是自稳调节的信息以及内外的抗病和治疗因素，究竟能否顺利地到达病所的根本条件。

所以，对于血气不和，百病乃变化而生的治疗，推而言之，药治八法中的汗、吐、下、消、温诸法，都可视为"疏其血气，令其调达"的手段，着眼于流、通、动。清法和涩法，则是降低代谢需求和血气消耗的措施。需要注意的是："久寒伤阳"，"恣用寒凉，伐人生气。"（《温病条辨》）它能压抑抗病反应，降低代谢和功能，削弱人体抵抗力。补法主要在于帮助提高阴阳五脏的自稳调节。至于和法，不能认为是一种独立的治法，而是综合其他方法的调理措施。

中医的自稳调节观，认为"亢则害，承乃制；制则生化，外列盛衰；害则败乱，生化大病"。亢，即不平衡，对机体的生生化化不利。因为"物体相对静止的可能性，暂时的平衡状态的可能性，是物质分化的根本条件，因而也是生命的根本条件"（《自然辩证法》），同时也就是健康的主要标志。"邪之所凑"的临床表现，"其气必虚"的所以发病，其本质是因为内环境亚稳状态的破坏。"夫阴和阳，可以和而平，可以乖而否，善摄与否，吉凶于是乎歧之！"（《医经溯洄集》）而"亢则害，承乃制之道，盖无往而不然也；故求之于人，则五脏更相平也。"（《医经溯洄集》）人体自稳调节是由阴阳五脏之间互相制化的关系所实现的。五脏的职能是"藏精气"，藏，有管理控制之义，精气，可理解为调节机能。五脏就是五行，因此说：治病必求于本，本于阴阳五行。

人体内外环境的不平衡是经常存在的，因此才有平衡的必要；由于人体阴阳五脏自稳调节的存在，于是才有平衡的可能。"且夫人之气也，固亦有亢而自制者"（《医经溯洄集》），这种人体阴阳五脏自稳调节，不断地克服着不断出现的亢，即亢和制的统一，构成人体运动和平衡的活的统一；也就是表现为“外列盛衰”的亚稳状态，成为健康的基础。当亢和制的对立统一，转化为邪实正虚的对立统一，就成疾病。这种由亢向邪气盛的转化，是由于制向精气夺转化的结果。所以说：“夫充于一身者，一气而已。即其所用所病而言，于是乎始有异名耳。故平则为正，亢则为邪。”（《医经溯洄集》）阴阳相平就是正气，阴盛阳亢就成邪气；所谓“邪气盛则实”的旺气，说它“皆根于内”，就是这个道理，它是人体自稳调节在“亢而不能自制”的情况下的抗病反应激起。所以，“苟亢而不能自制，则汤液、针石、导引之法，以为之助。”（《医经溯洄集》）帮助什么？帮助抗病反应，助其一臂之力，因势利导，促其成功；帮助自稳调节，减轻负担，减少振荡，助其完善；帮助人体固有的自制能力，恢复其所维持的内环境亚稳状态。“治病之道，气内为宝”，根本的是要帮助其实现向“正气存内”的转化，因为人体正气是能够“自愈”的根据，由于它的存在，医药才能“为之助”。治愈必须是在人体自愈能力的基础上才能实现，没有“自愈”的调节能力和抗病能力，也就没有“治愈”成为现实的可能性。以血气供求为基础的防卫抗病能力，以阴阳五脏为中心的自愈能力。它成为中医的诊断对象，构成辨证的基本内容；症，就是关于人体自稳调节在抗病过程中的具体反应状态。它成为中医治疗的依靠对象和服务对象，因为它是实现愈病转化的根本原因；药物等治疗手段之所以能呈现疗效，所以能大显身手，只是在这个强大的自愈能力背景下才能显现，因而它成为治病必求的“本”。病为本，工为标；正为本，邪为标，医学研究的众多问题中，病人的正气才是真正的根本问题。

治病与致病

“夫兵久而国利者，未之有也。故不尽知用兵之害者，则不能尽知用兵之利也。”（《孙子兵法·作战》）用药也这样。

中医的环境观，认为“四时之化，万物之变，莫不为利，莫不为害。”只有“察阴阳之宜，辨万物之利，以便生，故精神安乎形而年寿得长。”（《吕氏春秋·尽数篇》）在环境因素中，能帮助实现愈病的可利用为“药”，能促成发病的则被视为“毒”。在我国古代，毒药是并称的。例如认为医师的主要职责是“聚毒药以共医事”（《周礼·天官·冢宰下》）；只要正确利用，“毒药苦口利于病”（《史记·留侯世家》）；所以说“今世治病，毒药治其内，针石治其外”。毒药并称是辩证的，它们是对立的统一，在一定条件下可以互相转化；没有什么绝对的毒或药，没有什么毒不可以正确利用而转化为药，也没有什么药不可以因错误使用而转化为毒。医学的任务，无非是趋利避害，化害为利；调动利用积极因素，防止和消除不利因素，并且尽可能化不利因素为有利因素。临床医学的工作，就是要调动内外两个积极性，要实现两个转化：即化毒为药，以帮助体内抗病愈病的积极因素，促成其实现向健康转化。药物病则与此相反，例如：“大戟去水，葶苈愈胀，用之不节，乃反病。”（《淮南子·缪称训》）仅仅是用之不节，向似乎正确的方向多走半步，就成谬误，治疗手段转化为致病因素。中国医学是我国人民几千年来同疾病作斗争的经验总结，其中也包含了关于药物病的经验教训，由此形成了以辨证论治为基础的诊疗思想。它的用药标准是“证”，有是证用是药，成为中医诊治观。

人类医学要从人体内部的自稳调节，从人体对环境刺激的适应性反应，去研究发病与愈病的原理。环境因素中是治病的药，还是致病的毒，只能以人体为中心，以人体自稳调节对它的适应性反应来判断。区分毒和药的科学根据，就是人体的阴阳自稳调节，只有察阴阳之宜与不宜，才能辨万物之利与不利。药物“愈疾之功，非疾不能以知之”（《医经溯洄集》）；同样，是否为致病的毒，也只有“因病始知病原之理”（《医经溯洄集》）。凡是削弱人体自稳调节及其适应性反应者，是有害的毒，凡能帮助提高人体自稳调节及其适应性反应者，则可利用为防治手段。只有抓住人体自稳调节在抗病过程中具体的反应状态，才能正确地区分毒和药，才能防止药转化为毒而免遭药害，也才能有效地化毒为药而正确地应用于临床。

错误是正确的先导，通过药物病的经验教训，中医学总结了：非其证而用是药，是药物病的重要原因的认识。总结了“治病之道，顺而已矣”（《类经》），对血气供求为基础的抗病反应，因势利导助其完善的方针。总结了“治病之道，气内为宝”，对阴阳五脏为中心的自稳调节，应以保护加以提高的原则。总结了单纯依靠拮抗，“治其旺气，是以反也”的教训；批判了“粗工凶凶，以为可攻。故病未已，新病复起”的错误。寒者热之，热者寒之，这样的拮抗治疗，如果用来减轻内环境的振荡，减轻自稳调节的负担则可；企图依此直接拮抗纠正，立足于袪邪则不可。“手挥五弦，目送飞鸿”，手中用的拮抗疗法，心目中注意着人体自稳节这个中心，为此指出了“大毒治病，十去其六……无使过之，伤其正也”的告诫；以及长久用药之害：“久而增气，物化之常；气增而久，夭之由也。”因为大量强力和长久用药，必然伤害人体自稳调节这个正气；任何环境刺激，只要是大量强烈和长久作用，都对人体抵抗力不利，韩恩·塞里根据实验得出：“弱的激源提高机体非特异性抵抗力，强烈的尤其是长时期作用的激源，降低非特异性抵抗力；中等强度激源的预先作用，能提高对该因子的抵抗力，即特异性抵抗力”，但是要注意它却“同时会使对其他因子的正常抵抗力，即非特异性抵抗力降低。看来这里对一种因子的适应，也是靠牺牲对其他因子和适应力而获得的”（《塞里学说概要》）。这是防止药害值得注意的方面。

那么，为什么还会出现追求大量强力和长久用药的风气？原因在于诊断上没有看到人体的抗病愈病的积极因素，只看到疾病的消极面，只看到病因病理破坏，于是只能依靠拮抗以“治其旺气”，于是“苦寒频岁而弗停，辛热比年而弗止，但谓药未胜病，久远期之”（《医经溯洄集》）。像这样的“俗尚颛蒙，恪恃方药，愈投愈盛，迷不知返”（《医经溯洄集》），还误认为是药力还没有压过病情，更寄望于加量、强力和长久地用下去。这是因为不了解“端本澄源，中含至理；执其枢要，众妙俱呈”（《医经溯洄集》）的道理。而药害问题之所以如此“数见者，得非粗工不知求属之道，以成之欤!”（《医经溯洄集》）

药物病的原因，在医不在药。所谓药物公害，主要是医学诊疗思想弊端的惩罚。为了减少药害，关键就在于要“执其枢要”，讲究“求属之道”，无论诊断治疗都要重视人体自稳调节中心，审察抗病反应之势，这就是辨证：

能攻心，则反侧自消，自古知兵非好战；

不审势，则补泻皆错，从今用药要深思!

这就是说：用药如用兵。

简单的结语

“唯物辩证法的宇宙观，主张从事物的内部，从一事物对他事物的关系，去研究事物的发展，即把事物的发展看作是事物内部的必然的自己的运动。”医学研究人体与环境的相互关系中，表现为疾病和健康互相转化的规律，即要研究这种互相转化的内部根据及其相应的条件。环境因素作为影响人体疾病与健康互相转化的条件，被区分为致病的和治病的因素；而人体发病和愈病的根本原因或内部根据，则是人体内部的自稳调节机制，以及人体对环境因素的防御抗病能力。因此，医学研究应当着重从人体的自稳调节及其防御抗病反应，去研究疾病和健康是怎样实现互相转化的，即把发病和愈病的转化，看作是人体内部的必然的自己的运动。所以近年来，在关于医学发展的未来预测中，指出："同调节机制和防卫反应机制有关的问题，今天在生物学研究中起着最重要的作用，只要弄清了调节机制和防卫反应机制的活动原则，就意味着医学发展中有质的飞跃。"(《展望公元2000年的世界》1970西德）这是现代西方医学的发展方向，也是医学科学现代化的主要标志；一切现代科学技术观察方法，都将围绕它并为它服务，即为着弄清自稳调节及其防卫抗病反应的活动原则。同时，这也标志着现代西方医学正面临在诊疗思想上的重大变革，从传统的疾病分类学的病因病理观，开始注意人体的自稳调节及其防卫抗病反应，这就使中西医结合有了更多的共同语言。

中西医结合，反映了我国医学在特定历史条件下的特殊任务；因为，我国医学还没有在自身发展的基础上，很好地消化吸收融合西方医学的成就。正如李约瑟（1954）所说的："中国的医药似乎主要是不受外来的影响而走自己的道路。直到现在，中国的医学还是恪守它的独特的概念——阴阳、五行、郁、气、脉学、砭针、灸等等。"(《中国科学技术史》)近代中国曾是半殖民地半封建国家，饱尝辱国丧权之苦，在民族不平等的历史条件下，西方医学的成就不能正确地介绍给中国人民，以利于批判吸收，促进中国医学自身健康地发展。在"百事不如人"的精神状态下，曾经起着排斥和扼杀祖国医学的作用。例如在1929年要取缔中医的理由是，中医的存在不利于西医事业的发展。所谓："旧医一日不除，民众思想一日不变，新医事业一日不能向上，卫生行政一日不能开展。"理由是中医理论不科学："讲阴阳五行，不重解剖"，不识病原，不懂病理。所谓："阴阳五行，三部九候之谬，足以废旧医之理论而有余"，因此要"绝其产生，遏其蔓延，肃清旧医，预期四十年后"。[中华医学杂志，1935，(7)：755]

1949年，随着中国人民的解放，中医也得庆翻身；"团结中西医"的方针，改变了社会上长期存在的中西医对立和歧视中医的情况。解放初的中医进修西医，以后的西医学习中医，都为增进相互了解，促进中西医结合，初步提供有利条件。但是由于中西医学存在着方法学的差异，双方的诊疗思想不同，对中医辨证论治原理的认识和研究水平，受西医辨病认识发展水平的制约。用近代西方医学的病因病理观，去评介中医，以的就矢，用已知的科学"结论"，去衡量"未知"的事物，"往往当真理碰到鼻尖上的时候，还是没有得到真理"。

毛泽东同志指出："我们应该在中国自己的基础上，批判地吸收西洋有用的东西"，"应该交配起来，有机地结合"，"创造出中国自己的、有独特的民族风格的东西。这样道理才能讲通，也才不会丧失民族信心"。(《同音乐工作者的谈话》)

人体心身相关的自稳态调节，是生命科学的尖端。李约瑟（1977）在国际科学史会上指出了："谁知道心身相关概念的未来进展，将在医学中需要怎样进一步发展呢？在这方面，中国传统科学的思想复合体，可能会在科学发展面临决定性阶段的时刻，发挥大于人们所承认的作用。"(《英国科学史期刊》，1978，7期)

建国以后30年来的历史表明，中国人民绝不缺乏发展我国医学科学的聪明才智。我们不能因为有过曲折和困难，因而怀疑中国医学是一个伟大的宝库，怀疑中西医结合的历史必要性。只要我们记住："唯一的危险是很容易把近代科学看成是最后的结论，并仅仅根据它的观点来衡量过去的一切。现代世界科学绝不依赖于西欧历史的偶然事件，它也不可能是：以往一切科学发现的具有多少价值的末日审判法庭。"（《英国科学史期刊》，1978，7期）实践是检验真理的唯一标准。只要我们坚持以我为主，为我所用地学习现代西方医学有用的东西，有的放矢、实事求是地研究中医和发展中医，中西医结合创造中国的新医药学的历史任务，定将在实现祖国现代化的伟大进程中胜利地达到目的。

"欲求融合，必先求我之卓然自立。"没有特殊，也就没有一般。中国医学只有在自身发展的基础上，融会新知，实行中西医结合，创造中国的新医药学，为人类作出更大的贡献。

本文为参加1979年自然辩证法研讨会论文（广州）

全文发表于北京医学院《中医药研究成果汇编》（1977～1979）

44. 加强中医研究，发展中医学术

一、中医研究与研究中医

中医研究工作，旨在发展中医学术，提高防治水平；如同整个科学研究和科学发展的规律一样，中医学研究也必须遵循"有的放矢，实事求是"的原则和途径。

一门独立的科学，必须有自己特有的研究对象（有的），自己特有的研究方法（放），以及相应统一的理论体系（矢）。"每一门科学都要以思想和概念的形式来表述自己的对象。"一门科学的理论体系之矢，就是它表述自己研究对象的思想观点的概念体系。一门科学的发展过程，就是不断地用自己科学之"矢"，射研究对象这个"的"，在解决新问题中总结新经验和发展新知识（是），并不断汇入"科学之矢"这个相对真理的历史长河之中，永无止境地前进。

"中医中药是门科学，门门科学都无止境。"振兴中医和发展中医学术，就是要充分运用中医学这一科学之矢，面对现代疾病防治实践中提出的问题，在解决新问题中总结新经验和发展新知识；为此，首要的是加强中医学这一科学之矢的自身建设，箭应当是好箭。

近代史上中医学术发展缓慢的原因，是对中医理论研究和理论发展的忽视，降低中医科学的主体性，导致中医的实践对象限制和实践手段发展的停滞；把理论医学和预防医学的阵地推出去，把自己仅局限于经验性的临床医学，导致后继乏人乏术。根子在于乏学，因为学者术之体，术者学之用，不学则无术，是乏学才造成乏术乏人。

加强中医科学的自身建设，第一必须背靠自己的历史，概括集中前人的一切实践经验和理论成果，"通古今之变"，把握中医学自身发展规律。科学贵在创新，创新必先继承，因为要站在巨人的肩膀之上，必须知道巨人在哪里，摸到巨人的肩膀。总结自己的历史成就，揭示"辨证论治"和"辨正论防"认识的发展史，揭示中医学的本质特征，应该是中国医学史研究的首要任务。

加强中医学的自身建设，必须提高和发展自己的理论思维能力，自觉接受当代先进哲学的指导，发展自己的理性工具，树立先进的"人天观"。因为"一个民族想要站在科学的最高峰，就一刻也不能没有理论思维"。理论思维"这种能力必须加以发展和锻炼，而

为了进行这种锻炼，除了学习以往的哲学，直到现在还没有别的手段”，因为“关于思维的科学，和其他任何科学一样，是一种历史的科学”。因此，必须加强关于我国传统哲学与医学相互关系的研究，把握中国传统思维方式的特征及其发展脉络。

加强中医学的自身建设，必须以自己科学为主体，吸收利用当代技术新成就，借鉴西方医学发展经验，发展中医的实验科学，吸收更为先进的观测和控制手段，发展自己的感性工具，丰富中医的诊治技术方法。

“欲求融合，必先求我之卓然自立。”建立健全中医学的科学规范，成为加强中医科学主体性的关键。一门科学的科学规范，包括共同的信念和责任感，共同的价值观，以及对自己理论体系的共同理解和熟练掌握。对振兴中医的共同信念和责任感，建筑在对中医理论体系的共同理解和熟练掌握之上；后者又是关于中医疗效标准和人才标准，以及中医科研成果共同价值观的基础。因此，振兴中医的中心环节和当前的迫切任务，是加强对中医理论的体系化研究。中医理论体系化的研究，将加强中医科学的整体性和主体性。整体性使中医学成为“器者，生化之宇”，增强自身生生化化的能力，对内部能更有效地指导防治实践，提高防治水平，以及能更有效地从防治实践中进行理论概括，总结新经验和发展新知识。主体性则使中医学能成为更好地融会外来成就的主体，以及能够更好地与其他科学产生相互作用，贡献于其他科学以至整个科学。体系化研究将进一步突出中医“辨证论治”和“辨正论防”的特色，发展辨症分类学的诊疗思想体系，从而能卓然自立于世界医学之林，为与西方医学的疾病分类学诊疗思想体系实行互补性的结合，创立主体性的条件。因此，中医学研究要求：“卓然自立，融会新知，撷天下之精华。”

科学发展到一定阶段，产生了把科学作为自己研究对象的科学学。研究科学的任务，是通过研究科学认识的对象、性质、任务和特点，研究科学知识的认识论、方法论、发展史和未来学，研究科学发展中的内部各学科间的关系，科学与哲学、科学与技术、科学与社会发展的关系，从而加深对科学自身的再认识，为制订正确的科技发展政策，更自觉地推动科学的发展，提供背景材料和理论依据。

研究中医是把中医学作为研究对象，也要通过研究中医学认识的对象、性质、任务和特点，研究中医学知识的认识论、方法论、发展史和未来学，研究中医学发展中的内部各具体学科间的关系、与其他传统医学的关系、与西方医学的关系、与当代哲学及其他学科技术成就的关系、与社会发展的关系等，从而为制订相应的中医政策，提供背景材料和理论依据，决定如何看待中医学，怎么“待”决定于怎么“看”？

近代史上，有过1914年北洋政府的中医政策，把中医排除于教育系统，不准传授中医学术；有过1929年南京政府的中医政策，要废止中医，不准用中医学术从事防治实践。1935年余岩提出了：“阴阳五行、三部九候之谬，足以废中医之理论而有余；治病必求本、用药如用兵二语，足以废中医之治疗而有余；研究国药，试用成方，足以发扬国产药物而有余。”章太炎则提出应“取法东方，勿震远西”，但他只注重实践经验，主张“下问铃串，勿贵儒医”，反对中医理论，视“通天人，陈五行者，医之稗莠”，认为中医只是术而不是学。半个多世纪来，中医理论是不是科学，成为主要争端和讨论焦点，其主要根源则来自“西欧中心论”的科学史观，以及与此相应的“以的就矢”的研究方法。

“以的就矢”现象的大量存在，是因为“人们只能在时代的条件下进行认识”，每个时代有那个时代的现代科学方法，人们总是用他那个时代的现代科学方法研究中医，在不同时代产生了不同的中医政策。人们又总是从各自学科理论体系出发，总是受各自学科的价值观支配下研究中医，而每个人又总是以自己的知识结构作出对客体的主体印象，以及从中医学术中吸收对各自学科或个人认为有价值的东西。存在着大量“以的就矢”现象，不必大惊小怪，这是唯物主义态度，同时更要强调“有的放矢，实事求是”，这又是辩证法的根本要求。因此，要进一步强调重视研究中医，特别是中医研究中医，自身研究自身，这是成熟的标志。要欢迎多学科研究中医，欢迎更多的西医研究中医，更希望研究中医学能够是“有的放矢，实事求是，扬中华之优势”。无论是中医研究和研究中医，都是科学研究，是一个有目的的活动过程，任何有目的的活动过程中，目的总是最先的环节，“明其道必计其功”，要计振兴中医扬中华优势之功。

二、基础理论与理论体系

一门科学的基础理论，应当能够反映对象的本质，能够回答本学科中的根本问题，以及能够以此为硬核形成统一的理论体系。中医学基础理论集中体现为关于医学对象的理论模型，因为理论模型一经建立，就决定实践的方向和目标的追求，决定看什么和怎么看、治什么和怎么治，决定自己的价值观，决定对实践方法手段的选择，并以此为核心形成统一的理论体系。医学的根本任务是防病治病，理论医学起源于因果性解释。预防医学要通过“趋利避害”以防病保健，就要回答：怎样识别环境因素的利与害？区分利与害的标准是什么？什么是实现防病保健的根本原因？临床医学要通过“化毒为药”帮助愈病，就要回答：怎样识别致病的毒和治病的药？区分毒和药的科学根据是什么？什么是实现愈病转化的根本原因？中医基础理论要回答上述根本问题，提出了“养生莫若知本”和“治病必求于本”的指导思想，形成相应的理论模型：正气存内的“正”，是中医的健康模型，养生莫若知本的“本”。因为健康状态是“正气存内，邪不可干”，不是因为没有“邪”的存在；疾病状态的“邪之所凑，其气必虚”，因此在发病和愈病转化中，正邪双方的关系上“正为本，邪为标”。从疾病向健康的转化，即愈病并不是由于“邪”的消失，只是由于人体正气由“其气必虚”向“正气存内”实现了转化，从而使“邪之所凑”转化为“邪不可干”，即邪的存在并不能干扰人体正气所维持的整体和谐自稳态。“故凡养生，莫若知本，知本则疾无由至矣”，这个本即正气存内的“正”，是一种心身相关的“精神安乎形”的整体和谐自稳态，维持此种稳态的正气模型，是五脏阴阳对气血津液生化流通的调节。指出如果能“察阴阳之宜，辨万物之利，以便生，故精神安乎形而年寿得长”，只有察其对人体阴阳自稳态调节的宜与不宜，才能辨识环境万物之利或不利。“正为本”，回答了人体阴阳自稳态调节是实现防病保健的根本原因，也是具体识别环境因素利或害的唯一标准。

“治病必求于本”，在治病过程中，病人与医生（工）之间的关系上，指出是“病为本，工为标，标本不得，邪气不服”。病人自身的正气是实现抗病愈病的根本原因，医生的诊断，根本在于努力发现病人正气（症）这个抗病愈病的积极因素，医生的治疗，根本目标在于帮助实现由“症”向“正”的转化，即“治病之道，气内为宝”，如此则是“标本已得，邪气乃服”。“症”成为中医的疾病模型。

什么是致病的毒，它只有“因病始知病源之理”；什么是治病的药，它的具体“愈疾之功，非疾不能以知之”。和田攻给疾病下的定义是：“疾病是有机体对环境变化这个刺激所产生的反应和适应过程。”事实上健康状态同样也是：有机体对环境变化刺激所产生的反应和适应过程，疾病和健康的区别，不在于环境变化刺激这个“邪”，根本在于人体正气，是正气存内的“正”与病人正气的“症”的区别。黑格尔曾指出：“对生命发生影响的东西，恰恰是由生命独立地决定、改变和改造着的东西。”恩格斯在比较了物理反应和化学反应后指出：“只有有机体才独立地起反应，新的反应必须以它为媒介。”生命体独立地决定、改变和改造着影响它的刺激因素，生命体独立地作出自己主体性反应；新的反应，无论是健康状态的生理反应，疾病状态的病理反应，治疗过程的疗效反应，都必须以生命体的整体性自稳调节为其媒介，都是人体正气的自稳调节机制所发动的主体性的反应和适应状态。因此，病为本，正为本，病人正气的“症”，既是实现抗病愈病的根本原因，又是具体识别毒或药的科学根据。

治病必求于本的诊断观，要求找出实现抗病愈病的根本原因，找出具体识别毒和药的科学根据，临床“辨症”诊断就是治病“求本”的具体化。就是找出病人正气（症）的具体特点。如果以为诊断的目的就在于找毛病，以为找到致病因素的“邪”，以及“邪侵正”的病理变化，“粗工凶凶，以为可攻，故病未已，新病复起”，这就是“标本不得，邪气不服”，反而造成新的药物病。或者以为“治热以寒，治寒以热，方士不能废绳墨而更其道也”，针对病变予以拮抗纠正，可是却出现“有病热者，寒之而热；有病寒者，热之而寒；二者俱在，新病复起”。甚至以为压而不服，纠而不正，“由是苦寒频岁而弗停，辛热比年而不止”，结果越压越不服，越纠越不正，这样的药物病之所以如此“数见者，得非粗工不知求属之道，以成之欤!?”指出药物病的根本原因，在于医生的诊疗思想，是医源性疾病。使治疗因素转化为致病因素，医生治病却转化为制造疾病，主要是把机体整体性自稳调节发动的主体性抗病反应，表现为原有机能亢进的“旺气”，一概视为消极的病因病理破坏，是只知道“治其旺气，是以反也”。著名的病机十九条，强调了“谨守病机，各司其属”，李中梓指出：“求其属者，求其本也”。王履认为“属也者，其枢要所之存乎!?”指出：“端本澄源，中含至理，执其枢要，众妙俱呈”，突出了中医“治病必求于本”的理论意义和实际价值。

武见太郎（1979）指出：“个体化原则是中医学的一个重大支干，并且机能性的调整，即所谓自体调整，很可能是中医学的基础，即中医学以人体的自体调整为对象，而个体化又渗透于自体调整之中。”他认为：“认识人体的方法论之所以有几种，这犹如哲学也有好几种一样，所以说什么由于医学是科学，只能有一个的观点是有问题的，对这个问题需要重新认识。”泽泻久敬（1984）认为：“把西洋医学认定为医学，而否定汉方医学的独特性，只有西洋医学作为医学，这是正确的吗？这是进一步从根本上对西洋文明本身提出的质问。”

中医学在养生知本和治病求本的基本原则指导下，形成关于医学对象（疾病⇌健康）的理论模型（症⇌正），以此为核心逐步发展了包括：与具体的“正”相关的养生学理论与辨正论防的预防医学思想体系；与具体的“症”相关的病因学理论、诊断学理论和针灸方药等治疗学理论的辨症分类学诊疗思想体系。

从对“证”的表象信息的诊察（观其脉证），到作出辨症的判断（知犯何逆），是要找出体内抗病调节的积极因素；“症”是诊断意义上治病必求的“本”，这是机体整体性调节在抗病过程中发动的主体性反应在时间序列上的展开。从“症”到“正”的治疗要求（随症治之），“治病之道，气内为宝”，目标是帮助实现整体和谐的自稳态，这是中医学的价值观。帮助抗病反应的成功和完善以及自稳调节的正常化，成为中医临床疗效的价值标准和筛选药物的药理指标，从而不断积累“有是症，用是药”的规律性认识，丰富发展辨症分类学的诊疗思想体系。

中医基础理论研究的思路，可以归结为：发展中医理论体系和发展中医实验科学，通过中医理论模型的结构和功能这个中心环节，向着中医理论的体系化和理论概念的清晰化方向努力。体系化加强中医理论的整体性和中医科学的主体性，加强中医学自身的活力，作为主体更好地吸收当代技术成就，以至迎接面临的新技术革命。清晰化要求发展中医的实验科学，补上历史上缺失的这一章。发展中医实验科学，只有起点，没有终点，要迎头赶上，借鉴西医经验，吸收现代技术，采用先进检测手段，把辨证论治原理的研究逐步推向纵深层次的功能水平。强调主体性的目的是为了更好地实现开放，更好地实现对外的相互作用，中医基础理论的研究，正是增强中医学主体性的关键。

本文为中国中医研究院基础理论研究所批准成立之日的全院学术报告会上的发言

（1985年4月11日）

45. 对中医学术及其发展战略的系统思考

确立主体发展目标

战略问题是属于决定全局的有深远意义的重大问题，“先立乎其大者，则小者不可惑也”，这首先是一个“立”字。发展战略是要回答：到哪里去？走什么路？“君子务本，本立而道生”，根本问题就是先确立目标，是目标模式决定着现实的行动之道。“向前看”，是目标决定论的思维方法：从目标来看现实，谋远虑而解近忧，重视总体设计和“从大看小”的系统思维，把注意力集中在发展目标和道路的选择上。

选择什么样的目标模式？“大学之道，在止于至善”，把至善这样一种最佳适应的系统功能态作为目标，“适者生存”嘛！最佳适应是对未来发展变化的适应，所以要面向世界，面向未来，面向现代化。“大学之道”是一种战略意识，是人类高级思维的“超前反映”：包括对未来的社会需求和观念变革作出科学预测，对系统的潜能价值和未来的功能边界要有远见卓识。

潜能，是还未充分显示的长处和价值，还未充分发挥的能力和优势；慧眼之识英才，伯乐相千里马，“识相”是对还未充分显露的潜能优势的认识和发现。目标决定论的从目标来看现实，也是着眼于“立”，即找出系统内部的潜能优势作为实现向目标转化的动力机制。发展问题从根本上说就是一个“扬长”的问题，发展过程就是关于“长”的不断被发现和进一步得到发扬的过程。

“君子务本”作为战略观念，要立的本是关于：发展的目标模式→转化的动力机制→条件的价值标准，这三个相互紧密联系着的根本问题。“目标模式”回答发展方向到哪里去？“转化动力”回答发展的内在根据是什么？“价值标准”解决对环境条件利害选择的科学根据。凡是有利于“扬长”，有利于潜能的发挥，从而有利于目标的实现，都可被调动起来充当推动发展的条件。唯物辩证法主张从事物的内部，从一事物对他事物的关系去研究事物的发展；发展战略研究的正是关于事物的发展目标，发展的内部根据及其相应的条件。立主体目标、立主体动力、立主体价值，这是务本立本的主要内容。

“天行健，君子以自强不息；地势坤，君子以厚德载物。”只有自强不息，确立主体目标、动力和价值的主体地位，才能以厚德载物。

一门科学发展的突破口，往往是在社会需求和这门科学内在逻辑的交叉点上。源远流长的中医学术，曾经对人类作出重大贡献；中医学术未来发展的功能目标，应当是对人类有更大的贡献。而功能目标只能是系统功能贡献度与未来社会需求之间的相互作用和统一。

首先，作为一门医学的功能，社会对它的需求是：

1. 未来的人们对健康的需求。
2. 对重大疾病的防治。
3. 防止医药转化为致病因素，减少药源性医源性疾病的发生。
4. 降低不断上涨的医疗费用负担。

第二，作为一门以人类的生命过程中疾病和健康互相转化规律和本质为研究任务的科学，由于中医学关于医学对象的观念和理论模型，集中注意在人体心身相关自稳态的调节机制和主体性抗病反应的时序状态；人们认为中医学的理论模型，对生命科学和人体科学的发展，对近代西方医学实现其医学模式的转变，应能作出贡献。

第三，作为一门以有机论自然观认识和处理人体这最复杂系统的复杂的疾病和健康问题，观控技术手段虽然一般地还是望闻问切和针灸方药，而能取得惊人的效果；人们认为中医学思维模式，对人类的认识论和方法论，对思维科学的发展，应该有极大的贡献。

第四，古老的中医学，在近代西方科技的冲击下，几经沉浮，居然大难不死；其他许多研究无机现象的学科，像天文学和数学等，纷纷融入近代科学的潮流，丧失了原来的中国传统科学特色。中医学作为中国传统科学中唯一的被保存得最完整的学科，突出地体现东方科学的特色。近代西方科学发展中，有一个科学中心迁移的“汤浅”现象，而从宏观的历史尺度看，东西方科学也是轮流做庄的。9 世纪左右，当时的阿拉伯科学起到了东方文明向西方流动的桥梁作用；本世纪末美国科学开始下坡和苏联科学的兴起，将是西方文明向东方回流的序幕。中医学术将为东方科学的振兴，世界科学中心在伟大中国的实现，提供重要的基因库。

一个系统的价值，在于其系统的增值作用：吃的是草，挤的是奶，贡献大于索取，输出大于输入。中医学术使用的还是“小米加步枪”式的观控技术装备，而取得较好的防治效果；中医事业在只得到些微的经费下，而承担大量的医疗任务，这本来就是一个很好的增值系统，人们应当正确地用功能主义的价值观来看待它的贡献度。系统的增值作用，是整体大于部分，即经过组织综合而上升为新的系统质的体现。科学是系统化了的知识，是不同时间、不同地点所系统化的知识体系。科学的发展或科学的现代化，也就是科学的系统化和系统科学化。中医学术发展的战略目标，也将表现为中医学理论内在逻辑的系统化水平，表现为中医理论和方法，即学和术之间系统化水平的提高，这正是一个增值系统的内在结构要求。

扬长必先认识潜能

中医为什么在现代西方科技冲击下大难不死？为什么它对西医诊断不明的疾病也会有奇特的疗效？人们曾经用分析至上的结构主义否定中医学功能态的价值，用病因病理观和实体论否定中医的思维模式和理论语言。余云岫在 50 年前断言：“阴阳五行、三部九候之谬，足以废中医之理论而有余；治病必求本、用药如用兵二语，足以废中医之治疗而有余；研究国药，试用成方，足以发扬国产药物而有余。”（《中华医学杂志》，1935，7 期）废医存药论认为针灸方药之术，才是中医治疗所以取效之道，认为这些纯粹是经验，而中医理论则没有真理性可言。于是研究中医主要就是研究中医应用针灸方药的经验，犹如把小米加步枪视为红军所以取胜之道的奥秘所在，而把小米和步枪作为研究对象一样。60年代初，用消除病因纠正病理的疗效观点大量筛选中药，其结果是以阴性居多，即使一些阳性的也较之同类西药的效果大大不如。用近代医学的知识和方法整理研究中医，曾经是用病因病理的疾病观来看待和改造中医，使近代中医学术长期处于西医的从属：例如把中医辨证诊断的“证”，翻译成Syndrome，后者是西医的一组临床表现，由于还不明其病因病理病位，因而是比疾病低一个层次的概念。或者把“证”仅仅视为四诊观测对象的证，又把中医四诊限定于望闻问切，于是有所谓“无证可辨”的非难。说“证”没有时间观念，辨证论治难能概括和解释现实一些疾病；即使有证可辨，亦难以抓住疾病的本质等等。临床上在疾病概念下辨证分型，协定处方和统计疗效，把“证”自觉地隶属于“病”下，于是这也就成为中医临床中的辨病和辨证相结合。《中医基础理论》的教科书对“治病必求于本”的解释，也认为“治病是为了解除疾病的痛苦，求本是探求致病的各种因素；辨证就是求本，中医的证包括了病因、病理、病机和病症四个方面，诊病必辨其证，论治必以证为本，论治就是治本。”（《中医杂志》，1986，11期）这样把证等同于西医的病，辨证也是病因病理，治本也是消除病因和纠正病理。不得已，有时加上“中医的”病因学，“中医的”发病学，或“中医的”病理等等也很难自圆其说，更增加了人们对中医理论的怀疑和信念危机。

恩格斯说过：“要真正地懂得理论，必须从自己亲身的错误教训中学习。”

中医学确实也经历过早期的病因决定论，以及以消除病因纠正病理的拮抗疗法为治疗方法的治疗学阶段，出现了“医药兴，而人不死于病而死于医药”的情况，中国人民对此曾付出过血的代价。例如认为“百病之生也，皆生于风寒暑湿燥火，以之化之变也”，这是致病因素的外因决定论。然而针对邪实的“盛者泻之”，“方士用之，尚未能十全”；针对病邪的拮抗治疗，像“治热以寒，治寒以热，方士不能废绳墨而更其道也”，是把拮抗纠正疗法视为常规。然而却出现了“有病热者，寒之而热，有病寒者，热之而寒，二者俱在，新病复起”的情况。这种“因药病生”的新病，是治疗手段转化为致病因素在制造疾病。痛苦的教训使人们认识到其根本原因不在药而在医，是“粗工凶凶，以为可攻，故病未已，新病复起”；之所以“服寒而反热，服热而反寒”，是因为错误地把机体机能亢进的“旺气”，全然当作致病因素及其所致的病理破坏，“治其旺气，是以反也”。认识到机能亢进的邪气盛则实的旺气，是机体输出端的反应，它们“皆根于内”，不是输入端的刺激因素。刘河间指出：“掉眩收引，闷郁肿胀，诸痛痒疮，皆根于内”；《至直要大论》强调了诊断上要“谨守病机，各司其属”。例如“诸暴强直，皆属于风；诸风掉眩，皆属于肝”，“诸痉项强，皆属于湿；诸湿肿满，皆属于脾”，以及“诸寒之而热者取之阴，热之而寒者取之阳，所谓求其属也”。因为从有机论自然观看来，任何“对生命发生影响的东西，都是由生命独立地决定、改变和改造着的东西”，这是有机体的主体决定论，因此“只有有机体才独立地起反应，新的反应必须以它为媒介”。无论是对致病因素的疾病反应，对治疗因素的疗效反应，还是对养生因素的生理反应，都是“皆根于内”的以体内自稳态调节为媒介的主体性反应。

寒热燥湿风火痰水郁瘀，这些被称为邪气盛则实的旺气，由于它不是输入端的刺激，而是机体输出端的反应，所以它们“皆根于内”，是机能亢进的机体反应。正虚是邪实的内部基础，邪实是正虚的外部表现，这是由体内五脏阴阳自稳态调节通过对气血津液流通分布生成的变化所发动的。寒热郁火与“气”有关，燥湿痰水与“津液”有关，风瘀与“血”有关。机体为着生存上的生理需要，为着努力实现自身整体和谐稳态，对外来刺激必将动员其固有的机能加以调整，这种调整又是努力向着机体生存需要的自稳态目标，因而本质上都是主体性抗病反应。只是病因刺激所致的抗病反应奋起，是它还没有成功的正反馈放大反应；而药物治疗所致的疗效反应，则是因为有助于抗病反应的成功而呈现的负反馈。抗病反应及其调节机制是抗病愈病的积极因素，当然不应当把它们视为拮抗压制的对象；这是机体实现愈病的动力机制，是中医诊断上治病必求的“本”，它是医生治疗的依靠对象和服务对象，因而也是中医治疗上的治病必求的“本”，同时也成为具体识别环境条件利害，具体区分毒和药的科学根据。

中医在诊断上强调了“谨守病机，各司其属”，指出“属也者，其枢要之所存乎!”所谓“求其属者，求其本也”，这就是从临床辨证到求本的具体要求。一旦把握了求属之道，则“端本澄源，中含至理；执其枢要，众妙俱呈”。反之，药物病之所以迄今仍然如此“数见者，得非粗工不知求属之道，以成之欤!?”指出药物病的解决，在于找到区别毒和药的价值标准的科学根据。

由于药物病的教训，中医学在观念上实现了由外因决定论向主体决定论，由历史决定论向目标决定论的转变。从“百病之生也，皆在于风寒暑湿燥火”，转变为“血气不和，百病乃变化而生”的内因论。病机十九条用“疏其血气，令其调达，而致和平”作为治疗原则；李中梓指出：“疏其血气，非专以攻伐为事。或补之而血气方行，或温之而血气方和，或清之而血气方治，或通之而血气方调。此治虚实之大法，一部《内经》之关要也”。药治八法，针灸推拿，气功导引，无不以气血条达为媒介从而达到五脏安定、阴阳自和的整体稳态为目的。

因为“五脏之道，皆出于经隧，以行血气”，而“五脏安定，血脉和利，精神乃居”；“阴阳和调而血气淖泽滑利”，而“阴平阳秘，精神乃治”整体和谐自稳态，这是治病必求于本的追求目标。“正气存内，邪不可干”、“精神内守，病安从来”的目标模式，决定了“治病之道，气内为宝”的实践观念。从虚者补之，盛者泻之，寒者热之，热者寒之这些拮抗性治疗；从阴虚补阴，阳虚补阳，气虚补气，血虚补血的医生去扶正，从寒者热之和热者寒之的医生去祛邪，这都是医生去进行拮抗纠正的治疗学上的外因决定论。到通过“疏其血气，令其调达，而致和平”的“治病之道，顺而已矣”，中医学实现了治疗观念上的飞跃。因为“未有逆而能治之者，夫惟顺而已矣”，顺即顺乎自然，当然不是听其自然，也不是西方的征服自然。“顺”有因势利导和以通为顺这两重意义，治疗必须以机体的抗病反应和调节机制的具体传变时序之势，作为治疗的依靠对象和服务对象，因为它才是实现愈病转化的内部根据。如是能顺乎其势，因势利导，有助于抗病反应的努力获得成功，调节机制的负担减轻和得到改善，则即使是“牛溲马勃，败鼓之皮”也能化腐朽为神奇，这就是为什么良医对此“兼收并蓄，聚而为用”的道理。

治病求本，本于阴阳，就是把阴阳自和整体稳态作为治疗追求的目标模式，就是把阴阳自稳调节（包括由它发动的主体性抗病反应）作为转化的动力机制，作为治疗依靠和服务的对象，并且也是具体识别毒和药的科学根据，因此在诊断上必求其本，从而为提高疗效和最大限度地防止治疗手段转化为致病因素，减少药源性和医源性疾病的发生，找到了根本途径。

由于西方文化中心论的束缚，长期来用西方科学的价值标准看待中医，用西医的病因病理观简单地解释中医和改造中医，使中医从属于西医而充当辅助疗法的地位，从而妨碍着认真地去认识和发展中医学术的特色、长处、优势和潜能。

恩格尔指出了“生物医学模式已经成为西方文化的一种至上命令，它把那些敢于向生物医学模式的终极真理提出疑问，并主张建立一个更有用的模型的人视为异端。”

克莱因曼认为：“在日益认为目前的医学研究方向不适合于理解和解决面临的临床问题时，相应提出了一系列挑战性的问题：包括由于不同文化的价值标准，是否产生不同的治疗选择？生物医学模型对跨文化的比较是否有效？它是否包含着种族优越感的文化偏见，以至于严重地阻碍非西方环境中的医疗照顾等等。”

华脱培克指出：“目前这种医学模型已不能适应需要，代替目前的模型有两种办法：其一是更强调使人易患某些疾病的人体特点，走向疾病的体质论；其二是用生理的观点研究健康和疾病问题，即研究机体在各种条件下对各种刺激的各种反应方式。随着我们逐渐强调身体的反应，疾病实体在我们思想中就会不占重要地位。”

拜因豪尔等认为：“如果一旦对人体调节机制和抗病反应机制的一般活动原则有所阐明，这就意味着医学的发展具有质的飞跃。”

恢复主体良性循环

有的放矢，实事求是，既是根本的科学态度，是科学研究的主轴，又是推动科学发展的内在根据。每一门科学都有自己特定的研究对象（实事、有的），有自己的研究方法（求⇌放），有自己的理论体系（是→矢）。研究对象⇌研究方法⇌理论体系，是一门科学的三要素，它们内部的良性循环，即有的放矢⇌实事求是的循环往复，实践→认识→再实践→再认识的升降运动，是一门科学得以不断发展的根本原因。

中医学的研究对象，是关于人体的疾病和健康互相转化的过程，不只是研究疾病。帮助实现由疾病向健康转化，是临床医学的任务；防止发生由健康向疾病的转化，是预防医学的内容；回答上述转化的目标、动力和判别条件的价值标准，是理论医学的职责。

什么是理论？从实践中总结出一套看法，形成一些概念，并在反复实践→认识→再实践的过程中，不断深化和丰富这些概念，使之体系化、系统化，这就是理论。用这些理论去认识新事物，解决新问题，总结新经验，通过实践检验这些理论，把求得的“新是”不断汇入到理论之“矢”中去，充实发展理论体系和丰富提高其系统化水平，这就是一门科学理论的发展过程。

最高层次的基础理论的性质，规定着整个学科的性质，因为基础理论是关于研究对象的基本观念和理论模型，它从总体上反映对象的本质，回答本学科实践中最根本的问题；因此基础理论规定着本学科实践的方向和目标的追求，决定着对实践手段的选择和价值观，成为本学科理论体系的核心。一门成熟科学的标志，就是确立自己的科学规范和解决疑难问题的活动。科学规范是科学共同体对本学科理论体系，在共同理解和熟练掌握基础上，解决疑难问题的共同信念和共同价值观。

医学理论因为能够指导防治实践并取得防治效果才得以存在和发展，离开防治实践就没有医学理论的发展，离开防治效果，医学理论也就没有存在的必要。防治实践的缩减和防治效果的降低，以至反而制造疾病，则是一门医学及其理论开始衰微的标志。

中医理论备受非难，怎么看也不顺眼，或认为它极端原始和不科学，或认为它不具有真理性，或认为它只是前科学，还不是现代科学，过去因此要取缔消灭，以后是用现代科学方法整理研究，“取其精华，去其糟粕”，导致中医理论体系的肢解和离散，降低了它指导实践、提高疗效和概括实践、发展理论的能力。于是中医理论内部，中医理论与防治实践之间的良性循环和凝聚性被破坏，导致近年中医后继乏人乏术。关键是对中医理论的信念危机导致的乏学，因为“学者术之体，术者学之用”。恢复中医学术主体良性循环，关键就是学与术之间的良性循环，这就是恢复和发展中医学术的科学规范，包括发展中医理论体系，提高中医队伍对理论体系的共同理解和熟练掌握程度，提高应用中医理论体系指导防治实践的共同信念和共同价值观。

党中央指出要重视中医科研工作，要从理论上和实践上加以总结，不能简单地用西医理论来解释中医，不能用西医来改造中医；中医要积极利用先进的科学技术和现代化手段，促进中医事业的发展。“非出入则无以生长壮老已，非升降则无以生长化收藏；是以升降出入，无器不有。故器者生化之宇，器散则分之，生化息矣。”出入表现为主体的中医学术对研究对象的认识实践能力，对外环境条件的吸收利用能力和贡献度；升降是中医学术内部凝聚起来成器（构成系统）的根本原因，又是对出入进行主体性选择的价值标准。“升降息则气立孤危”，对外部条件不能吸收利用，也不能做出应有贡献，升降的离散导致器散，“器散则分之，生化息矣”，系统生生化化的发展活力停息。

恢复和发展中医学研究、中医教学和中医临床疗效的价值观念，发展中医科学规范，是恢复中医学术主体地位和主体能力的关键；也才能有效地克服对中医理论的离散现象，克服对中医学与术之间的离散现象，克服因为学习西医知识产生的负迁移现象。恢复提高中医理论的共同价值观和信念，才能有效地实现主体性开放。例如：中西医结合，是正确处理中医和西医的关系，是中医和西医在努力发挥各自优势基础上的互相配合和取长补短；中医现代化，则是正确处理中医和现代科学技术的关系，结束由于历史和社会原因造成的中西医对立和歧视中医的情况，结束中医与现代科技进展分离的现象，结束长期以来观控手段停留在“小米加步枪”的装备水平。中医学必须在努力发挥自己优势的基础上，才能与西医互相配合和取长补短，实行中西医结合；中医学必须在自己理论成就基础上，才能有效地吸收利用先进的科学技术和现代化手段，用以充实关于人体调节机制和抗病反应的时序变化的观控技术，丰富这方面细节的了解和中医相应概念的内涵。

欲求融合，必先求我之卓然自立。恩格斯指出：“一个民族想要站在科学的最高峰，就一刻也不能没有理论思维。”每一门科学的发展，主要体现在它基础理论的突破和创新；观控技术手段的创新，只有当它上升和回归到基础理论上的突破才起作用，不然还只是观察事实经验的积累而已。

好心的人们，努力把中医学术纳入现代科学体系中去，把唯一被保存得比较完整的中国传统科学拉入到西方科学体系中去，把这作为中医现代化的目标模式。但是正如李约瑟所指出，迄今还没有一个统一的世界性的现代科学，或者是现代意义上的世界科学。他认为只有当西方科学有朝一日能正确对待和吸收东方科学，才有可能形成世界性的现代科学。

普利高津则认为西方科学和东方科学在整体性、协和性和自主性基础上的结合，将会导致新的自然哲学和新的自然观。

费耶阿本德认为：中国政府发展传统医药，使多元性扩散成为可能，但是这种多元性扩散，必须由非科学力量克服科学的阻力才能成功。

无论称中医学还不是现代科学或非科学，总之还不是西方科学。近代东西方文化冲突下，出现了一种逆反现象：东西方各自在抛弃自己的传统，又各自向对方被抛弃的传统靠拢。为什么对传统如此厌恶，又为什么如此妄自菲薄呢?！从科学发展的宏观尺度看，近代西方科学在模拟人体感官运动并使之功能延伸的周围型科技上走在东方的前面，当科学发展日益向人的真实思维和心身相关的自稳态调节接近的今天，人们提出了发扬我国传统思维模式优势，用“中式构思”来运用现代科技的问题。当今世界性的研究中医热，未来世纪的生命科学研究，使中医学成为当代的回采学科和未来的领头学科。党中央提出中医不能丢，必须保存和发展，这对于保存东方科学的基因库，为未来世纪中国科学的全面掘起和世界科学中心在中国的实现具有伟大的战略意义。

增强宏观思维，发展主体意识，是一个民族、一门科学希望的标志。“不谋万世者，不足于谋一时；不谋全局者，不足以谋一域。”第一步要求把中医和西医放在同等重要地位，把中医的辨证和西医的辨病诊疗思想放在同等重要的地位，即恢复中医学术的主体地位，然后才能提高发展中医学的主体性能力。要“向前看”，我们着眼于未来，而不是过去；要“中国式”，我们的立足点永远是中国，而不是西方；我们的任务主要是“扬长”，一切“补短”必须是服务和有利于扬长才有用；我们决不单纯是为引进，而是通过引进有利于扬我之长，发展具有鲜明个性的当代中医学，使其成为“和而不同”的多元性的世界医学中的一个重要而积极的、不可缺少和不可替代的中医学，卓然自立于世界医学之林。

本文为 1987 年全国中医学术发展战略会议论文（成都）

46. 中医学传统科研方法论

一、问题和背景

研讨中医传统科研方法的问题，涉及以下几重关系：传统和科学、中医与西医、东方和西方、实践和认识、目的和原因、对象和理论。在近代史上，由于东西方文化冲突和渗透这一广阔背景，由于西方中心论和科学定义的浮沉，本世纪来，或贬中从西，或西体中用；或贬西从中，或中体西用。在世界范围内，出现了东西方各自在抛弃自己的传统，又各自向对方被抛弃的传统靠拢，似乎还都在各自补课。

几十年来，中医方法一直被指为落后和不科学，可是为什么在研究中医，却又在研究针灸、中药、气功、正骨等这些治疗方法？近年中医界自责“后继乏术”，无论老中青都同意吸收引进现代科学方法，但是为什么对西医的诊病技术方法和指标，还只能外在地充当疗效比较的参考指标，还不能内化到中医的辨证判断中来，还不能用来指导中医辨证论治？

近代西医学，是一门致力于研究疾病及其对病因病理病位的认识，决定其防治行为和效果评价的医学。西医研究的对象是疾病，研究的任务是认识疾病现状，这个“恶”的结果的历史的和结构的原因。认为致病因素决定疾病的性质，病理变化决定疾病的转归。因此西医学对于治病必求于本的理解，是研究疾病的本质，研究对象和内容是关于疾病的病因病理病位。西医的治本，称为原因疗法，根治就是特异性地消除病因，纠正病理，清除病灶等等。

近代中医的教科书，把治病必求于本，也解释为求疾病的本质，中医的病机也就是病理机制，辨证也就是辨病因病理病位，似乎中医和西医的研究对象只能有一个，只能是一样地研究疾病的。

但是，为什么近代在医学史研究中，用疾病观来研究中国医学史，其结论只是承认古代中国有辉煌的成就，越到后来越落后，一代不如一代，只剩下老古董，仅有鉴赏价值？

为什么用疾病观看中医学术，30 年代余云岫全然否定中医的理论和治疗？他说："近来迷信旧医之行为，不但无知识社会为然，士大夫亦复如是；甚有身为科学医，亦依违浮沉，不能据理自信，诚可叹也。不然，阴阳五行、三部九候之谬，足以废旧医之理论而有余；治病必求本、用药如用兵二语，足以废旧医之治疗而有余；研究国药，试用成方，足以发扬国产药物而有余。"（《中华医学杂志》，1935，7 期）认为社会迷信中医，只是中药有效。

为什么按消除病因和纠正病理的药效观的药理学筛选中药，大量的是阴性结果，少数阳性作用的比同类西药又大大不如？60 年代初第一届药理学会，全国各单位对此进行了交流，药理学家对中药究竟是有效的多还是无效的多，难以下结论。

目前社会上一般是：有了病，去找西医诊断，找中医治疗。认为西医注重科学，注重认识，注重理性，注重分析，注重溯因，找西医是要弄清什么病、在哪里、是什么性质、从哪里来，是求"真"。认为中医是长期积累的传统，注重实践效果，"医乃仁术"，找中医是求治好病，是求"好"。对于西医的要求是给出存在判断，对于中医的要求侧重在价值判断。

如果说中医辨证，也是辨病因病理病位，中医用药也在于消除病因，纠正病理，为什么药理实验阴性居多？可临床上，为什么中医对即使西医诊断不清，不清楚病因病理病位的，中医药治疗也能有效？如果中医科研也是研究疾病的病因病理病位，为什么近年来引进许多西医诊病技术方法，还不能充当中医辨证的内容，不能指导中医辨证论治，只能在外边充当中医疗效比较的参考指标？如果说中西医都是研究疾病的，治病必求本，只能是求疾病的本质，中医的辨证，同样也是辨病因病理病位，只不过中西医用的概念不同。于是研究中医的任务，也就是来做翻译工作，把中医辨证判断的概念要素，翻译成现代西医已知的东西。或者认为疾病是指贯串全过程的本质变化，证则是疾病演变过程中某一阶段的本质反映，则证只能从属于病，临床研究只能在病下设若干辨证分型，设计几个协定处方，观察若干病例，统计其疗效百分比。这样证离开病就寸步难行，就没有其独立存在的可能。

中医传统科研方法是什么？方法是为实现对象和实践目的服务的，对象和实践目的决定着对方法的选择，"应用什么样的方法论，这取决于我们必须研究的对象本身"。方法对于认识主体和对象来说，它仅仅是个中介，是主体借以认识和变革客体的手段。"君子务本，本立而道生"，是研究对象和实践目的，产生着和决定了走什么路和用什么方法步骤之"道"，是目的决定现实的行为。"每一门科学都要以思想和概念的形式来表述自己的对象"，每门科学都有自己特定的研究对象，一门科学的对象问题，也就是这门科学的生存权力和功能边界问题。

那么，什么是医学？医学是干什么的？什么是医学研究？医学要研究什么和怎么研究？什么是医学的研究对象和实践目的？医学为什么研究这个对象和为什么这样去研究？

方法为达到目的服务，讨论中医传统科研方法，必须讨论中医学的研究对象和实践目的。

保持人体健康，防止由健康向疾病转化，是养生预防医学的研究内容。

帮助人体愈病，实现由疾病向健康转化，是治疗康复医学的研究任务。

因此，人体的健康和疾病互相转化过程，是医学的研究对象。

保持人体健康和实现向健康转化，是医学的实践目的，即根本目的是“人的健康”。

对象问题回答这门科学是研究什么的。方法问题要回答这门科学怎样看待自己的研究对象。理论问题则是回答这门科学为什么研究这个对象和为什么这样研究。

实事求是⇌有的放矢地不断循环往复，构成科学发展的自身运动。

“究天人之际，通古今之变，成一家之言。”中医学就是研究天人之际中关于人体健康和疾病互相转化过程的规律，经历漫长历史的积累和古今之变，形成的一家之言。际是关系，关系有内外上下；变是过程，过程有目标、现状、历史。

养生莫若知本：对于养生保健来说，健康的目标和现状是健康，是一个东西，医学要通过趋利避害，以实现养生保健的目的。实践目的要求了解保持健康的动力和条件。养生知本的本，是关于人体保持健康的动力，并用它来作为具体识别环境利害的价值标准。“察阴阳之宜，辨万物之利，以便生，故精神安乎形，而年寿得长。”本于阴阳，指的是：①实践目标，人的健康是一种阴阳自和的稳态；②保持健康的动力，是阴阳自稳调节机制；③价值标准，只有察人体阴阳之宜与不宜，才能具体识别环境万物的利或不利。这是养生的实践目的提出对认识的要求。健康状态是正邪相争的过程，是由于“正气存内，邪不可干”，不是因为没有邪。正气存内的“正”是人体的健康模型，“正气”的自稳调节是维持健康的动力机制，“阴平阳秘，精神乃治”，故“生之本，本于阴阳”。

治病必求于本：“阴阳者，天地之道也，万物之纲纪，变化之父母，生杀之本始，神明之府也。治病必求于本。”治病实践追求的目的，是正气存内这个“正”的健康状态。从实践目的提出对认识的要求，从目标看现状，从健康目的看疾病现状，其认识任务是发现从疾病现状出发向健康目的实现转化的动力机制。治病必求于本，本于阴阳，指的是：①实践目标：阴阳自和整体稳态的健康目标模式；②向健康转化的动力机制：人体阴阳自稳调节；③价值标准：根据目标模式和动力机制具体区分毒和药的科学根据。医生的诊断治疗要以病人正气作为依靠对象和识别毒和药的科学根据，以病（人）为本，正（气）为本，如此则“标本相得，邪气乃服”。治病的目的是：“治病之道，气内为宝”，即达到“正气存内，邪不可干”，并不要求邪的彻底消灭。

二、药害的教训

历史上，中医学在早期也经历过以病因病理为研究对象和追求最初最显著效果的对抗疗法。例如认为：“百病之生也，皆生于风寒暑湿燥火，以之化之变也”的以“邪为本”的病因病理观，于是，针对“邪气盛则实”的“盛者泻之”，例如“治寒以热，治热以寒，方士不能废绳墨而更其道也”，对病因病理予以对抗的状态控制，被当作治疗常规。然而出现了“有病热者，寒之而热；有病寒者，热之而寒；二者俱在，新病复起”。原有病证没治好，又添加了新病，从而认识到治疗手段转化为致病因素，医药在制造疾病。王冰指出这是因为：“粗工褊浅，学未精深，以热攻寒，以寒疗热。”结果却是：“治热未已而冷疾已生，攻寒日深而热病更起。”也有“治之而病不衰退，反因药寒热而随生寒热”，这是“病之新者也”；“亦有止而复发者，亦有药在而除、药去而发者，亦有全不息者”。对此“方士若废此绳墨，则无更新之法，舍之则阻彼凡情，治之则药无能验”。

线性因果论的性恶论的疾病观，产生以“工为本”的对抗压制疗法。由于压而不服，纠而不正，甚至越压越不服，越纠越不正。有些医生甚至“辛热比年而弗止，苦寒频岁而弗停，犹恐药未胜病，久远期之”，企图长时期用下去，依靠药物战胜疾病。针对病邪的对抗疗法，为什么复发增多，或全然无效，甚至制造疾病，“粗工凶凶，以为可攻，故病未已，新病复起”。为什么对抗疗法走向反面：“服寒而反热，服热而反寒，其故何也？”回答是因为：“治其旺气，是以反也。”那么，邪气盛则实的旺气，究竟是什么？病机十九条为什么在展开时把暑去掉，改用热字，那么风寒热湿燥火这类旺气，是病因病理吗？

一门成熟科学的主要标志，在于它实践的长时期积累的特性和理论的高层次解释能力。而“要明确地懂得理论，最好的道路就是从本身的经验中，从亲身经历的痛苦经验中学习”。因为“无论从哪方面学习，都不如从自己所犯错误的后果中学习来得快”。医学的功能和贡献，在于能区分利害和趋利避害以养生保健，识别药毒和化毒为药以帮助愈病。医学自身最大的错误是化药为毒，治疗转化为致病，走向实践目的的反面，医药制造疾病。

理论来自实践，即来自对象的实践目的；理论要指向和指导实践，就是为着实现对象的实践目的；理论必须接受实践的检验，主要接受对象实践结果实效的检验。中医学从自身经历的痛苦经验中，从自己所犯错误的后果中学习总结提高，实现了理论和方法上的重大飞跃。病机十九条提出了：“审察病机，无失气宜”；“谨守病机，各司其属”，以及最后用“疏其血气，令其调达，而致和平”，作为诊治方法的总方针。

刘河间对病机研究的贡献，在于正确地指出这些邪气盛则实的旺气“皆根于内”，是来自内脏发动的主体性抗病反应：“治病不求其本，则无以去内脏之大患，故掉眩收引，愤郁肿胀，诸痛痒疮，皆根于内。”王履指出：“夫充于一身者，一气而已，即其所用，所病而言，于是乎始有异名耳；故平则为正，亢则为邪。”例如阴平阳秘，是为正气；阴盛阳亢，则是邪气。“阳气，则因其和以养人而名之，及其过动而张，亦即阳亢，亢极而成火耳。”亢为体内原有机能的亢进，风寒热湿燥火这些邪气盛则实的旺气，都是“皆根于内”的有机体的主体性反应。

医学对象的人是一个自控系统，不能简单地看成受控系统。中医学的人体模型，是阴阳自和稳态模型。这是一种“阴阳自和”的自组织自适应的自稳态系统，是一个“升降出入”的主体性开放系统，它的“阴中有阳，阳中有阴”意味着多层次的组合，以及多层次都有各自阴阳调节的有机整体，这是一个“生长壮老已”时间不可逆的生命演化过程。主体性开放表现为：它的输出反应，无论是正常生理反应，病态时抗病反应以及治疗的疗效反应，都是这个自组织自适应自调节的自稳态系统的主体性反应。它不同于机械的物理的或化学的反应：“机械的、物理的反应，随着每次反应的发生而耗尽了。化学的反应改变了发生反应的物体的组成，并且只有在给后者增添新量的时候，反应才能重新发生。只有有机体才独立地起反应，新的反应必须以它为媒介。”亢则为邪的旺气，这些“皆根于内”的主体性反应，都是以人体自稳调节为媒介，由有机生命的整体和谐自稳这个目的所决定，由各级自稳调节所发动的正反馈的放大效应，是体内固有机能的亢进，是机体为着生存上的生理需要的一种调整和努力，应该正确地理解为“正祛邪”的主体抗病反应，这是一种自愈机制，是实现向健康转化的内在动力。因此“治寒以热，治热以寒”

的对抗压制疗法，是在压制有机体的主体性抗病反应。所以才出现“服寒而反热，服热而反寒”的“治其旺气，是以反也”的结果，这是对抗疗法激起的正反馈进一步的放大反应。王履进一步指出：“盖造化之常，不能以无亢，亦不能以无制；且夫人之气也，固亦有亢而自制者（即自稳调节），苟亢而不能自制，则汤液、针石、导引之法，以为之助。”亢是经常发生的，在抗病时尤其如此，医生的治疗应当帮助人体正气的自制能力，不应当包办代替的“他制”。至于就“亢则害，害则败乱，生化大病”。亢对于正常的生生化化是不利的，这正是人体为抗病付出的代价。即使为了减少“亢”的振荡，适当应用对抗疗法，也应限制在“大毒治病，十去其六……无使过之，伤其正也”的告诫范围之内。亢则为邪的旺气的所以发动，反映自稳调节所要实现的目的尚未成功，因此治疗应当是“治病之道，顺而已矣”。因为对于“皆根于内”的主体性抗病反应，“未有逆而能治之者，夫惟顺而已矣”。因此王冰指出：“观斯之故，或治热以热，治寒以寒，万举万全。”他感叹“孰知其意，呜呼！人之死者，岂谓命？不谓方士愚昧而杀之耶?!”药物病的根源在医生，是医学的过错，关键在于对治病必求于本的理解，是以正为本，还是以邪为本，是以病（人）为本，还是以（医）工为本，以及对邪气盛则实的旺气怎么看待！

药物为什么会转化为致病因素？治病实践是由治病的药、致病的邪和抗病的病人正气，三者之间的一个三体运动。“相互作用是事物的真正的终极原因，许多不同的事物通过自己的特性而处于本质的相互作用中，特性就是这种相互作用本身，事物离开相互作用就什么也不是。”药物之所以是药物，只是在与人体自稳调节的抗病反应相互作用中，才显示其作为药物的特性，它的具体的“愈疾之功，非疾不能以知之”。病原之所以为病原，也只是在与人体自稳调节的抗病反应相互作用中，才显示其作为病原的特性，即只有“因病始知病原之理”。人们对药物和病原的认识，只是因为它以人体为中介，以机体状态的转化为判断标准，所以是病（人）为本，正（气）为本，而（医）工为标，邪（气）为标。药物和病原，如果离开人体这个中介，离开与人体自稳调节的抗病反应的具体状态的相互作用，就什么也不是。

健康与疾病都是正邪的相互作用，都是正邪相争，区别在于，健康因为“正气存内，邪不可干”，疾病的“邪之所凑，其气必虚”。因此在发病与愈病转化上，正与邪相比较，是正为本，邪为标。由疾病向健康转化，也并不要求邪的彻底消灭，只是由于“标本相得，邪气乃服”，即向邪不可干转化。如果医生（工）的诊治药物不通过正气这个本，则是“标本不得，邪气不服”。如果认为治疗可以直接作用于病因病理的邪气，“粗工凶凶，以为可攻，故病未已，新病复起”。

中医的治病必求于本，以病（人）为本，工为标，正（气）为本，邪为标，这是相互作用中的有机生命主体决定论。环境因素无论是养生的、致病的、治疗的刺激，“对生命体发生影响的东西，都是由生命体独立地决定、改变和改造着的东西”。养生知本，本于阴阳，只有察阴阳之宜，才能辨万物之利。治病求本，要求“审察病机，无失气宜”，通过审察病机作为选择药物的科学根据。怎样去审察病机，提出了求属之道。例如“诸寒之而热者取之阴，热之而寒者取之阳，所谓求其属也”。即从寒热的邪实旺气，求其相应的阴阳调节枢纽，从邪实求正虚。五脏各有阴阳，因此诸如：“诸暴强直，皆属于风；诸风掉眩，皆属于肝”；“诸痉项强，皆属于湿；诸湿肿满，皆属于脾”等等。即从临床表现→求邪实的抗病反应→求正虚的自稳调节的求属之道。

“诸暴强直，皆属于风；诸痉项强，皆属于湿”等等，属于审证求因。这个因，是证的因，是病态表现的因，是“正祛邪”抗病反应这个因，既是发病学的又是愈病机制的因。中医的病机，是关于体内抗病愈病的动力机制，风寒热燥湿郁瘀痰水火，这些被称为邪气盛则实的因，都是从病人的临床表现的输出反应中加以概括的概念，并非得自病人输入刺激方面的结论，因此误认为病因是错误的。刘河间和王履对病机十九条的理解是正确的。病机是愈病机制，李中梓说：“求其属者，求其本也。”王履指出：“属也者，其枢要之所存乎”，药物病之所以如此“数见者，得非粗工，而不知求属之道，以成之欤!?”药害问题归之于“粗工褊浅，学未精深”，“粗工凶凶，以为可攻”，“粗工不知求属之道”。求属、求本、枢要、病机，是抗病愈病的枢要所在。因此“端本澄源，中含至理；执其枢要，众妙俱呈”。明确了治病实践的目的是人的健康这个“本”，澄清了人体自稳调节发动的抗病反应是实现愈病转化的动力“源头”，医生的诊治研究，紧紧抓住这个“枢要”，在理论上把养生知本和治病求本的原则得到具体贯彻，在实践上为保持人体健康，提高疗效和防止药害各方面的医学功能和价值，才能真正得到体现。

病机十九条最后为什么把“疏其血气，令其调达，而致和平”作为治疗的总方针。王冰指出：“气血通调，则寒热自和，阴阳调达矣。是以方有治热以寒，寒之而水食不入；攻热以寒，热之则胃燥以生，此气不疏通，壅而为之也。”壅即郁，郁则为邪。关于人的阴阳自和稳态模型，以和为贵，以稳为健，以通为顺。五脏各有阴阳，构成超稳态调节！五脏的“藏精气”和“五脏之道，皆出于经隧，以行血气”，构成调节和流通的统一而实现自稳。“五脏安定，血脉和利，精神乃居”；“阴阳和调而血气淖泽滑利”，“阴平阳秘，精神乃治”。五脏阴阳调节，主要通过对气血津液生成流通分布的调节以影响全身各部分的功能。“血气不和，百病乃变化而生”，与气有关的有：寒热郁火，与血有关的有风和瘀，与津液有关的有燥湿痰水。因此说，风寒热湿燥火郁瘀痰水，这些邪气盛则实的旺气“皆根于内”，是主体性的“正祛邪”的抗病反应，原来都是与气血津液的生成流通分布的变化有关，后者又是受五脏阴阳的调节，在抗病时受其发动的。李中梓说：“疏其血气，非专以攻伐为事，或补之而血气方行，或温之而血气方和，或清之而血气方治，或通之而血气方调（或涩之而血气方宁），正须随机应变，不可执一定之法，以应万穷之变也。此治虚实之大要也，一部《内经》之关要也。”药治八法，针灸推拿，气功薄贴，无不以“疏其血气”为中介，以达五脏阴阳调节的正常化，从而实现整体和谐稳态这个人的健康的实践目的。

三、中医学方法

医药制造疾病，损害健康，走向自己功能的反面，中医学自身经历过这种痛苦的经验，从自己所犯错误的后果中学习，实现理论和方法上重大的飞跃：从“百病之生，皆生于风寒暑湿燥火，以之化之变”的以邪为本的致病因素决定论，转变为“皆根于内”，“血气不和，百病乃变化而生”的主体决定论。从“治寒以热，治热以寒，方士不能废绳墨而更其道”的以工为本的对抗疗法的状态控制，转变为“疏其血气，令其调达，而致和平”，通过流通来影响调节的多因素互补的目标控制和过程控制。关键在于确立自己的研究对象和实践目的，把医学对象的人，如实地看作是一个自控系统，是一个自组织自调节自适应的自稳态系统，是一个升降出入的主体性开放系统，是一个生长壮老已时间不可逆的生命演化过程，形成自己的研究对象和观点。

中医学是致力于人的健康保持和向健康转化的实践目的，以人体自稳调节及其抗病反应的时序传变为依靠对象来进行防治实践和效果评价的一门医学。中医传统科研方法就是辨证论防和辨证论治，以人体自稳调节和抗病反应为研究对象，发现其不同时序状态特点和发展相应的观控技术方法为目的。

致力于研究疾病的因果论，对治病求本的理论要求，放在疾病本质和致病之因的认识上，溯因的认识要求去追溯疾病的“恶”的历史原因和结构原因。怎么看决定怎么待！治疗集中注意于发展特异性地消除病因和纠正病理的对抗疗法，企图以此征服和消除疾病以恢复健康。这种认识路线源于物理学的信念，即初始条件约束现在的行为，它的时间概念是可逆的，认为消除病因（历史的和结构的）就可以恢复到原来的健康状态。性恶论的因果论的疾病观，要求医学的研究努力发展以邪为本的有关病因病理的诊察技术，以工为本的对抗病因病理的防治技术。为了确认致病原因或治疗原因的可重复性，所进行的受控实验，要求尽可能地单因和定量。为了排除医学对象的人的个体差异和心理因素，要求双盲和对照，用统计方法来比较其概率。这是一种以“原因”为本的研究方法，它的理论和技术都是指向原因的，即致病之因（历史和结构的）与治疗之因，治疗实践是利用治疗之因去针对致病之因的对抗疗法。

致力于人的健康的目的论，对治病必求于本的理论要求，放在人体保持健康和向健康转化的动力机制的认识上，实践目的要求努力发掘保持健康和向健康转化的“善”的积极因素。怎么看决定怎么待，“治病之道，顺而已矣”，“顺”包括因势利导，帮助抗病反应所要实现目的的努力，也包括“以通为顺”，例如“疏其血气，令其调达，而致和平”。追求整体和谐稳态为其根本目的，并不要求“邪”的彻底消灭，也不追求低层次局部的次优化。治疗刺激充分利用人类长期进化的整体边界效应，并不追求长驱直入地进入血液的药物分子浓度。重视以病人正气为本的在药症相关中“症”的主体地位，并不追求单一药物或其有效成分的药效显著性和可重复性。由于医学对象人的整体性、自主性和目的性，因此属于个体化的整体性的动员的医学，重视的是个案的积累，对个案的动态变化的总结成为主要方法，因此有像《玉机真藏论》关于从皮毛到五脏传变规律的表达，《伤寒论》的六经传变，《温热论》的卫气营血和《温病条辨》的三焦传变，强调调节抗病反应时序变化和它们各自向愈病转化的不同分支点。追求整体远期效果，不计较快速和显著的药效，也不主张持久用药。用药治病，用药的目的是为了不用药，是对象自稳调节的改善，因此并不强调对照、双盲和统计学比较。

中西医结合，是正确处理医学内部两大学派的关系。中医现代化，是正确处理中医学与现代科学技术的关系。

中医学研究，要求“卓然自立，融会新知，撷天下之精华”，必须为实现主体性的开放而进行主体性建设，必须重建中医学对象⇌中医学方法⇌中医学理论间升降出入的良性循环。

研究中医学，要求“有的放矢，实事求是，扬中华之优势”，必须把握中医学研究对象和实践的目的，则“端本澄源，中含至理；执其枢要，众妙俱呈”。

1981 年在首届医学辩证法全国学术讨论会上，我作了“三驾马车，向何处进军”的大会发言，因为对于近代西医学来说：“一旦阐明自稳调节和抗病反应机制的活动原则，就意味着医学的发展有了质的飞跃。”对于中西医结合来说，主要是疾病分类学的诊疗思想与辨证分类学诊疗思想的结合，既研究疾病，又研究健康，既溯因，又求本

(实践目标)。对于中医学来说，其传统的科研方法，就是研究人体心身相关的自稳调节，这是地球上进化到最高级复杂的自稳态系统的调节机制。因此研讨中医传统的科研方法为的是:

1. 使中医药研究更好地健康自主发展，提高中医药研究的科学水平。

2. 使中医药研究更好地明确自己的研究对象和实践目的，更好地进行中医药研究的科研选题，制定中医药研究的科学方向。

3. 使中医药研究能够更好地吸收利用选择现代科学技术方法，为我所用，促进中医药事业的发展。

4. 为中西医结合研究创造必要的条件，为研究中医药，提供更清晰的对象和更丰富的内容。如此则中医研究和研究中医，将相辅相成。由于中医研究的健康自主地发展，则研究中医也将能更顺利地有效进行。

本文为1988年11月在青岛召开的《中医药传统科研方法研讨会》上发言稿

全文载于《吉林中医药》1989年专集

47. 马属动物驴“脾气虚”证的实验研究

前　言

中医基础理论是中医学用以表述自己对象的理论模型，中医辨证判断的概念要素，属于中医基础理论的基本概念，是中医学对人体临床实践长期观察的理论概括。利用实验动物的模型方法，模拟中医临床的由因到证和从治到效的过程，进行解析性的深层次观察，以丰富有关证候发生和转化机理的认识，是中医基础理论研究的一个重要方面。

在“证”的实验研究中，学术界关心的是:

1. 实验动物的选择怎样接近于人体。

2. 实验方法怎样接近于中医临床。

3. 动物模型怎样能够得到承认。

4. 按中医理论怎样进行实验设计和观测。

5. 怎样进行相应的理论概括。

本工作以脾气虚证为研究对象，对上述问题进行初步的探索。

一、脾气虚证动物实验的研究

五脏阴阳的自稳调节和气血津液的生成流通，构成中医学关于人体身心相关整体和谐自稳态理论模型的主要内容。其中，脾在人体自稳调节和防病抗病中居有重要地位，“夫脾者，受水谷之精气，化气血以荣华，周养身形，灌溉脏腑者也”(《太平圣惠方》)，故称“后天之本”，脾旺则不易受邪。

迄今报道临床脾虚见证者已涉及176种疾病，先后应用的实验观测指标达到50多种，多侧重在胃肠道疾病的消化吸收功能。

我们曾用大鼠为实验对象，用单味大黄致泻制造“脾气虚”证的动物模型，对此进行多学科的观察研究，其结果已在 1982 年广州虚证会议上进行交流。会后经过多次总结经验，认为大鼠模型可能与人体差距较远，大黄致泻以及它的临床表现也难以确认是脾气虚的证候。

老一辈科学家谢少文、周金黄教授等建议，应该向中兽医专家们请教，可以从大动物的中兽医诊治实践中获得教益。经过向北京农业大学中兽医系于船教授请教，发现马属动物驴在饲养和役使不当的情况下，临床上不乏驴脾气虚证的实际病例，并具有应用健脾方药治疗取效的实际经验。根据中医与中兽医的学术同源，中兽医专家对驴脾气虚证有明确的辨证诊断标准，其致病因素多属饥饱失节和劳役过度。经过论证，认为马属动物驴虽属食草动物，如果用来模拟人体研究“脾主升，运化水谷之精微，化生气血，周养身形，灌溉脏腑”等功能是可行的。

从 1984 年起，在北农大于船教授、张克家和陆钢老师等指导下，先后对驴进行两批造模试验的探索。第一批试验，用大承气汤造模，据中兽医临床经验，驴患“结证”的机会甚多，对承气汤等攻下剂耐受性很强。由于开始实验正值数九隆冬，大剂苦寒致泻，有部分动物因衰竭而死亡，存活的动物也出现气阴两伤证象，且造模时间仅为 10 天，为急性实验，不符合实验要求。

第二步，去芒硝，为小承气汤，虽未见死亡，但仍有暴泻者，虽出现“脾气虚”证，仍难避免伤阴之嫌。

第三步，减大黄量，向厚朴三物汤过渡，避免致泻。把造模时间延长到 6 个星期，取其久用破气则致耗气，大黄苦降逆脾气升清之性，关键在一个“久”字。

药物致虚原理，是针对“脾气”的正常功能予以对抗，这正是中医历史上“因药病生”的药物病教训的总结，与“脾气”的正常功能相逆，在临床上是致病之因，在实验中可用来造模。

“脾主信”，饥饱失节则伤脾。

“脾主肌肉、四肢”，劳逸失度则伤脾。

在大动物实施实验性的劳逸过度有困难，工作量大，因此在马属动物驴造模过程中，除应用破气苦降中药外，还加用饥饱失节。此法经一批预实验成功后，又进行正式实验二批，同时用同样方法对白鼠进行平行实验，互证互补，结果比较满意，发现了一些有意义的变化。

二、脾气虚证动物模型的研制

中医临床辨证的概念判断，是综合对象的系统输出和相应的系统输入加以推理概括的结果。实验动物模型的确认也要通过：

1. 证候表现是否接近中医临床。

2. 造模因素是否符合中医理论。

3. 辨证论治是否取得相应疗效。

这几方面来进行衡量比较。为此，首先是给出脾气虚证的证候指标；其二是确定造模方法；其三经过造模刺激是否出现相应证候，需要与对照组作比较；其四是确定相应治疗；其五经过治疗是否出现相应疗效，需要与自然恢复组相比较。

实验对象的选择

马属动物驴：内蒙古种，雄性，年龄为2~4岁，其中2.5~3.5岁占75%。第一批22头，第二批16头，进行重复实验。随机分组为对照组和造模组；造模成功后，模型组再分为治疗组和自然恢复组。

大鼠：Wister大鼠，雄性，体重在141~203克，80只，随机分组方法同大动物。

脾气虚证的证候指标

马属动物驴：

1. 食量减少（食欲不振）
2. 肚臁变深（消瘦）
3. 体重下降
4. 挽力、尾力、四肢力下降（疲乏无力）
5. 大便粗糙或稀软便
6. 口色变淡（舌质胖淡）
7. 毛色粗乱无华（毛发不荣）
8. 脉虚（脉细无力）

八项指标中，除体重和食量单独计算比较外，其余六项，每项按0到2作三级评分，每星期辨证评分一次，总分越低，越接近正常；当总分达到十分以上者，可判断为脾气虚证。

另对大鼠，则以体瘦、尾细、体重下降、眼眯、拱背、懒动、夜间活动曲线下降、游泳时间缩短等，作为脾气虚证的判断指标。

制造脾气虚证模型的方法

以厚朴、枳实、大黄3∶3∶2的比例，制成散剂混合。

对马属动物驴，按每公斤体重1.5克散剂，加开水800毫升，浸泡10分钟，再稀释到2 600毫升灌胃。隔日1次，灌药当日禁食，次日则予以足量喂饲，连续6周。

对大鼠以散剂煎煮成100%煎剂，上下午各2毫升，隔日喂药，灌药当日禁食，次日也予足量饮食，连续6周。

两组动物的对照组，只灌等量温水，并与正常饮食。

造模结果

驴模型组的辨证总分，第一批平均为：11.04±0.56，第二批平均为12.38±0.36，均显著高于对照组，又依据口色和脉象变化，以排除脾气阴虚，用体温变化排除脾阳虚。造模中后期，动物逐渐出现大便的异常改变，还有虽无泻下而出现脱肛现象，可排除大黄致泻，而属于脾气渐虚所致的运化失司和中气下陷。

大鼠模型组，于第8天出现体瘦，18天出现竖毛，毛枯不泽、懒动；30天见拱背，溏便脏尾，反应迟钝，尾灰白，与对照组在外观上有明显差异。

辨证治疗的方法

以炙黄芪、党参、炒白术、茯苓、炙甘草，按2∶2∶2∶2∶1的比例制成散剂。

对马属动物驴，按每公斤体重1.5克散剂，煎煮30分钟，再稀释到2 600毫升，隔日1次，并恢复正常饮食，连续6周。

对大鼠，以散剂煎煮成100%煎剂，上下午各2毫升，隔日灌服，并恢复正常饮食，连续3周。

两组动物的自然恢复组，只灌等量温水，同样恢复正常饮食。

健脾益气治疗的结果

大动物驴，经治疗6周后，治疗组辨证评分的总分，分别降至3.30±0.77和2.75±0.6，均显著低于自然恢复组。

大鼠，经治疗3周，溏便恢复正常需8天（自然恢复组15天）。其他症状体征的恢复，在治疗组与自然恢复组之间无显著差异。

大鼠模型的临床现象，虽均属虚证的表现，但还难以同人体临床脾虚证候相比较。通过马属动物驴模型的研制，借助于对驴模型的有关实验观测结果，与大鼠模型的实验观测指标互补互证，进一步确定大鼠脾气虚模型的判断。在整个大动物模型研制过程中，我们还广开思路，先后用大鼠为实验对象，分别应用“过劳加肥甘过度法”、“过劳加饮食失节法”，以及为了深入研究某个方面的变化，还借鉴应用利血平法和单一的饥饱失节法，进行不同造模方法的探索和比较，并进行不同侧面的实验观察。由于这些工作周期较短，均已先于此分别进行总结。

三、脾气虚证发生机理的研讨

“脾禀气于胃而灌溉四旁，荣养气血者也。”（《脾胃论》）“脾病，不能为胃行其津液，四肢不得禀水谷气，气日以衰，脉道不利，筋骨肌肉，皆无以生，故不用焉。”（《太阴阳明论》）

脾与胃，一脏一腑，一升一降。胃主降，受纳和腐熟水谷；脾主升，运化水谷之精微，以化生气血，外则周养身形，内则灌溉脏腑。近代各家研究，分别从口腔到小肠，从唾液淀粉酶到木糖排泄率，从胃电到肠肌运动，从胰功肽到胃泌素，对胃肠系统的功能变化，探讨影响营养物质消化吸收等机制方面进行大量工作。

我所另一实验，发现饥饱失节大鼠模型的小肠嗜铬细胞中，5-HT的合成、贮存和分泌都是亢盛的，已知5-HT可抑制基础胃酸分泌和因胃泌素及组胺引起的胃分泌，也可抑制豚鼠的胃肌收缩。相反又促进小肠运动，减少小肠的吸收，影响肠道电解质的转运，导致小肠对糖类、氨基酸和水分的吸收明显减少。

本工作发现，模型组驴十二指肠黏膜表面微绒毛，扫描电镜下显示其顶端上皮破损或脱落；透射电镜下可见微绒毛纵断面膨大或缩小，微绒毛表面的细胞衣结构大部消失，横断面显示微绒毛粗细不等。模型组大鼠的胃黏膜上皮细胞糜烂破溃，小肠黏膜微绒毛顶端亦有较多脱落，甚至形成破溃灶。治疗组驴和大鼠的胃肠道黏膜改变均有所改善，治疗组明显优于自然恢复组。

模型组驴肝细胞糖原含量和SDH酶活性下降，肝毛细胆管ATP酶活性下降。治疗组正常化程度优于自然恢复组，甚至略优于对照组。

模型组驴血清中亮氨酸氨基肽酶活性显著降低，治疗组有所上升，与自然恢复组比较有差异。

模型组驴和大鼠血清微量元素锌、铜、铁的变化表现为锌含量明显降低，血清铜无明显变化，从而使铜/锌比值显著升高。治疗组血清锌值升高，铜/锌比值接近正常。血清铁含量变化与锌一致，模型组降低，治疗组升高并接近对照组，且治疗组均优于自然恢复组。

以上似乎反映了“脾主运化水谷之精微”，脾气虚则“不能为胃行其津液”的部分内容。

模型组动物明显消瘦，体重明显减轻，重要器官如心、肝、脾、肾及胸腺等重量明显减轻。对照组大鼠离体回肠收缩振幅为10毫米，模型组鼠离体回肠张力明显降低，振幅只有三毫米。模型组驴与大鼠骨骼肌内糖原含量和ATP酶活性均明显降低。模型组驴骨骼肌在透射电镜下显示线粒体肿胀，膜结构破坏，线粒体嵴部分消失，糖原颗粒明显减少。左心室心肌也显示线粒体明显肿胀。骨骼肌和心肌超微结构变化，骨骼肌组化方面的变化，与另一实验的饥饱失节加疲劳过度所致的大鼠模型的变化一致。经治疗后，治疗组在形态学和组织化学的正常化程度，均明显优于自然恢复组。

以上似乎反映“脾主肌肉”方面的部分内容，提示“脾，受水谷之精气，化气血以荣华，到周养身形和灌溉脏腑”，这里的肌肉既包括四肢，包括骨骼肌，还应包括心肌、胃肠平滑肌等内脏器官。

模型组驴的胸腺、脾脏、淋巴结重量下降，它们的淋巴细胞激活增殖功能显著降低。外周血淋巴细胞激活试验，E-玫瑰花形成试验等均显示细胞免疫功能显著降低。模型组驴和大鼠血清IgG含量明显降低，循环免疫复合物含量降低，溶酶体酶中β-葡萄糖醛酸苷酶含量明显下降。模型组驴血清溶菌酶含量明显降低，其唾液SIgA含量有上升趋势，外周血液酸性酯酶标记淋巴细胞反应下降。上述变化，经治疗后治疗组在部分指标的正常化程度上，优于自然恢复组。

模型组驴及大鼠血小板形态，在电子显微镜下显示为五角形或不整形，其周围长短突起粗细不等。对照组呈圆形带微小突起。治疗组血小板有增大趋势，形状恢复为圆形或椭圆形无突起。自然恢复组血小板形态，虽近似圆形或椭圆形，但周围突起较长。

以上似乎反映脾运化津液，化生气血，脾旺则不易受邪的部分内容。淋巴细胞和血小板等在免疫学方面的功能地位，可能是“脾为之卫”功能的部分内容。

在大承气汤实验模型驴和饥饱劳伤模型大鼠，观察了红细胞膜上Con-A受体的变构效应，红细胞膜唾液酸含量低于对照组，提示红细胞膜蛋白的异常变化，影响到分子水平上气体交换而缺氧，导致生物氧化过程能量转换效应的低降，血清锌和铁含量降低，将影响有关酶的活性，血清亮氨酸氨基肽酶活性降低，提示以必需氨基酸为代表的蛋白代谢效率降低。

肌肉运动和胃肠道黏膜细胞的高更新率，对于能量和蛋白代谢的需要高；脾气虚时能量代谢、酶活性和蛋白代谢的低下，对肌肉和胃肠黏膜功能影响将特别突出。表现为骨骼肌和心肌线粒体形态改变，ATP酶活性低下，糖原减少；胃肠道黏膜上皮的修复再生的更新能力下降，包括微绒毛粗细不等和顶端上皮脱落，既是能量物质代谢低降所致，又反过来影响营养物质的消化吸收，互为因果构成病理循环。

胸腺、脾和淋巴结这些中枢和外周免疫器官的重量下降，对淋巴细胞的分化增殖能力降低等，无疑与能量和物质代谢及酶活性等基础有关。从而在蛋白合成，包括免疫球蛋白以及溶菌酶、溶酶体酶的含量和活性降低，都可视为以能量物质代谢的非特异性因素所致。

从血淋巴细胞的DNA定量及其周期变化，模型组细胞在合成前期有所下降，合成期增高，但最终在合成后期，在各组间均无差异。各组驴的血淋巴细胞的DNA含量平均值都没有什么变化。提示，实验性脾气虚证，还未涉及遗传物质。

消除致病动因，恢复正常饮食规律，饮食有节，起居有常，再佐以健脾益气方药，可以使体内固有的代谢调节机制正常化，恢复内环境的自稳态。

《五常政大论》：“阴精所奉其人寿，阳精所降其人夭。”李东垣指出：“阴精所奉，谓脾胃既和，谷气上升，春夏令行，故其人寿；阳精所降，谓脾胃不和，谷气下流，收藏令行，故其人夭，病从脾胃生者也。”脾为后天之本，在养生抗病愈病中居有重要地位，不仅仅限于胃肠道功能，其中有关生物能学方面的意义更为重要。

健脾益气治疗在大动物显示优于自然恢复组，在大鼠，治疗组虽有优于自然恢复组的趋势，但差异不甚显著，可见机体的自愈机制是主要的，治疗只能是在自愈机制，即自稳态调节机制基础上才能得以实现疗效。中医基础理论研究的根本任务，正是在于不断地揭示机体调节抗病的自愈机制。“病为本，工为标”，“正为本，邪为标”；治病必求于本，以病体的正气为本，“标本相得，邪气乃服”。反之离开对机体正气自愈机制这个“本”的认识，则往往是“标本不得，邪气不服”，治疗手段转化为致病因素而制造疾病。

透过病理进一步认识生理，通过脾气虚证的研究，进一步认识“脾为后天之本”的更丰富的内容，是属于中医基础理论研究的一个重要组成部分。

1988年10月总结课题论文

48. 脾气虚证的理论和实验研究

对基本概念的理解

“每一门科学都要以思想和概念的形式来表述自己的对象”，中医基础理论就是表述中医学对象的理论模型。中医辨证判断的概念要素，构成中医基础理论的基本概念，这主要来自对人体临床实践长期观察的理论概括，运用的是从病理认识生理的功能——模型方法，是通过辨证论治实践形成了中医的藏象学说。利用实验动物模型，模拟中医临床的“由因到证”和“从治到效”的过程，进行解析性的多学科观察，以丰富和发展有关证候发生转化机理的认识，是当代中医基础理论研究的一个重要方面。

五脏阴阳自稳态调节和气血津液的生成流通，构成中医学关于“正气存内，邪不可干”这个正气的功能模型的主要内容。其中，脾在维持机体“内环境稳定”中居重要地位，“夫脾者，受水谷之精气，化气血以荣华，周养身形，灌溉脏腑者也”（《太平圣惠方》），故称“后天之本”。脾旺不易受邪：“食饮有节，起居有常，不妄作劳，故能形与神俱，而尽终其天年，度百岁乃去。”（《素问·上古天真论》）

“脾胃者，仓廪之官，五味出焉”，《灵兰秘典论》把脾胃的功能组合在一起表述的。王冰注：“包容五谷，是为仓廪之官；营养四傍，故云五味出焉。”《六节藏象论》从更广的功能系统角度称：“脾胃大肠小肠三焦膀胱者，仓廪之本，营之居也；能化糟粕，转味而入出者也，此至阴之类。”《金匮真言论》称：“阴中之至阴，脾也。”所谓“仓廪”，比喻其“皆可受盛，转运不息”（王冰）。所谓“入出”，概括了人体这个主体性开放系统物质能量的输入和输出，成为负熵流的主要提供者。所谓“转味”，则是入与出之间体内物质能量的转化过程。

李东垣著《脾胃论》，而《临证指南》批评“东垣之法，详于治脾而略于治胃”，这是指在治疗思想上。但在理论说明上，东垣虽脾胃并举，却特别强调胃气，以胃气为本为中心，称“大肠小肠五脏皆属于胃，胃虚则俱病”，“胃虚则五脏六腑、十二经、十五络、四肢皆不得营运之气，而百病生焉”，甚至把真气、元气、精气、谷气、营气、运气、生气、清气、卫气、阳气、三焦之气都认为是胃气的别名：“分而言之则异，其实一也，不当作异名异论而观之。”称“脾者阴土，主静而不主动；胃者阳土，主动而不息”，“虽言脾虚，亦胃之不足所致耳”。把脾从属于胃，认为“脾胃不足之源，乃阳气不足，阴气有余”，“谓脾为死阴，受胃之阳气，能上升水谷之气于肺，上充皮毛，散于四脏”。

《临证指南》指出：“后人宗其意者，凡著书立说，竟将脾胃总论，以治脾之病，笼统治胃”。强调：“脾胃当分析而论，阴阳之性有别也，脏腑之体用各殊也：纳食主胃，运化主脾；脾宜升为健，胃宜降则和。仲景急下存津，其治在胃；东垣大升阳气，以治在脾。”“总之脾胃之病，虚实寒热；宜燥宜润，固当详辨；其于升降二字，尤为紧要。”

《六微旨大论》指出：“非出入则无以生长壮老已，非升降则无以生长化收藏；是以升降出入，无器不有，故器者生化之宇。”脾胃学说概括了人体这个主体性（升降）开放（出入）系统，之所以能够实现生生化化的自稳自组，以及实现“生长壮老已”的生命运动过程，就是主要通过升降出入这个物质能量流不断获得负熵的结果。胃主降，受纳，腐熟水谷；脾主升，散精，化生气血。胃主降的胃包括了肠。《灵枢·本输》：“手阳明大肠、手太阳小肠，皆属足阳明胃。”李东垣谓：“大肠主津，小肠主液，大肠小肠受胃之营气，乃能行津液于上焦，灌溉皮毛，充实腠理。若胃气不及，大肠小肠无所禀受，故津液涸竭焉。”“降”包括自上而下的物理运动及从复杂到简单的化学降解过程，即腐熟水谷。“受纳”，不仅是饮食入口的“纳”，似也应包含消化物吸收的“受”；即“游溢精气，上输于脾”。降和受属阴，胃体阳而用阴；升和散属阳，脾体阴而用阳，脾气散精亦即运化津液。

“津液”可看成内环境的液床稳态，保证了细胞的生存环境。“运化”包括运输和化生，“中气者，脾气也，五味入胃，俱赖脾气为之宣布”（《本经疏证》）；以化生气血，灌溉脏腑，周养身形。又运又化，即运输，宣散，化生，转化。升清的“清”，是水谷之精微亦即津液；“升”为组合化生为高层次复杂的结构，“升”又有散、布、宣、运之意。在分子水平上将涉及生物氧化，为生命活动提供能量；涉及生物同化和异化作用，用以维持生命结构的负熵过程。

熵作为衡量事物内部混乱程度的物理量。负熵是衡量事物内部有序程度的量。脾胃学说作为“后天之本”的提法，与薛定谔的名言“人以负熵为生”，相映成趣。脾气是脾胃的一部分，近年研究注重在消化系统的吸收、分泌和运动功能方面，我们的工作侧重在脾主运化研究，建立在有序稳态的主体性“升降”调节理论框架上，作一些初步台阶石的工作。

对实验方法的探索

（一）实验动物的选择怎样接近于人体

我们曾以大鼠为实验对象，学习利用大黄致泻制造“脾气虚”证模型，对此进行了多学科的观察，研究结果在1982年广州虚证会上进行了交流。会后多次总结经验，听取各方面意见，或认为大鼠可能离人体差距较远，大黄致泻属生化乏源，又是急性过程，很难说是脾气虚。谢少文、周金黄等老一辈科学家建议，向中兽医学家请教，从家畜的中兽医临床实践中获得借鉴。经向北京农业大学中兽医系于船教授学习，发现马属动物驴在饲养和役使不当情况下，临床上有不少驴脾气虚证实例，有应用健脾益气药取效的实际经验。经过文献查证比较，发现中医与中兽医学术渊源相同，辨证方法一致，处方用药规律无异，目前常用中药中97.4%是二者通用。经反复论证，认为驴虽属草食动物，若模拟人体“胃主降，受纳，腐熟水谷”的功能也许有差距，而以此研究“脾主升，运化津液，化生气血，周养身形，灌溉脏腑”等功能是可行的。

1984年起，在北农大老师指导下，先后两批预实验。据中兽医经验，驴患“结证”机会多，对承气汤等攻下耐受性强。第一批曾用大承气汤，适值数九隆冬，大剂苦寒致泻，少数动物衰竭而死，存活者也显示气阴两虚；且造模仅10天，仍属急性实验，不符合要求。第二步去芒硝，为小承气，虽未见死亡，仍见有暴泻者。为避免致泻的生化乏源，第三步减大黄量，为厚补三物汤，取其破气苦降以耗气和逆脾气主升之性，造模延长为6周，同时加用饥饱失节因素。预试成功后，曾邀中兽医专家审查评定。

正式实验开始，用同样方法对大鼠进行同步平行实验，以期通过互补互证；以及能否通过驴模型的成功程度，有助于大鼠模型可信程度。

（二）实验方法怎样接近于中医临床

这里包括：造模因素是否符合中医理论？证候表现是否接近中医临床？辨证治疗是否取得相应疗效？为此，首先要给出脾气虚证的证候指标；其二选择造模方法；其三造模后是否出现相应证候，并与对照组比较；其四要确定治疗反证的方案；其五是治疗后是否呈现疗效，需与自然恢复相比较作为反证。

1. 脾气虚辨证指标

马属动物驴：①食量减少（纳呆）；②体重下降；③肚臁变深（消瘦）；④挽力、尾力，四肢力下降（怠惰无力）；⑤大便粗糙稀软；⑥口色变淡（唇舌淡）；⑦毛粗乱无华（毛发不荣），脉虚。宏观八项指标中，除体重和食量单独计算比较外，其余六项，每项按0~2作三级评分。每周辨证1次，总分越低越正常，大于10分者可判断为脾气虚证。

大白鼠则以体瘦、尾细、体重下降、眼眯、拱背、懒动、夜间活动曲线下降、游泳时间缩短、耳色尾色毛色及粪便异常等作为辨证指标。

2. 造模方法

马属动物驴：以厚朴、枳实、大黄3∶3∶2比例为散剂，按1.5g/kg量隔日1次稀释灌胃，当天禁食，次日足量喂饲，全程6周。

对照组则只灌等量温水，正常饮食。

药物致虚原理是以大黄苦降（不泻）以逆脾气升清之性，枳、朴对气郁者用作治疗，对无郁者久用破气耗气。小承气原为助胃气通降之用，却又是与脾气的正常功能相逆的，这正是历史上“因药病生”的药物病教训的总结。

“脾主信，以准节为功”，饥饱失节则伤脾；“脾主肌肉，四肢”，劳逸失度则伤脾。由于对大动物实施实验性劳役过度，工作量大；因此从1985年10月起以大鼠为对象，应用饥饱劳倦伤脾造模二批。饥饱失节也是隔日饮食，同时用振荡器使造成劳倦，每次振荡20分钟，停歇10分钟，每天平均9小时，全程4周。

另外还应用“过劳加肥甘过度”法，以及为深入研究某方面的变化，曾应用单一的饥饱失节法和借鉴应用利血平法，探索不同造模方法和不同侧面的观测，并进行比较和互补互证。

3. 造模结果

驴模型组辨证总分：第一批平均为 11.04 ±0.56（对照组为 2.60 ±0.99），第二批平均为 12.38 ±0.26（对照组为 2.55 ±0.25，$P<0.01$）。又依据口色和脉象以排除脾阴虚，用体温变化排除脾阳虚。大便异常到造模中后期才出现，还有无泻下而出现脱肛者，可排除大黄致泻和生化乏源，可认为是脾气渐虚导致运化失司和中气下陷。

大鼠模型组于第 8 天出现体瘦，18 天出现竖毛及毛枯、懒动；20 天见拱背，溏便尾，反应迟钝，尾色灰白，与对照组有明显差异。

4. 治疗反证用的方药

健脾益气加味四君子汤：炙黄芪、党参、炒白术、茯苓、炙甘草，按 2∶2∶2∶2∶1 比例为散剂。驴模型按 1.5g/kg 隔日稀释灌饲，并恢复每天喂饲正常饮食，全程 3 周。

两组模型动物的自然恢复组，只灌等量温水，同样恢复正常饮食。

对实验观察的讨论

（一）脾主肌肉

模型动物宏观上明显消瘦，体重减轻，解剖发现其重要器官，如心肝脾肾及胸腺等，重量明显减轻。模型动物肌力下降，表现为驴挽力、尾力、四肢力下降，脉虚无力。大鼠眼眯，拱背，懒动，夜间活动曲线下降，游泳时间缩短。离体鼠肠肌蠕动波明显小于对照组，心肌和骨骼肌线粒体肿胀，膜结构破坏，嵴消失。超微结构定量计测：在 100 平方微米视野中，结构正常的线粒体数明显减少，异常的显著增多。骨骼肌 Z 线增宽，肌浆网扩张；糖原和脂肪明显减少，ATP 含量明显减少，SDH 及 CCO 反应减弱，而 LDH 及 PFK 反应明显增强。ATP 含量下降可能导致 LDH 和 PFK 的升高，而 ATP 减少又与线粒体及 SDH 和 CCO 的异常改变有关，线粒体的异常可能与肌纤维局部缺氧有关。骨骼肌毛细血管密度在模型组明显增高，可能因缺氧及酵解途径活跃而酸性代谢产物过多所致。

脾主肌肉，在这里，脾气的气主要表现为力，气力即肌力。高等动物的肌肉，包括骨骼肌、心肌、平滑肌，占体重的 40% ~45% 。作为一种高效的能量转换装置，能直接将化学能转变为机械能，即由“气”成“力”。机体一切机械运动和内脏的重要生理功能，例如肢体运动、心脏搏动、血管舒缩、肠胃蠕动、肺的呼吸及泌尿生殖过程，以至如血小板的收缩等等，无不与肌力密切相关。功能这个概念是促进一种目的，机体是一个多水平的等级系统，每个水平指向一定的目的。个别细胞的目的是制造某些化合物，借以对高一级水平的目的，如肌肉的收缩作出贡献。肌肉收缩对内脏活动和肢体行为作出贡献，这些行为又对个体和物种的生存和繁殖这样的目的作出贡献。动物的“动”来源于“力”，力从气来；“脾病而四肢不用，何也？……脾病不能为胃行其津液，四肢不得禀水谷气，气日以衰，脉道不利，筋骨肌肉，皆无气以生，故不用焉”（《太阴阳明论》）。肌力正常与否与能量代谢密切相关，它是能量代谢的综合表现，直接反映能源物质的转化和利用的过程。“水谷气”是饮食物中的能源物质，“脾气”运化津液，意味着能源物质的转化过程。“脉道不利”，是基于脾统血，气为血帅，气行则血行，气虚则脉道不利。

（二）脾主运化

“筋骨肌肉，无气以生，故不用”的气当是机械能来源于化学能的能源物质，它存在于津液，脾气则是对津液的运输和转化功能。

模型动物血红细胞膜的COA受体发生变构，膜上唾液酸和ATP含量降低，提示红细胞膜离子交换功能异常，可影响气体的正常交换，导致红细胞内部CO_2和O_2的正常交换障碍。

模型动物血清Zn和Fe明显降低，将影响一些酶的活性。血清亮氨酸氨基肽酶活性显著降低，反映蛋白代谢特别涉及必需氨基酸转换的利用方面。模型动物外周血淋巴细胞激活试验及E-玫瑰花形成试验表明：免疫功能显著降低，它们的胸腺、脾脏、淋巴结的重量下降。血清IgG及CIC含量降低，溶酶体酶中的β-葡萄糖醛酸苷酶及溶菌酶含量降低。其唾液的分泌型IgA含量呈上升趋势，血清淀粉酶活性增高，则属于代偿性的反应。

模型动物血小板形态呈五角形或不整形，其周围长短突起粗细不等，对照组呈圆形有微小突起，治疗组恢复为圆形或椭圆形无突起。临床脾不统血病人与正常人比较：出血时间明显延长，毛细血管脆性明显增加，血块收缩不良，血小板黏附力和聚集力下降，血小板形态不规则，或肿胀或变薄。

脾运化津液，化生气血，脾旺则不受邪。上述红细胞、淋巴细胞、血小板以及一些酶和免疫球蛋白和Zn、Fe含量等变化，都可视为津液这个液床稳态环境的重要内容，涉及生物能学和免疫学方面的内容。

模型动物胃黏膜上皮糜烂破溃，十二指肠小肠微绒毛顶端破损脱落，透射电镜可见纵断面微绒毛膨大或缩小，表面细胞衣结构大部分消失，横断面显示微绒毛粗细不等。

基于肌肉运动和胃肠道黏膜细胞的高更新率，对能量和蛋白代谢的高需要；脾气虚失运，能量和蛋白代谢包括酶活性低下，对肌肉和胃肠黏膜上皮和微绒毛不断更新的影响将特别突出，表现为以肌肉为基础的肢体运动和内脏生理功能的低下；胃肠黏膜上皮修复再生能力下降，包括微绒毛顶端上皮破损脱落，既是能源物质代谢降低所致，又反过来影响对营养物的消化吸收，脾病则胃亦病，互为因果构成病理循环。

（三）脾以准节为功

上述模型经复健治疗后证明大多能恢复正常，包括微观层次上的结构和功能，意味着消除致病动因，恢复正常生活，“食饮有节，起居有常”，再佐以健脾益气方药，使体内固有的代谢调节正常化，恢复内环境的自稳态。健脾益气治疗效果在大动物显示优于自然恢复组，在大鼠则治疗组虽有优于自然恢复组的趋势，但差异不甚显著，可见机体的自愈机制是主要的。治疗只能是在自愈机制，即人体自稳态调节机制基础上才得以实现疗效。中医基础理论研究的根本任务，正是在于不断揭示机体调节抗病的自愈机制，并以此作为选择条件区分利害的科学根据。病为本而工为标，正为本而邪为标。治病必求于本，就是以病人的正气为本，“标本相得，邪气乃服”。反之离开机体正气自愈机制这个本，“标本不得，邪气不服”，医药治疗手段将转化为致病因素而制造疾病。

脾气主升清，故“脾虚忌下、降、泄、破气”（《本草经疏》）。脾气以准节为功，故饥饱劳倦伤脾，机体依靠稳定的物质能量信息流才得以存在，“升降出入，四者之有，而贵常守，反常则灾害至矣”（《六微旨大论》）。饥饱失节则伤胃，我们观察单一饥饱失节大鼠模型的全血5-HT含量、十二指肠和回肠嗜银细胞密度比对照组明显增高。5-HT可抑制胃肌收缩和基础胃酸分泌，减少小肠吸收量及促进小肠运动，这可能因饥饱失节即输入的巨涨落，破坏脾气的稳态动力定型。脾气是一种功能模型，N·维纳指出：“整个系统存在着一个虚的调节器，这个虚调节器分布于整个系统，不能在系统的任一特定部分找到，认识到这一点是有意思的。”我们对脾胃学说和脾气的研究中，要把新的微观层次的观察所得，放到整个负熵流过程和液床稳态，即“升降出入而贵常守”的系统网络中去理解，不断丰富“脾为后天之本”的各级层次的内容；因为，当代科学的研究主题，正是在于揭示系统自稳自组织的原理。

本文发表于《脾虚证候发生机理的研究论文汇编》1989年8月

49. 肝郁气滞血瘀的临床和实验研究——鉴定会上的发言

我受所领导和课题组委托，作一简短的介绍性发言。我们所是一个单位，两块牌子：中心实验室和基础理论研究所。1980年中心实验室成立，第一届中医理论研究思路方法研讨会召开，与会专家前来中心实验室参观指导，并热诚建议应尽快把中心实验室建成中医基础理论研究的中心基地。在各级领导和各方面专家的关怀支持下，中医基础理论研究所于1985年成立。

我们牢记了：发展中医理论体系，发展中医实验科学的建所宗旨。遵循中医理论研究，一要坚持，二要发展的研究方针。一要坚持中医理论，就是要对千百年来无数实践中，提炼概括而形成的中医理论认识成果，完整准确地把握它，并用以指导新的防治实践和科学实验。二要发展中医理论就是要坚持实践以及它的实际效果是检验真理和唯一标准，不断用新的防治实践和科学实验的成果，去充实和发展中医理论。

中医基础理论，是中医学关于自己研究对象的理论模型，是人与环境相互作用中健康和疾病互相转化过程和人体功能模型。建所以来，我们主要从以下两个课题领域进行了初步的理论和实验研究：

其一是从“肝为将军之官”的功能模型概念，“肝藏血，主疏泄，喜条达”是它的生理学基础。

其二是从“脾为后天之本”的功能模型概念，“脾主运化津液，化生气血，周养身形，灌溉脏腑”是它的生理学基础。根据上述的理论认识，确立两大课题领域的理论前提和思路假说。

今天汇报的是关于“肝郁气滞血瘀的临床和实验研究”。参加这一工作的有7个学科的11位正副研究员，领导了5位硕士、8位学士、18位中高级技术人员共同完成的。

本研究并不着眼于追求特异性指标，而是积极利用现代科学实验和观测技术方法，以丰富中医理论概念的现代观测内容。

本研究是“七五”国家攻关课题，是在已有的关于“血瘀证和活血化瘀”研究成就基础上，着重研究肝郁引起的气滞在血瘀证发生的作用机理。根据中医理论，肝者将军之官，藏血而主疏泄喜条达；情志不舒则生郁，肝郁而失其条达之性则气滞，气滞而失其疏泄之功致血瘀，建立本课题的理论前提和思路假说。

本课题的临床选择，是高血压病、冠心病和胃溃疡病而具肝郁证的病例，相应建立了肝郁证的辨证标准；治疗应用柴胡疏肝散，以便观察疏肝理气方药对血瘀证的治疗作用。

本课题的实验设计，摒弃了“中毒性肝炎”的模型和思路，创制了“怒伤肝”的情绪应激性实验动物模型，建立了以血管运动功能紊乱为中心环节的气滞理论假说，上连情志因素所致的肝郁，下连血凝机制变化的血瘀。应用了国内外较先进的实验技术，如交感特异通路电生理技术，血管内皮细胞离体培养技术。进行多学科、多层次地系统观测和综合研究。

本课题研究的血瘀，是气滞所致的血瘀，气滞是肝郁引起的气滞。肝郁不是肝实体器官的中毒性损害，而是情志异常所致的高级神经活动紊乱。肝郁引起的气滞，是情志异常引起的机体应激性反应；其第一层次是交感性中枢及其外周特异通路的调节性反应。其中间环节一方面表现为：是心血管功能变化，特别是外周阻力血管运动功能紊乱，导致微循环障碍和血管内皮结构改变；另一方面是交感肾上腺系统反应，神经体液调节异常，导致血小板形态异常。气滞的基础层次表现为：血管内皮细胞和血小板的功能变化，PGI_2 减少和 LPO（过氧化脂质）增多，造成 PGI_2 与 TXA_2、cAMP 与 cGMP 之间的平衡失调。血瘀则是上述诸因素的综合影响，造成血液的浓、黏、聚，或呈高脂混浊状态，或由此而导致渗血出血。

肝郁气滞血瘀导致免疫功能紊乱，不仅可因肝郁通过肾上腺内分泌系统引起功能紊乱；而气滞血瘀使局部微循环和血液流变学的改变，也将使局部防御能力降低。因此，肝藏血，主疏泄喜条达，正是执行“肝为将军之官”的防卫功能的生理学基础。

病理现象是生理功能的放大，病理表现是认识生理规律的重要角度，透过病理去揭示生理机制，是本课题的研究方向。透过肝郁气滞血瘀的研究，揭示“肝藏血，主疏泄喜条达”，是“肝为将军之官”的生理基础；而“百病皆生于郁”的病机，主要是由于气滞血瘀的流通调节障碍。实验结果初步证明了理论前提的思路假说，而理论前提所确立的研究方向，又初步保证了本研究的整体水平及其配套性。

我们建所时间还短，中医理论研究难度大，我们又是理论研究方面的新兵，工作还很粗，敬希各位委员、各位专家批评指导，为把中医基础理论研究导向正确轨道和推向更高层次而努力。谢谢各位！

1991 年 1 月

50. 用新的思想观点继承发扬中医学

振兴中医，发展中医学，取决于中医学自身的适应性功能、选择性功能、自治性功能三方面的发展和提高。

作为一门医学的本质功能，首先是它对社会的贡献度。而社会对医学的需求是：人们对保持和增进健康的需求，对重大疾病的治疗要求，以及防止医药转化为致病因素，和降低昂贵的医疗费用等。

90 年代我国卫生工作三大战略重点是：改善农村卫生，加强预防保健，继续振兴中医药。中医学的发展，必须能够在农村卫生工作、提高人民健康水平方面，为贯彻预防为主的方针服务。农村卫生工作包括了：第一次医学革命和第二次医学革命的双重任务，而预防为主还存在着第三次医学革命的需求，即从以疾病为对象的预防思想，转移到积极的健康的医学，即自我稳态的生态医学的任务。

对抗疗法，当今人们常称之为现代医学、西方医学，或科学的医学。WHO 编著的《传统医学与卫生保健》一书中指出："传统医学这个词含义相当模糊，它泛指：在正规医学，现代医学、科学医学、西方医学，即对抗疗法应用于保健之前，业已存在的、古老的、并与一定文化有关的医疗手段。"指出："传统医学是注意机能整体性的，而现代医学只注意疾病。"

20 世纪上半叶，针对传染病的第一次医学革命，西方医学在病原生物学诊断和抗生性化学疗法取得成就的同时，中医学由于在病原学诊断和直接对抗性治疗方面相对薄弱而被贬为不科学。

20 世纪下半叶，针对心身性疾病为主的第二次医学革命，西方医学由生物医学模式，开始提出向生物-心理-社会医学模式的转变。在西方又出现了针灸热、气功热、中药热、中医热现象。第一次和第二次医学革命，还都是以疾病为对象的、在发展疾病分类学诊断基础上，发展相应特异的直接控制的对抗疗法的努力。但其任务并未完成，感染性疾病已由病毒性感染和自体性感染占主要地位，而耐药菌的卷土重来，多元抗药导致有效药物的加速淘汰，抗生性化疗进一步加速病原变异，制造出更多新的病原和新的病种。对于机能亢进的病理现象，在受体水平上通过相应的受体阻滞剂以纠正病理，一方面因需持续给药加重对药物的依赖；另一方面又因受体超敏，纠而不正，加重病情和机体的抗药。至于追求直捣病所的化学方法，使大量抗原长驱直入，导致抗原负荷过重和免疫应答错误，使免疫超敏和自身免疫病大大增加，进一步发展成免疫缺陷。

西方医学已发展成一门以研究疾病及其对病因病理病位的认识，来决定其防治行为和效果评价的医学。而中医学是一门积极的健康的医学，它的健康观是"正气存内，邪不可干"，它的治疗要求是"病（人、正气）为本，（医）工为标，标本相得，邪气乃服"，并不要求邪的彻底消灭，因而是一门追求自我稳态的生态医学。中医学养生莫若知本和治病必求于本的根本任务在于：对人体正气的自稳调节和抗病反应的内在动力的努力发掘和提高，依靠内环境稳定以抵抗疾病胜于治疗疾病。

因此，继承发扬中医学，应当努力发掘加以提高的，正是应当属于中医学这种对人体在长期进化发展到最高级的，自稳调节和抗病反应机制的认识成果和实践技术手段上。这样才有可能真正提高中医学的适应性功能的贡献度。因为它致力于顺应和调动人体自身的调节和抗病能力，更倾向于自然的、经济的、无公害的要求，更注意精神心理的主导作用，更重视完整人体的个体特点。

原文发表于《健康报》1993 年 11 月 12 日第二版

51. 提高主体选择吸收利用能力

振兴中医，发展中医学，必须通过不断提高中医学主体选择性功能，才能实现提高中医学适应性功能，以达到在养生治病方面作出新贡献的目的。

医学研究的是关于"天人之际的健病之变"，即把人在其与环境的相互作用中健康和疾病互相转化的过程，作为自己的研究对象。

环境因素对人体健康的影响，可称之为“四时之化，万物之变，莫不为利，莫不为害”。在医学领域的首要问题，是要识别环境的利害药毒。化害为利以帮助人体保持健康、增进健康，是中医学的养生之道；化毒为药以帮助实现由疾病向健康转化，是中医学的治病之道。

化害为利以养生，化毒为药以治病，是医学的本质功能，是医学的能动性及其功能水平发展的主要标志。这是医学对环境因素主体性选择和吸收利用能力的集中体现。如果一门医学，不识利害药毒，或者化利为害损害人的健康，变药为毒反而添加新病，制造药物病或医源性疾病，是医学的最大错误。

作为医学对象的人，既有自然属性，更有社会属性；人的健病之变的环境因素中，既有自然因素，更有社会因素。因此，医学的发展，必然要同时吸取同时代自然科学和社会科学的成果。中医学在历史上就是这么做的。近代西学东渐，中医学的发展模式中，自然地增加了关于中西关系的内容。邓小平同志指出：“无论是革命还是建设，都要注意学习和借鉴外国经验。但是，照抄照搬别国经验、别国模式，从来不能得到成功，这方面我们有过不少教训。”这段指示也适合于中医学的发展模式。

中医学养生之道的实践，提出了“养生莫若知本”的认识要求；中医学治病之道的实践，提出了“治病必求于本”的认识要求。养生知本和治病求本的诊断要求，其根本就在于找出具体识别利害药毒的科学根据或价值标准。在医患关系中：是病人为本，医工为标；在正邪相争中：是正气为本，邪气为标；在形神统一中，指出：上守神，粗守形。明确人体正气这个“神”的自稳调节，是人体内在的自我抗病保健的动力目标系统，是中医学的诊断对象。因为人体自稳调节及其防卫抗病能力，是保持和增进健康的根本动力，是实现由疾病向健康转化的根本原因，因而是养生治病之道的依靠对象，也是具体识别利害药毒的科学根据。顺之者工，顺之者治，顺之者生；逆之者乱，逆之者死，逆之者毒。养生治病之道，道法自然，顺乎自然，也就是尊重人体自组织、自适应、自调节、自稳态的动力目标系统自己的轨道。什么叫治疗，即无论用什么方法，只要能帮助人回到自我实现的轨道上来；什么是养生，即无论什么方法，只要能帮助人沿着他的内在本质指引的轨道发展。

当代中医的历史任务，就在于为了更好地实现主体性开放；而努力于主体性建设，才能更好地提高中医学的适应性功能和选择性功能。

本文发表于《健康报》1993 年 11 月 19 日第 2 版

52. 积极的自我稳态的生态医学

振兴中医、发展中医学，具体方向是什么？

百余年来，先后提出的中西汇通、衷中参西、中医科学化、中医现代化、中西医结合、多学科研究中医等方案设想，都是着眼于如何正确处理中西关系的方法问题。

在历史早期，中医学的产生无疑首先是以疾病为对象，致力于认识疾病和治疗疾病，寻找病因和与之对抗的疗法。后来，人们对医道提出更高的要求——“上工治未病”。对医学和医生的水平高下评价是：“上医医未病之病，中医医欲病之病，下医医已病之病”；“上医医国，中医医人，下医医病”。高明的医学和医生，应当能从国家社会自然环境方面解决人的身心全面健康问题；一般的医学和医生，也应当从人的生活方式和思想情绪层次，预防易患疾病的发生；只有下等的医学和医生，才仅仅把治疗已发生的疾病当作医学的根本功能。

阿维森纳（980—1037）的《医典》称："医学是科学。医学就是如何维护健康的技艺和健康丧失时使之恢复健康的技艺。"这个医学定义立足于健康，而不是立足于疾病来揭示医学，避免了把医学仅囿于疾病的狭隘观点。

中医学研究"天人之际的健病之变"在健康与疾病的互相转化过程中，包括3个问题：识病求本，即诊断要找出疾病的本质，病理变化的性质，定位和原因；治病求本，即诊断要揭示由疾病向健康转化的内在动力学原理，作为选择治疗方法的根据；养生知本的诊断要求是揭示人体保持健康和增进健康的"内在动力目标系统"的特点，依此来作为具体识别环境利害的价值标准。

中医学把健康和疾病都看成是正邪相争的过程，区别在于：健康状态是由于"正气存内，邪不可干"，疾病状态则为"邪之所凑，其气必虚"。医生的治疗如果抓住了"病人正气"这个本，如此"标本相得，邪气乃服"。即健康时不等于没有邪，治愈疾病也并不要求彻底消灭邪，只要"邪不可干，邪气乃服"即可，这是一种生态平衡。

中医学以健康为对象，以追求人的心身健康的全面发展为目标，是一门积极的自我稳态的生态医学。它是用这样的理论方法提供医学服务和体现医学的功能的。振兴中医，继承和发扬中医，就是要坚持这个方向。

本文发表于《健康报》1994年4月1日第二版

53. 医学的目的与对象问题

一

医学和哲学，都是"究天人之际"的关于人的自我认识的人学；"知人者哲"、"自知者明"，医学是一门关于人的健康的自我认识的智慧学，是关于"究天人之际，通健病之变"的一门学问。

增进人的健康和减少疾病危害，是医学的基本职能。作为一门学问，医学怎样提问？问什么问题？怎么学法？向什么学习？中西医学在"医学目的"上的分野，就是源于在医学的"目标对象"的不同选择。中西医学在"医学方法"上的分野，则是基于其在医学的"观控对象"上的不同选择。而中西医学在"医学理论"上的分野，是由于不同的哲学背景，不同的世界图景，在实践论和认识论问题上不同的侧重，因而导致不同的"认知方向"和任务所致。

二

西医学的选择，是以疾病为研究对象；"识病必求于本"的本，是寻求疾病的本质，作为其认识和实践的目标对象。从而使西医学成为一门以研究疾病及其对病因病理病位的认识，来决定其防治行为和效果评价的医学。由此，致力于发现和确诊疾病，是西医学诊断认识的目的；努力去征服和消灭疾病，是西医学预防治疗的实践目的。

西医学是西方的哲学传统同近代自然科学成果相结合的产物。西方哲学的构造性世界观及其寻求事物本源的传统，决定了它的溯因分析认识论的认知方向，是向后、向下、向外去回答关于“物”的从何而来或“形”的如何“成”的所以然之“理”；是回答：“形成”这一现状的历史，这一现象的本质，这一结果的原因，这一结构的实体要素，这是一种关于“物的形成”之理的科学观、理论观和知识论。

古希腊以希波克拉底为代表的学派，摒弃了神学的解释而力求在自然界和人体内寻求疾病的原因。14世纪开始的文艺复兴，意味着古希腊文化的复兴，开始把疾病的理解置于人体病理的基础上。19世纪初开始的基础医学研究，就是在力求寻找疾病的原因和有效的疗法，研究疾病发生和药物作用的机理。

由于现代科学发展过程中，是物质科学领先于生命科学；近现代自然科学是以物理学为先导的以数理化为基础的、非生命的物质科学发展史。物质科学为生命科学和生物医学提供了学理基础和研究手段，它的微观实体本质论和受控实验方法论，推动观测技术手段的发展，使研究对象的观测内容得以向微观层次不断地深入。由于它在非生命物质科学领域中取得了成功，从而使溯因分析认识论的认知方向和任务，在自然科学中居支配地位。西医学借助自然科学的观念和技术，使其对疾病本质原因这个目标对象的探求，从器官向细胞、分子、受体、基因等层次深入，并在相应层次上寻求消除病因、纠正病理和清除病灶的原因疗法和对抗疗法，研制相应的化学单体作为其药物研究的目的。“识病求本”的溯因分析认识论，寻求疾病的本质作为西医学认识和实践的目标对象，由此发展了以病因病理病位为基础的疾病分类学知识体系。医学进步的标志，也就表现为对疾病本质认识和相应对抗疗法的技术上的进步，也就是医药高科技。而对抗疗法也就成了西方的科学医学、正规医学、现代医学的特色标志。西医学作为一门学问，提问的方向是：疾病（包括症状体征和化验指标）从哪里来？是什么原因引起的？是向物质科学学习，学习它的微观实体本质论基础上的：溯因分析认识论和受控实验方法论。

追求精益求精地发现和确诊疾病及其对抗疗法的高技术，是医疗费用日益昂贵的主要原因。费用昂贵加剧了医疗服务的社会分配不公。更主要的内在危机在于：医疗效果在整体水平上的下降和反目的效果。例如：在消除病因的治疗上的“压而不服”，抗菌抗肿瘤等治疗出现的“多元抗药”现象，加速病原变异和药物淘汰，制造新的病原和新的疾病。在纠正病理上的“纠而不正”，在受体水平上出现“受体超敏”，减药就反跳，持续给药加重对药物的依赖；受体超敏实为加重了病情，增加了慢性变和复发。清除病灶的长驱直入地直指病所，增加体内的化学污染和抗原负荷，导致免疫超敏和自身免疫病的增加。这些药源性疾病本质上都是属于医源性疾病，当代医疗危机被归结为“针对疾病”的“技术统治医学的长期结果”。或认为现代医学“只是解决特殊问题的进程，而这些问题还没有很好的目的或规范”。看来，引进物质科学高技术所迅速扩展的微观世界图景，还来不及消化整理和聚合到医学的根本目的和本质历程上来。不能怪技术统治医学，而要责之医学还缺乏驾驭高技术的医学指导思想，现代医学需要“建立朝向独立的规范化目标的运动”，不能把医学仅限制在认同物理学化学层次的规律而已。

三

中医学的选择，是以健康为实践目的；“治病必求于本”和“养生莫若知本”的本，是寻求人的内在的健康的动力，作为中医学认识和实践的目标对象、医药手段的依靠对象、养生治病的发展对象，从而使中医学成为一门：以追求人的心身健康及其对人的健康动力的认识，来决定对环境利害药毒的选择，以帮助养生治病实践和效果评价的医学。由此，致力于努力发掘和发展人的健康动力，谋求人的心身在与自然社会环境相互作用中的和谐共演发展，是中医学的根本目的。因为在中医学看来，人的健康目标或状态，是一种“正气存内，邪不可干”的自我稳定的生态平衡。“正气”是人的健康动力，是人的自稳调节；因此中医治病之道是一种恢复生态学，而中医养生之道是一种发展生态学。

中医学是中国的哲学传统同几千年来养生治病实践经验相结合的产物。中国哲学的有机论发展性世界观及其“务本论道”实践论的传统，决定了它的目的动力认识论的认知方向和任务，是向前、向上、向内的回答：“人”的实践向何处去和对象目的性行为的动力学根据及如何“通变和合”之所以然的“道”；是回答：人的实践目的，对象整体行为的目的性特征及其内在的动力学根据，以为选择环境条件的价值标准。这是一种“究天人之际”的人的实践活动的道路的道理。

“君子务本，本立而道生”，“本”在这里也是指“道”的向何处去的目的；“大学之道，在止于至善”，要求“止于至善”的目的。怎样才能实现目的以及实现什么样的目的？首先是实践的目的应该也是对象自身的目的，因此实践之道要学习对象的目的性行为的动力学根据的目的性特征，这叫做：“道法自然，得道者多助。”因为中国哲学的自然观，是一种有机论的自组织的世界观：“升降出入，无器不有，故器者，生化之宇；器散则分之，生化息矣。”（《素问·六微旨大论》）王冰注：“器，谓天地及诸身也”；这就是说，每个个体都是“升降出入”的主体性开放系统，是主体性升降的出入开放系统；都是“生化之宇”的自组织系统，是主体性升降的自组织系统。明确对象是主体性开放的自组织系统的主体地位，这就是“正其谊，才能谋其利”。明确要学习对象是自组织系统的主体性开放的“道法自然”，才能称得上“明其道，而能计其功”。在中国哲学的有机论世界观看来，“究天人之际”的人的实践活动之道，是一种对自组织系统的组织行为；“道法自然”的目的，应该帮助对象实现和发展其自组织能力，而不是用人的实践的组织行为去代替对象的自组织能力。“用药的最终目的是为了不再用药。”

中医学务本论道是通过其标本观念的展开而不断深入的，强调了“知标本者，万举万当；不知标本，是谓妄行”（《素问·标本病传论》）。

在医学与其对象的相互作用中，医学的研究对象为本，医学的理论方法为标。

医学的学科对象是：天人之际的健病之变，也就是：人这个主体性开放的自组织系统，在与环境利害药毒的相互作用中的健康和疾病互相转化的过程。天人之际的“际”，即相互作用的界面应定位在哪里？中医学把它定位在人的整体边界，从而保证了人在个体水平上的整体性，保证了完整的人在进化序列上高于环境万物的主体性的主导地位。由此人为万物之灵，在人天关系上，在天人之际中：人为本，天为标。于是，以人的健病之变为本，环境利害药毒为标，即环境的利害药毒的价值判断，必须以人的健病之变为其判断根据。

在人的健病之变中，以人的健康目标为本，疾病过程为标。

在医学的功能上，以实践为本，认识为标；实践决定认识的方向和任务。

在医患关系中，病人为本，医生为标；医生的诊断治疗必须符合病人实际并依此为依靠对象，如此则“标本相得，邪气乃服”，否则反之，或因“代化”、或因“违时”，则“标本不得，邪气不服”。

诊断认识中，无论是健康或疾病，它们都是正邪相争的过程，区别在于：健康状态是由于“正气存内，邪不可干”，不是由于没有邪的存在，只是由于人的正气的自稳调节为主的健康动力的正常存在，“邪”不能干扰破坏正气所维持的整体和谐稳态。疾病状态的“邪之所凑，其气必虚”；认为：“一切邪犯者，皆是神失守位故也”。因此，诊断认识在关于正邪相争中：以正气为本，邪气为标；在关于神形统一中，则是上工守神，而粗工守形。

养生之道中，以“神机”为本，“出入”为标。

治病之道中，以“病机”为本，“药治”为标。

强调上工治未病，以养生为上，治病为下，即“上医医国，上医医未病之病”，从国家社会的整个自然环境上谋求大众的健康，神农氏的“令民知所避就”（《淮南子》），意味着医学知识应该将环境利害药毒的“知所避就”普及于大众。“中医医人，中医医欲病之病”，中等的医学也应该着眼于人的精神情绪和生活方式，预防那些“欲病之病”。“下医医病，下医医已病之病”，医学不能仅仅局限为只是治已病之病的“下医”。

养生知本，以正气为本，邪气为标，即以人的正气的健康动力为目标对象、依靠对象和发展对象。治病求本，以病人为本、正气为本，即以病人的正气为目标对象、依靠对象和发展对象。养生知本和治病求本的寻求人的正气的健康动力，使中医学走向关于人的健康的自我认识的智慧学的正确方向，走向追求人的内环境稳定以抵抗疾病胜于直接对抗以治疗疾病的发展道路，走向以发展人的健康动力谋求与环境和谐共演的发展为目的的方向发展。

四

医学是人学，医学向何处去？向着自己的对象本身学习，向着地球上有机生命体最高形式的人学习。人体为“升降出入”的主体性开放系统，作为“生化之宇”的自组织系统，人的整体边界屏障功能的出入信息和全息效应，是中医学的“观控对象”的“证”。体内物质能量信息流的载体：“气血津液”流通自组适应功能的“气机”，是中医学的“中介对象”。机能亢进的“正祛邪”抗病反应的“病机”，是中医学的“服务对象”。“五脏阴阳”网络稳态演化调节，是中医学的“目标对象”。中医学的诊察对象和目标对象是不同一的，前者是“视其外应”的出入信息，后者是“以知内藏”的自稳调节；诊断由“粗守形”上升到“上守神”，是对自稳态调节的把握。中医学的作用对象和目标对象也是不同一的，前者是整体边界屏障功能，后者是自稳调节下的自组适应和抗病反应。观控对象和目标对象的不同一，正是尊重“天人之际”的本然，也为间接调节动员的前体疗法提供了可能，而不是直接对抗的状态控制。而直接对抗的状态控制，正是受控实验方法论的把对象只看作是“他律”的受控系统，而不是自控的自组织系统。医药的反目的效果的根源，就在于直接对抗疗法遗失了医学实践的“依靠对象”所致。

医学的目的的反思，未来的医学向何处去？医学的基石应该如何铺？根本的是把寻求人的健康动力为医学的目标对象、依靠对象和发展对象，才能更好地为人类的健康目的服务。

原载《医学与哲学》1995（11）：561

54. 和而不同，超越包容——记中医基础理论研究所

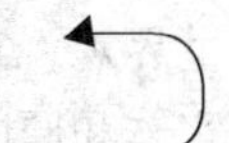

中国中医研究院建院30年才成立基础理论研究所，在全院是最晚的。

这是因为对中医理论争论较多，被认为不科学，或称中医没什么理论，只是用药经验而已。

胡适说过："西医能说出他得的什么病，虽然治不好，但西医是科学的；中医能治好他的病，就是说不清楚得的什么病，所以中医不科学。"因为所谓的科学理论，是要回答"病从何来"的溯因分析认识论要求的科学和理论。

根据中央1978年56号文件精神，在卫生部领导关怀下我院筹建中心实验室，调集各学科人才。1979年在广州的自然辩证法研讨会上，我发表了中医基础理论从根本上说是关于人的心身相关整体自稳态调节的理论。因为在中医学的标本观念中，天人之际是："以人为本，环境因素为标；人的正气为本，环境的利害药毒为标。"人的形神统一中是："上守神，粗守形。"

1980年中心实验室正式成立，在院长季钟朴领导下，召开了全国中医理论研究思路方法讨论会。与会专家一致建议在中心实验室基础上积极筹建基础理论研究所，并提出证的动物模型问题，可以向中兽医专家学习借鉴。会上我提出辨证诊断的"正虚、邪实、传变"三要素的关于"症"的理论模型，随之被聘为客座研究员。

1983年初，我奉调从北京医学院来到中心实验室，院领导多次组织关于中医基础理论研究所的建所论证。从30年代初以来，西医辨病，中医辨证，已成为共识，因而"证"的研究成为中心内容。然而囿于以疾病为对象的疾病分类学认识路线，中医界也把证当做只是疾病的外证，辨证是求疾病的本质；认为"病"反映全过程的本质，"证"只是阶段性的本质，从而导致证从属于病。"证"的现代研究，按照客观化、定量化的要求，以找到特异的微观检测指标为研究目标。于是论证中一种意见认为：中医没有什么基础理论，"证"只是临床理论，"证"的研究只需要在临床进行，不必成立基础理论研究所。

1983～1985年间中心实验室在内部开展学术活动，从最高层次的理论研究回答中医向何处去，基础研究回答什么是中医基础理论，实验研究集中在探索证的动物模型。其间我先后发表了"中医学研究与中西医结合"、"阴阳自和稳态模型"、"加强中医研究、发展中医学术"等论文。

1985年4月经领导批准正式成立基础理论研究所，其宗旨是发展中医理论体系和发展中医实验科学。即建立基础理论所，以加强中医基础理论研究，是为了发展中医理论体系，需要建立发展中医实验科学。1986年先后召开"证"的研究全国会议和国际会议，提出中医基础理论是中医"辨证求本"目标对象的理论模型，是中医养生知本和治病求本的认识成果。回答什么是证，是什么的证；辨证是辨什么，辨向何处去；求的是什么本等问题。深入进行中西医学的比较研究，从各自的研究对象和实践目的、思维方式和价值观

念，目标对象和理论模型、技术方法和疗效标准等进行考察，以便进一步理解中医药研究为什么要遵循中医理论体系和保持发扬中医特色。

我的学术生涯中有30年是在北京医科大学度过的，从而使我初步认识到，西医学是一门以研究疾病及其对病因病理病位的认识来决定其防治行为和效果评价的医学，它是西方哲学的传统同近代自然科学相结合的产物。西方的哲学传统旨在寻求事物本原的构造性世界观，它的溯因分析认识论的认知方向是：向后、向下、向外，回答事物形成的结构、实体和原因。近代自然科学的微观实体本质论和受控实验方法论，都是基于上述观念的必然结果。在医学上的诊断认识，旨在回答“病从何来”的病因病理病位。它的诊察对象、判断对象、作用对象、目标对象这四者是同一的，并随着观测技术的进步，逐步向微观层次进军，已达到细胞、分子、受体、基因的水平。从而决定其防治行为，是向着特异性定位的消除病因和纠正病理的对抗疗法和原因疗法深入。西医学的基础理论就是关于疾病本质的理论，由此构建其疾病分类学的诊断和防治技术体系。

中医学是中国哲学传统同养生治病实践经验的长期积累相结合的产物。中国的哲学传统是实践论意义上的“道”，回答实践向何处去和走什么路，依靠什么和利用什么。实践规定的认识方向和任务是：向前的目标模式，向上的整体功能，向内的动力学根据。中医辨证求本的认识任务，主要是回答养生知本和治病求本的目标对象，中医基础理论是养生知本和治病求本的认识成果。辨证求本“视其外应，以知内藏”，它的诊察对象和判断对象是不同一的。“视其外应”是关于人体边界上有关健病之变的出入信息的“证”，人的整体边界是天人之际相互作用的界面，从而保证人在个体水平的整体性，保证人作为主体性开放的复杂系统的主导地位。环境的利害药毒作用于此，人们主体性反应表现于此。因此“证”不仅是中医诊察对象，也是养生治病手段的作用对象，举凡针灸、推拿、捏积、刮痧、拔火罐、膏贴以至气功导引，药物内用，无不作用皮肤黏膜人体边界。中医学的作用对象和目标对象也是不同一的，是利用界面效应以“疏其血气，令其调达，而致和平”的间接调节的前体疗法，保证了对人这个复杂系统主体性的尊重，也符合天人之际的本然状态。

西医基础理论是关于疾病这个目标对象本质的实体模型。中医基础理论是关于养生治病实践的依靠对象的理论模型，是自稳调节功能目标决定论的内在动力学根据的理论模型，“视其外应，以知内藏”的辨证求本，是从“粗守形”到“上守神”的把握，是关于人体内藏“正气”的自组适应稳态演化调节机制的理解，中医基础理论是功能模型概念。

基于上述初步认识，提出课题领域的选择策略是：“旁开一寸，更上一层。”在原有的关于脾虚大黄模型与党参研究、血瘀证与丹参的活血化瘀研究基础上，经全所集思广益，扩充成为两个研究方向，即肝血风瘀与适应机制、脾津痰湿与稳态调节。从中医理论已有的思想资料出发，形成工作假说：肝为将军之官的防卫适应功能，以肝藏血主疏泄调达的功能为基础；在抗病反应中，风为百病之长之始，百病皆生乎郁，进而都要发展为血瘀证。脾为后天之本，是基于其“转味而入出者也”的功能，“转味”作用为运化津液，化生气血、灌溉周身的自组织过程；“入出”作为屏障功能，对外部非我主体性选择吸收利用来自组织成为自我，又不断将代谢产物的非我及时排出以保证自我完整的稳态。动物模型遵循老专家的建议，向北京农业大学中兽医系教授学习，开展大动物驴的造模研究，并与小动物并行观察。按中医病因学原理，用饥饱劳逸为主制造脾气虚模型，用情绪应激制造肝气郁模型。实验观察设计，侧重脾主运化，脾主肌肉，脾统血和脾旺不受邪，在物质能量代谢和屏障免疫功能的变化；肝藏血主疏泄功能，在应激情况下与血管运动功能有关因素的观察。这些研究先后获卫生部和国家七五攻关课题中标，全所同志积极性高涨，各种动物模型研究的探索、造模和治疗药物的质量控制，实验观测指标的综合应用，从而使中医原有功能概念充实，丰富了现代观测内容，并先后被评为部级成果一、二、三等奖。

中医基础理论是养生治病实践规定的认识方向和目标对象的功能模型概念，它以丰富的实践经验为基础。21 世纪将是生命科学的世纪，当前有关神经网络、内分泌网络、免疫网络、代谢网络及其相互间的关系，以及关于膜学研究的进展，将会进一步有助于为中医基础理论研究提供思路和方法。而中医基础理论自身的系统化整理和现代化语言阐释工作还有待于加强。更重要的还需要面对当代医学难题，例如如何避免因多元抗药和受体超敏导致药物加速淘汰，如何防止因长驱直入导致自体免疫病的增加等重大难题来发展中医基础理论。因为中医学辨证论治的本质是“恢复”生态学，辨证养生是“发展生态学”。所以中医学就是一门以人体正气的自组适应稳态演化调节为目标对象，对之努力发掘和加以提高的动态的动员医学。

本文原载《难忘的四十年》1995 年 12 月，为基础理论研究所建所经历而作

55. 根本在于自立自强自主创新——《中医存亡论》代序

由中华文化土壤培育出来的中华医学，以其实践的几千年持续积累和理论的高层次解释能力，以其卓越的养生保健功能和稳定的临床疗效，卓然自立于世界医学之林。这是自主创新能力的体现。

君子务本　返本以开新

医学产生于人类的动机，是人类有目的性的实践活动。几千年来，医学总是同人类最崇高美好的理想相结合。无论是人类医学、畜牧兽医学和植物病虫害防治学，都是直接和间接地为人的健康服务的。

医学还如同哲学一样，都是属于为着人的自我认识发展的“人学”；医学是一门“究天人之际，通健病之变，成医家之言”的健康智慧学。因为医学的对象领域，不仅仅是疾病实体，而且是关于：人体作为一个主体性开放的自组生成演化系统，在其与环境的利害药毒的相互作用中，表现为健康和疾病互相转化的过程。医学通过人与环境相互作用的有关出入信息，去认识人的“健病之变”，也由此来具体识别环境的利害药毒。医学利用环境因素作为医药手段，通过与人的相互作用去实现其养生治病的功能目的。因此，如何正确识别环境的利害药毒，是医学的首要问题。

八千多年前，相传的神农时代，“始尝百草，始有医药”（《史记·三皇本纪》）。因为“时多疾病毒伤之害，于是神农乃始教民播种五谷……尝百草之滋味，水泉之甘苦，令民知所避就”（《淮南子·修务训》）。这是医学的首要功能。

无数事实使人认识到，环境因素的“四时之化，万物之变，莫不为利，莫不为害”（《吕氏春秋·尽数》）。医学和医生的根本职责，就在于“聚毒药以共医事”（《周礼》）。

能动地化害为利以帮助养生，化毒为药以帮助治病，是医学的基本职能。如果相反地出现变药为毒而制造疾病，变利为害而损害健康，诊疗技术手段转化为致病因素，导致药物病和医源性疾病，这是医学最大的错误。医学的养生治病实践，是对人这样的主体性开放的自组织系统的组织行为，旨在帮助人的自组织能力的恢复和发展，完全是为着人的自我健康能力及其健康目的服务的。因此，识别环境利害药毒的唯一科学根据，只能是以其对人的自我健康能力及其健康目的具体贡献度为评价标准。

相传的商汤时代“伊尹制汤液”，为中医药方剂之始，犹如食物的加工烹调过程利用聚合效应在高层次上体现为整体的新质，开创了药物加工炮制组合成方剂的先河。如同食物那样，不仅仅是为了补充物质和能量，更重要的是“助其自组”地对人的自组织能力及其有序度即整体自稳态调节作贡献，这就是为什么说“药食同源”和“医食同源”的中医药观点的更深层次的内涵，构成中医用药的主要形式和主要目的，这是中华文化“和为贵”思想的卓越贡献。

天人之际的“际”在哪里？从哪里开始区分：内与外，自我与非我，人与环境？人与环境相互作用的界面在哪里？

人作为主体性开放的自组生成演化系统，与环境相互作用的界面是在人的整体边界，从而才有可能把人真正看成是在个体水平上整体的人，是地球上有机生命的最高形式，是进化序列最高的“万物之灵”，从而保证了人与环境相互作用中主体性的主导地位。由此在整体边界上发现腧穴经络，又是中华文化培育下中医药学的一大贡献。从砭石最初作为外科局部切开，进而发展为针灸疗法，积累了从局部以影响整体，从体表能影响内脏的经验；在此基础上扩展的推拿捏积、刮痧火罐、膏贴导引，无不以经络腧穴为基础，无不是以整体边界为观控对象，成为以体表内脏相关的整体调节的界面全息效应为中介的间接动员调节的前体疗法。中药内服与针灸膏贴等都是依靠界面全息效应的间接动员调节的前体医学，从而使界面医学与前体医学成为中医学辨证养生治病的一大特色。

春秋战国的诸子蜂起，百家争鸣，使哲学、社会学、教育学、军事学、水利学、农学等管理实践的理论与医学实践的理论需求间互相借鉴和推动，成为建构中医理论体系的重要奠基时期。

“养生莫若知本”（《吕氏春秋》）和“治病必求于本”（《素问·阴阳应象大论》），揭示了医学的根本问题。

1. 医学与研究对象之间，对象领域为本，医学之道为标。

2. “天人之际”的相互作用中，人为本，天为标；人的健病之变为本，环境利害药毒为标。

3. “健病之变”的转化过程中，人的健康目标为本，疾病过程为标。

4. “正气存内，邪不可干”，“邪之所凑，其气必虚”；治病是帮助人体由疾病向健康转化，并不要求邪的彻底消灭。治病过程以病人的正气为本。

5. 在医患关系中，病人为本，医工及其诊治手段为标，“标本相得，邪气乃服”。如果“粗工凶凶，以为可攻”，以为直接攻邪可以征服和消灭疾病，却会导致“标本不得，邪气不服”。

6. 养生实践中以人的正气的自我健康能力为本；在形神统一的自我健康能力中，重视“上守神，粗守形”的人体价值观，更强调“神”的自稳态调节在实现整体稳态中的主导地位。

中医学的务本之道，是向实践学习，向自己的依靠对象学习，向人的自主健康能力学习，由此找到了实践的依靠对象和转化的动力机制，并依此来发展医药科技手段的自主创新之路。

实事求是和有的放矢，既是科学精神也是科学方法。实事求是，一切从对象实际出发，回到对象自身的“返本”，使实践的目的性同对象的规律性相统一，使实践观念之“矢”切中对象自身运动规律之“的”。“中也者，天下之大本也。”因此返本以开新，正是实事求是和有的放矢不断地循环往复的自主创新之路。

背靠传统　温故而知新

汉末张仲景“勤求古训，博采众方”发展了《素问·热论》，把外感病典型抗病反应及其调节机制的时态变化，用“六经”加以归纳使之有序化，开创了辨证论治的先河。《伤寒杂病论》经历二千年考验，不仅对外感病，且对内伤病也有指导意义。《内经》中的“病机十九条”在诊疗思想上的重大飞跃，成为金元医家重要论点的源头。

在病机十九条中，岐黄学派用实际的临床效果，批评了以邪为本的消极疾病观和状态控制的对抗疗法。称“百病之生也，皆生于风寒暑湿燥火，以之化之变也”，这是以邪为本的消极疾病观。而“经言：盛者泻之，虚者补之”；实际上是“方士用之，尚未能十全”。至于“论言：治寒以热，治热以寒，方士不能废绳墨而更其道”，这是把状态控制的对抗疗法视为常规。然而在实践中出现了：“有病热者，寒之而热；有病寒者，热之而寒；二者皆在，新病复起。”原有病证依然存在，还添加了新病；王冰注：“谓治之而病不衰退，反因药寒热而随生寒热，病之新者也。亦有止而复发者，亦有药在而除、药去而发者。亦有全不息者。”指出这是“因药病生”的药物病。然而长期以来人们习惯于这种以“邪”为本的消极疾病观和以“工”为本的直接对抗疗法；元末明初的王履还在批评这些：“俗尚颛蒙，恪恃方药，愈投愈盛，迷不知返；由是苦寒频岁而弗停，辛热比年而弗止，但谓药未胜病，久远期之。”

这里的“经言”和“论言”，显然是岐黄学派以前的观点。黄帝用实际效果对此责难，岐伯从理论上回答“服寒而反热，服热而反寒，其故何也?”这是因为“治其旺气，是以反也”。旺气作为体内原有机能亢进的抗病反应，是由“五脏发动，因伤脉色”。宋代张载指出：“动必有机，既谓之机，则动必非自外也。”刘河间正确地指出，这些旺气“皆根于内”，因此“治病不求其本，则无以去内藏之大患；掉眩收引，贲郁肿胀，诸痛痒疮，皆根于内”。把邪气盛则实的旺气，看作生理机能亢进的属于“正祛邪”的抗病反应，是“皆根于内”的由机体防卫调节机制所发动的。因此，在诊断上要求“谨守病机，各司其属”，也就是“视其外应，以知内藏”；强调从“知病，知不病；知丑，知善；用之有纪，诊道乃具”。即从消极中看到积极，从病理中发现生理，从外因刺激论转到主体反应论上来。

李中梓指出：“求其属者，求其本也。”王履称：“属也者，其枢要之所存乎!?”他指出药物病和医源性疾病之所以到现在仍然“数见者，得非粗工不知求属之道以成之欤!?”这也就是“标本不得，邪气不服”；是“粗工凶凶，以为可攻，故病未已，新病复起”的认识论根源。王履进一步明确：“人之气也。固亦有亢而能自制者，苟亢而不能自制，于是针药导引之法以为之助。”指出养生知本和治病求本，把握自稳调节这个“枢要”的极端重要性。从视其外应，到以知内藏，从粗守形到上守神的诊断认识要求，在《内》《难》的关于命门三焦“有名而无形”的提出；河间和东垣先后关于阳火和阴火的概念；李时珍和叶天士关于奇经八脉的研究，反映了超越“粗守形”的解剖实体，致力于在高层次上探究“上守神”的自稳态调节理论模型的进程。

刘河间深化了病机十九条，指出旺气“皆根于内”，“六气皆从火化”，而且“五志皆可化火”；他与张子和汗吐下，都着眼于因势利导以助旺气的自清除功能。李东垣强调脾胃为后天之本和甘温除大热，旨在帮助津液的自组织功能。朱丹溪的相火论和百病皆生乎郁，重视了内伤病的疏通与稳态的调节。

“温故而知新”，因为任何科学都必须从已有的思想资料出发，任何创新都是在巨人肩上的攀登。而且要真正地懂得理论，最重要的是从自身历史的经验教训中学习，错误是正确的先导，改正了错误就是创新。

“病为本，工为标”；“正为本，邪为标”；“上守神，粗守形”。对这些理论的真正懂得，中医学是通过药物病和医源性疾病的痛苦经验教训中学习的，是付出了血的代价的。

超越包容　综合以创新

“万物负阴而抱阳，冲气以为和。”（《老子》）

“升降出入，无器不有；故器者，生化之宇；器散则分之，生化息矣。”（《素问·六微旨大论》）王冰注：“器，谓天地及诸身也。”这样，阴阳自和的升降出入的生化之宇，即主体性开放自组织的生成演化系统，成为中医学的自然观和理论前提。

“地势坤，君子以厚德载物。”以便用来自组织成为高层次的新质，从而能像“天行健，君子以自强不息”地自主创新。

“和也者，天下之达道也”，“阴阳之道安在哉，在乎生物而已；必阴自为阴，阳自为阳，而后二者合，物乃生焉”。辨证综合是自主创新之路，“和为贵”，在于“和实生物，同则不继”，不同东西组合起来体现整体新质而形成新事物。

养生治病实践是“通变合和，助其自组”；通健病之变，通虚实之变，通时势之变等作为用药的依据。“合和”的第一个内容是“聚毒药以共医事”的组合效应，以化害为利和化毒为药。第二个内容是把条件加诸依靠对象的动力学根据，联合起来帮助发展自组织能力。

对以邪为本的对抗性治疗，并不全盘否定和抛弃，而是超越包容和提高到为人的健康能力服务这个高度，并限制其对抗程度和持久用药：“大毒治病，十去其六……无使过之，伤其正也”；“久而增气，物化之常，气增而久，夭之由也”。在养生方面：“无失正，无致邪”；在治病方面：“无虚虚，无实实”；无论养生和治病，“无代化，无违时”。不要包办代替，不要拔苗助长，不要削弱自稳调节，不要加剧机能亢进，因为对象自组织系统的“化不可代”，对象自演化过程的“时不可违”。

从张仲景的“勤求古训，博采众方”，到近代陆渊雷等的“发皇古义，融会新知”，博采和融会是综合创新。50年代，章次公指出：“欲求融合，必先求我之卓然自立。”综合创新，必先提高主体吸收利用新知识的能力，这就是主体价值体系的取舍标准和聚合规则。近代史上人们对中医学的缺乏自信，来源于对中医学主体价值体系的缺乏自知，从而在被指责为“不科学”的语境下，竟然丢掉了有机发展性世界观，而认同于机械构造性世界观；丢掉了实践论之道的科学观，而追随认同于认识论之理的科学观；把“证”认同和从属于“病”，认同于消极疾病观及其直接对抗补充的替代性疗法和价值追求，误认为这是整个世界医学的统一模式和共同的发展方向。

何足道君所著的《中医存亡论》，汇集了近十多年来上述问题的名家论说，主题是：中医向何处去？关注的是中医学术的现状和未来。实际上，党中央在1985年已告诫我们：“中医不能丢。”90年代，国家依然反复强调要：“继续振兴中医药。”40年前，毛泽东同志在同音乐工作者的谈话中指出：

“我们应该在中国自己的基础上，批判地吸收西洋有用的东西”；

“创造出中国自己的、有独特民族风格的东西，这样道理才能讲通，也才不会丧失民族信心”。

中国过去和现在的高度，取决于我们自己的精神高度。因为没有一门伟大的学科，是靠谦卑心理发现的。

振兴中医药，是国家的意志，是全民族的期望，同样也是全民族的责任。中华民族应当恢复民族自信，振奋民族精神，自重、自立、自强，继承发展中华民族的自主创新精神。重建主体价值体系及其取舍标准和聚合规则，又要善于学习。我们一定能够在发扬中医学术优势的基础上，开辟科技创新的未来！

“万山不许一溪奔，拦得溪声日夜喧；

到得前头山脚尽，堂堂溪水出前村！”

1996年10月16日

56.《人体信息控制系统生理学——现代中医生理学和中药药理学》序

《汉书·艺文志》称：“方技者，皆生生之具。”医学也就是以养生治病为主要实践内容的“生生之道”。“君子务本，本立而道生”，“道法自然，得道者多助”，养生治病的实践之道，就是对有机生命体“通变合和，助其自组”的目的性实践活动。

养生莫若知本，治病必求于本，都是本于阴阳。这是因为“生之本，本于阴阳”。（见《素问》生气通天论和六节藏象论等）因此，道法自然也就是法于阴阳。

“万物负阴而抱阳，冲气以为和”，这是中国传统哲学关于有机生命世界的发展观，也是一种有机发展性世界观的理论模型。这是一个“阴阳自和，和而不同；和实生物，超越包容”式的发展模型，是一个“升降出入，生化之宇”的主体开放的自组生成演化系统，是一个以阴阳自和整体稳态为系统目标和阴阳自和稳态调节为系统动力的自主目标动力系统。

中医学强调上工守神，粗工守形。认为：“人百岁，五脏皆虚，神气皆去，形骸独居而终矣。”认为：“阴阳气和，乃能生成其形体。”认为：“一切邪犯者，皆是神失守位故也。此谓得守者生，失守者死；得神者昌，失神者亡。”认为只有“阴平阳秘，精神乃治”，而“精神内守，病安从来”。由此养生治病之道：“从阴阳则生，逆之则死；从之则治，逆之则乱。”

阴阳自和稳态调节模型强调：和为贵，通则顺，稳乃健。“和”就是“和而不同”地组织起来成为高一层次的整体新质，就是强调“和”的整体性。“通”就是强调升降出入的主体性开放，强调开放出入的取舍标准和主体升降的聚合规则的主体性。“稳”就是对内协调和对外适应，是个体生存和发展的根本条件，也是健康的根本标志。

中医学养生治病的实践之道，本于阴阳，法于阴阳。阴阳自和稳态模型给出了理论框架和指导思想，重要的需要发展和充实不同层次对象的细节内容。借鉴信息控制系统的观念和技术方法，研究中医阴阳自和稳态理论模型指导下的丰富实践，把握主体性开放系统的出入信息，是作为整体性调节控制下的功能目的性行为，揭示其目的性特征及其动力学原理，尊重其主体性地位和个体性特征，应当成为现代中医研究的重要内容。务本论道，要求研究的方法服从和服务于对象特殊性这个“本”。

我是从1981年在北京“三论”研究会认识高亮的。他是北京农业大学畜牧兽医系毕业生，从事中西（兽）医基础理论结合研究已有多年，在全国首届医学辩证法学术讨论会（南京，1981）上交流过他们的两篇论文《中医现代基础理论假说体系》和《中医阴阳实质的哲学探讨》，并在《中西医结合杂志》1981年第2期上发表过《阴虚阳虚研究概况》（综述）一文。在“三论”研究会期间，他经常和我讨论中医基础理论的研究思路问题。

中医研究思路是个很重要的问题，它关系到研究的成败。在中医研究方面，存在着两种不同的研究思路：一种是局限在近代西医理论框架内，在近代西医理论体系指导下去研究中医，在此基础上实现中西医基础理论结合；另一种是突破近代西医理论体系的局限性，在古典中医理论体系指导下，借鉴现代科学包括现代生理学、病理生理学、生物化学、分子生物学，特别是信息论、控制论、系统论、耗散结构理论、协同论、突变论、超循环理论等横向学科的理论、知识、方法和技术去研究人体，揭示古典中医理论体系的实质内容，在此基础上，实现中西医基础理论结合。前一种研究思路，我称之为“研究中医”；后一种研究思路，我称之为“中医研究”。高亮、高德从事中西医基础理论结合研究，一直是按照“中医研究”的思路进行着。他们的著作《人体信息控制系统生理学——现代中医生理学和中药药理学》就是“中医研究”思路的成果。从他们的研究成果可以看出，中医基础理论研究、西医基础理论研究和中西医基础理论结合研究，急需引进信息科学、控制科学、系统科学等横向学科的理论、方法和技术。高亮、高德的研究成果主要是运用以上横向学科的理论、知识和方法取得的。我希望他们在这方面继续努力，取得更多成果。

1997年6月于北京

57. 从中医学出发思考问题

从中医学出发思考问题，即中医学不仅仅是研究的对象，更主要是作为：研究问题的视角、框架和方法。

跨世纪的反思

近代中西医学之争，集中在“证与病之辨”。

近代中医学的失误，主要把“证从属于病”。这来源于中医在近代被指为“不科学”，从此，关于“中医向何处去？”就成为近代中医的主题。百年来，先后为此开过不少处方：

从中西汇通，到中西医合流！

从衷中参西，到中医科学化！

从研究中医，到中西医结合！

从中医研究，到中医现代化！

然而，到80年代，党中央还在告诫我们“中医不能丢”；90年代，国家还在强调要“继续振兴中医药”！

为什么国家号召动员“中西医结合”几十年，还没有能够真正地实现“和而不同，超越包容”的互补增益性结合？

为什么“中医研究”如此步履维艰，还不能有效地认知吸收利用现代科学技术，来帮助自己用以“扬我之长”？

为什么过去“中医科学化”的努力，还只是从日本学过来的向疾病分类学靠拢的“科学化”？

为什么用现代科学的理论和方法“研究中医”几十年来，

所用的理论还不够“现代”？

所用的方法还不很“科学”？

研究的对象又不太“传统”？

近代史上，为什么说中医“不科学”？其根据是“西医能说出他得的什么病，虽然治不好，但西医是科学的；中医能治好他的病，就是（因为）说不清楚得的什么病，所以中医不科学”（胡适）。而梁启超指责：“阴阳五行说为二千年来迷信的大本营。”

于是就有了：北洋政府把中医排除出教育系统，南京政府通过了所谓的“废止旧医案”。

于是就有了：余岩的“废医存药论”：“阴阳五行、三部九候之谬，足以废中医之（诊断）理论而有余；治病必求本、用药如用兵二语，足以废中医之治疗（思想）而有余；（只要）研究国药、试用成方，（就）足以发扬国产药物而有余。”

于是就有了：中央国医馆的“统一病名”建议。

于是就有了：认为医学的对象只能是疾病，及其以“邪为本”的消极疾病观的诊断认识要求，以“工为本”的直接对抗和补充的替代性疗法，作为“科学的”医学榜样的“中医科学化”。

于是就有了：“证因病生”的皮毛论，认为：“证”也是反映疾病的本质，“辨证”诊断也是辨病因病理病位。而“证”只是反映某一阶段的疾病本质。“病”则是反映疾病全过程的本质；因此，“证”只能从属于“病”，只能是疾病分类学下面的一种证型。

把证从属于病，把“辨证求本”认为也是求疾病的本质。于是中医的辨证论治，只能成为西医学主题的一种低劣的变奏；伟大的宝库，也只能是作为西医“辨病论治”下面的一种辅助疗法；这份“珍贵的遗产”，也仅仅是充当为新药研制和发现有效单体提供经验资料而已。

杨则民正确指出：“中医重辨证，西医重辨病；但识病之目的在明病所，西医遂以能识病压倒中医。”他认为中医应“自建所信之思想方法，自树其基本之理论”。不然，“纵能举古人之书，尽以近代科学释之，亦不过为科学洗炼之中医而已。何也？根本既废，枝叶虽茂，还同死灭！一门学术不能自树其基本理论，犹沙土之塔耳”。

对于证从属于病，一病一方和辨证分型，以及对辨证论治的依附于病的丧失自信，岳美中指出：

“东医虽亦学南阳，一病终归是一方；

那晓论治凭辨证，此中精义耐思量”。

告诫我们：“力从辨证求吾是，弗去分型相尔由；

山媚川辉蕴珍玉，只看我辈识耶不?!”

恽铁樵认为：“故求吸收化合，当先求知己知彼。”章次公则进一步强调：“欲求融合，必先求我之卓然自立。”为此，“必先自知，方有自信；惟有自立，方能自强。走自己的路，取诸家之长；只有重建传统，方能融合中西”。

中医学的特色

中医学是中国的哲学传统，同几千年来养生治病实践经验的积累和发展相结合的产物。

中医学是一门：以人的健康为目的，及其对“人的自我健康能力”的努力发掘和加以提高的动态的动员医学。

中医学是一门：以天人之际相互作用的界面上关于人的健病之变的出入信息和界面全息效应为观控对象的界面医学。

中医学是一门：利用人的整体边界全息效应，以对“人的自我健康能力”进行间接的动员和调节的前体医学，它具有信息医学和全息医学的特征。

中医学的“对象领域”是：“天人之际的健病之变”，即人在与其环境相互作用中健康和疾病互相转化的过程。不局限于疾病实体。

中医学的“实践领域”是：“上医，医未病之病”，以养生医学为先；“中医，医欲病之病”，以预防医学为重；“下医，医已病之病”，以治疗医学为下。不局限于只以疾病为对象的“下医”。

中医学诊断认识和养生治病实践的“目标对象”，是“养生莫若知本和治病必求于本”；区别于只是以疾病为对象的“识病求本或辨病求本”。

中医学养生治病的“目标追求”是人的健康。

中医学关于健康的“目标模式”是：“正气存内，邪不可干”的自我稳定的生态平衡，并不要求必须是“邪”的彻底消失。认为这既不可能，也没有这必要，更没有什么好处。

中医学关于疾病的“理论模型”是：“邪之所凑，其气必虚”的虚实之变，即正虚、邪实、传变三要素。是“五脏发动，因伤脉色”的由自稳调节发动的原有机能亢进的主体性抗病反应的时态特征。这是“治病求本”的本，区别于“识病求本”的关于疾病本质诊断认识的病因病理病位。“治病求本”的诊断认识所要发现的是“治病”的依靠对象、服务对象和发展对象，因为这是人体抗病愈病的内在动力。而“识病求本”诊断认识要求则是去发现消极疾病观的疾病的本质，作为“治病”的直接对抗对象和补充对象。

中医学“养生知本”的诊断认识的目标对象，是要发现人体自我健康能力这个动力学根据，作为养生实践的依靠对象、服务对象和发展对象。养生治病必求于本的诊断，是实践论要求于认识的关于“健康的目标和动力”的诊断。

中医学的“诊察对象”是：天人之际相互作用界面有关人的健病之变的出入信息。

中医学养生治病实践手段的“作用对象”是：天人之际相互作用界面上，基于体表内藏相关的整体性调节在长期历史进化中形成的整体边界全息效应。

中医学辨证论治的“证”，作为证候、证据、证验，是中医学的“观控对象”。它是天人之际相互作用的界面，发生在人的整体边界，从这里区分开：人和环境，内和外，自我和非我。环境的利害药毒作用于此，人的主体性反应表现于此，是人的整体的系统屏障，在主体性开放中执行着自选择和自清除功能。它对物能信流的输出输入进行过滤，控制开放度和交换率，它保护系统整体使之顶住外部压力。环境只有通过边界才能对系统起作用，外部刺激控制也必须通过系统的边界才起作用；此时，外界控制参数对系统不起显著的直接作用，可以看成是仅由“界壳参数”在起作用。中医学对整体边界出入信息和全息效应的重视，由此作出了经络腧穴等重要发现，并提出了腠理、大表、藩篱等重要概念。举凡针灸推拿，捏积刮痧，膏贴以至药物内用，无不作用于皮肤黏膜整体边界。对于外界非我的长驱直入，称为“直中”或“内陷”之为逆，治疗主张“给出路的政策”，反对“关门打狗”。

中医学辨证求本的诊察对象和判断对象是不同一的，辨证论治的作用对象和目标对象是不同一的。

“君子务本，本立而道生。”中西医学对“本”的理解和追求不同，因而导致不同的“医道”。

西医学是一门：以研究疾病及其对病因病理病位的认识，来决定其防治行为和效果评价的医学。它以疾病为研究对象的“本”，识病求本或辨病求本，是求疾病本质原因的“本”，是回答“病从何来”的本。诊断认识的目的追求是：努力发展相应的诊察工具以发现疾病和确诊疾病；防治实践的目的追求是：努力发展能够对病因病理病位进行直接对抗补充的技术手段，以冀实现征服疾病和消灭疾病的目的。“治本”的要求就是能够发现直接地：消除病因、纠正病理、清除病灶的特异选择作用的药物治疗手段，发展其直接对抗和补充的替代性技术手段。

中医学则是以人的健康为目的，以人的自我健康能力为诊断认识的目标对象、养生治病的依靠对象、服务对象和发展对象，以及具体识别环境利害药毒的价值标准；是追求人的自我稳定的生态平衡的健康医学，稳态医学和生态医学。它的对象领域是：天人之际的健病之变；它的实践内容是：养生和治病；它的诊断要求是：养生知本和治病求本；诊断认识的目的是努力发展关于“人的健康指标”以努力发掘“人的自我健康能力”。养生治病的实践目的追求是：努力化害为利和化毒为药，“通变合和，助其自组”，因势利导，扶“正祛邪”，帮助人的自我健康能力的恢复和发展。但是又强调“无失正，无致邪，无代化，无违时”，反对包办代替和拔苗助长，追求的是“阴阳自和”的内外和谐共演，“与万物浮沉于生长之门”的生态共存发展。

中医学的责任

中医学特色，是中医学作为一个主体性开放的自组织生成演化的目标动力系统，在养生治病实践的长时期历史积累中形成的，是中医学得以生存发展的内在根据。这是今天运用现代科学理论和方法去“研究中医”的目标对象，是“中医研究”的指导思想和发展方向，是中医学得以参加到“中西医结合”并能作出贡献的主要内容。强调保持和发扬中医学特色，正是为了能更好地参与“中西医结合”这个伟大进程；贬低中医学特色，也就降低了对中西医结合光辉前景的期望；否认中医学特色，也就否定了中西医结合的必要和可能。“中医研究”如果不是以保持发扬中医学特色为其指导思想和发展方向，如果只是自居卑微而降格认同于：只是以疾病为对象的消极疾病观及其直接对抗补充的替代性疗法。甚至把“证从属于病”，追随那“识病求本的辨病论治”的发展道路，错认为这是整个世界医学的统一模式和共同的发展方向；错认为日本从“方证相对”到后来的“一病一方一药一单体”的废医存药路线，也是我国中医学应努力向国际接轨的方向。这样的“中医研究”成果，只是给西医学增添一些新药，并不能对真正的“中西医结合”及其学术水平的提高添加些什么。而几千年来丰富实践积累的中医学，却可能因此而败坏在我们这一代。

党中央告诫：“中医不能丢”！近代“证从属于病”，却导致中医学主体价值体系的离散，“器散则分之，生化息矣”。是谓“邯郸学步，反失其故”。

它丢掉了“天人之际的健病之变”的对象领域传统特色，只剩下以疾病为对象。

它丢掉了“上工治未病”的健康医学特色，降格为只是医已病之病的“下医”。

它丢失了辨证求本的“养生知本和治病求本”的内涵特色，曲解和认同于“识病求本或辨病求本”的求疾病的本质。

它丢失了“正为本，上守神”的自我健康能力和自稳调节的目标对象，认同于“邪为本和粗守形”的消极疾病观和微观实体本质论。

它丢失了“正气存内，邪不可干”的自我稳定的生态平衡的健康目标模式的特色。

它丢失了“阴阳自和”稳态调节目标动力系统的“养生治病求本”的依靠对象的特色。

它丢失了通变合和，助其自组，因势利导，扶“正祛邪”的动态的动员医学特色。

它丢失了界面医学和前体医学的间接动员和调节的方法学特色。

事实上，证和病有各自的研究领域。

“证”定位在人的整体边界而作为观控对象；而“病”作为观控对象，根据微观实体本质论的要求，随着观控技术方法的进步而不断向微观世界开辟研究领域。

辨证求本和辨病求本各自有不同的认知方向和目标追求。辨证求本的“养生知本和治病求本”，是实践论所要求的，其认知方向是：向前向上向内，要求回答的是实践的：到哪里去？走什么路？依靠什么？利用什么？要回答：向前的实践目的，向上的对象整体功能状态，向内的是内在动力学根据，并作为选择条件的价值标准。识病求本或辨病求本的认知方向，是认识论要求的向后向下向外，回答：现象的本质，现状的历史，现在结果的原因，现实结构的成分实体要素：

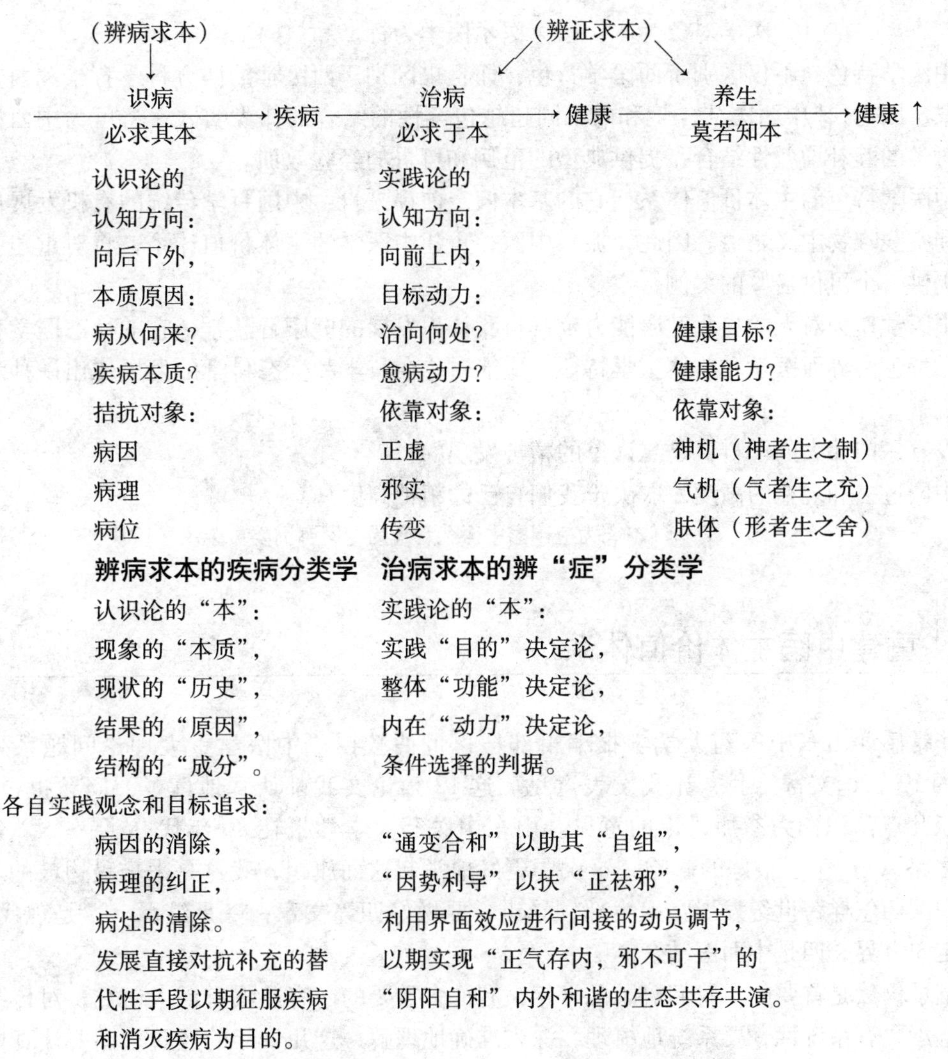

既然证与病各自有自己的研究领域，又何必一定要把“证从属于病”呢？中医要恢复自信，必先自知中医学主体价值体系的特色；中医学欲求自强，必先自立中医学特色的主体价值体系。这就是务本论道中的标本观念：

“知标本者，万举万当；

不知标本，是谓妄行。”

在天人之际中是：人为本，天为标；

人的健病之变为本，环境利害药毒为标。

在健病之变中是：健康目标为本，疾病过程为标；

健康能力为本，病因病理为标；

自稳调节为本，病灶实体为标。

从而归结为：正为本，邪为标；

病机为本，药治为标；

气机为本，营养为标；

神机为本，气立为标。

在医患关系中：病人为本，医工为标；

医学对象为本，医生医术医学为标。

中医学特色，不仅区别于西医学特色，而且也区别于西医学的西方科学背景和西方哲学背景。因此，“中西医结合”和而不同超越包容性的结合的伟大实践，将可为中西科学文化哲学的互补增益性结合，提供典型的范例和可贵的经验教训。

中医学特色的主体价值体系，它的基本假定前提来自：中国哲学传统的有机发展性世界观和实践唯物主义之道。因此，振兴中医，重建中医学的主体价值体系，将对重建中国文化提供一个可供借鉴的案例。

中医学作为对人的自我健康能力及其自我认识发展的健康智慧学，它的稳态医学和生态医学特色，界面医学和前体医学特征，应能对生命科学和生态科学的发展作出一种示范性的贡献。

没有一门伟大的学科，是靠谦卑的精神发现的！

中国过去和现在的高度，取决于我们自己的精神高度！

本文为应国家中医药管理局专家咨询委员会议（1997 年）而写

58. 重建中医主体价值体系

非常感谢山东中医药大学学报编辑部把祝世讷教授“中医学重大理论问题系列研究”的 12 篇论文寄给我，让我发表意见。这 12 篇论文我都认真地读了，问题提得好，今天谈几点认识作为参加讨论的意见。山东中医药大学学报在 80 年代办了一个“名老中医之路”，产生了很好的影响，这次要更好地举起这面旗帜，我这是来敲敲边鼓的。

中医药怎样跨世纪发展？卫生部领导讲，要做好四篇文章：一是继承，二是现代化，三是走向世界，四是中西医结合。

继承仍然是首要的。我们搞了几十年，有许多重要的内容还没有深入研究，对传统理论的继承要有系统性，要系统地梳理，深入准确地理解；这几十年的经验教训要认真地思考、总结。最近北京大学百年校庆，学术界对百年来中国科学、文化的发展有许多总结性思考，有些问题对我们中医学有很强的针对性。例如提出：①要总结接受西方理论和方法成败的教训；②近代以来最大的问题是急功近利的心态、丧失自主性地模仿；③“五四”运动开始的新文化浪潮，所以没有发展成为自主性创新，主要是起步时就存在着两个不足，一是肤浅，二是浮躁；④在 20 世纪的发展中无力去辨别西方文化的精华与糟粕，也无力认识和把握中国传统文化的精华；⑤“现代化”从一开始就带有外迁的、后发的、依附的性质，不是自主的、内源的，缺乏一种自然演变的历史过程；⑥近代以来引进西方的科学技术，在教育过程中对学生的启蒙、思维训练都是西方式的，淡薄了中国传统思维方式；⑦援引了西方的经验，但不经过消化地生搬硬套，不加批判、不加取舍地平面横移，造成一些“假洋鬼子”式的问题。这些现象值得我们中医界认真思考。

中医药是中国传统文明的精华部分。50 年代初毛主席提出要团结中西医。在中央（78）56 号文件中，邓小平同志指示“特别是要为中医创造良好的发展与提高的物质条件”，但至今贯彻得并不理想。1982 年宪法规定“发展现代医药和我国传统医药”，可是 1985 年中央关于卫生工作的决定还强调“中医不能丢”，为什么这样提？因为有“丢”的问题，这突出地表现在：中医丢失了自我的主体价值体系，一是没有临床疗效的自我评价体系，二是没有科研成果的自我评价体系，三是没有教育成果的自我评价体系。没有主体价值体系，就难以保持和实现中医的自主性发展，也难以主体性地吸收利用现代科学技术成果。实现中医的跨世纪发展，要自信，要有自主性，关键是重建中医主体价值体系的取舍标准和聚合规则。

在理论观点和思想方法上存在着许多混淆和混乱。临床疗效怎样判断？病治好了，机制一时不能说清，是不科学的；病能查清，但治不好，这是科学的。当年胡适就讲："西医能说清楚得的是什么病，虽然治不好，但西医是科学的；中医能治好他的病，就是说不清楚得的什么病，所以中医不科学。"

中医现代科研怎样搞？实验要搞，西医的知识和方法要用，但是，要弄清"的"与"矢"的关系，中医的科学问题是"的"，实验手段和西医的知识是"矢"，要以"矢"射"的"，不能移"的"就"矢"、以"的"适"矢"，不能本末倒置。强调研究成果要符合西医的指标，要大白鼠点头才算数，这种削足适履的办法不能真正解决问题。不能把用西医的知识和方法研究中医误当做就是用现代科学技术研究中医，更不能把这类研究以"现代"自居、以"科学"自居。中医现代化并不是仅仅用西医的知识和方法来解释中医，更不是解释成西医。

祝世讷教授的12篇文章有三篇讲阴阳问题。阴阳学说有人说是中医的理论基础，从1962年起说是说理工具。梁启超说阴阳五行说为2000年来迷信之大本营。余云岫说："阴阳五行、三部九候之谬，足以废中医理论而有余；治病必求本、用药如用兵二语，足以废中医治疗而有余；研究中药、试用成方，足以发扬国产药物而有余。"废医存药论首先废的是治病求本本于阴阳，但阴阳学说是中医的精华。阴阳是什么？是不是越是微观层次就越能揭示事物的本质？生命现象是由无生命的化学物质形成的，但不能用那些无生命的物质成分来说明生命现象。李政道博士讲，生命是宏观的，但20世纪的文明是微观的，用宏观层次的规律不能解释微观现象，用微观层次的规律也不能解释宏观现象。两个层次之间的差异是由自组织机制造成的，对阴阳学说的研究需要自组织理论。

"阴阳自和"是中医的自组织理论。所谓"自和"，有三个层次：一是自组织，二是自调节，三是自稳态。要认清"生化"与"自和"的关系。阴阳是一个目标动力系统，阴阳的生生化化达到和保持稳态目标。阴代表了以负反馈为主、以稳态为目标的自组织调节，阳代表了以正反馈为特征、以适应为目的的自组织调节。阴阳自和就是机体通过这种自组织调节机制达到和保持稳态目标。中医阴阳自和的自组织调节理论，可以指导中医继承的系统性要求、指导中医现代化的目标模式、指导中西医结合的正确方向。

人是自组织系统，人的功能本质体现在整体水平。单细胞生命已有35亿年历史，经过25亿年历史进化才有了多细胞生命，人类只有300万年，人类是在生命进化的整个基础上组织起来的，要摆正人的整体与部分、人与病的关系。不顾人的整体，孤立地注意局部性病因、病理、病位，这是近代第一次卫生革命的观念，与其对应的治疗原理和药物，却很快失灵。半个世纪以来，以抗生素为代表的化学药物遇到日益严重的抗药性和毒副作用问题，面临着加速更新和淘汰的局面。现在要合成一种新药，需要10年时间，研究10万种化合物，花几亿美元。中药已经使用了几千年，没有遇到这种问题，关键在于治疗原理和作用原理。人是自组织系统，一切外来作用因素都要经过其自组织调节过程才发挥效应，中医正是尊重了人的这种自组织调节机制。天花是一种严重传染病，是中国发明了种痘术，后来发展为种牛痘，就是依靠和调动了机体自身的免疫能力，才导致今天宣布天花的被消灭。

抗菌、抗病毒药物的使用，又加速了病菌、病毒的变异，导致新的病原和新的疾病。据报道，美国结核病治疗中，抗结核药对40%的病人是无效的。以纠正病理为目标的治疗忽视人的整体，在细胞上找到了受体，受体阻滞剂遇到了受体超敏现象，有些特异性治疗反而引起强烈反弹。长驱直入地清除病灶，往往造成化学污染和抗原负荷过重，免疫应答错误导致自身免疫性疾病和免疫缺陷。

世界上为什么重新认识和评价中医，日本学者总结了四条：一是西药的毒副作用；二是西医分科过细，"目中无'人'"、"目无全人"，医生面前的病人变成了一堆理化数据；三是过分地依赖仪器检测和理化指标，忽视病人的临床表现和主诉，误诊误治率居高不下；四是疾病谱的改变。现在看，第一次卫生革命的观念在疾病谱一旦改变之下很快不灵了，国外已经提出了新的改革方案，针对分科过细提出"全科医学"，培养全科医生要在学完本科之后再学3年；针对人的医学提出医学模式转变，从生物医学转向生物-心理-社会医学。

这里的一个根本问题是医学的对象问题。西医以疾病为对象，有三个基本要素：病因、病理、病位，认为致病因素决定疾病的性质，病理变化决定疾病的转归，病因、病理、病位成为其诊断对象和治疗对象，特异性地消除病因和纠正病理是它的临床疗效标准，也是它筛选药物的药理指标，成为它的价值标准。这种"目中无人"，孤立地注意病因、病理、病位的模式，正是第一次卫生革命形成的观念。

中医是一种健康智慧学，其对象是人，是人的健康与疾病的相互转化过程。中医的"症"也有三个要素：正虚、邪实、传变。中医研究的是正邪矛盾的虚实性质、矛盾运动变化的机制、动力、趋势，运用治疗手段来推动矛盾向健康方面转化。认为主体性的抗病反应形式决定疾病的性质，整体性的自稳调节机制主要环节及其失衡程度决定疾病的转归；人体调节抗病反应的形式、环节和时相，是中医的诊断对象以及治疗的依靠对象和服务对象，帮助抗病反应完善和调节机制正常化，是中医临床疗效的价值标准，也是中医筛选中药的药理指标。

德国学者拜因豪尔在《展望2000年的世界》中提出："一旦把调节机制和抗病反应机制的活动原则搞清楚，就意味着医学的发展有了质的飞跃。"强调的是调节机制和抗病反应机制的"活动原则"不是实体或实物要素，中医所重视的正是这种活动原则。

西医诊和断的对象是同一的，都是病因、病理、病位，而中医的诊和断不是同一个对象。"正"为本，"症"是正气有了病，这是治病必求的本，是断的对象。"证"是"症"的外在可察的表现，通过对"证"的诊察可以认识和掌握"症"，"证"是诊的对象。"症"是正虚邪实的对立统一，正与邪的矛盾是调理和治疗的对象，中医治则都是调理矛盾关系并促其良性转化的。

《内经》病机十九条讲得很透，但有些研究往往执其一句不及其余，特别是忽视正气是治病必求之本的地位，不从正与邪的矛盾上来认识疾病，一讲"百病之生，皆生于风寒暑湿燥火"，就只是强调外界因素的作用，把临床表现全然归结为外界致病因素所致，把由于体内机能亢进的"旺气"一直认为是致病因素本身或是由它所引起的病理破坏，运用拮抗治疗原理做消除病因和纠正病理的治疗，结果往往是"因药病生"、"旧病未除，新病复起"，其根源就在于无视人体正气，以拮抗疗法"治其旺气，是以反也"。

人作为自组织系统，更为重要的是其自组织机制、自稳调节机制、防卫反应机制。适应和稳态是怎样实现的？这是生理学的重大问题，中医学正是从这个角度来研究的。藏象问题，“藏”藏于内，“象”现于外，视其外应，以知内藏。“五脏”不是实体，有人把五脏解释成“生长化收藏”。它是体内自组织、自调节、防卫反应的五个功能调节系统。人体能把自然界的非生命物质转化到机体中参与生命运动，关键在于自组织机制和过程，不能把人的生命与非生命的原料混为一谈。薛定锷说“生命以负熵为生”，揭示了生命的自组织本质。

从神农开始的农耕实践就把医与农结合在一起，都是以有机生命为对象，医食同源、药食同源。外来的物质能量信息都是经过机体的自组织过程，才表现为营养、致病、治疗等不同的效应，输入和输出之间的关系是非线性的，“吃进的是草，挤出的是奶”。食物、致病因素、药物正是根据机体的这种不同效应而相区别的。治疗原理、药物作用都离不开机体的自组织机制，有些中药药理实验没有抗菌消炎等特异作用，但临床应用往往具有这种效果，原因在于机体的自组织现象，其中包括祝世讷教授所讲的人体微生态系统问题。研究已经发现，中药成分中有些糖苷类物质不能被肠道直接吸收，是被肠道微生物作用产生二次代谢产物后才被吸收，然后被转化发挥作用，表现为某种疗效。有些中药是对机体的黏膜等组织发生的异常改变起了调理作用，使其排斥了异常条件下寄生的致病性微生物，恢复微生态平衡，起了抗菌性治疗作用。

中医学的研究和发展要从以“病”为目标的框架中解放出来，发扬辨证论治的优势。“证”是人体自组织系统的功能目的性行为，“客气中人与正气并”，在既病的情况下机体自组织机制起而抗之，存在着自治、自愈的目的性趋势和动力。中医的治疗是一种系统干预，通过治疗手段对人体的自组织机制进行调节，气血津液的流通和适应能力发动起来，五脏的稳态调节功能发动起来，把正气调动起来，从整体上调动起机体的调节防卫反应。

中医是哲学、医学、临床经验的统一体，中医的哲学和人文科学研究是一个不可缺少的重要方面。但近代以来的“科学主义”把现有的自然科学绝对化，当做可以解释一切、评价一切的唯一标准，实际上它的历史只有几百年。生命科学刚刚在起步发展，对于人的研究相当肤浅，中医学所发现的人身上的许多重要规律远远落在其视野之外，现有的科学还回答不了，因此，不能以此来束缚我们的头脑和手脚。中医现代化要走自己的路。杨振宁博士在讲科研方法时说，要知道人家做了些什么和他们的弱点是什么，抓紧总结一下，不要再做下去了，要做就要针对他们的弱点做，坚定走自己的路，关键是自己提出正确的问题。我们的研究要“旁开一寸，更上一层”。中医要走向世界，要针对他们的弱点做自己的工作，也就要旁开一寸，更上一层。追随和简单地模仿他们，不可能使中医真正地走向世界。中医的现代化要立足于中国的实际，面对当代的医学危机，首先回答中国人的健康问题，促进人和自然的和谐、个体与社会的和谐。关键是发展人的自我健康能力，防止和减少药害，发展对环境利害药毒的识别能力和转化能力。中医以自己的特色走向世界，将进一步推动世界性的中西医结合，反过来又会促进国内中西医结合的健康发展。

中医的哲学和人文科学研究迫切需要加强。祝世讷教授是搞哲学、自然辩证法的，他对中医的研究达到了相当的深度，中医的继承和发展没有这种研究不行。山东在文史哲方面有自己的优势，建议山东中医药大学在考虑21世纪发展时，在发扬这种优势上作出新的开拓。

本文发表于《山东中医药大学学报》1998年11月

59. 人的生存质量与中医学生生之道

人的生存健康发展问题
是一切科学技术的主题

一

1999 年第二届世界科技大会，主旨是要“回顾 20 世纪的科技发展，反思其对人类生存和发展的影响；承诺 21 世纪科学的义务，应站在全人类如何更好地生存发展的高度，去观察问题和思考问题”。其前的 1995 年，科教文组织在关于 21 世纪教育基本宗旨的讨论中，指出教育应该是：“培养人的自我生存和发展的能力，促使人的个性全面和谐的发展。”

在医学方面，1996 年 WHO 在《迎接 21 世纪的挑战》报告中强调：“21 世纪的医学，不应继续以疾病为主要研究领域，应当以人群或人类的健康为主要研究方向。”这是为什么呢？

1993 年，《“医学的目的”国际研究计划》尖锐指出：“当代的世界性医疗危机，根本上是由于近代医学模式的：主要针对疾病的技术统治医学的长期结果。”1977 年恩格尔已揭示：“今天统治着西方医学的疾病模型，是生物医学模型，这种模型已成为一种文化上的至上命令，即它现在已获得教条的地位。它认为疾病的一切现象，必须用物理化学的原理来解释，这是还原论的办法。它认为任何不能作如此解释的，必须从疾病的范畴中清除出去，这是排外主义的办法。它把敢于向生物医学的疾病模型终极真理，提出疑问并主张建立更为有用的模型的人，视为异端。”

由此，近代的西方医学已经发展成为一门：“以研究疾病及其对病因病理病位的认识，来决定其防治行为和效果评价的医学”。它的疗效观注重于：对于消除病因、纠正病理、清除病灶的能直接对抗和补充的替代性物质手段的疗效。为了确认和显示其优异疗效，需要采取大样本的随机分组和对照以及双盲等手段，旨在去发现某一药物方法的直接对抗和补充的疗效。这种消极疾病观及其对抗疗法的发展，主要来源于不断向微观层次进军的实验研究观察所得的线性因果关系。然而据此而应用于临床实践，在短短几十年间，却发现它经不住在完整人体上实践的检验和时间的考验，纷纷出现与治疗追求目标相反的反目的性治疗效果。

1962 年卡逊发表的《寂静的春天》，揭示了以农药为代表的直接对抗和化肥为代表的直接补充，带来了对人类及其生存环境的化学污染。从农业到医学，人们认识到近百年来，由于大量使用化学合成药物的化学疗法，带来与药物有关的化学污染，人体不断受到化学物质的冲击，由此产生对人类长期不良的后果。

1. “消除病因”的抗代谢化学疗法，很快出现耐药，甚至是多元抗药现象。它加速病原的变异而制造新病原，加速药物的淘汰而增加新药研制的难度和费用。

2. “纠正病理”的受体和通道阻滞剂广泛应用，出现了受体超敏现象，它加重机体对药物的依赖，停药减药就反跳；它实际上加重机体内环境的震荡，使慢性变和复发增加。

3. “清除病灶”的针对靶点的化学药物长驱直入，加剧体内化学污染，使抗原负荷过重导致免疫应答错误，免疫超敏和自身免疫病增多。

4. 外源性直接补充带来内源性抑制，外源性直接对抗带来内源性激发作用。

5. 人类的外周白细胞数下降1/3以上，男性的精子数下降近半，活动度显著下降。

呼吁医学模式的转变，早在1970年拜因豪尔等已指出：“医学的发展具有质的飞跃的主要标志，根本在于对人的调节机制和防卫反应机制的活动原则有所阐明。”这是因为生命的本质就在于是“物质过程的自组织性和自我调节”（贝塔朗菲），而生理学的主题就是“稳态和适应是如何实现的”。

80年代中期，WHO提出了对人的主观生存质量的测定及其概念化以来，迄今全球已有25个研究中心。90年代兴起的循证医学，也就是致力于改进对医疗效果的评定方法。认为生存质量是：“患者个人主观的对自己健康状况和生活的非医疗方面的认识”，即它不属于那些针对疾病的技术方法的疗效判断。认为生存质量指标的应用，有可能促使医疗向更全面的方向发展：

1. 它作为一种预后测定方法，可用于研究不同方法的相对优势；它可能成为医疗成本效益的重要指标，从而使医疗资源得到最佳利用。

2. 医生对患者主观生存质量的关注，可有助于医疗质量的提高；可使医生的意识有所提高，能超越疾病、症状和功能障碍等范畴。

3. 有助于医生更多地关注患者生活的积极方面和如何强化其积极方面，有助于确定疾病对人体产生影响的方式和发现相应的适宜的介入疗法。

从注重医药手段的有效性而强调直接对抗和补充的客观指标疗效，转向关注人的生存质量的评估，使医学的疗效观由物转向人这个主体，这无疑是一大进步。

临床实践发现，症状疗效和指标疗效常常并不一致。在指标疗效上显示效力强的不一定是好药，效力弱的也不一定就不是好药；例如强烈的降压药，在冠心病可引起心绞痛。70年代已有人指出：主观症状疗效比之客观指标疗效，有时更加重要；因为前者可能是对人的稳态及其调节的贡献度，后者可能仅仅表明药物的直接干预作用。几十年来发现，许多新药在开始时都曾总结出优异的疗效，往往在较长期的临床实践中被否定和抛弃掉。80年代初，有人对慢性病研究中，质疑于疗程前后客观指标的显著性差异是否真有价值。慢性病在中医学被称之为内伤病，区别于急性感染的为外感病。清代吴鞠通说：“治内伤如相，坐镇从容，神机默运；无功可言，无德可见，而人登寿域。”无功可言和无德可见，似乎未见显著疗效，然而作为整体的人却攀登长寿的领域，这应该是关于人的生存质量的更为根本的要求吧！

与健康有关的人的生存质量的研究，不仅是在疗效判断上增添了新的方法，更标志着医学从物向人的真正的回归。

二

医学的核心问题或根本问题，实际上是一个“效”字，是追求什么效和是谁的效。

1999年11月，WHO举办的传统医学和现代医学结合研讨会认为：“由于传统医学主要根据长期的历史实践和个人的经验总结，它的确切疗效和价值缺少现代科学方法的证明。”会议讨论“如何促进传统医学和现代医学的相互理解和相互结合，确定传统医学的研究方向和研究重点，为传统医学的研究拟定合理的科研方法，确定评价传统医学有效性的科学基础”。

新中国成立不久，1950年8月首届全国卫生会议上，贺诚已指出：“如何用今天的科学方法把中医的经验和理论，给以证实和说明；用科学方法研究中医，保持中医学术的独立性，保持其固有价值，发扬下去。希望大家本着实事求是的精神加以研究才对。”为什么要强调实事求是？因为迄今为止，WHO还认为中医的确切疗效和价值，还缺少现代科学方法的证明。这只能归结到几十年来，我们用的现代科学方法，总还是疾病医学模型的观点和方法的缘故。

20世纪初期，梁启超说：“中医尽能愈病，总无人能以其愈病之理由喻人。”陈独秀认为中国的“医学不知科学，既不解人身之构造，复不事药性之分析，菌毒传染更无闻焉”。由此，胡适则断言：“西医能说清楚他得的什么病，虽然治不好，但是，西医是科学的。中医能治好他的病，就是（因为）说不清楚得的什么病，所以，中医不科学。”认为中医能治好病，却不清楚治的什么病，需要用疾病医学模型的观点和方法，来对中医疗效和价值作出现代科学方法的证实和说明，旨在找到能针对病因病理有效的药物及其有效成分。然而百余年来，从麻黄素开始，能按上述要求成功地从中药里分离提纯出的化学药还不到60种，命中率极低。

中医学术思想，是以养生治病必求于本为特定研究内容和以辨证论治为专门方法论的“生生之道”。这是一门以寻求人的生存健康发展及其以发现和发展人的自我健康能力为主旨，来决定其养生治病实践和效果评价的医学。

两千年前的《汉书·艺文志·方技略》，对医药的本质功能要求概括为：“方技者，皆生生之具”，是为人的生命的生存健康发展服务的技术方法工具，后世称之为“医乃仁术”。

为此，要求于专业分工的医师，应做到：识别环境利害药毒，“令民知所避就”（《淮南子》）。更要能动地“聚毒药以共医事”（《周礼》），即通过聚合效应以化害为利和化毒为药，转化利用来用作助人生生之气的生生之具。

中医学称“医者，意也”，是一种意向性目的性的养生治病的创生性实践活动。“上医医未病之病，中医医欲病之病，下医医已病之病”；“上医医国，中医医人，下医医病”。中医学并不把自己局限于疾病医学。

中医学生生之道的养生治病必求于本的实践追求什么效？追求谁的效？

人的健康目标是养生治病必求于本的实践目标追求，人的健康模式是：“正气存内，邪不可干”的自我稳定的生态平衡。治愈的目标是由于：“病（人）为本，（医）工为标，标本相得，邪气乃服”。健康和痊愈只要求是邪不可干和邪气乃服，并不要求必须是邪的彻底消灭；认为这不可能、也没必要、更没有好处。认为人的健康应该是在中和位育基础上的“天人合德”的生态共演，即实现“万物并育而不相害”，“与万物沉浮于生长之门”。因此，中医学的环境观认为：“四时之化，万物之变，莫不为利，莫不为害。”（《吕览》）即没有什么绝对的药和毒，它们可以在一定条件下互相转化，因此也为“聚毒药以共医事”的化毒为药和化害为利提供必要的前提，从而使中医药能成为“生生之具”。孙思邈说：“天生万物，无一而非药石”，如此则大大扩充了“生生之具”的队伍，而人的健康之所以是邪不可干和邪气乃服，主要决定于人的“正气存内”的自我健康能力。所以医药要成为“生生之具”这样的效果，取决于其对人的“生生之气”的贡献度。

中医学的人体观是："升降出入，生化之宇"，是一个主体性开放流通自组织演化系统。"形者，生之舍也"，依靠整体边界的"形"区分人的自我和环境非我，区分着形而内的"生化之宇"和形而外的利害药毒，区分着人的生命和环境物质。依靠"形"这个整体边界屏障功能，控制出入的开放度而实现主体性的开放。抵挡住环境非我的压力，保证人的整体完整性，"器散则分之，生化息矣"，边界的丧失导致生命的消亡。"气者，生之充也"，气化流行生生不息在于流通基础上实现自组织演化，"气止则化绝"。"神者，生之制也"，"制则生化，外列盛衰"；主体性开放流通自组织演化需要按程序和有次序地进行，需要有"阴阳"稳态适应性的目标调节。"神去则机息"是生命自组织演化的程序和次序紊乱。因此认为人"百岁，五脏皆虚，神气皆去，形骸独居而终矣"。形体犹存而生命终结，故生命和健康取决于"神气"的流通自组织演化的稳态适应性调节，这就是人的生生之气的自我健康能力。

中医辨证论治的"证"，是中医学的逻辑起点，是天人之际中人的健病之变的出入信息，是人与环境相互作用中的有关健康和疾病互相转化过程的状态变量和相应的环境变量。它发生在人的整体边界，体现为整体边界的屏障功能；主体性反应的状态变量发生于此，相应的环境变量的利害药毒作用于此。因此边界上出入信息的"证"，成为中医学观控对象的定位，中医的认识和实践从这里出发，因为"证"反映了中医学对象的层次和关系的实际。

长期的针灸推拿实践使中医作出经络腧穴等重大发现，即作用于体表能影响内脏，作用于局部可影响整体，这种基于体表内脏相关调节的界面全息效应，作为中医养生治病的作用对象，使中医药治疗如同针灸推拿那样，都是作为前体的作用于整体边界的间接的演化型动员调节，而不是疾病医学追求的长驱直入地针对靶点的直接对抗和补充。例如：气虚宜参，人参能补气虚，然而人参非即气；阴虚宜地，熟地可补阴虚，然而熟地非即阴。

辨证的养生治病必求于本的诊断，区别于辨病的识病必求于本的诊断。在于前者是以向前向上向内的认知方向去认识问题，是对"证"的主体性反应的状态变量的反应动力学及其目的性特征的诊断；后者则是以向后向下向外的认知方向去认识问题，是关于疾病的本质原因性诊断的病因病理病位。

证候反应动力学的目的性诊断，是关于人的自我健康能力的目标动力性诊断，包括："病态"反应动力学的目的性特征的"正祛邪之势"的主体抗病反应，"疗效"反应动力学的目的性特征的自我痊愈能力的药理反应，"藏象"反应动力学的目的性特征的自我健康能力的生理反应。这是因为"只有有机体才独立地起反应，新的反应必须以它（自组织演化调节）为媒介，而不像在低级阶段（机械的、物理学的、化学的）那样直接起作用"。例如："化学的反应改变了反应的物体的组成，并且只有在给后者增添新量的时候，反应才能重新发生"（恩格斯《自然辩证法》）。它也就是为什么近代盛行的化学疗法的直接对抗和补充的替代性手段，需要持续给药的原因。而正是这种直接对抗和补充的外源性物质的持续给药，才带来了反目的性效果。这是因为遗失了生命的自组织演化调节这个独立地起反应的主体，也丧失了医药的依靠对象和发展对象。

中医药作为生生之具，是依靠和帮助人的自组演化调节和主体抗病反应的生生之气而取得疗效的。扁鹊自称："越人非能生死人也，此自当生者，越人能使之起耳。"所以中医药的疗效，只能视其对人的生生之气的贡献度而言，视其对人的整体边界的屏障功能和界面全息效应，对人的自组演化及其稳态适应性调节功能，对人的自组演化调节所发动的

“正祛邪”抗病反应之势的贡献度，因为归根到底是人的自我痊愈能力的效果。所以说：中医学之道，道不远人，以病者之身为宗师。治病有效，最大的功劳在病者自身的“生生之气”，医学只能认识它、依靠它、帮助它、发展它，却不能包办代替生命的自组演化调节的生生之气。一旦病者自身丧失生生之气，那就泡在药汤里也无济于事。中医药的疗效只是：生其自生，助其自组，助其自制，扶其正祛邪之势，因势而利导而已。医学的根本任务就在于致力于发现和发展人的自我健康能力，才能为人的生存健康发展服务。医药只有成为服务于人的生生之气的生生之具，才能避免产生损害健康和制造疾病的反目的医疗效果。

生物医学要上升为人类医学，疾病医学要上升为健康医学，对抗医学要上升为生态医学，化学层次的医学观要上升为生命层次的医学观，关键是重视人的自组演化调节及其主体抗病反应。生存质量的研究将推动医学，向人类医学、健康医学、生态医学和生命医学的高层次进军。

中国首届生存质量学术会议（广州）2000 年 1 月

60. 21 世纪中医学向何处去

什么是中医学？怎样发展中医学？医学究竟是干什么的？什么是医学的目的和本质功能？什么是医学的科学化和现代化？

一、医学的现代化发展取向

1. 化学层次的医学观上升为生命层次的医学观　卡逊（1962 年）发表《寂静的春天》，揭示了以农药为代表的直接对抗和化肥为代表的直接补充，对人类及其生存环境的危害作用。从农业而反思医学，人们发现，几十年来由于大量使用化学合成药的化学疗法，带来了与药物有关的化学污染；人体不断受到化学物质的冲击，由此产生长期的不良后果。化学界也意识到问题的严重性和根本性，就在于仅仅从化学层次追求物质基础来看待医学，不可避免地危害生命体的自组织性和自我调节能力，危害生命体的生存健康和发展。由此提出了绿色化学和环境友好化学的概念，发展关于组合化学的技术，企求适应于对人类及其生存环境有利的生态学要求。

2. 生物医学上升为人类医学　恩格尔（1977 年）揭示了：“今天统治着西方医学的疾病模型，是生物医学模型，这种模型已成为一种文化上的至上命令，即它现在已获得教条的地位。它认为疾病的一切行为现象，必须用物理和化学的原理来解释，这是还原论的办法。它认为任何不能作如此解释的，必须从疾病的范畴中清除出去，这是排外主义的办法。它把敢于向生物医学疾病模型的终极真理提出疑问，并主张建立更为有用的模型的人，视为异端。”他提出应该由生物医学向生物-心理-社会医学模型实行转变。由于心理和社会因素只是在人类才具有，因此应该是从生物医学上升为真正的人类医学。

3. 从疾病医学上升为健康医学　医学的现代化，需要建设性和进取性的医学。在这里有一个对医学的本质功能的重新理解的问题；既然人是医学的主体，那么就应从对人的理解中去揭示人类医学的功能。医学应发挥其建设性和进取性的功能，以帮助和保证人的自我的痊愈能力和健康能力充分地发挥和实现，不应该像过去那样，疾病医学把疾病完全看作是“恶”的体现，努力去发展能对之直接对抗和补充的替代性物质手段，以期实现其征服疾病和消灭疾病的医学目的。从而使医学成为限制人的自我痊愈能力和自我健康能力充分发展的桎梏，疾病医学的局限性就在这里。

恩格尔虽然提出生物医学向生物-心理-社会医学模型的转变，但他仍然局限于疾病模型，没有摆脱疾病医学教条的束缚。

《医学的目的国际研究计划》(1993 年) 指出：“当代世界性的医疗危机，根本上是由于主要针对疾病的技术，统治医学的长期结果。”因此世界卫生组织（WHO）在“迎接21 世纪的挑战”报告（1996 年）中明确提出：“21 世纪的医学，不应该继续以疾病为主要研究领域，应该把人类的健康作为医学的主要研究方向。”医学的目的和本质功能，要从专注于发现和确诊疾病到征服和消灭疾病的疾病医学，上升为以发现和发展人的自我痊愈能力和自我健康能力为主旨的，为人类生命活动的生存健康发展服务的健康医学。

4. 对抗医学上升为生态医学　消极疾病观的医学观，以努力去发现疾病的本质原因性诊断的病因病理病位为己任，以努力发展能消除病因、纠正病理、消除病灶的直接对抗补充的替代性物质手段为目标。然而这种直接对抗和补充的替代性物质手段，却经不起实践的检验和时间的考验，纷纷出现了反目的性的效果。

消除病因的抗代谢药物，很快出现耐药乃至多元抗药，它加速病原体的变异和药物的淘汰，增加新药研制的难度和费用，制造新病原和新的疾病，使医疗费用不断上涨。

纠正病理的拮抗剂，出现了受体超敏，加重对药物的依赖，减药停药就反跳，使慢性变和复发增多，加剧内环境的振荡。

消除病灶的长驱直入，加剧体内化学污染，使抗原负荷过重，免疫应答错误，免疫超敏和自身免疫病、免疫缺陷病增加。百年来，人类外周白细胞数和男性精子数下降 1/3 以上。

1970 年拜因豪尔等已指出：“医学的发展具有质的飞跃的主要标志，在于对调节机制和防卫反应机制活动原则的有所阐明。”而生理学的主题，就是机体的稳态和适应是如何实现的。这正是人的自我健康能力和自我痊愈能力之所在。

二、中医现代化从哪里出发

百年来，由于疾病医学的至上命令和教条地位，用疾病医学的观点看待中医学，被指责为落后和不科学，北洋政府和南京政府先后都要消灭它。梁启超感慨于“中医尽能愈病，总无人能以其愈病之理由喻人”。陈独秀认为这是因为中国的“医学不知科学，既不解人体之构造，复不事药性之分析，菌毒传染更无闻焉”。于是胡适认为：“西医，能说清楚他得的什么病，虽然治不好，但是，西医是科学的；中医，能治好他的病，就是（因为）说不清楚得的什么病，所以，中医不科学。”说中医有疗效而不等于科学，是因为还没有用疾病医学的观点和方法加以证实和说明的缘故。

中医为了救亡图存，当然要向疾病医学学习。1933 年《中央国医馆》提出“统一病名建议书”。杨则民正确指出：“中医重辨证，西医重辨病；识病之目的在明病所，西医遂以能识病压倒中医。”然而，中医在向疾病医学的学习中过于“忘我”了。50 年代把“证”只局限为疾病的外观表象。后来又把“证”推而作为诊断结论，认同为也是“疾病本质的病因、病性、病位”。以后更将“证”置于“疾病下面的辨证分型”而从属于病，说什么“病是概括疾病全过程的本质，证是反映疾病某一发展阶段的本质”。

中医界错误地以为疾病医学就是医学科学化和现代化的样板，把“证”自我从属于“病”。而另一方面，用现代科学方法整理研究中医，确也是只应用疾病医学的观点和方法。然而，用疾病医学的疗效观研究中药的中药现代化，收效甚微。1961 年全国首届药理学会交流全国实验筛选结果，是阴性结果居多，少数阳性结果者比之同类西药又大为不如。像麻黄素那样能从中药中提纯为化学药的，百年间不及 60 种。

什么是中医学？怎样发展中医学？什么是辨证论治？什么是中医学的目的和本质功能？

中医学是一门“究天人之际，通健病之变，循生生之道，谋天人合德”的健康生态智慧学。

公元 1 世纪初，《汉书·艺文志》：“方技者，皆生生之具。”高度概括了中医药是作为对人的生命活动的生存健康发展服务的方法技术工具，后世称之为“医乃仁术”。而中医学作为一种“生生之道”，其对象是天人之际中人的“生生之气”的健病之变，不局限为疾病实体。

其任务是：养生莫若知本和治病必求于本。养生治病实践必求的本：一是关于养生治病实践目标这个本；二是养生治病实践的依靠对象这个本；三是养生治病条件选择的价值标准这个本。不同于疾病医学的“识病”必求于本，是关于疾病本质原因诊断的病因病理病位。

其方法是：辨证论治的发现和发展人的生生之气的自我痊愈能力和自我健康能力。

其手段是：“聚毒药以共医事”的化害为利和化毒为药，转化利用为“生生之具”。

其目标是：谋求实现：“标本相得，邪气乃服”；“阴阳自和，病必自愈”；“正气存内，邪不可干”；“精神内守，病安从来”的天人合德，生态共演的“生生之效”；“万物并育而不相害”，“与万物沉浮于生长之门”。

中医学生生之道强调“上工治未病”；“上医医未病之病，中医医欲病之病，下医医已病之病”；“上医医国，中医医人，下医医病”。并不把自己仅局限和降格为疾病医学。

中医学生生之道的养生治病必求于本，其专门方法论是辨证论治。“证”是辨证论治的核心概念和逻辑起点，中医学的认识和实践从这里出发。它规定了中医学研究对象的层次关系，是“天人之际”的相互作用，是人的生生之气健病之变的出入信息。它发生在“天人之际”相互作用的界面，发生在人的整体边界，包括了人的主体性反应的状态变量和相应的环境变量。人的健病之变出入信息的“证”，在状态变量中，包含“病态反应—疗效反应—生理反应”（藏象）及其三者之间的互相转化；在环境变量中，包含“致病因素—治疗因素—养生因素”及其三者之间的互相转化。证不只局限为疾病的外观表象，它是中医养生治病“视其外应”的诊察对象，又是养生治病实践手段的作用对象，是中医学观控对象的定位所在。

辨证的认识任务是：①从状态变量中去识别人的生生之气的健病之变。②由此及彼地“因发以知受”，从状态变量去识别相应环境变量的利害药毒：什么是致病因素？只有“因病，始知病原之理”；什么是治疗因素？其具体的“愈疾之功，非疾不能以知之”；什么是养生因素？只有“察阴阳之宜，辨万物之利”，主要看其对阴阳自组演化调节的贡献度。③去粗取精地“知丑以知善”，从致病作用中去发现其可被利用的治疗作用。④去伪存真地“知病，知不病”，从病态反应中去发现其背后隐藏的生理功能。⑤由表入里地从“视其外应”到“以知其内藏”，去发现人的生生之气的自我痊愈能力和自我健康能力。

辨证的诊断认识，是关于证候反应的功能目标动力学的诊断，其认知方向是向前、上、内地去发现：证候反应作为功能目的性行为的目标指向过程，它的目的性特征及其动力学机制和时态特征。不同于辨病诊断以认知方向是向后、下、外，回答病从何来、病在何处、什么病因的溯因分析认识论的诊断。

养生求本的诊断，是关于“人体正气”的自我健康能力的理论模型建构。治病求本的诊断，是关于“病人正气”的自我痊愈能力的理论模型建构。

“人体正气”是神气形的统一，是人依靠整体边界屏障功能（形者生之舍），实行主体性开放流通自组演化（气者生之充）和实现稳态适应性目标调节（神者生之制）的目标动力系统的功能。

“病人正气”是正虚邪实传变三要素的统一，是主体开放流通自组演化调节发动的“正祛邪”抗病反应之势的具体时态特征。

辨证论治的以养生治病必求于本的“生生之道”，在天人之际的相互作用中，对环境因素是持积极态度，这是根本上基于对人体的“生生之气”所持的积极态度。认为：一是环境因素的“四时之化，万物之变，莫不为利，莫不为害”。没有什么绝对的利害药毒，无不可以互相转化。二是提出“医师，聚毒药以共医事”，医学要能动地化害为利和化毒为药，转化利用为对人的生生之气服务的“生生之具”。辨证论治的生生之道，旨在发现和发展人的生生之气的自我痊愈能力和自我健康能力，由此作为识别环境利害药毒的取舍标准和对之转化利用为“生生之具”的聚合规则。中医药的疗效根据在于人的生生之气，而并不决定于医药的化学物质基础；离开了人的生生之气，就无法显示中医药的疗效，也就无法说明中医药的疗效之理。

依靠人的生生之气，去发展对环境利害药毒的识别能力和对之转化利用能力，发展“生生之具”的队伍。依靠医药“生生之具”帮助人的“生生之气”，从而实现天人合德生态共演的“生生之效”，“标本相得，邪气乃服”，“正气存内，邪不可干”。并不要求必须是“邪”的彻底消灭，认为既不可能，也没有必要，更没有好处。

中医现代化，应该名副其实地为人的“生生之气”服务，成为对人的生命活动的生存健康发展服务的健康生态智慧学。中医现代化的出发点，应该回归到辨证论治的本来意义，回归到养生治病必求于本这个生生之道上来；从百年来把“证”简单地局限、认同和从属于“病”的误区中猛醒过来，从疾病医学的至上命令和教条束缚中解放出来。

医学如果离开了人的“生生之气”这个目标对象、依靠对象和发展对象，想借助于替代性物质手段的直接对抗和补充的单打独斗，是成不了气候的。医学的现代化发展，根本上是人的意义的回归；医学根本上是人学，不可能仅仅是用“以物观人”的物质科学。

“欲求融合，必先求我之卓然自立。”中医学需要坚持自己的以养生治病必求于本为主旨的辨证论治“生生之道”，坚持发现和发展人的“生生之气”的自我痊愈能力和自我健康能力，坚持“聚毒药以共医事”的转化利用为“生生之具”，才能不断提高为人的自我痊愈能力和自我健康能力的发展进化服务的能力，才能提高对现代科学技术发展成就的选择和转化利用的能力，也才能提高自己在参加到中西医结合的进程中的中医学的贡献度。

本文载于《医学与哲学》2001年第1期

61. 坚定中医学的自我学科主体意识

——铭记陆渊雷、章次公、徐衡之大师的教诲：自信、自立、自强

一、发皇古义，融会新知

解放前，把中医不科学归之为中医诊疗思想不科学，中医似乎也就没有继续存在的可能。1928年，章次公、徐衡之二位先生会同陆渊雷先生挺身而出，创办上海国医学院，推章太炎先生为校长，倡“发皇古义，融会新知”为中医教育办院方针，发展了张仲景“勤求古训，博采众长”的思想，正确处理古今和中西关系。因为，关于“升降出入，无器不有，故器者，生化之宇”是中医学关于生命的发展观。“生化之宇”的生命系统是一个主体开放出入的自组演化调节系统，中医学的生命及其发展，当然应当成为主体性开放的自主演化调节系统。“发皇古义，融会新知”就是实行主体性开放，要在“发皇古义”的主体价值体系基础上，融会有利于中医学科自身发展的“新知”，融会近来的“新知”，应能更好地为“发皇古义”的主体价值体系发展服务。

面对南京政府“废止旧医案”的威胁，章太炎先生在1929年告诫中医界，要“取法东方，勿震远西”。中医学发展之道的“道不远人，以病者之身为宗师”，是向自己的服务对象学习，学习“病者之身”上自己的抗病能力和调节能力。中医医名的“名非苟得，以瘳者之口为依据”，是临床医疗实践效果。在当时“中医不科学”的一片咒骂声中，能坚定中医学科的实践功能本质的学科自信，给后来中医学子寻得一种在艰苦中如何生存发展之道。

我生也晚，学中医已是1945年，在家乡拜老中医马书绅临证实践。后随陆渊雷先生为遥从弟子，接受了“发皇古义，融会新知”的治医方法途径。陆先生讲义中有章先生的药物学，后来章先生又惠我其所编的《广集汤头》，开拓了视野。陆先生关于中医理论的阐释和方法教我以治学门径。他认为：“用药治病，非药力能敌病，助正气以敌病也。良医察病体而知正气之欲恶，从而助以药力。”他说：“证候之成，约有三途：一为正气抗病现象，二为菌毒直接造成，三为其他证候的结果。药治标准，首重抗病现象，视证候而揣知抵抗力之趋势，当扶助者扶助之，当矫正者矫正之。”即中医学有自己的诊疗对象和研究内容。

1952年我应考中央卫生部中医药研究人员，录取后将赴北京报到之前拜谒陆先生，陆先生似在告诫我，学西医就要认真学好，更不要学西医皮毛，像有些人那样回过头来对中医指手画脚。

二、心知其意而不为所囿

徐衡之先生是全国最早进入西医院的中医，不久章先生奉调来京，任卫生部中医顾问，也参加西医院的中医诊疗工作，都处在和西医同道合作诊疗危难急重病症的工作环境。徐先生几年的实践体会是，对西医诊疗标准及其体系，要做到“心知其意而不为所囿”，才能充分发挥中医诊疗思想的积极作用，才能与西医同道协同合作，作出中医应有

的贡献。全国首例再障治疗成功、流行性乙脑四年中其死亡率在全国最低、肝硬化食道静脉曲张经治后消失等等，都证明了徐先生的正确和大医风范。

章徐两先生诊余见面常讨论的是中医学术问题，除交流具体案例外，更多讨论：经方与时方，单验方与辨证论治，外感病中的伤寒与温病，内科领域中的外感与内伤，以及内外科的如何整合等重大命题。徐先生主张应上升到辨证论治的诊疗思想高度。如果把伤寒温病的寒邪病因概念，正确地理解为主体性抗病反应，则外感病的抗病反应传变快，内伤病的慢性过程，犹如电影里的慢镜头。

如果从机体抗病反应及其调节的层面看待辨证论治，则在疾病对抗医学诊疗思想面前，就能做到“心知其意而不为所囿”的境界。

三、研究中医与中医研究

章徐两先生从讲求实效的医学本质出发，能够对西医疾病医学诊疗思想，提出“心知其意而不为所囿”，根本上立足于发展中医养生治病实践的“取效之道”，以便能在中西结合的实践中作出中医应有的贡献。

1956 年秋中医界开始了五行理论的学术争鸣。章先生鼓励我发表意见。我提出：历史考察其源流有别的发生学研究和出身论，不足为评；从解剖实体论的成分论出发，也不足为评。理论的功能是指导实践，它还是实体的实证，评价理论的价值，应对其实践指导的贡献度来衡量。一种理论，如果能够帮助人们开拓视野，启发思路，从多角度看问题，有什么不好？近代以来苛求于中医理论的，无非是实证主义的把一切还原为感官要素的所谓物质基础。章先生嘱我马上写成短文发表。是章先生的鼓励，指引着我对于中医基础理论的研究方向，坚持旨在“言其理之用以扶其体”，坚定中医学科的主体意识。

章徐两先生正确处理研究中医和中医研究的关系，使我在人民医院安心于中医的医教研工作。1983 年，我奉调中医研究院，在论证中医基础理论研究所的建所问题时，又一次涉及是研究中医理论还是中医理论研究这样的问题。研究中医，是指用现代科学对中医学实践的证实和为了说明中医之主张的“愈病之理”。中医研究，旨在发展养生治病以求于本，中医诊疗思想及实践效果的“取放之道”。

四、欲求融合，必先求我之卓然自立

1958 年初在人民医院首开中医病房；秋，北医首开中医学概论课程。与章徐两先生讨论，我们认为，在西医院校开设中医学概论，不可能是培养具有两套本领的医生，重点在于转变新一代医学生的思想，克服对中医不科学的偏见和歧视，使之能在今后的中西医合作中平等相待。既是“概论”，重点是介绍中医临床思维方法及其对中医理论概念的正确理解。

1959 年夏，章先生任第三届全国政协委员，在政协礼堂开会后步行来人民医院，发现下肢沿坐骨神经分布疼痛，不久被证实为肺癌骨转移。他在病床上还嘱咐：“中医欲求融合现代科学，必先求我之卓然自立”，这竟成为章先生的遗言。几十年来，陆章徐三位先生从倡言“发皇古义，融会新知”，到章先生临终嘱咐“欲求融合，必先求我之卓然自立”，一直指引着中医学术界。

陆章徐三位大师的教诲永志不忘。

本文载于《中国中医药报》2003 年 6 月 2 日

62. 杂议“中医百年”

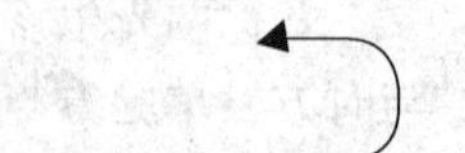

——在“2005 亚太传统医药论坛暨《亚太传统医药》第一届第一次编委会会议”上的发言

在发改委提出我们国家二十年来医疗改革基本失败的情况下，高层官员进行了讨论。我记得北大李玲教授说：“WHO 称：现代医疗对人类健康长寿的影响只占 8%。就是你把这个 100% 做好了，也就只有 8% 的贡献。”这是第一个问题。第二个问题是 1977 年恩格尔提出的医学模式问题。现在的医学模式实际上还是回答疾病从哪里来的医学模式，生物因素之外加上心理的、社会的这种“病从何来”的模式。可是 WHO 推断 21 世纪医学，不应该再继续以疾病为主要研究对象，而是应当以人类的健康为主要研究方向。所以，昨天刘德培在人民大会堂就提到“十一五”我们的医学研究要前移。中医学所谓“上工治未病”，上工医未病之病，下工医已病之病，而我们近代的做成了下工和粗工了。百年的教训就是中医自我贬低成为下医和粗工。

昨天在人民大会堂，中国中医研究院正式更名为中国中医科学院，吴仪同志代表国务院说“这是国务院批准的”。近百年来中医一直被排除在科学大门之外，说中医是不科学的，或不知道科学，是伪科学。今年还有学生物化学的、物理学的指责这个问题。所以我们中国中医科学院这个牌子一挂，就要正面提出问题“什么叫中医科学？”这个杂志怎么能够传播中医科学？从前我们叫中医是传统医药，然后是被研究的对象，现在需要明确中医科学的任务、内涵、对象、方法、目标是什么。所以说，如果这一期是反思百年来中医的发展，我认为对过去不要讨论得太多。这个百年的教训就是中医自己的自我从属。我们应该正面去回应一下科技部要求，把中医的原创优势拿出来。吴仪副总理去年就提出来“中医的学术本质是什么？”高强作为卫生部长今年提出来：中医的特色优势在哪里？希望中医界能坐下来好好谈谈这个问题。科技部“973”提出中医诊断和治疗的基础科学问题，就是中医的诊断到底要发现什么？中医的治疗到底要实现什么？如果中国的传统医药也是找病的，那当然不如西医，如果是找直接对抗的、针对发病的直接对抗，也不如西药。如果说中药现代化就是寻找药物的有效成分针对靶点的直接对抗，这个最多也只是 8%。所以说“中国中医科学院”这个牌子的挂立，就意味着这 50 年来经验教训的总结，就应该正面摆出中医药科学的论点。比如说前年的 SARS，中医没有针对 SARS 病毒，但是有效。病毒性疾病不用抗病毒药物有效，本身就是一个重大科学问题。同样高血压病，我不降血压就能治高血压，这就是一个重大的突破问题。发明血压表以来一百多年了，降压药更新了很多很多，人类对高血压的认识是进步了，可高血压实际上却征服了人类。糖尿病，胰岛素发明了以后应该可以平稳下来吧，但现在糖尿病却越来越多，糖尿病合并症也越来越多，是成功了吗？恕我直言，刚才说的是“重磅炸弹”可能性，这些东西我只担心它的寿命有多长，中药会不会也进入这样一个命运。按照《本草纲目》，中草药有 1892 种，如果努力去寻找有效成分和作用靶点，很快也会完了。这个是方向吗？前面所说的这几个“重磅炸弹”不足以作为我们的指引方向。现代是医学一个划时代的重大学术转型时期，1993

年，《医学目的再审查》的国际研究计划，就指出当代的世界性医疗危机是由于近代医学模式的主要针对疾病的技术长期统治医学的结果。然而我们中医药也跟它跑，千方百计找毛病，努力找病，要“除恶务尽”，找了一百年，中医也走了一百年。我不希望《亚太传统医药》也走这条路，恐怕就是这个教训。药是载体，它是医学诊疗思想的载体。比如说中药的定义，什么是中药？中药是中医诊疗思想、中医理论指导下应用的药物。什么是中医的诊疗思想？《汉书·艺文志》说：“方技者，皆生生之具。”中医药是寻找健康钥匙的生生之具，是为人类生命生存健康演化发展的方法技术工具。现在的教科书中的“辨证求本”，求的“本”是什么？也是求病因、病理、病势、病机、病位，对吗？所以说我们现在面临着一个划时代的重大学术思想转折，就是由疾病医学向健康医学转化，生物医学向人类医学转化，对抗医学向生态医学转化。这样的一个重大的转折时期，价值观念、疗效观念都需要重新考虑，把18世纪、19世纪的东西拿来当现代化，这就是闭目塞听了。所以我觉得杂志要领导新潮流，现在正是一个好的时候，这个时候非常重要。

我原来是北大的，北大的王序教授，我们在70年代编了一个中医药研究成果汇编，这之前他就搞了许多粗制品，跟礼来制药公司合作，筛选结果基本上都失败了。我这个实验室跟辉瑞合作过，这是90年代，也是这样。按照西方的筛选，中药的几率是非常小的，所以在这本书里面王教授说了，他说中药的重要性，第一不是萃取，不是乙醚萃取，是水提物、水溶物，第二是微量的，第三它是调节的。另外一位教授，王夔教授，1952年教我们有机化学，他提出一个问题就是药学能不能往前移，叫预防药学、健康药学。中医药在治病上，诊断疾病不如西医，在疾病医学上不如西医，但是在健康医学、生态医学角度上来说，代表未来医学的发展方向，应该从这个角度上去思考问题。

我觉得这个杂志可能服务面更广一点，为提高亚太地区正确认识传统医药这样一个问题上做点贡献。

本文载于《亚太传统医药》2005年第4期

63. 中医现代化从哪里出发

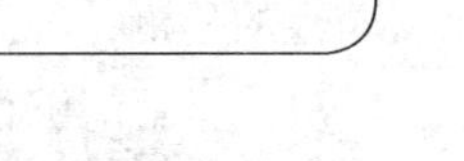

中医学是一门“究天人之际，通健病之变，循生生之道，谋天人合德”的健康生态智慧学。

公元1世纪初，《汉书·艺文志》“方技者，皆生生之具”，高度概括了中医药是作为对人的生命活动的生存健康发展服务的方法技术工具，后世称之为“医乃仁术”。而中医学作为一种“生生之道”，其对象是天人之际中人的“生生之气”的健病之变，不局限为疾病实体。

其任务是：养生莫若知本和治病必求于本。养生治病实践必求的本：一是关于养生治病实践目标这个本；二是养生治病实践的依靠对象这个本；三是养生治病条件选择的价值标准这个本。不同于疾病医学的“识病”必求于本，是关于疾病本质原因诊断的病因病理病位。

其方法是：辨证论治的发现和发展人的生生之气的自我痊愈能力和自我健康能力。

其手段是：“聚毒药以共医事”的化害为利和化毒为药，转化利用为“生生之具”。

其目标是：谋求实现“标本相得，邪气乃服”；“阴阳自和，病必自愈”；“正气存内，邪不可干”；“精神内守，病安从来”的天人合德，生态共演的“生生之效”；“万物并育而不相害”，“与万物沉浮于生长之门”。

中医学生生之道强调“上工治未病”；“上医医未病之病，中医医欲病之病，下医医已病之病”；“上医医国，中医医人，下医医病。”并不把自己仅局限和降格为疾病医学。

中医现代化，应该名副其实地为人的“生生之气”服务，成为对人的生命活动的生存健康发展服务的健康生态智慧学。中医现代化的出发点，应该回归到辨证论治的本来意义，回归到养生治病必求于本这个“生生之道”上来；从百年来把“证”简单地局限、认同和从属于“病”的误区中猛醒过来，从疾病医学的至上命令和教条束缚中解放出来。

医学如果离开了人的“生生之气”这个目标对象、依靠对象和发展对象，想借助于替代性物质手段的直接对抗和补充的单打独斗，是成不了气候的。医学的现代化发展，根本上是人的意义的回归；医学根本上是人学，不可能仅仅是用“以物观人”的物质科学。

“欲求融合，必先求我之卓然自立。”中医学需要坚持自己的以养生治病必求于本为主旨的辨证论治“生生之道”，坚持发现和发展人的“生生之气”的自我痊愈能力和自我健康能力，坚持“聚毒药以共医事”的转化利用为“生生之具”，才能不断提高为人的自我痊愈能力和自我健康能力的发展进化服务的能力，才能提高对现代科学技术发展成就的选择和转化利用的能力，也才能提高自己在参加到中西医结合的进程中的中医学的贡献度。

本文刊载于《科学时报》2005年6月21日

64. 中医药的传统与出路

——《读书》杂志“中医药的传统与出路”讨论会上的讲话

今天的题目出得非常好，因为存在着对中医药传统重新认识的问题。中医药的传统是什么？老实说，百年来它是被阉割和扭曲了的。举个例子。梁启超提的问题是，中医尽管能够治好病，却没有人能够说明中医之所以能够治好病的道理。陈独秀的回答是，因为中国的医学不知道科学，所以回答不了这个道理。一直有人说，中医一不了解人体的构造，二不从事药性的分析，细菌和病毒的传染更没有听说过。这当然有一定道理，但能不能说这三个问题解决了，就能够说明中医愈病之理？半个多世纪以来，这个问题一直没有解决。接下来是胡适的问题，他说，西医能说清楚病人得了什么病，虽然治不好，但西医是科学的；中医虽然能治好病，就是因为说不清楚得的是什么病，所以中医不科学。这就开创了指责中医不科学、中医是伪科学的历史。也正因此，中医界一直在努力证明自己是科学的，解放后中医研究的重要任务就是要用现代科学方法来说明中医的道理。然而多年来，成效甚微。我认为，中医的传统还要重新认识。如果这个问题不解决，就谈不上出路。

中医药的传统是什么，我想大概有这么几条。首先，中医的传统不是疾病医学。第二，中医不是物质科学。第三，不是认识论上的知识论。中医的问题从一开始就和胡适的不一样，中医关心的是从哪里寻找健康的钥匙。同样的“治病必求于本”这几个字，在余云岫眼里看，着眼点在于对象性思维的“病”，问的是“病从何来”；而中医提这个问题时重点在意向性思维的“治”上，问的是“治向何去”。“君子务本，本立而道生”，东西方对“本”有不同的理解和追求。西方是指物质现象背后的本质原因，对本质的认识，是知识论，是科学。是什么科学观呢？是物质世界范围内的认识论、知识论的科学观。文艺复兴500年来，它取得了巨大成就。而5000年前的中医不是这样提问题的。它首先提什么是“利”，什么是

“害”，什么是“药”，什么是“毒”，强调识别“利害药毒”的能力和取舍标准。第二，2500年前就提出医师的责任是“聚毒药以共医事”，是把“毒”转化为“药”，把“害”转化为“利”，帮助人们养生、保健、治病。第三，医学与医生有三等，上医医未病之病，对象是生命、是养生；中医医欲病之病，对象是“健”，任务是保健；下医医已病之病，对象是病。我们的误区就在这个地方。100年来，我们中医就努力地去走这最后的一条路。教科书上讲要“辨证求本”，求什么本呢？求疾病的本质。SARS治好了，但中医治SARS不是抗病毒，也就是治病毒性疾病不抗病毒，但能治好。治糖尿病不降血糖，治高血压不降血压，这样的治疗有效，难道这本身不就是个重大的科学问题吗？

现代医学的科学化过程中要求的是对靶点的直接对抗，都是对生命现象的抑制和阻断，广义地说，都是“抗生”的，而我们在理论上又要求“卫生”和“养生”，这是矛盾的。中医的优势和学术本质，第一是“人”，第二是“生”。“生”是中国文化中的价值观，认为人们应该“赞天地之化育”，追求的目标是“天人合德”，也就是“你活我也活”，人要活，细菌病毒也要让它活，这就是生态，就是“万物并育而不相害，与万物浮沉于生长之门”。气度要有这么大。只有有了这么大的气度，才能把周围环境中的因素转化为有利于“生”的因素。所以，中医学的传统起码要回到《汉书·艺文志》，即“方技者，皆生生之具”。所以中医药是为人类的生命的健康、发展、进化服务的方法、技术、工具。你非要扭转它，就变成两码事了。我的老师1959年临终前就说过：“欲求融合，必先求我之卓然自立。”展开来说，就是欲求融合现代科学技术的成就，必先求中医学自我的卓然自立。

1993年，14个国家（其中11个发达国家，3个发展中国家：中国、智利和印尼）发起了一个题为“医学的目的再审察”的研究计划，研究医学到底是干什么的。研究提出，包括最发达国家在内，当代世界性的医疗危机来源于近代医疗模式的、主要针对疾病的技术对医学的长期统治，也就是说，“术”统治了“学”，是工具理性主义。医生脱位、主体缺失、角色错位。因此，1996年世界卫生组织在《迎接21世纪的挑战》报告中宣布，21世纪的医学不应该继续以疾病为主要的研究内容了。我建议，我们中医再讨论问题的时候，不要再在“病”上面做文章了，应该以人类的健康为主要的研究领域。第二个问题，毛泽东说过，谁是我们的敌人，谁是我们的朋友，这是革命的首要问题。在诊断上，我们也要搞清楚诊断的首要问题。中医的传统妙在什么地方？就在于不看敌人看朋友。它的诊察，是在寻找健康的钥匙。它的思想是：养生、保健、治病必求于本，在于发现动力。所以中医学的诊断，是目标动力学的诊断。目标是什么？稳态和适应：对内实现稳态，对外实现适应。一个生物体只有实现了这样的目标，才能存在和发展。动力呢？对于主体性的开放，对于自组织演化的调节。我们不要老是谈“科学”。一百年来，我们不断地谈“科学”、“伪科学”等等，这是假问题，是“关公战秦琼”。科学就是科学，医学就是医学，各有各的任务，各有各的领域，我们非常尊重科学家，他们也想帮助中医回答问题，但是，化学家、物理学家、生物学家，甚至生命科学家，当不了医生。这不是贬低。医生有医生的领域。人的自我痊愈能力、自我实现健康的能力才是根本。一切医药手段都是为这个根本服务的。

1987年我去国外治疗艾滋病，谈判的时候，对方首席谈判代表是英国皇家学会会员，带了一大批免疫学家、细菌学家、生化学家，一开始谈判就给我提出两个问题：第一，你们见过艾滋病吗？第二，你们带了那么多的中药，都做过抗HIV实验吗？我说，我来的时候，中国没有艾滋病，只有一例，是美国人，他到中国来旅游，得了肺炎，死于协和，后来诊断是艾滋病。所以我们没有见过。但是，是你们要我们来治的。中医能不能治没有见过的病？能治。因为中医是理论医学。比如，放射病，我们不大见得到，但当年白俄罗斯核电站出事的时候，中医去治了 8000 多人；微波病，教科书上没有，但中医也能够治。所以关键其实不在于治什么病，因为中医本身不是治“病”的。第二，难道我要引进本来没有的 HIV 病毒做实验？另外，中医并不是一定要通过中药直接抗病毒，可以通过动员身体里面抗病毒的力量来解决这个问题。

今天很多同志提到了肿瘤的问题。我不是肿瘤专家，但我行医 50 多年，肿瘤病人见了不少，也治好了不少，很多人的肿瘤都消失了。有人就问我，你用的中药里面有没有抗癌药物？我说没有。应该说，对肿瘤来说，西医不是一点办法没有。而中医也不能包打天下。中药的数量是有限的，但为什么能够一直有效？就是因为中医不是一条道跑到黑，证变，药也变，而西医往往是一直用到无效为止。生物体的最基本的能耐之一就是适应，适应了，药就失效，生物体还会变异，这就糟糕了。我们有一个例子，治疗儿童中毒性痢疾，用完全剂量的抗生素，死亡率 70% ~80%；用 1/6 剂量的抗生素，生存率 70% ~80%。理由是什么呢？因为全剂量的抗生素把细菌都杀了，死亡的细菌尸体产生的大量毒素，使身体死亡。那么问题就是，你没有用抗生素把细菌都杀死，是谁杀了它？机体嘛。解放大西南的时候，部队得了疟疾，没有足够的奎宁。怎么办？扎针。扎针能杀灭疟原虫吗？不能。为什么有效？调动六分之五嘛。所以中医药的传统是调动“六分之五”。一位患者治了两年的白血病，联合化疗的效果是，幼稚细胞只能降到 40%，吃了中药，同样的化疗，幼稚细胞可以降到 4% 以下。所以中医还有增效的作用。我们中医并不想包打天下，但是在中国，本着“上医医未病之病，中医医欲病之病”的原则，把养生保健真正做下去，就可以摆脱疾病医学框架的束缚。医学应该驾驭技术，而不是技术统治医学，而我们现在的医生实际上退位了。中医有三大优势：发挥医生的主观能动性，发挥病人的主观能动性，发挥周围环境的能动性。这是应该发展的。希望我们的社会、我们的科学家、我们的领导能够理解这“六分之五”。

本文刊载于《读书》2005 年第 9 期

65. 重铸中华医魂——中医基础理论学科建设之道

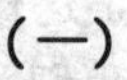

（一）

（1）“医乃仁术”：仁者爱人，医学是为人的健康目标服务的，根本上是一门人学。故“医道不远人，以病者之身为宗师”（章太炎）。医学发展的根本道路，离不开向自己的服务对象学习。

（2）“医者意也”：医学是一门人本主义意向性的功能目标动力学实践，其致思认知的方向，是向前、向上、向内地寻求自己的依靠对象——人的生生之气的自我健康能力和自我痊愈能力的功能目标动力学根据。

（3）中医学的对象层次关系，是天人之际的健病之变，即作为与自然社会环境相互作用中人的健康和疾病互相转化过程，不局限于疾病实体，也不拘泥于细胞与分子的层次关系。

（4）医学是杂学：因与人相互作用的自然社会环境是多层次的，所以医家应成为杂家，应该能够“览观杂学，及于比类，通合道理”（《素问·示从容论》)，善于借鉴和比较研究。而医学的学术危机，则是因为“不知比类，足以自乱，不足以自明”（《素问·征四失论》)。其突出表现为，未能明确地确定自己研究对象的层次特性和研究内容及其相应的专门方法论。

（5）“君子务本，本立而道生”：因为对“本”存在不同的理解和追求，就形成各自不同的“道”。

因此，什么是中医学及其基础理论？怎样理解和发展中医学科和它的基础理论，就决定于：你追求什么？你就是什么！你所说的世界，是你所理解的那个世界。对于中医学及其基础理论，近代存在不同的理解和追求。

（二）

（1）究天人之际，通健病之变，成医家之言：由此形成和发展了持续几千年的中国医药学。中医学主体价值体系包含四个方面内容：①养生治病必求于本的中医诊疗思想；②天人合德健康生态的目标医学模式；③人的生生之气自我健康能力和自我痊愈能力的中医基础理论；④辨证论治生生之道功能目标动力学实践的专门方法论。

（2）养生治病实践必求于本的诊疗思想，要回答：从哪里出发，到哪里去，依靠什么和发展什么。是实践论意义上关于“目的因”和“动力因”的本：

从实际出发：从完整人体与其生存环境相互作用的“天人之际”层次关系的实际出发，去发现和实现其意义。

实践的目的：追求“万物并育而不相害”，“与万物沉浮于生长之门”的天人合德健康生态的生生之效。

实践的动力：从人的健病之变互相转化过程这个医学实事求“是”，找出其转化过程的内在动力学根据——人的生生之气的自我健康能力和痊愈能力。

（3）中医基础理论是养生治病必求的目标动力学的本，是中医诊疗思想的依靠对象和发展对象的理论模型。其中的治病实践必求的本，是人的生生之气的抗病反应调节机制及其传变时势的理论模型，中医称之为“邪实—正虚—传变”的自我痊愈能力模型。其中的养生实践必求的“本”，是人的生生之气健康能力模型，是以“神者生之制也，气者生之充也，形者生之舍也”三位一体的协调统一。在健康与疾病互相转化过程中的“务本论道”，就存在三种追求和答案：①辨病的认识必求于本：求病的本质原因；②治病的实践必求于本：愈病的目标动力；③养生的实践必求于本：健康的目标动力。

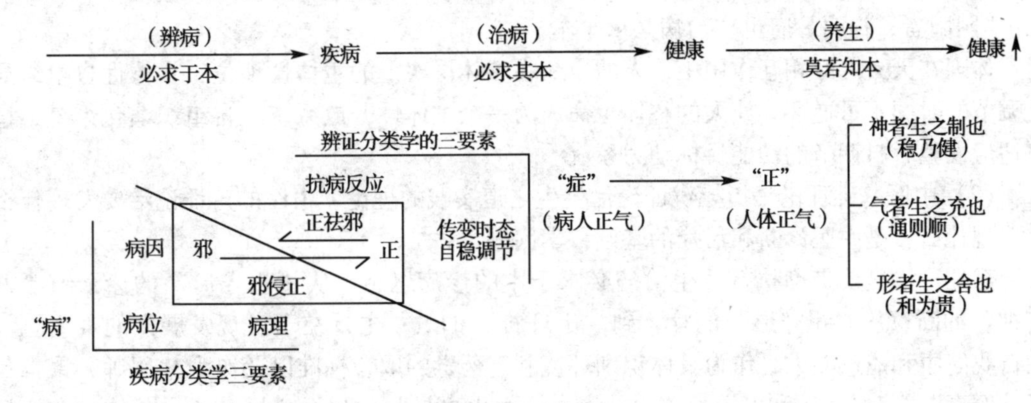

辨证求本与辨病求本

（4）从文艺复兴开始的西方工业革命推动的医学科学化，主旨在回答“病从何来”的溯因分析认识论和线性因果决定论。认为致病因素决定疾病的性质，病理变化决定疾病的转归，药物化学成分决定疗效原理。它的微观实体本质论的成分论追求，把细胞作为生命基本单位，在细胞与分子间相互作用层次所见，作为构建辨病认识必求于本的基础理论及其物质基础的物理化学原理。恩格尔称：“今天统治着西方医学的疾病模型是生物医学模型，这个模型已成为一种文化上至上命令，它已获得教条的地位。它认为疾病的一切行为现象，都必须用物理和化学的原理解释。它把对生物医学疾病医学模型的终极真理提出疑问，并建议更为有用的医学模型的人，视为异端。”这就成为在20世纪指责“中医不科学”和主张“废医存药”地研究中医的西方来源。也是用生物医学疾病模型扭曲中医基础理论和辨证论治，导致中医实践队伍的主体缺失和角色错位的后继乏人乏学，屈服于唯物质论的科学认识论的诊疗思想根源。

（5）局限于以疾病为对象的消极疾病观的辨病认识必求于本，其致思方向为向后、向下、向外的认识论意义上的“刺激因和结构因”。中医养生治病必求的本，其致思方向为向前、向上、向内的实践论意义上的“动力因和目的因”。

西医建构的是疾病本质原因的理论模型，中医建构的是健康和愈病的功能目标动力学模型。功能作为生物学概念，是指有机生命为实现某种目的而进行有效活动的能力，故功能具有目标指向性。而功能目标指向过程的出现，正是有机生命区分于物质世界的最重要特征。

为此中医学及其基础理论学科建设，必须能正确处理好下述关系：①中医研究与研究中医的关系；②医学的实践论与科学的认识论的关系；③中医基础理论与生命物质基础的关系。

（三）

（1）与近代西方科学专注于外部世界研究的唯物质论的知识论不同，中国的自然观主要是有机生命的发展观，“天地之大德曰生”的价值观。《内经》云：

“升降出入，无器不有，故器者生化之宇。”

“神者，生之制也，制则生化。”

“气者，生之充也，气止则化绝。”

“形者，生之舍也；器散则分之，生化息矣。”

“根于中者，命曰神机，神去则机息。”

“神转不回，回则不转，乃失其机。”

“阴阳者，神明之府也，治病必求于本。”

体现在天人之际相互作用中，人的生命在整体层次上的主体性地位，个体性自组织演化调节的时间不可逆性，使人的整体生命成为一个主体性开放系统、自组织演化系统、稳态适应性整合自调节的功能目标动力系统。

（2）中医基础理论是指导辨证论治生生之道实践的理论。中医的辨证论治要发现什么和实现什么，是中医诊断和治疗的基础科学问题。

辨证论治是要贯彻执行养生治病必求于本的诊疗思想：从“粗守形”的诊，到“上守神”的断；从“粗守形”的疗，到“上守神”的效；主旨在于发现发展人的生生之气的自我健康和痊愈能力，作为具体识别环境利害药毒的取舍标准以及作为“医师，聚毒药以共医事”，将之转作利用成为“方技者，皆生生之具”的聚合规则。通过前体组合的间接动员，通变合和以助人的自组演化调节，因势利导地扶其“正祛邪”抗病反应之势，帮助人的生生之气实现稳态适应性整合调节和健康生态天人合德生生之效的实践目标。

(3)“证”是辨证论治的逻辑起点和核心概念。

是天人之际层次关系相互作用的证。

是人的生生之气健病之变转化过程的证。

是人的主体性开放系统出入信息的证。

是人的生生之气的功能目标动力学行为现象的证。

是人的整体边界屏障和界面全息效应的证。

是中医辨证论治“粗守形”的观控对象所在。

在空间关系上体现为“升降出入，生化之宇”，在天人之际中的主体性开放地位。

在时间序列上体现为“阴阳自和，神转不回”的自组演化调节的时间不可逆性。

这两个基本点，决定了中医辨证论治，只能是向前、向上、向内的功能目标动力学实践的生生之道。

(4)是“形者生之舍也”的整体边界屏障功能，成为天人之际相互作用的“界面”。区分开：“形而内”的是生化之宇的自我，“形而外”的是非我的利害药毒。是整体边界屏障保证和支持人的自组演化调节基础上的主体性开放。即：①“一切邪犯者，皆是神失守位故也。”②“针药治其外，神气应乎中。”③“察阴阳之宜，辨万物之利。”

人的主体性开放出入，排斥了线性因果论的病因决定论，药物和营养的成分决定论。因为，无论是养生的、治疗的，致病的“对有机生命发生影响的东西，都是由有机生命独立地决定、改变和改造着的东西”。这是因为“只有有机生命才独立地起反应，新的反应必须以它为媒介”，在进化层次低级的“机械的、物理的反应，随着每次反应的发生而耗尽了。化学的反应改变了反应的物体的组成，并且只有在给后者增添新量的时候，反应才能得以重新发生。只有有机生命才独立地起反应，而不像在低级阶段那样（外部刺激）直接发生作用，所以在这里，有机生命具有独立的反应力”。所以，无论是心理及生理反应，乃至药理反应和病理反应，都是人的主体性开放自组织演化调节发动的独立地起反应。人的心理的、生理的、药理的、病理的主体性反应的功能模块自组演化及其信息网络整合调节，是人的主体性开放的内在动力学基础。而主体性反应的功能模块自组织演化和信息网络整合调节问题，显然超越了解剖基础上的微观实体本质论。

(5)辨证的诊断认识，从“视其外应”的诊察开始，由于“受本难知，发则可辨”，因此可以“因发知受”地从健病之变的状态变量，来识别相应环境变量的利害药毒，这是“由此及彼”。

“知丑知善，知病知不病，用之有纪，诊道乃具。”知丑以知善，从致病作用中去发现其可被利用的治疗作用，是为“去粗取精”。知病知不病，从病态反应去发现其背后隐藏的生理功能，是为“去伪存真”，这是因为病态反应是还未成功而有正反馈放大系统的发动导致原有生理功能的亢进。所谓“非其位则邪，当其位则正。邪则变甚，正则微”，也就是“一切邪犯者，皆是神失守位故也”。为此，对于病态反应的辨证诊断，应该问这些反应行为的功能目标指向过程，问它要干什么？要实现什么？向哪里去？由谁发动的？处在什么时势？这也是要从“粗守形”的诊，前进到“上守神”的断，从“视其外应”到“以知内藏”。

“取虚实之要，定五度之事，知此乃足以诊。”这是要求上守神的以知其内藏的“虚实之变”，建构抗病反应调节时势的自我痊愈能力的理论模型，是为“由表入里”。辨证诊断的根本任务是要发现人的生生之气的自我痊愈能力和健康能力。

（四）

（1）中医基础理论学科建设，是重建中医主体价值体系的关键。要总结中医历史上疾病对抗医学的经验教训，王履称之为由于“粗工不知求属之道以成之欤”。《医学的目的的再审查》国际研究计划宣称：“当代世界性的医疗危机，其根源在于近代医学模式主要针对疾病的技术，统治医学的长期结果。”世界卫生组织在《迎接21世纪的挑战》报告中指出：“21世纪的医学研究不应该继续以疾病为主要领域，应当以人类的健康为主要的研究方向。”早在1970年拜因豪尔等提出：“医学的发展要具有质的飞跃，关键在于对人的防卫抗病反应及其调节机制的活动原则有所阐明。”中医学及其基础理论的学科建设，要坚持自己的有机生命发展观，养生治病实践必求于本的诊疗思想，天人合德健康生态目标实践的医学模式，辨证论治生生之道的功能目标动力学实践。从长期把“证从属于病”的学术误区中解放出来，坚持人的整体性层次的主体性地位，自组演化调节的个体性和时间不可逆性。从长期以来现代教育中接受的关于物质科学的思维方法中超脱出来，用功能目的性行为看待医学行为现象。从长期以来致力于说明中医愈病之理的研究中医，转变为致力于发展中医生生之道实践能力的中医研究，改变中医队伍主体缺失和角色错位，改变后继乏人乏学，都有待于中医基础理论的学科建设健康地发展。

（2）中医基础理论：天人之际中人的生生之气自我痊愈能力和自我健康能力的理论模型。

人的生生之气

自我健康能力（正）	自我痊愈能力（症）
主体开放自组演化调节模型	抗病反应调节时势模型
	邪实：非其位则邪的变甚的抗病反应
形者神之舍：主体开放出入	寒热
整体屏障功能	风湿燥水火
界面全息效应	气郁血瘀津液成痰
气者生之充：流通自组演化	正虚：失衡为虚，不足为虚
防卫清除功能	阴阳的功能模块自组演化
发动抗病反应	五脏的适应性反应
神者生之制：心理、生理性反应	气血津液的整体稳态为目标的信息网络整合调节
病理、药理性反应	
在天人之际相互作用中人的整体层次的稳态	传变：表里
主体性开放的出入	外感内伤
个体性自组织演化	六经辨证、阴阳辨证
时间可逆性的目标指向过程	三焦辨证、五脏辨证
	卫气营血辨证、气血津液辨证
	病邪辨证、病位辨证

本文载于2005年《中医药发展与人类健康——庆祝中国中医研究院成立50周年论文集（上册）》

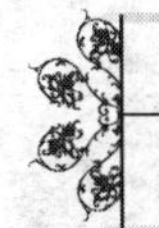

四、思路方法探索

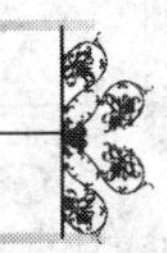

辨病求本与辨证求本

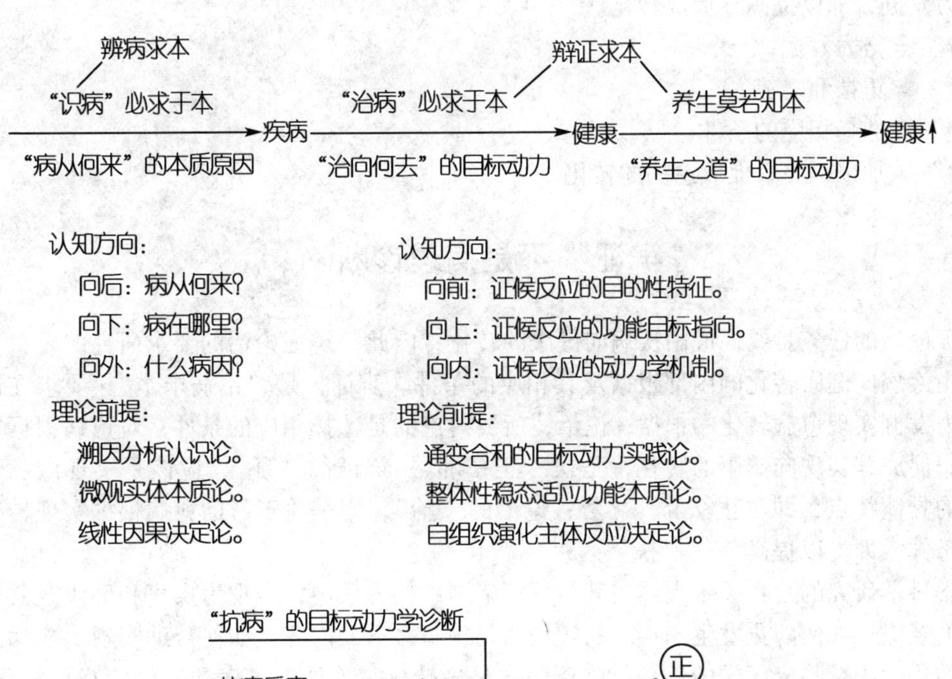

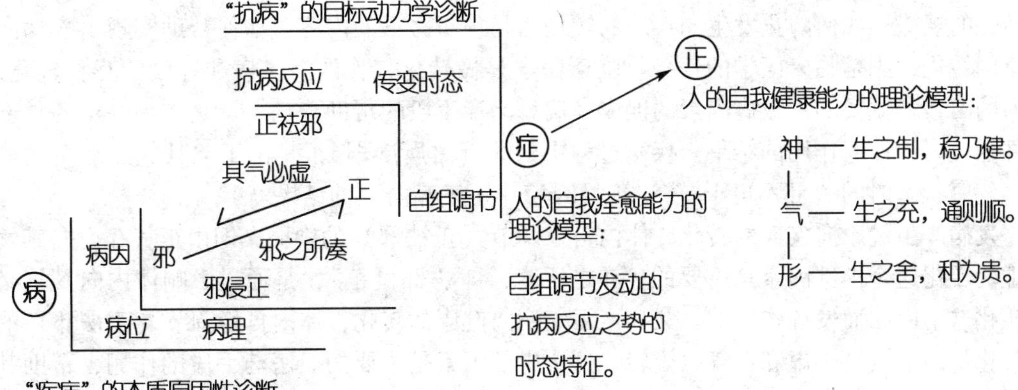

66. 关于“辨证论治”的辩证法问题

辨证论治的

疾病观是“邪之所凑，其气必虚”。

健康观是“正气存内，邪不可干”。

医药观是“病人为本，医工为标；标本不得，邪气不服”。

诊断观是“治病必求于本”。

治疗观是扶“正祛邪”。

辨证论治就是：

努力发掘，加以提高，促成转化。

“辨” = 努力发掘，

“证” = 正祛邪之势，

“论” = 选择相应的条件，

“治” = 加以提高，促成愈病的转化。

“辨证”不是病理诊断

辨证论治的任务是要促成由疾病向健康的转化；因此，辨证论治的要求研究的是：关于实现由疾病向健康转化的内部根据及其相应的条件。辨证，是“治病求本，”要求在诊断中努力发掘实现愈病转化的根据；论治，所要讨论的是选择相应的条件，对愈病根据加以提高，促成其实现向健康的转化，是扶“正祛邪”。辨证的“证”，应该是实现愈病转化根据的具体特点，即“正祛邪”之势；论治的“治”，则是关于帮助愈病根据实现转化的相应条件，即加以提高——“扶”。

医学科学研究的是：关于人体在其与环境诸因素的关系中，表现为疾病和健康及其相互转化的规律。如何防止发生向疾病的转化，是预防医学的内容；如何帮助实现由疾病向健康的转化，则是临床医学的任务。临床医学是做转化工作的。疾病和健康的互相转化，体内的因素是主要的；致病因素的促成发病，治疗手段的帮助愈病，都是作为一定的外部条件通过内因而起作用的结果。疾病过程中的“邪之所凑，”正是由于“其气必虚”的缘故；健康状态时的“邪不可干，”也正是因为“正气存内”的结果。

发病，由健康向疾病的转化，体内自稳调节（正祛邪）的削弱，即由正气存内向其气必虚的转化这个内部因素是主要的；邪之所凑，即“邪侵正”，是通过影响体内向其气必虚转化这个内因而发挥作用的。愈病，由疾病向健康的转化，体内自稳调节（正祛邪）的正常化，即由其气必虚和正气存内转化这个内部因素是主要的。医药手段的作用，帮助其实现向邪不可干的转变，则是通过体内向正气存内转化这个内因而实现的。因此，“病人为本，医工为标；标本不得，邪气不服”，正确处理医药（工）与病人的关系，正确处理辨证和治疗的关系，是治疗成败的关键。

“病人为本”，病人本身正祛邪之势——自稳调节在抗病方面的具体特点，是临床辨证的“证”，是治病必求于本的“本”；因为它是实现愈病的根据，是治疗学的基础，是针药等治疗手段所以发挥疗效的基础和背景。“医工为标”，医生的诊断，必须正确反映病人正祛邪之势，辨清抗病反应的具体特点，揭露自稳调节的薄弱环节，也就是说要“辨证”；医药的治疗，必须顺应正祛邪之势，因势利导，扶“正祛邪”，帮助抗病反应实现其目标，帮助自稳调节克服其薄弱环节。“正祛邪”之势，是内因根据，是本；“扶”，作为外部条件，是标，外因通过内因而起作用，如此则：“标本相得，邪气乃服”，才能实现帮助向愈病方面转化的目的。

任务是治病，目的是愈病；诊断必须服从任务和目的，就应当努力发掘实现愈病转化的内部根据。治病求本，是为了治病而求本，求所以愈病的本，并不是单纯为了认识疾病。辨证就是求本，但是，辨证求本不是辨病求本；因为它是治病求本，而不是认病求本。

近年在关于如何理解“治病必求于本”和辨证论治的实质上，主要的看法是这样的，认为：

1. “治病求本”就是治疗疾病首先要抓住疾病的本质，针对疾病的本质进行治疗，这是辨证论治的一个根本原则（北京中医学院主编. 中医学基础. 1974；河北新医大学主编. 中医学. 1974）

2. “所谓的治病必求于本，就是深入疾病的本质，抓住和解决好主要矛盾。”（上海中医学院. 辨症施治. 1972）

3. “治疗疾病，必须抓住它的本质属性，抓住主要矛盾和矛盾的主要方面去解决问题。”（浙江省西医学习中医试用教材. 1972）

4. 因为“本是矛盾的主要方面，决定过程的性质”。（广州中山医学院. 中医基本理论. 1972）

5. 所以，“致病因素决定疾病的性质”。（北京医学院. 病理生理学. 1973）

6. 因此，“所谓的证，是一种基本的病理变化；所谓辨证，就是要辨清病理变化的性质和部位，也可说就是一种病理诊断。所谓论治，就是针对病理变化进行治疗的意思；中医药的治疗作用，主要是对整体性病变的纠正”。（贾得道. 从中医理论的特点谈中西医结合. 新医药学杂志，1975，第4期）

综上所述，是误把辨证等同于辨病，把治病求本混同于认病求本，这是用辨病论治的观点看待辨证论治的结果。

辨病或认病是为了认识疾病，为要认识事物，必须深入事物的本质。事物内部“矛盾着的两方面中，必有一方面是主要的，他方面是次要的。其主要的方面，即所谓矛盾起主导作用的方面。事物的性质，主要地是由取得支配地位的矛盾的主要方面所规定的”（《矛盾论》）。在疾病过程中，由于“邪之所凑，其气必虚”，“正祛邪”力量总是相对处于低下状态，力量对比，“邪侵正”则暂时居于主导地位或矛盾的主要方面，由此认为致病因素决定疾病的性质，病理变化反映疾病的本质。从而认为“辨证”也是为了寻求疾病的本质，是辨清病理变化的性质和部位；在这样诊断认识基础上指导的治疗，必然是针对疾病的本质进行治疗，针对病理变化进行纠正。然而，这是辨病论治的观点，不是辨证论治的实质。

辨证为了论治，诊断为了治疗；治疗是做转化工作的，辨证就必须进一步揭露实现此种转化的内部根据。所以辨证所要发现的是关于愈病的根据，正祛邪之势，抗病反应的特点。因为它不只是为了认识疾病，任务是治病，目的是愈病，因此就不能只抓住矛盾的主要方面，不只是着眼于“邪侵正”的一面，不能满足于只是辨清病理变化的性质和部位，因而不能认为仅仅抓住疾病的本质就够了。

辨病论治认为在诊断上只要抓住疾病的本质，抓住“邪侵正”的一面，辨清病理变化的性质和部位，在治疗上只要针对疾病的本质，针对病理变化进行纠正就可以了。辨证论治却是要进一步努力发掘“其气必虚”的性质，辨清“正祛邪”之势，揭露自稳调节在抗病反应方面的具体特点。因为虽然它是暂时地处于低下状态，居于矛盾的次要方面或从属地位，然而，正是它是实现愈病的根据，是治疗学的基础。辨证时要发现它，治疗时要依靠它，帮助它，因势利导，加以提高，改变力量的对比。对于“邪侵正”，对于暂时居于矛盾的主要方面的疾病的本质，对于致病因素和病理变化这个主导地位，是既承认它，又不承认它，归根结底是不承认它，要改变它。依靠的是什么？是依靠医药手段针对病理变化直接进行纠正，还是依靠“正祛邪”这个愈病的根本加以提高、因势利导，这是辨病论治和辨证论治的根本区别。

辨病向辨证的发展

中国医学有没有辨病？有。二千年前，公元前26年李柱国所校的《方技略》，其经方十一家，就是辨病的。从其所存书目来看，主要是以病理共性结合脏腑定位，作为其疾病分类学基础，也就是主要是病名诊断。例如：

五藏六府痹十二病方30卷（痹，风湿之病），

五藏六府疝十六病方40卷（疝，心腹气病），

五藏六府瘅十二病方40卷（瘅，黄病），

风寒热十六病方26卷，

五藏伤中十一病方31卷，

客疾五藏狂癫方17卷，等等。

3世纪初，张仲景的《伤寒卒病论》，也是有辨病的，并且在辨病方面，比经方十一家又有很大进步。但是，张仲景不仅是辨病的，更重要的是在辨病基础上结合辨证，把病理诊断和抗病愈病机制的诊断结合起来，把病理诊断提高到抗病愈病机制的诊断，把辨病论治推向深入，上升到辨证论治的水平，从而使中国医学实现一个质的飞跃。

辨病诊断，是人类长期同疾病作斗争中，逐步认识不同疾病的某些区别和同类疾病的某些共性的方法。这种疾病分类学诊断以及对一些疾病的认识，中国医学曾经也是走在世界前列的。可惜的是，仅仅作出这是什么病，只满足于病名诊断，还不能有效地指导治疗。因此，在那时候，王充（公元27—97年）曾经指出：“古贵良医者，能知笃剧之病所从生起，而以针药治而已之，如徒知病之名而坐观之，何以为奇！”（《论衡·率性篇》）公元8年的《汉书·艺文志》，则有“谚曰：有病不治，常得中医”的记载，这是对医药很大的讽刺：有了病也宁肯不治，因为一般中等水平医生的治疗效果，跟什么也不治疗的差不多。日本吉益东洞说：“余初见此谚，我业于医，以为大耻”；指出“慎莫惑于病名医论，纵令诵释天下医书，谙记病名，不能治病，则焉免此谚之讥”（《古书医言》）。

为什么对病名诊断，对病名医，王充有坐观之讥，《汉书》有“有病不治”之谚，吉益东洞告诫不要受惑于病名医的高论，认为他们即使“谙记病名”，却是“不能治病”。这是因为病名诊断，根据病理共性构成的疾病分类学诊断，只提供人们是什么病的认识，

却没有揭露怎样实现愈病转化的内部根据。临床医学是做愈病转化工作的，诊断的目的就应当找出实现此种转化的内部根据，治疗的作用就在于选择与此种愈病根据相应的条件，去帮助它实现此种转化。但是，病名和病理诊断并不能满足这个要求，它只能告诉我们这是什么病，只是关于病理变化的性质和部位。

诊断不应当只研究“是什么”，还应当研究“为什么”；不应当只注意这个病是怎么来的，更应当研究它将如何向愈病转化。在研究“为什么”的问题上，“能知笃剧之病所从生起”，了解它是怎么得的，由什么引起的，它是怎样发展变化成为现在的样子，即解决病因和发病的诊断，也还是不够的。因为这只是关于如何从健康转化过来的问题，“哲学家们只是用不同的方式解释世界，而问题在于改变世界”（《关于费尔巴哈的提纲》）。诊断就是要解决治疗问题，即“以针药治而已之”，这就要在诊断上揭露针药治疗的依据和基础——体内愈病的根据。因此，诊断既不能停留在病名和病理诊断，只满足于知道“是什么”；也不能停留在病因和发病学诊断，在关于“为什么”的问题上，还只是面对“过去”，只是关于“历史”的辩证法，还只是“半拉子”的辩证法。为要把辩证法贯彻到底，认识问题归根结底是为了解决问题，诊断就必须继续深入，进一步努力发掘体内抵抗疾病的积极因素。要从病名和病理诊断向病因发病诊断推进，再进而到达关于抗病和愈病机制的诊断，把辨病论治提高到辨证论治的水平。

病名和病理诊断，把疾病只看成是致病因素的作用和病理破坏的结果，只看到“邪侵正”的一面；所谓针对病理变化的治疗，把医药手段自比为扑灭病因和纠正病变的恩施力量，以为可以直接与病因和病变打交道，心目中自然就没有了病人“正祛邪”这个愈病的根本，只见病，不见人；结果是治不好病，因为“病为本，工为标；标本不得，邪气不服”。

病理诊断把疾病只看成是“邪侵正”的结果，所谓的攻邪治疗，就是针对病理变化进行的治疗，甚至有认为攻邪就要主动积极进攻，结果必然是：“粗工凶凶，以为可攻；故病未已，新病复起。”

原有的病没有好，新的病又复出现，这种新的病从何而来，只能是由于医药治疗手段转化为它的对立面，变成致病因素；这样的医学和医生，虽然其势“凶凶”，只配称为“粗工”。

病理诊断只把疾病看作病理破坏的结果，针对病理变化的治疗又是直接去纠正，于是或行拮抗疗法。所谓的“寒者热之，热者寒之”的被称为正治法，而为一般医生奉为常规：“论言：治热以寒，治寒以热，方士不能废绳墨而更其道也”。这种针对病理变化进行纠正的拮抗性治疗，并不都是成功的，常常出现纠而不正，越纠越不正的情形：“有病热者，寒之而热；有病寒者，热之而寒；二者俱在，新病复起。”二者俱在也就是“故病未已”，新病复起则还包括了原有疾病的加重。

病机十九条是这样提出问题的：“夫百病之生也，皆生于风寒暑湿燥火，以之化之变也。经言：盛者泻之，虚者补之；余锡以方士，而方士用之，尚未能十全。”为什么不能十全？就因为只注意“邪侵正”的一面，并且把虚和实割裂起来的缘故。说百病之生，皆生于风寒暑湿燥火，六淫如果认为病邪（因），则是病因决定论的外因论；六淫如果认为是病理概念，则是一种病理诊断，它没有揭露愈病转化的根据，没有辨清“正祛邪”之势；而“病为本，工为标”，由于“标本不得”，起码也是“邪气不服”，因而“未能十全”。

辨病证的寒热虚实，论药性的温凉补泻，是中医学的第一步大纲。然而为什么寒者热之，热者寒之，实者泻之，虚者补之的治疗，并不都很成功，或者“未能十全”，或者“新病复起”。怎么办呢？回答是要“审察病机，无失气宜”，要强调进一步“求其属也”。明·王安道说：“属也者，其枢要之所存乎！”“属”是调节机制枢纽所在！

“邪气盛则实，精气夺则虚”，人们如果把它们割裂起来看，孤立地提“实者泻之，虚者补之”，难怪治疗“未能十全”。清·张秉成指出：“邪之所凑，其气必虚；故所虚之处，即受邪之处。”（《成方便读》）刘完素说：“治病不求其本，无以去深藏之大患；故掉眩收引，闷郁肿胀，诸痛痒疮，皆根于内。”正因为这些临床表现“皆根于内”，所以要进一步“求其属”。

“诸风掉眩，皆属于肝，

诸寒收引，皆属于肾，

诸气闷郁，皆属于肺，

诸湿肿满，皆属于脾，

诸热瞀瘛，皆属于心（原为火）”。

风的临床表现如掉眩之类，它的属（枢要）在于肝；寒的属在肾，气的属在肺，湿的属在脾，热的属在心（原为火，现改易第五六条，可参看《素问·玉机真脏论》）。肝肾肺脾心，“五脏者藏精气而不泻”。藏，有管理或控制的意义；五脏，则是指管理或控制相应调节机能的功能系统。“精气夺则虚”，则是指相应的调节机能的低下，“故邪气胜者，精气虚也”。由此，邪气实之处，也正是精气虚之处；即邪气盛的背景是精气虚，实的基础是虚。这样看来，所谓的邪所包含的临床表现，实际上是相应的调节机能低下的结果；中医的六淫等病邪概念，既不能再看作是致病因素，也不再是病理概念，而是自稳调节在抗病反应上的具体表现，应当看作是“正祛邪”之势，不应当仍停留在病理诊断的水平，把它只看成是“邪侵正”的结果。恩格斯说过：“在任何一门科学中，不正确的观念，如果抛开观察的错误不讲，归根到底都是对于正确事实的不正确的观念。事实终归是事实，尽管关于它的现有的观念是错误的。”（《自然辩证法》）

“求其属”，就是对临床表现要从本质上去看作是抗病反应的积极因素，并进一步揭露其相应的调节机制的障碍或低下；从而才能在治疗上对抗病反应因势利导，对调节机制低下采取加以提高的方针，即扶“正祛邪”。

“论治”不是对病变的纠正

辨证论治的治疗原则是扶“正祛邪”，因势利导也是因“正祛邪”之势而利导之，所以在本质上也就是扶“正祛邪”。

辨证论治是扶“正祛邪”，为什么不是扶正和祛邪？扶正和祛邪并提，不是更公正而全面吗？单提扶“正祛邪”是不是片面呢？

首先，既没有孤立的正，也没有孤立的邪，它们在斗争中相联结，相对立而存在，总是表现为邪侵正和正祛邪的特性的相互作用。恩格斯指出：“自然科学证实了黑格尔说过的话：相互作用是事物真正的终极原因。我们不能追溯到比对这个相互作用的认识更远的地方，因为正是在它背后没有什么要认识的了。”（《自然辩证法》）黑格尔说：“许多不同的事物通过自己的特性而处于本质的相互作用中，特性就是这种相互关系本身，事物离开相互作用就什么也不是。”（《逻辑学》）没有孤立的邪，当它还没有“侵正”，即还没有在斗争中相联结，就无法判定其为邪；也没有孤立的正，它总是以具体的正祛邪的形式而存在。因此，扶正和祛邪并提，表面上似很公允，却是形而上学的，它的治疗思想是庸俗进化论的外因论。孤立地提“扶正”，为滥用补药开方便之门，结果往往是走向反面：“气增而久，夭之由也”；长期地刺激某一机能，一方面将造成各机能间不平衡的加剧，从而增加了自稳调节的负担；一方面可使该机能趋向衰退，甚至相应的结构也萎缩。孤立地提“祛邪”，就是针对病理变化进行的治疗，或有认为攻邪应该主动积极进攻的，结果“往往过之，伤其正也”。不仅没有帮助正祛邪的力量，相反地挫伤或削弱正祛邪力量。问题是谁在这里主动积极进攻，是动员体内正祛邪力量主动积极进攻呢？还是认为医药可以直接参与进攻。如果针对病理变化的治疗能行的话，认为可以不要“正祛邪”的力量，医药可以直接发挥作用，那么，死人也将是可以被治好的了。

明·王肯堂说：“夫有生必有死，万物之常也。然死不死于老而死于病，万物皆然，而人为甚。故圣人悯之而医药兴。医药兴，而天下之人，又不死于病而死于医药矣。智者愤其然，因曰：病而不药得中医，岂不信哉！”（《伤寒证治准绳》自序）。

说有生必有死是万物之常，符合辩证法。“今天，不把死亡看作生命的重要因素，不了解生命的否定实质上包含在生命自身之中的生理学，已经不被认为是科学的了，因此，生命总是和它的必然结果，即始终作为种子存在于生命中的死亡联系起来考虑的。辩证的生命观无非就是这样。生就意味着死。”（《自然辩证法》）

说死不死于老而死于病，也符合事实。用哺乳动物的生育能力开始时期与寿命的比例，来推测人类应有的寿命大约可以达到150岁。目前人类平均死龄仅及其半，50万年前的周口店北京直立人，能活到60岁左右的只有1/40；10万年前的山顶洞人，能活到60岁左右的约占14%。平均死龄这么短，主要由于疾病的折磨，因此而有医药的兴起。然而把医药的兴起，说成是“圣人”的怜悯和恩赐，不承认是人民群众同疾病作斗争的经验积累，则是十足唯心的英雄史观，更是庸俗进化论的外因论或被动论。“医药兴而天下之人，又不死于病而死于医药”的情况，正是庸俗进化论的外因论的罪过，是形而上学害死人。

在国外，1974年法国巴黎出现了一个反对服药的运动，他们声称药品比疾病杀死更多的人，在美国每年至少有10万人死于医生所给予的药品；并且认为对外科医生的刀也必须提高警惕，因为据发现在加利福尼亚州医院中进行的手术，有40%是不必要的。在法国估计每年有6000人死在手术台上，有2000人由于麻醉而死亡。有许多学者在寻找药品害多利少的实例。反对服药运动者声称：大多数药品研制出来是在一种疾病已开始消失时。有些专家坚持认为，90%的病人能自己痊愈。

说百病之生也，皆生于风寒暑湿燥火，认为致病因素决定疾病性质的疾病分类学，是病邪决定论；把针对病理变化进行纠正的拮抗疗法奉为常规，是医药中心论。病邪决定论和医药中心论的诊治观，是庸俗进化论的外因论在医学上的反映，它是医源性疾病和药物病产生的认识论根源。旧社会和资本主义国家医药的商品化和利润原则，则是医源性疾病和药物病所以泛滥的社会根源和阶级根源。

王安道尖锐地批评了固执迷信的医药中心论者：“俗尚颛蒙，恪恃方药，愈投愈盛，迷不知返；岂知端本澄源，中含至理，执其枢要，众妙俱呈。”这些人迷信拮抗疗法的直接作用，“苦寒频岁而弗停，辛热比年而弗止”。长期反复地依仗它企图对病变进行纠正，结果是纠而不正，越纠越不正，即使“愈投愈盛”，还是“迷不知返”，之所以这样，就在于“粗工不知求属之道”的缘故，不了解病理诊断要进步到抗病愈病机制的诊断，辨病论治要上升到辨证论治的道理，是不重视理论思维的结果。然而，“一个民族想要站在科学的最高峰，就一刻也不能没有理论思维”（《自然辩证法》）。而“要明确地懂得理论，最好的道路就是从本身的错误中，从亲身的经历的痛苦经验中学习”（《恩格斯致弗·凯利·威士威茨基夫人》）。中国医学经历过病因病理诊断的认识阶段和针对病理变化进行纠正的拮抗性治疗学阶段，犯过错误，遭到非难，吸取教训，总结经验，强调“端本澄源，中含至理”，从辨证观点出发，治病必求其本，解决什么是愈病的内因或根据；指出“执其枢要，众妙俱呈”要进一步“求其属”，抓住人体自稳调节这个枢要为中心，一切就迎刃而解。诊断有了中心，治疗就不会去追求大量和长期应用对病变进行纠正的拮抗疗法；诊断揭露了抗病反应的具体特点——正祛邪之势，治疗也就会提高到因势利导，扶“正祛邪”的水平。因此：

能攻心，则反侧潜消，自古知兵非好战；

不审势，则补泻皆误，从今用药要深思。

例如，高血压的眩晕等临床表现概称为“风”，历史上有外风说到内风说的演变，说明对高血压和眩晕应看成是“正祛邪”的抗病反应，不应再单纯看作“邪侵正”的病理破坏。高血压作为抗病反应，是为着克服重要器官血流供求的不平衡。能够这样认识，就不会停留在针对病变的纠正的拮抗疗法，而是因势利导，因“正祛邪”之势而利导之，帮助抗病反应去实现它的目标，即帮助它克服重要器官血流供求不平衡，如是则此种抗病反应已无再动员的必要，而高血压和眩晕等临床表现将自然解除。高血压作为抗病反应，它的背景又在于血流调节机制的削弱（精气虚），则应进一步从帮助该调节机能的提高以治其“本”，使它能提高其克服血流供求不平衡的能力。中医理论是“诸风掉眩，皆属于肝”，眩晕之为风，它的属（枢要）在肝；“肝藏血”，“肝”担负着血流调节机能的管理或控制的职能。在治疗上总结了“医风先医血，血行风自灭”（陈自明），和“治风先养血，血充风自灭”（余春山）的规律。血的“行”，是对正祛邪之势的抗病反应的因势利导；“养”和“充”，则是扶“正祛邪”，帮助提高相应的调节能力。

因此，既没有孤立的虚，也没有孤立的实。实是虚的外在表现，虚是实的基础背景。因为“邪之所凑，其气必虚”，在疾病过程中，人体自稳调节处于失代偿状态；因此表面上看来是机能亢进的抗病反应，它的基础恰恰是相应的调节机能的削弱，是失代偿的表现。“邪气盛”的背景是“精气虚”，邪气盛则实，仅仅是相应的精气虚的外在表现。例如舌苔的出现反映消化机能的低下，发热和白细胞的增多，恰恰是由于抗感染的没有成功，高血压的背景是血流调节机能的削弱，高血糖的基础是血糖调节机能的低下，免疫超敏的背景正好是免疫效能的不足，正反馈是因为自控系统的削弱，振荡正好是自稳调节不足的表现。

“实则泻之”，汗吐下消，实际上是因势利导，因正祛邪的抗病反应之势，帮助其向实现抗病目标的方向而利导之；寒热温清，一方面作为改善血流供求，一方面又是作为减轻调节机能的负担，甚或影响相应器官的功能和代谢，都是着眼于帮助自稳调节和抗病反应。并且都规定给予一定的限制：“大毒治病，十去其六……无使过之，伤其正也。”这样是否太保守，不然，这正是反对包办代替，留待自稳调节和抗病反应以一定的工作做，使其在斗争中得到锻炼和提高。而况，如果“不尽”，还可以“行变如法”。

“虚则补之”，更是从帮助提高自稳调节着眼，根据相应的调节机能低下的具体特点入手，并且要注意各调节机能间的相互关系，因此不是抽象地“扶正”，要依“正祛邪”低下的具体情况，是扶“正祛邪”。由于“邪之所凑，其气必虚”，疾病过程总是以自稳调节的失代偿为其主要标志，抗病反应的临床表现正是自稳调节机制失代偿的结果。辨证时要发现它，治疗时要依靠它，帮助它，促成其由失代偿向正常调节的转化，因此总原则只能是扶“正祛邪”，而不是针对病理变化进行纠正的拮抗治疗。

中西医结合

中国医药学是一个伟大的宝库，因为它是我国人民几千年来同疾病作斗争的经验总结，它包含着中国人民同疾病作斗争的丰富经验和理论知识。毛主席很早就教导我们“应当努力发掘，加以提高”。西医学习中医和中西医结合，就是具体实践努力发掘和加以提高的过程，就是要实现努力发掘和加以提高的目的。学习为的是努力发掘，结合为的是加以提高。用这八字方针对照我们学习和结合的情况，看学习是否在努力发掘上下功夫，是否在为努力发掘而坚持学习；看结合是否在加以提高上花气力，是否在为加以提高的目标而坚持中西医结合。

我国人民几千年来同疾病作斗争的经验和理论知识，有些什么特点？对这个伟大的宝库的发掘和提高工作，要注意些什么？中国医学经历过辨病诊断的认识阶段，经历过针对病变进行纠正的治疗学阶段，从错误中学习，吸取经验教训，发现只是在战术上努力寻找所谓安全无毒的药物还是不够的，必须从战略上考虑，从理论上突破，把辨病认识提高到关于愈病机制的认识，把辨病论治提高到辨证论治，把针对病变进行纠正的拮抗性治疗，提高到因势利导，扶“正祛邪”的水平。在辨证中有辨病，在扶“正祛邪”中有正治法，但是给予一定的限制，并上升到更高的阶段。恰如恩格斯指出的：“生理学当然是有生命物体的物理学，特别是它的化学，但是同时它又不再专门是化学，因为一方面它的活动范围被限制了，另一方面它在这里又升到了更高的阶段。”“正如高级的运动形式同时还产生其他的运动形式一样，正如化学作用不能没有温度变化和电的变化，有机生命不能没有机械的、分子的、化学的、热的、电的等等变化一样。但是，这些次要形式的存在并不能把每一次的主要形式的本质包括无遗。”（《自然辩证法》）因此，西医学习中医和中西医结合，要克服用辨病论治的观点看待中医药的理论和实践，要自觉清除病邪决定论和医药中心论为代表的庸俗进化论的外因论或被动论。

由于在西医学习中医和中西医结合工作中从教和学两方面，存在着误把中医辨证当作病理诊断，把中医治疗看作是针对病变进行纠正的拮抗疗法，因而容易在与西方医学的病因病理和药理知识对比的情况下，产生对“伟大的宝库”这一科学论断的怀疑。公开地说中医不科学的不多了，但在私下里认为中医简单，没有什么东西，没有多大“学问”，短期可以速成，不用花太大力气，因而也就缺乏深入钻研的劲头和毅力。中西医结合的临床研究，容易满足于几个辨证分型，几张协定处方，以西医辨病为中心，观察和检验疗效。在中药研究方面（寻找新药的理论基础和临床实际. 1962），大量的筛选工作又是阴性结果居多，据说西方医学记载的药物也有几千种，例如 17 世纪德国药典有五六千种药物，今天继承下来的只是少数，似乎已有答案。认为中药的复方或单味药在机体内如何起作用，机体是否有接受单味药或复方作用的受体，很难想象。认为中药效用能不能肯定，科学态度十分重要。依靠这种科学态度，根据受体学说的理论，根据德国药典继承下来只是少数，根据筛选工作阴性（无效）的居多，以据说药物历史发展的方向是从早先的植物药逐渐趋向合成药，因此适当安排人力从事中药研究，而以较多的人力研究合成药比较理想。由此看来，教与学，临床和研究工作中的简单化倾向，是不利于努力发掘和加以提高的。我国卓越的地质科学家李四光说过："要为祖国勘探石油，必须先从西方探油理论和经验中解放出来不可。"对中国医药学的发掘和提高，同样必须先从西方医学的理论和经验中解放出来。

医学研究人体在其与环境因素的关系中，表现为疾病和健康互相转化的规律，凡能促成由健康向疾病转化的是为致病因素，反之，凡能防止发生向疾病转化，能促成由疾病向健康转化的可利用为防治手段。然而，致病因素和防治手段间的界限不是绝对的，"四时之化，万物之变，莫不为利，莫不为害"（《吕览·尽数篇》）。它们利与害之间是可以互相转化的，转化的根据主要是看它对自稳调节和抗病反应的影响，凡能有助于提高的可用为防治手段，凡是能削弱它的则为致病因素。因此，药物"愈疾之功，非疾不能以知之"，药物的特殊的帮助愈病的效果，必须在具体的自稳调节和抗病反应下才能被正确地认识。"聚毒药以共医事"（《周礼》），"毒药苦口利于病"（《史记》），"天下之物，莫凶于溪毒，然而良医橐而藏之，有所用也"（《淮南子》），正确地利用这些毒药以为治病之用，化毒为药，化害为利，化致病因素为治疗手段，这是人类同疾病作斗争中主观能动性的体现，是辩证法的胜利；根本的一条必须正确地辨证，必须依据自稳调节和抗病反应的具体状态。相反地，医源性疾病和药物病，医药转化为致病因素，以至"医药兴，而天下之人，不死于病而死于医药"，根本的原因就是离开了具体的愈病根据，是外因论的祸害，是形而上学害死人，因为"蔑视辩证法是不能不受惩罚的"（《自然辩证法》）。

健康是由体内自稳调节及其防御能力所保证的，而自稳调节及其防御能力，恰恰又是不断地和内外干扰（包括疾病）的斗争中获得发展和提高的，实验的无菌动物却是极端虚弱的。疾病和健康的转化，体内的因素是主要的。疾病及其临床症状，是矛盾激化斗争激烈的表现，没有斗争就没有改造，就没有锻炼和提高。只看到疾病及其症状的坏处，不看到与疾病斗争后的好处，不看到疾病症状中包含着机体抵抗，一味压制，片面地强调疾病的灾害性和症状的破坏性，不发动体内"正祛邪"的调节能力和抵抗能力，是包办代替，恩赐观点，反而削弱人体抵抗能力和调节能力，损害健康，容易形成慢性病和复发。只强调药物的直接作用，不去因势利导，不去改造机体的防御机制，不提高机体的自稳调节，只靠药物直接消灭病因或纠正病变怎么能行？增强体质和改造人体防御能力的问题，是医学科学的根本问题。疾病的治疗，健康的维护，如果只讲药物，很少考虑体内自稳调节和防御能力，药物是难能在与疾病斗争中发挥好作用的。认为药物能够直接针对病变进行纠正，这才真正"贪天之功"。

中西医结合是互相为用和互相促进，中医的丰富的辩证法因素应当努力发掘，加以提高到唯物辩证法的高度，中国医学由于历史条件，在辨病认识上后来居于落后的状态应当得到改变。西医在辨证诊断上的忽视必须得到克服，在新的历史条件下实行辨证和辨病的结合，并把辨病认识方面的发展及其技术成就，必须上升到辨证的水平，才能用以阐明中医辨证论治的丰富内容。我国西医的光荣而艰巨的任务，就在于不但承担对祖国医学努力发掘和加以提高的重任，而且要把西方医学加以改造和提高。"关键在于西医学习中医"，这就是毛主席对我国西医的期望和嘱托。中医在继承整理祖国医学遗产，在西医学习中医的教学工作中，在中西医结合的临床研究中，要努力学习唯物辩证法，批判历史上和现实的对中医理论和实践的形而上学的曲解，才能更好地完成自己的使命。

本文完成于1975年国庆节

67. 现代科学发展趋势和中国医学发展模式

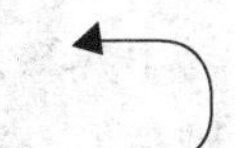

一、用系统理论探讨我国医学的发展模式

冯·贝塔朗菲指出：“怎样才能科学地理解文化过程和历史过程？在什么程度上实现以至科学地掌握这些过程？这些问题不管你怎样回答，它总是具有系统论的本质。”他把系统论定义为：“研究系统的科学，即对各门具体科学（物理学、生物学、心理学，社会科学）的系统进行科学的理论研究。”他说：“系统可以定义为处于一定的相互关系中的与环境发生关系的各组成部分的总体。”“系统，作为一种新的规范，根本区别于过去占统治地位的只着重研究组成部分的概念，区别于经典科学的分析性、机械论性、线性因果关系的规范。对各部分和各过程进行研究的传统方法不能完整地描述活的现象，这种研究没有包括协调各部分和各过程的信息。研究有多项变数的有组织的整体，要求新的范畴——相互作用、协调、组织、目的论等等。”他指出：“系统论乃是现实的某些总的方面的模式，它使我们看到过去没有注意过的或研究不了的事物，这就是它的方法论的意义所在。”[《国外社会科学》. 1978(2)：66]

《医学与哲学》杂志（1980）开辟了“关于我国医学发展道路”的问题讨论，指出要把探讨我国医学应该走什么样的道路，如何加速我国医学的发展，和总结30年来正反两方面的经验结合起来，和改进这方面的工作结合起来。讨论很自然集中到我国医学内部所特有的现状，特别是对中医学和中西医结合的估价上。第三期中有人著文指出：“如何正确对待中医？中医学究竟是一门什么样的科学？形势迫使我们对这个问题作出科学的回答。”该文作者的回答认为：“中医是极其原始和不科学的，中西医结合今后也难实现，根本没有必要；党的中医政策从来也不是为了单纯地永远保存中医。”果真如此的话，就不存在三支力量都要大力发展和长期共存，也不存在发展具有我国特点新医药学的问题，我国医学的发展模式只需要发展一个西医，如何加速我国医学的发展也只能是全面实现西方化就是了；中西医结合既然很难实现和根本没有必要，我国有几千年历史的传统中医学，也将是50年前的旧话重提，等待着的只能是被消灭的命运。

唯物辩证法主张从事物的内部、从一事物对他事物的关系中去研究事物的发展。用系统理论探讨我国医学的发展模式，就是要从我国医学的内部，从我国医学对其他科学和我国社会发展的相互关系中去进行考察。在我国医学内部，主要表现为中西医并存的局面；探讨我国医学的发展模式，关键问题就在于如何正确对待中医。用什么态度和方法研究中医，对中医学究竟是一门什么样的科学将会作出不同的回答。而怎样才能作出科学的回答，以及根据这种回答如何正确对待中医，这对于我国医学应该走什么样的道路和如何加速我国医学发展的战略考虑，具有决定性的意义。

由于近代文化信息转移的主要特征，是通过近代科学技术从西方国家向世界各地的单向传递，几乎没有相反方向的相互作用，因此被认为世界上只有一种单一的关于自然界的

科学，形成了一种西欧中心论的人类科学史观。李约瑟（1977）指出："在这种人类连续性和一致性的概念中，唯一的危险是很容易把近代科学看成是最后的定论，并仅仅根据它的观点来衡量过去的一切。由于东西方之间的区别，使我们大多数人对亚洲文化的思想境界不熟悉，要估价中国古代和中世纪的科学成就，谁也不会使用任何西方科学本身的准则。但一定会使用现代世界科学的准则，而真正的困难还在于：现代知识的躯体每天都在变化增长，现代世界科学绝对不依赖于西欧历史的偶然事件，它也不可能是：以往一切科学发现具有多少价值的末日审判法庭。"他说："存在着中国和西方在世界观和科学整体之间的区别，我们不仅要看到中国的传统科学，还应当深入到那些培育这些科学并理解怎样得出这些结论的人的思想中去。"

通过近代科学技术的单向传递，成为世界各国西方化进程的主要内容；这种情况很可能将消灭其他的文化形态，包括那些人类发展史上的一些卓越成就。原因在于：近代西方在其工业科学技术飞速发展面前，竟然忘乎所以，自视过高，以为人类的文明只是从他们那里才真正开始。他们曾经以培根式的傲慢看待古希腊，以杜林式的义愤痛骂奴隶制，把中世纪看成一片黑暗，一无是处。在地域上把其他地区看成是社会之外的社会，世界史发展动力的外延部分和支撑西欧文明的外围。在对自然的关系上片面强调人征服自然，只看到人对自然界的单向作用。这是一种反历史反自然的西欧中心论，西方的工业化和科学技术正是在这样的思想气候中发展起来的；这种观点对于发展中国家来说，往往成为民族虚无主义的精神枷锁。这种以西洋为中心的所谓从野蛮到文明的发展道路的进步史观，是以种族歧视和殖民地侵略为支柱的西欧民族中心主义；它的以掠夺性为特征的科学技术，带来了遍及全球的生态危机和资源能源的掠夺性短缺。因此，1978 年世界秩序标准规划大会指出："为了认识和解决当前各方面的危机，必先了解产生现代科学的西欧文明的历史条件和社会结构。"认为："今后应当以优先满足世界上尤其是第三世界未被周济的人的各种需要为目的，来发展科学事业，这将是和非西欧文明的原来传统科学的新的创造性的结合，为此目的，我们不是正在积极寻求和总结各种各样的文明传统、科学知识和方法吗？这是科学技术发展的另一种模式。我们认为：当务之急是研究非欧洲国家特有的科学技术同人类的关系问题。探讨近代科学技术对发展中国家的传统文化有什么影响，以及他们是如何吸收近代科学技术的。当地文化对科学技术的发展和使用有什么影响？在不同文化特点的工业化创新形成中，科学创新的地位是什么？进一步讨论这些问题的原因，对发展中国家本身的科学技术的顺利发展显得愈来愈重要，因为科学的传统继承性和创造性，是以文化的独立性为前提的。"

李约瑟指出，在天文学领域中："现代世界通行的天球坐标基本上是中国式的。欧洲天文学传统是以黄道坐标为基础，中国对天空的区划和度量则是带有天极和赤道特征的赤道系统；中国的这种纯粹赤道性质的天文学体系，是不通过黄道形式而独立发展的。所以当盲目自大的欧洲传教士初次接触到中国传统天文学时，便感到迷惑不解，无知地嘲笑它的落后和荒谬。"五四新文化运动开始，人们对于新和旧有过这样的看法：凡是中国所没有的都叫做新，都是好的；凡是中国有的都叫作旧，都是不好的。对认为是旧的都反对，像中医中药和京剧就都在反对之列。在哲学界人们曾经用西方哲学模式来总结中国哲学遗产，把西方哲学的范畴和概念当作套语，套在中国哲学史上，用西方哲学的面貌改造中国哲学，结果把中国哲学西洋化。而另一些人则是用西方哲学作标准来衡量中国哲学，把它看得一无是处而根本否定，把它看成只是原始的"未进状态"，"大半是术非学"，"没有存在的余地”，要来一次最后的根本解决，“向咽喉处着刀”，“将中国文化根本打倒”。在医学界，早在1914年北洋军阀政府已以中西医“致难兼采”，“决意废弃中医，不用中药”。1929年废弃中医提案的理由是认为，中医的存在已成为西医事业发展的障碍：“旧医一日不除，民众思想一日不变，新医事业一日不能向上，卫生行政一日不能开展。”认为中医理论不科学，“讲阴阳五行，不重解剖”，不识病原，不懂病理；声称“阴阳五行、三部九候之谬，足以废旧医之理论而有余；治病必求本、用药如用兵二语，足以废旧医之治疗而有余”。由此造成了本世纪以来社会上长时期存在的中西医对立和歧视中医的情况。

中国的传统医学应用系统论的方法，把人体用黑箱方法研究它的整体性，从人体与环境的相互关系中研究它的主体性；它把人体的自稳调节及其相应的防卫抗病反应，作为自己的研究对象，在临床上把人体自稳调节在抗病过程中的具体反应状态，作为诊断对象以及治疗的依靠对象和服务对象；它把提高人体稳态及其调节能力和帮助抗病反应的完善化，作为疗效标准和可重复性的标准，形成自己独特的以辨证论治为基础的诊疗思想体系，这是没有经历过近代西方医学发展阶段的，也不是近代西方的以病因病理为基础的疾病分类学形式而独立发展的。近代西方医学由于借助近代工业科学技术提供的观察技术手段，得以在百余年前，在细胞水平基础上建立了病原微生物学和病理解剖学，形成以病因病理和解剖定位为基础的疾病分类学诊疗思想体系；它认为致病因素决定疾病的性质，病理变化决定疾病的转归，病因病理成为它的诊断对象和治疗对象，消除病因和纠正病理成为它的疗效标准和可重复性的标准。用近代西方医学观点看中医，认为中医对病因病理不甚了解。对中医学诊断强调：治病必求于本，并且这个本还是阴阳五行，便感到迷惑不解，无知地嘲笑它的落后和荒谬。新中国成立以来，党和政府制订了正确的中医政策，把团结中西医列为国家的卫生方针，号召西医学习中医，用现代科学方法来整理研究中医，并在此基础上把中医中药的知识和西医西药的知识结合起来，创造我国统一的新医药学。30年来取得不少有意义的成果，但道路是曲折的，经历了多次的反复，迄今还是有对中医学的科学性和先进性表示怀疑，对中西医结合的必要性和迫切性存在动摇。那么主要的经验教训是什么？怎样改进这方面的工作？

中国医学科学院心血管病研究所（1972）总结了主要的经验教训是：在研究思路和方法上“受现代医学体系的束缚”，在研究对象的特点上“没有抓住辨证论治这个关键”。日本学者评价我们的工作是：“中国对中医只是作为西医的辅助疗法来研究”（1974），“是以现代医学的立场阐明治疗上认为有效的药物和疗法，或是以西医的标准（包括实验室检查）来判定中医的疗效”（1975）。西德学者 M. Porkert 认为：“中医学是一门独具一格的科学，力求用西医的术语解释中医的办法，认为这样做可以使人们相信传统技术的价值；但这些动机善良、想要保卫本国医学遗产的人，实际上是在抛弃和毁灭他们打算维护的东西。虽然东西方许多学者作了很大努力，可是真正发掘出来的治疗潜力却只是一小部分，而且正是由于这种发掘，它的科学核心和精华却有被丢弃的危险。原因在于经常反复地试图以西方医学中产生的，只适用于西医的方法来重新评价中医。”认为“这是不合理的，必然导致失败”。

中国医学是一个开放系统，它通过与其他自然科学和社会科学的相互作用中，不断吸收对自己有用的观察技术方法和思想资料，形成自己完整的理论体系。中国医学理论也有其有序结构，在理论体系内部各概念系统之间，理法方药之间，通过组合效应而上升到整体一级的水平，体现为中医理论体系的稳态特征或质的规定性。世界古代医学三大体系中，印度医学和阿拉伯医学先后都衰退了、消失了，主要由于没有完整的理论体系，以至在新兴的自然科学思想面前失去了战斗力，或在帝国主义侵略下沦为殖民地而受到排斥。唯独中国医学经受了近百年帝国主义侵略和西方医学的传入，仍能顽强地生存下来，它的生命力就在于具有自己完整的理论体系。中国医学在历史上正是由于不断融合各民族和吸收国外医学成就，不断吸收其他科学中对自己有用的东西，从而在长时期内居于世界的领先地位。只是由于旧中国不具备近代工业科学技术基础，因此我国医学自身并没有经历近代西方医学那样的发展阶段；而百余年前西方医学的传入，又是在帝国主义侵略的背景下进行的，中医界如同中国人民一样处在受歧视和压抑的地位，中医学本身处在被取缔和消灭的境地，它不可能像历史上曾不断吸收融合外来成就一样，在卓然自立的基础上，高屋建瓴地把西方医学成就吸收过来为我所用。以至在 20 世纪以来我国医学中形成中西医学并存的局面，而且还存在着中西医对立和歧视中医的情况；其结果是西医消灭不了中医，也取代不了中医，中医还来不及吸收西医，当然也就融合不了西医。但是，这终究是在我国医学漫长的发展历史中极为短暂的一章，这是在中国人民处于无权的受屈辱的地位下畸形的现象。没有能力保护自己传统文化的民族是悲惨的，只是由于党的领导，新中国的成立，中国人民无权的地位从此结束，我们迎来了科学的春天，现在有着可能来结束这悲惨历史的客观条件。我们要把中华民族能够自立于世界之林的气概拿出来，要把振兴中华（在医学领域）的历史重任担当起来，必须清除西欧中心论的偏见，从民族虚无主义的精神枷锁下解放出来。可资借鉴的例子，例如在石油地质方面，解放前后人们用西方探油理论和经验看中国，得出了“中国是贫油国”的错误结论；可是李四光同志不迷信洋教条，他强调指出：“要为祖国勘探石油，必先从西方探油理论和经验中解放出来不可。”

费耶阿本德认为：“中国通过某些措施，复兴传统医学，使多元性扩散成为可能，以推动医学的发展；这种扩散一定要由非科学力量来克服科学的阻力才有可能。”所谓非科学力量在这里当然指中国的传统医学，这是相对于西医学之被认为是科学的医学而言的。所谓科学的阻力，是指由于西欧中心论造成的、关于西方医学疾病模型及其诊疗思想体系的至上命令和教条地位。所谓克服科学的阻力，即要从西欧中心论的精神枷锁下解放出来，从把西方医学疾病模型和诊疗思想当成教条迷信中解放出来。如何正确对待中医？首先要实事求是，为了要从中医学这客观实事中找出它自身的规律性，正确认识中医学这门科学的研究对象和方法论特点，必须做到有的放矢。如果割裂中医学完整的理论体系，只把中医临床经验和药物研究结果，纳入西方医学体系以丰富现代医学，则是得不偿失，得的仅是中医学低层次中零散部分，而失的却是中医完整理论体系的精华。

二、从调节防卫机制看我国医学研究对象

“同调节机制和防卫反应机制有关的问题，今天在生物学研究中起着最重要的作用；一旦弄清楚调节机制和防卫反应机制的活动原则，就意味着医学的发展有了质的飞跃。”（《展望公元 2000 年的世界》）所谓医学发展的质的飞跃，说明调节防卫机制的活动原则，将是医学科学现代化的主要标志。亚努什克维丘斯认为：“由于人体的适应性机制包含着很大的潜在能力，在医学上将能有效地使用专门的训练方法，借以克服生物和社会节奏的不协调性，使人们能提高保持稳态的能力，由此应产生一种动员的医学，这种医学的分类将是非常个体化的。”（《科学的探索》，1980，2：9）这标志着西方医学正面临其在诊疗

思想上的重大变革，意味着从近代西方医学消极的病因病理观，将向着积极的调节抗病的现代医学实行转变。变革的重要原因是因为："首先不使病人受害的原则，从来没有遭受过像现在那样的危险，起初是成就，而后来却很快地转化为失败"，即药物公害和医源性疾病这个难题。苏联《消息报》刊文《从哪里去寻找健康的钥匙》（1972）指出："无论这是多令人奇怪，现在有许多疾病的发生，在某种程度上是和医学、特别是药理学方面的成就有关。"对于"使用抗生素后如何恢复共生菌丛的能力？用肾上腺皮质激素后如何使肾上腺的机能恢复正常？等等等等，所有这些问题都没有解决；提高防御感染屏障的抵抗力的可能性，目前还不清楚。显然，人类为疾病付出代价，这与其说是由于文明，不如说是由于对我们自身天然防御力的忽视"。为什么说这是和药理学方面的成就有关呢？关键是像维尔希宁的《药理学》所指出的，认为"迄今还没有科学根据可以用来分开：药物、非药物以及对机体有害的毒物这三者之间的明确界限"。为什么说这是与医学的成就有关呢？主要的就像 G. L. 恩格尔所认为的："今天统治着西方医学的疾病模型是生物医学模型，它既是还原论，又是心身二元论；这种模型已成为一种文化上的至上命令，即它已获得教条的地位。它认为疾病的一切行为现象必须用物理化学原理来解释，这是还原论的办法；它认为任何不能作这样解释的，必须从疾病的范畴中排除出去，这是排外主义的办法。它把敢于向生物医学模型的终极真理提出疑问和主张建立更有用的模型的人视为异端。"霍夫曼把哪些：不必要的住院，滥用药物，过多的手术，不适当的使用诊断试验等等，都直接归因于生物医学模型以及它的支持者对卫生保健事业的统治。S·许斯特在讨论《为什么临床研究正走向失败》这一问题的论文中提到："临床工作的重点在于如何认出这种病，并且加以命名，似乎医学的伟大目的就在于诊断一下，病人和医生双方所需要的是对疾病分类学中某一固定位置的再肯定。"他认为："临床研究已停滞不前，且被技术过分地占据，只是在同一块泥地里一掘再掘以取得数量，成为一门依靠抄袭别人见解来维持的学科。"他认为目前有了一些变革的迹象，例如："开始在诊断上多考虑一些疾病的过程，以代替神圣的综合征；特别是在研究方法上，厌倦于无休止的双盲法，它只是为了证明药物和疗法的无效或区别；怀疑采用大量生化测定的有效性，讽刺这不过是血清争论；日益轻视统计学上的意义，认为这在生物学研究中没有用。"

按照近代西方医学认为最好的是特效疗法的观点，企图从中医药里寻找特异的消除病因和纠正病理的更有效方药，但结果在大量的药理筛选中阴性的居多。英国《新科学家》5期载文指出："应用与疾病相对抗的战略，而不是改变内环境的西方医学，一直认为人参无重大作用，或完全无用。例如《英国大百科全书》写道：人参是完全无用的植物，其作用是心理性的和虚构的，因为所有报道均未提及它能实际治疗某种疾病。"这就是因为用疾病分类学的标准来看中医，用消除病因和纠正病理的观点来看中药。但是"中医则把人参看成药中之王，之所以重要，是因为中医药更注重于：保持体内平衡以抵抗疾病，胜于治疗疾病"。

西方医学的研究对象主要是：疾病分类学以及其基础——病因病理和定位；而中国医学的研究对象则主要是：辨证分类学以及其基础——人体自稳调节和防卫抗病反应的动态规律。但是，应用与疾病相对抗的战略，在中医学发展史上也曾经占有过主要地位。《素问·至真要大论》指出："夫百病之生也，皆生于风寒暑湿燥火，以之化之变也。经言：盛者泻之，虚者补之；余锡以方士，方士用之，尚未能十全。"为什么已提出盛者泻之和虚者补之的治疗原则还未能十全呢？张景岳说："凡邪正相搏而为病，则邪实、正虚，皆可言也。故主泻者则曰：邪盛则实，宜泻也；主补者则曰：精夺则虚，宜补也。各执一句，茫无确见，藉口文饰，孰得言非。”疾病状态是邪之所凑，其气必虚，“邪气盛则实，精气夺则虚”，因此疾病的邪正相争，是邪实正虚处于一个统一体之中，是邪实正虚的对立统一。而各执一句，只顾一头，割裂邪实正虚的对立统一，只知其一，不知其二；好像“知左不知右，知右不知左，知上不知下，知先不知后，故治不久”，这种片面性诊断指导的治疗，经不起时间的考验。例如称百病之生，皆生于风寒暑湿燥火，以之化之变也，在病因学上只强调外因，在诊断上只重视邪实，于是在治疗上把“治寒以热，治热以寒，方士不能废绳墨而更其道也”，即把与疾病相对抗的治疗奉为常规。然而为什么出现了“有病热者，寒之而热；有病寒者，热之而寒；二者俱在，新病复起”的情况？原有病症并未治好，而又添加了新病，这样的“服寒而反热，服热而反寒，其故何也?”是药物病的教训使人们认识到：由于只是“治其旺气，是以反也”。之所以走向治疗愿望的反面，就因为只注意了邪气盛则实这一面，只知邪不知正，只着眼于用对抗疗法“治其旺气”的缘故。为什么在诊断上已抓住“邪实”，在治疗上已针对“旺气”，这个邪气盛则实的旺气却还不服呢？原因在于把邪气盛则实这个旺气，错误地单纯看作外来的致病因素本身以及它所致的病理损害，于是对盛者泻之的治疗，只认为是应用拮抗的办法加以压制和纠正，企图依此达到“祛邪”的目的。似乎诊断只是为了找毛病，治疗也只是由医生如何去消除和纠正这个毛病。恩格斯指出：“在今天的生产方式中，对自然界和社会，主要只注意到最初最显著的结果，然后人们又感到惊奇的是：为达到上述结果而采取的行为所产生的较远的影响，却完全是另外一回事，在大多数情况下，甚至是完全相反的。”中国医学经历过这种初期的以追求最显著的立竿见影效果的治疗学阶段，这是因为在诊断上简单地把机体机能亢进的临床表现（旺气），只看作是外来病因及其所致的病理变化，只看到它消极的一面的结果。

但是，有机体是一个“自相支持、自相改造、自相完善”（巴甫洛夫）的自控稳态系统，它对于一切损伤现象，除非因此而死亡，必将依着生存上的生理要求进行修整和调节；在与环境的相互作用中，有机体不是被动的机械决定论，它是主动地自行组织、自行调节、自行适应，它是独立地起反应的。和田攻（1974）给疾病下的定义：“疾病是机体对环境变化这个刺激，所产生的反应和适应过程。”疾病的临床表现和病理变化，不单是致病因素及其所致的病理损害，还包含着机体对病因和病理损害刺激的反应和适应过程。疾病的一系列正反馈放大系统所动员的“旺气”是机体积极的“正祛邪”机能亢进的抗病反应，它们不同程度不同范围的组合变化，构成了错综复杂临床表现的主要基础。由于“善者不可得见，恶者可见”，往往容易把它看成是“邪气不服”的病因，或是“邪之所凑”的病理变化，把机能亢进的抗病反应看成是邪气盛则实的旺气，在治疗上就主要依靠拮抗疗法加以压制和企图纠正。正是由于发现了：压而不服，纠而不正，老病未愈；甚至越压越不服，越纠越不正，更添新病，造成药害或医源性疾病。从而认识到像这样的“粗工凶凶，以为可攻，故病未已，新病复起”，治疗手段转化为致病因素，其原因不是因为没有看到“邪”，也不是因为没有去治“邪”，却是因为没有看到其中包含了积极的“正祛邪”的抗病反应。由于只知邪不知正，只知恶不知善，只知害不知利，只知消极致病的一面，不知积极抗病的一面，以为诊断就是为了找毛病，以为找到了“病邪”，就可用医药直接对它主动积极进攻，以为找到了“邪侵正”的病变，就可用医药去直接加以纠正。这种诊断思想指导下的治疗，由于只顾一头，只知其一，不知其二，“故治不久”，经不起时间的考验。为此强调了诊断的全面性："知丑知善，知病知不病，知高知下，知坐知起，知行知止，用之有纪，诊道乃具"，这是关于诊断的两点论。

"阳胜则热，阴胜则寒；阴胜则阳病，阳胜则阴病"；因此对于"诸寒之而热者取之阴，热之而寒者取之阳，所谓求其属也"。所谓"求其属者，求其本也"，即是认识到寒热等这类"邪气盛则实"的旺气，它们"皆根于内"，原来是人体阴阳这样的"精气夺则虚"的结果；邪实是正虚的外在表现，正虚才是邪实的内部基础，因此在诊断上应当从邪实向正虚推进以求其属。认识到像"诸暴强直，皆属于风；诸风掉眩，皆属于肝；诸痉项强，皆属于湿；诸湿肿满，皆属于脾"等等，要求在诊断上"谨守病机，各司其属"。刘完素指出："治病不求其本，无以去深藏之大患，故掉眩收引，闷郁肿胀，诸痛痒疮，皆根于内。"即风寒热湿燥火等邪实的临床表现，实际上都是来自体内的抗病反应；这些抗病反应"皆根于内"诊断就应进一步找出其相应的背景——阴阳五脏调节机制，这就是"求其属也"或"各司其属"。"属也者，其枢要之所存乎！"认识到这是自稳调节的枢要所在；并指出药物病之所以如此"数见者，得非粗工不知求属之道，以成之欤！"认识到药物公害问题实质上是医学的诊断思想问题，是由于诊断上没有抓住人体自稳调节这个根本，由于没有认识到机能亢进的临床表现不完全是消极的病因和病理。

阴阳五脏自稳调节主要调节物质能量信息的流通，这是通过对体内血气流通和分布的调节来实现的："阴阳和调而血气淖泽滑利"，"五脏之道，皆出于经隧，以行血气；血气不和，百病乃变化而生"。通过阴阳五脏对血气流通的调节以构成机体整体一级水平的稳态，通过以血气供求关系为基础的阴阳五脏调节，以构成机体对外环境变化刺激的主体性防卫反应。中医学中的阴阳五行和血气经络，是调节和流通的统一，体现为机体的运动和平衡的活动和统一，这是中医学对人体的整体性和主体性的具体理解。中医学把人体的整体性调节和主体性反应，作为自己的研究对象；在诊断上强调"治病必求于本"，就是着力在发掘人体自稳调节和防卫反应方面的积极因素。医学作为一门与人类的生老病死休戚相关的科学，最讲功利主义：趋利避害以防病养生，化害为利以帮助愈病；它正其谊以谋其利，明其道以计其功，长期以来中医学致力于发掘人体抗病愈病的积极因素，对于自稳调节和防卫抗病反应的活动原则，形成了自己的规律性认识，它集中体现在诊疗思想上，具体地贯彻于辨证论治丰富内容之中。中医学"计"的是如何帮助防病和愈病之"功"，要"明"的是人体自稳调节和防卫反应如何防病和实现愈病之"道"，这是它区别于近代西方医学而重视个体的整体性和主体性的特征。

李约瑟（1977）指出："有关心身相关概念的未来进展，将在医学上需要怎样进一步发展呢？在这方面，中国传统科学的思想复合体，在科学发展面临决定性阶段的时刻，将发挥大于人们所承认的作用。"F·雅各布（1977）认为："科学的发展常常主要不是由于采用了一些新的仪器，而是由于从不同的角度来观察事物，揭露事物迄今尚未认识的某些方面，在科学史上，重大的发展往往由于不同学科之间建立了联系，由于认识到可以从新的角度来考察以前两个单独的观察，从而看到它们所反映的只是同一现象的不同侧面，例如热力学和力学通过统计力学而统一起来，光学和电磁学通过麦克斯韦的磁场理论，以及化学与原子物理学通过量子力学而统一起来。"中西医学各自反映的不过是同一医学现象的不同侧面，中医着重注意的是人体自稳调节和防卫反应这一面，这正是西方医学面临的重大课题；近代西方医学在病因病理方面积累的材料，又是我国医学还未很好吸收融合的部分。中西医学应当是互补的，当它们实现新的创造性的结合，必将在高一级层次上出现质的飞跃，这将是我国医学科学现代化的主要内容。普利高津指出："西方科学和中国文化对整体性和协和性的很好结合，将导致新的自然哲学和自然观。"东西方科学文化的结合，结束由于西欧中心论偏见造成的近代史上缺失的这一章，这是科学发展的一个重要趋势。中西医结合将是西方科学和中国传统科学在整体性和协和性基础上结合的典范，这种结合既重视中医理论体系的整体性和主体性，又是在人体自稳调节和防卫反应这个主题上的结合，必将导致在我国形成统一的新医药学，这将是我国医学发展模式的主要内容，也将是科学技术发展的另一种模式的典范。

三、从耗散结构理论看我国医学的方法学

普利高津（1979）指出："现实世界简单性的信念曾经是科学的信条，它认为要了解宇宙，只要了解构成宇宙的砖瓦——基本粒子；懂得了生物大分子、核酸、蛋白，就可以理解生命，总之，一旦了解组成整体的小单元的性质，就等于掌握了整体，但是生物学、社会学、哲学对于演化的研究，导致对过去和未来的认识，以及事物局部和整体关系的认识。物理学正处在结束这种现实世界简单性信念的阶段，应当从各个单元的相互作用中了解整体，要了解在相当长的时间内，在宏观的尺度上，组成整体的小单元怎样表现出一致的运动，这种新的思想发展，和中国的学术思想更为接近，中国传统的学术思想是着重研究整体性和自发性，研究协调和协和；现代科学的发展，近十年物理和数学的研究，如托姆的突变理论、重整化群、分支点理论等，都更符合中国的哲学思想。"（《自然杂志》，1980，1：11）

普利高津的耗散结构理论，主要指一个开放系统在与环境的相互关系中，通过不断地消耗来自环境的和不断地扩散系统内部的物质能量和信息，通过这种出入交换中能自调节以保持自身的稳态，以及通过耗散运动形成系统自身动态的不可逆发展过程。由于宇宙中各种系统，不论是实体系统或概念系统，都是与环境有着互相依存和互相作用的开放系统，因此这一理论涉及范围很广，不论物理、化学、生物、天文、地理、医学、工农业以至哲学、政治、文化、艺术等，都可以应用它的研究成果。这一理论与中国的学术思想更为接近，用这种稳态和动态相统一的发展理论观察我国医学，对于正确认识中医，理解中医方法学特点，以及由此探讨我国医学发展模式，将是有意义的。

中国医学理论认为："非出入则无以生长壮老已，非升降则无以生长化收藏；是以升降出入，无器不有，故器者，生化之宇，器散则分之，生化息矣。"

"器"就是系统，王冰注："器，谓天地及诸身也"，即大至天地宇宙，小到各种有形的实体，都可看成系统（器），所谓"形而下者，谓之器"。凡器皆开放，故称无不出入；它通过内外出入的交换以推动系统内部的升降代谢，故称"无不升降"；器就是耗散结构，它是生生化化的主体，故称"生化之宇"。系统通过内外的出入交换和内部的升降代谢，推动自身的生命运动，构成"生长壮老已"的阶段性和连续性的统一，量变和质变相统一的不可逆发展过程。最后由于内外原因导致有序结构的解体，出入升降的耗散运动和流通停止，系统的生命也就终止；故称"器散则分之，生化息矣"。物质能量不灭，随着器散而返回环境，但作为生化之宇的器的解体，也就不成为器（就这整体一级层次而言），因为"出入废则神机化灭，升降息则气立孤危"。指出"根于中者，命曰神机，神去则机息；根于外者，命曰气立，气止则化绝"。系统的神机或维持自稳态的适应性调节，来自

内部自组织的促协力，所谓："生气之根本，发自身形之中，中根也"。而系统的自组织、自适应、自调节，正是系统与环境相互作用中保持自身稳态的能力，这种能力归根结底是在不断进行内外出入交换中，从环境获得物质能量才得以形成，以及与环境变化信息的相互作用中才得到锻炼和发展。因此说："生气根系，悉因外物以成立，去之则生气绝矣"；器之所以为"生化之宇"，就因它是开放系统，就因它与环境不断有物质能量和信息的交换，生命体正是由于一种稳定的物质流、能量流和信息流才能存在。"生长壮老已"既然是不可逆的发展过程，因此有生必有死，最后终究要"器散则分之"；只是因为器有大小，散有远近，即生命周期有长有短，一般说来，大器晚散也晚成："生化之器，自有小大，无不散也；夫小大器，皆生有涯，散有远近也"。

系统的整体性，表现为系统内部各层次各部分的相互联系和相互作用，通过组合效应产生促协力而得到协调一致，从而体现为它在整体一级水平上的稳态特征，这是我们借以认识它和区别于其他事物的个体特征的质的规定性的基础。由于整体并不等于各部分性质的简单总和，因此单纯依靠分析各个部分性质还不足以认识整体；好像单靠分析氢和氧的性质，还不能由此得出水（H_2O）的性质的完整认识。耗散结构理论认为不能仅满足于对客体进行微观解剖，复杂集合不能归结为简单性粒子的叠加，甚至统计学的大数定律也不是完全适用的。在生物学领域，对于生物学的特殊性，与其说它包括了诸如物理、化学等许多层次，不如说它只包括一个层次，即整个机体这一层次，因为只有这一层次才是它区别于其他个体的特殊性所在。对较低层次的探讨，只有在这些探讨是有助于对整个机体的理解时，才是有意义的。中医理论体系的完整性是体现其自身特征的这一层次，对中医理论中较低层次的研究，只有这种研究是有助于对中医完整的理论体系的理解时，才具有实际意义。

系统的自发性即主体性，表现为它在与环境进行出入交换过程中保持自身稳态特征的调节能力，在与环境的相互作用中它独立地起反应。中医学认为疾病和健康，都是人体与环境相互作用的结果，都是人体对环境变化刺激的主体性的反应状态；区别在于：疾病时的"邪之所凑，其气必虚"，健康状态则是由于"正气存内，邪不可干"。由此，健康并不意味是没有邪的存在，而由疾病向健康转化，即愈病也不意味必须是邪的彻底消灭；中医的治愈观认为这只是从"邪之所凑"向"邪不可干"实现了转化，而这又是通过人体内的"其气必虚"向"正气存内"转化这一内因而实现的。因此中医的诊断观强调"治病必求于本"，即为了治病这一目的，为了帮助实现愈病的转化，诊断必须找出人体所以实现愈病的根本原因。这个愈病的根本原因就是人体的正气，临床辨症判断的结论——"症"，即是人体自稳调节在抗病过程中的具体反应状态，它是中医学的诊断对象，也是中医治疗的依靠对象和服务对象。

耗散结构理论认为，外界环境的一般涨落变化，耗散结构可以通过自身内部促协力的调节而吸收，从而保持内环境的稳态，这是耗散结构的惯性原理或涨落回归原理。一般涨落变化在中医理论的要求是："升降出入，四者之有，而贵常守，反常则灾害至矣。"因此在防病保健上要注意物质能量和信息出入交换的节奏，做到"食饮有节，起居有常，不妄作劳，虚邪贼风，避之有时；恬惔虚无，真气从之，精神内守，病安从来"。所谓精神内守，真气从之，即心身相关的自稳调节能力；指出"生之本，本于阴阳，此寿命之本也；清净则志意治，顺之则阳气固，虽有贼邪，弗能害也；失则内闭九窍，外壅肌肉，卫气散解，此谓自伤，气之削也"。这个气，就是人体正气："人之所藉以生者，气也；气者何？

阴阳是也。夫阴和阳，可以和而平，可以乖而否，善摄与否，吉凶于是乎歧之!”阴阳和而平，即阴阳的对立统一和平衡：“和实生物”，“和”，就是对立物共处于统一体中的“合二为一”；“平”，就是对立面处于统一体中构成总体的平衡状态；“平则为正”，阴阳和平就是正气，“阴平阳秘，精神乃治”。治病求本，本于阴阳，阴阳标志着一种状态和维持此种状态的能力，人体阴阳正气，即人体这个系统的稳态和维持此种稳态的双因素调节，简称自稳调节。中医的治疗观强调：“治病之道，气内为宝”，即帮助其实现向“正气存内”的转化。中医的医药观认为：“病为本，工为标，标本不得，邪气不服”；医生的诊断治疗只有抓住病人正气这个根本，才能达到“标本相得，邪气乃服”；即只有帮助其实现向正气存内的转化，才能有邪气不服向邪气乃服的转化。

阴阳学说是我国传统科学中的自控稳态模型，这个模型认为：阴阳对立的统一和平衡，是一切系统自己产生和发展，自己控制和调节，自己运动和维持稳态的源泉，是一切系统自己存在和保持自身质的规定性的根本原因。指出：“阴阳者，天地之道也，万物之纲纪，变化之父母，生杀之本始，神明之府也；治病必求于本。”所以说：“一阴一阳之谓道”，这是“天地之道”，是客观世界天地万物发生发展变化以至消亡的根本规律。“形而上者谓之道”，这是从许许多多“形而下者谓之器”的具体变化中概括出来的共同规律，主观的辩证法思想就是从此而来，所以说是“神明之府”。由此阴阳学说成为我国传统科学方法论的基础，形成科学方法论的元理论。

元就是系统，就是研究对象，把元看作人体这一层次，则元的外周标志为人体与环境的内外界面，环境的物质能量和信息通过界面输入于系统，人体内物质能量和信息通过界面扩散于环境，这是一事物与他事物相互作用的作用面。通过界面以观察输入和输出，可以对人体这个黑箱进行系统辨识，并由此积累起关于输入刺激是正常的、还是致病的，或是治病的因素的认识。从系统输出或反应中积累起关于人体内各子系统功能的认识，从而形成藏象学说这个模型；从疾病临床表现即机体的抗病反应的认识中建立起辨症分类学诊断，形成关于人体心身相关的自稳调节在抗病过程中具体反应状态及其动态变化模型；积累起有关治疗措施（包括药物及其方剂组合变化）的相应疗效的认识，建立起辨证论治的诊疗思想体系，这是建筑在对人体这个系统的整体性调节和主体性反应基础上的诊断治疗观。

元的外周反映它的封闭性，因为一个封闭系统才有它自身整体性的独立边界，才能有对其内部各系统实现反馈调节的闭环通路，才能有自己完整的有序结构，也才能有自身生生化化的代谢活动，才能有在整体一级独立于外界环境复杂条件变化的自稳态，从而构成我们借以认识的个体特征，才能成为独立的研究对象。元的外周又说明它是一个开放系统，正是通过这个界面与环境有着物质能量和信息的不断交换和流通；所谓系统的稳态，正是指系统对外开放过程中保持自身主体性和质的规定性的能力。系统的封闭性和整体性，有赖于系统对内部各低层次的调节；系统的开放性和主体性，有赖于系统对环境变化的适应。主体性的对外适应，是通过整体性的对内调节来实现的，“只有有机体才独立地起反应，新的反应必须以它为媒介”，这种主体性反应正是通过整体性调节为媒介的，从而显示出反应的个体特征。系统的整体性，要求在研究中首先确定对象的层次，是在哪一级层次上体现它的整体性。系统的协和性，要求在研究中重视系统的稳态，是在哪一级层次上体现它整体的稳态特征。系统的开放性，要求在研究中重视一事物同他事物的相互作用，因为“相互作用是事物的真正的终极原因”。系统的主体性，要求在研究中排除机械决定论，重视主体性反应的背景——系统整体性稳态及其调节机制的特征，重视对象的个体特殊性，这些反映了中医理论体系的方法论特征。中医诊断强调“治病求本，本于阴阳”，因为人体阴阳对立统一所实现的双因素调节，主要就是通过对出入升降流通的调节，以保持自身的稳态，因此这是发病和愈病转化的内部根据，同时又是判别环境因素是利还是害的唯一标准，是区分药物还是毒物的科学根据。在防病养生上，如果能做到“察阴阳之宜，辨万物之利，以便生，故精神安乎形，而年寿得长”；只有察人体阴阳之宜与不宜，才能辨万物之利与不利。中医学认为环境因素对于人体来说：“四时之化，万物之变，莫不为利，莫不为害。”从临床角度看，没有绝对的毒或药，因此在古代是毒药并称的，认为医师的主要职责是“聚毒药以共医事”，若能正确利用，则“毒药苦口利于病”。毒药并称是辩证的，因为没有什么药不可以因错误使用而转化为毒，也没有什么毒不可以正确利用而转化为药，临床医生的主观能动性，就在于努力化毒为药以帮助体内抗病愈病的积极因素，以促成愈病的转化。至于什么是具体的治病的药以及它具体的“愈疾之功，非疾不能以知之”；什么是具体致病的毒及其具体的致病作用，也只有“因病始知病原之理”。这里所指具体的疾病状态，就是中医辨症诊断的“症”，离开了“症”这个具体反应状态，就无法确认环境因素究竟是毒还是药。中医学所以强调辨证论治，就是高度重视人体这个耗散结构的整体性调节和主体性反应的具体特征。

耗散结构理论认为，当外来一个系统与耗散结构相遇而相互作用时，如果外来系统不足以造成耗散结构的崩溃或解体，则它最后将会把外来系统吞并而综合于自己的大系统之中，使原系统扩大范围而并不影响自己的基本有序性或稳态特征，这是耗散结构的吞并溶合原理。中国医学和西方医学都是大系统的耗散结构，它们相互作用的结果，是一方将另一方崩溃或解体，还是一方把另一方完整地吞并而综合于自己之中，或者是像氢和氧的化合成水，形成在高一级层次上新的质？这将是我国医学发展模式的三种可能性。长期以来，由于西欧中心论的妄自尊大，它不愿意考虑如何吸收融合中医学的成就，对中医理论往往采取鄙弃的态度；由于近代西方医学的疾病模型及其诊疗思想体系目前具有教条的地位，即它正致力于向更深的层次进军，它的以分析和实验为主的方法学也难于把中医学作为一个完整的系统吸收融合进来。至于把中医理论体系加以肢解和割裂，用近代西方医学的疗效标准来整理研究中医方药，企图以此来丰富现代医学，历史表明因所得有限，有如大海捞针，甚至使人丧失信心。那么，中国医学能够融合西方医学吗？讨论我国医学的发展模式，当然不能离开有几千年历史传统的中医学，科学的发展与以往的科学成果具有连续继承的特点。发展、进步或现代化过程，通过它应持续地创造和不断地坚持自己的特性；一个民族的科学文化传统，只有当它对外来观念被动地不加选择地吸收时，它才会被看作是发展的障碍。发展或现代化当被正确地理解为主体性的内在转化时，则本国的传统文化特点，它不仅不是发展的障碍，而且是发展过程的动力中心。这种主体性的内在转化是指对外部经验不是强加的，而是主体自觉地有选择地结合进来，只有这样，世界上的每一种文化都可以从其他文化中得到益处，同时又不丧失其本质特征。

“欲求融合，必先求我之卓然自立。”中国医学关于人体心身相关的自稳调节及其防卫反应的活动原则体现在辨证论治的理论认识之中，这正是现代医学面临的主要课题，这是中医学卓然自立的地方，是可以作为融合西方科学和医学成就的卓然自立的主体。我国人民几千年来同疾病作斗争的经验总结和理论概括的传统中医学，理所当然地应该把内在转化的动力中心这个担子担当起来。在中医、西医和中西医结合三支力量都要大力发展的条件下，我国的西医将作为第一线的力量，承担起吸收国外医学成就的直接责任，通过中西医结合作为第二线的中间环节和桥梁，使中国医学在吸收融合外来成就过程中，得到两个环节的过滤和缓冲。三支力量都有自己的侧重点，但都为着一个共同的目标，最后为了创造中国统一的新医药学，补上历史缺失的这一章。三支力量共同为了阐明人体心身相关的自稳调节和防卫反应机制的活动原则及其有关的细节而努力，抓住这个医学科学现代化的主要课题，“三位一体”，将会产生积极的组合效应，必将加速我国医学的发展，世界上最古老的医学必将在现代科学发展面临决定性阶段的时刻，重新大放异彩！

总结30年来正反两方面的经验和如何改进这方面的工作，就是要把中医学作为我国医学发展这个内在转化的动力中心的地位明确下来，就是要从西欧中心论的人类科学史观的偏见中解放出来。人类各地区历史的发展不平衡，因此在不同阶段，确实存在着不同的中心。在4 000 ~6 000年前，当世界处在原始社会，古代东方已进入文明时代，埃及、两河、印度、中国，是当时世界文化的高峰。以后希腊罗马接受了东方先进生产力——铁器，把奴隶社会推进了一步。公元5世纪西罗马帝国的崩溃，人种的大迁移，欧洲混乱了五六百年，此时，中国、阿拉伯、印度再次成为世界的历史和科学中心。14世纪西方的文艺复兴，欧洲的工业科学技术进步把资本主义社会推向高峰；而东方国家封建割据，则渐渐变成西方的殖民地和半殖民地。但是西欧中心论则是一种殖民主义者的思想体系，近代工业科学技术的掠夺性本质，又带来了全球性的危机。因此人们在议论：西欧文明的末日和人类史的未来，注意到非欧洲国家特有的科学技术同人类的关系，意识到同非西欧文明的原来传统科学的新的创造性结合，将是现代科学技术发展的另一种模式的意义；第三世界国家注意到不能重复发达国家走过的道路，认识到科学技术的创造性是以文化的独立性为前提的；西方国家在关于“西方危机”的讨论中，把人类的未来寄托在未来的中国，寄托在我们这个有6 000多年文化传统和十亿勤劳智慧人民的中国。普利高津认为“西方科学和中国文化对整体性和协和性很好的结合，将会导致新的自然哲学和自然观。”李约瑟认为“中国传统科学和思想复合体，在现代科学发展面临决定性阶段的时刻，将发挥大于人们所承认的作用。”我们必须清醒地认识到自己的历史责任：中国对于人类应有较大贡献！

本文为1981年首届全国医学辩证法会（南京）大会论文

68. 论中西医结合研究

“一，二，一”，为要合而为一，必先一分为二；只有在认真地实事求是地分析了双方，才能有真正良好的结合。“和实生物，同则不继”，两个不同的方面或事物的结合，可以产生新的事物；两个完全相同的东西，也就谈不上是什么结合，也不会由此产生新的事物。中西医结合首先是要花力气去分析双方的特点，特别要弄清楚中医学理论的本质特点；因此，学习和研究中医学理论，成为实现中西医结合的必要前提。

至于怎样理解结合？中西医结合是什么样的结合？正是中西医结合研究会要着重研究的。这涉及为什么要结合？结合的目的追求的是什么样的前景？由此相应地要探讨如何去实现的方法和途径，听听各方面的议论，总结历史的经验。“先立乎其大者，则小者不可惑也”，大方向明确了，具体的研究方法和途径就好办，可以八仙过海，各显神通。

什么叫结合？至少有这样几种情况：

（一）用低层次的规律、知识和手段，去研究高层次事物中相应层次的原理

例如生物力学和生物化学，用力学和化学的知识和方法，去研究生物体中的力学和化学现象，从而形成了新的边缘学科，它们的产生是原有学科两者的结合物。它们的出现，并不妨碍原来学科的存在，即依然有生物学和力学，或生物学和化学的存在。新学科的发展可以对原来学科的发展起到积极的促进作用；而新的学科的进步，也从一开始并将一直有赖于原来学科的进展。

目前的中西医结合状况类似于这种类型的结合，这主要表现为应用近代西方医学的知识和方法，来研究中医学理论和临床实践中包含的：相应于西医理论和临床概念的某些现象。这样的中西医结合的存在，并不妨碍中医和西医的各自的存在和发展；相反地，它只有在中医和西医各自更加发展提高的基础上，才能随着提高中西医结合的水平。当然，中西医结合的发展提高，无疑也将有力地帮助和丰富中医和西医，为他们之间提供相关概念的共同临床资料或实验结果，为他们之间在理论解释上提供一些共同语言。提出中医、西医、中西医结合三支力量都要大力发展，长期并存的方针，就是清醒地看到这样的现实状况。

（二）用高层次的原理原则去研究低层次具体事物的具体规律

例如：运用马克思主义的基本原理来研究中国革命和建设这个具体实际，这是马列主义和中国革命的具体实际相结合。它的基本原则是要求“实事求是”，目的在于找出中国革命和建设的具体规律性。中国革命和建设的历史表明，这件事说起来容易，做起来很不容易，关键在于是否能够做到“有的放矢”。提出运用现代科学的知识和方法研究中医学理论及其实践，同样要求“有的放矢”，有什么的，放什么矢，以便怎样从中医学这个客观实际中找出它自身的规律性。说它做起来不容易的表现，例如：或者只是盛赞好箭，不去射的，“言必称希腊”，只起个留声机的作用；或者倒过来“以的就矢”，削足就履，简单套用，并不能找出具体事物自身的规律性。五四新文化运动前后，一些人开始运用西方哲学史的模式来总结中国哲学遗产，像胡适等人只是把西方哲学的范畴、概念作为套语，套在中国哲学史上，用西方哲学的面貌改造中国哲学，结果把中国哲学西洋化，成为西洋哲学的翻版。另一些人把好箭当成绝对真理，用它的“真、善、美”，来对照靶子的“假、恶、丑”。像用西方哲学作标准来衡量中国哲学，把中国哲学看成一无是处，甚至根本否定中国哲学。把它看成只是原始的“未进状态”，“大半是术非学”，“仅只作古董看看好玩而已”，“没有存在的余地”。他们嫌胡适等西洋化得不够，还只是“枝枝节节的做法”，声称要来一次最后的根本解决，“向咽喉处著刀”，“将中国文化根本打倒”。

这种情况何独是哲学界，在医学界的经历不是同样典型吗？

文艺复兴以来，西方资产阶级在生产力和工业科学技术飞速发展面前，居然忘乎所以、自视过高，似乎人类文明只是从他们那里开始，他们是科学真理的代言人。他们以培根式的傲慢看待古希腊，以杜林式的义愤痛骂奴隶制，把中世纪看成一片黑暗，一无是处，恩格斯在百年前批评了这种判断历史的形而上学。他们在地域上则是把西欧地中海看作人类文化的中心，无视东方文化的存在，把殖民地国家文化视为落后而消灭之。这种西欧中心论，把其他地区看成是社会之外的社会，是世界发展动力的外边部分，只是支撑西

欧文明的外围。他们在人和自然的关系上，片面强调人征服自然，只看到人对自然界的单向作用。这样一种反历史反自然的西欧中心论，西方的工业化和科学技术就是在这样的思想气候中发展起来的；这又是现代工业污染和生态破坏等环境危机的历史根源和思想根源。在医学思想上，致病因素决定疾病的性质和病理变化决定疾病的转归的疾病观和诊断观，使原来17世纪德国药典记载的5 000多种植物药，用近代药理实验的方法而能继承下来的只剩下极少数。正是这种诊疗观点，被自视为医学科学的真理标准。

我国近代百年来半殖民地半封建社会的历史，饱尝丧权辱国之苦，有志之士纷纷寻找救国自强之道，要实现那个时候的国家现代化，办法是向比我们早走一步的日本学习。鲁迅先生曾经因为“从译出的历史上，又知道了日本维新是大半发端于西方医学的事实。因为这些幼稚的知识，后来便使我的学籍列在日本一个乡间的医学专门学校里了”（《呐喊》自序，1922）。但是，在民族不平等的历史条件下，西方医学的传入，在中国并没有引起维新，也没有能够帮助中国人民以利于批判吸收和促进中国医学的发展，相反在万事不如人的精神状态下，倒起了排斥和扼杀祖国医药的作用。解放前，社会上长期存在的中西医对立和歧视中医的现象，不是孤立的社会现象，它是我国在那个时期追求现代化过程中许多现象中的一个典型，是殖民地思想在我国医学领域中的具体反映。关键是把西方医学看成绝对好箭，是医学科学的普遍真理，用它来检验中国医学并且用它来取代中国医学。因此认为中医药的存在，对西医的存在和发展不利，应当消灭它。1929年取缔中医的提案中的话是：“旧医一日不除，民众思想一日不变，新医事业一日不能向上，卫生行政一日不能开展。”认为中医理论不科学：“讲阴阳五行，不重解剖”，不识病原，不懂病理；所谓的“阴阳五行、三部九候之谬，足以废旧医之理论而有余；治病必求本、用药如用兵二语，足以废旧医之治疗而有余”，把中医理论和治疗，都贬之为不科学，这就是“以的就矢”的结果。即使是马列主义这样的普遍原理，尚且要“有的放矢”，才能做到“实事求是”，找出客观事物自身的规律性。现代科学包括现代医学原理，如果也是普遍的科学真理，同样也不能排除“有的放矢”这个原则。

建国30年来党的中医政策是正确的，提倡中医不为不力，然而为什么经历多次的反复？迄今还有对中医理论的科学性及其先进性存在怀疑，对中西医结合的必要性和可能性存在动摇。主要因为对中医理论的研究还没有取得根本性的突破，还没有真正找到它自身的规律性，这是由于在研究方法上还没有完全做到“有的放矢”和“实事求是”。由于中西医学在诊疗思想上的不同，它们的诊断对象、用药标准、疗效标准以及可重复性的标准也不尽相同。过去在中西医结合研究上的主要经验教训，可以用医学科学院心血管疾病研究所总结的两条来表达：一是由于研究思路受现代医学体系的束缚，二是由于研究对象没有抓住辨证论治这个关键。日本学者对我们工作的评论则是：“中国对中医还只是作为西医的辅助疗法来研究”（1974），“是从现代医学立场阐明治疗上认为有效的药物和疗法，或是以西医的标准（包括实验室检查）来判定中医的疗效”（1955）。

按照近代西方医学的观点，认为致病因素决定疾病的性质，病理变化决定疾病的转归，因此形成了以病因病理病位为基础的疾病分类学诊断体系。病因病理是它的诊断对象，消除病因和纠正病理是它的疗效标准和可重复性的标准。过去用近代西方医学的病因病理观，来看待中医和评价其是非，认为中医对此不甚了了，怎样能说是治病必求于本呢？何况这个本，还是阴阳五行，由此判定中医理论不科学。于是有人提出脏腑学说才是中医理论的核心，阴阳五行只不过是说理工具（1962），借此想避开人们对中医理论不科学的攻击。按照近代西方医学认为最好的是特效治疗的观点，在中医药里寻找特异的消除病因和纠正病理更有效的方药，但是大量的药理筛选结果是阴性的居多，并且研究周期很长，多少年来才发现一二味有效的中药，被看成是大海捞针。从而也怀疑中医的临床疗效，认为中医疗效难以重复，“鸡叫天亮，鸡不叫，天也亮”，难以说明问题到底是自愈的自然转归，还是药物作用的结果。甚至像人参这样著名的药物也被认为是完全无用的植物：英国《新科学家》载文指出：“应用与疾病相对抗的战略，而不是改变内环境的西方医学，一直认为人参无重大作用，或完全无用。”像《英国大百科全书》就写道：“人参是完全无用的植物，其作用是心理性的和虚构的，因为所有报道都未提及它能实际治疗某种疾病。”但是中医把人参看成药中之王，之所以重要，因为中医药更注重于：“保持体内平衡以抵抗疾病，胜于治疗疾病。”在其他学科领域，也有过类似的情况，例如在解放前后一个时期，用西方的探油理论看中国，错误地得出“中国是贫油国”的结论。李四光同志因此强调指出：“要为祖国勘探石油，必先从西方探油理论和经验中解放出来不可。”

所谓解放思想，就是要实事求是，要从实际出发，不要“以的就矢”。运用现代科学研究中医，必然要受两方面因素的制约，一是对研究对象的认识程度，二是现代科学的发展水平。历史表明，对中医理论的认识和研究水平，受到我们对现代科学掌握程度的制约，包括受西医辨病认识发展水平的制约。当然我们只能在时代条件下进行认识，只能在现有科学发展水平上进行研究。但是我们永远要记住恩格斯当年的告诫，不要认为：“凡是可以纳入规律，因而是我们知道的东西，都是值得注意的；凡是不能纳入规律，因而是我们不知道的东西，都是无足轻重的，都是可以不加理睬的。这样一来，一切科学都完结了，因为科学正是要研究我们所不知道的东西。”决不能认为：“我不知道，因此它不属于科学的范围。”李约瑟在1977年国际科技史大会上指出：“唯一的危险是很容易把近代科学看成是最后的结论，并仅仅根据它的观点来衡量过去的一切。由于东西方之间的区别，使我们大多数人对亚洲文化的思想境界不熟悉，要估价中国和印度古代和中世纪的科学成就，谁也不会用西方科学的准则。但一定会使用现代世界科学的准则，而真正的困难还是在于：现代知识的躯体每天都在变化增长，现代世界科学绝对不依赖于西欧历史的偶然事件，它也不可能是：以往一切科学发现具有多少价值的末日审判法庭。因为现代科学是变的，它远还没有到顶。”利用现代科学的发展，用以解释以前无法解释或解释得不完善的现象，它是我们寄希望于现代科学的唯一要求。即它只能做一些帮助“证实”的工作，却不能承担任何“证伪”的任务；它只能帮助我们更好地理解既成的事物，并不能充当是非的万能标准，决不能用现代科学的结论轻易地去否定客观既成的事实。因为，检验真理的唯一标准只能是实践。我们不能因为现代科学还不能解释的，就说这是不科学的。恰恰相反，在客观事实面前它还不能很好解释，只能说是现代科学还不太科学。如果我们硬是强把现代科学充当真理的唯一标准，用它来衡量现成的一切，则是我们把科学当成了迷信。近年来关于人体特异功能方面的争论情况，气功和经络现象的研究等，说明我们科学界很容易搞迷信，却攻击这些现象是迷信。

1935年7月，《中华医学杂志》发表讨论中医存废问题的文章后，余岩的按语说：“近来迷信旧医之行为，不但无知识社会为然，士大夫亦复如是，甚有身为科学医，亦依违浮沉，不能据理自信，诚可叹也。”为什么在通过取缔中医提案后六年，广大劳动人民以至知识界并未动摇对中医的信任和支持，甚至大多数西医也这样，而余岩把这说成是迷信行为。余岩对中医学原著下的功夫很不少，为什么会反而得出中医学一无是处的结论，就在于他把近代西方医学当成唯一的科学，就在于他把西方医学科学变成了迷信。这不是西方医学的过错，是把它从科学变成迷信的人的错误。

（三）两个不同的侧面的结合，构成比较全面完整的认识

中西医结合的原来意思是：把中医中药的知识和西医西药的知识结合起来。前面所提到的两种结合，实际上还只是学习和研究阶段。

现代科学的发展，常常主要不是由于采用了一些新的仪器，而是由于从不同的侧面来观察事物，揭露事物迄今尚未认识的某个方面。在科学史上，重大的进展往往是由于不同学科之间建立了联系，由于认识到可以从新的角度来考察以前两个单独的观察，从而看到它们反映的是同一现象的不同侧面。热力学和力学通过统计力学而统一起来，光学和电磁学通过麦克斯韦的磁场理论而统一起来，以及化学与原子物理学通过量子力学而统一起来，都是这样的例子。

用现代科学方法整理研究中医，还只是为中西医结合打下基础，进一步应当是把中医中药知识及西医西药知识结合起来，从而创造出中国统一的新医学。这里的关键是要承认各自的不同之处，以及各自反映了不同的侧面。如果在研究中只是求同，寻找对方那些和自己相同的东西，也就没有什么东西可结合；如果把不同于自己的东西当作异端邪说和不科学的，互相攻击，也就不可能有什么统一。例如：光的波动说和微粒说，曾就互相攻击了近二百年，那时，真像席勒所说的："你们互相敌对吧！联合起来还太早，你们分头去找，真理才能找到。"最后还是在量子力学的基础上，才把光的波粒说统一起来，这是多么不容易啊！现在有人认为：中西医学属于两种不同的医学体系，在医学理论上，中西医学基本上处于冰火不同炉、水油不相溶的局面，在中西医学理论之间存在着无法结合的障碍；认为这不是主观上提出一个中西医结合的口号所能改变得了的。有人认为中西医结合方面，只应继续执行毛主席正式发表的"中国医药学是个伟大的宝库，应当努力发掘，加以提高"的正确指示，而停止"创造中国统一的新医学新药学"口号的宣传与贯彻。理由是：医学只有一个，中医学只是整个医学中的一个学派，那就不应强调统一。对中医行之有效的宝贵经验加以整理和发展，可以对世界医学作出贡献。中西医结合即使做出了像青霉素和免疫学那样有重大影响的贡献，我们也没有权力说我们创造了一个新医学，中国的新医学更是不可能出现的。这是因为只承认中医的经验，不承认中医学有自己的理论，"大半是术非学"；认为世界医学只有一个，不承认中医理论体系的独特性和科学性。过去因为对中国医学的特点研究不多，长期弄不清中西医学的异同；应当看到中国医学和西方医学是并行发展又互相补充的两种医学类型。有人盲目地崇拜西方，认为只有西方医学才是发展完善的医学，甚至认为只有西方医学才称得上是医学科学，世界上只有这样一种医学科学。或者因为对自己的民族传统，既缺乏兴趣，又缺乏民族自信，只是追求用西方医学改造中国医学，认为这样做才算是对世界医学作出贡献，认为这样做可以丰富现代医学。我们应当看到两种类型的医学各有所长，各有所短；各有所见，各有所蔽。不应当以人之长来度己之短，更不要为近代西方科学文明蒙蔽了自己；我们既不妄自尊大，也不要妄自菲薄，对人对己都要实事求是。

美国的科学哲学家费耶阿本德指出："中国通过某些措施，复兴传统医学，使多元性扩散成为可能，以推动医学的发展。这种扩散，一定要由非科学的力量来克服科学的阻力才有可能。在这种扩散多样性中，非科学的方法也能改进我们的知识。"什么是非科学的

力量和方法，这里当然是指中医而言的，这是相对于西医之被视为科学的方法而说的。西德学者 M·Porker 认为：“中医学是一门独具一格的科学，力求用西医的术语解释中医的方法，认为这种方法能使人们相信传统技术的价值；但这些动机善良，想要保卫本国医学遗产的人，实际上是在抛弃和毁灭他们打算维护的东西。虽然东方和西方很多学者作了很大努力，可是真正发掘出来的治疗潜力却只有一小部分；而且正是由于这种发掘，它的科学核心和精华却有被丢弃的危险。原因在于经常反复地试图以西方医学科学中产生的，只适用于西医的方法来重新评价中医学，这是不合理的，必然导致失败。尊重和应用中医学方法来证实和应用这门科学中成熟的合理的资料，这不是复古，而是基本逻辑的必然需要。”

由于研究对象的层次不同，问题的症结在于始终想用适合于简单对象的术语和概念来理解复杂的对象，这种只重分析和实验的方法是近代科学的特征。这种现实世界简单性的概念，认为要了解宇宙，只要了解基本粒子这样构成宇宙的砖石；懂得了生物大分子、核酸、蛋白，就可以理解生命，这曾经是科学的信条。总之，一旦了解组成整体的小单元的性质，就等于掌握了整体。当然认识比较简单的对象，对于认识更加复杂的对象是必要的，但这是否就足够了呢？这是很成问题的。因为整体并不等于各个局部的简单相加，无论在哪个层次上，自然科学所分析的对象，永远是系统。每一层次上的对象，构成了较低层次所提供的全部可能性以一种限制，并在每一层次上都可能出现新的性质，强加给该系统以新的约束。因此，现代科学正处在结束这种现实世界简单性概念的阶段。普利高津指出：“应当从各个单元的相互作用中了解整体，要了解在相当长的时间内，在宏观的尺度上，组成整体的小单元怎样表现出一致的运动，这种新的思想发展，和中国的学术思想更为接近。中国传统的学术思想是看重研究整体性和自发性，研究协调和协和。现代科学的发展，近十年物理学和数学的研究，如托姆的突变理论、重整化群、分支点理论，都符合中国的哲学思想。我们已从封闭宇宙的知识走向开放宇宙的认识，这是西方科学和中国文化对整体性、协和性理解的很好结合，必将导致新的自然哲学和自然观。”

组合会产生质变，重组也就是创造，例如氢和氧化合成水，水具有氢和氧各自所不具有的新质。中西医结合所以说能创造统一的新医学，就在于它将不是简单的相加。结合而统一，合而为一，“天地和而万物生”，中西医结合而成为统一体，必将产生新的质，这当然将是首先在中国的中西医结合为一个统一体的新医学。

（四）“欲求融合，必先求我之卓然自立”

所谓系统的自发性也就是主体性，所谓整体性和协调，也就是系统自己内部的协调和主动地对外的协调，以保持自己整体的本质特征。阿根廷的 A·O·赫里拉指出：“当今文化信息转移的主要特征，是通过现代技术沿着单一方向传递，即从西方国家传向世界各地，几乎没有相反方向的相互作用。这种重复现在已经发达的国家过去所走过的道路的工业化过程，这样的现代化即西方化的进程，似乎很有可能消灭其他所有的文化形态，包括那些人类发展历史中的一些最高成就。于是第三世界提出了自力更生的主张，认为解决不发达问题的主要责任在于发展中国家自身。发展、进步或现代化，不仅是技术经济现象，它是一个过程，通过它社会应当持续地创造并不断地坚持自己的特性。一个社会的文化传统，只有当它对外来观念被动的不加选择的吸收时，才会被看成是发展的障碍。当发展表达为内在转化时，则发展中国家的具体文化特点，不仅不是发展的障碍，而且是这个发展变化过程的动力中心。所谓内在转化，是指外部经验不是强加的，这样，世界上的每一种文化都可以从其他文化中得到益处，而并不丧失其本质特征。第三世界有许多值得保留的特征，因为它是人类共同的遗产；用生态学作一类比，则它们构成了提供未来文化选择的遗传贮备。而且，西方世界也开始认真地怀疑他们自己的发展道路的完备性和合理性；西方研究的观点，作为进步社会的唯一模型，实际上已遭到根本的变革。”1978 年 7 月，世界秩序标准规划第 14 次会上发表的宣言指出：“为了认识和解决当前各方面的危机，必先了解产生现代科学的西欧文明的历史条件和社会结构”，在列举了当今的全球性危机，如能源的浪费和短缺，环境污染和生态破坏，文明病和犯罪行为等社会现象之后，指出科学技术的另一种模式的探索：“为了优先满足世界上特别是第三世界未被周济的人的各种需要，要在提高他们的生产技能和科学知识上来发展今后的科学事业，这是应遵循的一般原则，它是和非西欧文明原来传统科学的新的创造性的结合。努力促进比西欧还早的，并是更加有益于人类进步的科学传统，为此目的，我们不是正在积极寻求和总结各种各样的文明传统、科学知识及方法吗？这是科学技术的另一种模式。”

我国医学科学的现代化，当然要吸收国际先进技术成就，以帮助实现内在的转化。为此，不能排斥中国医学这个作为吸收外来成就的主体，否则就失去了实现现代化的动力中心。1978 年全国医药科学大会上，当时一讲与国外的差距，就说中医落后，当然实现现代化就没有中医的份，因为这是向 2000 年进军，说中医是负 2000 年的东西。正是百年来中医一直处于这样的地位，在一些历史转变中，中医一直就是这样被忽视的。

拜因豪尔和施马克合著的《展望公元 2000 年的世界》指出：“同调节机制和防卫反应机制有关的问题，今天在生物学研究中起着最重要的作用；一旦弄清了调节机制和防卫反应机制的活动原则，就意味着医学的发展有质的飞跃。”调节机制和防卫反应机制将是医学科学现代化的主要研究课题和研究对象，弄清它们的活动原则，将是医学科学现代化的根本标志。齐·伊·亚努什克维丘斯认为：“人的机体的适应性机制中包含着很大的潜力，从宇航员和现代运动员的巨大成就可以证实，在医学上是能够有效地使用这种专门训练方法，借此能克服生物和社会节奏的不协调性，使人们提高保持稳定的能力，由此产生一种动员的医学，这种医学的分类将是非常个体化。”

这种情况表明，西方医学正面临其在诊疗思想上的重大变革，即将从近代医学的病因病理观，向着以调节抗病观为标志的现代医学实行转变。许斯特在论及《为什么临床研究正走向失败》（1979）中指出：“临床工作的重点在于如何认出这种疾病，并且命名，似乎医学的伟大目的，就在于诊断一下，给疾病定个名。病人和医生双方所需要的是对疾病分类中一固定位置的再肯定。”他说：“临床研究已经停滞不前，且被技术过分地占据，成为一门依靠抄袭别人见解来维持的学科。目前有了一些变革的迹象是：开始多考虑一些疾病的过程，以代替神圣的综合征；厌倦于无休止的双盲法，以证明药物或疗法的无效或区别；怀疑采用大量生化测定的有效性，讽刺这是血清争论；日益轻视统计学上的意义，认为它在生物学研究上没有用。”

西方医学正面临其重大变革的另一个原因，是药物公害和医源性疾病这个难题。1972 年 2 月 11 日苏联《消息报》刊文《从哪里去寻找健康的钥匙》指出：“无论这是多么令人奇怪，现在有许多疾病的发生，在某种程度上是和医学，特别是药理学方面的成就有关。”对于“使用抗生素后如何恢复共生菌丛的能力，用肾上腺皮质激素后如何使肾上腺的机能恢复正常，等等等等，所有这些问题都没有解决。提高防御感染屏障的抵抗力的可能性，目前也还不清楚”。之所以这样，“显然，人类为疾病付出代价，这与其说是由于文明，不如说是由于对我们的天然防御力的忽视”。1974 年 11 月，在巴黎出现了一个反对服药运动，一些专家声称：药品比疾病杀死更多的人，不少学者在寻找药品害多利少的实例。日本也因近年药物公害问题，转而把希望寄托在中草药上。1978 年西德卫生部长来访，主要是要了解中草药，并希望和我们合作研究。为什么说，现在有许多疾病的发生，是和医学特别是药理学方面的成就有关呢？这是很值得从根本的诊疗思想上去寻找答案。我国元代王履的回答是：药害问题之所以如此“数见者，得非粗工不知求属之道，以成之欤”；苏联维尔希宁的《药理学》教科书中明确指出，目前“还没有科学根据，可以用来分开，药物、非药物以及对机体有害的毒物，这三者之间的明确界限”。为什么这样认为呢？也就是“不知求属之道”的缘故。离开与人体的相互作用，离开人体这个中心，离开人体发病和愈病的转化及其内部根据，离开人体对它们的具体反应状态，就无法确认它究竟是致病的毒，还是治病的药，因为“特性就是这种相互关系本身，事物离开相互作用就什么也不是”（黑格尔《逻辑学》）。王履指出：药物的“愈疾之功，非疾不能以知之”；同样是否为致病的毒，也只有“因病始知病原之理”。区别毒和药的科学根据，就在于人体自稳调节及其防卫功能对它的具体反应，因为“只有有机体才独立地起反应，新的反应必须以它为媒介”。

韩恩塞里（1961）指出：“截至现在，主要注意了激源的致病作用，但也出现了许多证据表明：激源也有预防和治疗的作用，它可以引起对各种可能致病因子作用的抵抗力。”他把环境刺激因子统称激源，抓住了机体抵抗力这个中心，避免了脱离机体孤立地区分毒和药的困难，并总结了它们互相转化的一些规律性认识：

“弱的激源提高非特异性抵抗力。

强烈的尤其是长时期作用的激源，降低非特异性抵抗力。

一定因子中等强度的预先作用，则能提高机体对该因子的抵抗力，即特异性抵抗力。但是却同时会使对其他因子的正常抵抗力，即非特异性抵抗力降低。看来，这里对一种因子的适应，也是靠牺牲对其他因子的适应而获得的。”

强烈的长时期作用的激源降低非特异抵抗力，这在药物病上特别值得重视。中医学对此归纳为：久寒伤阳；恣用寒冷，伐人生气；壮火食气等。因此主张：“大毒治病，十去其六；常毒治病，十去其七；小毒治病，十去其八；无毒治病，十去其九；无使过之，伤其正也。”以及注意到“久而增气，物化之常；气增而久，夭之由也”的教训。更主要的是在辨症诊断上强调“求属之道”，抓住人体自稳调节及其防卫抗病反应这个中心；“有是症，用是药”，药随症变，随症治之的治疗要求，都是在与疾病作斗争中，其中很重要的包括了对药物病的斗争中形成的。如果说中医的经验很宝贵，也就是它曾经为此付出过血的代价，是从自身错误中学习得来的。这也正是近代西方医学在努力寻求答案的问题。因此，我们在吸收外来成就时要清醒地看到这一些。正像我们在实现工业化和现代化进程中，要注意如何防止环境污染、能源浪费、生态破坏等祸害。

我们应当注意到国外不少有识之士，已经开始重视起各国的传统医学，特别重视我国的中医学，开始对中药进行广泛的研究，并已注意到要研究中医理论。科学学术没有国界，他们可以吸收融合我们的东西，我们也可吸收融合各国的成就，这就有了竞争。国外的宣传工具正在谈论到要有一个突破，鉴于西方国家在科学技术基础方面目前所居的优势，很有可能把这一突破抢在我们的前面。如果我们的现代化路线只是遵循西方化的道路，跟着他们后面赶的话，如果我们仍然在对中国医药学是否是一个伟大的宝库，争论不休，怀疑中医理论的科学性、独特性和先进性，怀疑中西医是否能结合，是否能创新等等，那么，墙内开花、墙外结果的事例将是不少的。

科学家是爱国的，中国的科学家更加爱国。“欲求融合，必先求我之卓然自立”，一个是民族骨气的卓然自主，一个是自己传统科学成就的卓然自立，具备了这两点，才能更好地学习外来成就，融合进来以有助于实现内在的转化。世界四大文明古国中，中华民族的历史始终没有中断；在这个历史转变的重要关头，我们是否能避免其他三个文明古国的命运？就要求我们这一辈人的工作。法国著名科学家埃德蒙·利尔指出：“英语看来被理所当然地是科学家交往时使用的语言，其地位很像中世纪时的拉丁语和古代的希腊语。但是这些过去占统治地位的语言都死亡了，这是值得思考的问题。普遍使用一种语言的危险，当然不在于它有朝一日可能会消亡，而是它使人不能了解中国、阿拉伯世界、拉丁美洲等地区的科学工作，同时也还使人们不能了解这些地区人民的思想。”

中西医结合，可以有中国的中西医结合，也可以有世界的中西医结合；如果就中国的优势在中医这方面，那么西方的优势在西医这方面，各自都可能作出自己的贡献。中国要推动中西医结合进程，关键在于中医优势的卓然自立。这是中国的中医学术界和中西医结合界需要努力为之奋斗的重要方面，然后才有可能在不断地吸收利用西方医学的进展，健康地推进中国的中西医结合伟大进程。

本文是 1981 年 3 月 6 日北京市中西医结合讲座的演讲稿

69. 中医学研究与中西医的结合

西德学者 M·Porkert 为庆祝李约瑟 80 寿辰而写的题为《中西科学结合的艰巨任务：以中医的现代解释为例》一文，对我国中医学研究和中西医结合工作有所批评，认为：“中国学者在证实中国科学并不比西方科学落后这一点上，在把中国科学遗产结合到世界科学中去，几十年来未能取得进展；由于迄今缺乏相应的方法学概念，而使中医学以令人惊异的速度从内部腐蚀下来。犯下这种罪行的不是外人，而是中国的医务人员，他们追求时髦，用西方的术语，胡乱消灭和模糊中医的信息，从来没有为确定其科学传统的地位而进行方法学的研究；从 19 世纪以来，没有作出决定性的努力，按照中医的本来面目，评价并确立中医的价值。中国的学者应该觉醒，认识到不应不加批判地接受和使用西方殖民主义者传教士塞给他们的方法学，要认识西方医学的基本危机，西方医学已进入方法学的死胡同。传统中医却是超越西医范围的、内容丰富而最有条理和最有成效的一套医学科学，但迄今只有很少的一部分治疗潜力被发掘；如果中国是个在科学思想上落后和没有传统的国家，中西医结合就没有可能。应当使中国学者掌握认识论，使现代科学方法适应中医的认识论，但迄今中国在这方面的研究连一点儿苗头也没有。”

它山之石，可以攻玉，关键在于正确地总结自己的经验；为此，对百余年历史的看法，对中医学研究和中西医结合，从哲学思想指导和方法论上谈谈个人的认识。本文所涉及的观点，可参阅《论中医的诊疗思想》、《中医学辨证的模型方法和辨症的疾病模型》、《高血压病中西医结合研究中的辨病和辨症问题》、《现代科学发展趋势与我国医学发展模式》，分别收集于北医《中医药研究成果汇编》（1977～1981）、北医《医学与哲学》文集（1981）。

一、和实生物，同则不继

中西医结合与中医学研究，是互相联系而又互为区别的两个过程。在我国，中西医结合是个“洋为中用”的问题，中医学研究有一个“古为今用”的问题；中西医结合是“融会新知”，中医学研究是“发皇古义”。“欲求融合，必先求我之卓然自立”，因此，中医学研究是实现中西医结合的前提和基础。中医学研究的目前任务在于求“自知之明”，能“卓然自立”，然后才有可能在中西医结合中正确解决结合什么、如何结合等问题。在西方，他们实行中西医结合，是以西医学为主体吸收融合中医学中对他们有用的东西，其前提同样也取决于对中医学的研究工作深入和研究水平的提高。

中国的哲学强调“和为贵”，贵在“和实生物”；“天之大德曰生”，世界上最可宝贵的是生生不息，之所以生生不已，就在于“和”。

“万物负阴而抱阳，冲气以为和”，这是中国哲学的世界模型或世界观；宋代杨万里说：“天地之道，本乎阴阳，夫阴阳之道安在哉！在乎生物而已，天非和不立，物非和不生。”这也即《素问·阴阳应象大论》指出的：“阴阳者，天地之道也，万物之纲纪，变化之父母，生杀之本始”；阴阳之道在乎生物，这个事物发生发展的基本模型，就是“阴阳冲气以为和”。

和为贵，结合、组合、综合、融合等等之所以伟大，因为它代表世界的本性：是综合创造了世界，事物的新生、发展、进化、飞跃，都是新的综合的结果。百余种元素的复杂组合构筑了大千世界，20 来种氨基酸的不同组合形成数以万计的各种蛋白质，并由此出发逐步组合而进化发展到高级的人类。是综合形成了新事物的个性，综合推动了进化，是综合形成世界的多样性，形成了由简单到复杂、由低级到高级的无限宇宙。

和之所以可贵，综合之所以伟大，就在于组织起来能产生组合效应，形成新的力量；复杂的东西是由简单的东西组合起来的，高级的东西是由低级的东西在进化中重新组合的结果，因此高层次的事物一定包含低层次的运动形式。万物负阴而抱阳，冲气以为和，这是合二为一；正因为客观上是合二为一时，才有可能从主观上“一分为二”地去进行认识。但是合二为一的“一”，它包含“二”和大于“二”；冲气以为和，阴阳对立面的结合而成为高一级的统一整体，整体大于局部和新于局部，“和”包含阴阳而大于高于和新于阴阳，具有新事物的物质。所以，从低层次的局部的质，并不能完全推导出组合起来整体的新质，恰如我们并不能从氢和氧的质完全地推导出水的性质特征来。分析至上主义认为只有分析的方法才是唯一科学的方法，认为“认识一般地不能有更多的作为了”，只有分析到最低层次才能更揭露事物内在的本质。恩格斯对此早就进行过批评，指出它抹杀了不同层次不同运动形式的质的区别。化学家用一块肉做“实验”，发现了氮、碳等等，“但是这些抽象物质已经不再是肉了”（黑格尔）。

万物负阴而抱阳，冲气以为和，黑格尔用近代语言表述为：“可见某物之所以是有生命的，只是因为它本身包含着矛盾，因为它正是那个能够把矛盾包括于自身并把它保持下来的力量。”这个力量就是“和”，就是结合、组合、综合或融合，“和”包含着矛盾（阴阳），它把矛盾包括于自身，这叫“阴阳自和”，并把它保持下来，这是“自稳态”。阴阳自和稳态模型是中国哲学的世界模型，也是中国医学的医学模型，同样地也将成为中西医结合的理论模型。

和实生物，即结合统一可以创新，这个新生事物是阴阳自和的稳态；它包含阴阳，又不抹杀阴阳双方各自的特征与区别。结合或统一，正是在阴阳双方各自特点充分发展基础上的相辅相成，是各自特点的互补。那种把“和”、结合、综合、统一等等，理解为要消灭组成内部一切差异和特点的观点；把结合理解为只能求同，把统一理解为必须使对方与己一样，是形而上学的。列宁指出：“辩证法是一种学说，它研究对立面怎样才能够同一的，是怎样（怎样成为）同一的——在什么条件下它们是相互转化而同一的。”

在马恩著作中，关于同一性的范畴，大致在下述几种情况下使用：

1. 相互等同，相互一致，重合。

2. 相互结合（马克思称之谓统一性）。

3. 相互依存，相互创造。

4. 自身的保持。

中西医结合就是要研究它们怎样才能够结合和统一，怎样成为结合和统一，在什么条件下它们转化成为相互依存和相互促进，并且在更高层次上取得相互一致的功能，实现整体的目标。

因此中西医结合的前提，首先在于发现各自的不同，只有不同才能有所结合，氢和氧生成水，成为高一级层次的新事物，这是“和实生物”。如果只有相同就无所谓结合，氢和氢还是氢，并不能形成新事物，这是“同则不继”。

中西医结合是“同则不继，和实生物”，因此为实现中西医结合而进行中医学的研究，就要“有的放矢，实事求是”。放矢是为了求“是”，即找出中医学这个实事的自身规律性。是为了找出中医学的特点而进行研究，不能倒过来“以的就矢”，也不能够两相分离而“无的放矢”。

科学研究贵在创新，古生物研究、考古研究、历史研究等等，是依靠发掘过去的或既有的存在作出新的结论。中医学研究是把中医学这门科学作为研究对象，而“每一门科学都要以思想和概念的形式来表述自己的对象”，中医学的特点，体现在它的研究对象的特点，以及方法学特点和由此产生的相应表述形式。这种表述形式的思想和概念体系，就成为进行中医学研究的研究对象；中医学研究就是要对其诊疗思想和相应的概念体系作为既有的存在作出新的结论。当前的任务是把这些思想和概念作出现代认识的表述，以便按中医学的本来面目，更好地揭示其特点和确立其价值，为此这种研究必须用中医理论为指导。如果研究只注意找那些与西医相同，或用西医理论说得通的，以至把能纳入西医已知规律的才认为是科学的，把未能用西医现有知识解释的视之为糟粕，那就不可能有真正的中西医结合。

二、发皇古义，融会新知

近代西方科学的结构主义世界观，主要致力于向低层次的剖析进军。近代西方医学在18世纪中叶，以《器官病理学》为标志，着眼于去发现病理变化及其具体所在；19世纪中叶，借助于显微镜观察技术，在细胞一级层次上建立起细胞病理学；同时要求相应地去发现这些病理变化的原因，发展了病原微生物学，构筑起以病因病理和定位为基础的疾病分类学。在此基础上要求相对应的治疗，本世纪初以来，相继发展了消除病因、纠正病变和特异性定位的拮抗性治疗，从而比较完整地形成了一个疾病分类学的诊疗思想体系；它重视的是疾病的实体论，它的疾病模型基本是一种生物医学模型。G. L. 恩格尔指出："这种模型今天在西方已成为一种文化上的至上命令，即它已获得教条的地位：它认为疾病的一切行为现象，必须用物理化学的原理来理解，而任何不能作这样解释的必须从疾病的范畴中排除出去，它把那些敢于向生物医学模型的终极真理提出疑问和主张建立一个更有用的模型的人视为异端。"

1981年11月在南京召开的全国医学辩证法首届学术讨论会上，集中讨论了生物医学模型向生物-心理-社会医学模型的转变及其意义，指出生物医学模型正面临挑战，认为这个模型的缺陷之所以是内在的，就在于它忽视了医学对象——人的完整性。

克莱因曼提出："生物医学的范畴对跨文化的比较是否有用？它是否包含着严重阻碍非西方环境中临床照顾的种族优越感和西方文化偏见？"由于客观上存在着东西方不同的哲学世界观和科学技术体系，李约瑟把现代科学理解为中国的有机论和西方的机械论之间的协调和统一，他认为现代科学应当是具有世界性的，而现在的西方科学只有在它能够接受来自其他文化的贡献之后，它才会发展壮大成为现代科学。但是，由于西欧中心论的人类科学史观，"言必称希腊"，由于帝国主义殖民主义，以致使近代文化信息的传递特征，表现为由西方向世界各地的单向作用，几乎很少有相反方向的相互作用。他们把世界其他地区看成社会之外社会，只是支撑西欧文明的外围，是被改造的地区。恩格斯指出：他们以培根式的傲慢看待古希腊，以杜林式的义愤痛骂奴隶制，把中世纪看成一片黑暗，一无是处。黑格尔标榜他的"扬弃"哲学，"既是克服，又是保存"，据此自夸德语是如何的一词双义，无知地嘲笑"中国的语言以及它的不发达"。西方科学之所以迄今还只能被称为西方科学，还不是世界科学意义的现代科学，就因为它还没有气魄和能力把全人类的科学成就继承下来。

中华民族之所以伟大，是勇于把外国的东西吸收进来，把它变成中国自己的。从1835年伯驾来华算起，标志为近代西方医学的传入开始，我国医学界就注意如何吸收西医学的成就，因此，中西医结合在我国是已经有百余年实践的历史进程。1884年唐容川提出"中西汇通"，1909年张锡纯主张"衷中参西"，1929年陆渊雷等以"发皇古义，融会新知"作为中医教育的办院方针，1959年章次公强调"欲求融合，必先求我之卓然自立"，半个多世纪来，是中医学院增设了相应的西医基础课程。在这个历史进程中，主流是中医界在探索以中医学为主体融合西方医学成就的中西医结合实践；只是由于旧中国的历史条件，中医界自身处于受歧视和要消灭的境地，既无基地又无设备，形不成一支队伍。新中国建立以后，在党的方针指引下，一支西学中队伍的崛起，参加到这伟大的历史进程中，成为中西医结合的生力军，他们懂得更多的西医临床和基础知识，在中西医学的比较研究中，更能善于发现中医学的长处和特点，25年来取得不少可喜的成果。西医院校从58年起也开设了少量中医课程，所有这些，意味着旧中国长期存在的中西医对立和歧视中医的现象正在有所改变。

既可以有以中医为主的中西医结合，也可以是以西医为主的中西医结合，在我国已经历了百余年的曲折艰辛的中西医结合，对我们中华民族来说，总的目的是："发皇古义，融会新知"，是为了"洋为中用"，融会新知是为了发皇古义。中国的"发挥"哲学，首先着眼于发扬积极因素，不像黑格尔的"扬弃"哲学，首在克服，后是保存。中医以"发挥"用作书名的，如《局方发挥》、《十四经发挥》、《本草发挥》、《景岳发挥》等等。

发挥与扬弃基本上应该是一致的，发即发扬，挥即挥弃；但是中国人对发挥从正面理解，多从发扬积极方面去认识它，不像西方哲学把扬弃从否定方面去理解，首在否定和克服。

两种不同的哲学世界观，产生对事物不同的态度，中国人强调“和为贵”，称颂综合的伟大，强调发扬积极因素。视合二为一为目的，一分为二是手段，手段服从于目的，只有裁没有缝，就成不了一件衣服。视斗争为手段，和谐是目的，强调整体和谐的稳态，没有这种整体和谐的稳态，事物就只能永远处在动乱、瓦解、毁灭之中，任何事物都将无法存在，任何发展都不可能完成和巩固，任何向高级和复杂的进展都不可能形成。认为“合则两利，离则两伤”，中医学指出：“阴平阳秘，精神乃治”，如果“阴阳离决，精气乃绝”。因此，从中医学的哲学本性来看，从中医学自身发展的历史事实看，它是中西医结合的主力军起着主体性吸收融合西方医学成就的作用。这不是为了“追求时髦”，恰恰是中华民族自信心的表现，由于中医学自身的卓然自立，是有这个气魄和能力不断吸收和融合西方医学成就，逐步实现中西医结合；为东西方科学技术的新的创造性结合，为这个更有前途的现代科学发展模式，提供经验和树立典范。普利高津指出：“西方科学和中国文化在整体性和协和性方面的很好结合，必将导致新的自然哲学和自然观。”是我国首先提出：实行中西医结合，创造我国统一的新医学，它必将对人类作出更大的贡献。把中国科学遗产结合到世界科学中去的进程，由于上述历史事实和不同的哲学本性，其方向将是以中国科学作主体吸收融合西方科学成就来完成，因为迄今还没有一个真正具有世界性意义的科学，人们还没有普遍地从西欧中心论中解放出来，中国科学的潜力和价值还没有取得普遍的认识和重视。

三、实事求是，有的放矢

中医学的研究对象，集中体现在：养生莫若知本和治病必求于本的这个“本”上。

医学科学研究的是关于：人体在其与环境因素的相互关系中，表现为疾病和健康及其互相转化的规律。环境因素因其对人体疾病和健康互相转化的不同影响，被区分为致病的毒和治病的药。中国古代是把毒药并称的，《周礼》把医师的职责称之为：“聚毒药以共医事”，《史记》称：“毒药苦口利于病”，《素问》记载：“今世治病，毒药治其内，针石治其外”。毒药并称是辩证的，因为没有绝对的毒或药，没有什么毒不可以正确利用而转化为药，也没有什么药不可以因错误使用而转化为毒。预防医学要尽可能化害为利以防止发生向疾病的转化，临床医学则是努力去化毒为药以帮助实现向健康转化。什么是致病的毒，只有“因病始知病原之理”；什么是治病的药，它的“愈疾之功，非疾不能以知之”。只有这样的具体疾病状态才是确认相应病原的根据，只有一定的疾病状态的具体向愈过程，才是认识相应药物及其治疗功效的唯一标准。

维尔希宁（1952）指出：近代西方医学“迄今还没有科学根据可以用来分开：药物、非药物以及对机体有害的毒物这三者之间的明确界限”。苏联《消息报》（1972，2，11）刊文指出：“无论这是多么令人奇怪，现在有许多疾病的发生，在某种程度上是和医学特别是药理学方面的成就有关。”亚努什克维丘斯认为：“首先不使病人受害的原则，从来没有遭受过现在那样的危险，起初是成就，而不久却很快就转化为失败。”药物病的原因在于医学上没有掌握区分毒和药的科学根据。中医学强调养生莫若知本和治病必求于本，这个本就是区分毒和药、害和利的科学根据。

在人体正气与环境毒邪之间的关系，认为“正气存内，邪不可干”，于是从养生方面看，强调“正为本，邪为标”。如果能够“察阴阳之宜，辨万物之利以便生，故精神安乎形而年寿得长”，正气就是这个“精神安乎形”的阴阳自和的稳态及其调节能力，可以简称为自稳调节。在病人与掌握医药诊治手段的医生之间的关系上，强调“病为本，工为标”。于是在临床上要求：医生的诊断治疗用药都必须以病人的正气的特点为依据，如此则“标本相得，邪气乃服”，反之则“标本不得，邪气不服”。疾病的向健康的转化，是邪气不服向邪气乃服实现了转化，并不意味必须是邪的彻底消灭；而这种转化的根本原因在于人体正气由“其气必虚”向“正气存内”实现转化的结果。养生莫若知本的“本”是人体的正气——自稳调节，治病必求的“本”则是病人正气的特点，这就是“症”，病为本，正为本，症字从病从正，从形音义三个方面反映病人正气的特点。

疾病是有机体对环境变化这个刺激因素所产生的反应和适应过程，中医的“症”则是指：人体心身相关的自稳调节在抗病过程中的具体反应状态。症的系统功能在于：

1. 它是一切临床表现产生的根源。
2. 它是实现抗病愈病的根本原因。
3. 它是区分毒和药的唯一科学根据。
4. 它是药物治疗手段所以产生疗效的中介。

由此，“症”成为中医学的研究对象，治病必求的本，因而是中医的诊断对象，并且是治疗的依靠对象和服务对象，从而形成辨症分类学的诊疗思想体系。症的系统结构，也就是辨症分类学的基本要素包括有：

1. 主体性抗病反应的基本型式：如寒热、燥湿、郁瘀、风火、痰水等等。
2. 实现抗病反应的基础；气血津液的流通分布的变化。
3. 动员抗病反应的背景：阴阳五脏的自稳调节。
4. 抗病反应和适应过程的时相变化：如外感热病中的六经、三焦、卫气营血辨证等等。

根据中医的疾病观认为它是正邪相争的过程，是正邪对立的统一，其根本特点是“邪之所凑，其气必虚”，故疾病过程始终都是邪实正虚的对立统一，因而症合虚实，既没有孤立的虚，也没有绝对的实。所谓虚，指“精气夺则虚”，一是指不足，二是指稳态的偏离，即不足为虚，失衡为虚。所谓实，指“邪气盛则实”，这里的邪实，已不是外界环境刺激物本身，而是自身原有机能的亢进和气血津液流通的重新分布；一是亢则为邪，二是郁则为邪，所以说：“亢则害，害则败乱，生化大病”；称“血气不和，百病乃变化而生”。邪实的亢郁，是机体原有机能亢进，它的存在，既说明机体已动员它们作为抗病反应，又说明它们还没有成功。因此对它的治疗，既把它当作依靠对象，因为这是机体动员的抗病反应；又把它当作服务对象，因为它还未成功，所以有正反馈的继续发动。治疗应当是因势利导，助其成功，所以说“治病之道，顺而已矣”，指出“未有逆而能治之者”。邪实的机能亢进，主要以气血津液流通分布变化为其基础，所以在治疗途径上强调“疏其血气，令其调达，而致和平”，也就是“折其郁气，资其化源”，全面地改善气血津液的供需关系，提供最基本的物质能量等生化之源。李中梓指出：“疏其血气，非专以攻伐为事，或补之而血气方行，或温之而血气方和，或清之血气方治，或通之而血气方调，必须随机应变，不得执一定之法，以应万穷之变也；此治虚实之大法，一部《内经》之关要也。”

有亢则必有失衡，有郁则必有不足，因此邪实是正虚的外部表现，正虚是邪实的内部基础，治疗的根本目的还是在于帮助其实现向“正气存内”的转化，即“治病之道，气内为宝”。平则为正，通则为正，一个是阴阳五脏调节维持的稳态，一个是气血津液正常的流通。所谓调节，主要指阴阳五脏对气血津液流通分布的调节，所谓“阴阳和调而血气淖泽滑利”，以及“五脏之道，皆出于经隧，以行血气”；抗病反应是临床表现的主要基础，而邪实的抗病反应又是气血津液流通分布变化的结果，所以说“血气不和，百病乃变化而生”。正因为气血津液的流通分布变化，是阴阳五脏调节与抗病反应之间的重要中介，是流通把调节和反应连接起来，所以治疗途径主要着眼于“疏其血气，令其调达，而致和平”。辨证着眼于发现积极因素，辨证论治体现中医学是一门动员的医学，把“症”的研究作为中医学研究的攻关对象，把辨症分类学模型的建立和作出现代认识的表述，作为中医研究工作时主攻方向，是具有卓越眼力的战略决策。

总结过去研究中的经验教训，有助于我们更好地前进。例如，以疾病分类学诊疗思想体系作为判别标准，曾经把中医学视为不科学而提出要废止它。1929 年余云岫提出：“旧医一日不除，民众思想一日不变，新医一日不能向上，卫生行政一日不能开展。”他认为(1935)：“阴阳五行、三部九候之谬，足以废旧医之理论而有余；治病必求本、用药如用兵二语，足以废旧医之治疗而有余。”然而与此同时，使他惊奇的是“近来迷信旧医的行为，不但无知识社会为然，士大夫亦复如是，更有身为科学医，亦随俗浮沉，不敢据理自信”，一句话，民众思想对中医学的信任为什么不变呢？

用疾病分类学的标准看问题，认为致病因素决定疾病的性质，病理变化决定疾病的转归，因而病因病理才是治病必求的“本”；认为中医“不重解剖”，不识病原，不懂病理，当然更不会有消除病因和纠正病理那样针对性的拮抗治疗，怎么能说治本呢？

建国以后，中医学研究当然已经不再是为了废止它，而是为了继承发扬它；但是也存在过：指导思想上受近代西方医学体系的束缚，研究对象上没有抓住辨证论治这个关键；临床研究中存在以疾病分类学为判别标准的“以的就矢”，强调一个病一个病地进行研究，分若干个辨证的分型，拟若干个协定的处方，统计若干例的疗效。中药研究中重视植物学的研究方法，脱离药与症的互相作用中主体性反应的主体——症，形成“无的放矢”；几十年的辛勤努力，仅仅发现少数几个新药，大量筛选工作阴性结果居多。中医理论研究上，重视了生物医学的内容，但由于轻视理论思维，把医学哲学仅看成是“说理工具”，忽视医学心理学和医学社会学的研究，也忽视对辨症分类学理论模型建立的总体设计。在总的研究思想上重视结构主义，重视量的变化，似乎阐明结构比阐明功能更为科学，量变似乎比质变更为先进，认为质变只是定性，不如定量的精确。忽视不同层次不同运动形式的质的区别，似乎只有分析到最低层次才能更反映事物的本质；于是，在一定程度上模糊了人医和兽医的区别，以至动物与植物的区别，混淆了人类医学的功能要求与生命科学研究的功能要求的区别。

把“症”的研究作为“众矢之的”，作为“有术之学”来加以研究，可以克服临床与实验研究的分离，解决中药研究与治疗实践的脱节，避免纯理论的研究倾向，更好地为人民健康事业服务，实现这个社会功能，才是中医学研究赖以生存和发展的根本所在。“正其谊而谋其利，明其道而计其功”，中医学研究必须服从于革命的功利主义：确立辨症分类学在世界医学中的应有地位，可以更好地为中国人民和世界人民的健康事业服务；阐明辨症分类学基本要素：调节机制和防卫抗病反应机制的活动原则，将带来医学发展出现质的飞跃，有助于进一步实现中西医的结合，也会对生命科学的研究如心身相关问题、主体与客体问题给予有力的推动。

本文发表于《中医药研究参考资料》1983年2月

70. 中医研究与研究中医

什么是中医学发展的根本动力？

什么是中医学的科学研究？中医研究和研究中医怎样互补互渗。

中医研究向何处去？它与中西医结合和中医现代化的关系是什么？

为什么中医研究要强调以中医理论为指导，保持和发扬中医特色？

中 医 研 究

“每一门科学都要以思想和概念和形式来表述自己的对象”，“应用什么样的方法论，这取决于我们必须研究的对象本身”。

每一门科学都有自己特定的研究对象和实践目的，自己特定的方法，形成自己特有的关于对象的理论观念。科学研究，也就是：对象目的—方法—理论，这三者之间“升降出入，而贵常守”的“生化之宇”，从而推动学科自身的发展。“有的放矢”的实践之道和“实事求是”的由认到识，循环往复不已，既是科学研究根本的运动形式，又是一种基本的科学态度。

中医研究也就是：

运用（已有的认识成果的）中医学理论，

指导（适应对象和目的的）中医学方法，

研究中医学对象和实践中医学目的；

用中医学的疗效观检验评价实际效果，

反馈过来修正补充发展中医理论和方法。

因此，中医研究就是中医学术体系自身根本的运动形式，是学⇌术⇌本三者之间升降出入的“生化之宇”，成为推动中医学术发展的内在根本动力。

研 究 中 医

指的是用现代科学的理论和方法研究中医，包括西医研究中医，或多学科研究中医，都是以中医学术体系作为自己的研究对象。开始阶段，一般主要研究中医的诊治技术方法，包括脉诊、舌诊、针灸术、气功术、推拿术、正骨术，以及中药和方剂等。

现代科学方法研究中医，是运用现代科学理论，指导现代科学方法，研究中医学术，实践现代科学目的。

西医研究中医，是运用西医学的理论和方法研究中医的学和术，实践西医学的目的；用西医的疗效观评价检验实际效果，反馈过来修正补充发展西医学的理论和方法。

中医研究和研究中医，区别在于运用不同的理论和方法；不能互相代替，只能互补互渗。如果都能遵循有的放矢——实事求是的科学态度，努力避免“无的放矢”、“移的就矢”，或者“失事求似”的不科学态度，那么，高水平的中医研究成果可以为“研究中医”提供更清晰的对象、更丰富的内容，有助于“研究中医”更好地贯彻“有的放矢”。而高水平的研究中医的成果，又能对中医研究在吸收利用现代科技方面，提供借鉴和创造有利的条件。这样互补互渗的中医研究和研究中医，将会相得益彰。

中医理论

什么是中医学理论的基础？

什么是中医学的基础理论？

什么是指导中医学思想的理论基础？

1. 理论的基础是实践，中医学理论的基础，是关于中医学对象的实践。

中医学的对象，是天人之际的健病之变，即人在与环境相互作用中健康与疾病互相转化的过程，不只是疾病实体。

中医学的实践内容：是化毒为药以帮助实现由疾病向健康转化的治病之道，化害为利以帮助人体保持和增进健康的养生之道。

中医学的实践目的，是追求人的自我整体和谐稳态的心身健康，不只是为了消灭疾病。

2. 指导中医学思想的理论基础，是中国哲学的有机论自然观，是关于阴阳自和升降出入稳态演化的元理论。

“生之本，本于阴阳。”

“阴阳者，天地之道也，万物之纲纪，变化之父母，生杀之本始，神明之府也；治病必求于本。”

“非出入则无以生长壮老已，非升降则无以生长化收藏；是以升降出入，无器不有，器者，生化之宇。”“升降出入，四者之有，而贵常守，反常则灾害至矣”。

“故凡养生，莫若知本，知本则疾无由至矣。”“察阴阳之宜，辨万物之利，以便生，故精神安乎形而年寿得长。”（《吕氏春秋·尽数篇》）

阴阳自和升降出入稳态演化元理论模型，它以和为贵，“和实生物”，体现为阴阳自和的生成演化系统；它以通为顺，是“升降出入的生化之宇”，体现为主体性开放的创序增值系统；它以稳为健，体现为以阴阳自稳调节为内在动力，实现阴阳自和稳态为主体目标的动力目标系统。

3. 中医学的基础理论，是中医理论体系的核心，是中医学研究对象的理论模型，是关于养生莫若知本和治病必求于本的认识成果，因而又是指导中医养生之道和治病之道的实践观念模型，从而最集中地体现中医学特色。

务本论道

医学的目的，医学的未来向何处去？如何理解医学的本质功能，医学能干些什么和应该干什么？这是需要我们用非常基本的方式，认真思考和审查这极为深刻的医学根本问题。

《说文》:“医，治病工也。”

《礼记》:“凡执技以事上者，祝、史、射、御、医、卜及百工，不二事，不移官。”

《周礼》:“医师，聚毒药以共医事。”

医学的任务，应该能识别利害药毒，能够化害为利以养生保健，化毒为药以治病愈病。

医学的困难：“人之所病，病疾多；医之所病，病道少。”

医学的根本错误：化药为毒，化利为害，诊治手段转化为致病因素，医药反而制造疾病。

对医学的期望和价值判断：

“上医医国，上医医未病之病；

中医医人，中医医欲病之病；

下医医病，下医医已病之病。”

医学的根本目的在于：追求人自我的整体和谐稳态的心身健康。

“绝对的完美和谐，永远是不会有的；

但是作为目标，又是永远不该放弃的。”

“君子务本，本立而道生。”本，是本分，是本质功能，或功能边界是看什么和干什么，看什么是指研究对象，干什么指实践目的。

孙中山的遗嘱：“余致力于国民革命四十年，其目的在求中国之自由平等。积四十年之经验，深知欲达到此目的，必须唤起民众，及联合世界上以平等待我之民族，共同奋斗。”首先明确中国之自由平等的实践目的这个本，本立而道生，目的决定行动：唤起民众是内在根本动力，联合世界上以平等待我之民族是外部条件，动力加条件向着目的共同奋斗。

毛泽东指出：“谁是我们的敌人，谁是我们的朋友，这是革命的首要问题。”问题是如何识别？对于医学来说，追求人自我的整体和谐稳态心身健康的目的，诊断必须努力发掘人自身的内在动力，根据这个动力目标系统内在运动之势，才能正确识别环境因素的利害药毒。顺之者治，顺之者工，顺乎自然，道法自然，得道者多助，可以化毒为药，化害为利，化腐朽为神奇。逆之者乱，逆之者毒，逆之者害，逆之者邪，逆之者死。“故未有逆而能治之者，夫惟顺而已矣。”

中医学养生和治病之道的实践，提出了养生莫若知本和治病必求于本的诊断认识要求。

中 医 特 色

中医特色，是指在与西方科学和西方医学相比较中，属于更有价值和前途的本质部分：

1. 现代科学或西方科学，主要是一种以围绕物质实体以及思维与存在的关系的溯因分析的认识论。

而中国传统科学，则是一种以围绕“善其事”的实践目的，以及天人之际的相互作用的目的性行为的实践论。

2. 现代医学或西方医学，基本上是一门以研究疾病及其对病因病理病位的认识，来决定其防治行为和效果评价的医学。

它的研究对象的疾病，诊断要求回答：病从何来？明确致病因素，病理变化及其特异定位的倒行性溯因分析。认为是致病因素决定疾病的性质，病理病位决定疾病的转归。它的实践目的是除恶务尽地消灭疾病。治疗思想是针对病因病理病位以直接控制的逆施性对抗疗法。它的疗效观，是以消除病因和纠正病理及特异性定位的清除病灶和直捣病所，在量化上的显著性差异和定位上的特异选择为评价标准。由于它的诊与断，认与识，作用对象与目标对象都是同一的实体，随着观测技术的进步，越来越向更低的微观层次深入，越来越趋向于在分子水平的层次上理解疾病和医药现象。

3. 中国的传统医学，则是一门以追求人的心身健康，及其对自稳调节和防卫抗病反应时态特点的认识，来指导其养生治病之道和效果评价的医学。

它的研究对象，是天人之际中的健病之变。它的实践任务是：化毒为药帮助实现由疾病向健康转化的治病之道，化害为利帮助人体保持健康增进健康的养生之道；实践目的追求整体和谐稳态的心身健康。实践对诊断认识提出：养生莫若知本和治病必求于本的要求。

中医学关于标本观念的价值观，在相互作用中，把进化层次上更高级的从而更居主动性的主导方面，作为自己主要的研究对象。

在天人之际的相互作用中，人为本，天为标；

在医生和病人的关系中，病为本，工为标；

在正邪相争中的主导方面，正为本，邪为标；

在心身相关神形统一中，上守神，粗守形。

中医诊察对象，是视其外应的“证”，这是关于健病之变的出入信息。

中医判断对象，是以知内藏的“神”，“神者，正气也。”是人的正气或病人正气这个本。

中医作用对象，是天人之际的相互作用界面，是人的整体边界的全息效应的“证”。

中医目标对象，是人的正气或病人正气这个神——五脏阴阳网络稳态演化调节机制。

其中还有一个重要的中介对象，是气血津液流的自组适应液床稳态。

由此，中医学的诊与断，认与识的对象是不同一的，视其外应是对形证的诊察，是关于出入信息的信息场的观测；以知内藏是对内藏神的调节机制的判断，是从粗守形的感性可观实体，上升为上守神的对网络调节机制的把握，这就是辨证求本的诊断的由认到识的升华。

中医学的作用对象和目标对象也是不同一的，中间还隔一层中介对象，是通过“疏其血气，令其调达，而致（五脏阴阳）和平”的间接调节。

中医基础理论集中体现中医学特色，就在于这是中医研究对象的理论模型，就在于由此指导养生之道、治病之道、辨证之道所体现的方法论特点。从根本上说，中医学特色主要在于其对象问题上，因为理论是关于对象的理论，方法是适应对象和目的的方法，实践的目的又是对象自己运动的本然，整个学科体系都不过是研究对象实践目的这个“务本原则”原始规定的展开而已。

中医学对象，是天人之际中的健病之变，诊察对象是健病之变的出入信息，判断对象是人体正气或病人正气，由此辨识对象是环境的利害药毒。人体正气是中医的研究对象、目标对象、依靠对象和服务对象。人的整体边界全息效应，既是作用对象，又是调动利用对象。气血津液是重要的中介对象，又是发动原有功能亢进的抗病反应的根据。凡有利于“和、通、稳”而顺其动力目标之势这个“自然”的则为可利用对象，邪毒害为打击对象，但不是消灭对象；邪不可干或邪气乃服就可以，这是自我稳态的生态观。

“道法自然，得道者多助。”道法自然，是效法对象动力目标系统“自然而然”的自己运动规律的本然。

辨证论治，包括了辨证之道、养生之道、治病之道。辨证求本包括养生知本和治病求本的诊断要求，即谨守病机，各司其属；谨守气机，各司其属的求属之道。

辨证论治的观控对象，是人在整体边界上的出入信息和全息效应。人的整体边界是天人之际的实际界面，是区分内与外，区分自我和非我，区分人与环境的实际界面。这个整体边界出入信息全息效应，是通过气血津液流中介环节，与五脏阴阳网络调节机制形成“人的正气”的内在互动的整体。效法自然，即效法人在个体水平上与环境相互作用的实际，尊重主体性开放系统出入信息的主体性特征，发现和利用在长期进化形成的人的整体边界全息效应，从而使中医重视腠理、大表等概念，并发现了经络现象，使针灸、推拿、膏贴、内服等治疗手段，作用于整体边界。通过气血津液流中介，实现间接性的动员和调节的养生治病之道的成为可能，即“疏其血气，令其调达，而致和平”。

因此，中医学的本质功能，即它的本分，就在于对人在长期进化形成的自稳调节和防卫抗病反应机制的潜能的“努力发掘和加以提高”。从而使中医学成为一门“道法自然”或“顺乎自然”的自然医学，是一门追求实现自我稳态的生态医学，是一门个体化的动态的动员医学。

本文完成于1985年

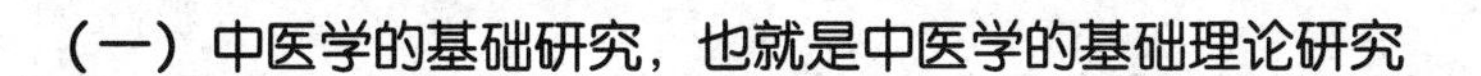

71. 中医学的基础研究问题

（一）中医学的基础研究，也就是中医学的基础理论研究

中医基础理论是中医学目标对象的理论模型，是中医理论体系的核心，是中医学特色的根本所在，是养生知本和治病求本诊断要求的认识成果。它不同于西医基础理论，在于其目标对象的选择和研究问题解决问题的视角方向的不同。

1. 西医学是西方哲学传统同自然科学成果相结合的产物　西方传统是追求事物本原的认识论，和西医学以疾病为目标对象及其消极疾病观，借助自然科学技术手段，回答“病从何来”的病因病理病位。疾病分类学的基础研究方向，是向后向下向外去回答问题和解决问题；回答有关疾病的刺激因和结构因，并依此寻找相应直接对抗的消除病因和纠正病理的原因疗法和预防方法。

2. 中医学是中国的哲学传统同养生治病的几千年持续实践经验相结合的产物　中国哲学传统重视“行”的实践论的目的论和动力论。养生知本的诊断要回答保持增进健康的动力机制和目标模式。治病求本的诊断，要求回答由疾病向健康转化的动力机制和目标模式。中医基础研究的方向，是向前向上向内去回答：向前的目标模式、向上的整体功能、向内的动力机制，以为养生治病实践的依靠对象和服务对象，并依此作为具体识别利害药毒的价值标准和选择养生治病手段的科学根据。

3. 近代史上中医理论的争议最大，认为不能回答“病从何来”而视为不科学　胡适说：“西医能说出他得的什么病，虽然治不好，但西医是科学的；中医能治好他的病，就是说不清楚得的是什么病，所以中医不科学。”周作人更极端：“就是中医医得的病，我也绝对不请教中医。”于是就有了“有疗效也不等于科学”。原来他们理解的科学，是回答“怎么来的和是什么”的溯因分析的认识论要求，回答的只是刺激因和结构因，是识病或辨病求本的要求。对于医学实践来说，对于不是机械物的生命体来说，重要的是对象本体自己运动、自己发展、自我完善的动力因和目的因的诊断，才能为养生治病实践提供根本的动力和依靠的对象。不同于单纯溯因分析认识论的消极疾病观的诊断，只找到直接对抗的打击对象，无视对象内在动力和作为依靠对象的存在，简单地视对象为被动的受控系统只能是事倍功半，甚至走向反面。这也正是中医之所以有疗效，以及中医疗效的科学原理所在。

4. 中医基础理论经历几千年发展的历史，需要对此进行总结　近代史上用疾病分类学诊疗思想总结中医疾病史，诠释中医理论概念，由于仍站在“辨病求本”的立场和视角，未能揭示“养生知本和治病求本”的认识发展史，未能从“动力目的因”角度审视中医理论概念的功能模型概念本质。

5. 中医学的理论之为“道”，是指实践道路的道理，是指明实践的目的、道路和方法的理论　向何处去，走什么路，依靠什么对象，帮助什么对象，利用什么对象，打击什么对象。不仅仅局限于消极疾病观溯因分析理论的只找毛病和与之直接对抗的手段。中医基础理论所反映的目标对象，是关于五脏阴阳网络稳态演化调节的“神机”，这是根本的目标对象。气血津液流自组适应机制的“气机”，这是关键的中介对象。亢郁旺气发动的“正祛邪”抗病反应的“病机”，这是因势利导的帮助对象。整体边界屏障功能全息效应的“形证”，这是积极动员的作用对象。

6. 任何科学研究，都必须从已有的思想资料出发　而应用什么样的方法论这取决于我们必须研究的对象本身。要进行理论综合，其根本的支点在于对自己研究对象特性的理解和把握。

西医学的研究对象是疾病，目标对象也是疾病，诊察对象、判断对象、作用对象和目标对象四者是同一的。并随着观测技术的进步，从器官层次到细胞层次到分子层次，逐步推进关于微观层次的认识。

中医学的研究对象是“天人之际的健病之变”，是人在与环境的相互作用中关于健康和疾病互相转化的过程。中医学把天人之际相互作用的界面定位在人的整体边界，从而保证了人在个体水平上的整体性，从而也体现了人作为地球上有机生命体的最高形式，是主体性开放的复杂巨系统主体性的主导地位。人的整体边界区分了内与外、自我和非我、人和环境，并区分了内外在进化序列上的不同层次。人的整体边界是天人之际相互作用的界面，内外物质能量信息出入交流的调节屏障，界面的屏障功能和全息效应是中医学养生治病的作用对象。中医学的“证”或“形证”，就是天人之际中健病之变在整体边界上的出入信息和全息效应。“证”的出入信息和全息效应是非线性系统的动力学，具有分形和混沌的特征，现知它们不可能用均数和方差来显示其复杂性。“证”是中医学认识和实践的出发点，辨证养生和辨证论治是中医学特色。“证”是四诊的诊察对象，是针灸、推拿、气功、导引、膏贴、熏洗、内服中药等养生治病手段的作用对象。因此，“证”的医学具有界面医学、信息医学、全息医学的特征。

7. 辨证养生和辨证论治，需要通过辨证求本的诊断认识为指导　证不仅仅是疾病的证，证不能从属于病。辨证诊断中有：“知病知不病，知丑知善，用之有纪，诊道乃具。”诊察和判断中不仅要看到病的一面，还要看到不病的一面，不仅看到消极破坏“丑”的一面，更要看到积极抗病“善”的一面。

辨证求本的诊断内容包括三种答案：

中医学研究对象中关于健病之变的转化过程，辨证求本的“本”，有（识病求本）→疾病→（治病求本）→健康→（养生知本）→健康。

识病求本这部分现代西医学把它发展了。

治病求本和养生知本这两部分被中医学保持下来和发展了。

8. 中医辨证求本基础上的辨证养生和辨证论治，它的诊察对象和判断对象是不同一的　前者是“视其外应”的形证，后者是“以知为藏”的正气。养生治病的作用对象和目标对象也是不同一的，前者是整体边界全息效应，后者是人体正气的自稳调节和自组适应机制以及在此基础上发动的“正祛邪”抗病反应。中医基础医学研究的主攻方向，不是关于疾病的病因病理病位，应该是：五脏阴阳的自稳调节机制，气血津液的自组适应机制，亢郁旺气的抗病反应机制和整体边界的屏障全息效应机制。

中医基础理论概念的功能模型本质，要求将理论概念内涵的历史演变揭示出来，并力求用现代语言加以诠释。

（二）中医学的实验研究，起步晚、难度大

开始从临床上进行“证”的本质研究，希望能找到特异性指标。我们则遵循以下的原则：

1. 从已有的思想资料出发，先理清中医理论概念所反映的功能模型概念的内涵　例如“脾为后天之本”、“仓廪之官”，是通过其“转味而入出”和“为胃行其津液”的功能去实现的，脾运化津液化生气血，灌溉脏腑，周养身形。从而表现为：脾主四肢，脾主肌肉，脾统血，脾旺不受邪等功能。

2. 根据“其恶者可见，善者不可见”，正常情况下不易被发现的生理功能，可以在病态情况下显现出来。由此通过脾气虚去研究“脾气”的生理功能的方法。

3. 根据中医病因学原理创制脾气虚动物模型，并用健脾中药方剂的复健来进行反证。

4. 分解理论概念的功能内涵，形成工作假说和实验设计　通过利用现代观测技术手段，丰富了上述功能概念的内涵。

5. 我们选择肝和脾两个课题领域，是基于适应与稳态是如何实现的，是生命科学的主题　肝为将军之官，司对外适应和防卫，脾通过转味而入出，运化津液的自组自稳。在病态情况发动的抗病反应，肝是风郁瘀，脾是痰湿水，由此建立了肝血风（郁）瘀和脾津痰湿两大课题领域。

借助坎农的稳态学说和塞里的应激学说。提供实验技术方法的可操作性，为中医基础医学的研究，发展中医实验科学探索了一条以中医理论为出发点和归宿的研究思路。它不囿于临床研究某一证型的化验检测研究，属于旁开一寸、更上一层的基础研究思路。

6. 开展中医实验医学　目前主要是学习引进跟踪技术，又要探索按中医理论作为功能模型概念的本质要求，在工作假说和理论概括上，自觉地从刺激因、结构因的实体论解释，上升到目的因、动力因的功能调节上去理解。

7. 受控实验是同构造性世界观相对应的，而生命体作为自组织的非线性系统，组合突现新的功能是有机论世界观的根本观点　因此受控实验要上升为系统干预，实验研究的目的已不再是揭示单因素的刺激因的因果关系。中医基础研究和实验研究的根本目的，在于揭示人体身心相关的自组适应自稳调节机制这个潜能，发掘和加强这种潜能是中医学的本来之义。因此标本观念的向中医学指导思想的转换是开展中医实验科学的关键，即人为本，天（环境）为标，从而派生为：对象为本，医药手段为标，医学也是标；正气为本，邪气为标，用上守神的调节观超越和包容粗守形的实体论。治病求本要回答的正是人体内在的自愈机制。

实验研究的功能在于加速经验观察和积累过程，但是在实验医学中所得的还必须返回到整体水平的临床实验观察中去检验。因此实验研究要与临床研究互动互补的结合，并都要重视让事实和数据向理论层次的升华。

（三）中医基础研究中重大和疑难的理论问题

1. “君子务本，本立而道生”　中医研究对象和实践目的这个“本”的界定，解决中医学的根本性质问题，不局限于“医已病之病”的“下医”。

2. 证的本质界定，解决界面医学这个重大问题。

3. 辨证求本与辨病求本的界定，解决把证从属于病的问题。

4. 病机的本质界定，解决“皆根于内”的抗病反应问题。

5. 气机的本质界定，解决自组织自适应机制问题。

6. 神机的本质界定，解决自稳态调节分级层次的网络问题。

7. 中医理论的功能模型属性的界定，解决狭隘的实体论定位问题。

8. 中医养生治则思想的界定，解决直接对抗的状态控制误区问题。

9. 中药药理学的界定，解决通过界面全息效应的间接动员调节问题。

（四）内外的有利条件

1. 当代科学的实验主题是揭示各级层次的自组织原理。

2. 生命科学的主题是回答：稳态和适应是如何实现的。

3. 医学未来学揭示　一旦把调节机制和防卫机制有所阐明，医学的发展将出现质的飞跃，这就是找到了依靠对象的内在动力学根据。

4. 现代医学危机的表现为费用↑、病种↑、药物淘汰↑　其背景在于：消除病因的治疗出现多元抗药；纠正病理的治疗出现受体超敏；直捣病所的治疗出现自身免疫。

5. 心理学及生理学、病理学、药理学都在反思各自向何处去，面临一个根本观念重大转型时期，即转向：积极心理学，稳态适应的生理学，抗病防卫反应的病理学，机体中心论的药理学。

6. 神经网络—内分泌网络—免疫网络—代谢网络和膜学研究及其间的因子（递质激素）网络研究进展。

7. 我国以全球土地的7%，基本解决了23%人口的吃饭问题，以全球卫生投入不到1%，基本解决了23%人口的健康问题，平均寿命已>70岁，其中我国传统农业和传统医学之功不可没，农学界医学界已予注意。

8. 国际性的对现代化农业和现代化医学危机的反思　提出了替代农业、替代医学；

生态农业、生态医学的概念。要求重视传统农业和传统医学的有机论及其综合技术的价值。

9. 专题研究全国基础研究经费分布　发现农业仅占1.5%，医学仅占1.7%，认为这两项涉及12亿人口吃饭和健康的领域，基础研究的投入显然应该大大增加。

10. 我们已有一支中医队伍，又有西医研究和多学科研究中医的力量，更有一支越来越壮大的中西医结合队伍，兼通中西能深入地进行比较和借鉴，以对方为镜子更好地认清自己。

11. 最主要也是最根本的是哲学观念的重大转变，是实践观念对传统认识论的转化和实体观念的消解，以实践为基础自觉地将人和他的环境世界的现实关系，作为哲学的起点和归宿。

本文完成于1991年，发表于2000年《中国中医基础医学杂志》第1期

72. 中医理论向何处去

“知标本者，万举万当；
不知标本，是为妄行。”
中医理论是关于什么研究对象的理论；
　　　　是指导什么实践目的的理论；
　　　　是诊断什么目标对象的理论；
　　　　是寻求什么医学效果的理论。

一、中医理论是中国哲学的传统同中医养生治病实践经验相结合的产物。

“君子务本，本立而道生。”中医理论之“道”，是认识实践主体的专业中医（世界Ⅱ），同中医学研究对象和实践目的这个“本”（世界Ⅰ），相互作用历史发展的精神产品（世界Ⅲ）。

每一门科学都有自己特定的研究对象和实践目的，中医学研究对象和实践目的这个“本”（Ⅰ），是专业中医（Ⅱ）得以存在和中医理论（Ⅲ）赖以发展的根本。专业中医的认识和实践从这里出发并以此为归宿，中医理论则是不断逼近自己对象的理论模型，中医理论的发展之路，也只有在服从和服务于中医学对象目的这个“本”的前提下，才能得到健康的发展。

二、中医学的研究对象是“天人之际的健病之变”，即人与环境相互作用中关于健康与疾病互相转化的过程。医学的诊断是通过天人之际的相互作用去认识人的健病之变，医学的实践则是利用天人之际的相互作用去实现养生和治病的目的。

天人之际相互作用的作用面，中医学把它定位在人的整体边界，依此来区分内和外、自我和非我、系统和环境、人和天。人的整体边界维护着人的个体完整性，保证着人是进化序列最高的主体性开放系统主导地位。整体边界对环境“非我”通过主体性选择，吸收利用来“自组织”以建构自我，以及对体内的非我成分不断清除出去，以保证自我的完整性。内外物质能量信息的输入输出，在整体边界出现功能的突变，这些突变点连成一个特殊的界面；在长期进化中形成巩固的整体边界屏障功能和界面全息效应，使中医学得以作

出经络腧穴效应等重要发现，并提出大表、腠理、藩篱等重要概念。整体边界屏障开放度或交换量过大，环境非我的大量涌入，将破坏自我的特征和危及个体的生存。中医学将主要因环境非我的超常侵入，归结为外感病；把主要因体内非我成分积聚难以排解，归结为内伤病。对外部非我的长驱直入，称之为内陷或直中，是为逆；治疗上主张透邪达表外出的给出路政策，反对关起门来打狗式的直接对抗的所谓原因疗法。

整体边界屏障功能和界面全息效应，体现了人的整体性和主体性的个体特征；中医学的“证”，作为诊察对象，是关于健病之变的出入信息；作为作用对象，是人的整体边界的全息效应。因为天人之际的相互作用发生于此，人的健病之变的主体性反应表现于此。环境因素的利害药毒作用于此，因此中医学的认识和实践从这里出发，成为中医学的观控对象。养生和治病实践都要根据“辨证”，即辨证养生和辨证论治，说明中医学的“证”不能仅理解为疾病的表现，不能把“证从属于病”，而这正是因近代把中医学研究对象仅局限为疾病的结果。

三、“天”作为人的生存环境，无论是自然或社会的因素，或是物理、化学、生物的刺激，或是物质能量信息的作用，按其对人的健病之变的影响而言，医学要作出的是关于利害药毒的功能价值判断。因为趋利避害并能化害为利以帮助保持和增进健康，是中医养生之道；区分药毒并能化毒为药以帮助实现由疾病向健康转化，是中医治病之道。由于实际上环境因素的“四时之化，万物之变，莫不为利，莫不为害”。既没有纯粹有利的养生因素，也没有绝对有害的致病因素。因为没有什么毒不可以正确利用来转化为治病的药，也没有什么药不可以错误使用而转化为致病的毒。由此，什么是正确识别环境利害药毒的根据，成为医学诊断的根本任务，因为不辨利害药毒的科学根据，医药手段会转化为致病因素，制造药物病和医源性疾病，这是医学自身的最大错误。

四、什么是判别环境利害药毒的科学根据，这是辨证求本的诊断要求。“证”作为人的健病之变的出入信息，辨证求本的诊断内容有三：

1. 识病求本或辨病求本，是溯因分析回答“病从何来”的诊断：病因、病理、病位。
2. 治病求本，是回答由疾病向健康转化的内在动力机制和目标模式的诊断。
3. 养生知本，要回答保持和增进健康的内在动力机制和目标模式的诊断。

辨病求本诊断形成的是疾病分类学的理论模型，它所指导的防治思想是：直接控制的消除病因、纠正病理和直捣病所的对抗疗法，并以此观点去发现药物和评价疗效。

养生知本和治病求本诊断，所形成的是关于：自稳调节的“神机”—自组适应的“气机”—抗病反应的“病机”分类学理论模型，所指导的养生治病思想是“以通致和，以和致中”的因势利导和间接调节。什么是有利的养生因素，只有“察阴阳之宜，辨万物之利，以便生，故精神安乎形而年寿得长”；只有察其对人体阴阳自稳调节及形神自和稳态的宜与不宜，才能识别其利与不利。什么叫养生，不论什么方法，只要能帮助人体正气沿着其内在动力目标指引的轨道上发展；什么叫治疗，不论什么方法，只要能帮助其抗病反应成功和自组适应自稳调节的正常化自我实现。“治病之道，气内为宝”，以期达到“正气存内，无使倾移”的自我稳态。因此治病之道，顺而已矣，顺之者治，顺之者工，顺之者昌；逆之者乱，逆之者毒，逆之者亡；“故未有逆而能治之者，夫惟顺而已矣”。养生知本和治病求本诊断的目标对象，不是辨病求本的目标对象而是治病养生的服务对象和依靠对象。因为这才是人体保持健康和实现由疾病向健康转化的内在根本动力，是医学的诊断应该去努力发掘的，以及养生治病实践所必须依靠和应当加以提高的目标对象。

五、在中医研究对象中，是以人为本，天为标；即人的健病之变为本，天的利害药毒为标。这样医学和医生也都是环境条件的“标”，这正是中医学的高明之处。

在人的健病之变中，健康与疾病，都是正邪相争的过程。健康状态不是因为没有“邪”的存在，而是由于“正气存内，邪不可干”，是邪并不能干扰破坏由人体正气的自稳调节和防卫适应机制所维持的整体和谐稳态。因此，健康是一种自我稳定的生态平衡状态。而疾病过程的“邪之所凑，其气必虚”，是“客气（邪）中于人，与正气（神）并，在肤体（形）中也”。人为本，天为标。因此，人体正气为本，环境邪气为标。在人体内部关系上，要求“上守神，粗守形”；认为“一切邪犯者，皆是神失守位故也”。而“神者，正气也”，辨证求本的诊断过程，就是通过“视其外应”对形证的诊察，上升到“以知内藏”为上守神的把握。养生治病实践，并不要求是邪的彻底消灭，只要求做到“标本已得，邪气乃服”，也就是“治病之道，气内为宝”，达到“正气存内，邪不可干”的自我稳定的生态平衡。事实上“邪”也是消灭不了的，因为环境变动的干扰因素永远存在。而健康也不过是“邪不可干”，治愈也只是“邪气乃服”。人体正气的自稳调节和防卫适应能力，正是在同“邪”的不断相互作用中，才得以保持和锻炼从而实现进化发展的，个体发育和种族进化都证明这一点。

六、中医学是一门积极的以追求健康的自我稳定的生态医学，中医理论是一种对人体正气内在潜能的努力发掘和加以提高的理论。中医学的研究对象并不局限疾病实体，中医学的实践并不局限“医已病之病”的下医，中医学诊断的目标对象并不局限于“辨病求本”，医疗效果并不停留在直接控制的对抗疗法。

中医辨证求本诊断的特点是：诊与断、认与识、形与神、实体与调节的对象是不同一的；辨证养生和辨证论治的实践特点是：作用对象和目标对象是不同一的。这样既保证了个体完整性基础上的整体层次特征，又在实践中为实现间接性调节提供了可能。

七、中医理论发展之道，是中医学对象目的—中医观控技术方法—中医理论模型和实践观念，这三者之间“升降出入，而贵常守”的自组织过程。

近代史上，用性恶论的疾病观和微观实体本质论，非难中医理论；用辨病求本的诊断要求，非难中医养生知本和治病求本；用粗守形的实体论，非难上守神的调节论。

中医理论的内在危机也就表现为“标本不得”，脱离中医学对象目的的“忘本”：把中医学对象局限疾病实体，把中医学实践也局限“医已病之病”，把辨证求本误认为只是求疾病的本质，忘记了养生知本和治病求本的更高要求；忘记了整体边界屏障功能全息效应，去追求长驱直入直接对抗的治疗效果。

中医理论脱离中医学对象目的的“忘本”，将导致“出入废则神机化灭，升降息则气立孤危”；进而“器散则分之，生化息矣”。人们在探讨中医理论在近代发展滞缓的原因，探讨中医理论体系的核心是什么，辨证和辨病的关系，什么是中医学的基础理论，什么是中医学的理论基础，什么是中医学理论的基础，都是想对中医理论发展问题，中医理论向何处去作一番辨证论治。

八、张仲景提出：“勤求古训，博采众方”；近人陆渊雷等倡：“发皇古义，融会新知”。鉴于近代史上的“降格认同，邯郸学步，反失其故”的教训，徐衡之告诫在对疾病分类学诊断结论和相关指标，要“心知其意，不为所囿”。章次公则嘱令后人：“欲求融合，必先求我之卓然自立。”

当代中医要面向世界和未来，要为中医学更好地实现主体性开放，而努力于主体性建设。勤求古训和发皇古义，就要在“通古今之变”基础上，努力发掘传统的意义和价值，总结正反两方面经验教训。这要比随便地批判古人要困难得多；然而，“批判并不能导致真正的科学进步”。近代的建设者，往往多以“破”字当头，以为“立”能随其后；殊不知不断地破，而与立却总离一步之遥。“破”之不能作为“立”的手段，这应是近代的最大教训。

回到中医，发展中医，中医理论要前进到中医学研究对象和实践目的这个“本”上来。说“中医不能丢”，说“要保持中医特色，遵循中医理论体系”，关键是中医学研究对象和实践目的这个“本”，是养生知本和治病求本这个目标对象不能丢。唯有这样，才有可能主体性地选择吸收利用现代科学技术，借鉴近代的研究中医历程中的经验，充实发展能适应于中医学对象目的的观控技术方法，也才能以自己关于养生知本和治病求本的理论成就，与现代西医关于辨病求本的理论成就实现互补增益性的中西医结合。没有中医养生知本和治病求本的特色，就没有真正的中西医结合；否认中医养生知本和治病求本的理论特色，也就否认中西医结合的可能。

“他山之石，可以攻玉”，百年来多以“他石”以攻“我玉”。今后还应用“我玉”以攻“他石”，中医理论要面向世界，要回答当代医学的重大问题，在解决当代医学重大问题中发展中医理论。

全文分别刊载于《中国中医药报》1994 年 12 月 19 日和 26 日

73. 务本论道——中西医学的不同理解和追求

一

近代史上中西医间的学术之争，主要集中在“证与病之辨”。而近代中医学的主要失误，是把证认同于病，并进一步从属于病。

这根源于中医学在近代被指责为“不科学”的语境。例如，胡适这样说：

“西医能说出他得的什么病，虽然治不好，但西医是科学的；中医能治好他的病，就是（因为）说不清楚得的什么病，所以中医不科学。”

梁启超则指责：“阴阳五行说为二千年来迷信的大本营。”

杨则民正确地指出：“中医重辨证，西医重辨病。但（西医）识病之目的在明病所，西医遂以能识病而压倒中医。”

于是就有了：北洋政府在 1914 年就把中医排除出教育系统。

于是就有了：南京政府在 1929 年通过了所谓的“废止旧医案”。

于是就有了余云岫（1935）的“废医存药论”：“阴阳五行、三部九候之谬，足以废中医（诊断）之理论而有余；治病必求本、用药如用兵二语，足以废中医之治疗（思想）而有余；（只要用西医的理论和方法）研究国药、试用成方，（就）足以发扬国产药物而有余。”

于是就有了：中央国医馆的“统一病名案”。

于是就有了：认为医学的对象只是疾病，从而把“以邪为本”的消极疾病观及其诊断认识要求，和“以工为本”的直接地对抗和补充的替代性疗法，作为科学医学的榜样的“中医科学化”。

于是就有了：“证因病生”的皮毛论，认为证只是病的外证，证总是受疾病的根本矛盾的制约和影响；因而辨证诊断也是求疾病的本质，辨证求本也是求病因病理病位。认为“证”只反映疾病某一阶段的本质，“病”则反映疾病全过程的本质；因此，“证”只能从属于病，只能是疾病分类学诊断下面的一种“证型”。

于是，中医学的辨证论治，只能成为西医学主题的一种低劣的变奏；这伟大的宝库，只能沦为西医辨病论治下的一种辅助疗法；这份珍贵的遗产，仅仅是充当现代新药研究的发现有效化学单体提供经验资料而已。

中医向何处去？成为近代中医学的主题，在被指责为迷信不科学的语境下，百年来为此开过不少处方：

从中西汇通，到中西医合流！

从衷中参西，到中医科学化！

从研究中医，到中西医结合！

从中医研究，到中医现代化！

然而，到1985年，党中央还在告诫我们：“中医不能丢”；90年代，国家还一再强调要：“继续振兴中医药”。

早在20年代，俞风宾作为中华医学会的创建人之一，曾尖锐指出：“欲废旧医者，泰半为浅尝之西医士，此辈徒学西医之皮毛，学识经验二不足取，而骤然曰中医陈腐当废除之，而将其有价值处一概抹煞矣。”他主张：“保存正确之国粹，而吸收新颖之学理，合古今之长，汇中西之美，陶铸于一炉，集成以寿世也，则我国医学行将雄飞于世界矣。”恽铁樵为此指出：“故求吸收化合，当先求知己知彼。”杨则民认为中医学应有“自建所信之思想方法，自树其基本之理论”的必要。不然，“纵能举古人之书，尽以近代科学释之，亦不过为科学洗炼之中医而已。何也？根本既废，枝叶虽茂，犹沙土之塔耳。”所以，章次公在50年代强调：“欲求融合，必先求我之卓然自立。”对于把证从属于病，以及一病一方或辨证分型，岳美中指出：

“东医虽亦学南阳，一病终归是一方；

哪晓论治凭辨证，此中精义耐思量。”

告诫我们：

“力从辨证求吾是，弗去分型相尔由；

山媚川辉蕴珍玉，只看我辈识耶不?!”

二

西医学是西方的哲学传统同现代自然科学成果相结合的产物。西方哲学的构造性世界观及其寻求事物本原的传统，决定其溯因分析性认识论的认知方向，是向后、向下和向外地去回答：现象的本质，现状的历史，现实结果的原因，现在结构的实体成分；从而建构起关于“物的所以形成之理”的科学观、认识论和真理观。

西医学是一门以研究疾病及其对病因病理病位的认识，来决定其防治行为和效果评价的医学。

它的“识病求本”的诊断要求和“辨病论治”的实践特征，是以疾病为对象的消极疾病观及其直接对抗和补充的替代性疗法。

它的溯因分析认识论和微观实体本质论，形成以病因病理病位为目标对象的理论框架和疾病分类学知识体系。

它的诊察对象和判断对象，同实践中的作用对象和目标对象，这四者是同一的；从而使其特异性直接对抗和补充疗法，必须跟随微观检测的进步而不断向微观层次深入。

它的受控实验方法论，通过向低层次微观实体进军，以期努力去实现其发现疾病和确诊疾病的诊断认识目的。它的致力于直接对抗的消除病因、纠正病理和消除病灶，以期能努力去实现其征服疾病和消灭疾病的目的。

中西医学，由于在对医学认识和实践的目的与目标对象这个“本”，各自有不同的理解和追求，从而形成各自不同的“医道”和各自特色的研究领域。中西医学在医学的目的追求上的不同侧重，来源于各自对医学目标对象的不同选择。中西医学在医学方法上的不同选择，是基于各自对医学观控对象的定位不同。中西医学在医学理论建构上不同旨趣，则是各自不同的哲学背景和自然观，以及在实践论之“道”和认识论之“理”的不同侧重，体现为不同的“标本观念”和认知方向任务的不同要求。

三

中医学是中国的哲学传统同几千年来养生治病实践经验的积累和发展相结合的产物。

中医学是一门以人的健康为目的，及其对“人的自我健康能力”的努力发掘加以提高的动态的动员医学；是以天人之际相互作用在人的整体边界上，关于人的健病之变的出入信息和界面全息效应作为观控对象的界面医学；是利用人的整体边界全息效应，以对“人的自我健康能力”进行间接动员和调节的前体医学，它具有信息医学和全息医学的特征。

它的“对象领域”是天人之际的健病之变，即人与环境相互作用中的健康和疾病互相转化的过程，不只限于疾病实体。因此它的“实践领域”是“上医，医未病之病”，以养生为先；“中医，医欲病之病”，以预防医学为重；“下医，医已病之病”，以治疗医学为下，不局限于只以疾病为对象的“下医”。

它的诊断认识和养生治病实践的“目标对象”，是养生莫若知本和治病必求于本；区别于只是以疾病为对象的消极疾病观的“识病求本和辨病论治”。

因为它养生治病实践追求目标是人的健康，中医学的健康目标模式是“正气存内，邪不可干”的自我稳定的生态平衡，并不要求是“邪”的彻底消灭，认为这既不可能，也没有必要，更没有好处。因为人的正气的自我健康能力，正是在与“邪”不断斗争中获得锻炼和发展的。

无论是健康和疾病，都是正邪相争的过程，中医养生知本诊断认识的目标对象，是以“正为本，上守神”，努力发现人的自我健康能力这个动力学根据，以为养生实践的依靠对象、服务对象和发展对象，并依此作为具体识别环境利害的价值标准。养生知本的诊断，是实践论要求的认知方向向前向上向内的关于“健康的目标模式和动力学”的诊断。

中医学的疾病模型，是“邪之所凑，其气必虚”的虚实之变，包括正虚、邪实、传变三要素，这是由“五脏发动，因伤脉色”的，是机体自稳调节所发动的原有机能亢进的主体抗病反应的时态特征。这是治病必求的”本”，区别于“识病求本”的病因病理病位的关于疾病本质的诊断。这是治病实践所要求于诊断的，关于治病实践的依靠对象、服务对象和发展对象，是人体抗病愈病的内在动力，也是具体识别环境药毒的科学依据。

中医养生治病实践的“作用对象”是：天人之际相互作用的界面上，基于体表内脏相关的整体性调节在长期进化中巩固下来的“整体边界全息效应”，这就是中医辨证论治的“证”。证，作为证候、证据、证验，发生在人的整体边界，从这里区分了：人和环境，内和外，自我和非我。环境的利害药毒作用于此，人的主体性反应表现于此；是人的系统整体屏障，在主体性开放中执行自选择和自清除功能。它对物能信流的输出输入进行过滤，控制开放度和交换率，保护系统整体使之顶住外部压力。环境只是通过边界才能对系统起作用，外部刺激控制也只是通过系统边界才起作用；此时，外界控制参数对系统不起显著的直接作用，可以看成是仅由“界壳参数”在起作用。中医学对整体边界出入信息和全息效应的重视，作出经络腧穴等重要发现，提出腠理、大表、藩篱等重要概念。针灸、推拿、捏脊、刮痧、膏贴以至药物内服，无不作用于皮肤黏膜整体边界。对于外界非我的长驱直入，称为“直中”或“内陷”之为逆，治疗主张“给出路的政策”，反对“关门打狗”。

中医辨证求本的诊察对象和判断对象是不同一的，前者为“视其外应”，后者为“以知内脏”；前者为“粗守形”，后者为“上守神”。辨证论治的作用对象和目标对象也是不同一的，这是对人的自我健康能力主体性的尊重，从而使间接的动员和调节的前体疗法成为可能。

中医学以“病人为本，医工为标；正气为本，邪气为标；上工守神，粗工守形”的标本观念，决定了以人的正气的自我健康能力，特别是其中的自稳调节作为诊断认识和养生治病的目标对象这个“本”，是付出痛苦的血的代价才获得的。在历史的早期，中医学也曾经历过以邪为本的疾病观和以工为本的治疗观。例如称“百病之生也，皆生于风寒暑湿燥火，以之化之变也”。对于虚实之变，“经言：盛者泻之，虚者补之”。然而实践中“方士用之，尚未能十全”。对于寒热之变，“论言：治寒以热，治热以寒，方士不能废绳墨而更其道也”。然而在实践中却出现“有病热者，寒之而热；有病寒者，热之而寒；二者皆在，新病复起”，即原有病证没有好，却出现了新病。王冰称这是“因药病生”的药物病。岐黄学派用实践结果否定这种直接对抗和补充的状态控制疗法；在理论上回答因为“治其旺气，是以反也”。要求把机能亢进的“旺气”，如实地看作是主体性抗病反应的功能目的性行为；要求在诊断上“谨守病机，各司其属”，所谓“求其属者，求其本也”，即从邪实的旺气进一步求其所以发动的背景——自稳调节，这就是辨证求本的本来意义。然而还是有人停留在这种状态控制疗法，“恪恃方药，愈投愈盛，于是辛热频岁而弗停，苦寒比年而弗止，犹恐药未胜病，久远期之”。这种依靠药物战胜疾病，依靠持续用药和加大剂量，结果还是“愈投愈盛”。这样的药物病迄今仍如此“数见者，得非粗工不知求属之道以成之!”人的正气的自我健康能力为本，致病的邪和医药手段都是“标”，“粗工凶凶，以为可攻，故病未已，新病复起”，正是因为医工的诊治手段，只是针对致病的“邪”，而忘了人的正气这个本，由此“标本不得，邪气不服”。认识到只有把握人的正气的祛邪能力之势，因势利导，扶“正祛邪”，才是“标本相得，邪气乃服”。

中医学把直接对抗和补充的状态控制疗法，给以限制并上升到为“人的自我健康能力”的发展服务，要求剂量不能太大，用药不能太久：“大毒治病，十去其六……无使过之，伤其正也”；“久而增气，物化之常；气增而久，夭之由也”。更着眼通过气血流通以实现五脏阴阳的稳态："必先五胜，疏其血气，令其调达，而致和平。"

西医学由于其寻求事物本源的传统，溯因分析认识论的科学观，微观实体本质论的知识论，开辟了在微观层次上揭示其中物理的特别是化学领域的内容。

中医学由于其有机发展性世界观和实践论的务本论道，把人与环境相互作用的界面定位在人的整体边界，构成了界面医学和前体医学的特征。由于其健康的目标模式是自我稳定的生态平衡，构成了稳态医学和生态医学的特征。由于其观察对象的"证"是人的整体边界，从而保证了把人真正地看作个体水平上完整的人，因而重视了社会、心理和生物学因素，但对在微观领域中有关物理和化学方面的内容就涉及不多。近年来关于"证"的现代研究，就要相应地充实这方面的内容。

本文为《全国第三届中西医学比较研究学术会议》论文，1997 年 4 月（杭州）
全文发表于《医学与哲学》1997 年第 9 期

74. 对中西医结合的中医学思考

"和"实生物，"同"则不继

中医和西医，因为同是医学，所以有了中西医结合的共同基础。

中医和西医，是不同的医学，因此才有了中西医结合的共同需要。

中西医结合是一个伟大的医学目标追求，要求以博大的气魄和更广阔的视野，重新审视和整合人类的医药文化。

中西医结合是一个自组生成演化的过程，可以是以中医学主动的中西医结合，也可以有以西医学主导的中西医结合；有中国的中西医结合，也有世界性的中西医结合。

中西医作为对话的双方，各自有自己的独特视域和独立地位，决定了双方的平等地位和互斥性；各自独特视域的互斥性，正好蕴含着互补性结合的要求，而双方平等地位的对话以求得互解，并在互相理解的过程中达到新解，这才能为中西医结合提供可能。

90 年代，国家强调："中西医并重"，是为中西医双方能够有平等地位的对话创造条件。80 年代，党中央告诫"中医不能丢"，人们才意识到只有大力"振兴中医药"，才能指望有真正的中西医结合的可能。而且只有中西医都能努力发挥各自的优势，特别是中医能够真正地"发扬中医学特色"，才能有望产生高水平的中西医结合。几十年来，真正影响中西医结合健康发展的恰恰是以中医学特色的逐步丢失为代价的研究工作中的"认同危机"。

春秋时代郑国的史伯指出："夫和实生物，同则不继。"他说："以他平他谓之和，故能丰长而物归之；若以同裨同，尽乃弃矣。"

中国的哲学传统和价值观念，是强调以"和为贵的生生之道"，这既是一种"阴阳自和，升降出入，生化之宇"的生生不已有机发展性世界观；又是关于"通变合和，助其自组，因势利导"的生生之道创生性实践的方法论。

唐代刘禹锡说："天之所能者，生万物也；人之所能者，治万物也。""生"万物是一种自组性创生，"治"万物是一种"助其自组"性的实践。对于医药来说，《汉书·艺文志》所以称："方技者，皆生生之具。"

“万物负阴而抱阳，冲气以为和”，这是相互作用的自组性创生：“相互作用，是事物的（生成演化发展）真正的终极原因”，是“以他平他”的和而不同的差异性的结合和统一。犹如氢和氧生成水，是在高一级的整体层次上体现新事物，是整合的突现了整体的本质；水包容了氢和氧，水又超越了氢和氧。

所以，《素问》的“阴阳者，天地之道也，万物之纲纪，变化之父母，生杀之本始，神明之府也；治病必求于本”，既是世界观，又是方法论，“本”于阴阳而又“道”法阴阳。

“阴阳之道，安在哉？在乎生物而已”，阴阳之道也就是实践论的生生之道。阴阳如何生物？其前提是：“必阴自为阴，阳自为阳，而后两者合，物乃生焉。”

因此，中西医结合的前提：第一，必须中医就是中医，西医就是西医，“而后两者合，物乃生焉”。第二，必须能够平等地位地对话，才能够“以他平他”地实现和而不同。如果中医只是一味地追随和“认同”于西医，或者只是自我从属于西医；以及西医研究中医只是从中医药中去“求同”，则是“以同裨同，尽乃弃矣”的同则不继，也就不可能有真正意义上的中西医结合。

以他平他的“和而不同”的结合，晏婴则喻之为“和为羹焉”；他说：“若以水济水，谁能食之！若琴瑟之同一，谁能听之！同之不可也如是！”由此，孔子强调了：“君子和而不同，小人同而不和”；孟子更是告诫：“物之不齐，物之情也；比而同之，是乱天下也”。

证从属于病的认同危机

“君子务本，本立而道生。”中西医学由于各自不同的哲学背景和价值观念，对于“务本论道”的本，各自有着不同的理解和追求，从而导致各自不同的“医道”以及各自特色的“视域”。

中西医在“医学的目的”追求上的不同方向，根源于各自对“医学目标对象”的不同选择。

中西医在“医学的方法”上的各自不同途径，来源于各自对“医学观控对象”的不同定位。

中西医学在“医学的理论”建构方面的不同旨趣，根本上是东西方不同的哲学背景和价值观念，体现在对实践论之“道”和认识论之“理”的不同侧重，对“标本观念”有不同的理解，从而在“认知方向”上有不同的任务要求。

西医辨病论治特色，是西方的哲学传统同近现代自然科学成果相结合的产物。

西方哲学的构造性世界观及其寻求事物本源的传统，在自然科学领域体现为追求“物的所以形成之理”，它的微观实体本质论的前提假定，构筑起溯因分析认识论和可控实验方法论的“科学”观、“知识”论和“真理”论。

辨病论治是一种消极的疾病观，认为是致病因素决定疾病的性质，病理变化决定疾病的转归。辨病诊断要求是“识病求本”，其认知方向是：向后向下向外地回答“病从何来”，是寻求疾病的本质和原因的诊断，是以病因病理病位三要素为基架的疾病分类学诊断。随着观测技术的发展，识病求本的诊断要求，得以不断地向着微观层次的细胞分子间的物理化学领域深入。以及在此基础上，寻求能与之直接对抗和补充的替代性物质手段；希冀能通过针对性地消除病因，纠正病理，清除病灶的努力，实现征服疾病和消灭疾病的医学目的。因此，现代西医学成为一门以研究疾病及其对病因病理病位的认识，来决定其防治行为和效果评价的医学；它的“视域”已主要集中在以细胞为基本生命单位及其相关的分子层次间的医学现象。

由于近代以来西方科学的强势话语地位，中医学被置于落后和不科学的责难之中。胡适说过：“西医，能说清楚他得的是什么病，虽然治不好，但西医是科学的。中医，能治好他的病，就是（因为）说不清楚得的是什么病，所以中医不科学。”于是，就有了余云岫为代表的“废医存药论”，从辨病论治的科学观出发，认为：“阴阳五行、三部九候之谬，足以废旧医之（诊断）理论而有余；治病必求本、用药如用兵二语，足以废旧医之治疗思想而有余；（只要用辨病论治的理论方法）研究国药，试用成方，（就）足以发扬国产药物而有余。”

于是，就有了“中央国医馆的统一病名建议”。

于是，以中医为主动的中西医结合，主旨就在于追随性的中医科学化和现代化，其学习榜样就是西医学的疾病分类学知识体系。

于是，就误以为医学的对象就只是疾病，诊断的根本任务就在于“识病”，医学的科学性和进步性的标志，就在于对疾病的本质和原因的认识水平。

于是，出现了把中医的辨证认同于辨病，把辨证求本的诊断内容“养生莫若知本和治病必求于本”，也认同于“识病必求于本”的求疾病的本质原因。把证从属于病，中医辨证论治被置于辨病论治下的一种分型治疗，中医被沦为西医的辅助疗法，在国外被误指为“替代疗法”。

于是，以西医为主导的中西医结合，主旨为努力证明和说明中医有多少科学性的“研究中医”，想当然地以居高临下的地位，用已知的辨病论治的理论方法，对之“取其精华，去其糟粕”，也就很难能够做到“有的放矢”地从中医药中实事求“是”，相反很容易在“移的就矢”的方式中，从中医药中“求同”，以至只能是废医存药地、从中医药里寻找那些对辨病论治有用的化学单体的经验资料。

对此，岳美中在50年代末指出：“东医虽亦学南阳，一病终归是一方；那晓论治凭辨证，此中精义耐思量。”到80年代初更深情寄语中医界：“力从辨证求吾是，弗去分型相尔由；山媚川辉蕴珍玉，只看我辈识耶不?!”

辨证论治的中医学特色

中医辨证论治特色，是中国的哲学传统同几千年来养生治病实践的经验积累和发展相结合的产物。这是一门“究天人之际，通健病之变，循生生之道，成医家之言”的学问。

中医辨证论治是一门：以人的健康为目的及其对“人的自我健康能力”，对之努力发掘和加以提高的“动员医学”。这是以天人之际的相互作用定位在人的整体边界上关于健病之变的出入信息和界面全息效应为观控对象的“界面医学”。这是利用人的整体边界全息效应为其作用对象，对人的自我健康能力进行间接动员的“前体医学”。因而具有“信息医学”和“全息医学”的特征，它追求的是“稳态医学”和“生态医学”的目的。因此，中医辨证论治是一门对人的自我健康能力及其自我认识发展的“健康智慧学”。

辨证论治的中医学特色，是中医学生存演化的基础，也是近代历经磨难而能够大难不死的根据。因而它应是现代“研究中医”的目标对象，更是“中医研究”的出发点和归宿，应该是中医研究的指导思想和发展方向，因为这才是中医学能够参与和注入于中西医结合中去作出自己贡献的内容。因此强调保持发扬中医学特色，正是为更好地参与中西医结合和提高中西医结合的整体学术水平；否认中医学特色，就从根本上否定中西医结合的必要和可能。

辨证论治的“治”，包括了养生、预防和治疗：“上医，医未病之病；中医，医欲病之病；下医，医已病之病。”于是辨证论治的对象不限于疾病，不局限为医已病之病的“下医”；中医学的对象领域是“天人之际的健病之变”，即人作为一个主体性开放的自组生成演化系统，在其与环境的利害药毒的相互作用中健康与疾病互相转化的过程。于是，辨证论治的“证”，并不局限为疾病的证或疾病的外观表象。

“证”，是中医学的观控对象，中医学的认识和实践从这里出发，它定位在天人之际的“际”。是人与环境相互作用的界面，是在人的整体边界。因为在这里才区分了：内与外，自我与非我，人与环境。环境的利害药毒作用于此，因而医药手段也依此为作用对象；人的主体性反应表现于此，因而成为医学的诊察对象。

“证”，是人的健病之变的“出入信息”。

是人的自我健康能力这个信息源的“信息场”。

是人的体表内藏相关调节在长期进化中形成的“界面全息效应”。

是作为主体性开放系统的“功能目的性行为”。无论是生理性反应，病理性反应以及疗效性药理反应都应看成是主体性开放的自组织系统的功能目的性行为。

中医学由此作出了腧穴经络等重要发现，提出了腠理大表等重要概念，发展了以针灸为代表的，是从局部调节整体和从体表调节内藏的，通过界面全息效应以对人的自我健康能力，进行间接动员调节的界面医学和前体医学。举凡针灸推拿，捏脊刮痧，膏贴火罐，以至中药内服，无不作用于皮肤黏膜整体边界。由此也就反对外界非我的长驱直入，称之为内陷和直中之为“逆”，在治疗上主张“给出路的政策”，反对“关门打狗”式的直接对抗。

“证”，是观控对象，还不是目标对象；是诊察对象，还不是判断对象。所以辨证论治的诊与断的对象是不同一的，作用对象与目标对象是不同一的。这样，辨证求本的诊断要求不同于辨病求本的诊断要求。

1. 辨证求本的诊断，包含养生知本和治病求本的内容，不只是为识病而求本。

2. 养生知本和治病求本是实践论要求的诊断，不同于识病求本的认识论要求的诊断。

3. 养生治病的实践要求的诊断，其认知方向是：向前向上向内的关于“健康的目标动力学”诊断，不同于识病求本的向后向下向外的关于“疾病的本质和原因”的诊断。

4. 辨证求本，是从证的“功能目的性行为”，探求其“目的性特征及其动力学原理”，探求一个主体性开放的自组织演化的稳态适应性调节的目标动力系统的自我运动的规律，从而作为养生治病实践的“目标对象和依靠对象”。不同于辨病求本的基于线性因果论和微观实体本质论，探求的是病因病理病位作为直接“对抗和补充的对象”。

5. 养生治病实践目的追求是人的健康，中医学关于健康的目标模式是“正气存内，邪不可干”的自我稳定的生态平衡，并不要求必须是邪的彻底消灭，因为这不可能，也没必要，更没好处。辨证论治的目标追求是稳态医学和生态医学，养生之道是一种“发展生态学”，治病之道是一种“恢复生态学”。

6. 辨证是“视其外应”的诊察，求本是“以知内藏”的判断，是从功能目的性行为探求自我健康能力的目的性特征和动力学原理，是从“粗守形”的实体论诊察，到“上守神”的调节论判断。

7. 辨证求本是在不同层次相互作用中“标本观念”的展开和深入：

在医学与对象关系中，对象为本，医学为标。

在天人之际中，人为本，环境因素为标。

在健病之变中，健康目标为本，疾病为标。

在正邪相争中，人的正气为本，邪气为标。

在神形统一中，强调粗工守形，上工守神。

医患关系中，病人为本，医工为标。

治病之道，以病机为本，药治为标。

养生之道，以神机为本，养生因素为标。

要求“标本相得，邪气乃服”；如果“标本不得，邪气不服”。中医辨证论治的养生和治病，追求的是“万物并育而不相害”的生态和谐，追求“与万物沉浮于生长之门”的生态共演。辨证求本是为实践寻求目标对象作为依靠对象和条件的判据。

需要建构主体价值体系

中西医结合是一个创生性的实践进程，也有一个务本论道的问题，要回答：到哪里去？走什么路？依靠什么和利用什么？于是需要建构中西医结合的目标模式和主体价值体系。

中西医结合应当是优势互补性的结合，问题是：什么是优势的评价标准，以至什么是精华与糟粕，即要有明确的取舍标准和聚合规则，要有一个目的论的框架。

有这么一个笑谈：“有士语女曰：‘吾冠世之才子也，而自撼貌寝；卿绝世之美人也，而似太憨生。倘卿肯偶我，则他日生儿，具卿之美与我之才，为天下之尤物可必也。’女却之曰：‘此儿将无貌陋如君而智短如我，既丑且愚，则天下之弃物尔，君休矣’！”

中西医结合的主体价值体系的构建过程，应当依靠：

1. 整个人类“医学的目的”，这个学科前沿的导引。
2. 面对当代世界性医疗危机的，“医学的难题”的需求牵引。
3. 生命科学和生态学的哲学思维导向。

如果能这样，我们将能以真正的博大气魄和广阔视野，“和而不同，超越包容”地审视和整合中西医学成就，推动其健康的互补增益性结合，为人类的健康作出中国应有的贡献。

本文为 1996 年在深圳召开的《中西医结合思路和方法研讨会》论文
摘要发表在《中国中医基础医学杂志》1998 年第 2 期

75. 中医学发展的“务本论道”

医学是干什么的？中医应向何处去？“君子务本，本立而道生”；章太炎指出：“道不远人，以病者之身为宗师”。揭示了医道的根本，在于向自己的服务对象学习这个主旨。张仲景的“勤求古训，博采众方”，是从古与今、学与术的继承和结合上推动中医学的发展。近百年的主题集中在中西关系上，如唐容川的“中西汇通”，张锡纯的“衷中参西”，到中医科学化、中医现代化和中西医结合。20 年代，陆渊雷的“发皇古义，融会新知”，是要融综古今中西。50 年代末，章次公强调：“欲求融合，必先求我之卓然自立”；次公先生已看出处于工业文明环境下的中医学术危机；在于单向度的比附和对应西方理论导致的碎化趋势，未能确立中医研究领域和专门方法论的意义，缺乏理论建树和重建价值原则的自觉。徐衡之认为：要在中西医合作实践中作出中医的贡献，就必须对西医的疾病医学诊疗思想，能做到“心知其意而不为所囿”；力求在西医学术思想被当作主流的环境下，保持住中医自己的本质功能和研究对象关系实际。

近代史上的中医学术危机，根本就在于未能明确地、确立自己的研究对象关系实际和本质功能，集中表现为把“证认同和从属于病”。这是把疾病医学的医学观和消极的疾病观，误认为这就是医学的科学化和现代化的样板，是中医走向世界与国际接轨的榜样。由此，一病一方，一病一药，一病一单体的研究盛行，其实际是“弃证以就病，废医而存药”。中医的主体价值体系离散，“器散则分之，生化息矣”，遑言发展？中医的后继乏人在于乏术，乏术的根本在乏学。“学者术之体，术者学之用”，也即医者药之体，药者医之用。党中央关于“中医不能丢”的告诫非常及时，根本的是中医辨证论治的“对象关系实际和本质功能”的精神实质不能丢。

“证”，是中医观控对象，反映中医学的对象关系实际；是“天人之际”中人的“健病之变”，不只是疾病实体。“证”不只是疾病的外观表象，也不是关于病因病理病位的诊断结论。“证”是天人之际中人的健病之变的出入信息，这个天人之际的“相互作用界面”在人的整体边界，体现人的整体边界的屏障功能和界面全息效应。中医学由此得出了经络腧穴功能现象的重大发现，并从砭石到针灸的广泛实践中，开创和积累了从体表可以治内藏、从局部可以治整体的“界面医学”方法论。这是依靠界面全息效应以进行间接的演化型动员调节的“前体医学”，不同于长驱直入地直接对抗补充的替代疗法。

“辨证”，是对健病之变出入信息的识别，其输出端是主体性反应的状态变量，包括生理反应的“藏象”，药理反应的“疗效”，病理反应的“病形”，其输入端是相关的环境变量的利害药毒。“证”的出入信息，本质上是一个“升降出入”的主体性开放自组织系统在生存演化中的“功能目的性行为”。辨证的任务，其一是“因发知受”，由果推因地从状态变量的识别进而对其相应环境变量利害药毒的识别：什么是具体的致病因素？只有“因病始知病源之理”；什么是药物具体的“愈疾之功？非疾不能以知之”；什么是养生因素？只有“察阴阳之宜”，才能“辨万物之利”。医学上一切新的利害药毒的发现和确认，就是依靠在整体层次的天人之际相互作用中的“因发知受”，才能被正确地认知，古今中外，概莫能外。现代在各级微观层次中的实验发现，最终仍然要放到天人之际这个整体层次的相互作用关系实际中去验证。

其二是：“知病知不病，知丑知善，用之有纪，诊道乃具。”辨证诊察要通过病态反应去发现其背后隐藏的生理功能，这因为“善者不可得见，恶者可见”。由此也可认识，病态反应是原有生理功能亢进的功能目的性行为，是因为还没有达到目的才有放大系统的发动，不应当一概视为对抗压制的对象。“知丑知善”，是通过致病作用去发现其可被利用的治疗作用，能动地“化毒为药”以为丰富治疗手段服务。

“辨证求本”，是对证的出入信息的“中介主体”的模型识别，是通过“视其外应”的出入信息，到“以知内藏”的模型建构；是对出入信息的功能目的性行为的诊察，到对其“目的性特征及其动力学原理”的把握。辨证求本包括养生知本的“正”和治病求本的“症”的理论建构，“正”是神气形的统一，“症”是正虚、邪实、传变三要素。“非其位则邪，当其位则正；邪则变甚，正则微”；邪盛的亢郁旺气，本质上是原有生理亢进的“正祛邪”抗病反应。由此，“正祛邪之势”的目的性特征及其动力学机制，构成辨证论治的服务对象和依靠对象。

“辨证论治”，它追求的目标模式是“阴平阳秘，精神乃治”的稳态医学，“精神内守，病安从来”的健康医学，“正气存内，邪不可干”的生态医学，并不要求必须是“邪”的彻底消失。因此中医治病之道是恢复生态学，养生之道是发展生态学；辨证论治的本质功能是：发现和发展人的自我健康能力。它的方法论是：从天人之际的健病之变的“证”这个对象关系实际出发，“实事求是”地进行辨证识别和辨证求本；“有的放矢”地通变合和以助其自组织调节，因势利导以扶其正祛邪之势。实事求是的认识和有的放矢地实践的循环往复，构成辨证论治的闭环控制，在试错中不断逼迫对象个体特征和时态变化实际，找到依靠对象，从而能取得良好的养生治病实效，这是辨证论治得以存在发展的生命力所在。

“辨证论治”的诊和断的对象不同一，作用和目标的对象不同一；区别于西医辨病论治的是把这四者都同一于某种微观实体，作为疾病本质原因来对待。关键在于：“证”这个整体边界的屏障功能及其界面全息效应的存在，以及“辨证求本”的关于诊断目标对象的模型建构；这个模型是关于物质层次之上的自组织生成演化的稳态适应性调节，这是人的自我健康能力的根本所在。

“中医科学化”，根本要求是科学精神和科学态度，这就要从医学的对象关系实际出发，实事求是和有的放矢构成互动的良性循环。“中医现代化”，根本目标是医学向人的意义的回归，向医学的本质功能和对象关系实际回归，从天人之际的相互作用中去发现和实现其意义。向人的自我健康能力学习，为人的自我健康能力服务，以人的自我健康能力为依靠对象，并依此作为具体识别环境利害药毒的“取舍标准”和对之转化利用的“聚合规则”。由此重建中医主体价值体系，以发现和发展人的自我健康能力为自己的本质功能，一方面可以用来帮助解决现代医疗难题，另一方面也可以由此提高对现代科技成果的吸收利用能力，在“升降出入”的主体性开放中推进“中医现代化”，进而在“中西医结合”的进程中作出中医学应有的贡献。

“中医生生之道，根本在于学人”，向人的自我健康能力学习；古为今用，洋为中用，融综古今中外，必须建筑在发现和发展人的自我健康能力这个本质功能的基点上。

1999 年 5 月广州市卫生局中医科研方法讲座稿

76. 21 世纪中医学术发展的展望

医学，是干什么的？

中医学，走什么路？

发展，是自组织演化的前进上升运动。

医学的现代化发展，集中体现为医学的本质功能的自组演化前进上升的过程。

医学的现代化发展取向

（一）化学的医学观要上升到生命的医学观

卡逊（1962年）发表《寂静的春天》，揭示了以农药的直接对抗和化肥的直接补充及其化学污染对人类和生存环境的危害作用。几十年来，由于大量使用化学合成药的化学疗法，带来了与药物有关的化学污染，加重环境污染，人体不断受到化学物质的冲击，由此产生长期不良后果。化学学术界意识到问题的严重性和根本性，就在于仅仅从化学物质层次看待医学，不可避免危害生命的自组织性和自我调节能力。由此，提出了绿色化学的概念，环境友好化学的概念，要发展关于组合化学的技术，以适应于对人类及其生存环境有利的生态要求。

（二）生物医学模式要上升到人类医学模式

恩格尔（1977年）指出："今天统治着西方医学的疾病模型，是生物医学模型，这种模型已成为一种文化上的至上命令，即它现在已获得教条的地位。它认为疾病的一切行为现象，必须用物理化学原理来解说，这是还原论的办法。它认为任何不能作如此解说的，必须从疾病范畴中排除出去，这是排外主义的办法。它把敢于向生物医学疾病模型的终极真理提出疑问和主张建立更有用的模型的人视为异端。"它提出应该由生物学模型向生物—心理—社会医学模型实行转变。而心理社会因素只是人类才具有的，因此应该说是从生物医学要前进上升到真正是人类的医学。

（三）从疾病的医学要上升到健康的医学

医学的现代化需要建设性和进取性的医学，这里有一个对医学功能的重新理解问题；既然人是医学的主体，那么应从对人的理解中去揭示医学的功能。医学应发挥其具有建设性的进取性功能，以帮助和保证人的自主性创生的自我健康能力充分地发挥和实现，不应该像过去那样，把疾病完全看作是"恶"的体现，从而使医学成为限制人的自主性创生能力充分发展的桎梏，疾病医学的局限性就在这里。恩格尔虽然提出生物—心理—社会医学模型，但是他仍然局限在疾病模型。"医学的目的"国际研究计划（1993年）提出："当代的世界性医疗危机，根本上是由于主要针对疾病的技术统治医学的长期结果。"因此，WHO在《迎接21世纪的挑战》报告（1996年）中明确指出："21世纪的医学不应该继续以疾病为主要研究领域，应该以人类和人群的健康为主要研究方向。"医学的本质功能要从：专志于发现和确诊疾病以及征服和消灭疾病的疾病医学，上升到以发现和发展人的自主性创生的自我健康能力为主旨的、为人类生命活动的健康发展服务的健康医学。

（四）从对抗医学要上升到生态医学

消极疾病观的医学观，以努力去发现疾病的本质原因的病因病理病位为己任，以努力发展消除病因、纠正病理、清除病灶的直接对抗补充的替代性物质手段为目标。然而这种直接对抗补充的替代性方法，确是经不住实践的检验和时间的考验，出现了反目的性效果。消除病因的治疗手段，却带来了多元抗药，它加速了病原的变异和药物的淘汰，制造新的病原和加剧药物研制的难度和费用。纠正病理的治疗手段，出现受体超敏现象和对药物依赖性增加，减药停药就反跳，慢性变和复发增多。清除病灶的长驱直入，加剧化学污染，使抗原负荷过重，导致免疫应答错误，免疫超敏、自身免疫病和免疫缺陷增加。20世纪的百年间，人类的外周白细胞数和男性的精子数减少了1/3～1/2。

拜因豪尔等（1970年）指出："对调节机制和防卫反应机制的活动原则一旦有所阐明，就意味着医学的发展具有质的飞跃。"因为，生理学的主题，就是有机体的整体性稳态和主体性适应是如何实现的，而这正是人的自我健康能力所在。

中医学的本质功能要求

中医学是一门"究天人之际，通健病之变，循生生之道，谋天人合德"的生态智慧学。

公元1世纪初的《汉书·艺文志》，对中医学的本质功能概括为"方技者，皆生生之具"，主旨在于对生命体的助其自组演化的"中和位育"以达天人合德的生态共演。后世称"医乃仁术"的要求是：

（一）"令民知所避就"

趋利避害以养生保健，涉及识别环境利害的取舍标准问题，强调要把医学知识还之于人民的本质功能；而什么是有利的养生因素，什么是有害的致病因素，这是医学的首要问题。

（二）"聚毒药以共医事"

实践经验证明：环境因素的"四时之化，万物之变，莫不为利，莫不为害"。医学的能动性就在于：化害为利以帮助养生，化毒为药以帮助治病；如果医学在变利为害而损失健康、变药为毒而制造疾病，这是医学的最大错误。医学要回答：什么是对环境因素转化的根据和条件，以及化害为利和化毒为药的组合效应的聚合规则。

（三）"上工治未病"

上医医未病之病，中医医欲病之病，下医医已病之病。上医医国，涉及人群的自然社会生存环境；中医医人，涉及人的心理和生活方式；下医医病，涉及聚毒药以共医事。不能把医学仅局限和降格为疾病医学。

（四）"养生治病必求于本"

养生治病实践之道必求的本：一是实践目标的本，二是实践依靠对象的本，三是实践条件选择的价值标准的本。

养生治病实践之道的方法是辨证论治。"证"是中医学的逻辑起点，中医学的认识和实践从这里出发；"证"规定了中医学研究的层次，是中医学的观控对象。

"证"，是"天人之际"的对象关系的层次实际；"辨证"是要发现"健病之变"转化过程的动力和条件；"辨证论治"，是"通变合和"地转化利用环境条件以帮助人"生生之气"的自组演化调节能力，实现中和位育的生态共演。

由此，中医学的本质功能就在于努力去发现和发展人的自我健康能力和自我痊愈能力，并由此发展对环境利害药毒的选择能力和转化利用能力，以期提高人类与环境协调的生存健康和生态和谐水平。中医学的现代化目标追求，应该名副其实地成为对人的自我健康能力发展服务的生态健康智慧学。

21世纪中医药学术发展与图书出版战略研讨会上发言（1999，8，28）

77. 中西医结合的务本论道

一

中医和西医，同样都是医学，这就有了结合的共同基础；中医和西医是不同的医学，因而才有结合的共同需要。它可以是中医学主动的中西医结合，也可以有西医学为主体的中西医结合；可以是中国的中西医结合，也可以有西方国家的中西医结合。

1999年11月，WHO举办的传统医学和现代医学结合的研究会，主题当然应该是中西医结合问题。然而会议却认为："由于传统医学主要根据历史实践和个人的经验总结，它的确切疗效和价值，缺乏现代科学方法的证明。"于是会议讨论了："如何促进传统医学和现代医学的相互理解和相互结合，以确定传统医学的科研方向和研究重点，为传统医学的科研拟定合理的研究方法，确定传统医学有效性的科学基础。"

为什么把中西医结合这个主题，转换成为传统医学的科研拟定合理的研究方法，以确定传统医学有效性的科学基础。为什么传统医学的确切疗效和价值，还缺乏现代科学方法的证明。是中医疗效不确切和没有价值？还是还缺乏合理的研究方法？或者是现代科学方法还不太科学和不太现代的缘故？即现代科学方法还不够为中医学提供其疗效和价值证明和说明的科学基础，还是在研究中不够实事求是的缘故？

新中国成立伊始，1950年8月首届全国卫生会议上，贺诚已指出："如何用今天的科学方法，把中医的经验和理论给以证实和说明。用现代科学方法研究中医，目的要保持中医学术的独立性，保持其固有价值并发扬下去，希望大家本着实事求是的精神加以研究才对！"

为什么要强调"实事求是"这个根本的科学精神！为什么经过半个世纪，WHO迄今还认为中医的确切疗效和价值，还缺少现代科学方法的证明。这只能归结到：百年来我们用的现代科学方法，总归只是疾病医学的观点方法的缘故。

中西医结合的结合点在哪里？应该说结合的共同基础只能是医学；中西医结合向何处去和走什么路？就要问医学究竟是干什么的。

1. 什么是医学的本质功能和学科界限？
2. 什么是医学的对象层次和关系实际？
3. 什么是医学的实践目标和依靠对象？
4. 什么是医学的观控对象和观控方法？

即医学的诊断认识，要看些什么和怎么看；医学的实践活动，要干什么和怎么干。

中西医结合将以什么样的姿态进入21世纪，根本上取决于我们所持的医学观是怎样的。它已经不是个别观点和原理的如何理解和表述的问题，而是更为基础性的、前提性和前景性、整体性和普遍方法性的问题。中西医结合的务本论道，就是要根本上从医学的目的和本质功能、精神实质和根本原则的整体性把握问题。

二

20 世纪的中西医结合为什么坎坎坷坷？从世纪初的中西汇通到衷中参西，是以中医学为主动的，旨在“发皇古义、融会新知”的中西医结合，可惜很快就被北洋政府和南京政府所扼杀掉。他们以日本明治维新废除汉医为学习榜样，把中医排除出教育系统（1914），以绝其产生；通过所谓的“废止旧医案”（1929），罪名是因为中医落后和不科学。其根据是：

梁启超感慨于：“中医尽能愈病，总无人能以其愈病之理由喻人。”陈独秀感叹中国的“医学不知科学，既不解人体之构造，复不事药性之分析，菌毒传染更无闻焉”。于是，胡适由此断言：“西医，能说清楚他得的是什么病，虽然治不好，但是西医是科学的；中医，能治好他的病，就是（因为他）说不清楚得的什么病，所以中医不科学。”以后也就有了这样的论点：“有疗效也不等于科学。”中医学之被指责为落后和不科学，不是因为它治不好病，确实有实效而未能如他们要求的：对得的什么病和所以愈病之理的回答上，他们所要求的“科学”回答，实际上是关于疾病医学的解释模型问题。

到 1977 年，美国的恩格尔发现：“今天，统治着西方医学的疾病模型是生物医学模型，这种模型已成为一种文化上的至上命令，即它现在已获得教条的地位。它认为疾病的一切行为现象，必须用物理和化学的原理来解释，这是还原论的办法。它认为任何不能作如此解释的，都必须从疾病范畴中清除出去，这是排外主义的办法。它把敢于向生物医学疾病模型这个终极真理提出疑问，并主张建立更为有用的模型的人，视为异端。”

这种疾病医学的解释模型，是西方工业文明时代的产物。它的以机械为对象和观点，其认知方向是向后向下向外，向后专注于溯因分析的认识论，向下坚持微观实体的本质论，向外是信奉线性因果决定论。它的以疾病为对象的消极疾病观，其诊断认识的任务是努力去发现疾病和确诊疾病；认为是致病因素决定疾病的性质，病理变化决定疾病的转归。其认知方向是：向后的追溯“病从何来”，向下是寻找“病在何处”，向外是确认“什么病因”。19 世纪以来，用“人体构造”的知识建立其病理学及其解剖定位，用“菌毒传染”的知识建构其病原学和毒理学，用“药性分析”的化学成分知识建立其药理学和愈病之理。由此不断发展出针对靶点进行直接对抗补充的替代性物质手段的疾病分类学诊疗思想体系；企求通过消除病因、纠正病理、清除病灶的直接对抗和补充的替代性物质手段，以期实现其征服疾病和消灭疾病的医学目的。

近代西医学已发展成为一门：以研究疾病及其对病因病理病位的认识，来决定其防治行为和效果评价的医学。这种疾病医学的医学观，主要致力于发展各种诊查手段以提高发现疾病和确诊疾病的能力，并据此作为其医学认识的科学性和现代性发展水平的根本标志。疾病医学模型也就因此成为一种文化上的至上命令，在 20 世纪里获得了教条的地位。

在这样的语境和政府的压力下，杨则民说：“西医遂以能识病压倒中医。”（1933）为了救亡图存，中医学必须向疾病医学学习，中央国医馆学术整理委员会的“统一病名建议”，就是要用西医病名来统一中医病名。虽然杨则民对此正确地指出：“中医重在辨证，西医重在辨病”；以后人们也认为：中西医结合在诊断认识上，就是要辨证和辨病相结合。

然而，从 50 年代以来，中医学界却把“证”，仅仅局限为病的证，认同于病，更从属于病。说什么证候只是疾病的外候：是“外观病象的总和”，是“疾病的临床表现”，“是整体病变的证候”。1958 年把证从诊察对象推而成为判断结论，认同于“疾病本质的病因病理病位”。70 年代更将“证”置于疾病下面的一种辨证分型，说什么“病是概括疾病全过程的本质，证是反映疾病某一发展阶段的本质”；把中医学的辨证论治，自我从属为疾病分类学下边的一种辅助疗法。

1980 年 12 月《医学与哲学》发表署名文章，还指责“中医是极端原始和不科学的”，其立论根据是“经中医辨证成为证候之后，反而与疾病不沾边了，并不能正确反映疾病的本质”。于是他断言：“党的中医政策从来也不是为了单纯地永远保存中医，中西医在理论方面是否有结合的可能？过去没有过，估计今后也难实现，因为把科学的理论和不科学的理论掺和在一起，这本来是很难想象的事，也根本没有必要。”

一方是：提出统一病名建议，把证仅局限为疾病的临床表现，进一步认同于病，更自我从属于病。尽力向疾病医学靠拢。另一方则断言：“证候与疾病不沾边，不能正确反映疾病的本质，因而不能永远保存中医，中西医结合也没有可能，根本没有必要。”看起来持论完全相反，却都在用同一个疾病医学的解释模型来看待医学问题，都把疾病医学奉为至上命令的教条，都把疾病医学当作医学的科学化和现代化的样板，都是把这种疾病医学的医学观作为中医学是否合乎科学和合乎现代的评判标准。

三

医学的根本问题是一个“效”字，认为“中医尽能愈病”，但没有用疾病医学的观点和方法，去回答治的什么病及其所以愈病之理，因此被指责落后和不科学而取消它，这就中断了以中医为主动的中西医结合进程。

余云岫是最早用疾病医学的“识病必求于本”的认识论要求，误读和误批中医学“治病必求于本”的实践论学术思想。他说：“阴阳五行、三部九候之谬，足以废中医之（诊断）理论而有余；治病必求本、用药如同兵二语，足以废中医之治疗（思想）而有余；（只要用疾病医学诊疗思想去）研究国药、试用成方，（就）足以发扬国产药物而有余”。（《中华医学杂志》1935 年 7 月）然而，这种用疾病医学的观点方法，对中医学的疗效和价值作出“现代科学方法”的证实和说明，也就成为 20 世纪以西医学为主体的中西医结合的主要形式，其实质是要从中医药里寻找针对病因病理病位直接对抗补充的有效药物及其有效成分。可惜，这种“弃证以就病，废医而存药”的中药现代研究，却是成效甚微：

1. 全国首届药理学会（1961）交流的实验研究表明：用针对病因病理病位直接对抗补充的疗效观筛选中药，却是阴性结果居多，少数阳性结果者，又比之同类西药大为不如。

2. 1971 年全国范围的筛选慢性气管炎中药，针对止咳、化痰、定喘、消炎，得到 18 味草药，却又经不住时间和实践的考验。

3. 百余年来，从麻黄素开始，能从中药里成功提取分离成为化学药的不到 60 种。为什么命中率这样低，是中药真的无效，还是实验方法问题，更是用什么样的疗效观设计的实验问题？

WHO 传统医学协作中心，曾会同 NIH 和 FDA，讨论了对传统医学研究和评价的方法论问题（1997 年 8 月）。首先碰到的难题就是所谓“有效成分”问题。认为：“有效成分这个问题很复杂，其定义非常困难。大多数生药制剂的化学活性成分尚不可知，因此必须将生药制剂整体作为有效成分，并针对制剂整体制订质控标准。”至于什么是有效性？认为："通过体外（生化或细胞水平）实验或动物模型试验观察到的生物作用，未必能够完全照搬到人身上，其作用必须通过临床研究确认。"至于在临床研究，认为："随机试验和安慰剂对照，都未必适用于生药制剂的临床研究。关于盲试验，在医生不知情的情况下进行治疗，是困难的、不实际和不可能的，特别是在评价非药物疗法，如针灸、手法、外科、理疗等；许多情况下，随机化试验是不可行和不道德的。还必须评价时间因素，应在适当的时间阶段进行治疗，以明确可能的有效性"等等。还特别强调："脱离传统医学的实践标准和无视传统医学的理论文献，可能会在研究中犯各种错误。"这是用疾病医学观点方法研究中药的初步经验总结，说明用疾病医学的观点方法研究中医，并不能成为中西医结合的正确导向。这不仅因为中西医学在医学观上存在差异，更是因为疾病医学并不能充当科学化的和现代化的代表，它本身就存在着巨大的医疗危机。

四

1993年《医学的目的国际研究计划》尖锐地指出："当代世界性的医疗危机，根本上由于近代医学模式的只是针对疾病的技术统治医学的长期结果。"于是，WHO在关于《迎接21世纪的挑战》报告中认为："21世纪的医学，不应该继续以疾病为主要研究领域，应当以人类的健康为医学的主要研究方向。"这是因为：

1962年卡逊发表《寂静的春天》，揭示了以农药为代表的直接对抗和以化肥为代表的直接补充，带来了对人类及其生存环境的化学污染和生态破坏。从农业而反思医学，人们发现近百年来大量使用化学合成药的化学疗法，带来与药物有关的化学污染，人体不断受到化学物质的冲击，由此产生对人类长期不良的后果，并造成与治疗目标相反的反目的性效果。

1. "消除病因"的抗生物代谢的化学疗法，很快出现耐药甚至是"多元抗药"，它加速药物淘汰而增加新药研制的难度和费用，它更由于加速病原的变异而在制造新病原和新的疾病。

2. "纠正病理"的受体或通道阻滞剂广泛应用，以期纠正病理亢进，却出现"受体超敏"，加重对药物的依赖，减药停药就反跳；加重内环境的振荡，使慢性变和复发增加。

3. "清除病灶"的针对靶点的化学药物长驱直入，加剧体内化学污染使抗原负荷过重而免疫应答错误，免疫超敏和自身免疫病增多。

4. 外源性直接补充导致内源性抑制，反之，外源性直接对抗带来内源性的激发作用。

5. 百年来，人类的外周白细胞数下降1/3以上，男性精子数下降近半，且活动度显著下降。

呼吁医学模式的转变，虽然恩格尔提出从生物医学模式向生物-心理-社会医学模式的转变，然而他仍然没有摆脱疾病医学教条的束缚，只是从生物医学的物理和化学因素再增加心理和社会因素。而心理和社会因素只有人类才具有，因此医学模式应该是：由生物医学前进上升为人类医学，疾病医学要前进上升为健康医学，对抗医学应该前进上升为生态医学，化学层次物质基础的医学观应当前进上升为生命层次自组调节的医学观。1970年拜因豪尔等已指出："医学的发展具有质的飞跃的主要标志，根本在于对调节机制和防卫反应机制活动原则的有所阐明。"这是因为生命的本质，就在于是"物质过程的自组织性和自我调节"（贝塔朗菲），而生理学的主题就是"稳态和适应是如何实现的"。

80年代中期，WHO提出了对人的主观生存质量的测定及其概念化以来，全球已有25个研究中心。认为生存质量是："患者个人主观的对自己健康状况和生活的非医疗方面的认识”，即它不属于针对疾病的替代性物质和技术方法的疗效判断。认为生存质量指标的应用，有可能促使医疗向更全面的方向发展：

1. 它作为一种预后测定方法，可用于研究不同方法的相对优势，它可能成为医疗成本效益的重要指标，从而使医疗资源得到最佳利用。

2. 医生对患者生存质量的关注，可有助于医疗质量的提高，可以使医生的意识有所提高，能够超越疾病及其症状和功能障碍等范畴。

3. 有助于医生更多地关注患者生活的积极方面和如何强化其积极方面，转向关注人的生存质量的评估，使医学的疗效观，由物转向人这个主体，这无疑是一大进步。

几十年来，人们发现：许多新药在开始时都曾总结出优异的疗效，往往在较长期的临床实践中被否定和抛弃掉。钙通道阻滞剂，在实验室中呈现广泛的生物效应，能降血压、扩张血管和调节心律；然而在临床广泛应用中，发现其剂量和持续时间与病死率和病残率正相关。

临床实践发现，症状疗效和指标疗效常常并不一致；指标疗效作用强的不一定是好药，指标疗效弱的也不一定就不是好药。70 年代已有人指出，主观症状疗效比之客观指标疗效有时更加重要，因为前者可能是对人的稳态及其调节的贡献度，后者可能仅仅表明药物对机体的直接干预作用。

什么样的医学观决定什么样的疗效观，疾病医学的医学观要求的是关于：化学物质的直接对抗补充的疗效观，由此发展分子细胞生物学实验，向化学层次的分子间相互作用学习。人的健康生态医学的医学观要求的是：关于对人的自我健康能力贡献度的疗效观，所要效法的和医药的依靠对象，是完整个体的人的自我健康能力，因此说中医学之道的“道不远人，以病者之身为宗师”。

五

中医学的医学观是“究天人之际，通健病之变，循生生之道，谋天人合德”的关于人的生命健康生态的实践智慧学。

相传神农时代，“始尝百草，始有医药”（《史记·三皇本纪》）。因为“时多疾病毒伤之害，于是神农乃始教民播种五谷……尝百草之滋味，水泉之甘苦，令民知所避就”，这是医学的首要功能。然而，无数事实使人认识到，环境因素的“四时之化，万物之变，莫不为利，莫不为害”（《吕氏春秋·尽数》）。因此，既没有绝对的致病因素，也没有绝对的治疗因素；而医学和医生的根本职责，就在于要“聚毒药以共医事”（《周礼》），即能动地去化害为利以帮助养生，化毒为药以帮助治病，是医学的根本任务。由此，中医药作为一种技术，称之为“医乃仁术”；《汉书·艺文志·方技略》把中医药的本质功能，归结为“方技者，皆生生之具”，是为着人的生命活动的生存健康发展服务的方法技术工具。中医学对环境因素的积极理解和转化利用为“生生之具”，孙思邈称之为：“天生万物，无一而非药石”；《淮南子·主术训》称：“天下之物，莫凶于溪毒，然而良医橐而藏之，有所用也”；故“物莫无所不用，天雄乌喙，药之凶毒也，良医以活人”。这种积极的医药观，根本在于“生生之具”的本质规定，在于“医乃仁术”是为人的生命活动的生存健康发展服务的。因此说如果“遍知万物而不知人道，不可谓智；遍爱群生而不爱人类，不可谓仁”。

中医药要“聚毒药以共医事”转化利用成为“生生之具”，它的取舍标准和聚合规则，取决于中医辨证论治的养生治病必求于本的诊断和实践原则要求，取决于以中医证候的反应动力学为依靠对象、服务对象、发展对象的主体价值体系。

1. 从中医学对象的层次和关系实际出发　究天人之际，从人与环境相互作用的层次和界面出发。中医辨证论治的“证”就是人与环境相互作用中人的健康与疾病互相转化过程的出入信息。“形者生之舍也”也是人的整体边界，从这里开始区分：人与环境、内与外、自我与非我；“形而内”是人的生命活动的自组织演化调节，“形而外”的是环境物质能量信息的利害药毒。人正是通过“形”这个整体边界，实行主体性开放的流通自组演化，实现对流通自组演化的稳态适应性目标调节，以及发动原有机能亢进的“正祛邪”抗病反应，来保证完整自我生命活动的生存健康发展。“证”，包含了人的主体性反应的状态变量及其相应的环境变量的出入信息，这是“天人之际”的完整人体与环境因素相互作用的实际。不同于细胞层次上与细胞环境间分子水平的相互作用，因为后者缺少了在完整人体中从细胞层次以上的各级自组织演化调节的内容。因而在细胞层次上实验观察的线性因果现象，在完整人体由于其各级自组织演化调节的主体性，出现的是非线性的以人体主体性反应为主导的因果关系；环境利害药毒的特性的判定，将取决于人的证候反应的状态变量性质及其动力学原理。

2. 中医辨证的证候反应动力学诊断要求　证候包括整体边界上的状态变量及其相应的环境变量，是人对环境因素刺激作出的：主体性的生理反应、病理反应、药理反应的功能目的性行为。辨证的诊断，从视其外应到以知其内藏，从观其脉证到知犯何逆，从谨守病机到各司其属，从粗守形到上守神；就是从出入信息到把握其中介主体，从证候反应动力学的目标指向过程中，去发现其反应指向的目的性，反应之所以发动的动力学机制及其指向过程的时态性特征。这是一种人的自我健康能力的目标动力性诊断，其认知方向是：向前向上向内的去认识问题和处理问题。向前是反应的目的性，向上是它要实现的整体功能，向内是其内在的动力学机制。不同于疾病医学的认知方向，是向后向下向外的关于病因病理病位的疾病本质原因性诊断。这就是为什么用辨病论治的诊疗思想无法正确理解和认识中医的辨证论治，为什么用消除病因、纠正病理、清除病灶的直接对抗补充的疗效观，无法说明和证实中医药的疗效，为什么用疾病医学观的中药现代化研究成效甚少，以至于 WHO 等迄今还认为：“中医药的确切疗效和价值，还缺乏现代科学方法的证明。”就因为 20 世纪应用的现代科学方法，终究还是没有跳出疾病医学的至上命令和教条束缚之故。

3. 养生治病必求于本的“本”，既是辨证求本诊断的目标对象，又是养生治病实践的依靠对象、服务对象和发展对象，更是关于养生治病实践所要追求的目标模式。

中医学作为一门“生生之道”的为人的生命活动的生存健康发展服务的实践智慧学，其一是要使中医药成为助人生生之气的生生之具：

（1）要识别环境利害药毒，以“令民知所避就”。

（2）要“聚毒药以共医事”，通过组合效应以化害为利和化毒为药，转化利用为“生生之具”。

（3）要从致病作用中去发现其可被利用的治疗作用，扩大“生生之具”的队伍。

（4）作为一种“前体”和作用于人的整体边界，利用界面全息效应，以对人的生生之气进行间接的演化型动员调节，并不主张长驱直入地去直接对抗和补充。因为实践经验表明“粗工凶凶，以为可攻，故病未已，新病复起”；认识到“治其旺气，是以反也”，不要把机能亢进的抗病反应一律当作对抗压制对象，结果往往是压而不服，纠而不正。强调“无代化，无违时”。

其二是辨证求本要发现证候反应动力学的“生生之气”，以为诊断的目标对象和实践的依靠对象：

（1）“形者生之舍也”的整体边界屏障功能。

（2）“神形统一”的体表内藏相关调节基础上实现的界面全息效应。

（3）“升降出入”的主体性开放的有机生命活动。

（4）“气者生之充”的气血津液流通基础上的自组织演化过程的时间不可逆性。

（5）“神者生之制”的五脏阴阳对气血津液流通自组织演化的稳态适应性目标调节。

（6）“亢郁旺气”的由五脏阴阳通过气血津液发动的机能亢进的正祛邪抗病反应。

中医药作为助人生生之气的生生之具，就是要以人的生生之气为依靠对象：“通变合和”以助其自组织调节，“因势利导”以扶其正祛邪之势，“疏其血气”助其实现流通基础上的自组织演化和稳态适应性调节。从而达到“标本相得，邪气乃服”；“正气存内，邪不可干”的自我稳定的生态和谐。并不要求是邪的彻底消灭，认为这不可能，也没必要，更没有好处。

4. 中医学生生之道要实现的人的健康目标模式是：“谨察阴阳所在而调之，无问其病，以平为期”，只要达到“阴阳自和，病必自愈”；因为“阴平阳秘，精神乃治；精神内守，病安从来”。故养生治病必求于本，本于阴阳。阳主动，阴主静；阳主调动，阴主节制，故“阴阳”实为调节功能概念。五脏各有阴阳，构成调节网络；五脏阴阳调节指的是对气血津液的流通自组演化的目标性调节。使流通自组演化指向“整体稳态”的调节属阴，使流通自组演化目标指向“主体性适应”的调节属阳。而生理学的主题，就是稳态和适应是如何实现的，这正是人的生命活动的生存健康发展的根本动力所在。“阴阳”就是一个目标动力系统，其目标是阴阳自和的稳态和适应状态，其动力即阴阳稳态适应性目标调节机制。

阴主内，阳主外，故阴阳自和还体现为内外和谐，即人与环境的和谐，达到“与万物沉浮于生长之门”，“万物并育而不相害”的天人合德的生态共演。因此中医学的医学观，是一种生态医学，其疗效观是天人合德的生生之效。

六

医学是干什么的和21世纪的医学向何处去？医学的发展取向将是：

1. 从生物医学前进上升为人类医学。

2. 从疾病医学前进上升为健康医学。

3. 从对抗医学前进上升为生态医学。

4. 从化学层次寻求的物质基础的医学观，要前进上升为生命层次寻求自组演化调节的医学观。因为人的生命活动，根本上是一个主体性开放的由环境的物质“向人生成”的自组织演化调节的生命过程，只注意物质结构成分，而不涉及自组织演化的调节过程，就已经不属于生命。故《灵枢·天年》称：“人百岁，五脏皆虚，神气皆去，形骸独居而终矣。”

故中医学的医学观，强调在天人之际中以人为本，健病之变中以健康为本，医患关系中以病人为本，正邪相争中以正气为本；从而其认知方向是向前向上向内，是去发现和发展以“病人正气”的自我痊愈能力和“人体正气”的自我健康能力为主旨的动员医学。

疾病医学的医学观，强调溯因分析认识论，微观实体本质论，线性结果决定论；其认知方向是向后向下向外，去发现病因病理病位并寻求能与之直接对抗和补充的替代性物质手段，故在医患关系中以“工”为本，而不是以病人为本；在正邪相争中以“邪”为本，不是以人体正气为诊察对象和依靠对象。甚至对机能亢进的正祛邪抗病反应，只是视为消极的病理变化而予以对抗纠正，强调的是对病因病理的“邪”的直接对抗和补充的疗效观，强调“粗守形”的在微观实体层次上寻找靶点的观测技术。

中医学的“生生之道”实践智慧学，是东方农耕文明的产物，它的以有机生命为对象和观点，把生命作为最高理念，每个生命个体都是主体性开放的自组织系统：“升降出入，无器不有，故器者生化之宇”；都是通过“阴阳自和”的调节实现生命活动的生存健康发展。中医药的“生生之具”，之所以能取得养生治病的生生之效，根本在于找到了人的生生之气这个依靠对象。所以中医学的疗效观，指的是助人生生之气之效，是对正祛邪之势的因势利导之效，即是对人的自组演化调节功能的贡献度，并不追求药物的特异性选择作用和直接对抗补充的疗效。例如，气虚宜参，人参能补气虚，然而人参非即“气”；阴虚宜地，熟地能补阴虚，然而熟地非即“阴”。

中西医学由于不同的医学观和疗效观，由于20世纪主要是疾病医学的至上命令和教条地位，于是有以疾病医学的医学观视中医为落后和不科学，北洋政府和南京政府要消灭中医；于是有以疾病医学的疗效观来验证中医药，然而却收效甚微；于是有中医学界把证局限于病，认同于病更从属于病，于是有了1978年告诫：中医后继乏人乏术，1985年告诫：中医不能丢；90年代强调中西医并重和继续振兴中医药。

中西医结合的务本论道，首先是“什么是医学”这个本，中西医结合的目标指向过程需要的是什么样的医学观。与此相应的是：什么是中医科学化和中医现代化，什么是医学的科学化和现代化的榜样，医学与科学究竟是一种什么关系，把医学提高到现代科学水平的那个现代科学，究竟是一种什么样的水平，为什么我们长期以来都把疾病医学当作现代科学的榜样。

七

祝世讷君的《中西医学差异与交融》一书，是经历20多年的探讨和思考，是从哲学高度和系统科学的观点入手，以中西医的比较研究为基础，对中西医的学术差异进行发生学的分析。认为“中西医的差异”提出了一系列重大的医学观问题，在那里的开拓和探索必将带来突破。

20世纪开始的以中医为主动的中西医结合很快被扼杀，中医学界又陷入把证认同和从属于病的误区；以疾病医学为主体的中西医结合，更多的力量放在“中药的现代研究”上，规模很大但收效甚微。中央告诫中医不能丢和要求中西医并重，这才是为中西医结合能走上健康发展的必要前提。直到现在，中医学还被置于对其确切疗效和价值，寻找现代科学方法加以证明的阶段；而且我们多数人还未能从疾病医学的至上命令和教条地位的束缚下解放出来。因此，祝世讷君的《中西医学差异与交融》一书的出版，必将对关心中西医结合这个伟大事业的整个学术界，提供一个中西之间文化学术比较和统一的有益思考。中西医结合作为中西文化学术的汇通统一中的一个案例，在当代西方方法占主流地位的学术气氛中，中西之间在什么意义上才可以比较与汇通，或者说，西方方法在什么意义上对中国文化学术的研究才是可能的。到21世纪，经过认真地“振兴中医药”以逐步实现

"中西医并重"，特别是在面对当代医疗危机的难题面前，中西医结合需要在共同实践中推进，在实践中求得发展！

中西医结合的结合点，要求是在医学的目的和本质功能上的结合；

中西医结合的突破口，要求有一个医学观念和疗效观念上的突破。

真正能够为人的生命活动的生存健康发展服务的"生生之道"的医学观：

1. 要求致力于发展对环境利害药毒的识别取舍能力和对之转化利用的能力，用以不断扩大"方技者，皆生生之具"的队伍。

2. 要求医学的诊疗思想，致力于发现和发展人的自我的健康能力和痊愈能力为主旨，以人的主体性开放的流通自组演化调节及其防卫抗病反应，作为医学诊断的目标对象，养生治病的依靠对象和发展对象。

3. 要求医学的疗效观念，根本落实到为人的"生生之气"的进化发展服务的贡献度上，以及实现"天人合德"生态共演的"生生之效"。

中西医结合应当为建设和发展"生生之道"这样的医学共同作出各自应有的贡献！

本文为《中西医学差异与交融》序　（2000年7月）

78. 西医疾病模型与中医学生生之道

西医学是一门以研究疾病及其对病因病理病位的认识，来决定其防治行为和效果评价的医学。"今天统治着西方医学的疾病模型，它已成为一种文化上的至上命令，即它现在已获得教条的地位。"（恩格尔．1977）

西医疾病模型的哲学背景，是西方工业文明的机械构成论自然观和科学哲学。"识病必求于本"的追求是推动其诊疗技术发展的动力，其前提信念是：溯因分析的认识论，微观实体的本质论和线性因果决定论。认为致病因素决定疾病的性质，病理变化决定疾病的转归。它的认知方向是向后向下向外地回答：病从何来？病在何处？什么原因？建立起以病因病理病位为基础的疾病分类学知识体系。由此相应发展起针对靶点直接对抗和补充的替代性物质手段，以期能通过消除病因、纠正病理和清除病灶，实现征服和消灭疾病为目的的疾病防治学。它的纵向深入以细胞为对象，发展分子细胞生物学成为其主流取向。

西医疾病医学的至上命令和教条地位，在20世纪的中国，开始是作为评判"中医落后和不科学"的判据：陈独秀指责中国的"医学不知科学，既不解人体之构造，复不事药性的分析，菌毒传染更无闻焉"。胡适由此断言："西医能说清楚他得的什么病，虽然治不好，但西医是科学的；中医能治好他的病，就是说不清楚得的什么病，所以中医不科学。"于是北洋政府和南京政府先后要排挤和废止中医。后来又成为改造和提高中医，使之科学化和现代化的"现代科学"的样板和方法。而中医学界在向疾病医学的学习中则是过于地忘我，先后把辨证论治的"证"，局限为疾病的证，进而又认同于疾病本质的病因病理病位的证，更将之置于疾病下面辨证分型的证。由是"弃证以就病，废医而存药"的研究盛行，用疾病医学的疗效观研究中药的中药现代化，可惜在百余年间收效甚微。

《汉书·艺文志》把中医药本质功能，概括为"方技者，皆生生之具"，是为着人的生命活动的生存健康发展服务的方法技术工具。故后世称医药的"医，乃仁术"，认为从神农时代的"始尝百草，始有医药"（《史记》）。由于"时多疾病毒伤之害，于是神农乃始教民播种五谷……尝百草之滋味，水泉之甘苦，令民知所避就”（《淮南子》）。医生的“医，治病工也”，强调上工治未病，以养生为先：“上医医未病之病，中医医欲病之病，下医医已病之病”。医师的任务要“聚毒药以共医事”（《周礼》），即通过组合效应以化害为利和化毒为药，转化利用来作为助人“生生之气”的生生之具。故医学的“医者意也”，是一种意向性目的性实践，是以养生治病必求于本为主旨的“生生之道”的健康生态智慧学。

“究天人之际，通健病之变，循生生之道，谋天人合德”，是中医辨证论治的对象、内容、方法和目的。其哲学背景是有机生成论的自然观和人文哲学，以生命为最高理念，“天地之大德曰生”。“升降出入，阴阳自和”，每个生命个体都是以自己的“形者生之舍”的整体边界屏障，实行主体性开放流通基础上的将环境非我物质能量“向自我生成”的自组织演化，和实现“阴阳自和”的稳态适应性调节以及发动机能亢进的抗病反应，保证个体生命活动的生存健康发展。

然而，“天地四时，非生万物也；神明接阴阳和，而万物生之”（《淮南子·泰族训》），故《灵枢·天年》称：“人百岁，五脏皆虚，神气皆去，形骸独居而终”，即“气止则化绝，神去则机息”是生命的终止。生命与健康取决于“气者生之充”的自组织演化及其“神者生之制”的稳态适应性调节。因此强调“上工守神，粗工守形”；认为“一切邪犯者，皆是神失守位故也”。

辨证论治的养生治病必求于本，这个“本”，包括：①对象的层次和关系的实际，即从实际出发；②证候反应动力学根据，即内在动力和实践的依靠对象的发现的实事求是；③医学实践的目标模式，即有的放矢的“的”。

辨证论治之所以为“生生之道”，就在于养生治病必求于本的主旨是：对人的“生生之气”的自我的健康能力和痊愈能力的努力发掘和加以提高。辨证论治是以发现和发展人的“生生之气”为己任的健康医学和动员医学；辨证求本的诊断不是关于疾病的本质原因性诊断，而是关于人的健康的目标动力学诊断，是证候反应动力学的诊断。

“证”，中医学的核心概念和逻辑起点，它发生在“天人之际”相互作用的界面，体现人的整体边界屏障和界面全息效应；它是人的“健病之变”在界面上的出入信息，包含人的主体性反应的状态变量及其相应的环境变量。“证”反映中医学对象的层次和关系的实际，是人体在整体层次上主体性开放系统的功能目的性行为；中医的认识和实践从这里出发，是辨证论治的诊察对象和作用对象，是中医学的观控对象定位，故中医辨证论治是一门界面医学、前体医学和间接的演化型动员调节的医学。

“辨证”的诊断，要求实事求是地把握“健病之变”的根据和条件。它从“视其外应”的诊察开始：

（1）证候识别：主体性反映的病态反应的证和疗效反应的证以及生理反应的证及其互相转化。

（2）“因发知受”：由此及彼地从状态变量来确认其相应环境变量之为利害药毒。何为病因？只是“因病始知病原之理”；何为药物？其“愈疾之功，非疾不能以知之”；何为养生因素？只有“察阴阳之宜，辨万物之利”；养生不只是简单的营养补充，主要是对“阴阳稳态适应性调节”的贡献度。

（3）“知丑知善”：去粗存精地从致病作用中发现其可被利用的治疗作用，转化为“生生之具”。

（4）“知病知不病”：从病态反应中发现其背后隐藏的生理功能，从病理去发现生理。

（5）“以知其内藏”：从出入信息中发现其中介主体，即从证候反应的目标指向过程中发现其反应指向的目的性特征（要实现什么），反应发动的动力学机制及其时态特征的理论模型建构。

辨证论治的认知方向是向前向上向内的，关于实践目标模式的整体功能要求及其内在动力机制的证候反应动力学的诊疗思想。

中医学生生之道，是以人的生生之气，作为诊断的目标对象，中医药的依靠对象，中医的服务对象，中医学的发展对象；依此作为识别环境利害药毒的取舍标准和对之转化利用的聚合规则，发展“生生之具”的医药手段；“通变合和”地助人自组演化调节的“生生之气”，“因势利导”地扶其“正祛邪之势”的抗病反应，以期实现：“标本相得，邪气乃服”；“正气存内，邪不可干”的自我稳定的生态和谐。并不要求必须是“邪”的彻底消灭，认为这不可能，也没必要，更没好处！认为环境因素的“四时之化，万物之变，莫不为利，莫不为害”（《吕氏春秋》）。故没有绝对的病因和药物，医学的任务是化害为利和化毒为药地“聚毒药以共医事”。孙思邈说：“天生万物，无一而非药石。”中医对环境毒邪的宽容和转化利用，建立在对人的“生生之气”的健康医学信念和“天人合德”生态共演的生态医学信念基础之上。

中西医哲学比较研究座谈会发言，2000年7月　（北京）

79. 中西医结合需要从医学模式上突破

中医学与西医学遵循着两种不同的医学模式：一种是生命健康生态医学，一种是疾病医学。中西医结合不可能在疾病医学的框架内实现。中西医结合研究要在21世纪实现突破，需要从医学模式和医学观的统一上进行开拓。祝世讷君的《中西医学差异与交融》一书就此作了很有价值的探讨，有几个迫切的问题需要作深入的思考。

一、要在医学目的和本质功能上寻求统一

中医和西医，同样都是医学，这就有了结合的共同基础；中医和西医是不同的医学，因而才有结合的共同需要。它可以是中医学主动的中西医结合，也可以是西医学为主体的中西医结合；可以是中国的中西医结合，也可以是西方国家的中西医结合。

1999年11月，世界卫生组织举办的传统医学和现代医学结合的研讨会，主题当然应该是中西医结合问题，然而会议却认为：“由于传统医学主要根据历史实践和个人的经验总结，它的确切疗效和价值，缺乏现代科学方法的证明。”于是会议讨论了：“如何促进传统医学和现代医学的相互理解和相互结合，以确定传统医学的科研方向和研究重点，为传统医学的科研拟定合理的研究方法，确定传统医学有效性的科学基础。”

为什么把中西医结合这个主题，转换成为传统医学的科研拟定合理的研究方法，以确定传统医学有效性的科学基础？为什么传统医学的确切疗效和价值，还缺乏现代科学方法的证明？是中医疗效不确切和没有价值，还是缺乏合理的研究方法？或者是现代科学方法还不太科学和不太现代？即现代科学方法还不能为中医学提供其疗效及价值证明和说明的科学基础，还是在研究中不够实事求是？

新中国成立伊始，1950年8月在首届全国卫生会议上，贺诚已指出：“如何用今天的科学方法，把中医的经验和理论给以证实和说明，用现代科学方法研究中医，目的要保持中医学术的独立性，保持其固有价值并发扬下去，希望大家本着实事求是的精神加以研究才对。”

为什么要强调“实事求是”这个根本的科学精神？为什么经过半个世纪，WHO迄今还认为中医的确切疗效和价值缺少现代科学方法的证明？这只能归结到：百年来我们用的现代科学方法，总归只是疾病医学的观点、方法的缘故。

中西医结合的结合点在哪里？应该说结合的共同基础只能是医学；中西医结合向何处去和走什么路，就要问医学究竟是干什么的：①什么是医学的本质功能和学科界限？②什么是医学的对象层次和关系实际？③什么是医学的实践目标和依靠对象？④什么是医学的观控对象和观控方法？即医学的诊断认识，要看些什么和怎么看；医学的实践活动，要干什么和怎么干。

中西医结合将以什么样的姿态进入21世纪，根本上取决于我们所持的医学观是怎样的。它已经不是个别观点和原理如何理解和表述的问题，而是更为基础性、前提性和前景性、整体性和普遍方法性的问题。中西医结合的务本论道，就是要从医学的根本目的和本质功能、精神实质和根本原则的整体性上把握问题，中西医结合首先要在医学的根本目的和本质功能上实现统一。

二、要消除中西医两种医学模式之间的差异

20世纪的中西医结合为什么坎坎坷坷？从世纪初的中西汇通到衷中参西，是以中医学为主动的，旨在“发皇古义、融会新知”的中西医结合，可惜很快就被北洋政府和南京政府扼杀掉。这两届政府以日本明治维新废除汉医为学习榜样，把中医排除出教育系统（1914年），以绝其产生；通过所谓的“废止旧医案”（1929年），罪名是因为中医“落后”和“不科学”。其根据是：梁启超感慨于“中医尽能愈病，总无人能以其愈病之理由喻人”，陈独秀感叹中国的“医学不知科学，既不解人体之构造，复不事药性之分析，菌毒传染更无闻焉”。于是，胡适由此断言：“西医，能说清楚他得的是什么病，虽然治不好，但是西医是科学的；中医，能治好他的病，就是（因为它）说不清楚得的什么病，所以中医不科学。”以后也就有了这样的论点：“有疗效也不等于科学。”中医学之被指责为“落后”和“不科学”，不是因为它治不好病，疗效不确切，而是由于未能如他们要求的：对得的什么病和所以愈病之理要能回答上来。他们所要求的“科学”回答，实际上是关于疾病医学的解释模型问题。

1977年美国的恩格尔发现：“今天，统治着西方医学的疾病模型是生物医学模型，这种模型已成为一种文化上的至上命令，即它现在已获得教条的地位。它认为疾病的一切行为现象，必须用物理和化学的原理来解释，这是还原论的办法。”

疾病医学的解释模型是西方工业文明时代的产物。它以机械为对象和观点，其认知方向是向后、向下、向外，向后专注于溯因分析的认识论，向下坚持微观实体的本质论，向外是信奉线性因果决定论。它的以疾病为对象的消极疾病观，其诊断认识的任务是努力去发现疾病和确诊疾病；认为是致病因素决定疾病的性质，病理变化决定疾病的转归。其认知方向是：向后是追溯“病从何来”，向下是寻找“病在何处”，向外是确认“什么病因”。19世纪以来，用“人体构造”的知识建立其病理学及其解剖定位，用“菌毒传染”的知识建构其病原学和毒理学，用“药性分析”的化学成分知识建立其药理学和愈病之

理。由此不断发展出针对靶点进行直接对抗和补充的替代性物质手段和疾病分类学诊疗思想体系，企求通过消除病因、纠正病理、清除病灶的直接对抗和补充的替代性物质手段，以期实现其征服疾病和消灭疾病的医学目的。

近代西医学已发展成为一门以研究疾病及其对病因病理病位的认识，来决定其防治行为和效果评价的医学。这种疾病医学的医学观，主要致力于发展各种诊查手段以提高发现疾病和确诊疾病的能力，并据此作为其医学认识的科学性和现代性发展水平的根本标志。疾病医学模型也就因此成为一种文化上的至上命令，在20世纪里获得了教条的地位。在这样的环境和政府的压力下，杨则民说："西医遂以能识病压倒中医"（1933年）。为了救亡图存，中医学必须向疾病医学学习，中央国医馆学术整理委员会的"统一病名建议"，就是要用西医病名来统一中医病名。对此，虽然杨则民正确地指出"中医重在辨证，西医重在辨病"，而以后人们也认为，中西医结合在诊断认识上，就是要辨证和辨病相结合。然而，从20世纪50年代以来，中医学界却把"证"仅仅局限为病的证，认同于病，更从属于病。说什么证候只是疾病的外候，是"外观病象的总和"，是"疾病的临床表现"，"是整体病变的证候"，1958年把"证"从诊察对象推而成为判断结论，认同于"疾病本质的病因病理病位"。20世纪70年代更将"证"置于疾病下面作为一种辨证分型，说什么"病是概括疾病全过程的本质，证是反映疾病某一发展阶段的本质"，把中医学的辨证论治自我从属为疾病分类学下边的一种辅助疗法。

1980年12月，《医学与哲学》发表署名文章，还指责"中医是极端原始和不科学的"，其立论根据是"经中医辨证成为证候之后，反而与疾病不沾边了，并不能正确反映疾病的本质"。于是他断言："党的中医政策从来也不是为了单纯地永远保存中医，中西医在理论方面是否有结合的可能？过去没有过，估计今后也难实现，因为把科学的理论和不科学的理论掺和在一起，这本来是很难想象的事，也根本没有必要。"

一方是，提出统一病名建议，把证仅局限为疾病的临床表现，进一步认同于病，更自我从属于病，尽力向疾病医学靠拢。另一方则断言："证候与疾病不沾边，不能正确反映疾病的本质，因而不能永远保存中医，中西医结合也没有可能，根本没有必要。"看起来持论完全相反，却都在用同一个疾病医学的解释模型来看待医学问题，都把疾病医学奉为至上的教条，都把疾病医学当作医学的科学化和现代化的样板，都是把这种疾病医学的医学观作为中医学是否合乎科学和合乎现代的评判标准。

三、要突破疾病医学的疗效观和评价标准

医学的根本问题是一个"效"字。认为"中医尽能愈病"，但因其不能用疾病医学的观点和方法回答所治的是什么病及其所以愈病之理，因此指责中医"落后"和"不科学"而欲取消它，这就中断了以中医为主动的中西医结合进程。

余云岫最早用疾病医学的"识病必求于本"的认识论要求，误读和误批中医学"治病必求于本"的实践论学术思想。他说："阴阳五行、三部九候之谬，足以废中医之（诊断）理论而有余；治病必求本、用药如用兵二语，足以废中医之治疗（思想）而有余；（只要用疾病医学诊疗思想去）研究国药、试用成方，（就）足以发扬国产药物而有余。"（《中华医学杂志》，1935年7月）自此，这种用疾病医学的观点方法，对中医学的疗效和价值做出"现代科学方法"的证实和说明，成为20世纪以西医学为主体的中西医结合的

主要形式，其实质是要从中医药里寻找针对病因病理病位直接对抗补充的有效药物及其有效成分。可惜，这种“弃证以就病，废医而存药”的中药现代研究成效甚微，如：①全国首届药理学会（1961 年）交流的实验研究表明，用针对病因病理病位直接对抗补充的疗效观筛选中药，往往阴性结果居多，少数阳性结果者，又比之同类西药大为不如。②1971 年全国范围的筛选慢性气管炎中药，针对止咳、化痰、定喘、消炎，得到 18 味有效草药，却又经不住时间和实践的考验。③百余年来，从麻黄素开始，能从中药里成功提取分离成为化学药的不到 60 种。为什么成功率这样低，是中药真的无效，是实验方法问题，还是用什么样的疗效观设计实验的问题？

世界卫生组织传统医学协作中心曾会同 NIH 和 FDA 讨论了对传统医学研究和评价的方法论问题（1997 年）。他们首先碰到的难题就是所谓“有效成分”问题。认为：“有效成分这个问题很复杂，其定义非常困难。大多数生药制剂的化学活性成分尚不可知，因此必须将生药制剂整体作为有效成分，并针对制剂整体制定质控标准。”对于什么是有效性？他们认为：“通过体外（生化或细胞水平）实验或动物模型试验观察到的生物作用，未必能够完全照搬到人身上，其作用必须通过临床研究确认。”对于临床研究，认为“随机试验和安慰剂对照，都未必适用于生药制剂的临床研究。关于盲试验，在医生不知情的情况下进行治疗，是困难的、不实际和不可能的，特别是在评价非药物疗法，如针灸、手法、外科、理疗等；许多情况下，随机化试验是不可行和不道德的，还必须评价时间因素，应在适当的时间阶段进行治疗，以明确可能的有效性”等等。还特别强调：“脱离传统医学的实践标准和无视传统医学的理论文献，可能会在研究中犯各种错误。”这是用疾病医学观点方法研究中药的初步经验总结，说明用疾病医学的观点、方法研究中医，并不能成为中西医结合的正确方向。这不仅因为中西医学在医学观上存在差异，更是因为疾病医学并不能充当科学化和现代化的代表，它本身就存在着巨大的医疗危机。

四、应当以“健康医学”模式和生态医学观为结合的基础

1993 年，《医学的目的国际研究计划》尖锐地指出：“当代世界性的医疗危机，根本上由于近代医学模式只是针对疾病的技术统治医学的长期结果。”于是，世界卫生组织在关于《迎接 21 世纪的挑战》报告中认为：“21 世纪的医学，不应该以疾病为主要研究领域，应当以人类的健康为医学的主要研究方向。”这是因为：百年来大量使用化学合成药的化学疗法，带来与药物有关的化学污染，人体不断受到化学物质的冲击，由此产生对人类长期不良的后果，并造成与治疗目标相反的反目的性效果。例如：①“消除病因”的抗生物代谢的化学疗法，很快出现耐药甚至是“多元抗药”，它加速药物淘汰而增加新药研制的难度和费用，更由于它加速了病原的变异而在制造新的病原和新的疾病。②“纠正病理”的受体或通道阻滞剂的广泛应用，以期纠正病理亢进，却出现“受体超敏”，加重对药物的依赖，减药停药病情就反跳；加重内环境的振荡，使慢性病变和复发增加。③“清除病灶”的针对靶点的化学药物长驱直入，加剧体内化学污染，使抗原负荷过重而免疫应答错误、免疫超敏和自身免疫病增多。④外源性直接补充导致内源性抑制，反之，外源性直接对抗带来内源性的激发作用。⑤百年来，人类的外周白细胞数下降 1/3 以上，男性精子数下降近半，且活动度显著下降。

虽然恩格尔提出应从生物医学模式向生物-心理-社会医学模式转变，然而他仍然没有

摆脱疾病医学教条的束缚，只是在生物医学的物理和化学因素之外再加心理因素和社会因素。而心理因素和社会因素只有人类才具有，因此医学模式应该是：由生物医学前进上升为人类医学，疾病医学要前进上升为健康医学，对抗医学应该前进上升为生态医学，化学层次物质基础的医学观应当前进上升为生命层次自组织调节的医学观。1970 年拜因豪尔等已指出："医学的发展具有质的飞跃的主要标志，根本在于对调节机制和防卫反应机制活动原则的有所阐明。"这是因为，生命的本质就在于是"物质过程的自组织性和自我调节"（贝塔朗菲），而生理学的主题就是"稳态和适应是如何实现的"。

20 世纪 80 年代中期，世界卫生组织提出了对人的主观生存质量的测定及其概念化以来，全球已建立了 25 个这方面的研究中心。研究认为，生存质量是"患者个人主观的对自己健康状况和生活的非医疗方面的认识"，即它不属于针对疾病的替代性物质和技术方法的疗效判断。他们认为生存质量指标的应用，有可能促使医疗向更全面的方向发展，这是因为：①它作为一种预后测定方法，可用于研究不同方法的相对优势，它可能成为医疗成本效益的重要指标，从而使医疗资源得到最佳利用。②医生对患者生存质量的关注，可有助于医疗质量的提高，可以使医生的生存质量意识有所提高，能够超越疾病及其症状和功能障碍等范畴。③有助于医生更多地关注患者生活的积极方面和如何强化其积极方面。关注人的生存质量和评估，使医学的疗效观由物转向人这个主体，这无疑是一大进步。

近几十年来，人们发现，许多新药在开始时都曾总结出优异的疗效，往往在较长期的临床实践后便被否定和抛弃。如钙通道阻滞剂，在实验室中呈现广泛的生物效应，能降血压、扩张血管和调节心律，然而在临床广泛应用中，发现其剂量和持续时间与病死率和病残率正相关。

临床实践发现，症状疗效和指标疗效常常并不一致，指标疗效作用强的不一定是好药，指标疗效弱的未必不是好药。20 世纪 70 年代已有人指出，主观症状疗效比之客观指标疗效有时更加重要，因为前者可能是对人的稳态及其调节的贡献度，后者可能仅仅表明药物对机体的直接干预作用。

有什么样的医学观就有什么样的疗效观。疾病医学的医学观要求的是化学物质的直接对抗、补充的疗效观，由此发展分子、细胞生物学实验，向化学层次的分子间相互作用深入。人的健康生态医学的医学观要求的是对于人的自我健康能力贡献度的疗效观，所要效法的和依靠的对象，是完整个体的人的自我健康能力，此乃中医学之道的"道不远人，以病者之身为宗师"。

五、坚持和发展中医的生命健康生态医学观

中医学的医学观是"究天人之际，通健病之变，循生生之道，谋天人合德"的关于人的生命健康生态的实践智慧学。环境因素"四时之化，万物之变，莫不为利，莫不为害"（《吕氏春秋·尽数》），既没有绝对的致病因素，也没有绝对的治疗因素；而医学和医生的根本职责，就在于要"聚毒药以共医事"（《周礼》），即能动地去化害为利以帮助养生，化毒为药以帮助治病。由此，中医药作为一种技术，称之为"医乃仁术"；《汉书·艺文志·方技略》把中医药的本质功能归结为"方技者，皆生生之具"，是为人的生命活动的生存健康发展服务的方法、技术、工具。中医学对环境因素的积极理解和转化利用为"生生之具"，孙思邈称之为"天生万物，无一而非药石"；《淮南子·主术训》称"天下之物，莫凶于溪毒，然而良医橐而藏之，有所用也"，故"物莫无所不用，天雄乌喙，药之

凶毒也，良医以活人”。这种积极的医药观，根本在于“生生之具”的本质规定，在于“医乃仁术”是为人的生命活动的生存健康发展服务的。因此说，“遍知万物而不知人道，不可谓智；遍爱群生而不爱人类，不可谓仁”。

中医学要“聚毒药以共医事”，把“毒药”转化利用成为“生生之具”，它的取舍标准和聚合规则，取决于中医辨证论治的养生治病必求于本的诊断和实践原则要求，取决于以中医证候的反应动力学为依靠对象、服务对象、发展对象的主体价值体系。

1. 从中医学对象的层次和关系实际出发　中医学究天人之际，从人与环境相互作用的层次和界面出发。中医辨证论治的“证”就是人与环境相互作用中人的健康与疾病互相转化过程的出入信息。“形者生之舍也”，“形”是人的整体边界，从这里开始区分人与环境、内与外、自我与非我；“形而内”是人的生命活动的自组织演化调节，“形而外”是环境物质、能量、信息的利害药毒。人正是通过“形”这个整体边界，实行主体性开放的流通自组织演化，实现对流通自组织演化的稳态适应性目标调节，以及发动原有功能亢进的“正祛邪”抗病反应，来保证完整自我生命活动的生存健康发展。“证”，包含了人的主体性反应的状态变量及其相应的环境变量的出入信息，这是“天人之际”的完整人体与环境因素相互作用的实际，不同于细胞层次上与细胞环境间分子水平的相互作用，因为后者缺少了在完整人体中从细胞层次以上的各级自组织演化调节的内容。因而与细胞层次上实验观察的线性因果现象不同，在完整人体，由于其各级自组织演化调节的主体性，出现的是非线性的以人体主体性反应为主导的因果关系；环境利害药毒的特性的判定，将取决于人的证候反应的状态变量性质及其动力学原理。

2. 中医辨证的证候反应动力学诊断要求　证候包括整体边界上的状态变量及其相应的环境变量，是人对环境因素刺激作出的主体性的生理反应、病理反应、药理反应的功能目的性行为。辨证的诊断，从视其外应到知其内藏，从观其脉证到知犯何逆，从谨守病机到各司其属，从粗守形到上守神，就是从出入信息到把握其中介主体，从证候反应动力学的目标指向过程中，去发现其反应指向的目的性、反应之所以发动的动力学机制及其指向过程的时态性特征。这是一种人的自我健康能力的目标动力性诊断，其认知方向是：向前、向上、向内地去认识问题和处理问题。向前是反应的目的性，向上是它要实现的整体功能，向内是其内在的动力学机制。这不同于疾病医学向后、向下、向外的关于病因病理病位的疾病本质原因性诊断。

3. 养生治病必求于本的“本”　“本”既是辨证求本诊断的目标对象，又是养生治病实践的依靠对象、服务对象和发展对象，更是关于养生治病实践所要追求的目标模式。

中医学作为一门“生生之道”，其一是要使中医药成为助人生生之气的生生之具：①要识别环境利害药毒，以“令民知所避就”；②要“聚毒药以共医事”，通过组合效应以化害为利和化毒为药，转化利用为“生生之具”；③要从致病作用中去发现其可被利用的治疗作用，扩大“生生之具”的队伍；④作为一种“前体”和作用于人的整体边界，利用界面全息效应，以对人的生生之气进行间接的演化型动员调节，并不主张长驱直入地去直接对抗和补充。

其二是辨证求本要发现证候反应动力学的“生生之气”，作为诊断的目标对象和实践的依靠对象：①“形者生之舍也”的整体边界屏障功能；②“神形统一”的体表内藏相关调节基础上实现的界面全息效应；③“升降出入”的主体性开放的有机生命活动；④“气者生之充”的气血津液流通基础上的自组织演化过程的时间不可逆性；⑤“神者生之制”的五脏阴阳对气血津液流通自组织演化的稳态适应性目标调节；⑥“亢郁旺气”

的由五脏阴阳通过气血津液发动的功能亢进的正祛邪抗病反应。

中医药作为助人生生之气的生生之具，就是要以人的生生之气为依靠对象，“通变合和”以助其自组织调节，“因势利导”以扶其正祛邪之势，“疏其血气”助其实现流通基础上的自组织演化和稳态适应性调节，从而达到“标本相得，邪气乃服”、“正气存内，邪不可干”的自我稳定的生态和谐。并不要求邪的彻底消灭，认为这不可能，也没必要。

4. 中医学生生之道要实现的人的健康目标模式　这种模式是“谨察阴阳所在而调之，无问其病，以平为期”，只要达到“阴阳自和，病必自愈”；因为“阴平阳秘，精神乃治；精神内守，病安从来”。故养生治病必求于本，本于阴阳。阳主动，阴主静；阳主调动，阴主节制，故“阴阳”实为调节功能概念。五脏各有阴阳，构成调节网络；五脏阴阳调节指的是对气血津液的流通自组织演化的目标性调节。使流通自组织演化指向“整体稳态”的调节属阴，使流通自组织演化目标指向“主体性适应”的调节属阳。而生理学的主题，就是稳态和适应是如何实现的，这正是人的生命活动的生存健康发展的根本动力所在。“阴阳”就是一个目标动力系统，其目标是阴阳自和的稳态和适应状态，其动力即阴阳稳态适应性目标调节机制。

21 世纪的医学的发展取向将是：从生物医学前进上升为人类医学；从疾病医学前进上升为健康医学；从对抗医学前进上升为生态医学；从化学层次寻求物质基础的医学观，前进上升为从生命层次寻求自组织演化调节的医学观。中西医结合研究的突破，要从医学观和疗效观的发展与统一上开辟道路。

本文刊载于《山东中医药大学学报》2001 年第 3 期

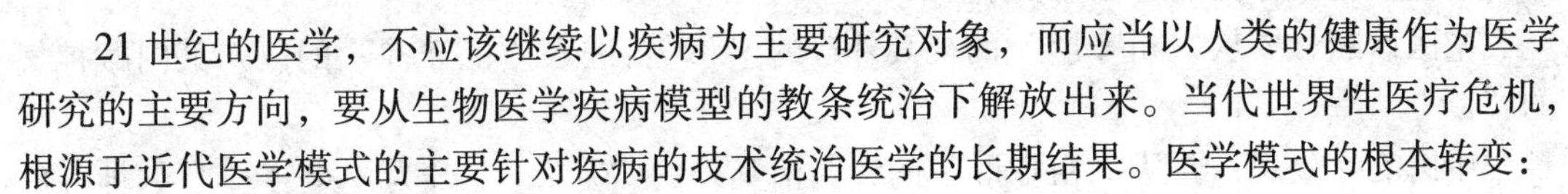

80. 人类健康生态医学实践目标模式

21 世纪的医学，不应该继续以疾病为主要研究对象，而应当以人类的健康作为医学研究的主要方向，要从生物医学疾病模型的教条统治下解放出来。当代世界性医疗危机，根源于近代医学模式的主要针对疾病的技术统治医学的长期结果。医学模式的根本转变：

1. 从生物医学模式前进为人类医学模式。

2. 从疾病医学模型上升为健康医学模型。

3. 从对抗医学方法前进为生态医学方法。

4. 从辨病认识必求于本的诊疗思想的回答：“病从何来”的向后下外认知方向前进上升为：致思方向为向前上内的，以人类健康生态为目标的养生治病实践必求于本的诊疗思想。

5. 从追求化学物质基础的医药观，前进上升为人的主体开放自组演化调节的医药观。

一、养生治病实践必求于本的诊疗思想

（1）从天人之际层次关系的实际出发。

（2）在人的健病之变转化过程的实事中求是。

（3）遵循辨证论治的生生之道。

（4）发现和发展人的生生之气。

（5）“聚毒药以共医事”，将之转化利用成为“方技者，皆生生之具”。

（6）从“粗守形”到“上守神”的诊断观和疗效观。

（7）谋求天人合德健康生态的生生之效。

要实现健康生态“生生之效”的医学目标，必须通过辨证论治“生生之道”的医学实践；必须发现和发展人的“生生之气”这个转化动力，才能有效地“聚毒药以共医事”，将之转化利用（包括现代科学技术）成为“方技者，皆生生之具”。从而能够向上服务于医学“生生之道”的功能；向前服务于医学“生生之效”的目标；向内服务于人的“生生之气”的动力。

二、人的生生之气主体开放自组演化调节的功能目标动力学

人的“生生之气”，是中医药作为“生生之具”的服务对象和依靠对象，是中医学作为“生生之道”实践的目标对象和发展对象，是中医大夫要成为苍生大医的研究对象和学习对象。

人的生生之气的主体开放自组演化调节的功能目标动力学，包含：

（1）“形者，生之舍也”的整体边界屏障功能，及其执行主体开放出入和体现界面全息效应。其主体性开放出入表现为：①“一切对生命体发生影响的东西，都是由生命体独立地决定、改变和改造着的东西。”②“只有生命体才能独立地起反应，一切新的反应（心理的、生理的，乃至病理的、药理的），都必须以它（生生之气）为媒介。”

（2）“气者，生之充也”，不断进行着对环境变化刺激的应激性、适应性反应及其功能模块重组的自组演化过程，其目标指向为：对内实现内环境稳定的整体自稳态，对外有效地实现应激性的适应性反应。

（3）“神者，生之制也”的生命活动的调节者，它实现对主体性开放的调节，对整体边界屏障功能的调节，对体表界面全息效应的调节，对应激性、适应性反应的功能模块重组的自组演化目标指向过程的调节。

中医诊断，要从“粗守形”的视其外应的“诊”，进入“上守神”的以知其内藏神气的“断”。

中医的疗效观，要从“粗守形”的针药治其外的“疗”，上升为“上守神”的神气应乎中的“效”。

中医诊疗思想的特色优势在于：从“形而外”的环境变量线性因果论，进入到“形而内”的“生化之宇”主体自我实现决定论；从“形而下”的物质基础追求，上升为“形而上”的“神气应乎中”的主体开放的自组演化调节功能的目标动力学。

本文载于 2004 年 11 月召开的“第三届国际传统医药大会”文集

81. 医学不能拜倒在科学脚下

——《科技中国》对陆广莘的专访

80 岁高龄的陆广莘教授满头黑发，看上去也就 60 岁，但他没有言必称养生，总说“爹妈给了好身体”。在“医学与人”论坛上他谈锋很健，条分缕析地把自己的观点阐释的鲜明而独到。论坛时间所限，无法充分展开。会后，本刊拜访陆老成此专访文章，希望能恰当地呈现出这位中医老人的思想原貌和理论深度。

一、医疗危机根源于近代医疗模式

《科技中国》：从 1977 年美国罗彻斯特大学医学院教授恩格尔（GLEngel）提出医学模式问题，到 1993 年医学目的大讨论。您作为一个从医 50 多年、学贯中西医的老医生，怎样看待医学模式和医学目的问题？

陆广莘：1977 年，恩格尔提出了医学模式应该由生物医学模式向生物- 心理- 社会医学模式转变的观念。在中国改革开放后迫切需要吸收国外思潮的高峰期，我们召开了有 700 人参加的广州医学辩证法会议，在这个会议上谈到了恩格尔的思想，到现在已经快 30 年了。1993 年开始，国际上，包括中国，兴起了“医学目的”的大讨论。比较遗憾的是，这两个问题进入中国后，没有相互碰撞。作为孤立的两个问题、两个理念被分别讨论，这是不够的。

《科技中国》：如果对这两个问题追本溯源，西方为什么在 20 世纪 70 年代后期开始讨论医学模式和反思医学目的问题？其根源是什么？

陆广莘：去年，医疗改革问题在国内引发了大讨论，但国外几十年来，关于医学模式医学目的的问题，都是对传统医学的反思。为什么提出医学目的问题？就是当代世界性的医疗危机所致：现代医疗费用不断上涨，社会服务分配不公。

西方现代医学的目的是消除病因，但细菌病毒极易产生耐药性，于是需要研制新型药物，这导致药物淘汰速度越来越快，新药研制费用越来越高，医疗费用不断上涨。如此循环反复，周而复始。可以说，当代世界性的医疗危机根源于近代医疗模式，是主要针对疾病的技术统治医学的长期结果。也就是说，“术”统治了“学”，是工具理性主义。

《科技中国》：的确如此，普通老百姓是以诊断技术和治疗技术判定医院的好坏。什么医院是好医院？是能确诊、能治好病的医院。

陆广莘：但是，根据 WHO（世界卫生组织）的调查数据，在人类健康长寿的影响因素中，现代医疗的帮助有多大呢？8%。这意味着什么？一流的医疗设备、一流的医疗水平、100% 努力，只有 8% 的结果。

《科技中国》：其余 92% 如何分布？

陆广莘：除现代医疗 8% 之外，遗传因素占 15%，气候因素占 7%，社会因素占 10%，个人生活、心理状态等个人因素占 60%。

二、医学不是科学

《科技中国》：刚才提到，简单引入改革医学模式、医学目的两个问题是不够的，需要将二者结合起来分析研究。您是怎样看待这种结合的？

陆广莘：恩格尔命题很重要，生物医学模式向生物-心理-社会医学模式的转变，是个值得关注的问题，但他还是停留在疾病对象上。实际上，更不应该忽视的关键问题是，现在统治了西方医学的疾病模型是一个生物医学模型，这种模型已经成为一种文化上的至上命令，成为一种教条的评判标准。这个模型主张，疾病的一切行为现象，必须要由物理和化学原理来解释。如果不能这样，就应该从疾病的范畴中清除出去，也就是说不是病。同时，这一模型又是非常霸道的，把一切不同意这个生物医学模型的学说视为异端。由于中医模型不是这个模型，中医医生不尊崇这个模型，就被视为异端和臆说。

我们现在不需要在医学模式上做过多的文章，我们需要深入下去，深入到医学的目的。在疾病模型的状态下，无非是追问病从何来？只看到病。病因、病理、病位，以及它们的行为现象，比如发热、咳嗽、流鼻涕，然后想尽一切办法用物理化学原理去解释它。在这里，整体的人是看不见的。

如果我们就医学目的讨论的话，我们会醒悟，医学模式应该是目标模式，而不是问病从何来的模式。追求病从何来的知识论的科学观，这是认识论层次上的命题，而医学，特别是中医，强调的是治向何去的问题。

把医学的实践功能转换为对医学对象的认识，这是一个错误。医学的目的是医学到哪里去，医学实践到哪里去，传统医学模式还停留在医学对象，比如疾病从哪里来。也就是说，把医学的本质功能，转化为医学对象的认识水平问题。

《科技中国》：依您的观点看，医学是目标模式更为妥当，不应该过多地纠缠于技术化、科学化的追求。那您怎样看医学与科学的二者关系问题？

陆广莘：医学不是科学。如果我们把医学目的和医学模式统一起来考虑，医学就是一种实践。医者治也，治什么？治理使之有序。治理是什么？治水、治学、治国、治家，都是治理的过程，治理就是一门管理。西方管理学大师早已说过，管理不是科学。但科学可以为管理服务，因此管理不从属于任何一门科学之下。科学是分科之学，是对非我的物质世界进行分门别类的研究。严格地说，科学仅仅是认识论的知识论，而医学是实践论，实践不是科学。

科学是重要的，但不能成为中医发展的阻力，不能成为霸权，更不该霸道。现代医学力求纯客观化、科学化。我的观点是，应该使科学医学化，而不是医学科学化。

西方为什么讨论医学的模式问题？为什么讨论医学的目的？为什么存在当代的世界医疗危机问题？这些都是医学错误的科学化后的结果。

《科技中国》：您认为医学科学化是走错了，科学医学化是正途？

陆广莘：恩格斯曾说过，只要自然科学在思维着，它的发展形式就表现为假说。也就是说，科学实际上是一种假说，是对客观事物的一种理论假说。假说经历实践检验，就成为科学。

而我们的危机就在于医学拜倒在科学的脚下。近现代西方科学是物质科学，是我们身外之物的物质所构成的科学。它的认知方向，是向后、向下、向外去认识问题、解决问题。向后，探讨他的出身论，怎么来的；向下，成分论，病如何构成；向外，线性因果论，病怎么来的，病怎么好的。

如此这般，医学全拧了。错误的根源是把医学的功能目标和医学研究对象的某一部分疾病，对疾病的行为现象的理论解释，都看成科学。因此我认为，现代医学，用八个字可以概括它的诊疗思想：努力找病，除恶务尽。它确实做了大量的工作，但是很可惜，只有8%的影响力。

三、中医的存在体现了其存在价值

《科技中国》：您认为我们把医学对象的行为现象解释当作医学的目的看待了，这是误区。医学的目的应该是什么？

陆广莘：前年中华医学会让我做报告，关于医学模式问题，我说中医的医学模式叫人类健康生态目标的实践型模式，不是问病从何来，而是问医学应该走到哪里去。

医学，是为人类的健康和生态的目标服务的。这是医学的目的。中医讲“万物并育而不相害，万物沉浮于生长之门”，即生态的和谐和生态的共演，这就是理想境界。这理想境界很重要，使我们通过实践，识别环境世界的利害药毒，而避害就利。《周礼》曾问，医师的责任是什么？聚毒药以共医事。即通过聚合把毒转化为药，化害为利，化毒为药。早在2000年前，班固就给中医药下了个定义，中医药“方技者，皆生生之具也”。也就是说，中医药是为人类的生存健康发展进化服务的方法、技术、工具。

人类健康的目标是生生之效。不仅人类发展得好，周围环境、细菌病毒也要发展，生态和谐共演。

人生大体可以概括为四个字——生、老、病、死。医学如果做了点工作的话，就是能否生得好，少些遗传病，老得晚一点，病得少一点，走得快一点。我想这是医学的目标。

《科技中国》：多年来，中医一直被质疑为不科学。您是否认为中医符合您说的这些医学目标，所以一直有其存在价值？

陆广莘：医学是对生命健康的创生性实践。把医生的主观能动性加入进去，产生楔入效应。调动周围的环境因素，产生加和效应。总之，使得实践的终点大于始点，得出溢出效应。医生的实践过程，就是努力使终点大于起点。中医之所以能在被指责为不科学的情况下，还大难不死，还能走向国际，我想它是有道理的。

中医一直被质疑为不科学。中医药能治好病，但是说不清楚得的是什么病，是什么病源，病在何处，是何性质，因此断言中医不科学。如果我们换一个角度，从医学的目的考虑医学的功能目标，考虑医学的存在价值，那么中医就应该大行其道，我们国家就不至于把中医压低到这个程度。

《科技中国》：从20世纪初以来，中医一直饱受诘难。陈独秀、胡适等人士都对中医颇有微词，您认为原因何在？

陆广莘：19世纪末20世纪初，梁启超曾评论中医说，中医尽能愈病，就是没有人能把中医愈病之理告诉大家。陈独秀也曾说，中国的医学不知道科学。原因有三：不解人体构造，即无解剖学；不从事药性分析，即物理化学分析；菌毒传染更无闻矣，不知道何为细菌病毒。这三条都符合历史事实，中医的形成和发展确实没有借助这三条。胡适说，西医可以说清楚得了什么病，病从何来（病因、病理、病位），即使治不好，也是科学的；中医能治好病，但是说不清是什么病，所以不科学。因此，所谓中医不科学就是中医能治病，但不认识病。

从“五四”以来，引入德先生、赛先生，科学、民主当然好，但不能矫枉过正，过分崇拜科学而贬低传统。

1913年毛泽东在笔记里记载：“医道中西，各有所长。中言气脉，西言实验。然言气脉者，理太微妙，常人难识，故失之于虚。言实验者，专求质，而气则离矣，故常失其本。”这是非常中肯的评价。但解放后，他认为中医只能用现代科学方法来研究，也是对现代科学方法的迷信。

如此不利的思想氛围下，我们可以想象中医、中医学以及中医教育的命运。1914年，北洋政府就把中医开除出了教育系统；1929年，蒋介石政府要废除中医。解放后，1956年我国开始办中医学院，但即使到现在，中医学院的力量仍很薄弱，投入很低。

解放前，全国中医的队伍有80万，1950年代初，卫生部认为全国有60万中医，到现在呢，也就30多万。现在国外130个国家有几十万中医，他们中的很多人是原来国内学习西医的，到了国外以中医谋生。某种意义上说，中医的队伍扩展了，但是国内的中医队伍却萎缩了。这是个悲剧。

四、中医的根本不是医，而是人

《科技中国》：有些人会追问，不了解疾病的由来，如何防治疾病？中医治病的根本何在？

陆广莘：中医把人看成是自组织演化调节系统，人的行为都是适应性的应激反应。

中医努力找病、除恶务尽的能力是不够，他的任务是努力发掘加以提高。发掘什么？发掘你自己身体里自组织演化调节的防卫抗病能力和自稳调节能力，发现它、发展它、依靠它和帮助它，进而取得实际的效果。

中医看病，但是中医把看病的医生作为下医。上医医国，就是把国家建设成环境友好的和谐社会。中医医人，人的心态，人的稳态，是中医的服务对象。下医医病，在这个层次上中医和西医是平等的。中医不是认识疾病的病因病理病位，而是认识人的防卫功能、抗病能力、调节能力、自组织能力，用中医的话说，神、气、形的统一。

中医以人为本，第一从人出发，第二以人为目的。从人出发，就是作为一名医生，首先是他的实践主体自觉。中医百年来经受了种种灾难，以至于废医存药的现状。医生在这里已经不起作用了，认为治好病的就是药和技术。我看现代西医也是在走废医存药的道路，医生也退位了，只看到各种检验、化验结果，就开药了。对象的人没有了，目中无人，目无全人，看病已经成为一种指标反应。难怪世界卫生组织说，现代医疗在人类健康长寿因素中只占8%，很可怜。中医，承认三分治、七分养，就是说中医在治疗、防病上，可以有30%的功能，还有70%要靠病人自己。我觉得这是公道的。

1908年，诺贝尔奖医学奖获得者，德国医学家、免疫学家欧立希所做实验表明，用锥虫红治疗锥虫病，在实验室需要全剂量，但在感染锥虫病的动物身上只要实验剂量的1/6即可治愈。其余5/6的差额从哪里来呢？这是医学的重大命题，只能推断说是生物体的自身功能。

SARS的起因是病毒，全世界都在穷追猛打地找病毒，试问，找到病毒后是否一定可以找到解决办法？禽流感全世界死了100多人，可是为了防止禽流感，全世界死亡或被捕杀的禽鸟已超过1.5亿只，这值得吗？这是科学吗？中医讲“一切邪犯者，皆是神失守位故也”，病毒存在并不是发病的根本原因。

中医是非科学的，陈独秀说中医不知道科学，胡适说中医不科学，解放后有人说中医是潜科学、伪科学。我说中医是非科学。因为它不是像西方物质科学那样把身外之物向后、向下、向外去认识问题和解决问题，而是向前、向上、向内的自组织演化调节的功能目标动力学。

《科技中国》：中医是非科学的，我们应该如何理解这句话？

陆广莘：党中央提出来以人为本，实际上我们过去是以物为本，见物不见人，长期以来一直如此。对科学的崇拜，特别对物质科学的崇拜使我们认为中医不科学。

医学不是人以外的物质世界的认识论的科学，它是从人出发的对于人的健康的实践。中医把对象看成是自组织演化调节系统，人的行为现象就是适应性的应激反应，这种功能是自组织的。

美国科学哲学家费耶阿本德曾说：“中国政府提倡传统医药，使得医学发展的多元化有了可能。”在此，他特别强调医学的发展是多元化的发展，不强调所谓科学的一元论、独尊性。但他接着说：“这必须要有非科学的力量，冲破科学的阻力才能够成功。”这句话精彩极了。

五、中西医，和而不同

《科技中国》：现在提起看中医，一般都认为老中医水平高，现在的名中医也都普遍年岁偏大了。您怎么看中医的教育现状？

陆广莘：现在的体制有些问题，民间的很多中医，干了几十年，反而没有执照，没了出路。可学校培养出的中医硕士生、博士生，实践不够，水平有待提高。这是事实。年轻中医需要实践，要敢于用中医的思维方法来指导实践。我认为这是观念问题，不是技术问题。中医并不高深莫测。

医学教育，更不应是一种专门人才的专业技术教育，小学生、中学生、大学生，都应该学习健康常识，医学是人类对自身认识的科学。

《科技中国》：客观地说，有些病症中医确实是难以治愈的。您怎样看待中医的局限性？您如何看待中西医结合疗法？最后，您认为中医的出路在哪里？

陆广莘：中医不是万能的，如同西医也不是万能的。前面说过，中医可以发挥30%的作用，真正治好病的是人的自我调节能力。中西医结合我赞成，但是西医瞧不起中医的条件下也许前途渺茫。

中医的出路，我总结为16个字：厚德载物，和而不同，自强不息，超越包容。

本文发表于《科技中国》2006年第7期

82. 医学的健康与健康的医学

一、医学的健康

1. 当代世界性的医疗危机　“当代世界性的医疗危机，它根据源于近代医学模式的，主要针对疾病的技术，统治医学的长期结果。”（《医学的目的再审查》国际研究计划）

这是由于医学的“不知比类，足以自乱，不足以自明”，把医学自身实践的“治向何去”命题，被转换成为疾病对象认识的“病从何来”问题。

2. 努力找病，除恶务尽　“现在统治着西方医学的疾病模型是生物医学模型，它已成为一种文化上的至上命令，即它现在已获得教条的地位，它认为疾病的一切行为现象，都必须用物理化学的原理来解释，它认为任何不能作出上述原理解释的，一律从疾病的范畴中清除出去。它把敢于向生物医学疾病模型的终极真理提出疑问，并主张建立更为有用的模型的人视为异端。”这是1977年恩格尔提出的：医学模式需要根本转变。但是他提出的生物心理-社会-医学模式，仍然是一种疾病模型，还只是在回答“病从何来”的问题。

疾病医学是本着与疾病为对立面的观念，去编织医学的知识经纬；是围绕与疾病作抗争的价值取向，去建构医学的理论模块；它的医学语言，则是充满着对疾病的憎恶、排斥和恐惧。医学的实践问题和实效问题，被转换成为疾病的认识问题和理论问题。它导致“努力找病，除恶务尽”的诊疗思想，由此形成主要针对疾病的技术，统治医学的长期结果。

努力找病，除恶务尽；对抗疗法，两败俱伤；“标本不得，邪气不服”，“治其旺气，是以反也”。由此导致医药源性疾病问题：旨在清除病因对抗病原的抗代谢性治疗中，出现了“多元抗药”，加速药物淘汰和病原体变异，制造新的病原和疾病。为纠正病理的拮抗性阻滞剂治疗中，出现了“受体超敏”，加重对药物的依赖，停药就反跳，有的甚至要终身用药。追求清除病灶的有效成分作用靶点论的药理学和药效观，长驱直入的治疗使人体遭致更多的化学污染。

1970 年就有人惊呼：“现在有许多疾病的发生，确定是由于医学的特别是药理学的进步造成的。”1996 年世界卫生组织在《迎接 21 世纪的挑战》报告中指出：“21 世纪的医学，不应继续以疾病为主要研究对象，而应当以人类健康作为医学研究的主要方向。”因为在人类健康长寿的影响因素中，世界卫生组织认为现代医疗的影响只占 8%。

3. 医学的危机　疾病医学“努力找病，除恶务尽”的诊疗技术的发展的广泛使用，也同时宣传着对疾病的过度恐惧，推动对疾病诊疗手段和药物的过度依赖。由此带来的过度诊疗问题，导致医疗费用不断上涨的“看病贵”，以及由于医疗服务严重分配不公的“看病难”问题，加重了全社会对医学、医院、医生的信任度空前下降。

曼德尔松（1980）在《一个医学判逆者的自白》一书中声称：“如何捍卫自己的生命，不受医生、化学药物和医院的坑害。”在封面上他列出五点：①年度体检是一个陷阱；②医院是患者险地和死所；③大多数的手术，伤害大于益处；④化验和检验过程不合理，错误百出；⑤大多数化学药物是致病和添病的原因。

他更把对抗疗法医学，一向自诩为“科学”，斥之为“很不科学的，是科学的迷信，是披着科学外衣的迷信”。

医学与科学是什么关系？医学的科学化，还是科学的医学化!?

4. 医学的科学化　近代医学的科学化的标志，就是把医学实践的“治向何去”命题，转换成疾病认识的“病从何来”问题。

医学实践的“治向何去”与疾病认识的“病从何来”之比较

医学实践	疾病认识
人本主义的	唯物质主义认识论的
意向性思维	对象性思维
向前、向上、向内的致思方向	向后、向下、向外的认知方向
治向何去的实践	病从何来的认识
创生性实践的生命系统功能整合	分析性认识的物质实体结构分析
神气应乎中	线性因果决定论
自组演化调节	化学物质基础
努力发掘，加以提高	努力找病，除恶务尽
自稳调节	致病因素
抗病反应	病理损害
时势传变	空间定位
人类健康生态目标的实践医学模式	生物医学疾病模型的物理化学原理解释

近代医学的科学化，是向自然科学学习，学习它的唯物质主义的认识论的对象性思维，学习它向后下外认知方向的：结构分析性认识论，微实体本质论，线性因果决定论的科学观念和方法。这是一种物本主义认识论的知识论科学观。

科学，在西方曾遭受宗教裁判所的迫害，在中国它则扮演了西方宗教裁判所不光彩的角色。指责中医不科学，是一个突出的案例。

梁启超的问题是：“中医尽能愈病，总无人能以其愈病之理由喻人。”陈独秀认为这是中国的“医学不知科学，既不解人体的构造，复不事药性之分析。菌毒传染更无闻焉。”胡适认为：“西医能说清楚他得的是什么病，虽然治不好，但西医是科学的。中医能治好他的病，就是说不清楚得的什么病，所以中医不科学。”由此，所谓的科学性，也就是能否回答“病从何来”的认识论问题。费耶阿本德说：“中国的政府复兴传统医学，使医学的多元性扩散成为可能，但这必须要由非科学的力量克服科学的阻力才能成功。”

二、健康的医学

1. 聚毒药以共医事　“聚毒药”通过聚合的组合效益，以化害为利和化毒为药，这是健康医学创生性实践的第一步。是要将之转化利用成为：“方技者，皆生生之具。”（《汉书·艺文志》）班固把中医药本质功能归结为：是为着人类生命的生存健康发展进化服务的方法、技术、工具。

“医事”：“上医医未病之病，上医医国。”旨在养生之道，涉及生命的生存发展和生态。“中医医欲病之病，中医医人。”旨在促进之道，涉及健康的稳态适应性调节。“下医医已病之病，下医医病。”旨在治病之道必求于本，本于防卫抗病反应调节。

2. 养生保健治病必求于本　“君子务本，本立而道生。”疾病医学的辨病认识必求本，回答的是“病从何来”的溯因分析认识论的：①病在哪里的空间定性；②病理损害性质的消极疾病观；③什么原因的线性因果论；④病怎么得的致病因素的病因学；⑤病怎么好的药物学、药理学的有效成分作用靶点论。由此，对抗疗法医学就成为科学的医学了。

健康医学的养生保健治病必求本的诊疗思想，回答的是医学创生性实践的“治向何去”的问题：到哪里去？走什么路？从哪里出发？依靠什么？利用什么？

（1）究天人之际：从天之际相互作用的关系实际出发，去发现和实现其意义。

（2）通健病之变：从健康与疾病互相转化过程的这个实事中求是，去发现实现转化的动力和条件。

（3）理论基础：指导中医诊疗思想的理论基础是“天人之大德曰生”的宇宙演化发展观——物质实体论→相互作用关系实在终极原因论→生化之宇主体开放论→天人合德生态共演论。

（4）医学模式：中医诊疗思想的实践目标模式，是天人合德的生生之效，是人类健康生态目标的实践医学模式。

（5）依靠对象：生之本，本于阴阳。

阴阳自和，相互作用的终极原因论。

升降出入，生化之宇的主体开放论。

神转不回，自组演化的目标指向论。

稳态适应，目标调节的自强不息论。

自强不息，系统整合的生态共演论。

向上，自组织的和而不同和超越包容。

向前，自演化的神转不回的目标指向。

向内，自调节的稳态适应的系统整合。

3. 天人之际中人的主体性

“根于外者，命曰气立，气止则化绝。”

“根于中者，命曰神机，神去则机息。”

“神转不回，回则不转，乃失其机。”

是生命的以物质的依赖性为基础的，自组演化调节的独立性及其目标指向过程。

“一切邪犯者，皆是神失守位故也。”

“非其位则邪，邪则变甚。”

“当其位则正，正则微。”

“邪之所凑，其气必虚。”

“针药治其外，神气应乎中。”

“辨万物之利，察阴阳之宜。”

“一切对生命体发生影响的东西，都是由生命体独立地决定、改变和改造着的东西。”

4. 神气应乎中的自我健康能力

（1）形者，生之舍也

整体边界屏障功能，天人之际相互作用；

主体开放出入信息，目标指向行为现象；

适应目标应激反应，主体界面全息效应。

“器散则分之，生化息矣”，整体边界的丧失，也就意味着系统的消亡。

（2）气者，生之充也

气血津液流通输布，营卫功能自主演化；

厚德载物和而不同，防卫抗病自我清除。

风为百病之长之始，百病皆生乎郁。

“气止则化绝。”“治病之道，气内为宝。”

（3）神者，生之制也：“制则生化，外列盛衰。亢则害，害则败乱，生化大病。”“当其位则正，正则微；非其位则邪，邪则变甚。”是为亢郁旺气，皆根于内；乃“五脏发动，因伤脉色”。这是应激反应的适应性功能目标指向过程的未达目标而发动的正反馈放大效应，本质上是自身“正祛邪”抗病反应的激起，是人的自我痊愈能力。应是生生之具的服务对象和依靠对象，故“治病之道，顺而已矣”，应扶其“正祛邪”之势而利导之，“未有逆而能治之着，夫惟顺而已矣”。

“人百岁，五脏皆虚，神气皆去，形骸独居而终矣。”“神去则机息。”

“神气应乎中”的自我健康能力，就是在天人之际相互作用中锻炼成长发展进化起来的：

人的主体性开放出入，适应性应激反应；

目标性指向过程，功能性自组演化；

稳态性整合调节的功能目标动力学。

这是医学生生之道的目标对象和发展对象，

医药生生之具的服务对象和依靠对象，

医生锻炼成长的学习对象和研究对象。

5. 辨证论治的努力发掘和加以提高

（1）司外揣内，努力发掘：辨证的证，是中医辨证论治的核心概念和逻辑起点。视其外应的证，本质上是天人之际中人的主体开放出入信息，是天人之际的相互作用，是人的主体适应性应激反应，是一种目标指向性行为现象，是神气应乎中的外部表现，是中医视其外应的诊察对象，是中医观控对象的层次所在。

视其外应，以知内藏的辨证，是司外揣内地，对于“证”是人的生生之气神气应乎中的适应性应激反应目标指向过程的理论解释和模型构建。

“知丑知善，知病知不病，用之有纪，诊道乃具。”辨证诊断要从消极现象中，去发现其积极因素的目标指向过程：向前上内的致思就是要问它要实现什么。从病态反应中去发现其背后的生理功能：正反馈的放大效应要想实现什么。“谨守病机，各司其属”，“执其枢要，众妙俱呈”。病机，就是以人的自我生机、神机、气机为其背景的防卫抗病反应之机。

中医学的人本主义意向性思维，向前上内致思方向的创生性实践：就是要通过“视其外应”的功能目标性行为现象，是主体应激反应的适应性功能目标的行为现象；以知其内藏发动的神气应乎中的关于：藏象论和病机论的理论模型建构，并由此相应发展：如何依靠和发展这个“神气应乎中”的自我健康能力和自我痊愈能力的中医养生学和治则学的实践观念和疗效观念。

（2）通变合和，加以提高：中医药的功能乃“方技者，皆生生之具。”

中医学的本质是创生性实践的生生之道：

前体组合，聚毒药以共医事。

间接动员，依靠界面全息效应。

疏其血气，“治病之道，顺而已矣”，是扶其“正祛邪”之势而利导之。勿违时，时不可违。

网络调节，“治病之道，气内为宝”，是助其自组演化调节能力。无代化，化不可代。

生生之道之所以是创生性实践，在于充分尊重和依靠人体自身“神气应乎中”的自我健康能力和自我痊愈能力，并依此内在动力学根据，作为识别选择乃至转化利用生生之具的价值标准，并使之通变合和地对人的生生之气的神气应乎中的加以提高，促成转化。这样，生生之道的创生性实践出现了增益性效应：①努力发掘和加以提高的楔入效应；②生生之具的通变合和的加和效应；③天人合德的生生之效的溢出效应。

这是一种人本主义意向性思维，向前上内致思方向的创生性实践优势。这是对人的生生之气的自组演化调节功能目标动力学，努力发掘和加以提高的人类健康生态医学。

6. 医学不能拜倒在科学的脚下　近代医学的科学化，引发了百年来对中医是否科学的争论，这涉及医学与科学的关系：

（1）人本主义意向性思维的医学创生性实践，与物本主义对象性思维的科学分析性认识论的知识论之间的关系。

（2）向前上内致思方向的对生命自组演化调节功能目标动力学实践的有效性，与向后下外认知方向的，关于物质世界结构本质原因论的认识论、知识论的科学真理性之间的关系。我们曾经历过 1978 年关于科学认识论真理性的大讨论。这次关于真理标准的讨论，实践权威的恢复，应该能够普适性地运用于医学的领域中来。费耶阿本德的提示：“必须要由非科学的力量克服科学的阻力，才能成功。”这是我们兴建人类健康生态医学，需要一次思想大解放的必要前提。

科学是应该能够为医学的健康发展服务，它必须要站在全人类更好地生存和发展的高度去思考问题。医学的科学化是一个误区，科学的医学化才是正道。

疾病医学应该能够前进上升到健康医学，它必须要具有生态学意识，必须承认医学是实践主体的意向性思维，向前上内致思方向的人本主义的创生性实践。科学的对象性思维只是作为客体的形式来理解，只是强调客观化和标准化，只是向后下外认知的追溯“病从何来”，只是单兵独进地对抗而致失道寡助，是因为它遗失了应该如何去“寻找健康的钥匙，团结真正的朋友”的重要任务。

人类的健康生态医学，应该能够实现厚德载物、和而不同地超越包容自然科学的成就。应该能够把疾病医学在关于微观层次上的行为现象，按照生命体以独立地决定、改变和改造的主体性，生命体主体性开放出入的应激反应，是作用适应性功能的目标指向过程来加以理解和加以吸收。应该能够把疾病医学专长的对抗疗法，进行必要的限制并将之上升到更高的阶段，例如“大毒治病，十去其六……无使过之，伤其正也。”“久而增气，物化之常；气增而久，夭之由也。”“无失正，无代化。”“无致邪，无速时。”

医学研究的战略要前移，疾病医学要前进上升到健康医学。

医学服务的战略要下移，从高精尖技术至上，下移为最广大人民健康服务。

医学模式需要根本转变，从追溯“病从何来”的疾病医学模式，转向医学创生性实践目标的人类健康生态医学模式。

医学和医疗资源需要系统整合，使医学的多元性扩展成为可能，推动各种医学如中医、西医、民族医等，能够在彼此交流互动中实现生态和谐和生态共演。

医学要成为生生之道，应该有自己的目标对象和发展对象。

医药要成为生生之具，应该有自己的服务对象和依靠对象。

医生要成为苍生大医，应该有自己的学习对象和研究对象。

中华医药应该能够在兴建健康医学，服务和谐社会的创生性实践中，作出自己应有的贡献。因为中医的诊疗思想是养生保健治病实践必求于本。指导中医诊疗思想的理论基础是“天地之大德曰生”的宇宙演化论哲学。医学模式是：天人合德生生之效的人类健康生态医学模式。赞天地之化育的创生性实践是它的文化观念。辨证论治的司外揣内之努力发掘，通变合和加以提高。基础理论是：神气应乎中的自组演化细节的功能目标动力学。从而使它的诊疗技术，是“方技者，皆生生之具”。

中华医药能够经历几千年的实践考验，能够经历近百年来指责不科学的大难不死，就在于它为医学的健康发展开辟了一条正确的道路。它在经历过单纯依靠对抗疗法的痛苦经验教训，在总结经验教训的基础上，使诊疗思想产生重大的飞跃：它的“赞天地之化育”创生性实践的理念，“方技者，皆生生之具”的本质功能要求，“神气应乎中”自组演化调节功能目标动力学的理论特色，生生之道努力发掘加以提高的实践优势等等，可以成为我们兴建健康医学，更好地服务于和谐社会的良好基础。吴仪同志要求我们认真继承中医学术思想本质，保持发扬中医学术的特色优势，也就是毛泽东同志教诲我们的应当努力发掘、加以提高的一贯精神。

用疾病医学的观点方法指责中医不科学的错误论点可以休矣。

(2007年)

83. 医学整合的境界、胸怀和志气

我是在北医上学的时候，受到彭书记的引领和嘱咐，鼓励我用哲学的方法反思医学上的很多问题。我作为一名中医，在西医院校工作了大约30年，中医和西医的关系、传统和现

代的关系，恐怕也是我们医学整合里的重大问题。昨天下午我听了六位同志讲中医药在促进健康方面的作用，实际上都离不开我们国家最大的实际，就是中医和西医并存这个实际。

一、医学整合的境界

医学需要整合，通过整合来创新。它以什么为境界呢？我想是以人为本的科学发展观，也就是说是以人为本的医学发展观：要为人类健康服务。2000 多年前，班固的《汉书·艺文志》，对医药下了一个公允的定义："方技者，皆生生之具。"用现代语言表述，就是医药实际上是为了人类生命活动的生存、健康、发展以及进化服务的方法、技术、工具。这个定义，我在中国香港、美国讲学，他们都赞成，这是医学功能的定义。

2500 多年前的《周礼》就已经指出了医生是"聚毒药以共医事"，这个"聚"聚合、整合、组合。通过组合，化害为利，化毒为药，服务于养生、保健、治病的需要。"以共医事"，就是参加到医学实践活动中来。

医学实践活动中，按中医的价值观念，医学和医生分四等："上医医国"，上医，上等的医生、上等的医学，医国就是社会环境、生存环境；治未病，没得病就开始治了，"治"是管理，"治"不仅仅是治有病的人，没有病的管理就是现在所讲的健康管理，health care，所以"上工治未病"，上医重在养生。中等的医生，是治"欲病"，将要得的病，现在说叫亚健康，医人，对象是人，任务是保健，诊断是发现自我实现健康的动力。第三等，下医，下等的医学，下等的医生，治已病、已经得的病，强调正气和正气激发的抗病反应，正祛邪之势，机体的调节机制和发动的抗病反应机制，这是中医辨证论治的原理。第四等叫"粗工"，说句不好听的话叫马大哈，"粗工凶凶，以为可攻，故病未已，新病复起"。只要看到临床现象，都去截，都给他打压，结果就是"粗工凶凶，以为可攻"，老的病没好，新的病又起来了。为什么会出现这种情况呢？因为"上工守神，粗工守形"，他观察的只是形态上的问题，"粗工不知求属之道"，这是诊断上的问题。中医的诊和断是两码事儿，中医可观察的是诊，到了断就需要"知丑知善，知病知不病"，看到的是丑的、不好的，背后有可能会改善和转化为治病的或者养生的东西，这就给出医学上一个重大的观点，"四时之化，万物之变，莫不为利，莫不为害"。人生存环境周围物理的因素、化学的因素、物质能量信息等等，没有绝对的好，也没有绝对的坏。医学就是要化害为利，化毒为药。标准只有一个，就是对人是否有利，"察阴阳之机，辨万物之利以便生"，只要对人体阴阳的调节功能是有利的，就是有贡献的。这样就给医学带来很广泛的范围，大量的东西都可以为我所用，"聚毒药以共医事"。

陈竺部长曾经说过一句话，"中医的许多理念将是我国医学创新的源泉"。作为中医，应该回应陈竺同志的这个提法。第一个问题就是"聚毒药以共医事"，这个理念是积极的、健康的、生态的理念。吴仪同志说了，你们中医不是有一个很好的理念"上工治未病"吗？你们为什么不用？你们为什么要跟着人家疾病医学的后面跑呢？近百年来，在疾病医学的眼光里，中医始终是不科学的。总之，第一个境界，是以人为本，还有就是我们的文化自觉，医生作为实践主体的自觉。

二、医学整合的胸怀

医学整合的胸怀有多广呢？第一句话是以人为本，这第二句话就是"大德曰生"。这是中国的哲学观，中国的宇宙观，叫做“天地之大德曰生”，用西方哲学的语言来说，就是宇宙演化中出现的最伟大的事件是物质世界中出现了生命。“大德曰生”具体说有两个要求：厚德载物，和而不同；自强不息，超越包容。厚德载物，不同的物把它整合起来，和而不同。同则不继，就不能产生新的事物。只有把不同的东西组合起来，才有可能产生新的事物。整合，作为我们自主创新的一条道路，就要有这种胸怀。这个胸怀里面包含了不要求同，比如说在中西医结合的问题上，我们很多西医，非常努力地想要把中医拉到和西医一样的水平，用一样的道理来说明问题，就好像只有唯一的真理。和而不同，同则不继。生命是在物质世界中，以物质的依赖性为基础的自我独立性，像黑格尔所说，一切对生命体发生影响的东西，都是由生命体独立地决定、改变和改造过的东西。细菌、病毒导致疾病，是人的机体对它的反应；药物方剂起疗效，也是机体对它的反应。恩格斯说，只有生命体才独立地起反应。不像在物理层次上、化学层次上、机械层次上，是外因决定论，这是医学哲学的根本问题。生命是一个自组织的、实现自稳态和自适应的自调节系统，所以我们医学所要研究的恰恰是生命在它的生存环境和物质环境相互作用中的自我的独立性。这个自我独立性就表现为它的主体反应决定论，而不是致病因素决定论，不是致病因素决定一切。病理变化并不全是消极的，致病因素可以转化为治疗因素，比如中国人发明的种痘，就是由疾病转化为提高免疫力的功能。随着病理学的发展，出现了病理生理学，什么是病理生理学呢？我下了个定义，病理生理学是病理反应行为现象的生理学基础问题，它要到哪里去？它要想实现什么？它由什么样的生理学机制发动？这个问题的提法应该从生命的主体性反应决定论来考虑。中医有没有这个词呢？中医有，正邪相争，是健病之变的基本矛盾，健康就是“正气存内”的自我稳定和“邪不可干”的生态和谐，并不是没有邪，而是邪不能干扰身体自我稳定的调节机制。用生理学家的语言来说，就是强调内环境的稳定以抵抗疾病胜于直接治疗疾病。心身相关的自稳态调节能力有多大呢？100 年前，德国的科学家做了一个锥虫红的实验，锥虫红在试管里证明能杀灭锥虫，在感染锥虫病的动物身上，用锥虫红治疗的时候发现用到 1/6 的剂量就有效了。这位大师提出了一个著名的命题，或者说是跨世纪的命题，就是我还没有给的那 5/6 是从哪里来的？人、动物、生命体自己的自适应、自调节、自稳态的强大力量，医学应该以它作为自己的研究对象、发展对象、依靠对象以及学习对象。

中医近百年来备受苦难，为什么？因为它不是疾病医学，因为他不是认识论的知识论。我们看待一门医学、一个医生，要看实践、看效果。但是，中医始终在为取得科学的承认而努力。百年来我们国家中西医之间的整合成为一个重大的问题，不要认为不符合你的东西就是不科学的，我们现在解释不了的东西太多了。中药有没有消除病因，纠正病理的作用呢？能降血压吗？能抗菌吗？能抗炎吗？能降血糖吗？结论是阴性结果的居多，大量都是无效的。什么原因呢？50 年前，我们的系主任（王叔咸）说中药不是一个单体，不是有效成分对作用靶点的激动拮抗物，是“前体药物”，对我非常有启发。所谓前体药物，是进入体内之后你的生命体还要进行自组织，进行自调节的，而不是你给我就完了。这就是尊重生命体的自组调节的功能。协和的谢少文教授告诉我中医所研究的反应，机体的反应，疗效反应、药理反应，基本上是非特异性抵抗，不完全是特异性抵抗。而且特异性抵抗是建筑在完整的非特异性抵抗的基础之上的，非特异性抵抗的基础不扎实的话，特异性抵抗的形成也是非常困难的，这两条是两位高等的西医老师对中医的看法。所以医学整合的第二个问题，就是要有宽广的胸怀，就是《易经》的说法，“自强不息，厚德载物”，乾卦就是自强不息。自强不息之后是超越包容、厚德载物，而且在自组织的过程中和而不同，把不同的事物组合才能形成新的物质。

三、医学整合的志气

今天我们医患关系比较紧张，今天我们的医生、我们的医院，受气的多，我当了10年全国政协委员，10年间我们医院医生、护士被打的很多，医患关系为什么这么紧张呢？世界卫生组织说，人类健康长寿的影响因素中现代医疗的贡献度只占8%，但是社会对医学寄予非常高的期望。所以产生了看病贵、看病难，都要到大医院。实际上，人的健康长寿不可能依靠打针吃药解决。但是社会上弥漫着对疾病的过度恐惧，对于病原体的过度恐惧，比如说原来的鸡瘟，现在叫禽流感，全球死亡了200人，埋杀了20亿只禽。这里存在一个问题，为什么疾病越来越多了？我们滥用药物加速病原体的变异，产生新的病原体，制造社会对疾病的过度恐惧，然后制造病人对医疗的过度依赖，过度诊疗成为看病难的一个重大问题。

中医对医学的整合的第一句话，就是“聚毒药以共医事”。这个聚，本身就是整合，这是他的基本部分。医学的发展要求“览观杂学，及于比类，通合道理”，“览观杂学”就是整合，这个整合是要干什么呢？是要把实践论的道和认识论的理统合起来，沟通起来，组合起来，整合起来。我们近百年来中西医之争，传统和现代之争，关键就是实践论的智慧和认识论的知识体系之争。胡适说西医能说清楚得哪种病，病是什么情况、什么性质、什么原因，即使治不好，但是西医是科学的，因为他回答了疾病的位置和原因，这是近代医学模式。中医能治好病，但是说不清楚得的是什么病，所以中医不科学。治好了病也不科学，不仅在100年前是如此，在2003年SARS期间，仍然如此。当SARS出现以后，我们的病毒学家还不清楚SARS的病原体究竟是什么，中国香港的、美国的、中国内地的科学家都有不同的见解的时候，广州的中医已经把它治好了，不管它的病原体，中医对付病毒性疾病不抗病毒。中医不认识病，能治好病，这是我们百年来的一个困惑，因此，要把中医怎么治好病，中医里面科学的道理，中医药物是怎么回事儿等等搞清，取效甚微。1978年一场大讨论，就是检验认识论的真理性标准是什么？是实践，中医医学是创生性的实践，就是我们所说的“天地之大德曰生”，这是他的宇宙观、价值观。中医的文化观念是“参赞天地之化育”，参加、赞赏这宇宙之间生生不息的万物。而且更重要的，它是强调生态，追求的是“万物并育而不相害”，“与万物沉浮于生长之门”，你活，让细菌病毒也得活，你杀不完，细菌病毒在地球上来的比你早，人家是几十亿年以前来的，你到现在才存在了几百万年，每个人体表、腔道的细菌数是你细胞数的10倍，你杀得完吗？只能跟它们和平共处，叫做“正气存内，邪不可干”。“阴平阳秘，精神乃治；精神内守，病安从来”。中医特别强调神，丧失了神，就失去了自我调节能力。我记得1979年广州会议上我做了个发言，中医强调的是心身相关的自稳态调节，英国人在20世纪60年代初就认为，中医之所以强调内环境的稳定以抵抗疾病胜于直接治疗疾病，生命的健康是人自身实现的。所以中医有一句话——“成败倚伏游乎中”，用现代语言来说，每个人都是他自己的健康或者疾病的制造者，每个人养生保健的任务都是自己应该来注意的。

医学作为科学这个问题上，国际上的观点是这样的：1999年世界科学大会，有两个任务，第一个任务是总结20世纪科学对人类生存发展的影响，第二个任务是承诺21世纪的科学应该站在全人类更好的生存发展的高度来思考问题。科学对人类生存发展的影响成为评价科学的标准。联合国教科文组织对21世纪教育的宗旨有两句话：第一句话是培养人的自我生存和发展的能力，人是具有自我生存和发展能力的，而且可以通过教育加以培养；第二句话，帮助个性全面和谐的发展，承认每个人的个性，能够帮助其全面和谐发展，21 世纪的教育宗旨是这个。21 世纪不应该继续以疾病为主要研究对象，而应该以人类健康作为医学研究的主要方向，也就是医学模式的转变。对于医学模式恩格尔认为，现在统治西方医学是疾病模型。他所提出的“生物-心理-社会模型”的对象仍然是疾病模型，原来的疾病模型仅仅是有物理、化学的原理来解释疾病现象，现在又加上了心理，加上了社会。当我们现在提出来促进健康，如果我们诊断上不去发现健康的动力，那么医学怎么去依靠它、发展它呢？只能在外围做点不是趋利，是避害的工作，中医几千年来积累的没有疾病医学的这套东西，它强调的养生保健治病必求于本，求的是人的自我实现健康的动力，以及自我实现痊愈的能力。1993 年美国邀请我去讲学，给我出了个题目，人的自我痊愈能力，给了我启发，就是我们医学的诊断要努力寻找健康的钥匙。

我们对医学的整合，第三个问题就是要有志气。我们医生，“医”的是“生”，学的是“生”，向生命学习，生命的自我健康能力和自我痊愈能力是内生性的卫生资源。我们现在医疗卫生体制改革应该考虑外源性的医疗资源能不能依靠和发展内生性的卫生资源这种思想，医学教育、医学模式、诊疗思想由此应该带来一个重大的转变。

我们国家的医学，特别是医学哲学、医学人文学、医学社会学的同志们，对我们医学界提出了一个重大的命题，引导我们下一步如何从事医改。我曾经说过，医改到现在医还没有改，就是医学的诊疗思想、发展模式和价值观念还没有改。医学整合的境界是以人为本；胸怀是大德曰生；志气就是我们要相信人的内在的卫生资源和创新医学的实践相结合。过去我们仅仅是在旧的医学模式下，今后我们要觉悟了。

2000 年在外地会诊，我说《毛选》第一篇文章第一段话讲：“谁是我们的敌人，谁是我们的朋友，这个问题是革命的首要问题。”难道这不是医学的首要问题吗？对于看到的许多临床表现，我们都认为是敌人，都是坏的，都要去镇压，都要去对抗，所以我们在医学上，就是努力找病，除恶务尽，带来了当代全球性的医疗危机。但是大家往往不大注意毛泽东下面一段话：“中国过去的一切革命成效甚少，就在于没有能够团结真正的朋友，以攻击真正的敌人。”我想这句话值得我们医学界反思，希望我们在医学整合这条道路上胸怀更宽广，团结更多的朋友。

本文系“首届医学发展高峰论坛”主题报告，发表于《医学与哲学（人文社会医学版）》2010 年第 1 期

84. 医学为何，中医何为？

一、疾病医学的医学观

现在，不论医生还是医学生，都认为医学的任务就是千方百计找“毛病”，而评价医学的发展水平，就是看它寻找、发现、确诊疾病的能力，因而企图通过医学对疾病的认识，发展相应的、针对疾病的治疗方法和预防方法，来达到征服和消灭疾病的目的。近百年来，几乎把这个观点作为一个至高无上的命令。不但医生这么认为，甚至病人也这么认为。边远地区的病人到大城市，找大医院，找名医，首先就是企图能够找出“毛病”，确诊这个病在什么地方。这样的观念，就叫疾病医学的医学观。这种医学观，使中医在 20

世纪以来，一直被认为是落后的、原始的，或者是不科学的。

二、医学与科学

曾任北大校长的胡适有这么一段评述，也代表了社会一般的看法。他说，西医能说清楚患者得的是什么病，虽然治不好，但西医是科学的。或者说，即使治不好，也是科学的。而中医虽然能治好患者的病，但就因为说不清楚他得的是什么病，所以，中医不科学。因此，20世纪以来，曾经广泛流传一句话："有疗效也不等于科学。"自1895年，从日本引进"科学"这个概念以来，"科学"这个概念在我国一直拥有着至高无上的地位，不科学就认为就是坏，就是落后。因此，中医就有了悲惨的命运。当时，无论是北洋政府还是南京政府，主持卫生工作的人员，多数从日本回来。他们把日本消灭汉医的经验和办法拿到中国来，1914年把中医排除在教育系统之外，1929年则通过了废止旧医案，企图消灭中医。

那么，医学到底是做什么的？医学是不是科学？医学是不是必须是科学？

1. 不能用科学标准衡量的中医学　1997年8月，世界卫生组织会同FDA和NIH讨论对传统医学研究和评价的方法论问题，会上得出结论：医学并不等于科学，中医算不算医学，也不能以科学的方法做出判定。首先是关于有效成分这个问题。传统医学的研究，往往都从药入手，而研究药又将精力集中在有效成分的研究上。但有效成分这个问题很复杂，其定义非常困难。人参是皂苷，但并不一定皂苷多了人参的质量就好。银杏叶是黄酮，黄酮的含量多了，银杏叶质量也不见得就高。因此，必须将生药制剂的整体作为有效成分。当然，制定标准时还应该考虑栽培、收获、加工、调剂等相关因素。其次是关于有效性的问题。有效性是通过体外实验或动物实验来判定的，其观察到的生物作用未必能够完全照搬到人身上，其作用必须通过临床研究确认。第三是循证医学的问题。循证医学在中医界怎么用？循证医学的"证"和辨证论治的"证"是一个词，但是，循证医学现在还是疾病分类学的诊断和思想。也就是对抗医学的医学思想。因此，它需要随机、需要双盲、需要对照。但是，随机试验和安慰剂对照，都未必适用于生药制剂的临床研究。传统医学以患者自身为对照，作为个案。个案研究对不同背景下的研究提供模型，理想的共同研究模式。而现在，一张方子100例，然后对照，病情变了药也不能变，这不道德！中医讲求的随机是随机应变！病机在变，药也在变，但现在的随机变成了死守一个方子，这是刻舟求剑。因此，用西医看似科学的方法来衡量中医不具有现实意义。而正因为西医在一些方面能够用科学的方法加以测量，中医不能够用科学的方法进行验证和解释，才导致中医长期以来被排斥在医学大门之外。

2. 全球性医疗危机的启示　近现代全球性医疗危机，向我们发出质疑，那就是：医学是不是一定要符合科学方法？符合科学方法的西医对人类的健康来说是不是最有利的？人类究竟需要什么样的医学？

我们都知道近现代医学遇到了前所未有的危机，主要分为四点。第一是以疾病为对象的现代医学危机。以疾病为对象的现代医学把发现疾病、征服疾病作为医学目的。疾病分类学有三个要素，即病因、病理、病位。具备这三个要素就称为疾病。如原发性肾上腺皮质功能亢进，其病因是原发病，其病理是功能亢进，其病位是肾上腺皮质，因此，原发性肾上腺功能亢进是种病。如果三个要素有一个不全，就不能称为疾病而称为综合征。现代医学水平决定于是否能诊断疾病以及早期发现、早期确诊。然后研究相应的能对抗这个病因、病理的，能清除病灶的治疗，希望通过这些途径达到征服疾病的目的。但经过几十年的实践证明，这种以对抗疾病为目的的医学并不能完全征服疾病。第二是消除病因的治疗危机。从20世纪30年代发现磺胺以来，不断发现并生产了大量的抗生素。这些抗生素以其显著的对抗传染病病因的效果在医学舞台上辉煌了一段时间。但很快细菌、病毒就对这些抗生素产生了耐药性，大量抗生素被淘汰。医学界又不断研究出新的抗生素以对付这些耐药的细菌、病毒。然而，“道高一尺，魔高一丈”，细菌、病毒的变异比研制新药的速度还要快，迫使医学不断研究新的药物，造成了医疗费用的上涨。同时针对病因的治疗还加速病原体的变异而制造了新的病原体。如疟疾原来用奎宁治疗效果很好，但很快就出现了耐奎宁的疟疾原虫。医学界又研究出青蒿素来对抗耐奎宁的疟原虫，效果很好，但现在又出现了耐青蒿素的疟原虫。这种耐青蒿素的疟原虫就是针对病因的治疗所制造出来的新的病原体。另外，即使病原体对抗生素敏感，也不一定能治好疾病，如艾滋病患者死于细菌的感染，而感染细菌都是常见菌群。以上现象说明，针对病因的治疗出现危机。第三点是纠正病理的治疗危机。医生对高血压病人降血压，给糖尿病病人降血糖，给体内出血病人凝血，给发热病人退热，这些都是纠正病理的治疗方法。这种治疗方法在近期内效果很好。但从整体长远效果看往往不是好的，甚至对人体是有害的。如心肌梗死患者出现心律失常时，用抗心律失常药治疗，心律失常很快得到纠正，但长期抗心律失常会使心肌梗死患者致死率增多。又如对糖尿病患者应用胰岛素，身体血糖很快下降，但血糖下降后，身体为抵抗低血糖，交感神经兴奋，血管收缩。长期的血管收缩就会造成血管玻璃样变，引起糖尿病性肾病、糖尿病性脑病等。从整体长远效果来看，只是降低血糖治疗糖尿病是自害的。再如对高血压患者应用降压药后，血压很快就会下降，但一旦用上抗高血压药物，就要终生服用，高血压病并没有被治愈。一旦停药就会发病。同时，血压升高是为了使身体各重要器官得到必要的能量供应而发生的，如果人为的降压就会损害大脑、心、肾等重要器官。所有这些例子说明纠正病理的治疗存在危机。第四是清除病灶的治疗危机。清除病灶的治疗最常见的是，通过大量输液把药物输送到靶器官、靶细胞，达到清除病灶的目的。通过静脉给人体输液带来了很多问题。比如说，20年纪的人经静脉输液很容易因液体输入太快，引起肺水肿。还有，拿葡萄糖液等来说，500ml葡萄糖液或盐水中，每毫升内有几千个微颗粒，最大的颗粒大约在4μm。而身体内毛细血管最狭窄的地方只有4μm大小。所以，输500ml的葡萄糖液或生理盐水时，就会有20万个微颗粒进入体内。其中大于4μm的颗粒在毛细血管最狭窄处过不去，带来了毛细血管末端的栓塞，引起疾病。除此之外，静脉输液给人体带来了外源性物质的长驱直入，外源性物质的长驱直入带来了体内化学物质的污染。体内化学物质的污染造成了两个结果：一个是人体白细胞减少。20世纪初正常人的白细胞（8.0～10.2）$\times 10^9$/L，现有只有（5.0～8.0）$\times 10^9$/L。另一个是男性的精子数20世纪内下降了一半，由此看来清除病灶的治疗也出现了危机。

那么，引发全球性的医疗危机的原因何在？首先，是技术统治了医学，术统治了学。古语有云：“学者，术之体。”学是术的本，术是学之用。而现在则倒过来，技术统治了医学，这里的技术主要指针对疾病的技术，它千方百计地找到疾病的毛病、征服疾病并消灭疾病。按照西医现行的因果论和微观世界本质论，要求找出病在什么地方、什么性质、什么原因，即病因、病理、病位。它认识的方向是向后、向下、向外的。它建立的基础是微观世界本质论，由器官到组织到细胞到分子，认为愈是低层次的愈能反映事物的本质。

从20世纪以来，这种消除病因的治疗，很快出现抗药、耐药。以前用青霉素，5万单位，现在一次就 100 万单位。现在最高级的抗生素万古霉素，英国已经出现细菌专以万古霉素为生；而在美国，40% 以上的结核病人具有耐药性。所以，直接对抗、消除病因的治疗并不乐观，而且它最为不好的地方在于加速病原体的变异。换句话说，制造新的病原体、新的疾病。现在艾滋病难医治的主要原因就是在艾滋病病人身上，实际上有十几个亚性变异，变异很快。因此，人和微生物之间的斗争没有穷尽之时。相反，细菌并不是我们绝对的敌人，杀菌可以转化为给菌。在治疗广谱抗生素容易引起的伪膜性肠炎，大连医学院的康白教授把正常人的粪便稀释后，然后灌到病人的肠子里，叫做重建正常菌群。我们体表的细菌数是我们正常的人体细胞数的 10 倍以上，永远杀不完。可是，在以前，中医治疗感染性疾病，在实验室无法证明它抗菌或抗病毒时，就说它不能杀菌或是抗病毒，这并不准确。感染，不仅有细菌，有黏附作用，还有黏膜免疫。不杀菌，作用在其他两方面，病一样会好，这就是生态和谐。因此，可以说，中医学在自体性感染和病毒感染性疾病中有着非常广阔的前景。而且，病毒性疾病必须用抗病毒治疗并不是最好的治疗方式。抗菌治疗、抗病毒治疗会加速病原体变异，在变异过程中出现耐药。因此，近现代医学危机的根源是主要针对疾病的近代医学模式长期统治医学。

三、医学的目的

说到底，就是医学的目的和对象到底是什么的问题。作为对危机的回应，医学也在一些方面发生了根本性的转变。医学的现代化发展取向主要有以下几点：

第一是化学层次的医学观上升为生命层次的医学观。1962 年卡逊发表《寂静的春天》，揭示了以农药为代表的直接对抗和化肥为代表的直接补充，对人类及其生存环境的危害作用。从农业而反思医学，人们发现，几十年来由于大量使用化学合成药的化学疗法，带来了与药物有关的化学污染，人体不断受到化学物质的冲击。由此产生长期的不良后果化学界也意识到问题的严重性和根本性，就在于仅仅从化学层次追求物质基础来看待医学，不可避免地危害生命体的自组织性和自我调节能力，危害生命体的生存健康和发展。由此提出了绿色化学和环境友好化学的概念，发展关于组合化学的技术，企求适应于对人类及其生存环境有利的生态学要求。

第二点是生物医学上升为人类医学。记得恩格尔曾经说过，今天统治着西方医学的疾病模型，是生物医学模型，这种模型已成为一种文化上的至上命令，即它现在已获得教条的地位。它认为疾病的一切行为现象，必须用物理和化学的原理来解释，这是还原论的办法。它认为任何不能作如此解释的，必须从疾病的范畴中清除出去，这是排外主义的办法。它把敢于向生物医学疾病模型的终极真理提出疑问，并主张建立更为有用的模型的人，视为异端。他提出应该由生物医学向生物-心理-社会医学模型实行转变。由于心理和社会因素只是在人类才具有，因此应该是从生物医学上升为真正的人类医学。

除了这些，还有一点是从疾病医学上升为健康医学。医学的现代化需要建设性和进取性的医学。在这里有一个对医学的本质功能的重新理解的问题，既然人是医学的主体，就应从对人的理解中去揭示人类医学的功能。医学应发挥其建设性和进取性的功能，以帮助和保证人的自我的痊愈能力和健康能力充分地发挥和实现。不应该像过去那样，疾病医学把疾病完全看作是“恶”的体现，努力去发展能对之直接对抗和补充的替代性物质手段，以期实现其征服疾病和消灭疾病的医学目的。从而使医学成为限制人的自我痊愈能力和自我健康能力充分发展的桎梏，疾病医学的局限性就在这里。

虽然恩格尔提出生物医学向生物-心理-社会医学模型的转变，但他仍然局限于疾病模型，没有摆脱疾病医学教条的束缚。《医学的目的国际研究计划》（1993 年）指出："当代世界性的医疗危机，根本上是由于主要针对疾病的技术，统治医学的长期结果。"因此世界卫生组织在《迎接 21 世纪的挑战》报告中明确提出："21 世纪的医学，不应该继续以疾病为主要研究领域，应该把人类的健康作为医学的主要研究方向。"医学的目的和本质功能要从专注于发现和确诊疾病到征服和消灭疾病的疾病医学，上升为以发现和发展人的自我痊愈能力和自我健康能力为主旨的，为人类生命活动的生存健康发展服务的健康医学。

那么第四点就是对抗医学上升为生态医学。消极疾病观的医学观，以努力发现疾病的本质原因性诊断的病因病理病位为己任，以努力发展消除病因、纠正病理、消除病灶的直接对抗补充的替代性物质手段为目标。然而这种直接对抗和补充的替代性物质手段，却经不起实践的检验和时间的考验，纷纷出现了反目的性的效果。消除病因的抗代谢药物，很快出现耐药乃至多元抗药，它加速病原体的变异和药物的淘汰，增加新药研制的难度和费用，制造新病原和新的疾病，使医疗费用不断上涨。针对这一医疗危机，医学开始从对抗疾病技术走向生理学的自我调节和痊愈。正如 1971 年拜因豪尔等指出的那样："医学的发展具有质的飞跃的主要标志，在于对调节机制和防卫反应机制活动原则的有所阐明。"而生理学的主题，就是机体的稳态和适应是如何实现的，这正是人的自我健康能力和自我痊愈能力之所在。

四、中医的优势

由上面的论述可以看出，现代医学正在从西医寻找病因、病理、病位的向后、向下、向外的认知方式向以"人"为本的向前、向上、向内的认知方式转变，而这种方式恰恰是中医所倡导的非对抗而是合作，非部分而是整体，非静止而是辨证施治、因人而异的医学观。中医学是一门"究天人之际，通健病之变，循生生之道，谋天人合德"的健康生态智慧学。中医不同于西医的传统有以下几点：首先，中医的传统不是疾病医学；第二，中医不是物质科学；第三，中医不是认识论上的知识论。中医的问题从一开始就和胡适的不一样，中医关心的是从哪里寻找健康的钥匙。

中医的优势和学术本质，第一是"人"，第二是"生"。"生"是中国文化中的价值观，认为人们应该"赞天地之化育"，追求的目标是"天人合德"，也就是"你活我也活"，人要活，细菌病毒也要让它活，这就是生态，就是"万物并育而不相害，与万物浮沉于生长之门"。只有有了这样的大气度，才能把周围环境中的因素转化为有利于"生"的因素。所以，中医学的传统要回到《汉书·艺文志》，即"方技者，皆生生之具"。

由此可以看出，中医药是为人类生命的健康、发展、进化服务的方法、技术、工具，其对象是天人之际中人的"生生之气"的健病之变，不局限为疾病实体。其任务是：养生莫若知本和治病必求于本。"本"分为三种：一是养生治病实践的目标之本；二是养生治病实践的依靠对象之本；三是养生治病条件选择的价值标准之本。这与疾病医学的"识病"必求于本有着根本的不同，疾病医学中的"本"主要指病因、病理、病位。其方法是：辨证论治的发现和发展人的生生之气的自我痊愈能力和自我健康能力。其手段是："聚毒药以共医事"的化害为利和化毒为药，转化利用为"生生之具"。其目标是：谋求实现"标本相得，邪气乃服"、"阴阳自和，病必自愈"、"正气存内，邪不可干"、"精神内守，病安从来"的天人合德，生态共演的“生生之效”，以实现“万物并育而不相害”、“与万物沉浮于生长之门”。

除此之外，更为重要的是中医是健康智慧学，对象是人。阴阳自和论是中医的自组织理论，《内经》病机十九条揭示了机体自稳调节机制和防卫反应机制。中医研究要从以“病”为目标的框架中解放出来，发扬辨证论治的优势。中医的生生之道强调“上工治未病”，即“上医医未病之病”，“中医医欲病之病，下医医已病之病”。“上医医国，中医医人，下医医病。”不能将中医仅局限和降格为疾病医学。中医学是哲学、医学、临床经验的统一体，其基本特点是重视人体各种器官和功能之间的关系，而不重视这些器官和功能的实体是什么，西医正相反。这点对理解中医非常重要。但只说中医是总体观、西医是还原论是不准确的，中医以总体观为中心，也有五脏六腑等类似还原论的东西；西医以还原论为主，也力求能从总体上把握人体。从关系入手研究人体这个复杂体系正是中医的精粹科学内涵。中医的传统在于不看敌人看朋友。它的诊察，是在寻找健康的钥匙。它的思想是：养生、保健、治病必求于本，在于发现动力。所以中医学的诊断，是目标动力学的诊断。

这里的目标指的是稳态和适应，即：对内实现稳态，对外实现适应。一个生物体只有实现了这样的目标，才能存在和发展。动力则是指对于主体性的开放，对于自组织演化的调节。100年来，我们不断谈“科学”、“伪科学”等等，这是假问题。科学就是科学，医学就是医学，各有各的任务，各有各的领域，我们非常尊重科学家，他们也想帮助中医回答问题，但是，化学家、物理学家、生物学家，甚至生命科学家，当不了医生。医生有医生的领域。人的自我痊愈能力、自我实现健康的能力才是根本。一切医药手段都是为这个根本服务的。

综上所述，中医不同于西医有两个方面：

一是对象，西医的对象是“疾病”，一切手段都是为了对抗疾病，这是一种只看局部、不见整体的医疗方式。按照西医现行的因果论和微观世界本质论，要求找出病在什么地方、什么性质、什么原因，即病因、病理、病位。它认识的方向是向后、向下、向外的。而中医的对象是“人”，即将人作为整体考虑，不单单针对疾病，更为重要的是看到疾病与其他部分的关联，而非单纯的头痛医头、脚痛医脚。而且，中医注重的是调理、疏导、化解，而非简单的对抗，这就突破了西医为主导的单一医疗模式，实现医疗模式的多样化。

二是手段，西医医病的主要手段是通过针对疾病的技术对抗疾病，其理论基础是还原论，即用微观解释宏观、用局部代表整体，这就容易导致医疗手段的一元化，其主要问题就是抗体和耐药性。与此相反，中医主张辨证诊断的方式，即主张诊断，需要判断“丑”与“善”，“知丑知善，知病知不病，用之有纪，诊道乃具”，进一步，就是去粗取精，从致病因素中去寻找可供医疗的因素，从病态反应中去发现其背后隐藏的生理功能。与西医重视物质结构实体、疾病的原因和它的定位不同，中医学所重视的是机体的功能目标动力，强调时和势，因势利导以求和平共处。更进一步说，中医学将人与自然有机地结合一处，不仅将人看作一个整体，同时也将人与整个自然融为一体。将医学从人与疾病的对抗、人与自然的对抗引向人与疾病、人与自然的和谐相处。

那么，如何解决现代医学困境呢？我认为行之有效的途径就是走中西医结合之路。我们现在面临着一个划时代的重大学术思想转折，就是由疾病医学向健康医学转化，生物医学向人类医学转化，对抗医学向生态医学转化。这样一个重大的转折时期，价值观念、疗效观念都需要重新的考虑。那么，把18世纪、19世纪的东西拿来当现代化，这就是闭目塞听了。所以书籍要领导新潮流，现在正是一个时机，这个时候非常重要。我原来在北大和王序教授在20世纪70年代合作编写了一个《中医药研究成果汇编》。这之前他就做了许多粗制品，结果基本上都失败了。我的实验室跟辉瑞合作过，按照西方标准的筛选，中药适合的几率非常小，所以在这本书里面王教授强调中药的重要性：第一，中药不是萃取的，是水溶物；第二，中药是微量的；第三，中药的作用是调节。

这就说明，中医药在治病、诊断疾病上不如西医，在疾病医学上不如西医，但是在健康医学、生态医学角度上来说，却代表了医学未来的发展方向。或者说，西医和中医各有其适用的领域，单凭哪一方都无法做到尽善尽美。因此，唯有中西医结合，才能克服西医为主导的医学面临的困境，使医学更好地为人类的健康服务。比如说肿瘤问题，就可以成为中西医结合的典范。我不是肿瘤专家，但我行医50多年，肿瘤病人见了不少，也治好了不少。但是我用的中药里面没有抗癌药物。对肿瘤来说，西医不是一点办法没有，而中医也不能包打天下。中药的数量有限，但为什么能够一直有效？就是因为中医不是一条道跑到黑，证变，药也变，而西医往往是一直用到无效为止。生物体的最基本功能之一就是适应，适应了药就失效，生物体还会变异，这就糟糕了。有一个例子，治疗儿童中毒性痢疾时用完全剂量的抗生素，死亡率70%～80%；用1/6剂量的抗生素，生存率70%～80%。为什么呢？因为全剂量的抗生素把细菌都杀了，死亡的细菌尸体产生大量毒素，使身体死亡。而用1/6的抗生素将细菌杀死了一部分，其余的则被机体自身的免疫系统消灭，从而存活率反而增大。

因此，中医药的传统是调动“六分之五”。一位患者治了两年的白血病，联合化疗的效果是，幼稚细胞只能降到40%，吃了中药之后进行同样的化疗，幼稚细胞可以降到4%以下。由此可以看出中医还有增效的作用。中医并不想包打天下，但是在中国，本着“上医医未病之病，中医医欲病之病”的原则，把养生保健真正做下去，就可以摆脱疾病医学框架的束缚。医学应该驾驭技术，而不是技术统治医学，而我们现在的医生实际上退位了。中医有三大优势：发挥医生的主观能动性，发挥病人的主观能动性，发挥周围环境的能动性。这是应该发展的。

当代全球性的医疗危机，是主要针对疾病的近代医学模式长期统治医学的结果。建立与完善公共医疗卫生体系要兼顾可及性、费用成本和医疗质量，而作为传统医学代表的中医药在这方面很有优势。因此，重新审视医学的目的，将有助于实现医学模式的根本转变。中医的整体观、辨证施治、治未病等核心思想，对医学模式的转变将产生深远的影响。

中医和西医都存在各自的优势和局限性，唯有走中西医结合的道路才能真正发挥各自所长，让医学更好地为大众的健康服务。现在中国在现代化，国外发达国家想回归东方。因此，东西方各自在抛弃自己的传统。西方在抛弃笛卡尔、牛顿的传统，东方在抛弃阴阳五行的传统，而各自又向对方的传统靠拢，这就不自觉地成了“扬短避长”。记得有一个女性作家，她的两句话让人深受启发，她说：“成为自己，比什么都重要。”什么叫成为自己？我就是我！中医就是中医！政协就是政协！中国就是中国！首先要成为真正的我。另外一句是：“不要千方百计去影响别人。”中医包打不了天下，现在有人提出非常高的要求，让中医包打天下，什么病都让它治，这当然不行，也没必要。的确，现在中医界能够应付社会上很多的难题，身心医学的问题、病毒性感染的问题、自体感染性的问题、心脑血管病的问题。中医也有助于延长寿命，改善生命质量，但唯有在发展中医自身的基础上，走中西医结合的路子，利用各自的优势互相协作，才能更好、更全面地为人类的健康服务！

本文载于中国中医药出版社2011年1月出版的《名师与高徒
——第五届著名中医中药学家学术传承高层论坛选粹》

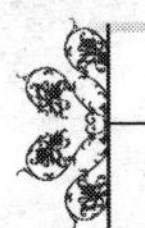
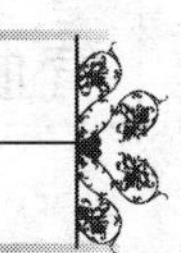

五、基础理论假说

中医学观控对象和基础理论

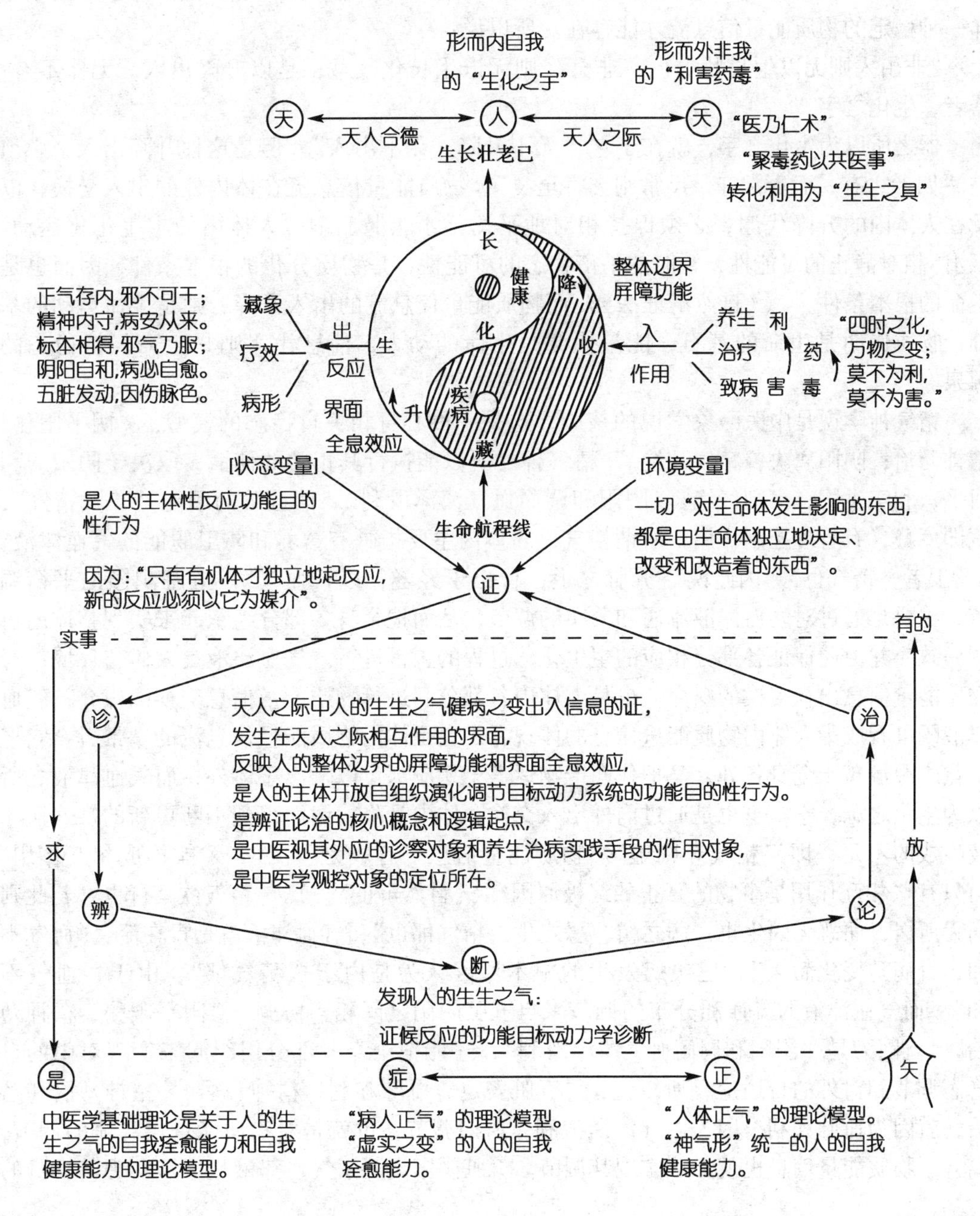

85. 气血津液在藏象和辨症中的地位

一

中医学的藏象学说，把人体看成是由五脏阴阳调节和气血津液流通所组织起来的有序结构。人体生存于环境，不断有着与环境的相互作用，这种相互作用的最基本内容，是物质能量信息流不断地从环境输入人体，以及不断地从人体输出于环境，生命体正是由于这样一种稳定的物质能量信息流才能存在。所以说：

"非出入则无以生长壮老已，非升降则无以生长化收藏；是以升降出入，无器不有；器者，生化之宇。"

器之所以为生化之宇，就在于它"无不升降，无不出入"。但是这种升降出入，必须是"四者之有，而贵常守，反常则灾害至矣"。物质能量信息流在体内外的出入交换，以及在人体内的升降代谢，必须保持相对地平衡，才能保证正常人体内的生生化化运动。"物体相对静止的可能性，暂时的平衡状态的可能性，是物质分化的根本条件，因而也是生命的根本条件。"（《自然辩证法》）而物质能量信息流的出入升降，则是生命运动的基础：物质代谢是生命的基石，能量代谢是生命的动力，信息代谢则是生命保持稳态的源泉。

精气神学说是中医藏象学说的核心，这是一种心身相关自稳态的模型："阴平阳秘，精神乃治；阴阳离决，精气乃绝。"精气神之所以能执行其正常的使命，取决于阴阳的和而平；和实生物，离则气绝；"阴阳和调而血气淖泽滑利"。而五脏的职能是"藏精气"，藏即库藏，有管理控制作用，所谓精气，在体内主要指具有营养和防卫职能的气血津液，"营卫者，精气也，"因此说"五脏之道，皆出于经隧，以行血气"。五脏阴阳的平衡调节，主要是通过对气血津液流通和分布的调节，从而把全身各部分组织起来实现整体的协调一致，并由此保证各部分相应的生生化化过程的正常进行。气血津液是人体与环境进行物质能量信息出入交换的媒介，也是人体内各部分间进行物质能量信息交换的媒介；气血津液既可看成为人体内物质能量信息的体现者，也是体内物质能量信息流的携带者。它把生化之源输布于全身各处，又把代谢产物运送于相应部位以输出于体外；而气血津液之所以为生化之源，它本身也是通过内外出入交换和体内升降代谢而得到不断更新的。气血津液生成的不足，即"精气夺则虚"。物质能量信息只有成为"流"，才能构成相互作用，而只有"相互作用是事物的真正的终极原因"（《自然辩证法》）。"精气欲其行也，若此则病无所居，而恶无因生也：病之留，恶之生，精气郁也"；气血津液就是贵在流，"血气不和，百病乃变化而生"，把疾病发生的根本原因认为是由于"精气郁"，由于"血气不和"。而气血津液的流通和分布的调节来自五脏阴阳之间相互协调，"阴平阳秘，精神乃治"，就因为是"阴阳和调而血气淖泽滑利"，才能把全身各部分组织起来实现对内的自稳态调节和对外的自适应，所以说："五脏安定，血脉和利，精神乃居。"精神乃居和乃治，就因为血脉和利，因为血气淖泽滑利；所谓调节，也就是对物质能量信息流的调节，离开了物质能量信息也就无从实现其调节。五脏阴阳离开了气血津液也无从实现其本身的功能，五脏阴阳的功能体现必须通过气血津液流通分布的变化表现出来。五脏阴阳所体现的心身相关的自稳态，就通过升降出入的“常守”而表现出来；反之自稳态的破坏，也主要通过升降出入的“反常”表现出来，例如：

“脉盛，皮热，腹胀，前后不通，闷瞀，此谓五实。脉细，皮寒，气少，泄利前后，饮食不入，此谓五虚。浆粥入胃，泄注止，则虚者活；身汗得后利，则实者活。”这些临床表现，反映了升降出入的反常，这是由于气血津液流通分布的变化。而生命的终结，表现为升降出入流通的停止，例如，呼吸和心搏的停止标志为死亡的到来，说生命在于运动，就在于气血津液的流通；而精气夺则虚，精气郁则病。

二

疾病是邪正相争的过程，邪之所凑，其气必虚，而邪气盛则实，精气夺则虚；因此，病是邪实正虚的对立统一。

症合虚实，中医学辨症诊断模型包含着邪实和正虚的对立统一。辨症诊断中关于邪气盛则实这一面，《素问·至真要大论》在病机十九条中，论证了风寒热湿燥火等是“皆根于内”的人体主体性反应，因此在诊断上强调求其属。例如：“诸暴强直，皆属于风；诸风掉眩，皆属于肝。诸痉项强，皆属于湿；诸湿肿满，皆属于脾。”为此，刘完素指出：“掉眩收引，闷郁肿胀，诸痛痒疮，皆根于内。”这些临床表现是人体自稳调节对环境刺激变化所产生的主体性反应。在人体与环境的相互作用中，强调了人体自稳态在相互作用中的主体性；因此《素问》指出“谨守病机，各司其属”，刘完素指出“治病不求其本，则无以去深藏之大患”。

为什么说：风寒热湿燥火等邪气盛则实的旺气是“皆根于内?”原来这些都是机体原有机能亢进的主体性反应。王履说：“夫充于一身者，一气而已，即其所用，所病而言，于是乎始有异名耳；故平则为正，亢则为邪。”例如：“阳气，则因其和以养人而名之，及其过动而张，亦即阳气亢极而成火耳。”指出：“人之所以藉以生者，气也；气者何？阴阳是也。夫阴和阳，可以和而平，可以乖而否，善摄与否，吉凶于是乎歧之!”阴阳和而平所实现的整体稳态，是为正气；阴盛而寒，阳亢而热，则是邪气，寒热也就是阴阳亢盛的结果。这些为着抗病而动员起来的原有机能亢进，需要相应的物质能量信息流去加以实现的；因此，亢则为邪的基础，有着气血津液分布的调节的参与，因为气血津液的供求水平，决定着相应部位的代谢水平和功能水平。

为什么说“诸风掉眩，皆属于肝”？肝被喻为“将军之官”，风被视为“百病之长”(之始)，肝与风之间的中介是关于血的流通分布的变化。肝藏血，司疏泄而喜条达，它用以执行防御职能的就在于“藏血”，藏有管理控制之意，即是通过它管理控制血的分布流通来实现其防卫职能。因此，在治疗上：疏肝与散风同源，平肝与熄风同理，还总结了：治风先治血，血行风自灭；以及治风先养血，血充风自灭的规律性认识。为什么说“诸湿肿满，皆属于脾”？脾与湿之间的中介是关于津液的运化输布的变化。正因为五脏阴阳的调节，主要是通过气血津液为主的物质能量信息流分布的调节，实现对体内的自组织和对外的适应；因此，邪气盛则实的旺气作为主体性抗病反应，它们的基础也就主要地表现为气血津液分布的变化。症的时相变化的内在基础，同样也是五脏阴阳调节通过对气血津液流通分布变化的结果。

在抗病过程中机体气血津液的重新分布，长于此者短于彼，为了支援重要器官必将削减一些次要部位的供量而导致“郁”；也有为了减少体热的散失而表现为体表的郁，或为使病变局限防止扩散而有局部的郁：“郁处于头则为肿为风，处耳则为挶为聋，处目则为䁾为盲，处鼻则为鼽为窒，处腹则为胀为府，处足则为痿为蹷”（《吕氏春秋·郁达篇》）。这是郁于不同部位而导致不同部位的临床表现。

华岫云总结郁之为病，认为：“六气著人，皆能郁而为病，如伤寒之邪，郁于卫，郁于营，或在经，或在腑在脏。如暑湿之蕴结在三焦，瘟疫之邪客于募原，风寒湿三气杂感而为痹，总之邪不解散，即谓之郁。”反过来也可认为，郁不解散而为邪，即郁则为邪。指出：“七情之邪，如思伤脾、怒伤肝之类，其原总由于心，因情志不遂则郁而为病。皆因郁则气滞，气滞久则必化热，热郁则津液耗而不流，升降之机失度，初伤气分，久延血分，而延及郁劳沉疴。”也就是气血津液的郁滞是临床表现的内在基础，所以说：“血气不和，百病乃变化而生。”

为什么说风为百病之长或之始？风的本质是血气不和以及由此造成的血气供求关系的不平衡。正是由于在抗病过程中，血气重新分布是最基本的反应型式，又是其他反应型式赖以发动的基础，因此最早描述“症”的时相变化的就是从风谈起的：

“今风寒客于人，使人毫毛毕直，皮肤闭而热，或痹、不仁、肿痛。

病舍入肺，名曰肺痹，发咳上气。

传而行之肝，病名曰肝痹，胁痛出食。

肝传之脾，病名曰脾风、发瘅、腹中热、烦心、出黄。

脾传之肾，病名曰疝瘕，少腹冤热而痛，出白。

肾传之心，病筋脉相引而急，病名曰瘛。”

急性危重症，则是由于“急虚，身中卒至，五脏绝闭，脉道不通，气不往来；譬如堕溺，不可为期”。

慢性病例如《金匮要略》有血痹虚劳篇，痹的音义同闭，上述的皮肤闭为热、肺痹、肝痹等等，都是郁滞之义。张锡纯指出：“虚劳者必血痹，而血痹之甚，又未有不虚劳者也；知治虚劳必先治血痹，治血痹亦即治虚劳也。”正因为气血津液提供物质能量信息，因此慢性病的虚劳的治疗，当然要重视如何改善气血津液的流通的输布问题。

张仲景的《伤寒论》，从寒这个角度总结了症的时相变化规律，称为六经辨证，而明清温病学从温热角度总结症的时相变化规律，称为卫气营血和三焦辨证。它们的共同基础都是气血津液的重新分布的连锁反应，伤寒和温病与《玉机真脏论》的描述相比较，有许多的共同的；更可贵的是后世丰富和发展了传变规律的若干细节，并赋予相应治疗措施，以及对不同阶段治疗宜忌的规定性以确切的内容。所有这些，比之应激学说的时相概念，无疑是更加具体细致和实用得多。

三

气血津液是人体内物质能量信息流的主要体现者和携带者，是人体内自稳调节的调节对象，对内的自组织和对外的自适应，就是通过对气血津液的重新分布来实现的，因而这是抗病反应的基础，所谓血气不和，百病乃变化而生，就指出了这种关系。于是，中医学治疗原则，也就规定为从“疏其血气，令其调达，而致和平”。五脏阴阳自稳调节之所以重要，就因为“五脏安定，血脉和利，精神乃居”。治疗手段之所以能获效，就在于能使气血津液流通分布的“反常”向“常守”实现转化。为此，李中梓指出：“疏其血气，非专以攻伐为事，或补之而血气方行，或温之而血气方和，或清之而血气方治，或通之而血气方调，必须随机应变，此治虚实之大法，一部《内经》之关要也。”（《内经知要》）把疏其血气作为治虚实之大法，就在于邪盛则实，无非是亢则为邪，郁则为邪，是原有机能的亢进和气血津液的郁滞；而精气夺则虚，则又主要指气血津液的不足（生成或输布的不足）。症合虚实，辨证论治的中心思想就在于把物质能量信息流的自调节作为研究对象，因为邪气盛则实和精气夺则虚的基础，都是气血津液的变化。对于邪实，汗吐下消法着眼于“通”，使通之而血气方调；温法和清法，旨在全面改善血气供求关系：温之而血气方和，清之而血气方治。对于正虚，或补之而血气方行，或调其失衡，或补其不足；涩法旨在减少气血津液过度地耗散。由此，药治八法都着眼于气血津液，特别是它们的流通，因为只有流通才能完成输布物质能量信息的功能。

本文为与李月玺大夫合作，发表于《北京医学院中医药研究成果汇编》（1979～1981年）

86. 试论津液

一、升降出入——气、血、津液的流通性

生命体作为开放系统，不断与环境进行物质、能量、信息的交换，以进行自我更新、自我复制、自我调控，维持其生存。中医学将这种物质、能量、信息的流通称为“升降出入”。认为一个机体从出生起，发育、成长、壮大到衰老的过程，就是依靠升降出入的过程来实现的：“故非出入，则无以生长壮老已；非升降，则无以生长化收藏。”当升降出入停止，机体的生命也就完结、死亡；“出入废则神机化灭，升降息则气立孤危”。任何一个生命系统都存在升降出入，只是存在着物质、能量、信息变化、流通过程的简单与复杂以及生命周期时间长短的不同而已：“是以升降出入，无器不有。……故无不出入，无不升降。化有小大，期有近远。”人体从整体到器官、组织、细胞、亚细胞……各层次均有自己的升降出入，中医学的对象着眼于人体的整体水平。正常时机体升降出入的流通是保持相对恒定的，当流通失常，则稳态破坏，会引起机体正常生化活动的紊乱，发生疾病：“四者之有，而贵常守，反常则灾害至矣。”中医学的藏象学说作为人体的自稳态模型，气、血、津液则是人体内物质、能量、信息的基本载体。气、血、津液升降出入的相对平衡靠阴阳五脏来调节，人体的自稳态及防卫反应主要通过气、血、津液流通的变化来实现的。健康是其流通的常，疾病则是其流通的异常，气、血、津液流通的变化可以反映到人体外部，因而是中医藉以认识健康和疾病的依据。

二、津液流通的普遍性

人体从体表到脏腑，无不依靠气、血、津液的流通和输布。对于气的广泛和重要性，长期以来受到人们的重视，目前已开展了多学科的深入研究。血的流通是在封闭的脉管

内，形成了如环无端的闭环通路。津液，则浸润于全身各处，并可通过多种途径出入于人体。相比之下，津液的流通，更具有普遍性和重要意义。

津液是由中医学方法论特点所决定的带有系统性质的概念，它是一种“概念性统一体”（Conceptual unity，或译“概念性单位”）〔祝世讷．医学的系统时代与中医．医学与哲学，1982（3）：7〕。津液，可看成是人体除血液以外的一切体液系统，包括组织液、淋巴液、胃肠道消化液、脑脊液、体腔及关节腔液等等，以及排出体外的汗、尿、泪、涕等分泌物和排泄物。它是体液中各种已知物质（诸如各种电解质、蛋白质、氨基酸、葡萄糖、脂肪酸、维生素、酶、激素、神经介质、抗体、补体、裂解素……）及尚未确知的物质的功能组合，它包含了现代医学中的物质代谢、水电解质平衡、淋巴循环、脑脊液循环、胃肠内分泌、神经体液调节以及免疫系统等多方面的功能作用，也将包含着还未被现代医学充分揭示的其他作用及微妙关系。

1. 从中医有关论述来看　中医认为，人体从皮肤、肌肉到经络、关节、脏腑、脑髓、空窍……都有津液的流通，以维持它们的正常功能：“以温肌肉，充皮肤，为其津”；“谷入气满，淖泽注于骨，骨属屈伸、泄泽，补益脑髓，皮肤润泽，是谓液”；“液者，所以灌精濡空窍者也”；“水谷入于口，输于肠胃，其液别为五……为溺与气……为汗……为泣……为唾”。这里，津液主要是充润皮肤，温养肌肉、脏腑，补益骨、脑髓，滑润关节，润泽空窍等作用。它来自水谷之所化，它的生成、输布、排泄过程是“饮入于胃，游溢精气，上输于脾。脾气散精，上归于肺，通调水道，下输膀胱。水精四布，五经并行”，其中是与脾、肺、肾、小肠、大肠、三焦、膀胱等多个脏腑密切相关，也要受肝主疏泄及心主血脉功能的影响。

当津液流通出现障碍，必将影响各脏腑、组织功能而出现相应的病证，如“津脱者，腠理开，汗大泄；液脱者，骨属屈伸不利，色夭，脑髓消，胫酸，耳数鸣”；“三焦不泻，津液不化，水谷并行肠胃之中，别于回肠，留于下焦，不得渗膀胱，则下焦胀，水溢则为水胀”；“已有所结，气归之，津液留之，邪气中之，凝结日以易甚，连以聚居，为昔瘤，以手按之坚”。再如常见的水液停聚形成痰饮“在肺则咳，在胃则呕，在心则悸，在头则眩，在背则冷，在胸则痞，在肋则胀，在肠则泻，在经络则肿，在四肢则痹”……因而津液流通的变化，是构成各种病证的重要基础。

2. 结合现代医学临床来看　津液流通变化可影响人体各个系统功能障碍。例如：

饮食进入胃肠道后，其消化吸收过程离不开胃肠道分泌的各种消化液，这些都是津液的组成。津液的流通自始至终存在于营养全身的同化作用过程及排除异化作用后代谢产物的全过程中，一旦发生异常，会致代谢紊乱。以多饮、多尿为主要表现的消渴症，多属现代医学的糖尿病或尿崩症，就是反映了体内物质代谢的紊乱。人体的代谢产物，包括400多种化学物质，其中由尿中排出的有229种，汗中排出151种，呼吸排出149种……以呕吐、尿闭为主要特征的关格证，相当现知的尿毒症，正是津液流通障碍后代谢毒物在体内蓄积所致。

在心血管系统中，冠心病、动脉硬化症、高血压病等也有由于津液流通失常而致的痰瘀症。

津液流通受阻，积蓄而致水肿病证中，可涉及水电解质平衡、淋巴循环等多个环节。

消化道、呼吸道的炎性分泌物也是津液流通变化成痰的内容，咳痰和呕吐都有清除异物、毒物和病菌等作用。痰核流注、瘰疬等病证，多属淋巴结核或其他淋巴结的病变，是免疫反应的表现；瘿瘤如其中的甲亢也与免疫反应的发生密切相关。由于津液和血可互相沟通，血中之“液”渗出脉外则为津液，津液又可“填精补髓”，所以津液的变化是可以影响到免疫器官骨髓及淋巴循环、淋巴结等的，它既涉及体液免疫又可影响细胞免疫。

津液失调所致的病证中，不少还与神经系统功能失常有关。如：与痰有关的癫、痫、狂、眩晕、梅核气等病，痰火扰心，痰迷心窍等证，分别在癫痫、精神分裂症、植物神经功能紊乱、神经炎等病中常见。这由于津液与脑髓有联系，其中可能与脑肠肽有关，反映了神经内分泌调节中会广泛存在津液流通的变化。

由上可初步看到津液广泛存在于人体，其流通变化是涉及多系统、多脏腑的，因而具有普遍性重要意义。

三、津液流通的可观性

升降出入“四者之有，而贵常守，反常则灾害至矣”，常守或反常，主要通过气、血、津液流通的变化，而在人体界面而有的反映，“欲知其内，当以观乎外，诊于外者，斯以知其内”（《丹溪心法》），这就是由外知内，唯象的研究方法，通过气、血、津液流通变化的外在表现，由象知脏，以推论内在阴阳脏腑的功能状态。我国人民正是这样长期反复地从人体外部对输出的信息——气、血、津液流通的变化进行观察，对“常守”——健康时的表现即“藏象”和“反常”——疾病时的表现即“病形”以及用药和针灸等治疗之后的表现即“疗效”进行了比较，积累了大量的知识和经验，形成了独特的、科学的辨证论治理论体系。

从气、血、津液流通变化的可观性上来看，气虽然无处不到、无所不有，但极难直接观测，它的流通出入总是以津液为载体，如呼出气，实际是水气形式。血，实质上是气与津在特定如环无端的脉管内的组合，循而营养周身：“营气者，泌其津液，注之于脉，化以为血”，除在出血或血瘀症有一定外在表现外，一般情况下是不能在脉外、体外见到的。人们所能直接见到的出入变化的物质，大多是以液态形式表现的汗、尿、泪、涕、唾、痰、呕吐物等，粪便中也含有水分，且依其含水量呈不同形态，这些都是津液的具体表现。四诊中大量的内容与津液有关：望诊、闻诊中皮肤的润枯、水肿，口、鼻、眼分泌物的性状，舌质、舌苔的湿润度、滑、腻……问诊中汗出、口渴、二便异常等等，都是力求从津液流通的微细变化中来探知人体内阴阳五脏调节及反应性的失调。例如：

1. “自利不渴者，属太阴，以其藏有寒故也”：“……小便白者，以下焦虚有寒，不能制水。”一般说，口不渴、无汗、小便清长、痰涎清稀、舌润苔滑……是寒证时津液的变化所见。

2. “温病三焦俱急，大热大渴，舌燥，脉不浮而躁甚，舌色金黄，痰延壅甚，不可单行承气者，承气合小陷胸汤主之。”一般说：口渴喜冷饮、小便短赤、口干舌燥、痰黄粘稠、大便干结……多是火证、热证或燥证中津液耗伤的表现。

3. “中风发热，六七日不解而烦，有表里证，渴欲饮水，水入则吐者，名曰水逆，五苓散主之。”“夫水病人，目下有卧蚕，面目鲜泽、脉伏、其人消渴；病水腹大，小便不利，其脉沉绝者，有水，可下之。”口渴欲饮，水入即吐或伴水肿，苔白、滑、腻……是阳虚气不化津、津不上承而水饮内阻，这些在水、湿、痰证中可见。

4. “舌绛而光亮，胃阴亡也，急用甘凉滑润之品。”见口渴不欲饮，盗汗、舌红无苔或少苔、少津，脉细数……是阴虚证中津液的变化反映。

5. “阳明病，口燥但欲漱水，不欲咽者，此必衄。”则是瘀证。

……凡此种种正虚邪实之证，都包含有津液升降出入的变化，由于它们普遍存在，又可被观察，因而构成四诊中的主要内容。

四、津液研究的可行性

由于津液流通在人体广泛存在，对维持各脏腑组织功能的相互协调具有重要作用，其流通的变化可以通过各种外在表现反映出来，因而历来被作为临床诊断、治疗的重要依据，这就为津液的研究，提供了有利条件。

可以通过津液流通的变化，帮助辨证与鉴别类证，例如：“伤寒，不大便六七日，头痛有热者，与承气汤，其小便清者，知不在里，仍在表也，当须发汗……宜桂枝汤。”再如：“阳明温病，干呕口苦而渴，尚未可下者，黄连黄芩汤主之。不渴而舌滑者属湿温。”

可以观察病情传变及判断预后，如“太阳病，如其不下者，不恶寒而渴者，此转属阳明也。”“大下之后，复发汗，小便不利者，亡津液故也，勿治之，得小便利必自愈。”

也是决定治法、用药的根据，如：“哕而腹满，视其前后，知何部不利，利之即愈”；“伤寒，汗出而渴者，五苓散主之，不渴者，茯苓甘草汤主之”；“阳明病……小便自利者，此为津液内竭者，虽硬不可攻之”。

在中医治疗的八法中，均包含有调节津液流通变化之意。汗、吐、下、消、涩诸法，是直接调节津液不同途经的升降出入，温法是加强津液运行的动力，清法是祛除耗伤津液的原因以存津，补法则是改善五脏调节津液流通的功能，使动静适度。

张仲景的《伤寒论》，全书397条，有关口渴条文40条，汗出条文77条，对小便的论述60余条之多，可见津液变化在诊疗中的价值，并且十分强调“津液自和”在疾病自愈中的作用——即人体有自行调节津液流通变化的能力，使其维持相对平衡稳定而使疾病自愈，“……津液自和，便自汗出愈”。当自身调节无力时，我们应该帮助其实现这种自和，因而这成为治疗疾病的根本原则。温病学派在辨舌、验齿、白痦等方面观察津液变化，提出了“救阴不在血，而在津与汗”，“留得一分津液，便有一分生机”等著名论点。这些丰富的内容，蕴寓着人体调节机制的内在机理，值得我们认真加以整理研究的。

现代科学观察技术方法的进步，为津液的研究，创造了有利条件。由于津液流通变化在人体的可观、可测，便于我们设计可行的研究方法和观测指标，可以充分利用各种分析化验手段如放射免疫技术等，对唾液、汗液、胃液、尿液、脑脊液等等进行研究，以充实和丰富辨证诊察的内容。

本文为与李立大夫合作，发表于《北京医学院中医药研究成果汇编》(1979~1981年)

87. 阴阳自和稳态演化模型

《素问·阴阳应象大论》的“阴阳者，天地之道也，万物之纲纪，变化之父母，生杀之本始，神明之府也；治病必求于本”这段话，揭示了中国哲学的世界观或世界模型；这个模型认为“万物负阴而抱阳，冲气以为和”。

中国哲学的功利观强调“和为贵”，和之所以可贵，贵在“和实生物”。认为“天地之大德曰生”，世界上最可宝贵的是生生不已，之所以能够生生不息，就在于“和”。宋代杨万里说：“天地之道，本乎阴阳；夫阴阳之道安在哉！在乎生物而已，天非和不立，物非和不生。”和之所以生物，是阴阳对立双方“合二为一”地结合起来成为高一层次的整体，体现为新的质的规定性，这反映了组织起来的相互作用最一般的规律，因此被称为“天地之道也”。它又成为我们认识“万物之纲纪”，辩证法的认识论就根源于此，因而被称为“神明之府”，它是我国传统的科学方法论基础。

“和实生物，同则不继”，和的前提和基础是不同。《姚氏周易学》指出：“盖阴阳之生物，必阴自为阴，阳自为阳，而后二者合，物乃生焉。”例如氢与氧化合成水，而氢加氢依然是氢，不能形成新事物，这是同则不继。和包含不同，能容纳不同，“万物负阴而抱阳，冲气以为和”这个模型，可以用黑格尔的话充当它的近代表述：“可见某物之所以有生命的，只是因为它本身包含着矛盾，因为它正是那个能够把矛盾包括于自身并把它保持下来的力量。”这个力量就是“和”，就是结合、组合、综合、融合。“和”本身包含着阴阳，它把阴阳包括于自身，这叫“阴阳自和”；并把它保持下来，这是“自稳态”。阴阳自和是中国哲学的世界模型，也成为中医学的稳态理论模型，因此说：“阴阳者，天地之道也”；同时也是治病必求的“本”。

阴阳自和作为整体的稳态，是指在周围环境的变化中保持自身的整体性和主体性。这是一个与环境因素不断相互作用的开放系统，这种相互作用的基本表现，是通过最基本的物质能量信息流，不断从环境输入以及向环境输出。任何一个生命系统都是输入输出系统，生命体正是由于一种稳定的物质能量信息流才能得以存在。为此指出：

“出入废，则神机化灭；
升降息，则气立孤危。
非出入，则无以生长壮老已；
非升降，则无以生长化收藏；
是以升降出入，无器不有；
故器者，生化之宇。
器散则分之，生化息矣；
故无不出入，无不升降。
……
四者之有，而贵常守；
反常则灾害至矣，
故曰：无形无患，此之谓也。”

王冰注：“器者，谓天地及诸身也。”即大至天地宇宙，小到各种个体，都是开放系统，故称“升降出入，无器不有”。通过内外出入的物质能量信息交换，构成一事物与他事物的相互作用；通过内部升降的物质能量信息流，实现各部分之间的勾通，得以不断地进行生生化化，实现对自身有序结构的自组织和更新，因此说“器者，生化之宇”。

整体性边界区分了内外，边界又是一事物与他事物相互作用的作用面：环境的刺激作用于此，系统的反应表现于此，成为我们得以认识其个体特征的边界。例如细胞则以其细胞膜为其整体性边界：“有机体是经过多少万年的进化才分化出来的，外膜已和内部区别开来，并具有遗传下来的一定结构。”医学的对象是完整的人，着眼机体的整体性，因为：

“无论骨、血、软骨、肌肉、纤维质等的机械组合，或是各元素的化学组合，都不能造成一个动物。”标志人体整体性的边界是：体表的皮肤黏膜和感官，以及与外相通的腔道的黏膜面，包括呼吸道、消化道、泌尿道、生殖道等等。环境的物质能量信息流由此输入体内，系统的物质能量信息流由此输出；环境的刺激作用于此，人体的各种反应表现于此。临床上通过表现于此的各种反应来进行观察和作出判断，也是通过这些界面输入刺激以进行治疗的。这是中医学的主要方法。

内部包含的阴阳，标志为对立的双因素调节：阳主动，阴主静；阳主调动，阴主节制，成为最基本的调节模型。阳升阴降，升包含着从低层次的东西经过结合上升为高层次的东西，降包含着从高层次东西降解为低层次的东西；升、降、调、节共处于统一体中不断地取得协调，从而实现整体的稳态。阴中有阳，阳中有阴，体现为它们之间的互根和可以互相转化的依据；也标志为阴阳层次的无限可分，以及各层次都包含有各自的双因素调节。阴阳之间的反S曲线，标志阴阳双因素调节构成的自振荡节律，它在不同个体不同层次表现不同波长的振荡周期；它可以将外部刺激的涨落变化加以吸收缓冲，从而保持整体的稳态。贯串直径的中线，代表着个体的一条量变质变相统一、连续性和阶段性相统一的不可逆的生命航程线。在正常的生活期间，反S曲线的自振荡围绕这条中线往复地运动，其均值接近这条中线，由此构成整体生命过程中的稳态和动态的统一。

由于自稳态的调节能力总是相对的，由于维持整体稳态的需要，系统的“升降出入，四者之有，而贵常守”。内外环境的超常变动，升降出入流通的反常变化，“反常则灾害至矣”；从而使自振荡节律偏离中线，如此“阴胜则阳病，阳胜则阴病”，一方的亢胜则伤害另一方并导致整体和谐稳态的破坏。所以说：“亢则害，害则败乱，生化大病”，器作为“生化之宇”的基本职能受到伤害，系统自组织的生生化化不能正常地进行，这是“亢”之主要为害所在。

生命的常态，主要表现为升降出入流的“常守”；生命的病态，主要表现为升降出入流的“反常”；而生命的终止也主要地表现为升降出入的停止，例如呼吸心搏停止表征死亡、脑电图的平直表征脑死亡也意味着信息流的停止，这就是“出入废则神机化灭，升降息则气立孤危”。

系统之所以能在环境变化中保持其自稳态，来源于内部执行自组织自调节自适应的“神机”，所以说：“根于中者，命曰神机，神去则机息”，没有了自调节也就失去了自组织能力。王冰称之为：“生气之根本，发自身形之中，中根也”，这个中根就是“根于中”的神机。但是这个发自中根的“神机”，又是通过内外出入交换中，不断从环境获得物质能量才得以发生和保持，以及在同环境变化信息的不断相互作用中才得到锻炼和发展。因此说：“出入废则神机化灭”，正如王冰注为：“生气根系，悉因外物以成立，去之则生气绝矣”，即根本在于它是一个开放系统。自稳态的开放是主体性的开放，是为了保持自身完整的整体性和独立的主体性的开放，失去了主体性也就无所谓开放性。系统的主体性表现为：①在开放过程中，对环境物质能量信息是主动地、主体性地吞并融合，改造过来为我所用；②对环境刺激的涨落变化，能加以缓冲吸收而保持自身整体的稳态；③能对环境刺激独立地起反应：“只有有机体才独立地起反应，新的反应必须以它为媒介”，这是任何一个系统所以能够表现其个体特征的依据。

有机体的主体性反应是通过它的整体性调节为其媒介，通过整体性调节所发动的，因此通过对主体性反应的外观表象考察，可以进而对其自稳态及其调节机制的个体特征进行系统识别，这就是“由外知内”的唯象的黑箱方法。对于这样不能打开的黑箱，作为一个完整的整体，人们只能用模型的方法去理解它，因为打开黑箱所了解的部分及其总和都不能等于整体，各个部分只能反映各该局部的低层次的质，它们的简单相加并不能体现整体层次的质的特性。自稳态强调系统的主体性，人们可以从它的主体性反应去认识它完整的系统功能。自稳态强调内外部协调和协和，人们应当尊重和遵循这个规律，帮助它顺利地发展和更好地发挥它的功能。阴阳自和稳态模型强调：和为贵，通为顺，稳则健。“和”就是组织起来，就是强调整体性；“通”就是升降出入，强调主体性的开放，出入就是开放，升降体现了主体性；“稳”就是协调适应，这是发展的根本条件，也是体现个体特点的根本条件。不和的极端就是离散，于是“器散则分之，生化息矣”；“阴阳离决，精气乃绝”。整体性的对内调节和主体性的对外反应，都是通过物质能量信息的升降出入才能实现，这是事物间相互作用的最基本内容。而“相互作用是事物的真正的终极原因，我们不能追溯到比这个相互作用的认识更远的地方，因为正是在它背后没有么什要认识的了”。因此通过对物质能量信息流的升降出入变化的观测，从而认识对象的主体性反应，以及由此对它的整体性调节的稳态特征作出系统识别。例如：“脉盛，皮热，腹胀，前后不通，闷瞀，此谓五实；脉细，皮寒，气少，泄利前后，饮食不入，此为五虚。浆粥入胃，泄注止，则虚者活；身汗得后利，则实者活。”脉盛皮热是内部气血流通亢进，腹胀前后不通是内外出入不畅，闷瞀是信息流通受阻；脉细皮寒气少可谓内外流通减少，泄利前后是出多，饮食不入是入少。所谓虚实，无非是升降出入的反常：“此皆荣卫之倾移，虚实之所生”，也就是“血气不和，百病乃变化而生”。不稳来源于升降出入的反常，不通的极端，于是“出入废则神机化灭，升降息则气立孤危”。和与稳都根源于升降出入的通，因此治疗的着眼处在于：“疏其血气，令其调达，而致和平”，即从正常的流通以达内部的“和”和对外的“稳”。“治病之道，气内为宝”，帮助实现“正气存内”的整体和谐稳态，是主要通过“治病之道，顺而已矣”，即以通为顺这个途径来实现的。

阴阳自和稳态模型用来理解治病必求于本，决定了它“辨证”的模型方法和形成“辨症”的疾病模型，决定它治疗目标的追求和治疗措施的选择。

本文发表于《中医药研究参考资料》1984 年 5 月

88. 中医学的理论模型及其临床思维方法

每一门科学都要以思想和概念的形式来表述自己的对象，一门科学就是已被整理并正在发展着的知识体系，中医学就是用自己的思想观念的理论模型来表述医学对象的概念体系。而医学对象的理论模型就成为中医理论体系的核心，因为理论模型一经建立，就决定中医关于医学对象的观点，决定其实践的方向和目标的追求，决定其看什么和怎么看、治什么和怎么治、防什么和怎么防、决定其诊治方法的选择和临床思维方法的特点，决定中医的价值观。

养生知本与治病求本

医学对象是关于人与环境相互作用中的人的疾病和健康及其互相转化过程。防止发生由健康向疾病的转化是预防医学的内容，帮助实现由疾病向健康的转化是临床医学的任务。理论医学的起源在于强调因果性解释，这里包括：①引起疾病的原因；②防治疾病时医生的作用；③疾病对人体所起的影响；④医学实践和研究的目的。医学就是研究人体在其与环境的相互关系中关于疾病和健康互相转化规律的科学。

预防医学要通过趋利避害以养生保健，根本的问题，是怎样识别环境因素的利与害，正确区分利害的标准是什么，以及什么是防病保健的根本原因。中医学规定了养生莫若知本的根本原则，提出："故凡养生，莫若知本，知本则疾无由至矣。"（《吕氏春秋·尽数》）

临床医学则是要通过化毒为药以帮助实现愈病的转化，关键的问题，是怎样识别什么是致病的毒或治病的药，区分毒和药的科学根据是什么，以及什么是实现愈病转化的根本原因。由此，中医学提出了"治病必求于本"的根本原则。

环境因素对于人体的影响，"四时之化，万物之变，莫不为利，莫不为害"。所以古代是毒与药并称，例如《周礼》把医师的职责说成是"聚毒药以共医事"；《史记·留侯世家》称："毒药苦口利于病"；《素问·移精变气论》指出："今世治病，毒药治其内，针石治其外"。毒药并称是合乎辩证法的，因为没有什么绝对的药，没有什么药不可以因错误使用而转化为毒；也没有什么绝对的毒，没有什么毒不可以因正确利用而转化为药。医学的任务和医生的主观能动性，主要表现为能够化毒为药以帮助实现愈病；医学的缺陷或医生犯诊治错误，主要也就表现为化药为毒而增添或制造疾病，导致药物公害。因此，"因药病生"的药物病的本质，归根结底在于医学和医生本身，是医源性疾病。

或认为疾病是人体对环境变化刺激因素引起的反应和适应过程，其实，健康何尝不是人体对环境变化刺激所产生的反应和适应过程；中医学把疾病和健康都看成正邪相争的过程，都是正邪对立的统一。因为，"相互作用是事物的真正的终极原因，我们不能追溯到比对这个相互作用的认识更远的地方，因为正是在它背后没有什么要认识的了。"（《自然辩证法》）

健康与疾病的区别在于：健康状态是"正气存内，邪不可干"；疾病状态是"邪之所凑，其气必虚"。健康状态并不意味着没有"邪"的存在，只是因为人体自稳调节这个"正气"存内，邪气并不能干扰破坏人体自稳调节所维持的整体和谐稳态。从疾病向健康的转化，也不意味着是"邪"的彻底消失，它只是从"邪之所凑"向"邪不可干"实现了转化。因此在发病和愈病转化过程中，在正邪之间的相互关系上，是正为本，邪为标，人体自稳调节这个"正气"起着根本的主导作用。黑格尔认为，对生命发生影响的东西，都是由生命独立地决定、改变和改造着的东西，恩格斯指出，因为在这里，"只有有机体才独立地发生反应……新的反应必须以它为媒介"。

正气存内的"正"，是中医关于健康的理论模型，这是一种"精神安乎形"的心身相关的整体和谐自稳态。最基本的稳态模型就是阴阳自和，例如"阴平阳秘，精神乃治"。正气，也就是维持此种和谐稳态的自组织自调节自适应机制，可以简称为自稳调节。阴阳，又是最基本的自稳调节模型：阴主静，阳主动；阴主节制，阳主调动。在预防医学上，如果能够"察阴阳之宜，辨万物之利，以便生，故精神安乎形，而年寿得长"。只有察其对人体阴阳稳态调节的宜与不宜，才能正确地辨识环境万物中哪些是利或不利，抓住人体阴阳稳态调节这个正气，抓住维持稳态实现防病保健这个根本原因，抓住区分环境利害的唯一标准，所以说："故凡养生，莫若知本，知本则疾无由至矣。"

治病必求于本，既是诊断要求，又是治疗目标。它指出治病的任务是帮助实现愈病，诊断的根本目的应当找出实现愈病转化的根本原因，要找出正确区分毒和药的科学根据。它指出在诊治过程中，在医生（工）与病人（病）的相互关系上，是“病为本，工为标，标本不得，邪气不服”；“标本相得，邪气乃服”。

病为本，正为本；工为标，邪为标，病人自身的正气，是他实现抗病愈病的根本原因。病人正气的“症”，是中医关于疾病的理论模型，病人正气这个“症”的具体特点，是正确区分毒和药的唯一科学根据。“症”是治病求本诊断观所要找出的“本”，辨症就是治病求本的具体化；如果诊断没有找出病人正气（症）及其具体特点，即使找到了“邪”，采用了直接针对邪气的拮抗治疗，仍将是“粗工凶凶，以为可攻，故病未已，新病复起”。这也就是因为“标本不得，邪气不服”。

什么是具体致病的毒？只有“因病始知病源之理”；什么是具体治病的药？它的“愈疾之功，非疾不能以知之”，这种具体疾病状态的中医理论模型就是“症”；只有具体的“症”，才是正确识别具体的毒和药的唯一科学根据。凡是有助于从具体的“症”实现向正气存内的“正”转化，就是从具体的药物“愈疾之功”。因为中医治病求本治疗观追求的根本目标，就是向“正气存内，邪不可干”实现转化；“治病之道，气内为宝”，就是为了实现正气存内的整体和谐自稳态。凡是破坏人体正气的自稳调节，促成向“症”的转化，或者不利于帮助由“症”向“正”转化，甚至还增添新病的则是致病的毒，这就是“因病始知病源之理”。

养生莫若知本和治病必求于本，涉及医学上的根本问题。中医养生知本的预防思想，建立了正气存内的“正”这个健康模型，被看成抗病防病的根本原因和识别环境利害的唯一标准。中医治病求本的诊疗思想，建立了病人正气的“症”这个疾病模型，被看成抗病愈病的根本原因和区分毒和药的科学根据（图1）。

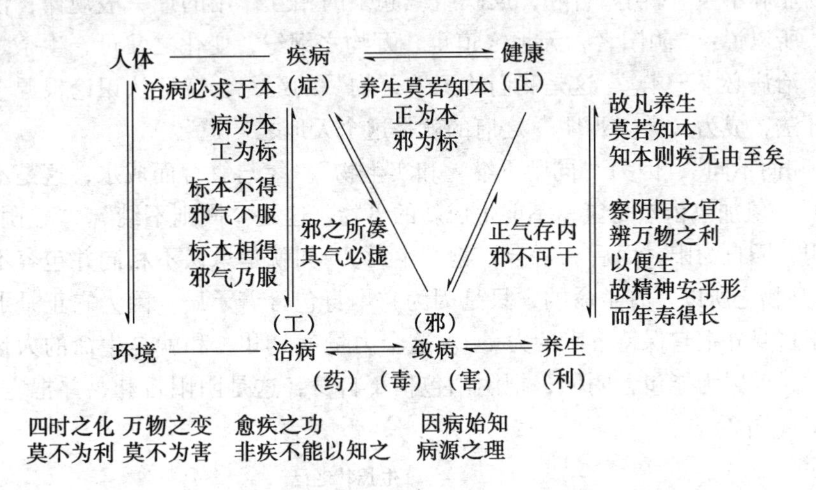

图1　治病必求于本与养生莫若知本

阴阳自和的稳态模型

“只要自然科学在思维着，它的发展形式就是假说。”（《自然辩证法》）假说、理论、模型、规律以至整个科学，都是对客观实在的一种反映，而且在某种程度上简化了它所表示的实在。列宁指出："规律 = 现象的静止的反映"，"规律把握住静止的东西——因此，规律、任何规律都是狭隘的、不完全的、近似的"。由于假说、理论、模型、规律和科学，都只是简化地近似地反映客观实在，所以就需要不断加以充实、发展和完善。只要理论模型忠实地表现客观实在的一个侧面，就是一个有用的模型。在科学实践中，人们使用理论模型对客观实在的行为进行预测。如果预测的结果说明这个理论模型还有缺点，就应对它修正补充，甚至再寻求一个更好的模型。这样，理论模型的认识方法程序成为科学方法论的核心，因为理论模型一经建立，就决定着实践方向和目标追求，决定实践方法的选择。所以海森伯认为，自然科学不单是描述和解释自然，它也是自然和我们自身之间相互作用的一部分，它描述的是那个为我们探索问题的方法所揭示的自然。探索问题的方法决定于我们的理论模型，即决定于我们关于对象的观点。

"理论自然科学把自己的自然观尽可能制成一个和谐的整体"，中医学的阴阳自和稳态模型，强调的是整体和谐的人天观，从而决定了自己的方法论，并且它"在任何时候都必须用思想的首尾一贯性去帮助还不充分的知识"，构成中医学完整的理论体系。

阴阳自和是中国科学哲学的自然观，是最基本的世界模型，强调"和为贵"，认为和之所以可贵，贵在"和实生物"；(《国语》)。天地之大德曰生，世界上最可宝贵的是生生不息，生物所以不断地从低级到高级，从简单到复杂，从新生到发展，就在于"和"。和就是相互作用，就是组织起来，就是结合、融合、组合、综合，和是事物发生发展的根本原因，这个最基本的模型是："万物负阴而抱阳，冲气以为和。"和所以能生物，是阴阳对立的双方"合二为一"地结合起来成为统一协调的整体，从而在高一级的层次上体现出新的质。宋·杨万里说："天地之道，本乎阴阳，夫阴阳之道安在哉？在乎生物而已！天非和不立，物非和不生。"阴阳自和，反映组织起来的相互作用的最一般规律，代表世界发展的本性，所以说："阴阳者，天地之道也，万物之纲纪，变化之父母，生杀之本始，神明之府也；治病必求于本。"这是我们认识"万物"的纲纪，辩证认识论根源于这个客观世界的辩证法，成为人类"神明"之府的就是这个天地之"道"。

"君子和而不同"，因为"同则不继，和实生物"。氢与氧合而成水，这是不同的东西"和实生物"；氢加氢依然是氢，不能生成新的事物，这是"同则不继"。"盖阴阳之生物，必阴自为阴，阳自为阳，而后二者合，物乃生焉。"和就是承认不相同并包容不相同的东西，"可见某物之所以是有生命的，只是因为它本身包含着矛盾，因为它正是那种能够把矛盾包括于自身并把它保持下来的力量"。这个力量就是和，和就是生命的力量所在；和所以能生物，就因为能包含阴阳，把阴阳包括于自身，这是阴阳自和，并把它保持下来，这是自稳态（图2）。

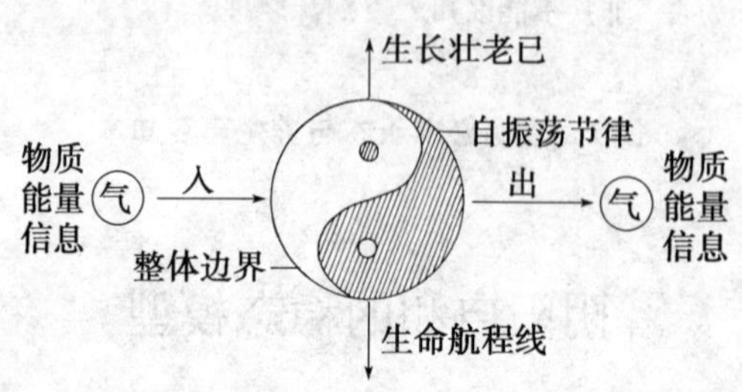

图2　阴阳自和稳态模型

阴阳自和的稳态模型是一个开放系统，它与环境的相互作用最基本的是：物质能量信息流不断从环境输入和向环境输出，生命体正是由于一种稳定的物质能量信息流才得以存在和发展。即："非出入，则无以生长壮老已；非升降，则无以生长化收藏。是以升降出入，无器不有，故器者生化之宇，器散则分之，生化息矣。故无不出入，无不升降，化有小大，期有近远，四者之有，而贵常守，反常则灾害至矣。"

阴阳自和的整体稳态，能够从周围环境不断获得物质能量信息以进行自身的生生化化，从而成为"生化之宇"；能够处在周围环境的变动中保持住自身完整的整体性和主体性，即"正气存内，邪不可干"，这是来源于内部阴阳的自组织、自适应、自调节的"神机"。

阳主动，阴主静，阳主调动，阴主节制，标志为对立的双因素调节。阴主升，阴主降，"降"意味着把高层次复杂的东西，降解为低层次简单的东西，以便于改造过来按照自身需要加以组合；"升"就意味着把低层次的东西，经过综合上升成为自身高层次复杂的东西。阳主出，阴主入，"入"意味着对环境物质能量信息主体性地有节制地输入并加以降解，变成基本的简单的东西；"出"包括输出自己代谢后不需要的东西，更主要的表现为经过自身组合上升和放大增益作用，对外体现自身个性的功能、行为、反应和贡献度。通过升降构成事物内部之间的相互关系，根据自身整体功能的需要和价值标准，把输入的物质能量信息改造过来，实现自身有序结构的自组织和不断更新，从而使这个"器"成为有增益效能的"生化之宇"。

阴中有阳，阳中有阴，体现为它们的互根和互相转化的根据，也标志阴阳层次的无限可分，以及各层次都包含各自的双因素调节。阴阳之间的反 S 曲线，标志为双因素调节构成的自振荡节律，它在不同个体不同层次可以有不同波长的振荡周期，表现为出入升降共处于统一体中的生命节律。贯串纵径的中线，代表一条生长壮老已不可逆的生命航程线，在正常生命期间，自振荡的反 S 曲线围绕这条中线往复运动，其均值接近于中线；病态时则偏离中线，表现为"阳胜则阴病，阴胜则阳病"，一方的亢胜削弱另一方并导致整体和谐稳态的破坏。

生命的常态或健康，主要表现为出入升降流的"常守"；生命的病态，主要表现为出入升降流的"反常"；而生命的终结或死亡，也就主要表现为出入升降流的停止，即"出入废则神机化灭，升降息则气立孤危"。阴阳自和稳态的保持，来自自身执行出入升降调节的"神机"，即"根于中者，命曰神机，神去则机息"。王冰注为："生气之根本，发自身形之中，中根也。"但是这个发自中根的"神机"，又是依靠内外出入、不断从环境获得物质能量才得以发生和维持，以及在同环境变化刺激的信息相互作用中，不断地得到锻炼和发展；正如王冰指出的"生气根系，悉因外物以成立，去之则生气绝矣"，即根本的是一个开放系统。

自稳态的开放是主体性开放，阴阳自和稳态的主体性表现为：

一、对环境输入的物质能量信息，通过主体的升降调节主动地吞并融合来为我所用。

二、对环境刺激的涨落变化，通过自振荡节律加以缓冲吸收，从而保持整体稳态。

三、对环境不同的刺激，独立地作出自己的反应。不是外部刺激决定主体的反应，不是初始条件决定现在的行为，而是整体稳态的功能要求决定主体性反应，是实现整体稳态的目标决定现在的行为。

生命体主体性地独立地起反应，就表现为个体特点的行为和功能，成为区别于其他事物的特异性证据。生命体独立地起反应，新的反应必须以它的整体性调节为媒介，主体性反应就是由整体性调节所发动和实现的。因此，通过对象整体边界上呈现的主体性反应的表象信息的观测，可以对其自稳态及其调节机制的个体特征进行系统识别。

自稳态“以和为贵”，强调整体性，因为“器散则分之，生化息矣”，因为“阴阳离决，精气乃绝”。自稳态“以通为顺”，强调开放性，注重在内部升降基础上的主体性出入。对于不能离散的完整整体，人们可以通过唯象的模型方法去理解它，可以通过其主体性的反应去认识其整体性调节的功能。自稳态“以稳为健”，注重内外的协调，重视对象内部整体性调节的自组织、自适应能力，人们应当尊重并帮助它顺利地实现其自稳态，因为这是生命存在和发展的根本条件。这是阴阳自和稳态模型的自然观，由此决定其方法论的特点，即“顺乎自然”。顺乎自然不等于听其自然，当然也不同于近代西方强调的“征服自然”。阴阳自和稳态模型是一种有机论的自然观，顺乎自然就是尊重、利用并帮助生命的自组织能力，这种自组织能力就存在于其自身的整体性之中，即“自和”，存在于对象的主体性之中，以及存在于自稳的条件之上，即“自稳”和自协。“自然”的原义即自己原本就是这样的，顺乎自然当然要知道自然，不仅是知其然，还应该知其所以然，才能够更好地尊重自然和利用自然。

辨证论治与辨症论治

发热恶寒头身痛，无汗而喘脉浮紧，麻黄汤主之，这是属于“观其脉证，随证治之”的经验积累，这种方证结合的辨证论治是极为宝贵的。

近人朱颜把“证”理解为：“整个外观病象的总和。”明代吴又可认为：“病證之證，后人省文作‘证’，嗣后省言加疒作‘症’。”这是把證、证、症都看作外观病象的病证。日本重视的是方证结合的汤证研究，如小柴胡汤证、小青龙汤证，也是把“证”理解为临床表现。

秦伯未称：“证是证据，是现象。”作为证据，是四诊的观测对象，包含四个层次的内容：

一、“观其脉证”中的证，“脉”作为他觉检查所得的体征，则“证”的狭义理解仅是主观症状。

二、“临床病证”的证，即外观病象的总和，包括症状和体征，古人称为病形、病能（态），或称证候、外征、外候，如陈师道《赠二苏公诗》：“外证已解中尚强”。

三、“主体性反应”的证，不仅包括疾病反应的“病形”，还包括生理反应的“藏象”和治疗反应的“疗效”。因为病形是与藏象相比较的结果，疗效必须是与病形相比较的结果，三者共同构成医学上“证”的内容，都是对象输出端的表象信息，从而决定了辨证的认识方法是唯象的模型方法，并由此逐步形成中医学完整的理论体系。

四、对象输入输出全部信息总和的证，既包括主体性反应的输出端信息，又包括输入端的环境刺激因素，这些都是现象和证据。

通过辨证这个唯象的模型方法，从感性到理性，从现象到本质，形成关于医学对象的理论模型，然后才有可能把中医学从宝贵的经验积累上升到科学，形成自己的理论体系：

一、通过对生理反应“藏象”的观测，“由象知藏”，逐步形成关于正气存内的“正”的健康模型。

二、通过对临床表现“病形”的观测，“由形测症”，逐步形成关于病人正气的“症”的疾病模型，建立和发展中医辨症分类学的诊疗思想体系。

三、通过健康模型的建立，才有可能“察阴阳之宜，辨万物之利”，形成相应的养生学理论。

四、通过辨症分类学疾病模型的建立，“由效识药”，形成“有是症，用是药”的药症相关的知识，建立相应药物方剂和针灸推拿治疗学及其疗效理论。正是因为这些治疗手段的具体“愈疾之功，非疾不能以知之”，通过具体辨症分类学的丰富充实和发展，才能不断发展辨症治疗学。

五、通过辨症分类学疾病模型的建立，才有可能“审证求因”，由于只有“因病始知病源之理”，因发知受，逐步积累与此“症”相应的有害因素的认识，形成中医的病因学理论。

辨证，作为唯象的模型方法，通过“由外知内”以求本，建立关于医学对象(疾病⇔健康）的理论模型（症⇔正）；然后才能“由果断因”，根据对象主体性反应的具体结果，来判断对该对象发生作用的环境因素的性质。在这里不是外部因素机械决定论，不是刺激决定反应的性质，而是反应结果决定对刺激性质的判断（图3）。

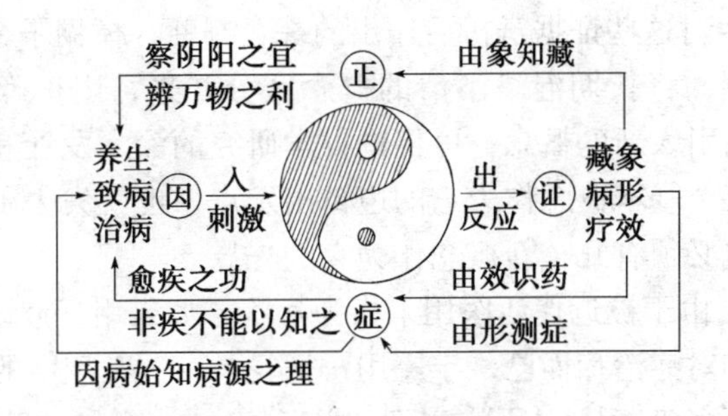

图3 辨证的模型方法

从发热恶寒头身痛，无汗而喘脉浮紧的“观其脉证”开始，经过临床思维“知犯何逆”，形成“风寒束表”的太阳表实症的辨症模型，从而决定了疏风散寒宣肺解表的治疗原则，然后再遣方选药，也许采用麻黄汤原方，也可以据证加减，或选用后世效方，这叫做“随症治之”。把辨证推向辨症，并把辨症的本质性认识，同辨证的生动现象结合起来，既有原则性又有灵活性。但是，证是表象信息，辨证是诊察过程；症是理论模型，辨症是判断过程，诊断包括着这两个既相区别又相联系的过程。辨证诊察须进一步作出辨症的判断，辨症的模型识别才是形成治疗原则的理论依据，因此这是“辨症论治”。

辨证是感性认识阶段，辨症是理性认识阶段，施治是变革对象的实践阶段，这是完整的认识过程中的三个阶段。张仲景正是把观其脉证（诊察）→知犯何逆（判断）→随症治之（施治）这三个阶段作为完整的认识过程。复诊是通过施治的实践反馈来检验辨症判断的正确程度，继续进行辨证→辨症→施治的第二个循环（图4）。

方证结合的汤证研究是辨证论治，抽去了辨症理论模型这个中间环节，把中医学只看作经验医学，是只承认“医者技也”的单纯技术观点。或认为中医只是一门技艺而不认为是科学，只主张研究“有术之学”，甚至视“医者理也，理者意也”为唯心论，否认中医

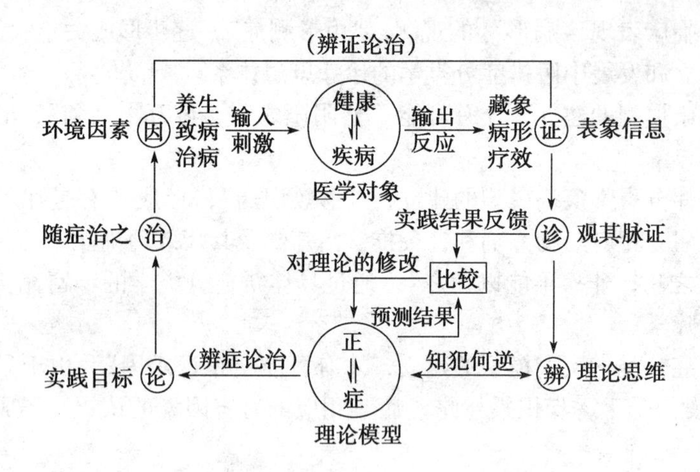

图4　辨证论治与辨症论治

学需要理论和具有自己的理论，历史的教训应该引以为戒。

对表象信息的“证”和理论模型的“症”，不加区分而统称为证，既称“证”是证据，又说“证”是医生对这些证据辨析后作出的综合判断，模糊了客观证据与主观反映之间的区别。科学史表明，将长期混淆不清的概念区分开来，用正确的概念代替错误的概念，以及在新事实面前引入新的概念，可促进科学研究的深入发展和理论的重大进步。一个科学理论如果没有几个基本概念作为它的逻辑出发点，也就失去了独立存在的意义；而一个新理论的出现，也必须有几个新概念作为它的先导。

或认为“症”字，由于被近代西医用来指为症状，如果用辨症论治，顾虑会把中医误认为只是症状性诊断和对症治疗而已，宁愿用辨证论治。“症”字的出现，即使按吴又可的说法，至少也有三百多年，从“证”字到“症”字的演变，意味着对医学专用概念的出现；至于近代西医指为症状，以资与体征及其他理化检查相区别，仅仅是后来的事。“证”字作为证据，有更广泛的含义，适用于更广泛的领域，并不限于医学。现在把“症”字赋予新的内涵，从形声意三方面，表示与“正”字的联系和区别：正症同声，共同的联系是“正气”这个含义；从形意上加以区分，则“症”是病人的正气，是疾病模型。病为本，正为本，症字从疒从正，是治病必求的“本”。“正”是正气存内的正，是健康模型，从而揭示辨症论治的本质特征，即中医诊断着眼于病人正气的自稳调节机制，中医治疗则着眼于自稳调节的正常化，从而最终实现整体和谐的自稳态，即实现由“症”向“正”的转化。

症的模型结构与功能

疾病是正邪相争的过程，是正邪对立的统一，其特点是“邪之所凑，其气必虚”，而“邪气盛则实，精气夺则虚”，因此，疾病是邪实正虚的对立统一。“症”字从疒从正，病为本，正为本，“症”是中医的疾病模型，治病必求的“本”。症合虚实，症的模型结构也是邪实正虚的对立统一。

“症”，指正气有了病，它必定要依着生存上的生理需要作出调整。正气指自稳态调节机制，自稳态的维持是调节和流通的统一。所谓调节，最基本的是对物质能量信息流的调节。体内物质能量信息流的有序，依靠气血津液流的正常分布来实现，而气血津液流的有序则是靠五脏阴阳的调节："五脏之道，皆出于经隧，以行血气，血气不和，百病乃变化而生。""阴阳和调而血气淖泽滑利。"当"五脏安定，血脉和利，精神乃居"，"阴平阳秘，精神乃治"，五脏阴阳与气血津液，构成调节与流通的统一，维持整体的稳态，这就是正气存内的"正"的健康模型。

疾病是有机体对环境刺激变化所产生的反应和适应过程，这种反应过程的开始，首先依靠放大系统对体内固有机能的发动，表现为机能亢进的主体性抗病反应，这就是称之为"邪气盛则实"的旺气，叫做"亢则为邪"；其中包括了因为气血津液的重新分布导致在某些局部的流通障碍（郁），这叫"郁则为邪"。有郁必有不足，有亢必有失衡，因此不足为虚，失衡为虚。邪实是正虚的外在表现，正虚是邪实的内在基础；邪实的旺气是病人的正气所发动的，它不是外界致病因素（邪）本身，不是外部刺激的实体，其本质是由体内正气发动的"正祛邪"的抗病反应。"症"合虚实，有虚必有实，它必定要发动亢或郁的抗病反应；有实必有虚，正是调节机制不足以排除干扰和维持自稳态，才有机能亢进的抗病反应奋起，只要它还未成功，反馈过来继续通过放大系统的发动而成为正反馈过程。正祛邪的主体性抗病反应，又是主要通过对气血津液流的重新分布来实现的。例如，与气有关的有寒、热、郁、火等，与血有关的有风、瘀等，与津液有关的有燥、湿、痰、水等。这些由自稳调节发动的抗病反应，构成临床表现的主要基础，成为辨证诊察首先接触到的现象。抗病反应是机体实现抗病和愈病的积极因素，临床表现恰恰是包含患者自愈的机理，因而是中医治疗的依靠对象，不能看作压制打击的对象。它之所以被发动，又表明还未完善和没有达到目标，因此又是中医治疗的服务对象。"治病之道，顺而已矣"。认为对此"未有逆而能治之者，夫唯顺而已矣"。顺，就是因势利导助其成功，如是则机能亢进的抗病反应就没有必要再继续发动，正反馈将被负反馈所代替，重趋获得整体和谐的稳态。顺，还有以通为顺之意，即"疏其血气，令其调达，而致和平"。明代李中梓指出："疏其血气，非专以攻伐为事，或补之而血气方行，或温之而血气方和，或清之而血气方治，或通之而血气方调；正须随机应变，不可执一定之法，以应万穷之变也。此治虚实之大要也，一部《内经》之关要也。"通包括汗法、吐法、下法、消法，因此药治八法汗吐下消温清补涩，除涩法是保护气血津液的过度耗散外，都属于疏其血气的以通为顺的治疗。

《素问·至真要大论》的病机十九条，一开始这样提出问题："夫百病之生也，皆生于风寒暑湿燥火，以之化之变也。经言：盛者泻之，虚者补之；余锡以方士，而方士用之尚未能十全。"为什么未能十全？张景岳指出："凡邪正相搏而为病，则邪实、正虚，皆可言也。故主泻者则曰：邪盛则实宜泻也；主补者则曰：精夺则虚宜补也。各执一句，茫无确见，借口文饰，孰得言非。"各执一句，就是割裂了邪实正虚的对立统一，或只看到邪实这一面，或孤立地只看正虚。这样，"知左不知右，知右不知左，知上不知下，知先不知后，故治不久"。在这种片面性诊断指导下的治疗，经不起时间的考验。例如前面称"百病之生，皆生于风寒暑湿燥火"，就只是强调外界致病因素，在临床辨证中，把临床表现全然归结为外界致病因素所致；把由于体内机能亢进的"旺气"，直认为是致病因素本身或是由它所引起的病理破坏，于是把拮抗疗法作为消除病因和纠正病理的常规治疗。例如盛者泻之的治疗，像"治寒以热，治热以寒，方士不能废绳墨而更其道也"，把寒热这类"邪气盛则实"的临床表现作为拮抗压制对象；但是为什么会出现"有病热者寒之而热，有病寒者热之而寒，二者皆在，新病复起”的情况，原有病证没有治好，还添加新的病证。王冰注：“谓治之而病不衰退，反因药寒热而随生寒热，病之新者也。亦有止而复发者，亦有药在而除，药去而发者，亦有全不息者。”对这种早期简单的拮抗疗法，指出那时的“方士欲废此绳墨，则无更新之法；欲依标格，则病势不除；舍之则阻彼凡情，治之则药无能验”，结果是“因药病生，新旧相对，欲求其愈，安可奈何?”因药病生当然是药物病，药去而发是压而未服。那么像这样的“服寒而反热，服热而反寒，其故何也?”回答是因为只注意用拮抗的办法“治其旺气，是以反也”。为什么在诊断上已抓住“邪实”这一面，治疗上已针对“旺气”，这个邪实的旺气仍然不服呢？中医学经历了早期以追求立竿见影效果的治疗学阶段，由于药物病的痛苦经验教训，才认识到像这样的“粗工凶凶，以为可攻，故病未已，新病复起”，就在于诊断观的片面性，认为诊断目的就是找毛病，治疗也只是对“病邪”主动积极进攻，以及对“邪侵正”病变的直接纠正。由于压而不服，纠而不正，甚至越压越不服，越纠越不正，造成药物公害。王冰指出：“观斯之故，或治热以热，治寒以寒，万举万全”；可惜的是“孰知其意，呜呼！人之死者，岂谓命？不谓方士愚昧而杀之耶?”药物病根源于医生，是医生的诊疗思想造成的医源性疾病。

病机十九条的回答是强调在诊断上“求其属也”，“谨守病机，各司其属”。例如：“诸暴强直，皆属于风”；而“诸风掉眩，皆属于肝”等等。刘完素正确地揭示这些临床表现“皆根于内”，指出：“治病不求其本，则无以去内脏之大患；故掉眩收引，闷郁肿胀，诸痛痒疮，皆根于内。”即都来自人体内部的主体性反应，来自内部调节机制的发动，风寒热湿燥火郁瘀痰水等已不再是外界刺激物本身。

症合虚实，“实”所指的邪气盛，是机能亢进的抗病反应奋起；“虚”指正气虚，是自稳调节的失衡和气血津液的生成或分布不足。自稳调节主要是五脏阴阳模型，抗病反应包括寒热燥湿痰水风火郁瘀等的背景是气血津液流动分布的改变。调节抗病反应在疾病过程中的时空传变，历代有《玉机真脏论》的表→肺→肝→脾→肾→心这样的一般规律，有《伤寒论》的六经传变，叶天士的卫气营血和吴瑭的三焦传变模型。自稳调节及其抗病反应机制的时空传变过程，构成辨症分类学结构的三要素（图5）。

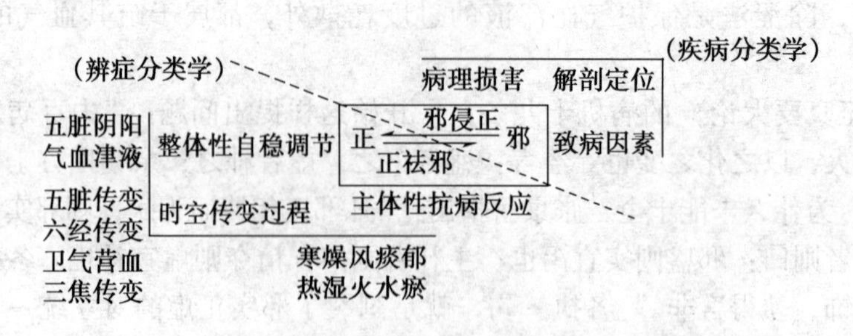

图5 中医的辨症分类学与西医的疾病分类学

近代西医从上世纪中叶，在细胞病理学与病原微生物学基础上建立的疾病分类学，以病因病理病位为其主要模型结构。并认为致病因素决定疾病的性质，病理变化决定疾病的转归，病因病理病位成为其诊断对象和治疗对象，特异性地消除病因和纠正病理是它的临床疗效标准，也是它筛选药物的药理指标，成为它的价值标准。中医学的辨症模型认为：

主体性的抗病反应型式决定疾病的性质，整体性的自稳调节机制主要环节及其失衡程度决定疾病的转归。人体调节抗病反应的型式、环节和时相，是中医的诊断对象以及治疗的依靠对象和服务对象，帮助抗病反应完善和调节机制正常化，是中医临床疗效的价值标准，也是中医筛选中药的药理指标。

辨症理论模型的功能在于：

一、"症"反映了人体心身相关的自稳态调节机制在抗病过程中的具体反应状态。

二、"症"是病人自卫抗病的积极因素和实现愈病的根本原因。

三、"症"成为中医理论体系的核心，治病必求的本，是中医的诊断对象，治疗的依靠力量和服务对象，从而使中医学成为一门动员的医学和高度个体化的医学。

四、"症"是具体识别毒和药的唯一科学根据。

由此，王履指出："端本澄源，中含至理；执其枢要，众妙俱呈。"之所以说中含至理，因为治病求本的辨症诊断，建立的是关于对象的调节抗病模型，这是抗病愈病的根本原因。之所以说众妙俱呈，因为辨症求属（属也者，其枢要之所存乎！）找到了区分毒和药界限的唯一科学根据。而迄今药物病和医源性疾病依然如此，"数见者，得非粗工不知求属之道以成之欤!?"

医学未来学的预测展望指出："一旦把调节机制和抗病反应机制的活动原则搞清楚，就意味着近代医学的发展有了质的飞跃。"要提高防治水平和努力防止药害，关键在于"执其枢要"，讲究"求属之道"，要抓住人体自稳调节机制和抗病反应机制，这是地球上进化得最高级复杂和高度有序的稳态调节机制。中医辨症的理论模型，抓住的是自稳调节这个"中心"，审察的是抗病反应之"势"，从辨证到辨症的求属之道，目的就在于"执其枢要"。

"能攻心，则反侧潜消，自古知兵非好战；不审势，则补泻皆误，从今用药要深思。"这就叫：治病必求本，用药如用兵。这两句话高度概括了中医临床思维方法的特点。

《中医学方法论研究》山东科技出版社　1985年11月第1版

89. 中医"证"的理论研究中的基本问题

观念的变革

比研究方法的变革更为迫切!

过时的观念

不但不能指导研究，

且已成为贬低中医理论的根据。

一、正名——关于医学对象问题

要明确辨证的"证"是什么，必先了解证从何来、是什么的证，这是关于怎样理解医学的研究对象，关系到什么是医学科学和正确认识中医学的根本问题。

医学，是一门研究人体与环境的相互作用中关于疾病和健康及其互相转化规律和动力的科学。防止发生由健康向疾病转化，是预防医学的内容；帮助实现由疾病向健康转化，是临床医学的任务；回答上述转化过程的规律和动力，从而能动地指导防治实践，是理论医学的职能。由此，医学的研究对象，应该是人体的疾病和健康互相转化的过程。

证从何来？是什么的证？这应该是医学对象的证。由于人体是有机整体，是一个主体性开放系统，而医学对象是人体的疾病和健康互相转化过程，因此，证是医学对象的系统信息，包括其输出和输入的信息。在输出部分，它的医学内容包括：病形—疗效—藏象的反应信息，是它们三位一体的运动过程。在输入部分的医学内容包括：致病的—治疗的—养生的刺激因素三位一体及其运动过程。

50年代，把“证”仅理解为“整个病象的总和，相当于综合征或症候群”。是“整体病变的全身证候”。认为“证是证据，是现象，在医学上是代表疾病的临床表现”。这样，把证仅理解为疾病的证，医学对象仅仅是疾病。就容易把中医学只看作临床医学，把预防医学排除在外。把证相当于综合征，被翻译成Syndrome，而综合征只是比疾病分类学低一个层次的、还不太清楚病因、病理、病位的一组证候的集合。这样容易把中医学只看成临床经验的积累，还不是系统的科学，把理论医学排除在外。

即使仅仅在临床领域，由于临床医学的任务是帮助实现由疾病向健康转化，临床医学的研究对象应该是疾病向健康的转化过程，不单是疾病。临床转化过程的系统输出信息，不单是病变的临床表现（病形），它还包含疗效和正常生理反应的藏象的内容。因为病形只是在与藏象相比较才被认识，疗效必须是与病形相比较的结果；临床上也不会全然是病变而没有正常的生理部分，而临床实践的目的还是最终要达到正常生理状态。

临床医学对象的“证”，也不只是输出端的反应信息，四诊观测中的“未诊先问”，问诊不只限于对象现实的表现，必将询及其既往的感受，包括经过什么样的治疗，可能的致病因素，哪些是对机体有利的养生因素，都需要全面把握，才能了解临床对象的整个运动过程。

证，是对象系统的输出输入信息；辨证，就是察其“出入之异”。第一步从输出反应信息中，分辨哪些是病形，哪些是正常生理反应的藏象，哪些又是疗效反应，它们只能相比较而存在。第二步是“因发知受”，即与病形相关的输入刺激，是具体的治疗因素，这是“因病始知病源之理”。与疗效反应相关的输入刺激，是具体的治疗因素，这就是“愈疾之功，非疾不能以知之”。与生理的藏象相关的输入刺激，是有利的养生因素，这就是只有“察阴阳之宜”，才能“辨万物之利”。这是因为医学对象有机的主体性，由于“只有有机体才独立地起反应，新的反应必须以它为媒介”。因此，输出信息的结果决定了对输入信息性质的判断，是机体的主体性反应决定其相关刺激的性质。

对象是开放系统，因此证是输出输入信息；对象的有机主体性，所以“因发知受”是主体决定论。证必须包括对象输出反应的“发”，也必须包括其输入刺激的“受”，才能在辨证中“因发知受”。只有“发”的而没有“受”的信息，就无法分辨与什么反应相关的刺激性质是什么，这就使最起码的经验积累都成为不可能。或把“证”理解为机体的反应状态，则不能脱离这个主体是对什么“刺激”作出的反应。何况临床的任务不单是识病，更主要是治病，要具体地“化毒为药”以帮助愈病，就必须诊察其有关的输入刺激。把证仅局限于机体的反应信息而不涉及刺激，仅局限为病变的临床表现而不涉及疗效和藏象反应，就不能建立起完整的理论体系。

而且，中医学也不只是一门临床医学，“上工治未病”是历史对预防医学地位的强调，更有效地防止发生由健康向疾病转化，就要具体观测其生理反应的藏象及其相关输入刺激的养生因素，通过问诊了解其哪些病形及其相关致病因素的历史，才能具体地指导如何“趋利避害”以实现养生保健。

“证”的理论研究中的第一个问题，是要给“证”以正名，“必也正名乎！”只有从明确证从何来、是什么的证，明确了医学研究的对象，才能给“证”以正名，才能有效地指导证的研究。只有把医学对象正确地理解为疾病和健康互相转化的过程，不再狭隘地理解为静态的疾病；只有把医学对象正确地理解为主体性开放系统，则证是其输出输入的表象信息，不再狭隘地只理解为疾病病变的临床表现。只有正确地理解证是诊察对象，是客观对象系统的表象信息，既不是对象系统本身，也不是对象系统的本质。才能正确理解为什么要辨证、辨什么和怎么辨，从正确认识证从何来、辨向何去；才能正确认识中医基础理论和中医理论体系，才能正确认识中医学；才能摆脱把中医仅看作经验医学而把理论医学排除出去，把中医仅看作临床医学而把预防医学排除出去的误解；才能摆脱近代史上中医学术的从属地位，恢复中医学的主体性和提高中医学的主体能力，卓然自立于世界医学之林，与西方医学相互学习和交相辉映。

二、务本——关于对象本质问题

辨证的证，将辨向何去？论治的治，将治向何方？治病必求的“本”是什么？是目标决定论，还是历史决定论？这是关于医学对象的本质问题，是正确认识中医基础理论的根本问题。

“君子务本，本立而道生。”“本”是关于对象本质的观点或理论模型，“道”是指导认识和实践的思路和方法。“用什么样的方法论，这取决于我们必须研究的对象本身”，方法论取决于世界观，决定于有关对象本质的观点，不同的观点有不同的方法，对“本”的不同理解，就产生不同的“道”。因为关于对象的本质的理论模型一经建立，就决定了实践的方向和目标的追求，决定看什么和怎么看，决定怎么办，决定了对实践手段的选择。

观其脉证的观测对象，是对象系统的表象信息，无论是宏观的或微观的观测所得，都将转化为医生的感觉器官所接受，它还有待思维器官的进一步加工，从理论上把握对象的本质。从观其脉证到知犯何逆。从观到知，是从感性到理性，从现象到本质，从经验事实的实证材料到理论思维的本质概念，从客观实体到关系规律，是从经验医学上升为理论医学的重要标志和基本要求。

中医学经历了长期的经验积累，从观其脉证的随证治之，到知犯何逆的随证治之，是向理论发展的重要一步。例如，如果仅是根据“发热恶寒头身疼，无汗而喘脉浮紧，麻黄汤主之”，这还是观其脉证的辨证论治，虽然这是很宝贵的经验。把上述脉证经过理论思维加工，上升为风寒束表的概念，这是知犯何逆的判断结论，是关于对象的理论模型，由此确立疏风散寒、宣肺解表的治法，并相应指导遣方选药，这是知犯何逆的辨证论治。

由于张仲景《伤寒论》中，“观其脉证，知犯何逆，随证治之”，前后两个证字相同而未加区别。证究竟是观其脉证的观测对象，还是知犯何逆的判断结论；是对象系统的表象信息，还是对象本质的理论模型；是“诊”的对象，还是“断”的结果；是感官接受的客观信息，还是思维加工的主观判别。近年来，为摆脱中医仅被视为经验医学的误解，提出“证”是诊断结论，把临床表现总称为症候。或提出“证候”的概念，认为它是疾病所处一个阶段的病因、病位、病性、病势等的病理概括，是疾病本质的反映。可惜的是这仍然把医学对象仅限为疾病，把知犯何逆的“证候”，与病因、病理、病位为基础的西医疾病理论模型产生类比，被解释为反映某一阶段疾病本质的诊断结论。这在近代史上，以至迄今，很容易用西医理论来解释中医的历史现象，总结这一教训，党中央和国务院最近指出：“对中医的科研问题要重视，要从理论上和实践上加以总结，不能简单地用西医理论来解释中医，不能把中医作为西医的从属，不能用西医来改造中医。”

早在30年代，余云岫曾用病因、病理、病位的疾病分类学观点，全面地否定中医的理论和治疗，他认为“阴阳五行、三部九候之谬，足以废中医之理论而有余；治病必求本、用药如用兵二语，足以废中医之治疗而有余”。从莫干尼到魏尔啸的病理学，经过巴斯德、科赫的病原学，以至艾利希的特异性拮抗疗法，形成和发展起来的疾病分类学诊疗思想看来：医学的研究对象是疾病，诊断的任务是识病，疾病的本质是病理变化的性质、部位和原因，确诊的要求是找到病因、病理和病位，这些都是看得见摸得着，这才是科学；治疗的目的是消除病因和纠正病理，这才是治病必求于本。而中医只“讲阴阳五行，不重解剖”，不识病原，不懂病理，怎么谈得上治病必求于本呢？既然不重解剖，不可能精确定位，没有显微观测工具，当然不识病原和不懂病理，也就不可能有特异地消除病因和针对性纠正病理的治疗，岂不是足以废中医的理论和治疗而有余呢?!

把“证”从诊察对象上升为知犯何逆的判断结论，认为“证”也是反映疾病的本质，也是病因、病性、病位、病势等病理概括；这不能有力地回答余云岫对中医理论和治疗的非难和否定，因为这还没有能够反映中医特色，没有能够正确揭示中医基础理论。因为只是把“证”从诊察对象上升为知犯何逆的判断结论，还没有能够回答究竟是观什么、知什么、随什么。对于观什么的诊证之道，知什么的辨断之道，随什么的论治之道的问题解，还需要放到高一级层次上去解决，即“君子务本，本立而道生”，必须从治病必求于本的“本”的中医理解上去认识“道”。

中医学在预防医学上提出“养生莫若知本”，在临床医学上提出“治病必求于本”的理论要求，是向理论医学发展的根本标志。从辨证到养生知本和治病求本，就是要从理论上把握对象的疾病和健康互相转化过程的本质。养生知本的“本”，是实现防病保健的动力机制或根本原因；治病必求的“本”，则是关于由疾病向健康转化过程的转化动力和转化目标。据此，中医学提出了防病保健动力机制的动力模型和治病转化目标的目标模式。这就是：正为本，邪为标，即“正气存内，邪不可干”的正，是养生莫若知本的“本”，也是治病求本的目标模式，从而回答了“治”向何方的问题，而“病为本，工为标”，正为本，邪为标，即病人正气的“症”，是治病求本的转化动力的理论模型，是诊断意义上治病必求的“本”，从而回答了辨证的证，将辨向何去的问题。

健康与疾病，都是正邪相争的过程，区别在于健康状态是由于“正气存内，邪不可干”，不是因为没有邪，是因为正气存内使“邪”不能干扰破坏“正”的整体和谐自稳态。而疾病状态之所以“邪之所凑，其气必虚”，因此在正邪关系上，什么是防病和愈病的根本动力或根本原因，是正为本，邪为标。“治病之道，气内为宝”，治向何方？即追求的是“正气存内”的“正”这样一种整体和谐的自稳态，并不要求必须是邪的彻底消灭。“正气”是维持整体和谐自稳态的调节机制，对自稳态及其调节机制的中医模型，就是阴阳五行；即阴阳自和的稳态及其各层次的双因素调节，五脏相关的超稳态及其各系统的多环节调节。五脏阴阳作为调节机制，其调节对象是气血津液。五脏阴阳通过对气血津液的生成流通和分布的调节，以实现体内的自我更新和自组织、自我调节和自适应的有序稳态。所以称："生之本，本于阴阳"，治病必求于本，也是本于阴阳。因为"阴阳和调而血气淖泽滑利"，而"阴平阳秘，精神乃治"；"五脏之道，皆出于经隧，以行血气；血气不和，百病乃变化而生"，只要"五脏安定，血脉和利，精神乃治"。五脏阴阳是中医的自稳态及其调节模型，气血津液是物质能量信息流模型，两个方面共同组成流通和调节的统一，构成中医正气存内的"正"的动力机制和目标模式，这是关于防病保健的动力机制，是养生莫若知本的"本"，是治病求本的关于治疗追求的目标模式这个"本"。

或认为"治病是为了解除疾病的痛苦，求本是探求致病的各种因素与疾病的关系，辨证就是求本，中医的证包括了病因、病位……故诊病必辨其证"。这是把辨证等同于求本，求本等同于诊病（不是治病求本），把证、病、本三者等同起来，这是识病必求于本的历史决定论和外因决定论，是想回答"病从何来"。这不是中医学本来的含义。中医治病必求于本，是回答治向何方的问题，是目标决定论和主体决定论，是目标决定对现状是看什么、怎么看和怎么办。

三、论道——关于研究方法问题

"证"的理论研究的主攻方向是什么？即研究什么和怎样研究？追求什么目标？研究的前景是什么？解决了"证从何来"的对象问题，解决了"治向何方"的目标问题，就要正确解决：辨证与论治之间的中介环节，即关于对转化起点怎么看？是知犯何逆的理论模型问题。这就是辨证的证将辨向何去？辨什么和怎么辨？为什么这样辨？这是中医理论的核心问题。

辨证本身还不能等同于求本，辨证必须进一步发展到求本；治病求本的"正"这个目标，决定了关于对象现状中主要看其转化动力机制作为转化的起点。治病的任务是帮助实现愈病的转化，诊断的根本目的应当找出实现愈病转化的内在动力或根本原因，要找出具体区分致病的毒和治病的药的科学根据，这是中医诊断意义上治病必求的本。辨证是诊察，求本是判断，"诊"要发展到"断"，这才是诊断的全部意义。

在治病实践中，医生（工）的诊治手段与病人自身正气的调节抗病能力的关系，是"病为本，工为标"；在病人现状的正邪关系上，是"正为本，邪为标"，病人正气的"症"这个调节抗病能力，是实现愈病转化的动力机制或根本原因，是治疗的依靠力量和服务对象。治病求本的关于对象转化过程的本质，就是要从理论上回答由疾病向健康转化的"动力"和"目标"，给出转化的动力机制和目标模式，这就是"症→正"。从"症"向"正"转化的根本原因，是病人自身正气这个"症"的调节抗病能力，医生的诊治抓住"症"这个本，"病为本，工为标"，"标本相得，邪气乃服"。反之，如果只抓住邪，"粗工凶凶，以为可攻，故病未已，新病复起"，则是因为"标本不得，邪气不服"，这是经历痛苦的错误教训得出的结论。

中医学经历过初期的病邪决定论的治疗学阶段，例如认为"百病之生也，皆生于风寒暑湿燥火，以之化之变也"；邪气盛则实，于是盛者泻之，但未能十全。例如"治热以寒，治寒以热，方士不能废绳墨而更其道也"，把对象主要看作受病者，其临床表现则全然是消极的病理破坏，从而把拮抗压制疗法当作常规。由于出现了"有病热者寒之而热，有病寒者热之而寒，二者俱在，新病复起”，原有的病依然存在，又添加了新病。王冰指出这是由于“粗工褊浅，学未精深，以热攻寒，以寒疗热”，或“治热未已而冷疾已生，攻寒日深而热病更起”，或“治之而病不衰退，反因药寒热而随生寒热，病之新者也；亦有止而复发者，亦有药在而除、药去而发者，亦有全不息者”。拮抗疗法的攻邪治疗，制造新病，复发率增高，或停药即发，也有全然无效的。“方士若废此绳墨，则无更新之法”，“舍之则阻彼凡情（不合一般的看法），治之则药无能验”，结果是“因药病生，新旧相对，欲求其愈，安可奈何?”

“要真正地懂得理论，必须从自身错误的痛苦教训中学习。”中医从自己的痛苦经验中认识到，药物病的本质是医源性疾病；是因为“治其旺气，是以反也”，是把体内原有机能的亢进这种“旺气”一味地压制的结果。进一步认识到，风寒热湿燥火等这些邪气盛则实的“旺气”原来“皆根于内”，不是外界致病因素本身，也不全是消极的破坏，是体内原有机能的亢进。把邪气盛则实的旺气，从简单地看作致病刺激及其造成的病理破坏，到认识这些“皆根于内”是“正祛邪”的主体性抗病反应，是认识上的一个重大飞跃。

因为“只有有机体才独立地起反应，新的反应必须以它为媒介”；因此“对生命发生影响的东西，都是由生命独立地决定、改变和改造着的东西”。有机体依着生存上的整体和谐功能的需要，对环境刺激因素的干扰，必将调动自身调节机制发动体内原有的机能，以放大系统或正反馈的形式导致原有机能的亢进。这些被称为邪气盛则实的旺气，是“皆根于内”的机能亢进的主体性抗病反应，都是由五脏阴阳通过气血津液的中介所发动的，例如：与气有关的有寒、热、郁、火，与血有关的有风、瘀，与津液有关的有燥、湿、痰、水。

由此在诊断上强调了“谨守病机，各司其属”；例如：“诸暴强直，皆属于风”，而“诸风掉眩，皆属于肝”；“诸痉项强，皆属于湿”，而“诸湿肿满，皆属于脾”。刘河间指出：“掉眩收引，闷郁肿胀，诸痛痒疮，皆根于内。”从强直收引的病形，求其抗病反应型式（风），这是所谓“审证求因”；从反应型式的风或湿，求其调节机制背景的或肝或脾，这是各司其属。从证→邪实（因）→正虚（藏）的诊断认识过程，就是从辨证到求本的过程；关键性的观念转变，是对邪实这个因，从外因决定论的刺激和破坏，转变为主体决定论抗病反应。从“百病之生也，皆生于风寒暑湿燥火，以之化之变也”的外因论，转变为“血气不和，百病乃变化而生”的内因论，归结为体内物质能量信息流的“升降之逆”构成“症”的虚实之变。

病机十九条在各司其属的展开中，把暑字改易为热，并在最后用“疏其血气，令其调达，而致和平”，作为治疗的总方针，意味着从诊断到治疗实现全面的观念上的转变。李中梓指出：“或补之而血气方行，或温之而血气方和，或清之而血气方治，或通之而血气方调；此治虚实之大法，一部《内经》之关要也。”药治八法，针灸推拿，气功导引，无不着眼于血气调达，即物质能量信息流出入升降的“常守”。因为健康状态的整体和谐自稳，就表现为升降出入的“常守”，而“反常则灾害至矣”，这就是病态。死亡则是表现为“出入废则神机化灭，升降息则气立孤危”，实体虽可犹存，作为有机的生命已是死亡。

从辨证的“出入之异”，到辨症的“虚实之变”，是诊断意义上的求本；从辨症的“虚实之变”，到求“正”的升降之常，是治疗意义上的求本。

辨证的察其出入之异：第一步辨反应的属于病形、疗效还是藏象，第二步因发知受，辨刺激的属于致病的、治疗的还是养生的因素。

辨症的知其虚实之变：第三步审证求因，辨病形之属于哪种抗病反应型式；第四步，求反应型式的调节机制背景，所谓求其属也；第五步必先五胜，求五脏间的相互作用；第六步求其中介，求反应与调节之间的中介是气血还是津液；第七步明其时态，处在传变时序中哪个阶段。

从第三步到第七步是辨症求本的知犯何逆：虚实之变的“虚”，指正气虚，是阴阳五脏调节和气血津液的升降出入；“失衡为虚，不足为虚”。“实”，指邪气盛，是寒热燥湿水火风痰郁瘀等属于主体性抗病反应；“郁则为邪，亢则为邪”。有郁必有不足，有亢必有失衡。“变”，指传变时序，包括五脏传变、六经传变、卫气营血传变、三焦传变和经络传变。知虚实之变的“症”的理论模型，包容了历史各家的辨症成就，是一种调节抗病时态模型。病为本，正为本，病人正气的“症”是实现愈病转化动力模型；“因病始知病源之理”，“愈疾之功：非疾不能以知之”，因此具体的“症”才是正确识别毒和药的科学根据。

从辨证→邪实→正虚的求属之道，李中梓指出“求其属者，求其本也”，王履认为“属也者，其枢要之所存乎！”针对拮抗攻邪治疗，由于“药在而除，药去而发，亦有全不息者”因而追求“苦寒频岁而弗停，辛热比年而弗止，犹恐药未胜病，久远期之”，这样导致药物病之所以如此“数见者，得非粗工不知求属之道以成之欤?!”指出药物公害的根本原因，是只知病因病理而不知从辨证到求本的这一“求属之道”。进一步强调了“端本澄源，中含至理；执其枢要，众妙俱呈”。之所以“中含至理”因为揭示了抗病愈病的动力机制，这包含着中医基础理论这个“本”。之所以“众妙俱呈”因为求属之道，找到了具体识别毒和药的科学根据，从而为药物病的医源性，从诊治原理上找到了原因和出路，实现了医学观念的根本变革。

通过辨“证”的出入之异，知“症”的虚实之变，求“正”的升降之常。由于“只有有机体才独立地起反应，新的反应必须以它为媒介”，主体性反应必须以机体的自稳调节为媒介，因而通过辨证的出入之异，可了解其反应性的特征，通过反应特征可知其调节机制及其稳态特征。通过辨证的模型方法，从感性到理性，从现象到本质，形成关于医学对象的理论模型，然后才有可能把中医学从宝贵的经验上升为科学。形成自己的理论体系：

1. 通过对生理反应的“藏象”的观测，“由象知藏”，形成关于正气存内的“正”的理论模型。

2. 通过对临床表现“病形”的观测，“由形测症”，形成关于病人正气的“症”的理论模型，建立和发展中医辨症分类学的诊疗思想体系。

3. 通过正气存内的“正”的理论模型建立，才有可能“察阴阳之宜，辨万物之利”，形成中医养生学理论。

4. 通过辨症分类学理论模型的建立，在辨证中“由效识药”，形成“有是症，用是药”的药症相关的知识，建立相应的药物方剂和针灸推拿等治疗学及其疗效理论。

5. 通过辨症分类学理论模型的建立，才有可能在辨证中“因发知受”，逐步积累与此“症”相应的有害因素的认识，发展中医的病因学理论。

“科学的职能是总结客观世界的知识，并使之系统化”，因此“科学就是不同的时期、不同地点、所系统化了的这样一种知识”。西方医学是科学，中国医学也是科学。科学发展水平的标志在于它的系统化程度，张仲景在勤求古训、博采众方基础上编撰了《伤寒论》；吴鞠通综合古今，包括把叶天士的案例组织起来，著《温病条辨》，分别从寒温的传变规律上，提高了证的理论研究的系统化程度。

今天的任务，证的理论研究仍然是提高它的系统化程度，提高中医理论的组织化水平和整体性，因此：

1. 要积极利用先进的科学技术和现代化手段，丰富深化“证”的观测内容，以为进一步思维加工的实证材料。

2. 重视从辨证观测到辨症求本过程中，理论思维的重要作用，因为“一个民族想要站在科学的最高峰，就一刻也不能没有理论思维”。

3. 中医学面临新的理论综合，面对疾病谱和人口谱的新变化，综合新的防治实践经验，综合生命科学研究中各个层次发现的新事实，认真借鉴近代西方医学发展的成功经验和失败教训，以为“它山之石，可以攻玉”。

4. 欲求融合，必先求我之卓然自立。要综合我国传统科学的思维方式和研究方法，抓住调节抗病时序理论模型这个主体，建立健全中医学的科学规范，不断提高中医学的主体能力，才能兼收包容古今中外的成就。

医学未来学的展望认为：“一旦把调节机制和抗病反应机制的一般活动原则搞清楚，就意味着医学的发展具有质的飞跃。”中医证的理论研究内容，代表着医学发展的未来方向，关键在于“执其枢要”，讲究“求属之道”，抓住地球上进化得最高级复杂和高度有序的自稳态调节机制，中医“证”的理论研究，必将为世界医学和生命科学的发展作出自己的贡献。

本文为北京首届《证的研究》全国会议报告（1986年）

90. 怎样理解中医的证

——从辨证到求本的认识论分析

医学实践是医护工作的人与医学对象的人两个都是主体性开放系统的耦合，如同任何科学实践一样，都是“有的放矢”地实践与“实事求是”地认识循环往复的运动过程。

（一）作为研究对象信息的“证”

医学对象是关于人体的疾病和健康互相转化的过程。“证”，作为证据和现象，则是人体疾病和健康互相转化过程的有关输入输出信息，不单单是疾病的临床表现；这是不以医生主观意志为转移的客观存在。

（二）作为医生感官诊察所得的“证”

诊察过程是医生与病人主客观的相互作用，医生诊察所得，既决定于病人的表现程度和表达能力，又取决于医生掌握的专业知识结构和诊察技术运用的熟练程度，以及当时的诊察技术的发展水平。近代观测技术的发展是人类感官的延伸，只能是人类感官的补充，但不能取代医生感官的作用。作为医学对象信息的证是客观的，不因中西医而有所区别；作为医生诊察所得的证，则将随中西医学理论观念的不同，看什么和怎么看就不一样。所谓“无证可辨”问题，实际是指“信息道”的诊察手段不足，而不是对象“信息源”的证。在信息道这个环节上，中医当然不应自囿于原来的望闻问切，应当积极利用现代先进观测手段；当前的关键是中医还没有把现代观测手段，按中医理论观念纳入中医认识的价值体系，即不是无证可诊，而是怎么看和为什么这样看的问题还没有来得及解决好。

无论是医学对象“信息源”的证，还是医生诊察“信息道”所得的证，都还不是医学对象“本身”，也不是医学对象的“本质”；它是医学对象的输出输入信息，是医生感官所及的医学对象“出入之异”的现象。它有待医生的思维进一步加工，从理论上把握对象的本质，从“观其脉证”到“知犯何逆”，即从辨证到求本。从观到知，是从感性到理性认识，从现象到本质，从经验事实的实证材料到理论思维的本质概念，从客观实体现象到关系规律本质，是从经验医学上升到理论医学的基本要求和重要标志。

（三）作为医生思维判断的“证”

认识问题是为了解决问题，诊察的“看什么”和判断的“怎么看”决定于治疗目标的选择，决定于一门医学的对象及其对象的观点。中西医学的区别就在医学对象及其基本观点的区别。西方医学是着意于研究疾病及其病因的认识而采取相应的防治行为，它使用的是疾病实体的病因病理病位的生物医学模型。诊察的是关于病因病理病位的信息，作出的是关于疾病分类学的诊断，从而其治疗目标是追求特异地消除病因和纠正病理，作为其疗效的价值标准；这是一种外因决定论、历史决定论和实体决定论的思维模式。中医学把人体疾病和健康互相转化过程作为研究对象，诊断的任务要找出实现由疾病向健康转化的根本原因，强调“治病必求本”。治疗是帮助实现由疾病向健康转化，求本包括治疗追求的根本目标、疾病转化的根本原因和具体识别毒和药的根本价值标准。治病追求目标的健康模型，是“阴平阳秘，精神乃治”的整体和谐自稳态，是因为“正气存内，邪不可干”，由于“精神内守，病安从来”；并不是没有邪，而是邪不能干扰破坏阴阳自和的整体稳态。因此是“正为本，邪为标”，治疗并不要求邪的彻底消灭。从目标来看现实的目标决定论，对现状诊断要求找出的是实现向目标转化的积极因素，病（人）为本，工（医）为标，正（气）为本，邪（气）为标，病人正气的自稳调节和抗病能力是治病必求的本，是治疗的依靠对象和服务对象。疾病时的“邪之所凑，其气必虚”是邪实与正虚的对立统一及其传变的时序状态，这就是医生判断的虚实之变的“症”的理论模型。

“发热恶寒头身痛，无汗而喘脉浮紧，麻黄汤主之”，这是“观其脉证，随证治之”的宝贵经验。对上述脉证经过医学理论的思维加工，形成风寒外束肺卫的表证概念，这是“知犯何逆”的医生关于对象的理论模型。由此指导治疗方向，确立疏风散寒、宣肺解表的治法，由此指导遣方选药，构成知犯何逆的理法方药的辨证论治。

虚实之变的“症”的理论模型的建立，加速经验积累的过程。风寒外束肺卫的表证中，风寒属邪实，肺卫是正虚，表证为时态；由此可分别积累什么是疏风的、散寒的、宣肺的、解表的有效治疗，并反过来检验“知犯何逆”中什么是风、寒、肺卫与表等理论概念所概括的正确程度。一个完整的辨症判断，应该反映正虚、邪实、传变时态这三个方面的内容。

（四）作为中医理论模型的“证”

经过漫长世纪无数医生的实践积累和汇入理论，形成和发展关于中医学对象的理论模型。“要真正地懂得理论，必须从自身的错误教训中学习”，中医学发展中的错误教训是：治疗手段转化为致病因素，导致药源性疾病，从而在对邪气盛则实的临床表现的理解，实现了观念上的飞跃。而帮助实现这种观念飞跃的是中国传统科学的思维模式，即目标决定论、主体决定论和功能主义的有机论价值观。

外因决定论在发病上强调致病因素，在治疗上强调治疗手段的直接作用，是以“邪为本”和“工为本”，中医学经过这样早期的治疗思想阶段。如认为“百病之生也，皆生于风寒暑湿燥火，以之化之变也”，这是病因决定论。但是对邪实的“盛者泻之”的治疗：“方士用之，尚未能十全”；针对病邪的拮抗治疗：“治热以寒，治寒以热，方士不能废绳墨而更其道也”。把祛邪拮抗治疗当作常规，却为什么出现“有病热者，寒之而热，有病寒者，热之而寒，二者俱在，新病复起”，老病未去，反生新病。对于这种“因药病生”的新病，原因在医不在药，是因为“粗工凶凶，以为可攻，故病未已，新病复起”。至所以“服寒而反热，服热而反寒”，是错误地把对象机能亢进的“旺气”，全然当作病因病理，“治其旺气，是以反也”。认识到“掉眩收引，闷郁肿胀，诸痛痒疮，皆根于内”，风寒热湿燥火痰水郁瘀等临床表现，是机体输出端的机体反应，不是输入端的病因刺激。这些机体反应“皆根于内”，因为“只有有机体才独立地起反应，新的反应必须以它为媒介”，必须以机体的自稳调节机制为媒介；药物的疗效反应和正常生理反应，无不是“皆根于内”的以机体自稳调节为媒介的主体性反应。因为任何“对生命发生影响的东西，都是由生命独立地决定、改变和改造着的东西”，这是主体决定论的有机自然观。

邪实的风寒热湿燥火痰水郁瘀，皆根于内，是气血津液的派生，与气有关的是寒热郁火，与血有关的有风和瘀，与津液有关的有燥湿痰水。气血津液受五脏阴阳的调节：“阴阳和调而血气淖泽滑利”，“五脏之道，皆出于经隧，以行血气”。因此邪实是正虚的外在表现，正虚是邪实的内部基础。因此诊断上强调“谨守病机，各司其属”，所谓“属也者，其枢要之所存乎！”因此“求其属者，求其本也”，这就是从辨证到具体的求本的“求属之道”。认识到药物病之所以仍然如此“数见者，得非粗工不知求属之道，以成之欤!?”

邪实的旺气这种主体反应，都是五脏阴阳经过气血津液的媒介来发动的，仅仅因为它还未成功，才有正反馈的放大反应。所以在治疗上归结为“疏其血气，令其调达，而致和平”，作为总原则，李中梓指出：“或补之而血气方行，或温之而血气方和，或清之而血气方治，或通之而血气方调；此治虚实之大法，一部《内经》之关要也”。药治八法，针灸推拿，气功引导，无不是通过气血调达，以达五脏安定、阴阳自和的整体稳态这个目标。

虚实之变的“变”，历史总结了五脏传变、六经传变、卫气营血和三焦传变模式。邪实、正虚、传变时序，构成中医辨证求本的理论模型，形成了与西医病因病理病位不同的辨症分类学诊疗思想体系。根据症这个“本”，对其相应的输出输入信息的考察，“因发知受”，从病形反应知病因，从疗效反应知药物，从藏象反应知养生因素，发展了中医的病因学、治疗学和养生学；“审证求因”，即求属之道的诊断过程，发展中医的诊断学，从而构筑起完整的中医理论体系。证→症→正，是中医的诊疗思想，病人正气的症是诊治中的中心环节，这应当成为证的理论研究的出发点和归宿。

本文为1986年北京首届中医证的研究国际研讨会上的发言稿

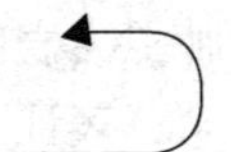

91. 首届“中医证的研究”国际学术讨论会的小结报告

三天来，我们开了一个“中医证的研究”的小型国际学术讨论会。会议分别从中医学和术的发展，证和病的不同理解，中医学对象是什么，临床实践的实效第一性，基本概念的理解和翻译上如何寻求一致，理论研究的思路方法及出发点和归宿等方面，围绕怎样理解中医的证这个大家目前最关心的问题，各抒高见，畅所欲言，集思广益，也提出不少问题。爱因斯坦曾说过：“提出问题比解决问题更重要”；表明我们这次讨论会对“中医的证”认识开掘得更加深入了，对此，大家感到会议开得很好、很成功。

一、在第一个层次上，对于医学“对象的证”，是什么？证从哪里来？仅仅是疾病的临床表现，还是疾病态和健康态相互转化过程的证？这是个根本前提。人体是个主体性开放系统，证是关于疾病和健康互相转化过程的输出输入信息，不仅限于临床表现，许多专家不同意用综合征、症候群（syndrome）来代替中医证的本来意义。日本桑木崇秀先生还希望：在与证有关的一些基本概念的理解和翻译上，能够逐步寻求一致，以利于中医学术交流，提高中医学在国际学术界的地位。方药中教授等认为用“证据”来概括“对象的证”。香港刘柞田先生强调“对象的证”的第一性地位，费开扬教授指出“对象的证”的整体性、功能性和动态性的特征，无论对临床诊察和辨证，对证的实验研究，都应认真考虑这个特征。

证，包括疾病态和健康态互相转化过程中的反应及其相关刺激因素。刺激因素不能只限于病因，还包括有关的治疗因素和养生因素；反应也不只是疾病表现的症状体征，还应包括疗效反应和生理反应，这样才能互相比较，并由此“因发知受”，从反应的结果来判定刺激的性质，积累和发现新的致病因素和治疗因素的认识，推动整个医学的发展。

二、第二个层次上，医生“诊察的证”，是看什么？发热恶寒头身疼，无汗而喘脉浮紧，这是医生诊察所得的证；麻黄汤主之则是医生给的治疗输入，方证结合的证治经验的宝贵积累，是中医被称为临证医学的主要证据。

诊察过程是主客观的相互作用。医学对象的表现程度和表达能力，医学诊察技术发展水平和医生掌握的熟练程度，都将影响诊察所得即看什么和能看到什么。会议讨论了大家关心的“证的客观化”、“证的规范化”以及“无证可辨”问题。无证可辨实质是无证可诊，指中医诊察手段的不足。会议一致认为中医不能自囿于四诊，应当积极利用现代化观测手段，问题是怎样才能利用来增加扩充中医证的内容，即按中医认识的价值体系来处理这些观测结果。日本北里研究所间中喜雄先生和坂谷和子女士两位的报告，分别从信号系统和理论假说和用痛阈为指标，观测记录不同经络穴位的变化，从整体上描述稳态失衡和比较其动态（在程度上和时间上）变化。

马来西亚饶师泉先生提出了与无证可辨（诊）相对应的，有一个“无病可查”的问题，即应用了现代观测技术，用病因病理病位实体论的诊断要求，都存在着不少“无病可查”的。坂谷女士的报告，说明一些“无病可查”的病人可以是“有证可辨”的，而且可以如同她的方法客观地记录下来，因此要解决无证可辨，关键在于发展用以反映或观测“对象的证”：即整体性、功能性、动态性的调节抗病反应时序的描记方法。

三、第三个层次上，是医生“判断的证”，即怎么看？“诊”是感官的收集，“断”的思维的判断。发热恶寒头身疼，无汗而喘脉浮紧，是医生诊察的证；由此作出：风寒外束肺卫之表的概念，是医生判断的证。风寒是邪气（实）的概念，肺卫属正气（虚）的概念，表证是传变中的时序状态，虚实之变，构成“判断的证”三要素，这是“证的规范化”工作中关于判断概念规范的要求。

审证所以求因，辨证为了求本，这是求其属也。董建华、方药中、施奠邦等对此作了充分的阐发。“自然科学的成果，就是概念”，从诊到断，从诊察的证到判断的证，是从感官到思维、从现象到本质的理论概念形成过程。从具体到抽象，又从抽象到具体，施奠邦名誉院长和薛伯寿、李祥国、周超凡等专家，分别从具体论治来要求于辨证，对辨证概念判断的共性，还应进一步结合因人、因时、因地加以具体化，还应结合不同的病这个具体，才能更好地指导治疗和发展中医。用辨证论治去解决面临的疑难问题，更是大家在中医证的研究中最关心的，香港刘柞田、谢永光两先生在这方面进行了刻苦的发掘和可贵的探索。

四、在第四层次上，是中医基础理论，即“理论的证”，对前几个层次要回答：为什么看这些和为什么这样看？最高层次的基础理论，规定着整个学科的性质；中医学的思维模式，决定着其关于医学对象的观点和方法。“诊察的证”即看什么，是方法问题。“判断的证”即怎么看，是观点问题。“理论的证”即为什么看这些和这样看，是思维模式问题。西医的病，看病因病理病位，认为致病因素决定疾病的性质，病理变化决定疾病的转归，因此在致病和治疗上倾向于历史决定论、外因决定论和实体决定论。中医关于：“虚实之变”的证，是看调节抗病反应的时序，把“升降之常”的正气存内，作为治疗追求目标的“本”；“虚实之变”的病人正气，则是愈病转化动力的“本”；据此构成识别条件利害的价值标准的“本”，用来具体区分毒和药，从而有效地防止和减少药源性医源性疾病。

每一门科学的发展，主要表现为基础理论的突破；观测技术的发展，如果没有上升达到基础理论的突破，则还只是经验观测材料的积累。中医基础理论研究的突破和创新，是中医学术发展的关键。朝鲜东医科学院韩用宇院长指出：加强中医基础理论研究，提高其指导实践和概括实践的能力，摆脱把中医仅仅看成是经验医学和辅助疗法的从属地位，使东方医学重新卓然自立于世界医学之林。东医科学院朴日哲所长说到：“证”的研究就应当把证放到与西医的“病”同等重要地位。日本国把证的研究列为国家科技厅重大课题，北里研究所间中喜雄和坂谷和子两位的报告，就是科技厅的课题。我国已把中医证候治则研究列为国家重大课题，中国中医研究院基础理论研究所，在这次会上报告的：关于肝郁与血瘀、脾气虚的研究，就是国家的中标课题。引起了关于实验模型的设计思路，观测指标的序列和选择的广泛讨论。由于中医学是一门实践性最强、最讲实效而思维性也最强，综合性最强而个体化程度也最强的科学；中医学是强调整体和谐稳态的目标决定论，自稳调节机制的主体决定论，抗病反应时序的功能决定论的一种有机论自然观的思维模式。因此在这个意义上发展中医的实验科学，需要付出艰巨的创造性劳动，任重而道远。证的研究已被广泛重视，愿今后加强联系和交流。我们同意日本朋友和朝鲜同志们的建议，希望在不久的将来有第二次、第三次国际学术讨论会，希望在会上我们将重新会见，谢谢大家！

本文为1986年“证的研究”首届国际会议闭幕式上发言

92. “证——病症正”辨

中医学发展历史中，经历了辨“证”论治最基本的实践积累，经过辨“病”论治的对抗疗法，进一步上升到辨“正”论防的养生之道和辨“症”论治的动员疗法。“证”，是人这个主体性开放系统的整体边界效应，是关于健康和疾病互相转化过程的出入信息。“辨证”的任务：①辨输出反应的标本顺逆。②因发知受，辨输入刺激的利害药毒。③审证求因，辨出入信息的中介主体这个本，为养生和治病实践提供理论模型；“正”，是中医防治实践的目标模式，这是调节流通稳态的健康模型；“症”，是中医治疗的依靠对象，这是调节抗病时态的愈病动力模型。“辨病”的任务则是回答病从何来。“病”，是关于识病求本的病因病理病位的疾病模型。

（一）“证”是医学对象的整体边界效应

证是什么？是诊察的对象还是诊断的结论？证从何来？是什么对象的证？辨证的辨，要辨些什么和辨向何去？辨证以求本是求什么过程的本？这涉及中医学研究对象这一根本问题。

一门科学的理论和方法，服从于所要研究的对象，因此，一门科学的对象问题，也就是这门科学的生存权力问题。理论来自实践，是因为实践的目的规定了认识的任务；干什么，决定了看什么和要什么，即实践的目的决定了研究的对象和选择条件的价值标准。因此，中医学的对象决定于中医学的实践目的。中医学实践的目的是追求人的健康，对健康者怎样帮助其保持健康，这是中医养生之道；对疾病者如何帮助其向健康转化，这是中医治病之道。因此，中医学对象是关于：人与环境相互作用中的健康和疾病互相转化过程，不限于疾病这个对象。

医学对象的人，是一个有机整体的主体性开放系统，通过其整体边界与环境的相互作用，实现物质能量信息流主体性地输入和输出。“证”，作为中医学的诊察对象，就是人这个主体性开放系统的整体边界效应，是关于健康和疾病互相转化过程的出入信息。在其输出端包含了：生理反应（藏象）—病理反应（病象）—药理反应（疗效或药害）的三位一体及其互相转化过程，不局限于疾病的症状体征。在其输入端的医学信息，则是养生的—致病的—治疗的环境刺激的三位一体及其互相转化。因为环境因素对健康和疾病互相转化过程的影响，是“四时之化，万物之变，莫不为利，莫不为害”。医学实践的任务：要通过趋利避害以养生保健，通过化毒为药以治病愈病。因此，辨证的首要任务要回答：什么是利和害以及毒和药，识别它们的科学根据是什么？这是养生治病的实践规定了认识的任务。因为医学的功能，及其发展水平的根本标志，就在于它识别环境利与害和区分药与毒的能力，因为只有具备此能力，才能有效地实现其防治功能，也才能最大限度地防止药物病和医源性疾病的反目的效果。

“辨证”，是对医学对象整体边界效应的出入信息，进行思辨推理识别判断的过程：

1. 从机体反应中区分标本顺逆　通过标本主次作出各证候间的因果性分析，以及通过顺逆善恶得出各具体证候的价值判断。

2. “因发知受”以辨相应输入刺激的利害药毒　但是，“受本难知，发则可辨，因发知受”，只有通过机体反应的具体结果，才能对相应刺激作出正确的价值判断：什么是具体对象的致病因素？只有“因病始知病源之理”；什么是对具体对象的治疗因素？它的“愈疾之功，非疾不能以知之”；什么是对具体对象的养生因素？只有“察阴阳之宜，辨万物之利”。这是中医学实践的最基本的经验积累过程：从传说中的“神农尝百草，令民知所避就”的艰苦探索，到历代本草关于中药主治证候的珍贵记载，发展为方证结合的汤证方面的成就。直到今天乃至今后是：一切新的致病的、治疗的及养生的环境因素的发现和最后确认，都必须依靠这最基本的“因发知受”的辨证，古今中外，概莫能外。

近人用症字代替证而作为诊察的对象，局限为疾病的症状体征；把证从诊察的对象提升为诊断性结论，而又从属于病：以为辨证也是辨病因病理病位，辨证的任务是依据症状体征作出病名证型的诊断。

但是，诊与断是既相联系又有区别的认识过程，诊察是认，判断为识。证若指诊察对象，则辨证的辨，是对诊察所得进行思辨推理识别判断的过程；证若指已经医生思辨推理识别判断的诊断性结论，则辨证的辨，还能辨些什么和辨向何去？用症字代替证而作为诊察的对象，只是疾病的症状体征，不涉及藏象和疗效反应，不涉及相应的输入刺激信息，就无法“因发知受”，连起码的经验积累都成为不可能。汉代王充指出：“古贵良医者，能知笃剧之病所从生起，而以针药治而已之；如徒知病之名而坐观之，何以为奇!?”辨证判断若只局限为明确病名，而不能确知与对象有关的毒和药是什么，则难免王充对“病名医”的坐观之讥；若只知病名而不辨药毒，又难免发生药物病和医源性疾病的错误。

3.“审证求因”以辨出入信息的中介主体　对审证求因的不同理解，产生于对证的不同理解。若把证只限于症状体征，审证求因就等同于因发知受，得出环境外因决定的机械因果性结论。如《素问·至真要大论》中关于“夫百病之生也，皆生于风寒暑湿燥火，以之化之变也”，这是以“邪为本”的致病外因决定论。由此“治寒以热，治热以寒，方士不能废绳墨而更其道也”，把针对病因病理的对抗疗法奉为常规，这是以“工为本”的药物外因决定论。然而在实践中，“方士用之，尚未能十全”，甚至还出现了“有病热者，寒之而热；有病寒者，热之而寒；二者皆在，新病复起”，老病未除而又添新病。王冰称这是“治之而病不衰退，反因药寒热而随生寒热，病之新者也”；指出是“粗工褊浅，学未精深，以热攻寒，以寒疗热”。希冀对抗压制予以纠正，但结果是“亦有止而复发者，亦有药在而除、药去而发者，亦有全不息者”。对抗疗法，压而不服，纠而不正，复发增多，亦有全然无效的。对此“方士欲废此绳墨，则无更新之法；欲依标格，则病势不除；舍之则阻彼凡情，治之则药无能验。心迷意惑，无由通悟；不知其道，何恃而为？因药病生，新旧相对，欲求其愈，安可奈何!”因为“有止而复发者，亦有药在而除、药去而发者”，于是有人“辛热比年而弗止，苦寒频岁而弗停，犹恐药未胜病，久远期之”。企图依靠加量和长期用药来压制疾病，结果却造成更多的药物病。那么为什么“服寒而反热，服热而反寒，其故何也”？就因为把机体的主体性反应，只看成是致病因素及其造成的病理损害，“治其旺气，是以反也”。是由于“粗工凶凶，以为可攻，故病未已，新病复起”。这种新病，是“因药病生”的药物病，是因为“粗工凶凶，以为可攻”的医源性疾病。

证，既然是健康和疾病互相转化过程的出入信息，不只是疾病的症状体征；审证求因也就是辨证求本，求反应与刺激间的中介主体这个本。

人的整体边界，犹如细胞的细胞膜，它区分内外，是环境与机体相互作用的中介，对环境刺激主体性地滤过改造并作出主体性的反应，又不断影响内环境的调节适应和进化。它在刺激—调节—反应中的作用基础，是长期进化的高级复杂的“体表内脏相关调节”，中医辨证论治就巧妙利用了人的整体边界全息效应。审证求因就是由外知内，通过整体边界的出入信息，发现体内保持健康的稳态特征及其自稳自组调节适应能力，建立中医的健康模型，成为养生须知的“本”，因为它才是具体识别环境利害的科学根据；发现由疾病向健康转化的动力源泉及其调节抗病的时态特征，建立中医的愈病模型，成为中医治病必求的“本”，因为它才是具体区分毒和药的唯一价值标准。

（二）“病正症”是医学对象的理论模型

医学的对象，是健康和疾病互相转化的过程；医学的实践，是保健养生和实现由疾病向健康转化；医学的理论，对实践提出的要求有三种回答：①识病必求于本；②养生莫若知本；③治病必求于本，由此建立“病正症”的理论模型。

识病求本回答的是：病从何来？注重溯因分析的辨病认识。它认为致病因素决定疾病的性质，病理变化决定疾病的转归；认为只要把原因搞清，治疗上去除原因就可以消灭疾病恢复健康。建立病因病理病位的疾病模型。

治病求本要回答：治向何去？注重实践目标和动力的认识。治向何去的目标模式，即健康模型则认为健康的保持并不在于没有“邪”的存在；治病求本的动力机制，即愈病模型则认为由疾病向健康转化不在于是“邪”的彻底消灭。

在中医学看来，健康和疾病都是正邪相争的过程，都是正邪对立的统一；健康状态是因为“正气存内，邪不可干”，疾病过程之所以“邪之所凑，其气必虚”。健康并不是因为没有邪，而是因为人体正气的自稳调节和自组适应能力，使“邪”并不能干扰破坏“正”的整体和谐自稳态。由疾病向健康转化的治愈，并不要求必须是邪的彻底消灭：“治病之道，气内为宝”，追求的是达到“正气存内，邪不可干”。因为我们不可能消灭一切邪，也无此必要，更没有什么好处。人作为主体性开放系统而与环境相互作用，环境的涨落变动是经常发生的，干扰人体稳态的因素是永远不可能消灭的。健康不是因为没有邪，本身就是正邪相争过程，只要正气存内，邪不可干或邪气乃服就可，没有必要彻底消灭邪。没有好处，是因为人体正气的自稳自组的调节适应能力，正是在同邪斗争中才得以锻炼发展和进化的，无论个体发育和种族进化都这样。因此，作为一门健康的医学，关心的是帮助人体不断提高自稳自组的调节适应能力。而研究疾病的医学，以消灭疾病为己任。从某种特异性病因出发，可能通过提高群体有效的特异性抵抗而消灭某种疾病，例如天花，但这也是从利用人的有效免疫反应能力而达到的。

在与环境相互作用中，健康和疾病互相转化过程的人的主体性，中医学表述为：病（人）为本，（医）工为标；正为本，邪为标。把人体看作是：

一个“升降出入”的主体性开放系统，以“五脏阴阳”自和的自稳自组系统，以“气血津液”周养身形的“生化之宇”，是“生长壮老已”时间不可逆的生命演化过程。这就是正气存内的“正”的健康模型，是身心相关的整体和谐自稳态。“正气”，则是维持整体稳态的自组适应和自稳调节机制：“阴阳和调而血气淖泽滑利”→“阴平阳秘，精神乃治”；“五脏之道，皆出于经隧，以行血气”→“五脏安定，血脉和利，精神乃居”。精神—五脏阴阳—气血津液的调节流通稳态，既是人体保持健康的内在动力，又是具体识别环境利害的唯一科学根据，只有察环境因素对人体阴阳自和稳态及其流通调节的宜与不宜，才能正确判断其利或不利，由此建立辨正论防的养生之道。

治病实践包括：环境的治疗因素和致病因素与病人正气的抗病因素相互作用的三体运动。致病的毒与治病的药可以互相转化，化毒为药以帮助治病愈病，体现医学的能动性；变药为毒而制造疾病，则是医学的最大错误。而且，并不是直接对抗致病因素的东西，都可以无条件地视为治疗因素；具体识别毒和药，只能以病人的正气为依据。故病为本，正为本；工为标，邪为标。“症”字从病从正，指病人的正气；是中医学的愈病动力模型。病人正气这个“本”，是一切临床表现作为主体性反应（皆根于内）的内在根据，是人体实现抗病愈病的根本动力，是一切治疗手段所以呈现疗效反应的根本原因；因而是中医学的诊断对象、治疗的依靠对象和服务对象，不是压制打击对象；是具体区分毒和药的科学根据，因而是中医治病必求的“本”。

“症”的虚实之变，包括正虚、邪实、传变，反映人体自稳调节发动抗病反应的时态特征。“正虚”，包括五脏阴阳气血津液的不足为虚、失衡为虚，涉及物质能量信息流的调节问题。“邪实”，包括了寒热燥湿水火风痰郁瘀的亢则为邪、郁则为邪；有郁必有不足，有亢即有失衡。刘完素关于病机研究的贡献，是进一步明确指出邪实的旺气“皆根于内”，是主体性的抗病反应，指出：“治病不求其本，则无以去内藏之大患；故掉眩收引，闷郁肿胀，诸痛痒疮，皆根于内。”王履、张景岳分别指出：“充于一身者，气也，平则为正，亢则为邪”；“气和则为正，不和则为邪”。朱丹溪称：“通则为正，郁则为邪。”之所以表现为邪实亢进的旺气，是因为“正祛邪”抗病反应清除激原的能力还未达目的，从而有正反馈的放大系统的发动，表现为体内原有功能的亢进。对抗疗法的“服寒而反热，服热而反寒”，正是因为阻抑其实现目的，“治其旺气，是以反也”。这种原有功能的亢进，原来是由五脏阴阳通过气血津液来发动的，故与“气”有关的如寒热郁火，与“血”有关的如风和瘀，与“津液”有关的有燥湿痰水。故称这些邪实的旺气“皆根于内”，是因为“血气不和，百病乃变化而生”。“传变”，历代发展了包括表里传变、五脏传变、六经传变、卫气营血和三焦传变等调节抗病时态模型。

正因为强调了病为本、正为本的“症”的主体性，正确指出亢则为邪、郁则为邪的旺气“皆根于内”，是五脏阴阳通过气血津液发动的主体性抗病反应。因此诊断上要求：“取虚实之要，定五度之事，知此乃足以诊”；只有“知丑知善，知病知不病，用之有纪，诊道乃具”。辨证求本强调要“谨守病机，各司其属”，病机是关于愈病抗病的机制。李中梓说：“求其属者，求其本也。”王履指出：“属也者，其枢要之所存乎！”认为药物病之所以如此“数见者，得非粗工不知求属之道，以成之欤!?”因此强调了“端本澄源，中含至理；执其枢要，众妙俱呈”。端正医学实践目的这个本，澄清动力机制这个源，抓住自稳自组的调节适应机制这个枢要，一切将迎刃而解；提高对环境利害药毒的识别能力，有效地提高防治水平和最大限度地防止药物病和医源性疾病。

在治疗上，对于五脏阴阳通过气血津液发动的抗病反应，认识到“未有逆而能治之者，夫惟顺而已矣”，顺有因势利导和以通为顺之意。王冰指出：“观斯之故，或治热以热，治寒以寒，万举万全”；可惜的是“孰知其意，呜呼！人之死者，岂为命？不谓方士愚昧而杀之耶!?”《素问》病机十九条最后归结为：“疏其血气，令其调达，而致和平。”李中梓指出：“或补之而血气方行，或温之而血气方和，或清之而血气方治，或通之而血气方调；此治虚实之大要也，一部《内经》之关要也。”通法包括汗吐下消，故药治八法、针灸推拿、气功导引等治疗，无不是着眼于通过辨证论治的整体边界效应，通过气血津液中介，最后达到五脏阴阳自稳为目的。对于辨病论治的对抗疗法，则包容它的合理部分并加以适当限制，作为减轻抗病反应负荷和自稳调节振荡而用，要注意：“大毒治病，十去其六……无使过之，伤其正也”；告诫：“久而增气，物化之常，气增而久，夭之由也”。要服从：“无盛盛，无虚虚；无致邪，无失正；无代化，无违时。”不要包办代替和拔苗助长，要尊重传变时态特征。

“证正症”在形声义上共同的是“正”，“症⇌正”是疾病⇌健康的理论模型，“证”是其整体边界效应；体现了中医学是研究健康及其对自稳自组适应调节的认识，来决定其防治行为和效果评价的医学，是注重个体特征的动态的动员医学。明晰了这些概念，将有助于中医学的发展与提高。

本文发表于《中医杂志》1990 年第 4 期

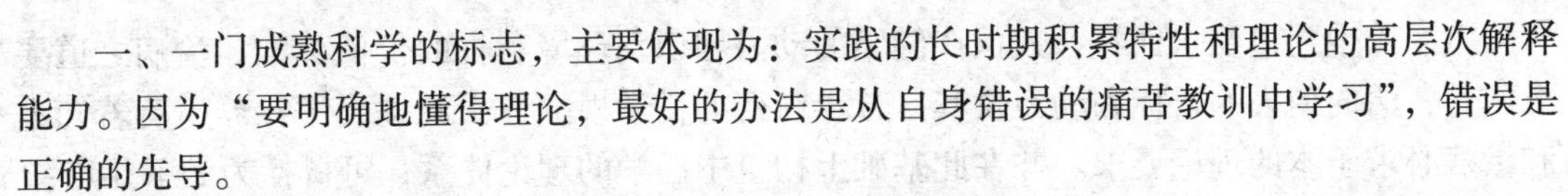

93. 中医学对象和实践及其理论体系

一、一门成熟科学的标志，主要体现为：实践的长时期积累特性和理论的高层次解释能力。因为“要明确地懂得理论，最好的办法是从自身错误的痛苦教训中学习”，错误是正确的先导。

二、“每一门科学都要以思想和概念的形式来表述自己的对象”，一门科学的对象一旦被确定，它会反过来规定这门科学体系的形式、内容和方法。因此，一门科学的对象问题，是这门科学的生存权力问题；因为全部知识体系都不过是关于对象的原始规定的展开而已。

三、理论来自实践，它要回答实践提出的问题，才能有效地指导实践；要接受实践结果的检验，才能推动理论的发展。是实践的目的规定了认识的任务：干什么决定了我们看什么和要什么；即关于实践的目的，决定了所要研究的对象和相应条件的选择。

四、中医学在早期经历过：以疾病为研究对象，进行溯因分析的病理学研究方式，其理论的任务是回答：病从何来？认为把病因搞清楚是医学的主要职能，由此把消除病因和纠正病理，作为治疗的根本目的和选择药物的价值标准。例如：认为“病之生也，皆生于风寒暑湿燥火，以之化之变也”，这是以“邪为本”的病邪外因决定论。由此“治寒以热，治热以寒，方士不能废绳墨而更其道也”，把消除病因纠正病理的对抗疗法奉为常规，这是以“工为本”的医药外因决定论。它认为：病怎么来的？是致病因素造成的病理损害；病怎么好的？是医药消除了病因病理的结果。但是在实践中，“方士用之，尚未能十全”，甚至还出现：“有病热者，寒之而热；有病寒者，热之而寒；二者皆在，新病复起”，原有病没治好，又添加新病。王冰指出这是“治之而病不衰退，反因药寒热而随生寒热，病之新者也”；认为这是“粗工褊浅，学未精深，以热攻寒，以寒疗热”，企图依靠对抗压制加以纠正。但结果是“亦有止而复发者，亦有药在而除、药去而发者，亦有全不息者”。针对病因病理的对抗疗法，为什么压而不服，纠而不正，复发增多，亦有全然无效的？由于这种诊疗思想已被奉为常规，“方士欲废此绳墨，则无更新之法；欲依标格，则病势不除；舍之则阻彼凡情，治之则药无能验；心迷意惑，无由通悟；不知其道，何持而为！因药病生，新旧相对；欲求其愈，安可奈何?!”这种“识病求本”的溯因分析和对抗疗法，为什么药在而除，药去而发？旧病未去，新病复起？“服寒而反热，服热而反寒，其故何也？”总结错误的教训，认识到这是“治其旺气，是以反也”；是“粗工凶凶，以为可攻，故病未已，新病复起”。这种新病，是“因药病生”的药物病，是“粗工凶凶，以为可攻”的医源性疾病。

五、中医学从自身错误中学习，要实现理论上的飞跃，必须从根本观念上思考问题。医学的对象不只是疾病，医学理论研究不只是回答病从何来。重新明确中医学对象及其实践目的，根本任务是形成符合实际的医学观。

中医学对象，就是中医学作为一种理论体系的内容所反映的客体；这个对象是关于：人与环境相互作用中的健康和疾病互相转化过程，不局限于疾病这个对象，不只是疾病分类学实体。中医学实践的目的是：人的健康。对于健康者是帮助其保持健康，这是中医学养生之道；对于疾病者是帮助其实现向健康的转化，这是中医学治病之道。中医学的基本实践是：通过趋利避害以实现养生保健，通过化毒为药以帮助愈病康复。理论认识的任务要回答：什么是利和害？什么是毒和药？识别它们的科学根据是什么？中医学实践的基本功能要求和理论发展水平的主要标志，集中体现为它识别环境利和害、区分毒和药的实际能力，如此才能有效地实现其养生和治病的医学功能。

六、养生之道要求回答：人保持健康的动力和识别环境利害的价值标准；治病之道要求回答：治向何去的目标和动力及其区分毒和药的科学根据。由此提出了：养生莫若知本和治病必求于本的理论要求。并在此基础上构筑中医学的理论体系，可概括为如下几点：

1. 医学观　中医学是研究人与环境相互作用中健康和疾病互相转化过程的动力和条件的科学，它不局限于疾病这个对象，不只是回答病从何来，主要是追求人的健康和发展内在的动力。

2. 环境观　“四时之化，万物之变，莫不为利，莫不为害”，毒和药是可以互相转化的。

3. 人体观　是一个“升降出入”的主体性开放系统，在其整体边界与环境相互作用以实现物质能量信息流的输入和输出；形成以“五脏阴阳”自和的精神安乎形的整体和谐自稳态，“气血津液”自组适应的“生化之宇”，“生长壮老已”时间不可逆的生命演化过程。

4. 健康和疾病都是正邪相争的过程，都是正邪对立的统一。健康状态由于“正气存内，邪不可干”；疾病状态之所以“邪之所凑，其气必虚”。

5. 医药观　是以“病为本，工为标，标本不得，邪气不服；标本已得，邪气乃服”。

6. 诊断观　是养生莫若知本和治病必求于本。正为本，邪为标，养生以“正”为本；病为本，正为本，治病以“症”为本，以病人正气为本。

7. 正气观　“阴阳和调则血气淖泽滑利”→“阴平阳秘，精神乃治”；“五脏之道，皆出于经隧，以行血气”→“五脏安定，血脉和利，精神乃居”。正气存内的“正”，是精神安乎形的整体和谐自稳态。“正气”是精神—五脏阴阳—气血津液的自组适应自稳调节的动力机制。

8. 养生观　“察阴阳之宜，辨万物之利，以便生，故精神安乎形而年寿得长。”

9. 病因观　不仅包括输入刺激的大、久、逆和失节，也包括输出的劳和耗散，即出入反常。

10. 病机观　是关于抗病愈病机制。邪实的旺气“皆根于内”，是五脏阴阳通过气血津液发动的原有功能亢进。“血气不和，百病乃变化而生”；“虚实之所生，此皆荣卫之倾移”。亢则为邪，郁则为邪；失衡为虚，不足为虚。有郁即有不足，有亢就有失衡；邪实乃正虚所发动，正虚为邪实的基础，故正为本而邪为标，是升降的失常。

11. 观控对象　是人的长期进化高级复杂的体表内脏相关调节为基础的整体边界全息效应。

12. 治疗观　“治病之道，气内为宝”，以达“正气存内，邪不可干”的自稳态为目的，并不要求邪的彻底消灭。“治病之道，顺而已矣”，顺有因势利导和以通为顺之意。“疏其血气，令其调达，而致和平”，通过物质能量信息流以改善自稳调节和自组适应。辨证论治是利用整体边界效应，药治八法、针灸推拿、导引膏贴等，都作用于整体边界，通过疏其血气以达五脏阴阳自稳。

13. 死亡观　“出入废则神机化灭，升降息则气立孤危”；“阴阳离决，精气乃绝”；“器散则分之，生化息矣”。

中医学的研究思想，是生理学的研究方式，尊重医学对象的主体性和整体性、目的性和协和性。正为本而邪为标，辨“正”论防，重视人的正气保持健康这个根本动力。病为本和正为本，辨“症”论治的治病之道，重视病人正气是实现向健康转化的根本动力。一门科学如果不回答存在和演化的动力问题，它的理论是不完善的。中医学也曾经历过：以研究疾病及其对病因的认识，来决定其防治行为和效果评价的医学发展阶段。由于药物病和医源性疾病，从医药制造疾病的错误中学习，实现实践和理论上的飞跃，形成以追求人的健康及其对自组适应自稳调节的认识，来决定其防治行为和效果评价的医学，成为一门个体化的动态的动员医学。

本文发表于《中国中医药报》1994年10月10日

94. 中医基础理论问题

君子务本　　本立而道生
道法自然　　得道者多助

中医理论体系集中体现中医药学的特色。中医学特色问题，首先是中医理论的特色，它涉及中医理论是关于什么研究对象的理论；是指导什么实践目的的理论；是诊断什么目标对象的理论；是追求什么医药效果的理论。

理论的基础来自实践，中医学理论的基础来自关于中医学研究对象的实践。

“君子务本，本立而道生。”中医理论之“道”，来自中医学的研究对象和实践目的这个“本”，用波普尔“三个世界”的观点来说它是认识和实践主体的专业中医（世界Ⅱ）、同中医研究对象实际（世界Ⅰ）相互作用历史发展的精神产品（世界Ⅲ）。务本才能论道，中医研究对象实际（Ⅰ），是专业中医（Ⅱ）得以存在和中医理论（Ⅲ）赖以发展的根本；专业中医的认识和实践，就是从这出发并以此为归宿，而中医理论则是聚于不断逼近自己研究对象实际的理论模型。因此，中医学对象和目的是“本”，中医和中医理论都是“标”，“标本不得，邪气不服；标本相得，邪气乃服”。

中医学的研究对象实际是：关于人和环境相互作用中的健康和疾病互相转化的过程，即“天人之际的健病之变”，并不局限于疾病实体。中医学的诊断过程，就是通过天人之际的相互作用中去认识人的健病之变；中医学养生和治病实践，则是利用天人之际的相互作用去影响人的健病之变。"相互作用是事物的真正的终极原因，我们不能追溯到比对相互作用这个认识更远的地方，因为正是它背后没有什么需要我们认识的了。"

天人之际的"际"如何界定？即人和环境相互作用的作用界面在哪里？人和环境从哪里开始分界？中医理论由此剖析相互作用的标本观念，进一步展开从而建构起自己特色的理论体系。天人之际的相互作用界面，中医学把它定位在人的整体边界，依此来区分：内与外，人与天，自我和非我，系统与环境。实际上正是由于人的整体边界屏障，支持维护着人的个体完整性和系统的稳定，保证了人能够作为进化序列最高的主体性开放的复杂系统主导地位。通过整体边界，是主体性地选择吸收利用环境非我以自组织成为自我，对体内代谢的非我成分及时排出以保证自我的完整性。内外物质能量信息的输入输出，在界面出现的功能突变，以及在长期进化中形成巩固的，是对环境刺激的主体性反应在界面显现特殊的全息效应；这些使中医学得以作出经络现象和腧穴效应等重大发现，并提出了：腠理、大表、藩篱等重要概念。整体边界屏障的开放度或交换量过大，环境非我会大量涌入，这将破坏自我的固有特性和危及个体的生存。中医学把主要因环境非我的超常输入致病者，归结为外感病；把主要由于体内非我成分积聚和难以排解致病者，归结为内伤病。对于外部非我的长驱直入，称之为直中或内陷谓之逆；治疗上主张透表达邪外出的给出路政策，反对关起门来打狗式的直接对抗的所谓原因疗法。

整体边界全息效应，体现了人的整体性和主体性的个体特征，天人之际的相互作用发生于此，环境的利害药毒作用于此，人的健病之变的主体反应表现于此。中医学的认识和实践就是从这里出发，成为中医学的观控对象：有关健病之变在整体边界上的出入信息，是中医四诊的诊察对象；整体边界的全息效应，是中医养生治病手段，如针灸推拿、刮痧捏积、膏贴熏洗，以至药物内服的作用对象。

中医学的"证"，也就是：在天人之际的相互作用中、人的健病之变在整体边界上的出入信息和全息效应。"证"作为中医学诊察对象和作用对象，养生和治病都要根据辨证，即辨证养生和辨证论治；说明不能把中医学的"证"，只理解为疾病的外在表现，只解释成为"病的证"，从而把证从属于病，这后者正是近代以来把中医学对象也局限为疾病实体的结果。"证"是健病之变的出入信息和全息效应，从而使中医学的辨证养生和辨证论治，发展成为一门辨证分类学的"证"的医学，其特色包含了界面医学、信息医学和全息医学的特征。

天人之际中的"天"，作为人的生存环境，不论其为自然或社会的因素，或是物理、化学、生物的刺激，或为物质、能量、信息的作用；按其对人的健病之变的影响，医学所要作出的主要是：利害药毒的功能和价值判断；即是有利的养生因素，还是有害的致病因素，或是有效的治疗因素。然而在实际上由于环境因素的"四时之化，万物之变，莫不为利，莫不为害"。没有什么纯粹有利的养生因素，也没有什么绝对有害的致病因素；没有什么毒不可以正确利用而转化为治病的药，也没有什么药不可以因错误使用而转化为致病的毒。医学的能动性就在于：能够化害为利以帮助保持和增进健康，化毒为药以帮助实现由疾病向健康的转化，这是中医养生治病的本质功能。而因为不辨利害药毒，医药手段转化为致病因素，制造药物病和医源性疾病的反目的效果，则是医学自身的最大错误。因此医学诊断的根本任务，是要找出正确识别环境利害药毒的科学根据，这就是辨证求本的认识要求。

"证"是健病之变的出入信息，辨证求本的判断内容有三种回答：

$$\xrightarrow[①]{\text{辨病求本}}\text{疾病}\xrightarrow[②]{\text{治病求本}}\text{健康}\xrightarrow[③]{\text{养生知本}}\text{健康}\uparrow$$

中医学的诊断要求是：治病必求于本和养生莫若知本，这是实践目的提出的认识任务。治病是帮助实现由疾病向健康的转化，治病求本的诊断目标是关于实现向健康转化的目标模式和动力机制；养生是帮助保持和增进健康的目标和动力。从而依此作为选择养生因素和治病因素的科学根据，作为养生因素和治病因素的依靠对象和服务对象。这种诊断认识，首先是基于实践目的决定论，是实践目的的干什么决定诊断目标的看什么和怎么看。其二是基于对于医学对象整体性和主体性的个体性特征的尊重，如实地反映人作为主体性开放的复杂系统，找出其自组织、自适应、自调节、自稳态和自演化的主体性特征。辨证求本诊断认识的第三个特点是：通过“视其外应”的对整体边界出入信息的形证的诊察，上升到“以知内藏”的对人体正气的“神”（神者，正气也）的自组适应自稳调节这个目标对象的把握。因而辨证求本的诊与断，认与识的对象是不同一的，是“粗守形”上升到“上守神”，从可观测的形证上升到调节适应机制的理论层次的把握。第四是辨证求本诊断认识进程，又是中医理论标本观念逐步推进的过程。

治病求本和养生知本的务本论道进程。第一：在中医学研究对象中，以人的健病之变为本，天的利害药毒为标，即致病因素为标，包括利用养生和治病因素等医学手段的医生为标。第二，在人的健病之变中，以健康为本，疾病为标。这是因为健康是养生治病的实践目的，也因为个体一生中和在群体中，健康总是占绝大多数；从而中医学更注重于致力增进人的健康水平来降低疾病对人的危害，强调“上工治未病”：“上医医未病之病，中医医欲病之病，下医医已病之病”。强调的是依靠内环境的稳定以抵抗疾病，胜于治疗疾病：“故凡养生，莫若知本，知本则疾无由至矣。”因此中医学以养生为先，治病为辅。

中医学把健康和疾病都看成正邪相争的过程，都是正邪之间相互作用的一种状态，区别在于：健康状态由于“正气存内，邪不可干”，不是因为没有邪的存在，是由于人的正气的自稳调节自组适应及其防卫抗病能力的正常存在，邪并不能干扰破坏由正气所维持的整体和谐自稳态：因此，健康是一种自我稳定的生态平衡状态。而疾病过程的“邪之所凑，其气必虚”；汉代刘熙的《释名》：“疾病，疾，客气（邪）中人急疾也；病，并也，与正气（神）并，在肤体（形）中也”。《素问·本病论》指出：“一切邪犯者，皆是神失守位故也；此谓得守者生，失守者死；得神者昌，失神者亡。”因此在健病之变中，都是以正为本，邪为标；而在人的形神统一中则强调“粗守形，上守神”。由此在医患关系上，以病（病人）为本，工（医工）为标；包括“未病之病”者为本而“上医”为标；“欲病之病”者为本而“中医”为标；“已病之病”者为本而“下医”为标。上医医未病之病，属于养生医学；中医医欲病之病，属于预防医学；下医医已病之病，属于治疗医学。主旨在于医生的养生、预防、治疗实践，就要求于诊断认识的“求本”，根本上归结到人的正气的自组适应自稳调节及其防卫抗病机制这个目标对象。

中医基础理论是中医理论体系的核心，是中医目标对象的理论模型，是中医养生知本和治病求本的认识成果。

养生知本以“人的正气”为本的理论模型，是神、气、形三者的和谐统一：“夫形者，生之舍也；气者，生之充也；神者，生之制也。一失位则二者伤矣。”（《淮南子·原道训》）“神”，概括五脏阴阳网络的演化调节。

“气”，概括气血津液流通的自组适应机制。

"形"，主要指整体边界屏障出入全息效应。

治病求本以"病人正气"为本的理论模型，是正虚—邪实—传变的"虚实之变"；"邪之所凑，其气必虚"；"邪气盛则实，精气夺则虚"，因此这是以正邪相争的虚实为纲。

正气虚以阴阳为纲，概括了五脏阴阳和气血津液的"失衡为虚"和"不足为虚"。

邪气实以寒热为纲，概括了五脏阴阳和气血津液的"亢则为邪"和"郁则为邪"。

传变时态以表里为纲，属于外感病的有病邪传变、卫气营血传变、三焦传变和六经传变多种理论模型，属于内伤病的有经络辨证、气血津液辨证、五脏辨证和阴阳辨证。

邪气盛则实，已不是指外部客邪的病因，而是指主体性抗病反应，是体内原有机能亢进的"正祛邪"的旺气；这是通过"五脏发动，因伤脉色"，是五脏阴阳调节所发动的以气血津液为基础的：寒热郁火是"气"的派生，风瘀是"血"的派生，燥湿痰水是"津液"所派生。故称它们"皆根于内"，因此为什么直接对抗疗法的"治其旺气，是以反也"；因为这从根本上压制主体性抗病反应的实现其目的，因而"有止而复发者，有药在除而药去而发者，亦有全不息者"的复发、慢性变的增多以及全然无效的。

无论是养生或治病，都是通过界面效应，以"疏其血气，令其调达，而致和平"。养生治病的作用对象和目标对象也是不同一的，而是通过整体边界全息效应为作用对象，以气血津液流为中介环节，以实现对五脏阴阳网络的间接动员和调节，这是中医辨证养生和辨证论治特色。什么是有利的养生因素，只有"察阴阳之宜，辨万物之利，以便生，故精神安乎形而年寿得长"。是否为养生因素，主要看其对人体阴阳自稳调节和形神自和稳态的宜与不宜，不单纯决定于营养成分的物质结构；中医讲药食同源，重要的是对饮食营养不仅是指营养成分的物质能量补充，更注重其对人体自稳调节这个层次的贡献度。

道法自然，得道者多助。什么叫养生？不论是用什么方法，只要帮助"人体正气"沿着其内在动力目标指引的轨道上发展；什么叫治疗？不论什么方法，只要能帮助"病人正气"的抗病反应成功和自稳调节正常化的自我实现。"治病之道，气内为宝"，达到正气存内，无使倾移，邪不可干的自我稳定的生态平衡。因此，"治病之道，顺而已矣，未有逆而能治之者"；医生的诊断和养生治病，把握人体正气的自组适应自稳调节及其防卫抗病反应这个本，"标本相得，邪气乃服"。治愈并不要求必须是邪的彻底消灭，只要邪气乃服和邪不可干即可，这是中医关于健康的目标模式所决定的。对于早期倡用的对抗疗法，则加以限制使其上升为更高层次的目的要求服务："大毒治病，十去其六……无使过之，伤其正也"；"久而增气，物化之常；气增而久，夭之由也"；切忌追求大剂量持续用药。告诫："无虚虚，无实实；无失正，无致邪；无代化，无违时"；具体掌握虚实之变的病机，"谨守病机，各司其属"；"谨守其气，无使倾移"。不要包办代替和拔苗助长，因为"化不可代，时不可违"。

养生知本和治病求本的中医基础理论，不同于辨病求本的疾病分类学理论模型。辨病求本的关于疾病本质的诊断认识要求，是"溯因分析"的认识论，是关于"病从何来"的因果论，是"病因、病理、病位"三个基本要素的判断。

中医基础理论是实践目的要求于认识的，是实践论意义上的做什么和怎么做的问题，是养生治病的目标模式以及向目标转化的动力机制问题。养生知本的关于"人体正气"的诊断，是"神、气、形"三个基本要素的判断；治病求本的关于"病人正气"的诊断，是"正虚、邪实、传变"三个要素的判断。

中医基础理论是关于"上守神"的自稳调节的理论，从而使中医学成为一门积极的追求人体健康的医学，一门追求自我稳定的生态医学，一门对人体正气潜在能力的努力发掘和加以提高的医学。它不同于西医学的是：因为西医学是以研究疾病及其对病因病理病位的认识，来决定其防治行为和效果评价的医学。

本文发表于《中国中医基础医学杂志》创刊号1995年2月第1卷第1期

95. 医学的目的与中医学的特色

一、对医学目的的反思

1. 现代医学需要重新审查医学的目的　我们需要重新审查一些：非常深刻的基本的、关于医学的未来的问题：

应当如何理解医学的性质？

医学的未来应当走向何处？

能否提出一些勇敢的问题，

小心地综合分析现有的趋向和模式，

发展一些有用的总的原则和观点；

创造性地工作以形成未来的新方向，

考虑帮助形成一个第三时期新的医学；

这个医学的基石应当如何铺？

使得人民能生活得更好而不需要医疗！

这是由美国哈斯廷斯中心发起的，联合西方发达国家关于《医学的目的国际计划》研究；1993年邀请中国参加，1994年又增加了智利、印尼、丹麦等国。上述问题的提出，是基于以下认识：

“所有国家或早或迟都会发生一场医疗系统的严重危机。

由于过度重视技术，现代医学产生大量问题，包括经济、道德和法律等问题。而发展中国家在追求高技术医学方面，甚至比发达国家走得更远。

由于围绕医疗机构行为的医学模式，只是针对疾病的；而基本的生物医学研究，主要是针对降低病死率和征服那些致命的疾患。但是有讽刺意义的是：在减低病死率的同时，却导致患病率的增加，我们中间有越来越多的病人；老龄社会、慢性病和残废问题日益增多，这些病人不能治愈而需要照顾直至终生。

我们的医疗系统还没有掌握这一根本性的转变，而现代医学把治愈疾病和阻碍死亡视为首要目标，这可能是错误的。简单的过去所承担的那无穷无尽的消灭疾病和避免死亡的努力，这个过程由于高技术而越来越昂贵，而且这往往是人为的。”

当代的世界性医疗危机，被归结为“技术统治医学的长期结果”。由于围绕医疗机构行为的医学模式和基本的生物医学研究，只是针对疾病的；主要针对疾病的高技术的发展，提高了精益求精的发现疾病的诊断能力，带来的却是费用日益昂贵和病人越来越多；而昂贵的医疗费用，又加剧了医疗服务的社会分配不公。

2. 现代医学是西方的哲学传统同现代自然科学成果相结合的产物　西方哲学的构造

性世界观及其寻求事物本源的传统，决定了它的溯因分析性认识论的结构性思维，它的提问方式和认知方向，是向后、向下、向外地去回答：形成这一现象的本质，这一现状的历史，这一现实结果的原因，这一现在结构的成分的实体要素；从而建构起溯因分析认识论要求的，关于“物的所以形成之理”的、结构性理论概念为特征的科学观、理论观和知识论。

古希腊的希波克拉底学派抛弃了神学的解释而力求从自然界和人体内寻求疾病的原因。14 世纪的文艺复兴，表示古希腊文化的复兴，这时候起把疾病的理解置于人体病理的基础上。而 19 世纪以来的基础医学研究，就是致力于寻找疾病的原因和相应有效的疗法，探究有关疾病发生和药物作用的机理。

由于现代科学发展过程中，物质科学领先于生命科学；近代自然科学史，就是以物理学为先导的数理化为基础的、非生命的物质科学发展史。由此，物质科学为生命科学和生物医学所提供的学理基础和研究手段；物质科学的微观实体本质论和受控实验方法论，在非生命物质领域内的成功，使溯因分析性认识论的认知方向和任务在自然科学中居支配地位。由此推动的观测技术的发展，使对研究对象的观测内容有可能向微观层次不断深入。

借助于自然科学的观念和技术，现代医学得以步入了科学医学和实验医学的发展阶段，从而成为一门：以研究疾病及其对病因病理病位的认识，来决定其防治行为和效果评价的医学。它以疾病为对象的消极疾病观，决定了它“识病必求于本”的诊断要求，是寻求“疾病的本质和原因”，作为其认识和实践的目标对象；并依此去发展相应的观测技术，以期能实现其努力发现疾病和确诊疾病的认识目的。它的“辨病论治”的实践特征，则是依据病因病理病位为理论框架的疾病分类学知识体系，去寻求能与之特异对抗的：消除病因、纠正病理、清除病灶的“原因疗法”，研制化学单体以为新药开发的方向，以期能实现其征服疾病和消灭疾病的医学目的。

以疾病为研究对象的消极疾病观及其除恶务尽的对抗疗法，构成现代医学“识病求本”的认识要求和“辨病论治”的实践特征。它“识病求本”的诊断中的诊察对象和判断对象，同“辨病论治”的实践中的作用对象和目标对象，这四者都是同一的，同一于同一微观层次的同一实体。这样，现代医学关于医学的进步标志，就表现为早期发现疾病和确认疾病及其特异性对抗性疗法的观控技术的进步，集中体现为向微观层次深入程度及其相应的技术，这称之为医药高科技。

3. 现代医学高科技追求的医学目的　它的“识病求本”的认识目的，是回答“病从何来”；它的“辨病论治”的实践目的，是追求“直接对抗”。这种消极疾病观的溯因分析认识论和除恶务尽的直接对抗疗法，却是近年医疗费用不断上涨的直接原因，并导致医疗服务的社会分配不公。更突出的是反映了医学自身的内在危机，表现为病原、病种和病人的越治越多，有效药物的加速淘汰，医药诊疗手段在制造疾病等反目的的效果。例如：

在直接消除病因的原因疗法中却出现了“压而不服”；抗感染抗肿瘤等治疗中，出现了“多元抗药”现象，使大批药品加速淘汰，它的加速病原变异的结果，又是在不断制造新的病原、新的病种和新的病人。

在直接纠正病理的状态控制中的“纠而不正”，受体拮抗剂的广泛应用，减药停药就反跳，加重了机体对药物的依赖性生存能力；“受体超敏”现象，被迫增量加药，实际是在“加重病情，削弱自稳调节，加剧内环境的振荡，增加了慢性病变和复发”。

旨在清除病灶的追求直捣病所的药物长驱直入，置机体整体屏障于不顾，它加重体内的化学污染，使抗原负荷过重，导致免疫应答错误，使免疫超敏、自身免疫和免疫缺陷性疾病的大量增加。

所有这些被称之为药源性疾病，从根本上都是属于医源性的，是由于只是针对疾病的直接对抗性治疗所致。对抗疗法，两败俱伤，在这里是：病原加速变异，药物加速淘汰，医药制造疾病，诊疗手段转化为致病因素的反目的效果，是医学自身的最大错误，也是今天对医学目的的全面反思的根本缘由。

4. 现代医学对医学目的的反思并非从今日始

（1）关于心身医学和行为医学的概念和实践，提出由生物医学模式向生物-心理-社会医学模式转变的倡议，就企图超越生物医学的观念层次。但是在总体上仍然没有能够从以疾病为对象的消极疾病观中解放出来。

正是由于只是针对疾病的技术观统治医学的长期结果，使得像贝尔纳和坎农的关于“内环境稳定”和“液床稳态”等重要概念，在临床上却只是发展液体补充疗法和注射疗法。塞里关于应激学说的提出以及“非特异抵抗力”的概念，在临床上却只是去发展激素代替疗法以及抗炎和免疫抑制疗法而已。

（2）1972 年 2 月 11 日，前苏联《消息报》刊文题为《从哪里去寻找健康的钥匙?》指出：“无论这是多么令人奇怪，现在有许多疾病的发生，在某种程度上都与医学，特别是药理学方面的成就有关。例如：抗生素的广泛应用消灭正常菌丛，而正常菌丛的存在，对于维持免疫功能，合成维生素，参与调节血液胆固醇水平和矿物质代谢，以及刺激肾上腺皮质的成熟和发育等方面，都有不可忽视的作用。由于广泛使用肾上腺皮质激素抑制防御系统功能；消炎剂表面上抑制了炎症反应，而病变破坏却在进一步发展；长期服用抗凝剂反而促使血栓形成等等。显然人类为疾病付出代价，这与其说是由于文明，不如说是由于我们对人体天然防御力的忽视。使用抗生素后为何恢复共生菌丛，用肾上腺皮质激素后如何使肾上腺功能恢复正常等等，所有这些问题都没有解决；而提高防御感染屏障抵抗力的可能性，目前也还不清楚。”

作为医学的几门基础学科，先后提出了各自学科向何处去的问题。

（3）生理学要从物理和化学的兼并中解放出来。事实是，上世纪贝尔纳已指出：“生理学不能还原为物理和化学，特别是生命现象中的自组演化合成过程，是不能用物理化学定律来解释的。”

生理学的主要命题是：整体稳态和主体适应是如何实现的？合成过程是生命系统的功能目的性的自组织行为，它是为着整体生命的内部稳态和对外适应的目的服务的。

（4）关于病理学，达维多夫斯基在50 年代已指出：“传染病病理学的发展，并不取决于寻找更多的病原体，而是就已知的，甚至更少的病原体的，机体对它的典型反应。”

这就意味着已认识：必须从致病因素决定疾病性质的外部刺激决定论，向机体的主体性反应特征决定论实行转变。

也意味着从纯粹消极疾病观的病理破坏论，向机体主体性抗病反应的积极的功能目的性行为的观念实行转变。

更意味着由此出发，将使病理现象被一概地当作医药的拮抗对象，向着作为医药手段的服务对象以至依靠对象的方向实行转变。

（5）关于医学心理学。马斯洛指出：近现代心理学的绝大部分知识来自对病人的研究，它只重视致病因素。

心理学在表现人类消极方面获取的成功，一直比它表现人类积极方面大得多；心理学似乎自愿放弃其合法领域的一半，自己仅限于黑暗平庸的一半。汉密尔顿从贫穷和未受教育的人当中进行概括，弗洛伊德则过多地从神经病患者概括出一般；然而他们的结论，只能称为低限度的，残废或贫穷心理学，但不是普通心理学。之所以造成这样，马斯洛认为：

“这又与心理学的自我贬低和模仿其他科学的倾向有关。心理学家们更钦慕的往往不是心理学，而是技术先进的科学：物理学、化学、生物学；尽管从人文主义观点看，心理学显然是新的尖端，是当今最重要的科学。他们将我们研究对象的人，当作一个物体，或者一架机器，或完全归之于低等动物之列；失败了，才勉强将他看成一个绝无仅有的，较其他任何生物种类更为复杂的种类的一个成员，而很少能够当作一个不同于任何人的个人来研究。”

他指出：“与目前的消极心理学——由研究病人而产生的心理学相比，通过研究健康人而产生的心理学，可称为积极的心理学。它更为严肃地对待个体差异，重视健康的成长导向自我实现的心理学策略；首先要将研究对象作为：一个整个行使着人体功能和进行着自身调节的个人来了解。”他提出了“主观生物学”概念，“也就是人们可以而且必须内省和主观地研究自身的生物学”。他指出：“积极心理学的观点，是整体动力学的观点：

它是整体论的，而不是原子论的；

是功能型的，而不是分类型的；

是能动的，而不是静态的；

是动力学的，而不是因果式的；

是目的论的，而不是简单机械论的。”

5. 内在生机的不可替代性，谁也帮不了忙　现代医学要从只是针对疾病的技术统治下解放出来，要从物理和化学的兼并中解放出来，首先要从消极疾病观和溯因分析认识论至上主义的束缚下解放出来。

（1）医学需要“务本论道”地回归到自己的对象：人的整体层次的主体性反应和协和性调节的个体性特征上来。

（2）医学需要前进到：人是地球上有机生命体的最高形式，是有意识的主体性开放自组织和复杂巨系统这样的高度。

（3）医学需要承认自己的对象是：“生长壮老已”的时间不可逆生成演化生命系统的不可还原性。

（4）医学需要去致力于发现和发展：人的自选择—自组织—自适应—自稳态—自演化调节及其防卫抗病反应，这个人的“自我健康能力”的医学目标对象，作为养生治病实践的依靠对象和服务对象以及识别环境利害药毒的科学根据。

（5）根本的关键是：要使医学找回自己的依靠对象、服务对象和发展对象这个“本”，建构相应的医学理论，为发展人的自我健康能力服务。“必先求我之卓然自立”，才能从自我贬低和降格认同于非生命物质科学的倾向中解放出来，才能改变由于消极疾病观直接对抗疗法，迫使医学处于孤军作战和单兵独进而吃力不讨好的境地；摆脱只是针对疾病的医药高科技带来的反目的效果和当代医疗危机；改变技术统治医学，而以医学的目的性理论，超越包容物质科学的技术成就，吸收利用改造物理、化学、生物学层次的技术方法，为发展人的自我健康能力服务。

6. 医学产生于人类的动机，是人类的有目的性实践活动　几千年来，医学总是同人类最崇高美好的理想相结合；人类发明和发展医学，包括人类医学、植物病虫害防治学和畜牧兽医学，无不是为着人类的健康这个目的服务的。

医学与哲学一样都是属于“究天人之际，通古今之变”，探究人在其与生存环境的相互作用中的历史实践经验，来发展人的自我认识能力的“人学”；医学则是关于人对自我健康能力的自我认识发展的“健康智慧学”。

医学研究的对象是：“天人之际的健病之变”，也就是人作为主体性开放自组织的生成演化系统，在与环境利害药毒的相互作用中，关于健康和疾病互相转化的过程，不只是疾病实体。

医学通过“天人之际”相互作用中有关阴阳应象的出入信息，去认识人的“健病之变”，并由此来识别环境因素和利害药毒。医学又必须通过“天人之际”的相互作用，才能利用环境条件作为医药工具，来实现其养生治病的实践功能。

什么是有利的养生因素？什么是有害的致病因素？什么是可以利用的药物治疗因素？什么是判别环境利害药毒的科学根据？这是医学的首要问题。相传5000年前的神农时代，为“始尝百草，始有医药”。由于“时多疾病毒伤之害，于是神农乃始……尝百草之滋味，水泉之甘苦，令民知所避就”（《淮南子》）。把正确识别环境利害药毒，让人们知道如何趋利避害以养生保健，作为医药之始，也是医学的首要功能。然而由于环境因素的“四时之化，万物之变，莫不为利，莫不为害”，既没有绝对有害的毒，也没有什么绝对有利的养生因素；没有什么毒不可以正确利用而转化为治病的药，也没有什么药不可以错误使用而转化为致病的毒。医学的能动作用，就在于化害为利和化毒为药，“聚毒药以共医事”帮助实践养生治病之道，则是医学的基本职能。反之，如变利为害损害健康，变药为毒制造疾病，诊疗手段转化为致病因素，导致药源性和医源性疾病，这就是医学自身最大的错误。

医学的养生治病实践，是对人这样的主体性开放的自组织系统的组织行为，旨在能够帮助人的自组织能力的恢复发展，是为着人的自我健康能力的发展服务的。因此具体识别环境利害药毒，只能是以其对人的自我健康能力发展的具体效果为其科学根据。由此，医学的认识目的和理论成果，应该能为人对自我健康能力的自我认识发展作贡献。医学的实践目的和实际效果，应当能对人的自我健康能力的发展作贡献。医学的观控技术，应当能为人的自选择—自组织—自适应—自稳态—自演化调节及其防卫抗病反应的自我健康能力的发展服务。

医学的发展道路，首先要向自己的对象学习，向人的内在健康能力学习；应当把人的自主健康能力作为医药实践的依靠对象、服务对象和发展对象。向着帮助人的自我健康能力，去实现其自我稳定的生态平衡的健康目标，向着“恢复生态学”的治病之道和“发展生态学”的养生之道，向着帮助人对自我健康能力的自我认识发展的“健康智慧学”的方向前进。

二、中医学特色的分析

传统的中医药学，由于其：

实践的几千年持续积累，

理论的高层次解释能力，

良好的养生保健功能，

稳定的卓越临床疗效，

日益为世人所瞩目！

1. 中国近代史的主题是中国向何处去和中西之辨。近代中医学的主题也是中医向何处去和中西医学比较。从中西汇通，衷中参西，中医科学化，中西医合流，中医现代化，中西医结合，百余年来种种方案，无不涉及的是中医向何处去，以及中西医学的比较研究。

中医学特色，也就主要是在与西医学特色相比较而言的。

医学作为一门“究天人之际，通健病之变，成医家之言”的学问，它学什么和问什么？提什么问题？向什么学习？

中西医学，在医学的目的追求上不同的侧重，来自其对医学的“目标对象”的不同选择。在医学的方法选择上不同的追求，源于其对医学的“观控对象”的定位不同。在医学的理论建构上不同的旨趣，则基于其不同哲学背景的提问方式，不同的“标本观念”导致认知方向和任务的不同要求所致。

2. 现代西医学特色，可以概括为：

（1）它的“识病求本”的诊断要求和“辨病论治”的实践特征，它的以疾病为研究对象的消极疾病观及其特异性对抗疗法。

（2）它的溯因分析认识论和微观实体本质论的认知方向和技术发展要求，它的受控实验方法论和特异性对抗疗法的实践方向和技术发展要求。

（3）它的以病因病理病位为目标对象的理论框架和疾病分类学知识体系。它在诊断中的诊察对象和判断对象，同在实践中的作用对象和目标对象这四者是同一的；从而使其特异性的直接对抗疗法，必须跟随微观检测技术的进步，不断地向微观层次深入。

（4）它的致力于向低层次微观实体进军，以期能够努力实现它发现疾病和确诊疾病的认识目的；它的致力于直接对抗的消除病因、纠正病理、清除病灶，以期能够努力去实现征服疾病和消灭疾病的实践目的。

（5）它的提问方式，是向后向下向外的回答病从何来的原因和本质；它的学习榜样则是向自然科学，向非生命的物质科学学习；学习它的构造性世界观和微观实体本质论，学习它的溯因分析认识论和受控实验方法论。形成的是结构性思维，构成的是结构性理论模型概念。

（6）由于它只是针对疾病，过度重视技术，自我贬低地模仿非生命物质科学。由于溯因分析性认识论的科学观、理论观和知识论，还只是关于物的所以形成之理的过去的知识，它还只适用于非生命的物质领域。它的不断开辟的新的微观领域的低层次实体的认识，是还缺乏历史的经验积累的实验医学，还缺乏长周期的整体层次的实践经验的考验。

（7）它的特异性直接对抗疗法的孤军深入和单兵独进，由于忽视了医学的依靠对象和发展对象，忽视了医学对象的人的主体性开放复杂巨系统的整体行为，它的自组织原理和主体性特征，陷于包办代替而吃力不讨好的境地。

（8）它只是针对疾病的消极疾病观和溯因分析性认识论至上主义，使它常常以“科学”自居，从而鄙视排斥传统医学在整体层次实践上的丰富经验和教训以及有益的思想资料，从而还难以迅速摆脱那“虽然局部优化而整体反而恶化的困境”。

3. 中医学特色，是中医学作为一个主体性开放自组织的生成演化系统在长时期历史积累中形成，是中医学得以生存发展的内在根据；它是今天运用现代科学方法去“研究中医”的目标对象，是“中医研究”的指导思想和发展方向，是中医学在参与“中西医结合”中作出贡献的主要内容。

中医学特色问题，涉及中医学有些什么？能够拿出来贡献的是什么？中医学要什么？吸收利用现代科学技术主要是用来干什么？是用来帮助“扬我之长”的？还是为了“补我之短”？如果说主要是为了扬我之长，以便能更好地参与“中西医结合”作出贡献，提高中西医结合的整体学术水平，那么中医学之长究竟在哪里？

强调保持和发扬中医学特色，正是为了能更好地参与中西医结合这个伟大进程。贬低中医学特色，也就降低对中西医结合光辉前景的期望。否认中医学特色，就是否定中西医结合的必要和可能。

用现代科学方法“研究中医”，如果不是“有的放矢”地把握中医学特色这个目标对象，而是相反地企图通过“移的放矢”地改造中医：只承认中医学中符合现代科学和西医学观点的那些属于溯因分析性认识和对抗疗法方面的内容；以为这样就可以帮助中医实现科学化和现代化，可以纳入到现代科学技术体系中来，这样也就不可能有真正意义上的中西医结合。

“中医研究”，如果不是为保持发扬中医学特色为指导思想和发展方向，如果只是自我贬低而降格认同于消极疾病观的对抗疗法，把“证从属于病”，追随那“识病求本”和“辨病论治”的发展道路，错认为这是整个世界医学的统一模式和共同的发展方向。这样的中医研究成果，也就不可能对中西医结合及其学术水平的提高增加些什么，而几千年来丰富实践积累的中医学，却有可能因此而败坏在我们这一代人手中。

4. 中医学特色，一言以蔽之，是没有走上消极疾病观的溯因分析至上的“识病求本”和“辨病论治”直接对抗疗法的发展道路。

中医学特色，集中体现为它的“辨证求本”的诊断要求和“辨证论治”的实践方法，是它在“辨证求本”诊断中的“养生莫若知本”和“治病必求于本”的认识目的；是它在“辨证论治”实践中的“辨正以养生”和“辨症以治病”的实践特征。

中医学为什么没有走上溯因分析至上的“识病求本”和“辨病论治”直接对抗疗法的发展道路？这是由于：

（1）中国哲学实践论第一的提问方式。

（2）中国的有机发展性世界观的学习榜样。

（3）“上工治未病”以养生为先的医学价值观念。

（4）从砭石到针灸经络腧穴的广泛实践基础。

（5）“天人之际”观控对象的定位和界定。

（6）养生知本和治病求本的诊断认识要求。

（7）以“邪”为本对抗疗法的实际经验教训。

（8）“粗守形而上守神”对调节机制的不断探索。

（9）整合超越包容的中医学发展模式。

由于中医学是中国的哲学传统同几千年来养生治病实践经验发展相结合的产物，从而使中医学成为一门以人的健康为目的及其以“人的自主健康能力”，为其认识的目标对象，实践的依靠对象、服务对象和发展对象，来决定其养生治病之道和效果评价的医学。

5.《素问》称："阴阳者，天地之道也，万物之纲纪，变化之父母，生杀之本始，神明之府也"；"升降出入，无器不有；故器者生化之宇，器散则分之，生化息矣"。王冰注"器，谓天地及诸身也"；阴阳自和升降出入的主体性开放自组织的生成演化系统，"无器不有"，包括天地及诸身万物，这是中国的有机论发展性世界观。

中国哲学关于"务本论道，道法自然，通变合和"的实践论第一的传统，决定了其目的动力性实践论第一的传统，决定了其目的实践性认识论的功能性思维的提问方式和认知方向。实践论的提问方式是：向何处去？走什么路？依靠什么？利用什么？其认知方向是向前、向上、向内地回答：

人的实践追求的目的向何处去，

对象的整体的最佳功能状态是什么，

对象的功能目的性行为的动力机制，

环境的实践条件选择的价值标准。

建构的是以功能模型概念为特征的，关于人的"通变和合"实践论之道的道路和道理。

"道也者，志之所趋舍"，是实践目的决定论，是实践的目的决定认识的任务。

"大学之道，在止于至善"，因此是对象的最佳整体功能决定论。

"道法自然，得道者多助"，是对象内在动力决定论，要求实践目的性和对象规律性的统一。

"通变"，是把握对象规律性：通古今之变，通健病之变，通虚实之变等等；通变以"正其谊，而谋其利"，为了更好地为对象利益服务。

"和合"，是利用环境条件，通过聚合效应组成实践手段，加诸对象内在的动力目的性规律，联合协同，因势利导，以竟其功，即合和以"明其道，而计其功"。

实践目标最佳状态，应是目的性和规律性的统一，所以说："中也者，天下之大本也。"

实践是对自组织系统的组织行为，是协同其内在动力目的性规律以竟其功，所以说："和也者，天下之达道也。"

6. 中医学养生治病实践提出的认识任务是养生莫若知本和治病必求于本，而不是"识病必求于本"。

实践论第一也是实效第一，于是中医学强调"上工治未病"，以养生为先："上医医未病之病，中医医欲病之病，下医医已病之病"；"上医医国，中医医人，下医医病"。医学不能把自己局限于只是治"已病之病"，不能降格为"下医"，因此不能以疾病为研究对象。养生之道是帮助健康者保持和增进健康，当然不能只以疾病为对象；养生知本的"本"，是关于保持和增进健康的内在动力，是人的自我健康能力。

古老的砭石，到针灸经络腧穴的广泛实践基础，它能治疗疟疾、痢疾等感染性疾病，显然不是直接地消除病因；它能治疗高血压、冠心病，显然不是直接去纠正病理的状态控制；它作用于体表，显然不是直捣病所的清除病灶。

中医学关于观控对象的定位，把"天人之际"的人和环境相互作用面，界定在人的整体边界。整体边界是作为人这个主体性开放系统的屏障，区分着内与外、自我与非我、人与环境；它的主体性开放出入的屏障自选择，保证着个体在整体上的完整性。环境的利害药毒作用于此，人的主体性反应表现于此，整体边界出入信息的主体性和个体性特征，成为中医学诊察对象的“证”。整体边界的界面全息效应，反映着体表内脏相关的整体性调节；中医学由此提出了大表、腠理、藩篱等重要概念，总结了腧穴经络等重大发现。由于环境利害药毒作用于此，医药的养生治病手段同样也作用于此，因而又是中医学的作用对象。“证”，作为整体边界出入信息和界面全息效应，体现了人这个复杂系统整体行为的主体性和个体性特征，成为中医学的观控对象。不仅是针灸推拿，而且药物的膏贴以至内服，无不是作用于皮肤黏膜等整体边界。由于外界非我大量涌入的，一般称为外感病，称内陷和直中之为“逆”；治疗主张“透表达邪”的给出路政策，帮助“正祛邪”的自清除能力，反对“关起门来打狗”式的直接对抗疗法。因此，中医学的“辨证求本”和“辨证论治”，是一种界面医学，是通过界面全息效应实现间接调节的前体疗法，它具有信息医学和全息医学的特征。这也是为什么近代以来，用直接对抗疗法的疗效观，研究中药的成效甚少的根本原因。

7. 中医学在早期曾经也有过以“邪”为本的病因病理决定论和对抗疗法的发展阶段。《素问・至真要大论》揭示了实际的经验教训：

“夫百病之生也，皆生于风寒暑湿燥火，以之化之变也。”这是以邪为本的病因病理观。

“经言：盛者泻之，虚者补之”；然而实际上是“方士用之，尚未能十全”。

“论言：治寒以热，治热以寒，方士不能废绳墨而更其道也。”然而实际上却出现：“有病热者，寒之而热；有病寒者，热之而寒；二者皆在，新病复起。”王冰注：“谓治之而病不衰退，反因药寒热而随生寒热，病之新者也。亦有止而复发者，亦有药在而除、药去而发者，亦有全不息者。”由于一般人迷恋于药物中心论的直接对抗，王履尖锐地批评：“俗尚颛蒙，恪恃方药，愈投愈盛，迷不知返；由是苦寒频岁而弗停，辛热比年而弗止，但谓药未胜病，久远期之。”迷恋于对抗疗法以药物胜病，压而不服，于是加量和持久用药下去，这正是药物病和医源性疾病的重要原因。

这里的“经言”和“论言”，是《内经》以前学派的观点，岐黄学派用实际的经验教训，对以邪为本的病因病理决定论和对抗疗法提出诘难。关键性的观念转变导致理论上的飞跃，是岐黄学派对“病机”的阐发。

指出：“服寒而反热，服热而反寒，其故何也?”是因为“治其旺气，是以反也”，是把“邪气盛则实”的旺气当作拮抗对象。认识到这是“五脏发动，因伤脉色”的正祛邪的主体性抗病反应，后来的刘河间正确地指出这是“皆根于内”。于是在诊断上要求“谨守病机，各司其属”。王履称：“属也者，其枢要之所存乎！”强调：“端本澄源，中含至理，执其枢要，众妙俱呈”；强调养生知本和治病求本地把握自稳调节这个“枢要”的极端重要性。指出药物病和医源性疾病，仍然如此“数见者，得非粗工不知求属之道，以成之欤”!?

通过以邪为本的对抗疗法的痛苦教训，中医学较早地实现了诊疗思想的飞跃。对临床表现，改变了提问方式，从原来问“从何而来”的病因病理观，转变为问其“向何处去”的主体性反应的功能目的性。把邪气盛则实的“旺气”，如实地转变为看作是皆根于内的“正祛邪”的机能亢进抗病反应，从而使扶“正祛邪”的因势利导，成为中医治病的主导思想。

8. 中医学的发展模式，是后来居上的超越包容式的聚合过程。一方面对于对抗性治疗并不是全面否定和抛弃，而是将之约束而包容于自身，上升到为人的健康能力这个“本”服务的高度。限制其拮抗程度和持久用药：“大毒治病，十去其六……无使过之，伤其正也”；“久而增气，物化之常，气增而久，夭之由也”。告诫：“无失正，无致邪；无虚虚，无实实；无代化，无违时。”不要削弱自稳调节，不要加剧机能亢进，不要包办代替，不要拔苗助长；因为对象自组织系统的“化不可代”，对象自演化过程的“时不可违”。

另一方面则是更专注于关于人的正气这个自我健康能力的探究：从《内经》和《难经》对于命门和三焦这样“有名而无形”的调节机制功能模型的讨论，金元时代刘河间和李东垣关于阳火和阴火概念的提出，明清时代李时珍和叶天士对奇经八脉的研究，反映了超越具体解剖器官的“形”，在更高层次上探究“神”的调节机制理论模型的努力。

9. 中医学务本之道的“标本概念”的展开和深入是：

（1）医学与对象之间以对象为本，医学为标。

（2）人与环境之间以人为本，环境为标；以人的健病之变为本，环境利害药毒为标。而医学、医生和医药技术作为环境因素，也是条件的标。

（3）健病之变中，以人的健康目标为本，疾病过程为标。健康和疾病都是正邪相争过程，健康是由于“正气存内，邪不可干”，是自我稳定的生态平衡，不是因为没有邪的存在。疾病的“邪之所凑，其气必虚”；由疾病向健康转化，并不要求必须是邪的彻底消灭。治愈只要达到邪不可干或邪气乃服即可；因此治病必求于本，是以正为本，邪为标。

（4）养生治病实践中的医患关系，病人为本，医生诊疗手段为标；医生的诊疗必须以病人的正气为依靠对象和发展对象，如此为“标本相得，邪气乃服”。如果错误地只是以“邪”为本，对旺气予以拮抗，则由于“标本不得，邪气不服”。尖锐地批评对抗性治疗之所以走向反面，是由于“粗工凶凶，以为可攻，故病未已，新病复起”；是由于“治其旺气，是以反也”；是因为“病（人）为本，（医）工为标，标本不得，邪气不服”。

（5）养生以“人的正气”为本，治病以“病人正气”为本，“正气存内，邪不可干”的健康状态，是自我稳定的生态平衡，是养生治病追求的健康目标，这是主要由“正气存内”的自我健康能力所维持的。

10. “正气存内”的人的自我健康能力，包括如下内容：

（1）形证，指人的整体边界，其屏障的主体性开放出入的自选择功能和体表内藏相关整体性调节的界面全息效应，是中医学观控对象。

（2）津液运化和液床稳态，它的自组织和自清除能力；“津液以成，神乃自生”，使整体性自稳调节得以实现，这是由于津液化生气血和借助气血流通以灌溉脏腑和周养身形，把物质能量信息在各靶组织转换成各自的功能。

（3）气血流通的应激反应和自适应功能，是中医学的中介对象，“疏其血气，令其调达，而致和平”；使通过界面效应实现间接调节的前体疗法，得以实现其实践效果。

（4）阴阳自和动静升降的稳态调节，五脏生克制化“神转不回”的自演化节律，构成五脏阴阳网络性调节，是中医学的目标对象。

（5）旺气的“正祛邪”机能亢进的抗病反应，是由五脏阴阳网络调节所发动，通过气血津液流的自组织适应功能的调动，是原有生理功能的亢进，这是中医治病的服务对象。

11. 中医学以“形证”的整体边界屏障为观控对象，以虚实之变的“病机”为服务对象，以气血津液流的“气机”为中介对象，以五脏阴阳网络调节的“神机”为目标对象，使中医学有了自己的依靠对象和发展对象。但是其诊察对象和判断对象不同一，前者为“视其外应”的证，后者为“以知内藏”的人体正气的“正”和病人正气的“症”。其作用对象和目标对象也不同一，前者为整体边界的界面全息效应，后者为五脏阴阳网络调节，中间要通过气血津液流为中介对象，通过“疏其血气，令其调达，而致和平”，是作用于界面效应实现间接调节的前体疗法。这符合人在自然情况下的客观实际，也是尊重人的自组适应稳态调节的主体性；是强调内环境稳定以抵抗疾病，胜于直接对抗以战胜疾病。从而使中医学能够走向：

在高层次上超越包容“识病求本”和“辨病论治”的发展道路；致力于对人的自我健康能力的努力发掘和加以提高，发展对自我健康能力的自我认识的“辨症求本”和“辨证论治”的医学道路。

三、中医学研究的前景

1. 胡适指出：“西医能说出他得的什么病，虽然治不好，但西医是科学的；中医能治好他的病，就是（因为）说不清楚得的什么病，所以中医不科学。”

为什么西医能说出他得的什么病，却治不好；又为什么治不好病却还是科学的？

为什么中医说不清楚他得的什么病，却能治好病；而中医能治好病却为什么还是不科学的？

胡适又说：“这30年来，有一名词在国内几乎做到了至上无尊的地位；无论懂与不懂的人，无论守旧与维新的人，都不敢公然地对它表示轻视或戏侮的态度，那个名词就是‘科学’。这样几乎全国一致地崇信，究竟有无价值，那是另一个问题。我们至少可以说，自从中国讲变法维新（1898）以来，没有一个自命为新人物的人，敢于公然毁谤‘科学’的。”

由于“科学”的至上无尊地位，中医学又被指为“不科学”，也就避免不了近代史上的一场厄运。先是日本在明治维新时期废除汉方医学，中国的留日学生回国，一心要学日本；于是北洋政府（1914）把中医学排除出教育系统，南京政府（1929）通过所谓的“废止旧医案”。

余岩（1935）认为中医能治好病，只是用药经验的积累，中医理论则是不科学的。因此“阴阳五行、三部九候之谬，足以废中医之（诊断）理论而有余；治本必求本、用药如用兵二语，足以废中医之治疗（思想）而有余；研究国药、试用成方，足以发扬国产药物而有余。”这就是“废医存药”的研究中药路线，是用“识病求本”的诊断思想，否定中医“治病求本”诊断的科学性；要用“辨病论治”的直接对抗疗效观，来研究中药方剂，以期纳入疾病分类学诊疗体系中来。然而，以消除病因、纠正病理和清除病灶的疗效观，研究中药方剂的成效甚少，少数有效的又是比同类西药的效价大为不如。这是因为对抗疗法，在中医药中只是比较不大主要的目标；中医药的治疗作用，主要是通过界面全息效应的间接调节的前体疗法。

2. 1897年中国传入“科学”一词，其含义包括：

（1）指分科之学，即一科一学之谓。

（2）指与中国儒学相区别的西方近代科学。

（3）指与人文社会科学相区别的自然科学。

（4）指与应用技术相区别的科学理论。

（5）指与生产实践相区别的科学实验。

（6）指与迷信盲从相区别的科学精神。

然而关于西方近代自然科学理论，还是溯因分析性认识论的知识论，它强调通过数量方法以作出实体论的认识，通过可控实验以作出因果性的解释；它通过构造性世界观和微观实体本质论的假定，奠定了溯因分析性认识论的科学观的至尊地位。派特南（Hilary Patnum）指出："几乎所有关心认识论的近现代哲学家，不只是都讨论科学的性质，且同时均把自己设定为辩护科学的代言人。"他们关心的是溯因分析性的认识论，所为之辩护的，是诸如追溯宇宙的起源、地球的起源、人类的起源、疾病的起源、医药的起源等等，回答的是对象的从何而来的关于"过去的知识"的科学。由此，认识论至上的哲学观、科学观和医学观，在近代成为一时风尚。但是这只是科学认识的一半，还只是关于过去的知识，回答的是"物的所以形成之理"，它还只是在非生命的物质领域中取得成果；至于在医学理论上，它还只回答了疾病的那消极的一半。

科学的理论不能只回答物从何来的关于过去的知识，医学的理论不能只限于回答那非生命领域的物质结构问题，不能只是回答"病从何来"的那消极的病因病理病位。

科学理论的功能要指导实践，它要回答人的实践向何处去的目的、所依靠的动力、可选择利用的条件。医学的理论要回答生命体的主体性开放的自组生成演化规律和区分条件利害的价值标准。

毛泽东用实事求是和有的放矢概括了科学精神、态度和方法；科学研究也就是实事求是地认识和有的放矢的实践之间循环往复的不断运动发展过程。而实践的实际效果，才是检验科学认识的真理性的唯一标准。

3. 新中国成立伊始，在第一次全国卫生会议上，贺诚（1950）提出："中医有许多丰富的经验和理论，但是更主要的是如何用今天的科学方法，给以证实和说明，为了用科学方法整理研究，保持中医学术的独立性，我们打算成立中医研究所，以便加以研究，保持其固有价值，发扬下去。这个问题希望本着实事求是的精神加以研究才对。"

要能实事中求是，必须有的地放矢；要能实事求是地保持中医学的固有价值并发扬下去，必须在利用今天的科学方法研究整理中，注意保持中医学术的独立性。

"工欲善其事，必先利其器"，作为方法的现代科学技术，怎样才能"善其事"地为保持发扬中医学的固有价值服务？列宁说："应用什么样的方法论，这取决于我们必须研究的对象的本身。"因此"器欲善其事，必先利其工"，当前首要的是抓提高中医学术水平，要抓好继承。因为离开对中医学术原貌的准确了解，学习就没有根据，发展就没有基础，评价就没有标准，研究整理就找不准目标对象。

近代史上，由于溯因分析性认识论至上科学观，似乎只有结构性思维才是科学的思维，只有回答物的形成之理才是真正的科学知识，然而这只是非生命的物质科学时代的思维方式，所以产生过早期的"以识病求本"的辨病论治的医学科学观，否定和废弃中医辨证求本的辨证论治理论和实践；以后也只是以识病求本的辨病论治科学方法，"废医存药"地研究中药而已。

21 世纪，将是生命科学和生态科学的世纪，实践论哲学和有机论世界观将会超越包容认识论哲学和结构性世界观的研究成果；功能性思维将会超越包容结构性思维的研究成果；科学研究的对象将是复杂系统的整体行为，科学研究的主题将是非线性动力学的自组织原理。通过医学目的的反思，将促使医学的目标对象，从专注于疾病的本质和原因，转移到人的自我健康能力这个基点上来。

人类医学应当成为生命科学、生态科学和带动学科，欲求超越包容，必先求我之卓然自立。中医学的务本论道和标本观念，中医学的通变合和以助其自组的实践经验和原理原则，将是构成中西医结合的支柱内容，从而将推动人类医学的进一步健康发展。中医学研究应当能对中西医结合，对人类医学的发展，以至对整个科学作出贡献。

通过医学目的的反思，如果说现代医学要从只是针对疾病的技术统治下解放出来，从自我贬低和模仿非生命物质科学的倾向中解放出来，那么中医学当前应首先摆脱“证从属于病”的束缚，从单纯以疾病为对象的消极疾病观影响下解放出来。中医学研究要真正回到“正为本，邪为标；上守神，粗守形”的原则，把目标对象真正放到人的正气——自我健康能力上来，才能吸收利用改造并带动现代科学技术方法，去研究人的：

整体边界屏障自选择功能和全息效应；

津液运化液床稳态自组织自清除功能；

血气流通的应激反应和自适应功能；

阴阳自和稳态的五脏生克自演化调节。

旺气机能亢进的正祛邪抗病反应等功能目的性行为。为发展人的自我健康能力，为人对自我健康能力的自我认识发展，为人类医学从而也带动生命科学和生态科学的发展，作出自己应有的贡献。

“没有一门伟大的学科，

是靠谦卑的精神发现的。”

“中国过去和现在的高度，

取决于我们自己的精神高度！”

本文为庆祝中国中医研究院建院40周年专题学术报告会而写（1995年12月17日）

96. 中医生生之道

——中和位育的生态智慧学

生生之道的生态智慧学

“究天人之际，通古今之变，成一家之言”，这是中国固有的学术传统。

1. 中国的学术传统，是研究天人之际相互作用的“天人之学”，是通过对人与环境相互作用过程的观察和实践，发展对自然社会环境的认识和对自我的认识；以追求生态共演的“天人合一”，探索与万物沉浮于生长之门的“生生之道”，致力于发展万物并育而不相害的多元互补共演性世界的“生态智慧学”。

2. 中国的学术传统，深深植根于几千年的中华农耕文明。农耕文明之于人类，是迄今文化方面最重要的质变，因为它的视野是“生生不息”的有机生命世界，由此形成了主体性开放自组织生成演化的有机发展性世界观：

“升降出入，无器不有，故器者，生化之宇；器散则分之，生化息矣。”

“万物负阴而抱阳，冲气以为和。”

3. 中国学术传统的价值追求是“生”。认为：“天下莫贵于生”，“天地之大德曰生”。称“生生之谓易”，指出“生之本，本于阴阳”；故“一阴一阳之谓道”，而“阴阳之道安在哉？在乎生物而已”。“阴阳自和”，构成自组织生成演化的“生生之道”。

4. 中国学术传统的主题是人，而不是物，是如何使物为人的生存健康发展服务的“天人之学”。《淮南子・主术训》指出：“遍知万物而不知人道，不可谓智；遍爱群生而不爱人类，不可谓仁。”

5. 中国学术传统的方法论要求是：“务本论道，道法自然。”

实事求是，有的放矢地把握对象的实际和目的的“中也者，天下之大本也”。

通变合和，助其自组，把条件加和于内在根据而共同奋斗的“和也者，天下之达道也”。

各就各位，各司其职，各尽所能的“位也者，安其所也”。

万物并育，互补增益，生态共演的“育也者，遂其生也”。

由此，“中和位育”成为中国学术传统生态智慧学的目的论的“本”和方法论的“道”。

辨证论治的健康智慧学

“究天人之际，通健病之变，循生生之道，成中医家言”；中医的学术传统是以追求人类健康为目的的健康智慧学。“方技者，皆生生之具。”是生其所生，助其自组的创生性实践智慧。“天之所能者，生万物也；人之所能者，治万物也。”“生万物”是一种自组性创生，“治万物”则是一种“助其自组”的创生性实践活动。《史记・扁鹊仓公列传》中说：“越人非能生死人也，此自当生者，越人能使之起耳。”王安道指出：“人之气也，固有亢而能自制者；苟亢而不能自制，则汤液针石导引之法，以为之助。”医药主要是为助其自组织调节的自制能力恢复正常和进化发展服务的。

医学要为人的健康发展服务，就要识别环境的利害药毒以“知所避就”，更要能动地化害为利帮助养生保健和化毒为药帮助治病康复，这就是中医学的养生治病之道。什么是具体识别环境利害药毒的取舍标准？什么是化害为利和化毒为药的聚合规则？中医学提出了“养生莫若知本和治病必求于本”的认识目标对象和实践目标模式的要求。所提的问题是：养生治病实践的目标追求，到哪里去？走什么路？依靠什么动力根据？利用什么条件的选择标准？其认知的方向是：向前、向上和向内，向前的是养生治病的目的，向上是对象整体功能目标，向内是对象内在动力学根据，并由此也回答了具体识别利害药毒的取舍标准和转化利用的聚合规则这个“本”。

养生治病的目的是人的健康，中医学关于人的健康目标模式是：“阴平阳秘，精神内守”的稳态医学；“精神内守，病安从来”的健康医学；“正气存内，邪不可干”的生态医学。并不要求必须是“邪”的彻底消灭，因此中医治病之道是恢复生态学，养生之道是发展生态学。

因为，无论是健康和疾病，都是正邪相争的过程，都是正邪对立的统一；因此，对于“邪”的彻底消灭，一是不可能，二是没有必要，三是没有好处；只要能够达到邪不可干或邪气乃服就可以了。由此，养生治病必求于本：

1. 在天人之际中，人为本而环境因素为标。
2. 在健病之变中，健康目标为本，疾病过程为标。
3. 在正邪相争中，人的正气为本，内外邪气为标。
4. 在医患关系中，病人正气为本，医生的诊疗技术手段为标。
5. 在人的神形统一中，强调上工守神而粗工守形。

这里，显示对人的正气的尊重和对环境因素（包括邪气）的宽容。因为环境因素的“四时之化，万物之变，莫不为利，莫不为害”。医学的主要问题，是对环境利害药毒的识别能力和转化利用能力；不仅要识别利害药毒以知所避就，更要“聚毒药以共医事”，能动地化害为利，化毒为药，化敌为友，化消极为积极，化腐朽为神奇，转化过来利用为养生治病服务。如果医学不幸地在化利为害地损害人的健康，化药为毒地制造医药源性疾病，则是一门医学的最大错误。

医学要发展对环境利害药毒的识别能力和转化能力，根本在于把握取舍标准和聚合规则这个“本”，即养生治病必求于本的“人的正气”。“正”是健康，“气”是能力；“正”是稳态，“气”是调节；正气的稳态调节是人的自我健康能力。这是辨证求本诊断的目标对象，养生治病实践的依靠对象，从而也是具体识别环境利害药毒的取舍标准和转化利用的聚合规则。

健康由于“正气存内，邪不可干”，是因为“精神内守，病安从来”？之所以精神内守，是因为“阴平阳秘，精神乃治”。所以说“生之本，本于阴阳”；养生治病必求于本，“本于阴阳”。认为“一切邪犯者，皆是神失守位故也。此谓得守者生，失守者死；得神者昌，失神者亡”。所以说：养生治病强调“上工守神”。

阴主静而阳主动，阴主节制而阳主调动，阴阳就是调节概念。阴司内而阳司外，阴主入而阳主出，阴主降而阳主升，阴阳就是对升降出入的调节，是对内实现整体性稳态和对外实现主体性适应的调节。调节什么？“阴阳和调而血气津液滑利”，“五脏之道，皆出于经隧，以行血气”，五脏阴阳通过对血气流通分布的调节，以影响各局部的“阴阳自和”的自组织生成演化过程。此“生之本，本于阴阳”，可理解为生命活动决定于阴阳自和的稳态适应性自组织调节。“阴”，可理解为使自组织过程指向整体稳态性的调节；“阳”，可理解为使自组织过程指向主体适应性的调节。“阴阳”，可理解为以整体稳态和主体适应为目标的、以稳态适应性自组织调节为动力的“生命目标动力系统”，是“升降出入”的主体性开放自组生成演化系统，是“神转不回”的生长壮老已时间不可逆的生命运动过程。“阴阳自和必自愈”，阴阳的稳态适应性自组织调节，就是人的自愈机制，是人的自我健康能力之根本所在。“阴阳自和”，也就是内外和谐的整体稳态和生态平衡。

证·辨证·辨证求本

（一）辨证论治的“证”

是“天人之际”相互作用“关系实际”的证；
是“健病之变”在整体边界上“出入信息”的证；

是人的系统整体“边界屏障功能”的证；

是“神形统一”体表内藏相关调节基础上形成的“界面全息效应”的证；

是“升降出入”主体性开放自组织调节系统的“功能目的性行为”的证。

出入信息的证，包括输出端的主体性反应的“状态变量”的证，输入端的有关利害药毒的“环境变量”的证。

状态变量的证包含：

生理反应的“藏象”的证；

病理反应的“病形”的证；

药理反应的“疗效”的证。

环境变量的证包含：

作为“养生”因素的证；

作为“致病”因素的证；

作为“治疗”因素的证。

辨证论治的“证”，反映中医学对象——天人之际相互作用的关系实际，这种相互作用发生在人的整体边界上，它的边界屏障功能和界面全息效应，反映了“证”的整体性层次和主体性地位。出入信息发生在整体边界上，说明人的主体性反应表现于此，环境的利害药毒作用于此，因而“证”不仅是中医学诊察对象，也是养生治病实践的作用对象，是中医学的观控对象，中医学的认识和实践就是从这里出发的。整体边界屏障功能的存在，保证了人的完整的整体性的“升降出入”；“器散则分之，生化息矣”，舍弃了整体边界这个观控对象，也就舍弃了这个自组织调节的“生化之宇”的主体性地位。现代医学生物学实验的微观实体本质论的信念，在离体的细胞的分子水平上的研究结果，之所以在临床实际中经不起实践考验和时间检验，就在于忘记了整体屏障功能是系统存在的必要前提。系统的自组织层次越高主体性越强，是自组织调节这个“生化之宇”的主体性，使众多在微观层次上的科学实验，失去它的神圣的光环。

人的整体边界上，基于“神形统一”的体表内藏相关调节长期进化形成的“界面全息效应”，使中医学作出了“经络腧穴”功能现象的重大发现，由此在长期砭石到针灸的广泛实践中，开创和积累了从体表可治内藏、从局部可治整体的界面医学的实践方法论。以后发展的药治实践和理论，同样属于界面医学的前体医学，具有信息医学和全息医学的特征，极大地区别于现代西方医学直指病所的直接对抗补充的替代性技术方法。这也是为什么用微观实体本质论的科学研究和直接对抗补充的疗效观念，百余年来对中药的筛选研究成效甚微的根本所在。

（二）“辨证”，是对健病之变的出入信息的识别

1. 通过“因发知受”，从状态变量由果推因地去具体识别环境的利害药毒。

什么是致病因素？只有“因病始知病源之理”。

什么是治疗因素？它的具体“愈疾之功，非疾不能以知之”。

什么是养生因素？只有“察阴阳之宜与不宜”，才能“辨万物之利与不利”。

2. “知病知不病，知丑知善，用之有纪，诊道乃具”。

辨证诊察要通过病态反应，去发现其背后隐藏的生理功能，此即“善者不可得见，恶者可见”。由此认为，病态反应是原有生理亢进的功能目的性行为，是因为还没有达到目

的才有放大系统的发动："五脏发动，因伤脉色"。

"知丑知善"，是通过致病作用去发现其可被利用的治疗作用，从而能动地"化毒为药"以为丰富治疗手段服务。

通过辨证，依靠在整体层次上天人之际相互作用中的"因发知受"，医学上的一切新的利害药毒，都是需要在这种关系实际中才能被正确地认知，古今中外，概不能外。现代在各级微观层次的实验发现，最终都必须放到临床实际中，即放到天人之际这个整体层次上相互作用的关系实际去验证。

（三）"辨证求本"，是对证的出入信息的"中介主体"的模型识别

从辨证到求本，是从诊到断，从认到识，从象到意，从观其脉证到知犯何逆，从视其外应到以知内藏，从功能目的性行为到这种行为的目的性特征及其动力学机制的把握，是从观控对象的"证"到目标对象的"症"、"正"的模型建构，是从粗守形到上守神，从外周性工具技术观控到中枢性思维建构的理论模型。

治病求本的"症"，是关于病人正气的理论模型，包括正虚、邪实、传变三要素的"虚实之变"。"正虚"，包括气血津液和五脏阴阳的不足为虚和失衡为虚。"邪实"，包括气血津液和五脏阴阳的亢则为邪和郁则为邪；此所谓"非其位则邪，当其位则正，邪则变甚，正则微"。邪实的亢郁旺气，本质上是原有生理功能经放大系统发动的"正祛邪"抗病反应。由此，亢郁旺气的"正祛邪"之势的目的性特征及其动力学机制，构成辨证论治依靠对象和目标对象的"本"。

"正虚"为阴阳为纲，"邪实"以寒热为纲，"传变"以表里为纲。外感病历代有六经、三焦、卫气营血和病邪传变等模型；内伤病历代有阴阳辨证、脏腑辨证、气血津液辨证和经络辨证。这不同于以"识病求本"的、以病因病理病位为基础的疾病分类学的疾病本源论。

治病求本的"本"，还包括治病实践目的论的本，这也是养生知本的"正"，即人的正气自组织调节及其整体边界屏障功能："夫形者生之舍也，气者生之充也，神者生之制也，一失位则三者伤矣。"形以"和"为贵，"气合而有形"；气以"通"则顺，"血气不和，百病乃变化而生"；神以"稳"乃健，稳定者生存，稳定者健康。"和通稳"，是对人的正气的价值追求。养生治病必求于"本"的目标模式，就是"正气存内，邪不可干"的自我稳定的生态平衡。养生治病必求于"本"的动力学根据，就是阴阳自和的稳态适应性自组织调节。"治病之道，顺而已矣"，是对阴阳目标动力系统的正祛邪之势的因势利导；"治病之道，气内为宝"，是把"正气存内"的阴阳自和作为目标追求。

中医学尊重人的整体性层次的主体性地位，辨证求本以发现和发展人的自我健康能力为本质功能，以自我稳定的生态平衡为健康目标模式；在辨证诊断中发展了对环境利害药毒的识别能力，在辨证求本中发展了对"聚毒药以共医事"的转化利用能力。关键是找到了养生治病的依靠对象，从而作为一门"生生之具"的中医学，实践着一种"生生之道"的中和位育的生态智慧学，这也是中医学"生生不息"的生命力所在。

近代研究中医的误区，在于用"识病求本"的观点误读中医的治病求本，用疾病认识的"本源论"指责中医治病求本的"目的动力论"，用辨病的观点研究中医的证。

近代中医学术危机，则是"把证认同和从属于病"，误以为医学只是以疾病为对象，

误以为"证"仅仅是"病"的外观病象，只是疾病全过程中的阶段性表现，从而使中医学术从属于西医而久久不能自拔。

《传统医学文化与传统生命科学》会议论文 1998 年 10 月（北京）

97. 中医药学独特理论体系的渊源和发展

——生命发展观与中医理论

中医理论的独特性问题，是在与西医理论相比较而言：20 世纪的百年间，中医理论从被斥为不科学而视为异端，到初步承认其独特性，是近代西方科学和医学对理论问题的观念有所发展的结果。

1977 年，恩格尔指出："今天统治着西方医学的疾病模型，是生物医学模型，这个模型已成为一种文化上的至上命令，即它现在已获得教条的地位。它认为疾病的一切行为现象，必须用物理化学的原理来解释，这是还原论的办法；它认为任何不能作如此解释的，必须从疾病的范畴中排除出去，这是排外主义的办法；它把敢于向生物医学的疾病模型终极真理提出疑问，并主张建立更为有用模型的人，视为异端。"中医学理论就因为不符合疾病医学理论模型而被斥为不科学。

梁启超说："中医尽能愈病，总无人能以其愈病之理由喻人。"

陈独秀认为"中国的医学不知科学，既不解人身之构造，复不事药性之分析，菌毒传染更无闻焉。"

胡适认为："西医能说清楚他得的什么病，虽然治不好，但是西医是科学的；中医能治好他的病，就是说不清楚得的什么病，所以，中医不科学。"

医学需要科学来帮助证明自己的有效性以及说明所以有效之理。

近代西方医学就是应用物理化学原理，按照发生学的溯因分析要求，基于微观实体本质论和线性因果决定论的理论前提，建立和发展起来的疾病医学；成为一门以研究疾病及其对病因病理病位的认识，来决定其防治行为和效果评价的医学。

按照发生学要求，它的认知方向是：向后、向下、向外地去认识问题和解决问题，回答病从何来？病在何处？什么原因？作出关于病因病理病位的疾病本质原因性诊断，形成以病因病理病位三要素的疾病分类学理论模型，依此去发展能够针对病因病理病位直接对抗和补充的替代性物质手段，特别是化学药物；企求能够通过消除病因、纠正病理、消除病灶的手段，达到征服疾病和消灭疾病的医学目的。

用疾病医学理论模型及其直接对抗补充的疗效观，来看待和研究中医药，认为中医有疗效不等于科学，北洋政府和南京政府都因中医不科学而对之压制排挤。研究中药也是成效甚少，1961 年首届药理学会交流筛选中药结果，按疾病医学的直接对抗补充疗效观筛选，大量是阴性结果，少数阳性结果者其疗效与同类西药相比，又是大为不如。百余年来，从麻黄素开始，至今能成功地从中药里分离提纯为一类新药的化学药，还不到 60 种，为什么命中率这样低。然而仍然无法否认中医理论指导下的临床疗效，为此 1999 年 11 月 WHO 在北京召开的传统医学和现代医学结合研讨会，讨论"如何促进两者的相互理解和相互结合，为传统医学的研究拟定合理的科研方法，确定评价传统医学有效性的科学基础，确定传统医学的研究方向和研究重点"。

我们这次大会的主题是生命科学和临床医学。我们这个分会的主题是传统医学现代化，涉及中医药如何防治现代难治病、中药资源的开发、中医药现代化与全球推广，这都涉及中医药的理论问题。1997 年 8 月，WHO 曾经会同 NIH 和 FDA，共同讨论了对传统医学的研究和评价的方法论，指出："研究者应认识到，脱离传统医学的实践标准和无视传统医学的理论文献，可能会在研究中犯各种错误。"

持续几千年养生治病实践的中医学，是一门以寻求人的健康，及其对人的主体性开放中自组织演化调节和防卫抗病反应的认识，来决定其养生治疗实践和效果评价的医学。"究天人之际，通健病之变，循生生之道，谋天人合德"的中医学思想，集中体现为辨证论治的养生治病必求于本的生态健康智慧学：

1. 从人与环境的相互作用的层次和关系的实际出发。

2. 去把握人的健康和疾病互相转化的规律极其相应环境条件。

3. 发现和发展人的主体性开放自组织演化的调节及其防卫抗病反应，作为医药的依靠对象和发展对象。

4. 依此作为识别环境利害药毒的取舍标准，以及对之转化利用来助人生生之气的"生生之具"，以帮助实现"正气存内，邪不可干"的自我稳定和生态共演的"天人合德"这样的医学目的。

医药的核心问题是一个"效"字，中医药作为一种"生生之具"，寻求的是"万物并育而不相害"，与"万物沉浮于生长之门"的"生生之效"。

医学理论的任务是：指导养生治病实践如何取得效果以及回答所以获效之理。

中医理论是指导中医生生之道的理论，是指导如何识别环境利害药毒和对之转化利用为"生生之具"的理论，是如何利用医药这"生生之具"来帮助人的"生生之气"，实现自我稳定和生态共演的"生生之效"的理论。

因此，称医药的"医，乃仁术"，两千年前已把医药的功能特点，归纳为"方技者，皆生生之具"，是为着人的生命活动的生存健康发展服务的技术方法工具。由此对医师的职责规定为：识别利害药毒，"令民知所避就"，并进而能动地"聚毒药以共医事"，即要化害为利和化毒为药，转化利用来作为助人生生之气的"生生之具"，为人的生命活动的生存健康发展服务。中医理论的任务要回答生生之道的实践：①什么是辨证论治的养生治病实践的目标追求？②从什么地方出发？③走什么路？④依靠什么？⑤利用什么？⑥发展什么？

1. 人的健康目标模式　养生治病实践的目标追求是人的健康，人的健康模型是"正气存内，邪不可干"的自我稳定的生态和谐，并不要求必须是"邪"的彻底消灭，认为这不可能、也没必要、更没好处。所谓"正气存内"，主要是"阴平阳秘，精神乃治；精神内守，病安从来"；治疗主要是"谨察阴阳所在而调之，以平为期"，只要达到"阴阳自和，病必自愈"。人体正气中，以"阴阳"这个对流通自组演化的稳态适应性目标调节最为重要；"阴"概括了流通自组演化的稳态目标性调节，"阳"概括了流通自组演化的适应目标性调节，阴阳自和也就是内外和谐的健康状态。

2. 从对象的层次和关系的实际出发　中医辨证论治的"证"，是中医学的逻辑起点，它发生在"天人之际"相互作用的界面，是人的健康之变的"出入信息"，它反映着中医学对象的层次和关系实际，包括"人"的主体性反应的状态变量和作为"天"的相应刺激因素的环境变量。

“证”作为“形者，生之舍也”，是人体整体边界屏障功能，又表现为在“神形统一”体表内脏相关调节基础上的界面全息效应，中医学由此作出经络腧穴等现象的重大发现。

整体边界上出入信息的“证”成为中医“视其外应”的诊察对象和养生治病的作用对象，中医学的认识和实践就是从这里出发。它作为中医观控对象的定位所在，由此决定了中医学特定的研究内容和专门方法论。

3. 中医学走什么路　中医学选择的是辨证论治的养生治病必求于本的生生之道，这决定于中医学关于人的生命观念：

（1）“形者，生之舍也”，是生命的整体边界，由此区分开“形而内”的生化之宇的生命过程和“形而外”的环境物质的利害药毒。整体边界屏障功能，像滤波器那样控制着出入的开放度，抵住环境非我压力，保证着生命体自组演化调节的正常运行。边界的丧失也就是系统的消亡，“器散则分之，生化息矣”，表征着这个整体性层次所包含的自组织演化调节的内容的丧失。这就是为什么“通过体外实验（生化或细胞水平）或动物模型实验观察到的生物作用，未必能够完全照搬到人身上，其作用必须通过临床研究确认”。因为在微观水平的实验观察到的线性因果关系的观象，并不包含在整体层次上的整体边界屏障功能，主体性的抗病反应，各级层次的流通自组演化和目标性的稳态适应性调节等内容。中医学的“证”是完整的人体与环境的相互作用，重视整体边界的存在，也就区分了自我的生命和非我的物质，不再简单地“以物观人”。把人真正地看作完整的人，而不是目中无人和目无全人，就在于与物相区别的人，依靠整体边界屏障功能，具有比物质更高层次的自组织性和自我调节的主体性和个体性特征。

（2）“形者，生之舍”的整体边界的存在，保证了人的生命是一个主体性开放系统，不再是简单的线性因果决定论。即无论是致病因素、治疗因素或养生因素，都不再是长驱直入的直接对抗和补充的作用。

（3）“气化流行，生生不息”的“神转不回”，生命的自组织演化过程，是“生长化收藏”和“生长壮老已”螺旋性前进的时间不可逆性。“回则不转”，是不可能往回走的；自组织演化的不可替代性，故强调“化不可代，时不可违”；“未有逆而能治之者，夫惟顺而已矣”，要尊重自组织演化的时态性特征。

（4）“阴阳自和”，生命体自组演化的稳态适应性调节的个体性特征，不同于疾病医学在微观层次上注重病因病理的共性，为了显示消除病因和纠正病理的治疗的线性因果关系的疗效，采用随机双盲对照等方法。中医养生治病更注重个体性特征的个案研究。

（5）“五脏发动，因伤脉色”的亢郁旺气的病态反应，养生因素助人生生之气的“藏象生理反应”，以及因势利导助人“正祛邪之势”的抗病反应所显示的疗效反应，都是作为主体性反应的功能目的性行为。因此对于状态变量中的病态反应—疗效反应—生理反应的诊断，其认知方向是向前向上向内地去认识问题和解决问题。即追问主体性反应的反应动力学的目的性特征，追问其功能目的性行为要实现什么的趋势和动力。中医辨证求本的诊断不是关于疾病的本质原因性诊断，而是关于人的健康的目标动力性诊断，从而找到医药的依靠对象和发展对象，找到具体识别利害药毒的取舍标准，找到“聚毒药以共医事”转化为“生生之具”的聚合规则。

（6）正因为人的整体边界是“天人之际”相互作用的界面，界面上的出入信息成为可观测的“视其外应”的诊察对象。辨证求本的目标对象是“以知其内脏”的理论模型建构，因此中医学的诊与断、认与识、视与知的观控对象与目标对象不是同一的，前者是可观测的视、认、诊，后者是知、识、断的理论模型建构。不同于西医学诊断的观控对象和目标对象都同一于微观实体。中医养生莫若知本的模型建构，是关于“人体正气”的流通自组演化的稳态适应性调节；治病必求于本的模型建构，是“病人正气”的由自组演化调节发动的主体抗病反应之势和时态特征。

4. 中医养生治病实践依靠什么　养生治病求本的诊断，以发现主体性反应的反应动力学的目的性特征，发现“人体正气”的流通自组演化调节和“病人正气”的主体抗病反应之势，作为医药手段的依靠对象，而不去发现病因病理病位作为医药直接对抗和补充的对象。中医生生之道的核心问题，就是以发现和发展人的自我健康能力和自我痊愈能力为主旨，找到医药手段的依靠对象和发展对象。

5. 中医养生治病实践的利用对象　大量实践表明，环境因素的“四时之化，万物之变，莫不为利，莫不为害”，世上没有绝对的利害药毒，没有什么毒不可以正确利用而转化为治病的药。孙思邈说：“天生万物，无一而非药石”；医师的责任就在于“聚毒药以共医事”，转化利用来作为“生生之具”，为人的生命的生存健康发展服务。中医学立足于对人的正气的尊重，才有对“邪”的宽容和对“毒”的转化利用，才能把养生治病必求于本，指向“正气存内，邪不可干”的生态和谐，实现“万物并育而不相害”，“与万物沉浮于生长之门”。

中医学作为一门为人的生命活动的生存健康发展服务的医学，中医理论核心问题是如何发展人的自我健康能力，这里包含的是：人的整体屏障功能和界面全息效应，流通自组演化过程及其稳态适应性调节，由流通自组演化调节发动的主体抗病反应的时态特征。这是作为中医现代化的起点，中医理论的发展，就是充分吸收利用现代生命科学中能够有助于上述三个方面内容的活动原则和细节的理论技术方法。因为“生命的本质在于物质过程的自组织性和自我调节”；而医学的发展具有质的飞跃的标志，就在于对调节机制和防卫反应机制活动原则的阐明。现代生命科学的发展，将有助于中医理论的发展。

2000 年在生命科学和临床医学国际学术会议上的发言

（2000 年 4 月 26 日）

98. 中医辨证论治的证候反应动力学

［提要］辨证论治是中医学自己的研究内容和专门的方法论，是以养生治病必求于本为主旨的“生生之道”。“证”是中医辨证论治的核心概念和逻辑起点。它发生在“天人之际”相互作用的界面，体现人的整体屏障功能和界面全息效应。它是人的“健病之变”在界面上的出入信息，包含人的主体反应的状态变量和相应的环境变量。它反映中医学对象的层次和关系实际，是完整人体在整体层次上主体性开放系统的功能目的性行为。中医的认识和实践从这里出发，是辨证论治的诊察对象和作用对象。中医学观控对象定位于“证”，由此决定了辨证论治的认知方向，是向前向上向内地去发现和发展证候反应的目标指向过程及其动力学机制。养生治病必求于本的主旨在于以人的自我健康能力为依靠对象和发展对象的生生之道。

一、中医学术的本质功能

"医乃仁术"；仁者，爱人。"方技者，皆生生之具。"（《汉书·艺文志·方技略》）中医药是作为对人的生命活动的生存健康发展服务的方法技术工具。由此：

1. 要识别环境物质的利害药毒，"令民知所避就"（《淮南子》）。

2. 能动地实现"聚毒药以共医事"（《周礼》）。即化毒为药和化害为利，转化利用为助人"生生之气"的生生之具。于是要求回答：

什么是具体识别环境利害药毒的取舍标准？什么是对之转化利用为"生生之具"的聚合规则？从而提出了：养生莫若知本和治病必求于本的关于实践目标追求及其动力学原理的认识要求：

（1）要从中医学的对象层次和关系实际出发。

（2）要明确养生和治病的实践目标追求。

（3）要努力发现人的"生生之气"，把这个人的自我健康能力作为辨证诊断的目标对象。

（4）要以人的自我健康能力作为养生治病实践的依靠对象和发展对象。

（5）要以人的自我健康能力作为具体识别环境利害药毒的取舍标准和对之转化利用为生生之具的聚合规则。

"究天人之际，通健病之变，循生生之道，谋天人合德"，成为中医辨证论治的对象、内容、方法和目的。

中医学研究的对象和内容是"天人之际的健病之变"。这是"人的自我"生命活动在与"环境非我"物质的利害药毒相互作用中，表现为健康和疾病互相转化的过程，并不只是疾病实体。

中医学的对象层次和关系实际是：完整人体的生命活动，依靠其整体边界屏障，在与环境非我物质的相互作用中，实行主体性的开放和实现自组织演化的调节。

"形者，生之舍也"，是生命体的容器和边界，从这里区分开内与外、自我与非我、人与环境；"形而内"的是自组织演化调节的生命活动，"形而外"的是环境物质的利害药毒。

中医辨证论治的养生治病必求于本的目标追求，是人的健康。中医发现人的健康的自然生态是"升降出入，阴阳自和"的"正气存内，邪不可干"，即在主体性开放中实现自组织演化和稳态适应性目标调节；是基于"阴平阳秘，精神乃治"，而"精神内守，病从安来"。而疾病的治愈和向健康的转化，是因为"病人为本，医工为标，标本相得，邪气乃服"；认为只要"谨察阴阳所在而调之"，"无问其病，以平为期"；只要实现"阴阳自和，病必自愈"。因此健康和治愈，都不要求必须是"邪"的彻底消灭。认为这不可能，也没有必要，更没有好处。无论是外界病因的"邪"或内部病理的"邪"，只要是邪不可干和邪气乃服即可。

因此中医学的"环境观"，是注重对环境客邪的毒和害的转化利用。认为环境因素的"四时之化，万物之变，莫不为利，莫不为害"（《吕氏春秋》）。没有什么绝对的病因和药物，也没有绝对有利的养生因素，它们无不可以互相转化。这就为中医药的"聚毒药以共医事"转化利用为"生生之具"，创造了必要的前提。利用"生生之具"来助人"生生之气”以期收“生生之效”，是中医学的本质功能。

二、辨证论治的“证”是什么

近代中医学术的自我从属，表现为向疾病医学的学习中过于地忘我：把证局限于病、认同于病、从属于病。陷入了：为“求得他人承认，从而不得不在这一意义上依附于人”，和为了“追寻真实自我，从而必须与前述的依附决裂”之间的冲突和困境！而作为一门学科的学术危机的标志，就在于未能明确地确定自己的研究内容和专门的方法论。

1977年，恩格尔揭示了：“今天统治着西方医学的疾病模型是生物医学模型，这种模型已成为一种文化上的至上命令，即它现在已获得教条的地位。它把敢于向生物医学疾病模型的终极真理提出疑问，并主张建立更为有用的医学模型的人视为异端。”

由于近代西方的疾病医学，已发展成为一门“以研究疾病及其对病因病理的认识，来决定其防治行为和效果评价的医学”。其认知方向是向后向下向外地认识问题和解决问题。向后是要追溯“病从何来”，向下是回答“病在何处”，向外是寻求“病的原因”，依此建构了以病因病理病位为基础的疾病分类学诊疗思想体系。它的防治思想是：发现和发展能消除病因、纠正病理和清除病灶的直接对抗和补充的替代性物质手段，企求依此实现其征服疾病和消灭疾病的医学目的。

疾病医学的至上命令也成为20世纪中国用来评价中医学的教条“本本”。梁启超提出：“中医尽能治病，总无人能以其愈病之理由喻人。”胡适断言：“西医能说清楚他得的什么病，虽然治不好，但是西医是科学的；中医能治好他的病，就是（因为）说不清楚得的什么病，所以中医不科学。”陈独秀责难中国的“医学不知科学，既不解人身之构造，复不事药性之分析，菌毒传染更无闻焉”。他们要求用疾病医学的解剖学、药物化学和微生物学知识来回答中医所以愈病之理。

正因为中医能愈病还未能用疾病医学诊疗理论来证明，从而被视为落后和不科学。于是北洋政府（1914）将中医学排除出教育系统，“以绝其产生”。南京政府竟通过“废止旧医案”（1929）。中医学术界当然要向疾病医学学习，提出了中西汇通和衷中参西；进而在落后和不科学的语境下，一直到以疾病医学为样板的中医科学化和中医现代化。中央国医馆（1932）推出了“统一病名案”。余云岫（1935）提出了“废医存药论”，认为中医诊疗理论不科学，只要用疾病医学诊疗理论“研究国药、试用成方，足以发扬国产药物而有余”。然而，百余年来从麻黄素开始，能成功提取为化学药的不到60种。全国首届药理学会（1961）交流筛选中药结果却是阴性居多，少数阳性结果的比之同类西药又大为不如。1971年全国筛选老慢支中药，针对“咳、喘、痰、炎”筛选出18味草药，可惜又经不起时间和实践的考验。

杨则民针对“统一病名案”指出：“西医重在辨病，中医重在辨证。”（1932）然而，50年代以来，中医学术界把中医辨证论治的“证”却仍然去局限于病，认为是“外观病象的总和”（1954），是“疾病的临床表现”，“是整体病变的证候”（1955）。又将证认同于病的诊断结论，是“疾病本质的病因、病性、病位”（1958）。后来更将证置于只是“疾病下面的辨证分型”而从属于病，说什么“病是概括疾病全过程的本质，证是反映疾病某一发展阶段的本质”。

“证”是人的“健病之变”互相转化过程的出入信息，不只是“外观病象的总和”。

它发生在“天人之际”相互作用的界面，体现“形者，生之舍也”的整体屏障功能和界面全息效应。它作为生命体的容器和边界，在这里区分：“形而内”的是人的生命活动和“形而外”的是环境利害药毒。人就是依靠整体屏障功能，在与环境物质的交换中，实行主体性开放的自组织演化和实现稳态适应的目标性调节，从而表现为“正气存内，邪不可干”的自我稳定和生态和谐，是整体屏障功能控制着出入的开放度以保证自组织演化的正常进行和稳态适应性目标调节的顺利实现。

人的“健病之变”的出入信息发生在这里，它包含“天人之际”相互作用双方的信息：包含人的主体性反应的状态变量及其相应的环境变量。在“证”的状态变量中包含了：病理性反应的“病形”，治疗性反应的“疗效”和生理性反应的“藏象”，以及这三者间的互相转化。状态变量的证，不只是疾病的证，还有疗效的证和健康的证。在“证”的环境变量中包含了：与“病形”相关的致病因素，与“疗效”相关的治疗因素和与“藏象”相关的养生因素，以及这三者间的互相转化。环境变量的证中已包含了“病因”。

证，是人作为“升降出入，阴阳自和”的主体性开放自组织演化调节系统的功能目的性行为，体现在“形者，生之舍也”的整体屏障功能，反映了“神形统一”的体表内藏相关调节基础上的界面全息效应：在长期广泛的针灸推拿实践中发现，作用于体表可影响内藏，作用于局部可影响远隔部位乃至整体。它的状态变量及其相应的环境变量，不仅成为辨证论治的“视其外应”的诊察对象，同时也是环境的养生治病因素的作用对象。证作为中医观控对象的定位，辨证论治的认识和实践从这里出发，就因为它反映着“天人之际”相互作用的对象层次和关系实际，由此决定了中医学自己的研究内容和专门的方法论。

三、辨证诊断要发现什么

1.“视其外应”　从“天人之际”的对象层次和关系实际出发，对人的“健病之变”的出入信息进行诊察，包括其主体性反应的状态变量的证及其相应的环境变量的证。

2. 识别“标本顺逆”　发现和比较：病理性反应的“病形”、治疗性反应的“疗效”、生理性反应的“藏象”，以及它们之间互相转化的标本顺逆。

3.“因发知受”　由此及彼地从主体性反应的状态变量结果，以确认与此相应的环境变量的利害药毒性质。什么是具体的致病因素？只有“因病始知病源之理”。什么是具体的治疗因素？它的“愈疾之功，非疾不能以知之”。什么是具体的养生因素？只有“察阴阳之宜，辨万物之利”，是看它在对人体阴阳的稳态适应性自组演化调节上的贡献度。

4.“知丑，知善”　去粗取精地从致病作用中，去发现其可被利用的治疗作用甚至养生作用，以备转化利用来丰富“生生之具”的队伍。

5.“知病，知不病”　去伪存真地从病态反应中，去发现其隐藏在背后的生理功能。因为，“善者不可得见，恶者可见”；医学往往需要通过病理反应才能发现其生理功能。

6.“视其外应，以知其内藏”　由表入里地去发现出入信息的中介主体，发现证候反应的目标指向过程及其动力学。

辨证论治的诊和断，其诊察对象和目标对象不同一。前者是“视其外应”对出入信息的诊察。后者为“以知其内藏”的理论模型建构，是养生莫若知本的关于人体正气的“正”和治病必求于本的病人正气的“症”的关于目标对象的判断。这是从观其脉证到知犯何逆，“谨守病机，各司其属”；是从视到知，认到识，诊到断，观到属；从粗守形到上守神，从出入信息到中介主体，从功能目的性行为的主体性反应到反应动力学的目标指向过程时态特征的把握。养生治病必求于本的辨证诊断，是证候的反应动力学诊断，是人的自我健康能力的目标动力学诊断。不同于疾病医学的疾病本质原因性诊断。

E·迈尔认为：“目标指向过程的出现，可能是生物界的最突出的特点。”基于生命活动的自组织演化的时间不可逆性和稳态适应性调节的整体目的性，因此养生治病必求于本的辨证诊断的认知方向，是向前向上向内地观察问题和思考问题。是要回答：证候反应的目标指向过程的动力学和时态特征；证候反应作为功能目的性行为，是要干什么和向何处去？是由谁发动的？处在目标指向过程的什么时态？不同于疾病医学的向后向下向外地追溯疾病的本质原因性诊断，这是辨证和辨病根本不同的认知方向。

养生知本，是对人的自我健康能力的目标动力性诊断。治病求本的“谨守病机，各司其属”，是对“五脏发动，因伤脉色”的动力学诊断。

王履说：“属也者，其枢要之所存乎！”强调了为什么药物病的反目的性效果如此多呢：“得非粗工不知求属之道以成之欤！”从而提出：“端本澄源，中含至理，执其枢要，众妙俱呈”，这就是关于证候反应动力诊断的观点。

四、辨证论治要实现什么

中医辨证论治的养生治病必求于本的主旨在于：对人的自我健康能力的“生生之气”的努力发掘和加以提高，依此发展对环境利害药毒的识别能力和转化利用能力；以发展助人生生之气的“生生之具”；以实现天人合德的生态共演的“生生之效”：实现“万物并育而不相害”，“与万物沉浮于生长之门”的健康生态。从而表现为对“邪”的宽容，强调对环境客邪的毒和害的转化作用，根本建基于对人的“生生之气”的信赖、依靠和尊重。

辨证论治的养生治病实践，其作用对象与目标对象不同一。前者是关于“形证”的整体边界及其界面全息效应。后者是“人体正气”的主体性开放流通自组演化的稳态适应性目标调节，和“病人正气”的由流通自组演化调节所发动的“正祛邪”抗病反应及其时态特征。

整体屏障功能的存在，保证了人的完整个体的整体性层次和保证了在开放出入中的主体性地位。环境的非我物质不能随意长驱直入，即使是养生治病手段也不例外。认为“客气”长驱直入的直中和内陷为之逆，对于外感病治疗主张给出路政策，驱邪达表，不主张关门打狗。如果无视整体边界屏障，无异于“器散则分之，生化息矣”，是对“生化之宇”中最重要的流通自组演化调节的漠视和干扰。针灸推拿实践发现了经络腧穴现象，还提出了大表、藩篱、腠理等重要概念。因此辨证论治的“聚毒药以共医事”，中医药作为“方技者，皆生生之具”，就是利用整体屏障功能和界面全息效应，对人的“生生之气”进行间接的演化型动员调节的前体医学和界面医学。不同于疾病医学的为了消除病因、纠正病理和清除病灶，追求长驱直入地进行直接对抗和补充的替代性物质手段。李冠仙指出：“气虚者宜参，服参则人之气易生，而人参非即气也；阴虚者宜地，服地则人之阴易生，而熟地非即阴也。善调理者，不过用药得宜，能助人生生之气也。”中医药是前体，是生生之具，并不是那种能直接对抗和补充的替代性物质。

中医学是在“天人之际”的相互作用中，转化利用环境物质以助人生生之气的生生之具，来帮助实现天人合德生态共演的生生之效，为此要求：

养生之道：“无致邪，无失正”；

治病之道：“无盛盛，无虚虚”；

生生之道：“无代化，无违时”。

为什么对抗疗法的“盛者泻之，虚者补之”，却未能十全；“治寒以热，治热以寒”，却出现“二者皆在，新病复起”。这责之于“粗工凶凶，以为可攻，故病未已，新病复起”；是由于“病人为本，医工为标，标本不得，邪气不服”。对抗疗法的状态控制根本在于把对象视为受控系统而不是自组织自调节系统，“治其旺气，是以反也”。因此，从根本上把“亢郁旺气”的邪，正确地看作是“五脏发动，因伤脉色”的正祛邪抗病反应，对此“未有逆而能治之者，夫惟顺而已矣”。“治病之道，气内为宝”，杨上善说：“天地间气为外气，人身中气为内气，治病能求内气之理，是治病之要也。”在这样的前提下，把对抗疗法加以限制：“无大，无久”。“大毒治病，十去其六……无使过之，伤其正也”；“久而增气，物化之常；气增而久，夭之由也”。这是在对抗疗法加以限制的前提下的超越包容。

辨证论治要发现的是医药的服务对象和依靠对象的人的自我健康能力，辨证论治要实现的是利用生生之具以助人生生之气的发展人的自我健康能力。辨证论治的养生治病必求于本，之所以是“生生之道”，其核心是证候的反应动力学原理。因为：“只有有机体才独立地发生反应，而不像在低级阶段那样直接发生作用，（机械的、物理的反应，随着每次反应的发生而耗尽了。化学的反应改变了发生反应的物体的组成，并且只有在给后者增添新量的时候，反应才能重新发生。）所以在这里有机体具有独立的反应力，新的反应必须以它为媒介。”（恩格斯《自然辩证法》）这也是为什么直接对抗补充的化学疗法需要持续给药的原因。

而中医辨证论治的生生之道，其治病之道是恢复生态学，其养生之道是发展生态学，这是通过养生治病必求于本以发展人的“生生之气”的自我健康能力为主旨，并依此作为识别环境利害药毒的取舍标准和对之转化利用为“生生之具”的聚合规则，通变合和地助人生生之气以实现天人合德生态共演的“生生之效”。

名老中医学术讲座 2000 年 10 月（广州）

99. 中医学的人类健康生态目标模式

——万物并育而不相害　与万物沉浮于生长之门

一、要从疾病医学教条统治中解放出来

1996 年，世界卫生组织在《迎接 21 世纪的挑战》报告中庄严指出：“21 世纪的医学，不应该再继续以疾病为主要研究对象了，而应当以人类的健康，作为医学研究的主要方向。”

1993 年，14 国关于《医学的目的再审查》的国际研究计划报告指出：“当代世界的医疗危机，其根源就来自近代医学模式的，主要针对疾病的技术，统治医学的长期结果。”

指出这是技术统治医学的工具理性拜物教，表现为主要针对疾病的诊疗技术统治，使医学迷失了自己的本质功能取向。

1977 年，G. L 恩格尔提出了从生物医学模式，向生物-心理-社会医学模式转变的命题。他批评说：直到“今天统治着西方医学的疾病模型，是生物医学模型，这一模型已成为一种文化上的至上命令，即它现在已获得教条的地位。它认为：疾病的一切行为现象，都必须用物理和化学的原理来解释，这是还原论的办法。它认为：任何不能作上述原理解释的，必须从疾病范畴中清除出去，这是排外主义的办法。它把敢于向生物医学疾病模型的终极真理提出疑问，并主张用更为有用的医学模型的人，视为异端。”近代统治西方医学的生物医学疾病模型及其物理化学原理解释，已成为主流医学，成为一种文化上的至上命令的教条统治。它的排外主义把各国的传统医学视为异端，只是当疾病医学在现代感到捉襟见肘时，也只是把传统医学作为其补充辅助治疗的替代医学。

1971 年，前苏联提出《从哪里去寻找健康的钥匙》，感慨现代有许多疾病的发生，很奇怪却是来源于医学特别是药理学的发展。

在 1970 年出版的《展望公元 2000 年的世界》一书中已指出：“医学的发展具有质的飞跃，其标志在于：能够对人的防卫抗病反应及其调节机制的活动原则有所阐明。”这就归结到医学的诊疗思想，应当从疾病的病因病理病位诊断，转向到对人的防卫抗病反应调节的诊断上来。

这是因为从 1963 年，卡逊的《寂静的春天》发表以来，她揭示的在农业上广泛使用农药和化肥的对抗和补充，带来了全球性的环境污染和生态破坏。人们从农学而反思医学，发现百年来依靠化学药物针对疾病的病因病理病位的对抗和补充，带来药物公害和医源性疾病。从针对病因的抗生素应用，产生菌群失调和加速发生耐药性的变异，制造新的病原体，人们提出了“微生态”的概念。从钙通道阻滞剂应用的剂量和持续的时间，与病残和病死率正相关的大宗案例的报告，人们再度重视了疗效评价的终末判断的“循证医学”。从外源性抑制剂带来内源性功能激发，外源性补充带来内源性功能抑制；化学药物长驱直入地针对靶点，带来体内的化学污染；抗原负荷过重带来免疫应答出错，导致免疫性疾病的增加等等。人们提出了人的“生存质量”的疗效评价标准，更加重视患者自己对健康状况的主观体验和评价，不再过度迷信理化指标作为唯一客观的疗效评价标准。

医学模式的根本转变，根本上是医学诊疗思想的根本转变。医学的目的难道就是要找毛病吗？诊断和治疗难道就只是发现疾病和征服疾病吗？21 世纪的医学，要从生物医学疾病模型的教条统治下解放出来：①从生物医学模式前进到人类医学模式；②从疾病医学模型上升到健康医学模型；③从对抗医学方法前进到生态医学方法；④从追求化学层次物质基础的医药观，上升到为人的主体开放自组演化调节的医药观；⑤从辨病认识必求于本的诊疗思想，追求“病从何来”的疾病结构本质原因性诊断认识，前进上升到为“人类健康生态目标”的，养生治病实践必求于本的诊疗思想上来。

二、养生治病实践必求于本的诊疗思想

“君子务本，本立而道生。”中西医学在关于什么是“本”这个问题上，有着各自不同的理解和追求，由此形成了各自不同的医学理论方法的学术之“道”。正所谓：“你所说的世界，是你所理解的世界。”“你追求什么，你就是什么！”西方医学，在从文艺复兴以来的科

学化和现代化发展中，学习物质科学的思维和方法，发展成为一门以疾病为对象及其对病因病理病位的认识，来决定其防治行为和效果评价的医学。它的认知方向是强调：向后看的溯因分析认识论的出身论，向下看的微观实体本质论的成分论，向外看的线性因果决定论的刺激因。发展起以病因、病理、病位为基础的疾病分类学诊疗思想体系，诊断认识要说明疾病行为现象的本质原因和物质基础，最后归结为物理和化学的结构原理性解释。

马克思说，西方世界“过去的一切哲学家，只是用不同的方式解释世界，而根本的是改造世界”的实践。毛泽东在1942年说过：“我们判断一个党，一个医生，要看实践，再看效果。”医乃仁术，仁者爱人，医学根本上是为人的健康目标服务的；医学是一种人本主义的生命实践智慧学，医学本质上是一门人学。

决定中华医学本质功能特性的，是养生治病实践必求于本的诊疗思想和目标模式。

指导中医诊疗思想的理论基础，是“气化流行生生不息”的主体开放自组演化调节的生命自我实现的生成发展观。

“升降出入，无器不有；器者，生化之宇”，是主体开放自组演化发展的有机论世界观。

“阴阳自和，神转不回”，是稳态适应性自我调节功能目标指向过程的时间不可逆性。

“究天人之际，通健病之变，成医家之言”，形成和持续发展了几千年的中华医学。

从神农时代的“尝百草之滋味，水泉之甘苦，令民知所避就”以来，“始有医药”，到《周礼》的“医师，聚毒药以共医事”，要求医师能化毒为药，化害为利，转化利用来为医疗事业服务。汉代班固的《汉书·艺文志》，把中华医药的功能，定位为“方技者，皆生生之具”，是为着人类生命活动的生存健康发展进化服务的方法、技术、工具。

如何具体识别环境利害药毒？又如何将之转化利用为“方技者，皆生生之具”？于是提出了：“养生莫若知其本”和“治病必求于本”的诊疗思想，这个“本”是养生治病实践的“目标和动力”之本。

养生治病实践必求于本的诊疗思想要求：①从天人之际层次关系实际出发；②在健病之变的医学实事中求是；③遵循辨证论治的“生生之道”；④发现和发展人的“生生之气”；⑤转化和利用环境“生生之具”；⑥谋求天人合德的“生生之效”。

“生生之效”是医学目标模式，是天人合德的健康生态目标。

“生生之气”是人的自我实现健康和痊愈的能力，是养生治病实践依靠的内在动力。

养生治病实践必求的本，本于阴阳。阳主动，主外，主升，主出；阴主静，主内，主降，主入。阴主节制，阳主调动，阴阳就是调节，是对“升降出入”的主体开放自组演化的调节，是指向稳定和适应目标的调节。阴阳调节主体性开放出入，调节自组织演化的目标指向，调节对内实现整体稳态，调节对外实现主体适应。“阴阳”是一种稳态适应性调节的功能目标动力学理论模型。

健康生态目标模式是：“正气存内，邪不可干”，是由于“阴平阳秘，精神乃治；精神内守，病安从来”。

发病学上认为：“一切邪犯者，皆是神失守位故也。”

病理学上认为：“非其位则邪，当其位则正，邪则变甚，正则微。”病理学根本上是抗病反应。

养生学要求：“察阴阳之宜，辨万物之利，以便生，故精神安乎形而年寿得长。”

治疗学要求“谨察阴阳所在而调之，无问其病，以平为期”。只要实现“阴阳自和，病必自愈”。这是人的自愈能力的疗效观，实现内环境的稳定以抵抗疾病，胜于直接治疗疾病。

三、主体开放的自组织演化调节功能目标动力学系统

养生治病实践必求于本是中医学的诊疗思想，辨证论治是实践养生治病必求于本中医诊疗思想的“生生之道”；主旨在于发现发展人的“生生之气”这个动力，转化利用医药“生生之具”这个技术工具，帮助实现天人合德“生生之效”这个目标。其功能本质特征在于：对人的“正祛邪”抗病反应之势及其调节机制的“努力发掘”和“加以提高”。形成中医特有的从粗守形到上守神的诊断观和疗效观，其中包含有“粗工”仅守形和“上工”应守神的价值观念。

人的生生之气，是在天人之际相互作用中的一个主体开放的自组织演化调节的功能目标动力学系统。

(1)“形者，生之舍也”：“形”是生命的容器，是生命的整体边界，在这里发生着天人之际的相互作用。在这里区分着内外：“形而内”的是主体性开放的“生化之宇”，“形而外”的是环境因素的利害药毒。主体性开放出入表现为：①“一切对生命发生影响的东西，都是由生命体独立地决定、改变和改造的东西。”由此在这里排斥了简单的物质世界的线性因果决定论，认为只有“察阴阳之宜”，才能“辨万物之利”。认为“一切邪犯者，皆是神失守位故也”。认为“针药治其外”，是“神气应乎中”的疗效。②“只有生命体才独立地起反应，新的反应必须以它为媒介。”不像在进化层次低级阶段那样，对外部刺激源直接发生作用。例如“机械的、物理的反应，随着每次反应的发生而耗尽了。化学的反应改变了反应的物体的组成，并且只有在给后者增添新量的时候，反应才能重新发生”，这也是为什么化学疗法常常需要持续给药的原因。

由此，无论是心理反应、生理反应，乃至病理反应、药理反应，无不是生命体的独立地起反应，都是为着生命体生存发展需要的整体自稳目标的应激性的适应性反应。证候，作为天人之际相互作用中人的主体性开放的出入信息，其本质就是人的主体应激性适应性反应的功能目标指向性的行为现象。

(2)“气者，生之充也”：“气化流行，生生不息”的生化之宇中的自组织演化过程，在天人之际的相互作用中，在主体性开放中，不断进行着应激反应的功能模块的自组织演化过程。其目标指向无非是：①指向保存自己内环境稳定的整体自稳态；②指向有效地适应环境变化的对外适应性反应。

(3)“神者，生之制也”：是生命活动的调节者，对主体开放出入的调节，对整体边界屏障功能的调节，对整体介面全息效应的调节，对应激反应功能模块自组织演化目标指向过程的调节。在“五脏阴阳，气血津液”的信息网络中进行功能整合，不断进行稳态适应性目标调节，实现“阴平阳秘，精神乃治；精神内守，病安从来”的健康生态目标。

为此，中医的诊断要从粗守形的“视其外应”的辨证，前进上升到上守神的“知其内藏”神气的判断；中医的疗效观，要从粗守形的“针药治其外”的疗，前进上升到上守神的“神气应乎中”的效。中医诊断和治疗根本着眼于“形而内”的生化之宇，着眼于“形而上”的神气的自组演化的调节。

主体开放自组演化调节的“生生之气”，是中医药作为“生生之具”的服务对象和依靠对象，是中医药所以取效的动力学根据。离开人的生生之气，就无法说明中医药的愈病之理。

人的自我实现健康和痊愈的生生之气，是中医学“生生之道”的目标对象和发展对

象，是中医学持续存在和健康发展的根据所在。离开了人的“生生之气”这个目标和发展对象，也就失去了中医学继续存在和发展的根据。

人的“生生之气”，是中医研究工作者的研究对象和学习对象，是中医之所以是中医的试金石。离开人的“生生之气”这个养生治病必求的“本”，也就将不可能继续还有真正中医的存在。

要实现“生生之效”目标，必须实践“生生之道”，必须依靠和发展“生生之气”，才能有效地转化利用包括现代化科技在内的方法、技术、工具，成为“方技者，皆生生之具”，以服务于医学的“生生之道”的发展，以服务于人的“生生之气”的发展进化，从而为实现医学崇高的目标：天人合德健康生态的“生生之效”的方向前进。

本文载于《山西中医》2004 年第 6 期

100. 证候理论概念属人性质问题

——从疾病医学教条统治下解放出来

中医学，是在天人之际相互作用中，以人的健康生态和谐为目标，以对人的生生之气自我实现的健康能力和痊愈能力的认识，来决定其养生治疗实践和效果评价的医学。西医学，是以研究疾病及其对病因、病理、病位的认识，来决定其防治行为和效果评价的医学。由于中、西医学对医学的认识和实践的目的，及目标对象这个“本”，有各自不同的理解和追求，从而形成了各自不同的“医道”和各具特色的研究领域。

1977 年，G. L. 恩格尔尖锐地指出：“今天，统治着西方医学的疾病模型是生物医学模型。这种模型，已成为一种文化上的至上命令，即它现在已获得教条的地位。它认为，疾病的一切行为现象，必须用物理和化学的原理来解释，这是还原论的办法。它认为，任何不能做如此解释的，必须从疾病的范畴中清除出去，这是排外主义的办法。它把敢于向生物医学疾病模型这个终极提出疑问，并主张建立更为有用的模型的人，视为异端。”因此，在近代，中医学被视为异端。但是，医学在质上的飞跃，关键在于对人的防御抗病机制和调节机制的活动原则予以阐明。21 世纪的医学，不应当继续以疾病为主要研究内容，应该以人类的健康为研究方向。在这样的大背景下，医学也面临着从化学的医学观上升到生命的医学观，从生物医学模式上升到人类医学模式，从疾病的医学上升到健康医学，从对抗医学上升到生态医学的发展取向。

在现代社会中，凸显中医生生之道的独特优势，更需要我们摒弃疾病医学的教条统治，充分认识和理解中医学术的本质功能、特色优势和科学内涵。中医诊疗思想的理论基础，是有机生命自我实现的生成演化发展观；中医学的模式，是天人合德，以健康生态为目标的实践医学模式，它体现的是生生之效。作为医学对象的人，是一个有机整体的主体性开放系统，通过其整体边界与环境的相互作用，实现物质能量信息主体性的输入和输出。

“证”作为中医学的诊察对象，就是人这个主体性开放系统的整体边界效应，是关于健康和疾病互相转化过程的出入信息。从辨证求本的认识论分析，中医的证有四个层次：分别为中医学对象实际的证，中医生感官诊察所得的证，中医生思维判断所得的证，中医学理论模型的证。概括而言，证是中医诊断和治疗的逻辑起点，是中医辨证论治的核心概念，是中医粗守形的视其外应的诊察对象，是中医粗守形的针药治其外的作用对象，是天人之际层次关系的相互作用，是人的“形者生之舍也”的整体边界屏障，是人的生化之宇健病之变的出入信息，是人的体表内藏相关调节的界面全息效应，是人的升降出入主体性开放的出入信息，是人的“神气应乎中”的主体适应性应激反应，也是人的自组织演化调节功能的目的性行为现象。

辨证论治，是中医养生治病实践必求于本的诊疗思想，是根据对象特征生生之气的专门方法论，是一门生生之道的实践智慧学。养生治病必求于本的中医诊疗思想，是关于向前、向上、向内的生命功能目标动力学的认识和实践。而所谓人的生生之气，就是指自我实现的健康能力和痊愈能力的功能目标动力学。它是中医学作为生生之道的目标对象和发展对象，是中医药作为生生之具的作用对象和依靠对象，是中医生作为苍生大医的服务对象和学习对象。

辨证论治的任务，是发现和发展人的生生之气，人的自我实现健康能力和痊愈能力的生生之道，并据此来作为具体识别环境非我利害药毒的取舍标准。同时，要能动地作为“聚毒药以共医事”，化害为利，以毒为药，转化利用，成为“方技者，皆生生之具”的聚合规则的价值标准。而辨证论治的特色优势，是从“粗守形”到“上守神”的诊断观和疗效观；从“粗守形”的“视其外应”的诊，到“上守神”的“以知其内藏”的断；以及从“粗守形”的针药“治其外”的疗，到“上守神”以“神气应乎中”的效。

因此，可以说中医学术的功能本质，是实践“生生之道”，实现“生生之效”；其特色优势是“聚毒药以共医事”，并将中医药转化利用为“方技者，皆生生之具”；其科学内涵（诊断治疗的基础科学问题），是人的生生之气自我实现的健康痊愈能力的功能目标动力学。

本文载于《中国中医药报》2004 年 7 月 26 日

101. 健康生态学的中医特色

一、对中医学科建设的思考

中医是科学吗？1989 年国外发表文章提出：“医学能成为科学吗？医学必须成为科学吗？”这问题提得好。医学是一般意义的科学吗？难道医学也是用于回答物质世界的构成、原因和本质的吗？

医学是实践的，是讲求实效的，而不是问它是怎样来的。西方医学即现在所称的现代医学，其认知方向是向后、向下、向外地去提出和回答问题。问病从何来、在何处、什么性质，这就是现代医学的诊治依据。

20 世纪的贝尔纳已指出：“生理学不能还原为物理和化学，特别是生命中的合成过程，是不能用物理和化学定律来解释的。”在生物进化中，从单细胞进化到多细胞生物花了 25 亿年，为什么需要如此漫长的时间？很可能与多细胞生物中需要一套复杂的信号传导系统，以便能协调控制每个细胞的行为以有利于生物整体有关。那么，是否越古老的、越原始的、越基础的就越能说明生命现象？

1997 年李政道说：“生命是宏观的，而 20 世纪的文明是微观的，把它们联起来或许会有所突破，这种突破会影响到我们未来。”这一观点很能说明这个问题。

近年来提出了关于重点学科建设的问题，这个问题提得好，提得及时。什么叫学科？

如果说实践对象是世界一，实践主体是世界二，则它们相互作用的结果产生了世界三，这就是精神产品，其构成了学科的内容。所谓“君子务本，本立而道生”。“本”即实践对象，“君子”即实践的主体，之间所产生的精神产品的东西就是“道”，即一门学科的学和术。中医学是实践主体中的精神产品，其中中医是实践中的精神主体。可悲的是，1978年我们国家提出中医后继乏人，根源在于乏学，是乏学才造成乏术乏人。

近几十年，我国花了大量的人力、物力来研究中医，但都成效不显，究竟是什么原因？原因就在于我们用现代医学的病因、病理、病位去研究中医，其结果是辨证论治成了辨病论治下面的一个分支，甚至还不如。结果是，中医成为被扶持被挽救的对象，成了被挖掘被改造的对象。作为中医工作者，出现目前这种现象，令我们痛心，更应该让我们好好反省。

二、论中医学术的本质功能

1. 中医学的对象问题　中医学的对象是单纯的疾病吗？这需要回顾历史。最早提出理论要求的是《吕氏春秋》“养生莫若知本”；对医学的价值观，提出“上工治未病”；对于治病的功能，《素问·阴阳应象大论》中提出“治病必求于本”。

我们祖先发现刺激局部可影响远隔部位，刺激体表可影响内脏功能，从而发现了经络腧穴现象。它深刻地影响了中医后来的药学思想：即不是长驱直入针对靶点，对之直接对抗补充，而是发掘和依靠人体的整体完整性及其主体性的开放能力，尊重和依靠其整体边界屏障和界面全息效应，尊重和依靠人的流通自组演化调节功能的主体性、个体性及其时间不可逆性去养生和治病。

我们医学的任务就是要识别生存环境的利害药毒。《周礼》提出，医生的任务是“聚毒药以共医事”。目的无非有两个：养生和治病。“四时之化，万物之变，莫不为利，莫不为害。”没有绝对有害的东西，也没有绝对有利的东西，确是事实。但是医学有确定性，是利还是害，是药还是毒，怎样去判断？是靠化学分析吗？有了化学分析就能确定吗？不对。因为所谓利，所谓害，所谓药，所谓毒，只是环境的东西与人相互作用的结果。因此，其第一个要素就是要提供识别具体环境中利害毒药的根据。

那么，“聚毒药以共医事”的聚合规则在哪里？在于养生、治病必求于本的“本”字。《汉书·艺文志》归纳为“方技者，皆生生之具”。而医生就是要把“聚毒药以共医事”变成人类赖以生存、发展的技术和武器。换言之，就是要依靠起效的对象——人的生生之气。由此派生出相应的方法，即“养生之道”。它就是要发现和发展人的生生之气，识别周围环境利害毒药，确立“聚毒药以共医事”的聚合规则，发现生生之具的依靠对象。那由谁来实现呢？是“辨证论治”。张仲景的功劳是把药物组合在一个适合时态发展的流程空间中，把机体抗病反应的特征按照六经来连接，创造性地总结出人体抗病反应的时和势的基本特征。

就总体上说，目前中医的发展是受疾病医学影响颇深的。所以一个患者来了，先做检查化验，未发现异常，则为无病。在20世纪的中国，这种疾病对抗医学的教条统治，导致中医学出现了以“废医存药”为特征的近代中医学术危机。

近年来，西方最发达的8个国家联合提出：医学是干什么的？这就涉及世界医疗危机的问题。现代医学危机在于：第一，在表面上，医疗费用不断地高速上涨；第二，产生大量的社会问题；第三，加速药物的淘汰。医疗费用如此高昂，究其深层次的原因在于针对疾病的技术统治医学的长期结果。随着医学的发展，兴起了全科医学，这不仅仅是结构的改变，而是整个医学观念的改变。全科医生并非简单的专科拼凑，而是全科思想的体现。

2. 辨证诊断要发现什么　在诊断上，要求我们“知丑知善，知病知不病，用之有纪，诊道乃具”。诊断，需要判断“丑”与“善”；进一步，就是去粗取精，从致病因素中去寻找可供治疗的因素，从病态反应中去发现其背后隐藏的生理功能。

这就涉及“聚毒药以共医事”的命题。经过几千年的医疗实践，我们祖先最大的功劳就是从致病因素中发现其可被利用的治疗作用，发现我们在治疗中可以依靠的对象，把不利因素转化为有利因素。

其实中医学在很早的时候就已经注意到这种现象，如“善者不可得见，恶者可见”。比如咳嗽的现象出来了，是由于机体的清除功能未完成，所以需要黏膜的黏液分泌增加及咳嗽反射增强以帮助完成，所以临床上可以见到其病理的表现。

“用之有纪，诊道乃具”，从“粗守形”到“上守神”是诊疗思想的质的飞跃。但临床上我们往往只是做到“粗守形”，对“上守神”的判断，就要求我们具体地、认真地去洞察各种状态变量，发现主体性反应的功能目标动力学行为及其背后隐藏着的生理功能，找到我们在治疗过程中可依靠的对象。

临床上通过“去粗取精”、“去伪存真”后，下一步就要“由表入里”。这就要求通过出入信息去把握主体内藏着的本质。

3. 辨证论治要实现什么　中医的核心问题是自稳调节机制。中医的疾病模型，是正虚、邪实、传变。正气是什么？它包括气血津液流通、生成和五脏阴阳的自主演化调节。正气虚，就是气血津液不足为虚，五脏阴阳的失衡为虚。

正气虚不能完成其生理功能，则某些功能必然要亢进。“当其位则正，非其位则邪；邪则变甚，正则微。”“邪”已非致病因素的邪，而是正气虚所发动的抗病反应的邪，“风湿痰郁寒热”等都是抗病反应的形式。而“亢郁旺气，皆根于内”，是“五脏发动，因伤脉色”，指正气虚不能达到目的，才会发生机能亢进的抗病反应，包括免疫和补体反应。寒热燥湿风火痰水郁瘀，这些被称为邪气盛则实的旺气，是“皆根于内”的机能亢进的机体反应。正虚是邪实的内部基础，邪实是正虚的外部表现，这是由体内五脏阴阳自稳态调节通过对气血津液流通分布生成的变化所发动的。

中医学也经历过早期的病因决定论和以消除病因纠正病理的拮抗疗法的治疗学阶段，出现过“医药兴，而人不死于病而死于医药”的情况。血的教训使人们认识到其根本原因不在药而在医，之所以“服寒而反热，服热而反寒”，是因为错误地把机体机能亢进的邪气看作盛则实的旺气。所以我们不应该把临床表现看成是我们的打击对象，而应该把它看成是机体调节机制削弱所发动的抗病反应，它是我们的依靠对象。

中医学所重视的是机体的功能目标动力，强调时和势。西医学所重视的是物质结构实体，疾病的原因和它的定位。因此，我们队伍要从事中医学科建设和发展，从事中医学科现代化、可持续的发展，恐怕要在思维方式上做更多的思考。

所以在中医学科建设中，在诊断观上首先应该克服唯物质的认识论，我们的认识无非是为实践服务。因此，我们的辨证诊断，就是要发现人的“生生之气”这个功能目标动力系统，而我们的行动指南，就必须与功能目标动力系统相一致，我们的医疗手段、养生和治疗过程，就是帮助这个动力系统去实现其目标。

以上内容就是我们的“生生之气”，就是中医基础理论、辨证论治的实践。“聚毒药以共医事”，就是借助整体边界的界面全息效应；对于自组织演化，可以通过外力帮助其实现目标，把外部条件加到事物内部上，共同奋斗以达到目标的目的，即“通变合和”而非“补充”；不是直接的对抗压制，而是因势利导，即扶“正祛邪”之势。

辨证论治要发现的是医药的服务对象和依靠对象，辨证论治要实现的是利用生生之具以助人生生之气的发展。利用“生生之具”来助人“生生之气”，以期收到“生生之效”，这就是中医学的本质功能。

最后，希望中医界克服自卑，重新认识辨证论治，真正把握辨证论治的科学精神，实事求是，具体问题具体分析，深入到诊和断，由“粗守形”到“上守神”；而“断”的理论模型要摆脱病理病位的模式。在找到人体的自愈能力、调节能力，找到医学的依靠对象后，因势利导，间接地动员，那么我们站的位置就更高了。只有这样，才能说是病人为本，医生为标，“标本相得，邪气乃服”。

应该清楚认识到，“生生之气”是中医学的目标和发展对象，是中医生的学习对象和服务对象，是中医药的作用对象和依靠对象。中医学的发展之道：“道不远人，以病者之身为宗师。”那么，中医学科就可以健康地不断向前发展。

——根据陆广莘研究员在广东省中医院演讲（其一）整理

发表于《中国医药学报》2004 年增刊

102. 辨证论治、生生之道的科学精神

近来提出中医学科建设的问题，在进行中医学科现代化建设当中，重要的问题就是应该从近百年来的跟踪、模仿的阶段，进入到自我创新的阶段。中医学科自身的现代化建设，其中的误区就在于对辨证论治、生生之道的误解。

既往认为，“证”是疾病全过程某个阶段的本质，而“病”是反映了疾病全过程的本质。所以把“证”从属于“病”下面的一个分支。

中医有个百年冤案，就是说“中医不科学”。20 世纪初，梁启超、陈独秀、胡适都认为中医不科学，之所以说中医不科学，就是因为中医治病不是针对靶点的。20 世纪的医学认为，疾病的治愈是靠化学药物的直接对抗而完成的，即消除病因、去除病灶的方法才是科学的。中医不能对药物进行分析，不了解药物的化学成分，由此得出结论——中医是不科学的。

那中医的愈病之理究竟是什么呢？就是靠辨证论治，靠人的生生之气。目前仍然有不少中医界人士认为“辨证论治”就是寻找疾病的本质，事实果真如此吗？恩格尔指出：生物医学模型已成为一种文化上的至上命令，即它现在已获得教条的地位，把主张建立更为有用的医学模型的人，视为异端。

发展中国家在进行医学现代化建设的时候，西方医学已经取得了教条的地位。中医界不少人认为，中医的辨证论治也是科学的，所以要使“辨证论治”向现代医学科学靠拢，才能使之真正科学化，也就是求疾病的病因、病性、病位。

所以，今天要谈谈辨证论治、生生之道的科学精神。

辨证论治、生生之道并不是某个人发明的，而是我们先辈集体智慧的结晶。《汉书·艺文志》归纳：“方技者，皆生生之具。”即中医药是作为对人的生生之气的生命活动、生存、健康发展服务的方法、技术、工具。因此中医是一门管理学实践，中医完全可以把自己命名为生命实践的智慧者，其对象是生命，是对生命的一种实践。

生命科学是认识生命怎么来的，其认知方向是向后的，我们所说的西方科学思维方法，其认知方向是向后、向下、向外的。但中医所考虑的问题应该是此现象想干什么，想实现什么功能，到哪里去，由谁发动等问题。其认知方向是向上、向内、向前的功能目标动力学。

现代科学起源于古希腊文明，现代科学通过化学分析、物理实验来回答物质之间的因果关系，这是一种线性关系。但中国的古代贤者没有通过实验的过程，而是通过观察得出结论，同样解决了问题，这是为什么？

现代科学描述物质世界的因果关系，其两个“因”是刺激因和结构因。刺激因就是指病因，而结构因是指病理和病位。中国的学问也讲求两个“因”，即动力因和目的因。动力因就是此现象是由谁发动的；目的因就是指它想干什么，哪里去。

医学实际上是研究健康和疾病的，研究人的生命活动的健康和疾病之间的行为现象的功能目标动力性行为。临床上见到的发热是如此，呕吐也是如此。如果我们也像现代医学那样去求疾病的病因、病理、病位的话，方法就不同了，就变成了微观实体本质论。

在此，我要说的问题，就是要给医学定位，尤其是要给我们中医学定位。如果我们不能解决人的健康和疾病之间实践的问题，那么，你就是有再多的实验、再多的认识，在临床上也不能真正解决问题。理由就是：后下外的认识，怎么能够有效地指导前上内的实践呢？后下外的物质科学认识，能有效指导前上内的生命实践吗？

辨证论治究竟是什么？这是个科学问题，是辨证论治的逻辑起点和核心概念的问题。辨证论治的“证”，从20世纪50年代开始，有多种争论：有说“证”就是外观病象的总称，即四诊的对象；也有说，辨证论治也是求疾病的本质，即此“证”就是疾病的“症”。

这陷入了第一个误区：医学的对象只能是疾病，因而只能治疗已病之病，按照中医学的观点，这只能算是“粗工”、“下医”了；而“未病之病”、“欲病之病”，由于没有病象，就不用理了。如此，就把中医一下子降到了疾病医学的水平上。

再后来，又把辨证论治的“证”推到成为一个诊断结论的证、诊察对象的证，这是客观的，是对象，经过我的诊察、我的判断的证，称为“断”。这也是求疾病的本质，即疾病的病因、病位、病性和病势。如此下去，我们的中医学教育不是在不断地培养新的中医反对者吗？

现象是可以观察到的，而倒过来本质是看不见摸不着的。中医的诊断，要求从“粗守形”到“上守神”；“形”可观察到，即“诊”，要求由“形”上升到“神”，也就是“断”。而现代医学要求的理论，必须在“形”上做文章，并且认为越是微观的东西越能反映本质，这是生命科学的追求，还是医学的追求？

因此，上升到“神”就是思维的结果，而这个“神”是什么？中医认为：阴阳者，神明之府也；治病必求于本。神明是什么？是调节，它可能是个调节因子或某个调节机制。调节需要思维的把握，所以，我们诊断学上的最大误区就是把诊等同于断，尤其是按照现代医学的要求，把“断”也拉到“诊”上来，把你的“神”拉到可观的现象来，把你的本质拉到现象可观察上来。那么，结果就是以“物”观人，把人降低到物的层次上。

第二个误区就是在临床上把断归结到证的客观检查指标上，以客观化、量化、标准化，就像对待物质世界那样去对待生命现象，而无视心理和社会因素对人的强大影响。

“证”就是天人之际里，人和环境的相互作用中，人的生生之气出现的两种状态：一个是健康状态，一个是疾病状态，是健康状态与疾病状态相互转化过程中的出入信息。每个生命系统都是主体性开放的自组演化的出入系统，我们可观察到的，只是生化之宇周围升降出入的现象，用《淮南子》的话说，就是“形者生之舍也”。

我们可以观察到的“形”，是生命体的容器，就是其整体边界，凡是整体边界以外的就是环境，是非我；边界内的是自我，是生命。外界的物质可以通过主体性开放的吸收利用变为自己的东西。这么一个整体边界非常重要。

既然生命具有这么一个整体边界，使物质信息的出入受到了限制，其出入的信息就是我们对生命体认识的信息场；另一方面，在环境因素的变量上，有养生因素，有致病因素，也有治疗因素；在状态变量上，有疗效反应，有病态反应，也有藏象的反应。然而，我们往往只是认为辨证论治的“证”就是病状的症，即观其脉证的“证”，这是一类；第二类就认为是病态反应的“证”；甚至有人说，没病就没有“证”，这种观点是：证不是从人而生，而是证随病生，这仅仅是认识了疾病的证。

比较准确地说，中医的证就是状态变量，是功能态，是机体的反应，这就是第三个层次。比较地进步了。但忘了一点，这些反应是什么刺激的反应？这是输入端的东西，是看不见、摸不着的，这就必须问诊。

所以我们问诊所诊察的证，是输入信息，其输入端是相应的养生因素和治疗因素。四诊从“观其脉证”到“视其外应”，通过“视其外应”来进一步掌握辨证情况，所以说在诊察中问诊是极为重要的。对于临床上的理化检查结果，不能过度迷信，应该紧密结合临床。因此，中医的“证”是天人之际中，人的生生之气、健病之变的证据。养生同样也要辨证。

对于辨证，从收集到的信息，你必须思辨，思辨的过程也就是实事求是的过程。我们说中医辨证论治的科学性：第一点就是具体问题具体对待分析。第二点，为了这个要求，必须从对象的层次和关系的实际出发，是从人的这个对象的层次和他的具体关系出发，那么这个层次就是“究天人之际”，就是这个人与其生活的环境，而并非是实验室中细胞和分子的关系。第三点，在此基础上，才能实事求是。我们为了满足于具体问题具体分析对待，必须从对象的具体层次和具体关系的实际中出发，才能真正做到实事求是。

因此中医的诊断思想是向前、向上、向内的功能目标动力学实践，中医就是把对象看成是目标动力学系统，阴阳就是功能目标动力学系统。这就是在生命的层次上、在信息层次上、在调节的层次上去理解生命，理解健康，理解疾病。

中医学科建设中的学和术，决定了你怎么对待中医学实践这个对象，是抱着什么样的诊断思想。如果我们中医群体治疗疾病也像现代医学那样采取对抗疗法，中医的学科发展会有希望吗？这是缺乏学科自信的表现，也是难于取得成果的原因。

对中医学科缺乏自信的人，能从事学科建设吗？因此，辨证论治不能成为辨病论治下面的一个分支，这易陷入角色错位和主体缺失的误区。角色错位和主体缺失往往导致后继乏人，缺乏实践主体的中医，缺乏用中医诊疗思想来解决疾病的实践主体，学科建设就存在一个关系生死存亡的问题。

目前中医学萎缩了，根本问题是中医学术界必须能说清楚我的实践对象是什么，对实践对象的诊疗思想是什么，然后我的方法是什么，我的理论是什么。我们的实践对象是“天人之际的健病之变”，就是人和生存环境的相互作用中，人的生生之气的疾病和健康两者相互转化的过程。

中国的学问是“道”，其认知方向是前、上、内的，向前就是目标，向上就是追求整体功能，向内是寻求内在动力，这与现代科学的认知方向是相反的，这给我们什么样的启示呢？想一想，这后、下、外的知识能充当前、上、内的实践的指导者和评价者吗？能回答其原理吗？如果不以主人翁的态度去对待，中医学科能健康发展吗？

中医学的诊疗思想“养生治病必求于本”在两千多年前已确立，为什么近百年产生争论？就是因为现代医学已成为至上命令，以科学自诩，所以认为中医不科学，需要向现代医学靠拢，而产生了种种误区。

中医学科建设的核心就是实现实践主体的主体意识，实践主体对实践对象的主动性，实践主体对学科的信念，如果你丢失了这些东西，谈何学科建设。

因此，中华民族的振兴要从外生性的跟踪模仿转变成内生性的创新发展，使得我们能把外来的东西消化后为我所用。开风气之先的人，首先有自信。中医学科建设的基本、核心问题有对象的问题，方法论的问题，有对问题重新认识的问题，更重要的是不要造成主体缺失。这是我们应该切记的。

——根据陆广莘研究员在广东省中医院演讲（其二）整理

发表于《中国医药学报》2004年增刊

103. 中医学生生之道的创生性实践功能目标动力学

国家中长期科技发展规划，明确提出“战略前移，战略下移，模式转变，系统整合”的发展战略。在医学领域，世界卫生组织在《迎接21世纪的挑战》报告（1996）中指出：“21世纪的医学，不应该再继续以疾病为主要研究对象，应当以人类健康作为医学研究的主要方向。”1999年的世界科学大会，其任务是：“第一，要总结20世纪的科学，对人类生存和发展的影响；第二，承诺21世纪的科学，应当站在全人类更好地生存和发展的高度，去观察问题和思考问题。”

一、战略前移，模式转变

1962年，卡逊发表《寂静的春天》，揭示农药化肥的滥用所带来的生态破坏，引发了对环境保护的重视。医学界从农学化学化的教训中得到启示：抗生素犹如农药，激素犹如化肥，外源性的替代和补充，对生命健康的不利影响。1970年，人们鉴于医药源性疾病的教训，提出了“从哪里去寻找健康的钥匙”的问题。拜因豪尔等认为：医学的发展要有质的飞跃，在诊疗思想上，不能专注于疾病的病因病理病位，应转向机体的防卫抗病反应及其调节机制上来。1977年，恩格尔提出医学模式的转变问题。他认为现在统治着西方医学的是生物医学疾病模式，这种医学模式已成为一种文化上的至上命令，即它已获得了教条的地位。它强调疾病的一切行为现象，都必须用物理和化学的原理来解释，任何不能做上述解释的，一律从疾病的范畴中清除出去。它把敢于对生物医学疾病模式的终极真理提出疑问并主张建立更加有用的医学模式的人视为异端而加以排斥。

是生物医学疾病模式的教条统治，导致近代的中医思想危机。“废医存药”论废弃中医学的诊疗思想，导致中医的主体缺失和角色错位。把“证从属于病”，使中医自我窄化为下医和粗工。

梁启超、陈独秀、胡适、余云岫等都是承认中医治病有效，问题是：为什么中医不识病而能治病。梁启超的问题是为什么“中医尽能愈病，总无人能以其愈病之理由喻人”。陈独秀认为问题在于中国的“医学不知科学，既不解人体之构造，复不事药性之分析，菌毒传染更无闻矣”。

的确，中医学几千年来的发生发展并没有建立在人体构造的病理定位、菌毒传染的病因学和药性分析的化学物质基础及其药理学基础之上。可是胡适认为：“西医能说清楚他得的什么病，虽然治不好，但西医是科学的。中医，能治好他的病，就是说不清楚得的什么病，所以，中医不科学。”人们由此认为，中医科学化，就是学习疾病医学，用病因病理病位的诊疗思想和方法研究中医，以便用科学来说明中医的愈病之理。余云岫进一步从诊疗思想这一根本问题上否定中医，他认为：“阴阳五行、三部九候之谬，足以废中医之（诊断）理论而有余；治病必求本、用药如用兵二语，足以废中医之治疗（思想）而有余；研究国药，试用成方，足以发扬国产药物而有余。”中医的诊疗思想因为没有涉及病因病理病位，没有按疾病医学那样说清楚他得的是什么病，所以认为中医诊疗思想不科学。但是中医又能治好他的病，看来这疗效只能就在药物方剂这些实物身上。废医存药论，废的是中医诊疗思想，也废弃了运用中医诊疗思想的实践主体——中医。

“废医存药”的研究中医，也就是用疾病医学的“有效成分作用靶点论”的替代疗法和补充的疗效观念，去研究中医和方剂的中药现代化路径。然而在1961年首届全国药理会上，交流了各地中药药理筛选实验结果，大多是阴性结果，少数阳性结果的又比同类西药大为不如，又一次引发中医工作的大滑坡。

1954年中医开始进入西医院，中西医能够合作共事。徐衡之先生发现，对西医诊疗思想及其指标体系，应该做到“心知其意，不为所囿”。不能受其束缚，才能充分按中医诊疗思想去帮助解决西医所疑难的问题。1959年章次公先生更意识到，中医“欲求融合”现代科学技术，“必先求我之卓然自立”。首先要在诊疗思想这个根本问题上，守住自己的阵地。

1993年，有14个国家参加的《医学的目的再审查》国际研究计划，报告指出：“当代世界性的医疗危机，不但在发达国家为然，许多发展中国家也有过之而无不及。究其根源就在于近代医学模式：主要针对疾病的（诊疗）技术，统治医学的长期结果。”世界卫生组织指出在人类健康长寿的影响因素中，现代医疗只占8%。也就是说，即使是一流的设备，一流的人才，百分之百的努力，也就只是8%。这是因为疾病医学的诊疗思想，只局限在“努力找病，除恶务尽”的消极疾病观。

余云岫否定中医诊疗思想的“治病必求于本”的“本”，他是用物质科学的对象性思维，把对象定位在“病”字上，认为要回答“病从何来”的本质原因，中医说不清楚他得的什么病，于是中医不科学。不懂得中医学作为一种医学的创生性实践，是关于生命健康实践的意向性思维，把意向定位在“治”上。要回答的是“治向何去”的本；是从哪里出发的“实际”，治向何去的“目标”，依靠什么的“动力”，利用什么条件的“价值标准”。物质科学的对象性思维，要求客观化和量化地向后向下向外认知方向，去回答病从何来、病在哪里的病位、什么性质的病理、什么原因的病因。生命健康治理实践的意向性思维，是向前向上向内致思方向，回答生命活动自我健康能力的主体开放自组演化调节功能的目标动力学，这才是中医真正的愈病之理。中医的诊疗思想（养生保健治病必求于本）是努力发掘，加以提高。主旨在于“寻找健康的钥匙，团结真正的朋友”。

近代中医的学术思想危机、当代世界性的医疗危机，都是根源于近代医学模式，只是针对疾病的诊疗技术，统治医学的长期结果。根源于把医学的实践功能本质，简单地被转换成疾病对象的认识论的知识论科学，是医学的物质科学化的结果。

医学研究的战略前移，就是从疾病医学前进上升为健康医学；从向后下外认知方向的结构本质原因性认识论，前进上升为向前上内致思方向的生命健康功能目标动力学实践。从生物医学疾病模式向人类健康生态目标实践的医学模式实行转变。医学模式的转变，根本上应该是医学实践功能的目标模式。

二、战略下移，系统整合

医疗服务战略下移要以人为本，应该为最广大的基层服务，为工农大众服务。“努力找病，除恶务尽”的诊疗思想，容易造成人们对疾病的过度恐惧和对药物的过度依赖，造成医疗费用不断上涨，国家和家庭都不堪重负。追求高精尖仪器，发展诊断疾病的工具，轻视和无视患者的主观感受的诉说，造成医患关系的隔阂和紧张。追求有效成分作用靶点论的替代疗法和补充疗法的疗效观，无视机体自身的防卫抗病反应及共调节机制，外源性的替代和补充手段广泛应用，不利于生命自身的健康能力的发挥。

费耶阿本德评论说：“中国的政府复兴传统医学，使多元性扩散成为可能，以推动医学的发展。这种扩散一定要由非科学的力量来克服科学的阻力才有可能。”真理标准的讨论，实践权威的恢复，使1982年把“发展我国传统医药”列入宪法。最近吴仪副总理要求中医界“认真继承中医学术本质的科学内涵和特色优势”。高强部长批评了中医界对特色优势的淡化。科技部把中医理论列入国家重点基础研究专项。973计划提出：中医诊断和治疗的基础科学问题。2003年香山科学会议提出：中医基础理论的建构和研究方法等等都是从根本上要求对中医学术本质的正确理解。

中医学术本质的根本在于诊疗思想：是谁的学？为谁的术？诊断要发现什么和如何去发现？治疗要实现什么和如何去实现？

（1）“医师，聚毒药以共医事”（《周礼》）是中医学术的本质功能。

（2）医事：“上医医国，上医医未病之病（养生）；中医医人，中医医欲病之病（保健）；下医医病，下医医已病之病。（治病）”

（3）养生保健治病必求于本的中医诊疗思想。

（4）“天地之大德曰生”，生命的厚德载物，和而不同，和实生物的宇宙演化论，是指导中医诊疗思想的理论基础。

（5）“赞天地之化育”的创生性实践生生之道，是中医学的实践观念。

（6）“天人合德”的生态共演，人类健康生态目标实践，是中医学的目标医学模式。

（7）“生化之宇”，升降出入的主体性开放、自组织演化、稳态适应性目标调节，是中医学对象特征。

（8）向上向前向内致思方向的生命实践意向性思维，是中医学的思维特征。

（9）努力发掘，加以提高，寻找健康的钥匙，团结真正的朋友，通变合和的辨证论治生生之道，是中医学的实践基础。

（10）“究天人之际”，从人与其生存环境的相互作用的层次关系实际出发，去发现和实现其意义。

（11）“通健病之变”，在健康和疾病的转变过程的实事求是：去发现转化的动力和条件。

（12）“方技者，皆生生之具”，为人类生命的生存健康发展进化的服务和方法、技术、工具，是中医药的功能本质。

（13）“神气应于中”的主体适应性应激反应的自组演化调节功能目标动力学原理，是中医学对证候行为现象的理论解释。由此形成中医的诊断观和疗效观，建构藏象论和病机论的理论模型，发展养生学和治则学的实践观念。

（14）辨证论治创生性实践的生生之道，其实践优势表现为：

务本论道诊疗思想的“楔入效应”。

“方技者皆生生之具”的“加和效应”。

“天人合德”目标模式的“溢出效应”。

（15）“聚毒药以共医事”到“勤求古训，博采众方”的发展“生生之具”的方法、技术、工具，“览观杂学，及于比类，通合道理”到“发皇古义，融会新知”的发展生生之道的理，是中医学主体开放自组演化调节的发展模式。

（16）“粗工凶凶，以为可攻，故病未已，新病复起”由于“粗工守形，不知求属之道”的“治其旺气，是以反也”，以及由于“不知比类，足以自乱，不足以自明”的追随疾病医学的科学化，导致“废医存药”的主体缺失和角色错位。把“证从属于病”的自我贬值为下医和粗工，是中医学的经验教训。

强调认真继承中医学术本质的科学内涵和特色优势，正是中医现代化的出发点和目标模式：人类健康生态目标模式。也是为了更好地促进中西医结合。因为结合就是“和而不同”。“同则不继”，因为它不能生成高一级的新事物。中医特色优势的贡献越大，中西医结合的水平就越高。

感谢中医药战略研究课题组的辛勤劳动，做了大量调查研究，提出不少积极建议。鉴于百年来中医的磨难，“成败倚伏游于中”，根本还在于中医学术界的“不知比类，足以自乱，不足以自明”，很难从疾病医学的教条统治中解放出来，把医学的实践本质功能转换成为疾病的认识问题，废弃了自己的诊疗思想。

中医学是一门“赞天地之化育”的生生之道。养生保健治病必求于本的诊疗思想和创生性实践，要求：

（1）“究天人之际”的从实际出发。

（2）“通健病之变”的实事中求是。

（3）明天人相分的不同方法。

（4）“融百家之言”通合道理。

（5）“循生化之道”的努力发掘、加以提高。

（6）“用生生之具”的方法、技术、工具。

（7）“助生生之气”的自组演化调节。

（8）“谋生生之效”的生态和谐共演。

这些原理是可以作为中国医学多元化发展基础上系统整合的理论基础。非常感谢中医药战略研究课题推动之功，故敬为之序！

本文为《中医战略——中医传承与发展的认识和思考》
（贾谦等著，中医古籍出版社，2007 年）的序言

104. 大德曰生 厚德载物

中医传统在近百年来被严重扭曲。

中医不是疾病医学，人们却非从疾病医学角度考虑它，觉得不认识病就不科学。

中医是什么？中医是健康医学，中医是一门生命哲学。推进中医药的发展，必须回归到中华文化这样一个土壤上来。

中医界如何能够挺起腰板，为我国医学的创新提供源泉呢？这就是我们的文化自觉问题。文化自觉，就是首先体现以人为本、实践主体的自觉，就是人作为实践主体的自觉，而不是以物为主体。

中国文化与西方文化区别的关键是生和物的关系。“天地之大德曰生”，西方哲学家的解读是：宇宙演化中最伟大的事件就是在物质世界中出现了生命。而中国的学问、中国文化的观念就是赞天地之化育。

西医的对象局限于疾病。问病从哪里来？病在什么地方？是什么原因？然后找到药物进行对抗。

中医为什么不认识病，还能治好病呢？主要就在于它的诊断是寻找健康的钥匙。

中医理论中，生命的第一个层次是“阴阳自和”。第二个层次，在人和环境的相互作用中，表现为生命体以物质的依赖性为基础的自我独立性、自组织演化的自我独立性、整合性调节的自我独立性，自我独立性才是我们医学研究、依靠、发展的对象。成功或者失败全是你自己造成的，因此，每个人都是他自己的健康或者疾病的制造者。

“上工治未病”是很好的理念，寻找健康的钥匙，然后你才能选择相应的条件。

“大德曰生”，我们体内是生态共演，体外也是生态共演。你想把病毒杀光，那是不可能的。

中医是一门健康医学。中医有一个非常重要的理念：“针药治其外”是“神气应乎中”的效果。疾病是机体对环境的反应和适应过程，是由人的主体反应决定的；健康也是机体对环境的反应和适应过程，同样也是由人的主体反应决定的。

如果“大德曰生”是一种境界，那么上升到以人为本，是生命的最高形式。厚德载物，是胸怀，是对物质的超越包容。生命过程的主体性开放、自组织演化、生态性调节的方向是向前、向上、向内的，医学的创生性实践也是向前、向上、向内的功能目标动力学。它能和而不同，自组织演化。一定要让生命体的主体开放，提升人的自我生存和发展能力，也就是我们人类或生命内生性的卫生资源。医疗卫生体制改革是外源性的医疗手段，通过这个手段，提高和发掘内生性的卫生资源，这个事情就前途无量了。

本文刊载于《中国社会科学报》2010 年 4 月 13 日

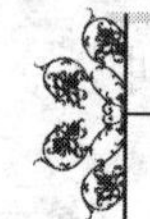
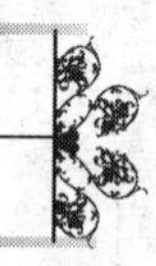

六、建言献策

105. 给科技部程津培副部长的一封信

程部长：

您好！

承邀参加2月22日关于2005年973增补中医理论专项的论证会，聆听程部长关于对中医理论系统整理和理论诠释的报告。3月份参加中国中医研究院关于标书方面的讨论和咨询工作，现汇报相关的一些感想。

（1）百年来的困惑，纠缠于中医科学不科学问题上争论不休；

（2）现代关于中医的科学研究，脱离不开为了证明和说明中医的科学性问疑，对中医的理论和诊疗法则进行现代生物学的实证；

（3）现代中医基础研究，基本上是运用“现代科学方法”的“研究中医”，而非中医自主传承与创新发展的“中医研究”；

（4）现代中医基础研究，基本上是局限于医学生物学层次的研究方法；

（5）现代中医基础研究，基本上没有回答吴仪同志提出的什么是“中医学术本质”；

（6）现代中医基础研究，基本上没有回答科技部提出的“中医诊断和治疗的基础科学问题”；

（7）现代中医基础研究，基本上没有回答高强同志提出的“中医特色和优势”问题。

因此，在973计划中增设的中医理论专项4个课题中，中医基础理论的继承与创新——中医理论系统整理和方法论研究，应属重中之重；属于程部长您提出的“中医原创优势”的开发工程。“中医原创优势”的开发，应该重视以下问题：

（1）人类健康生态目标实践的中医学模式；

（2）养生保健治病必求于本的中医诊疗思想；

（3）指导中医诊疗思想的理论基础是“生生不息”的有机生命发展观，“粗守形”到“上守神”的诊断观、疗效观；

（4）辨证论治“生生之道”的方法论研究；

（5）中医药属于“方技者，皆生生之具”；

（6）中医基础理论是关于人的“生生之气”功能目标动力学理论模型。

中国中医研究院提出的“中医理论系统整理和现代诠释”973课题标书，主旨在于“欲求融合现代科学技术，必先求中医自我之卓然自立”的学科主体建设工程——中医学理论研究与建设工程。相关认识和设想，在标书中已经谈到。感谢您对中医学自身建设和发展的关注和支持。

敬请批评指正！

陆广莘

2005年5月12日

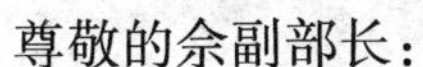

给卫生部佘靖副部长的一封信

尊敬的佘副部长：

承蒙惠赐您在《保持特色，发展优势》的大会报告。因为冬天去了美国，回国后才拜读，再三认真学习，深感领导抓住这个关于中医药自我生存和发展的根本问题。特色是存在的根本，优势为发展的基础。而且中医的特色与优势，更是现代的医学模式需要根本转变力求实现的根本问题。

中央在新时期提出的：以人为本的科学发展观，建设环境友好的和谐社会，要依靠自主创新，把我国建设成创新性国家的指导方针。在“十一五”和中长期发展规划提出的医学研究的战略前移，医疗服务的战略下移，要依靠医学模式的根本转变和系统整合的发展战略。

医学模式的转变，开始是1977年恩格尔提出的：从生物医学模式向生物-社会-心理医学模式的转变。但是他依然属于疾病模型，还没有从疾病医学模式中解放出来。1993年的关于《医学的目的再审查》国际研究计划，指出“当代世界性的医疗危机，就根源于近代医学模式的主要针对疾病的技术统治医学的长期结果。”于是，世界卫生组织在《迎接21世纪的挑战》报告（1996）中提出：“21世纪的医学，不应该再继续以疾病为主要研究对象，而应该以人类健康作为医学研究的主要方向。”而这正是中国医学传统的医学模式：人类健康生态目标的实践医学模式。

一、关于医学模式的根本转变

我的初步理解是：

（1）从生物医学的层次性上升为人类医学的层次。

（2）把疾病医学的对象性前进到健康医学的目标。

（3）使对抗医学的方法提高到生态医学的高度。

（4）将医学的物质科学化方向上升到“杂学”的医学化方向。

（5）追求物质基础的医学观前进到生命的自组演化调节。

（6）从物本主义的对象性思维转变为人本主义的意象性思维。

（7）从结构本质原因性认识论前进为功能目标动力学实践论。

（8）向后、向下、向外的认知方向提高到向前、向上、向内的致思方向。

（9）从刺激因决定的线性因果论前进到“神气应乎中”的主体反应决定论。

（10）努力找病、除恶务尽的诊疗思想提高到努力发掘、加以提高的诊疗思想。

（11）从追问“病从何来”的问题意识转向医学的实践“治向何去”的问题意识。

（12）从努力寻找疾病的本质原因前进为寻找健康的钥匙与发现健康的动力。

（13）生物医学疾病模型的物理化学原理解释上升为人类健康生态的实践医学模式。

因为，医生医的是生，为的是生而不是死，是生的医而不是物的医，也不只是病的医。只是医已病之病的医是下医。医乃仁术，仁者爱人。医学根本上是人学，是人类自己认识自己生命健康的学问。百年来，中医经历大难而不死，戏剧性地告诉我们，曾经被疾病医学指责的“中医不科学，中医理论不科学，中医的诊疗思想不科学”，从而用“废医存药”的办法来对待中医，用“废医存药”的办法来研究中药，这是大难。而之所以不死，正因为所要废的中医理论和中医诊疗思想，正是中医的特色和优势，正是现代的医学模式需要根本转变所要力求实现的根本问题。

二、中医的特色优势问题

这是一种比较研究，根本的是与疾病医学及其近代物质科学化进程相比较的结果。

1. 问题意识　“治病必求于本”乃这个诊疗思想，中医的问题意识，是人本主义的实践观念，着重在“治”上。医者，治也，是对人类健康的“治理”之学。问题是“治向何去”。要回答“治”到哪里去，走什么路，依靠什么，利用什么。是关于治病的目标、道路、动力和条件选择的价值标准问题。

余云岫的“废医存药”论称：“阴阳五行、三部九候之谬，足以废中医之（诊断）理论而有余；治病必求本、用药如用兵二语，足以废中医之治疗（思想）而有余；研究国药、使用成方，足以发扬国产药物而有余。”（《中华医学杂志》1935年7月）

余云岫所学习的物质科学的对象性思维认识论，把对象定位在“病”上，问题意识是“病从何来”。要回答的是：病在何处，什么性质，什么原因的疾病分类学的病因病理病位？他就是用“病从何来”的认识论，批评中医“治向何去”的实践论问题，其实质是用疾病医学批评中医的健康医学；用物质科学的认识论批评中医学的实践论问题。

2. 医学模式　中医的实践目标模式，是“天人合德，生生之效”的人类健康生态目标的实践医学模式，其目标是“万物并育而不相害”的生态和谐，是“与万物沉浮于生长之门”的生态共演。辨病认识是回答“病从何来”的生物医学疾病模型的关于物理和化学的原理解释。由于人和生命的自组演化调节是“神转不回，回则不转，乃失其机”，是只能向前的，不可逆的。往后的回溯失去了根本的“神机”和“气机”，只剩下可观测到的“形”这个躯壳。

3. 诊疗思想　中医的任务是要识别利害药毒，叫“民知所避就”。要“聚毒药以共医事”，将之转化利用为“方技者，皆生生之具”。

所谓“医事”，有三等：①上医医国，医未病之病。重在生态和养生；②中医医人，医欲病之病。重在稳态和保健；③下医医病，医已病之病。重在抗病反应调节。

中医的诊疗思想是：养生保健，治病实践必求于本。这个“本”，是关于人的主体开放自组演化调节目标和动力，这是实现健康和愈病的内在根据，也是具体识别利害药毒的取舍标准，以及如何“聚毒药以共医事”的聚合规则的价值标准。根本区别于回答病从何来的辨病认识必求于本的疾病医学诊疗思想。

4. 理论基础　指导中医诊疗思想的理论基础是“天地之大德曰生”的生命生态演化论。人们应当学习他而进行“赞天地之化育”的创生性实践。中医的辨证论治，就是贯彻养生保健治病必求于本的创生性实践的生生之道。而疾病医学诊疗思想的理论基础，则是认为“世界是物质的”唯物质主义世界观。

5. 思维方法　中医是“君子务本”的人本主义实践观念的意向性思维，是关于实践的“到哪里去”！西方疾病医学的物质科学化，是物本主义认识论的对象性思维，追问“这东西从哪里来的”。

6. 致思方向　养生保健治病必求于本诊疗思想的致思方向是向前、向上、向内的关于生命的自组演化调节的功能目标动力学实践方向。区别于辨病认识必求于本诊疗思想的关于物质科学的认知方向，是向后、向下、向外的关于结构本质原因性的认识论指向。

7. 基础理论　是生命主体反应决定论的“神气应乎中”的藏象论—疗效论—病形论。区别于疾病医学的刺激因决定的线性因果论的营养学—生理学、病因学—病理学、药理学等。

8. 辨证论治　是旨在“赞天地之化育”的生生之道创生性实践方法论。区别于辨病论治以病因病理病位为对象的直接对抗补充的替代性疗法。

9. “方技者，皆生生之具”（《汉书·艺文志》）　中医药的任务是：寻找健康的钥匙，是为人类生命活动的生存、健康、发展、进化服务的方法、技术和工具。

10. 特色优势　特色优势是“努力发掘，加以提高”；寻找健康钥匙的“生生之具”；打开健康大门的“生生之道”；学习依靠健康动力的“生生之气”；帮助动力实现目标的“生生之效”。区别于疾病医学的“努力找病，除恶务尽”的诊疗思想。

11. 经验教训　几千年实践中总结了历史的血的教训——“因药病生”的药物病。

发现了“对抗疗法，两败俱伤”。原来认为“治寒以热，治热以寒，方士不能废绳墨而更其道也”来作为常规疗法，却出现了“二者皆在，新病复起”的原有病没治好，却又添加了新病。认为这是因为“正为本，邪为标；病（人）为本，（医）工为标；标本不得，邪气不服”；是因为“粗工凶凶，以为可攻；故病未已，新病复起”。之所以“服寒而反热，服热而反寒”，就是因为“治其旺气，是以反也”。认为：“一切邪犯者，皆是神失守位故也”。“当其位则正，正则微”，这是生理状态、健康状态。所谓“旺气”，是因为“非其位则邪，邪则变甚”，是因为主体适应性应激反应的适应功能未达其功能目标，然后引发正反馈的大反应，表现为原有机能亢进的“旺气”。认为这是：“皆根于内”的由“五脏发动，因伤脉色”的临床表现，不应当简单地对抗压制，于是出现了：压而不服，纠而不正，走向反面。从而要求实现诊疗思想的飞跃；“求属之道”，认为药物病之所以如此“数见者，得非粗工不知求属之道以成之欤！”

诊疗思想的飞跃集中体现为由“粗守形”上升到“上守神”；从“粗守形”，视其外应的“诊”，上升到“上守神”以知内藏的“断”。由粗守形，针药治其外的“疗”，上升为“上守神”，“神气应乎中”的“效”。即前进上升为“神气应乎中”的诊断观和疗效观，使辨证论治能真正成为“赞天地之化育”的创生性实践的生生之道，成为中医特色优势在方法论方面的集中体现。

三、"以中医为方法"的中医研究

卫生部告诫中医特色优势的淡化，您的报告中也指出了当前存在的问题。我的初步认识是：

（1）在诊疗实践中，中医的主体性不能卓然自立，辨证论治思想不能得到实现。

（2）在科学研究中，还未能建立起符合中医自身规律和特色的方法论体系。

问题在于：在医学教育中，1956年创办中医院校的宗旨定位为"培养研究中医的人才"。在教材的编写中，称辨证论治也是求疾病的本质，把证从属于病，且成为疾病分类下面的某些证型。只是把精力放在用现代科学方法研究"中医"，只是为了证实和说明中医的"愈病之理"。那么由谁来发展中医的生生之道和生生之具呢？而且大家都在"研究中医"，造成"自我的他者化"的角色错位和主体缺失。这是由于把医学实践的功能本质，从属于物质科学认识论科学的结果。

章次公先生说过："欲求融合，必先求我之卓然自立。"中医要能够很好地吸收融合现代物质科学技术成就，就必须首先力求中医自我的卓然自立。保持发挥中医的特色优势，也就是为了中医自我之卓然自立，成为融合新知的主体。

"以前的一切唯物主义（包括费尔巴哈的唯物主义）的主要缺点，是对客观实在的感性世界，只是从客体的形式来理解。而不是当作人的感性活动，当作实践去理解。不是从人的主观方面去理解。"恩格斯对此誉之为："饱含着新世界观的天才萌芽。"

这是强调了：从人出发的人本主义实践论观念，应当超越物本主义对象性思维的认识论。近代中医的学术思想危机，中医特色优势的淡化，除了疾病医学及其物质科学化的外在冲击的因素，根本内在的是中医学术队伍的"不知比类，足以自乱，不足以自明"的结果，于是造成"人病舍其田而芸人之田，所求于人者重，而所以已任者轻"的现状。大家都忙着用现代科学方法"研究中医"。中医的现代化，从哪里出发？（即什么是中医学术本质）到哪里去？（怎样理解现代）由谁来实现现代化？中医学术队伍为什么会出现中医的特色和优势的淡化，根本是缺乏真正的"中医研究"。科技部终于能够启动了"中医理论基础研究"专项，这应该是：中医研究，理论研究，基础研究。中医研究，是"以中医为方法"，区别于"以中医为对象"的研究中医。中医研究的不断发展和提高，将会为研究中医提供更清晰的对象和丰富的内容。中医研究和研究中医应该能够互动并进，只有"研究中医"这一条腿，缺乏真正的"中医研究"，这种"研究中医"的水平也上不去。而且不能把"研究中医"，作为弯下腰来拉兄弟一把地挽救中医，这在科学研究的历史上是缺乏先例的，也是行不通的。只有当"研究中医"成为攀登中医学术思想的高峰，才能不招自来地吸引各个领域的科学家来"研究中医"，用他们真正的现代科学方法"研究中医"。

"以中医为方法"的中医研究，也就是用中医赞天地之化育的创生性实践生生之道的思想和方法，去研究当代世界性的医疗危机问题，去总结近代中医学术思想危机的经验教训，去回答中医的特色和优势究竟是什么，去总结中医的特色和优势为什么被淡化的原因，去研究如何更好地"聚毒药以共医事"，如何更好地将之转化利用为"方技者，皆生生之具"，如何更好地实现"览观杂学，及于比类，通合道理"，发展中医生生之道，以及相关的理论。去回答中医的诊断和治疗的基础科学问题。中医的诊断要发现什么，如何去发现？中医的治疗要实现什么，如何去实现？回答中医基础理论是如何建构的，及其方法论是什么，等等。

最后，只有大力发展中医药，才能促进中西医结合。一切取决于中医学科的自我主体意识、中医学术队伍的文化自觉和实践观念。

谢谢！

此致

敬礼

陆广莘

2006年3月10日

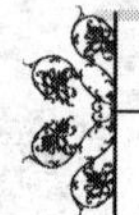

附　录

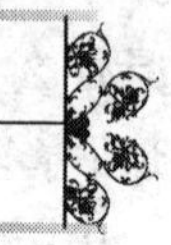

我是否也能参透

（译　文）

其　一

听这一阵语流，
像聆听一位松涛中低吟的歌手。
这狭小的空间之中，
已融入了黄河的气脉悠悠。
星星闪烁的沿河古城，
是孕育你我的方舟。
繁茂树木吸吮的精髓，
你已全部拥有。
那浩荡博大的气息，
我是否也能享受!?

（佟　彤）

其　二

聆听他的话语，
便是展开一幅画轴；
犹如松涛怒吼，
足以震撼心头；
仿佛琴音独奏，
让人尽情享受。
五岳探锦，文明古国展风流；
江河探幽，千古国色君独绣。
华夏大地岐黄术，泽被千古；
异域文化异乡情，可否参透!?

（徐世杰）

1993 年应邀访美讲学，这是在宾州讲学后，琼妮女士诗赠。由佟彤女士和徐世杰博士分别译出。显示美国友人对我国传统中医学：“我是否也能享受”、“可否参透!?”的良好意愿。

(原 文)

As q listened to this man,
The picture - frame behind him
Of a wind - filled woods
Shook the small
Cupful of room
We sipped from.
*Swimming, at once,*in this century*
Or any other,
Our tea - time is the breath of
The Great Yellow River.
We are all the star - studded cities
Along a flooded plain.
How old is the breath
That moves these trees--
This breath you breathe, q breathe?

---

* “At once” is to be translated as “at the same time”,

(FOOTNOTE: The Yellow River is considered the Mother of all the Chinese peoples. Its course, historically, is unpredictable. It is known through the centuries for its massive floods.

All the great cities of ancient China sat on this river.)

THANK YOU, DR. LU, FOR COMING!

Joanne Huenry Sulluin

May 16, 1993

陆大夫广莘先生传略叙

司马迁说过："究天人之际，通古今之变，成一家之言"，如果更能融铸中外，那么学问之道不外于是；张仲景说过："勤求古训，博采众方，并凭脉辨证"，如果更兼通洽中西，那么学医之道亦不外于是。

当世无鸿儒，如果说有，则钱默存先生是也；当世无大医，如果说有，则吾师陆大夫是也。

陆师名广莘，1927 年 1 月生于上海。初学工，修机械科。

——1945 年始学医，从师于上海陆渊雷、丹徒章次公、武进徐衡之数先生。学到的不仅是临床与治学，更包括对于中医学发展的观点：陆的"发皇古义，融会新知"，章的"新学邃密，旧学深沉"，徐的对待西医的"心知其意，不为所囿"，对陆师影响颇深。

——1948 年开业，1950 年参加联合诊所。初出茅庐，临床上已能独当一面。数起大症，令人刮目。1948 年诊一少年得之天暑露宿，壮热啄齿，烦渴自汗。有秦伯未之学生已先进清暑之剂不应。师视病者卧帐中，其母摇扇而反拒，因处桂枝白虎汤而愈。其临证审谛如此。

——1952 年应考卫生部中医药研究人员学习班，进北京医学院医疗系学习五年。毕业后分配中央人民医院。先后得王志均、刘思职、王叔咸、吴阶平、钟惠澜诸名公指点。

在北医系统学习和临床、教学、科研，凡三十年间，参与创建第一个西医院中医病房及第一个西医院校中医课程的设置。

从事中医药治疗急腹症，吴阶平引为外科同道；论治乙脑质难于蒲辅周九法，如《左传》所谓"拔戟自为一队"；前苏联专家访华，应王叔咸之邀论中医对肾炎的认识及治疗原则，朱颜、岳美中叹其征引宏博；论糖尿病则商榷于蒋国彦。独立思考，和而不同，不惑于门楣，无诱于时尚，通观约取，立足临床，注重理论。发表文献更有《命门学说源流考》、《王履医学思想的成就及其对明清医学的影响》、《高血压的辨病与辨证问题》、《中医学辨证的方法和辨症的疾病模型》等。

——1980 年中医研究院中心实验室成立，聘为客座研究员。1983 年正式奉调中医研究院。

——1985 年参与筹建中医基础理论所，出任副所长。主持了"脾津痰湿"与"肝血风瘀"两大"七五"攻关课题。

十年来，围绕中医基础理论核心，从战略决策角度发表了一系列重要文献：《对中医学术及其发展战略的系统思考》、《论辨证与辨病问题》、《证、病、症、正、辨》、《中医学对象和实践及其理论体系》、《中医基础理论向何处去》。

现任八届全国政协委员，政协科教文卫体委员会委员。

如果用何颙当年评价仲景的两个概念来品藻医家，那么"思精"侧重指临床思维，即创造性地运用理论指导临床实践的思维能力；"韵高"则是指洞彻该学科本源的理论气度及其相应的哲人气质。

陆师推崇王安道，每诵《医经溯洄集》中"端本澄源，中含至理；执其枢要，众妙俱呈"之句。实践的目的与内在的动力之谓本，实践的道路与遵循的规律之谓道。本立而道生，得道者多助。治病必求其本，养生莫若知本。正为本，邪为标；病为本，工为标。

阴阳者，天地之道也；生之本，本于阴阳。阴阳自和的自稳态、自组织、自适应调节谓之“正”，皆根于内的旺气谓之“邪”，正虚邪实之变谓之“症”，主体开放系统的整体边界效应谓之“证”。系统干预、间接调控的前体、动员疗法谓之“治”。证形而神脏，粗守形、上守神。形上为道，形下为器。器者生化之宇，升降出入无器不有。主体性升降为体，开放性出入为用。以上成为陆师组织理论的基本概念和观点。

陆师概括自己半个世纪来的学术历程为八个字：“学医作人，务本论道。”并以体用之学自划为三重境界：初如王夫之所说“由用而得体”，继为胡瑗所说的“明体以达用”，终如唐人崔憬所说的“言用以扶体”。

从太史公的史识发现，医学家传的体例便不能脱离医案与诊籍。换言之，医学家如果脱离了活泼泼的医疗实践，其理论便苍白化了，其人也可能杂厕到高士隐逸儒行传中去。从方技传的升级，反而是对医学家的贬格。如同学医离开了作人，那便是货殖的范畴。

余云岫曾批判中医的疗效不过是“精神慰藉，贪天之功”，陆师以为正中下怀：精神慰藉实是发现、尊重并服务于人的心身相关自稳调节；贪天之功其实是贪人之功——充分发掘、利用和依靠人自身的抗病、愈病反应。这些正是疗效的根本原因。因此陆师临证曲察病情，不失人情，或娓娓然或滔滔然，取喻设譬，动中肯綮，诚如俞东扶所言“议病如武侯将兵，纶巾羽扇；论理如生公说法，顽石点头”。竟有方未疏，杯未覆，而爽然若失者。

——1978 年曾于陆军总医院治一女 19 岁，SLE 肾病综合证，尿蛋白（++++），肾衰合并心衰，经大剂量激素冲击，撤之不下。名医遍至，有人预言活不过三个月。陆师以三个月撤完激素，调治数载，1982 年结婚，今子已十余岁矣。陆师说：这是人体的奇迹，不是医生创造的奇迹；功在病本，不在医标。如云有功，在战略不在战术；不是哪张方子的功劳。得则谦然不自足，失则歉然不自安。调治内伤，欲速则不达，不追求立竿见影；王道无近功，要经得起时间考验。“凡事当留余地，得意不宜再往。”故临证效必更方，唯变所适；而又卓有定见，瞻言百里。

——1963 年于人民医院抢救一急性黄色肝萎缩。某区委书记素有肝病，抢救水灾，亲临现场三昼夜后，腹水黄疸，身重不能转侧，脉沉迟，舌淡胖，舌苔白厚腻。治以东垣补中益气汤，并引《脾胃论》治白文举案为证。陆师善学，可见一斑。

——又治一挤压综合征。某工人年轻力壮，工伤。一肾摘除，高热无尿。师以桃核承气汤治之。《伤寒论·太阳篇》下焦蓄血，小便当利，此证无尿，反通大便而利小便，非寻章摘句者所能办。师常说见病医病，医家大忌；未可迎头痛击，何妨旁开一寸。

——又治一胆道蛔虫病。剧痛仓卒无药，师予醋煎花椒饮之立止。此化裁乌梅丸，椒梅汤法，所谓“药无难代之品，有不善代之人”，医者意也，所贵活泼灵机。

陆师望七之年，发黑而眉寿，仰之霭霭然谆谆然古有道君子也。行健如少壮，安步以当车，一如践履工夫；饮啖多咀嚼，饭蔬食饮水，亦如含英咀华，好学不厌，目不停览，手不停批；诲人不倦，不以小子之愚而见弃，每叩问则如丹溪翁之“以道相告”。愚每以“大夫”称之，不以为忤，反首肯之。尝有句论师之学：“古通今变谁云远，文经行验不在兹”，识者以为知言。噫，愚何人斯！然思百年以还，先进通人之风旨，次公先生临终所言“欲求融合，必先求我之卓然自立”，今日陆师所言“以己玉攻他山之石”，任重道远，敢不闻命。

1995 年 5 月后学门生叶霜拜书

陆广莘健康医学思想

陆广莘学贯中西医学，从医近70年，不断进行中医理论和实践的探索。他将中医药学学术思想归结为“循生生之道，助生生之气，用生生之具，谋生生之效”，高屋建瓴地指出中医学为健康医学、生生之学，并就中医学术发展方向和道路提出一系列重要主张，奠定了我国健康医学发展的理论基础。

“君子务本，本立而道生。”陆广莘认为，医学的认识和实践之道，取决于对医学的目标对象的选择。中、西医学由于各自不同哲学背景的提问方式，不同的世界图景的学习榜样，在实践论的“道”和认识论的“知”的不同侧重，对“标本观念”的不同理解以及在认知方向和任务的不同要求，导致对医学的观点和目标对象的不同选择，从而形成不同的“医道”和各自特色的研究领域。

基于上述认识，笔者从中医学的哲学基础、中医学的目的、中医学的对象、中医学的方法、中医学的发展五个方面简述陆广莘的健康医学思想。

1 天地之大德曰生——中医学的哲学基础

陆广莘认为，“天地之大德曰生”，中华民族是一个重“生”的民族，由此形成了有机生成论世界观、尊生贵命的价值观，使中医学术具有以人为本强调实践优位、研究着重整体性和自发性、建立解释功能关系的理论模型等特色。

1.1 中国哲学是“生”的哲学

首先，体现在有机生成论的世界观。

关于宇宙万物从无到有的过程，古人从天、道、气等角度有多种认识，主要观点是有机生成论，具有代表性的是老子所论：“道生一，一生二，二生三，三生万物。万物负阴而抱阳，冲气以为和。”① 对此，张尔岐注释说：“一谓气，二谓阴与阳，三谓阴与阳会和之气，即所谓冲气也。万物负阴而抱阳，冲气以为和，即申说三生万物也。”② 陆广莘认为阴、阳相互作用至“和”，亦即阴阳相互作用、相互影响后结合、融合、组合、综合，以至双方“合二为一”地结合成为统一协调的整体，此即“三生万物”，即阴、阳、阴阳相互作用（冲气）产生万物。万物之形成，关键的最后一步是“和”，因而中华民族强调“和”，只有“和”才能在高一级的层次上体现出新的质，因此也有认为和、阴、阳才是老子所说之“三”者。

关于宇宙世界生成的内在机制，亦即“道生一，一生二，二生三，三生万物”的内在机制，陆广莘认为与“气化”有关。《素问·六微旨大论》云：“物之生从于化。”③《素问·天元纪大论》载：“物生谓之化。”④“气化”是古人有关对“气”的功能特性认识的

① ［春秋］老聃．老子．见：靳永、胡晓锐．老子注译．崇文书局．2003．91

② ［清］魏源．老子本义．中华书局．1985．50

③ 黄帝内经素问．人民卫生出版社．2005．137

④ 黄帝内经素问．人民卫生出版社．2005．128

概念，既指气的变化活动本身，又指气的变化过程。气是不断运动着的，“动”是“气”的特性。“气之不得无行也，如水之流，如日月之行不休”（《灵枢·脉度》）[①]；“成败倚伏生乎动，动而不已则变作矣”（《素问·六微旨大论》）[②]，通过气的“动”，进而产生“化”，这就是宇宙世界生成的内在机制，故云：“气止则化绝”（《素问·五常政大论》）[③]。

其次，体现在尊生贵命的价值观。

陆广莘认为中华民族尊生贵命，包括化生、创生本身，以及含有“生”的生命。

关于化生、创生之“生”的系统哲理，集中体现在中国哲学的源头之作《易经》的生生学说中。《易经·系辞上》云：“生生之谓易。”[④] 孔颖达疏：“生生，不绝之辞。阴阳变转，后生次于前生，是万物恒生，谓之易也。”[⑤]“生生”是动宾结构，前面的“生”字为创生化育之义，后面的“生”字指生命。“易”，即无穷的生命创造，生而又生，生生不已，是谓变易。该书以“易”命名，可见“生生”是《易经》的主题。“天地之大德曰生”（《易经·系辞下》）[⑥]，则明确指出了中华民族对“生”的崇尚情怀。孔颖达疏：“以其常生万物，故云大德也。”天地恒常生出万物，万物生生不已，是乃天地的崇高性德。“天、地”指义理之天，统指整个宇宙世界，中华民族将人文之纬的最高价值赋予给了宇宙万物的“演化生成”本身。《易经·系辞下》又云：“天地氤氲，万物化醇；男女构精，万物化生。”[⑦] 孔颖达疏：“氤氲，相附著之义……唯二气细组，共相和会，万物感之，变化而精醇也……构，合也，言男女阴阳相感……故合其精则万物化生也。”[⑧] 化生即变化生成。《易传》将“生”看做天地之间万物万象的一个最基本的内容。

《吕氏春秋》记载：“天下，莫贵于生。”[⑨]《素问·宝命全形论》云：“天覆地载，万物悉备，莫贵于人。”[⑩] 人类生命是生命创造的最高成就，可代表所有生命，最能体现“生”的意义。中国学术传统的主题是生命，不是非生命之物，它注重如何使非生命物为生命进而为人的生存发展服务。程颢提出“天只是以生为道”的命题：“‘生生之谓易’，是天之所以为道也。天只是以生为道。继此生理者，即是善也……万物皆有春意，便是‘继之者善也’。”（《河南程氏遗书》卷二）“春意”即生长之意。“继之者善也”，语出《易经》。《系辞上》云：“一阴一阳之谓道，继之者善也。”程颢将善与生联系起来。他又说：“‘天地之大德曰生’，‘天地氤氲，万物化醇’，‘生之谓性’，万物之生意最可观。此元者善之长也，斯所谓仁也。”（同书卷十一）又将生与仁联系起来。能体现发扬万物的生意便是仁。所谓生意指有生之物（包括植物及动物）而言，无生之物（水火土石之类）无所谓生意。程颢所谓生不仅指生成之生，又兼指生命、生长之生。可以说，程颢特别强调了生命的重要意义，歌颂了生命的价值。他似乎认为，天地之间充满了生命，所谓仁的

① 灵枢．人民卫生出版社．2005．53
② 黄帝内经素问．人民卫生出版社．2005．138
③ 黄帝内经素问．人民卫生出版社．2005．152
④ ［商］姬昌．周易．见：陈鼓应．周易今注今译．商务印书馆．2005．598
⑤ ［魏］王弼，［晋］韩康伯注，［唐］孔颖达疏．［唐］陆德明音义．周易注疏．上海古籍出版社．1989．249
⑥ ［商］姬昌．周易．见：陈鼓应．周易今注今译．商务印书馆．2005．646
⑦ ［商］姬昌．周易．见：陈鼓应．周易今注今译．商务印书馆．2005．661
⑧ ［魏］王弼，［晋］韩康伯注，［唐］孔颖达疏．［唐］陆德明音义．周易注疏．上海古籍出版社．1989．277
⑨ ［战国］吕不韦．吕氏春秋．山西古籍出版社．1999．10
⑩ 黄帝内经素问．人民卫生出版社．2005．52

道德原则就是赞扬生命的发展。

1.2 “生”的哲学对中医学术的影响

陆广莘认为“生”的哲学对中医学术产生了重大的影响，主要体现在如下三个方面：

第一，以人为本，强调实践优位。

《新修本草》孔志约序言曰：“盖闻天地之大德曰生，运阴阳以播物；含灵之所保曰命，资亭育以尽年。”陆广莘认为，在“天地之大德曰生”的世界观基础上，中医学以人的健康长寿为目标对象，形成以“目的动力性实践论”为第一的学术传统。“道也者，志之所趋舍”[①]，说明实践的目的决定认识的任务，是实践目的决定论。“大学之道……在止于至善”（《礼记·大学》）[②]，说明对象的最佳整体功能是关键。“道法自然”[③]，“得道者多助”[④]，说明对象的内在动力是解决问题的关键，要求实践目的性和对象规律性的统一。“通变”，是指把握对象规律性：通古今之变，通健病之变，通虚实之变等等；通变以“正其谊而谋其利”[⑤]，是为了更好地为对象利益服务。“和合”，是指利用环境条件，通过聚合效应组成实践手段，加诸对象内在的动力目的性规律，联合协同，因势利导，以竟其功；即合和以“明其道而计其功”[⑥]。实践目标最佳状态，应是目的性和规律性的统一，所以说：“中也者，天下之大本也”（《礼记·中庸》）[⑦]。实践是对自组织系统的组织行为，是协同其内在动力目的性规律以竟其功，所以说：“和也者，天下之达道也”（《礼记·中庸》）[⑧]。这种传统决定了中医学之目的实践性认识论的、功能性思维的提问方式和认知方向。实践论的提问方式是：向何处去？走什么路？依靠什么？利用什么？其认知方向是向前、向上、向内的回答：人的实践追求的目的，向何处去？对象的整体的最佳功能状态是什么？对象的功能目的性行为的动力机制是什么？环境的实践条件选择的价值标准是什么？建构的是以功能模型概念为特征的，关于人的“通变和合”实践论之道的道路和道理。

第二，研究着重整体性和自发性。

1977年获得诺贝尔化学奖、提出耗散结构理论的比利时物理学家普利高津指出：“中国传统的学术思想是着重研究整体性和自发性，研究协调和协和。近十年物理和数学的研究，如托姆的突变理论，重整化群，分支点理论等，都符合中国的哲学思想[⑨]。”在生命科学领域，曾基于现实世界简单性的信念，认为一旦了解组成整体的小单元的性质，就等于掌握了整体，从而认为懂得了生物大分子、核酸、蛋白、基因等，就可以理解生命。然而，事实说明，这对于理解复杂的生命现象，远远不够。这是因为各国发现：分子水平与表型水平的不同步，微观水平的进化机制与宏观水平的进化解释无法统一。组合会产生质变，重组也就是创造，例如氢和氧化合成水，水具有氢和氧各自所不具有的新质。整体并

---

① ［清］刘宝楠．论语正义．上海书店出版社．1986．349

② 礼记．崔高维点校．辽宁教育出版社．1997．222

③ ［春秋］老聃．老子．见：靳永、胡晓锐．老子注译．崇文书局．2003．53

④ ［战国］孟轲．孟子．梁海明译注．山西古籍出版社．1999．65

⑤ ［清］颜元．四书正误．见：颜元集（上）．中华书局．1987．161

⑥ ［清］颜元．四书正误．见：颜元集（上）．中华书局．1987．161

⑦ 礼记．崔高维点校．辽宁教育出版社．1997．186

⑧ 礼记．崔高维点校．辽宁教育出版社．1997．186

⑨ 普利高津．从存在到演化．自然杂志．1980，3（1）：11

不等于各个局部的简单相加，无论在哪个层次上，自然科学所分析的对象，永远是系统。每一层次上的对象，构成了较低层次所提供的全部可能性以一种限制，并在每一层次上都可能出现新的性质，强加给该系统以新的约束。因而，了解组成整体的小单元是必要的，但仅仅了解每一个小单元是不能够认识整体的。

对于生命的整体性和自发性的研究，人们将目光投向了中医学。美国科学哲学家费耶阿本德指出："中国政府通过某些措施，复兴传统医学，使多元性扩散成为可能，以推动医学的发展。这种扩散一定要由非科学的力量来克服科学的阻力才有可能。"所谓非科学的力量，这里当然是指中医学。人体心身相关的自稳调节，是生命科学研究的尖端，李约瑟在1977年科学技术史大会上指出："关于心身相关概念的未来进展，将在医学中需要怎样进一步发展呢？在这方面，中国传统科学的思想复合体，将会在科学发展面临决定性阶段的时刻发挥大于人们所承认的作用。"

第三，建立了解释功能关系的理论模型。

"每一门科学都要以思想和概念的形式来表述自己的对象。"陆广莘认为，中医学理论就是它表述医学对象的思想观点的概念体系，其核心是中医学关于目标对象的理论模型。

无疑，从医学的目的来看，中医学的认知对象是人的生命。然而，基于"通天下一气耳"的气一元论与"天人合一"的中国哲学影响，中医学的认知对象实际是"天地"之间的生命，即生存环境中的人的生命。这样的生命是与生存环境进行物质能量信息交换着的、动态的、复杂的生命，而非孤立的、静止的、简单的生命。复杂性科学的发展证实，人的生命是复杂系统。关于复杂系统的研究方法，通过对生物、社会等系统共性的分析和各种研究方法的对比研究发现，当一个系统过于复杂，或者不能随意打开，或者打开过程会干扰其由自身性质决定的功能活动时，采用通过对其外在功能活动的观察分析拟测内在结构的方法——或称为"功能模拟"或"黑箱方法"是非常有效的①。中医学自觉不自觉运用的"司外揣内"、"由象知藏"、"因发知受"、"由形测证"、"由果断因"的方法，与"黑箱方法"相似。这种方法的使用，固然有研究条件的限制，也在于研究对象的复杂性。由此，使中医学的理论重点阐发的是有关人的生命的功能、人的生命与环境的关系，机体各部分的功能及其内部间、与外部间的联系等，相应的功能及关系的内容。

两千多年前，虽然解剖学的知识不足（实际上现代解剖学也就是在近二百多年有了快速发展），但人们感知和认知到的内容却非常丰富。因而，在中医学理论构建中，不可能建立一个系统客观的人体实体结构理论模型，或者说人体实体结构理论模型也不足以容纳当时感知和认知的结果，所以借用当时相当成熟的元气论、阴阳五行学说等哲学范式，中医学建立了"唯象模型"而超越了粗浅的解剖学范畴和实证研究方法。通过"由象知藏"，建立了中医学的脏腑经络学说生理稳态模型；通过"由形测症"，建立起中医辨症分类学的疾病模型；通过"由效识药"，建立起中医学的药物方剂学和针灸学疗效理论模型；通过藏象学说的建立，形成相应的养生学理论模型。

建立在中国传统哲学基础上的中医整体直观的认识方法，及其相应理论，切合了生命现象的本来意义，容纳了生命的整体性、自发性、时间性、有序性等本质特征，使其在养生、保健时有法可依，在处理复杂性、多系统性疾病甚至相对于现代医学来说是完全新型疾病，如重症急性呼吸综合征（SARS）发生时，仍然能够从整体上较好地把握其规律和

---

① 袁冰．中医理论模型的科学化．北京中医药大学学报．2000．(3)：5

本质，进行有效的防治。而这对于建立在局部分析还原和空间性认识基础上的生物医学是难以实现的。

2 天人合德，生态共演——中医学的目的

“医学目的（goals of medicine，GOM）”是指特定的人类群体或个体在一定历史条件下对医学的需求、理想和期盼，是希望通过医学所要达到的目的。人们常常认为“医学的目的是为了诊断、治疗、预防、控制疾病”。陆广莘认为，医学的真正目的是恢复、保持和增强人的身心健康，诊断、治疗、预防、控制疾病是作为达到医学目的的医学手段，是为医学的目的服务的。

2.1 生命的特征

陆广莘认为，对于生命，中医学有别于现代西医学的微观实体论认识，是以非加和性的整体论方法，捕捉和认识到了有机生命体的主体性开放流通的、自组演化调节的目标动力系统特性。

生命的开放性　“气者，生之充也”，“形者，生之舍也”（《淮南子·原道训》）。“形”构成了生命体与环境的边界，划清了生命之气与环境之气的界限，但两者之间是流通的，存在着气的出入升降。生命体与环境在其边界进行着物质、能量、信息的交换，说明生命对外界环境具有一定程度的开放。

生命的整体性　《素问·六微旨大论》云：“器者生化之宇，器散则分之，生化息矣。”“器”，即形体，是生命的载体。形体，使生命成为区别于环境的一个独立的整体。若形体散解，则生命活动也随之终止。形体的各部分间、各层次间相互联系和相互作用，通过组合效应产生促协力而得到协调一致，从而体现生命在整体一级水平上的稳态特征。

生命的有序性　“人以天地之气生，四时之法成”（《素问·宝命全形论》）①，“人与天地相应”（《灵枢·邪客》）②，与宇宙世界相应，生命本身亦具有一定的内在规则，表现为时间性的循序渐进和节律性的周期等方面，并且这种规则具有一定的秩序性、稳定性、重复性，我们将此种特性称为生命的有序性，而古人则以“常”来说明，如《素问·经脉别论》云：“水精四布，五经并行，合于四时五脏阴阳揆度，以为常也”③；“春生、夏长、秋收、冬藏，是气之常也”（《灵枢·顺气一日分为四时》）④。

生命的不可逆性　《素问·玉版论要》提出“神转不回，回则不转”。生命主宰的神与生命是统一的，神的存亡即生命的存亡。“神转不回”，明确指出生命是时间的函数，它是不可逆的。生命一旦产生，就随着时间不可逆地向前发展，人的生、长、壮、老、已是可不逆的，生命活动的每一个层次都具有不可逆的性质，在生命全过程中与外界的交流是不可逆的。

---

① 黄帝内经素问. 人民卫生出版社. 2005. 52
② 灵枢. 人民卫生出版社. 2005. 137
③ 黄帝内经素问. 人民卫生出版社. 2005. 45
④ 灵枢. 人民卫生出版社. 2005. 92

生命的自主性　“神者生之制也”，“神”的存在，即生命功能的存在是疾病治愈的根本原因。生命受“神”的制约、治理，这种对“神”和“生命”拟人性的阐述，说明生命在与环境作用过程中，可以表现出一定的能力、作用，本身具有自主、主动、能动、自由、有目的地活动的能力和特性，即自主性。不论外界包括生命个体在内，是否意识到生命的自主性，它都自然而然地发挥着作用，不以人的意志所转移，使生命本身自我生存和发展。

如果加以更细致的辨别，生命的自主性体现在如下几个方面：①自选择和自清除。生命本身对于外来的作用因素，具有选择性和清除性，吸取对自身有利的因素，排除对自身不利的因素，以利自身的发展。②自组织与自演化。人的生命依靠与外界进行物质能量信息的交换而生长。外来的作用因素与人体生命体虽然在形式上不是很匹配，然而生命具有自组织演化功能，即通过吸收、转化（同化、异化、缩小、放大）、累积、滞留等机制进行组合转化，使其被机体利用。这好比牛吃进去的是草，挤出来的是牛奶；幼苗吸收肥料、水分、二氧化碳和阳光而生长为参天大树。③自适应与自稳定。生命本身对环境有适应的能力，它通过自身的调节，适应不断的外界环境变化，使自身能在一定环境和条件下存续。对环境有适应性，生命才能存活。在内外环境的变动中，人的生命活动会发生波动，但在一定程度和限度范围内，生命可以进行自我调节，从而保持或恢复至一定的稳定状态。

总体而言，生命的自主性表现为它在与环境进行出入交换过程中，保持自身稳态特征的调节能力，通过自选择、自清除、自组织、自演化达到自稳定、自适应，并进行着自我更新、自我衍生和自我发展。而对内实现稳态，对外实现适应是生命基本的目标。

生命的繁衍性　生命的繁衍性，即生命可通过繁殖产生出新的一代、新的个体，由此把生命之物种的特征代代相传，这应该是人类最早认识到的生命特征。

生命的人文性　人具有社会群体性，既置身于自然环境，又身处社会环境，《内经》发现社会环境对人的精神活动有着不可低估的影响。而精神活动的变化对生命的自主性、有序性等产生很大影响。

2.2　健康与疾病

如何认识“健康”和“疾病”，以及两者之间的转化，指导着医学的具体实践。因而，由健康过渡到疾病，或由疾病恢复到健康过程中的关键点是什么，历来是医学家所关注的问题。陆广莘认为，中医学关注人与其生存环境相互作用中，人的疾病和健康及其互相转化过程。防止健康向疾病的发生转化是养生保健的内容，帮助实现由疾病向健康的转化是临床治病的任务。理论医学的起源在于，通过创造性地运用各种思维的技巧，深入探索和挖掘人的生命与环境间相互作用的内在机制，以求建立一个能够解释人的生命与环境间相互作用规律的理论体系，增强医疗实践的有效性。

陆广莘认为，中医学有关人体在其与环境的相互关系中，疾病和健康互相转化规律的认识，蕴含于中医理论之中，用不同层次的概念、模型表述。其中，“阴阳自和”的稳态模型、“正邪相争”的相互作用模型具有代表性。这两种模型均强调生命的主体性在健康和疾病互相转化中的关键作用，由此确立了中医学的目的在于“天人合德，生态共演”，发展人的生命的主体性，即自调节、自稳定的能力，自我抗病和自我痊愈能力。

2.3　中医学是健康生态医学

明代医家张介宾说："夫生者，天地之大德也。医者，赞天地之生者也。人参两间，惟生而已，生而不有，他和计焉？故圣人体天地知心，阐明斯道，诚仁孝之大端"（《类经图翼·自序》）①。陆广莘认为，从中医学养生、保健、治病实践的目的和结果来看，中医学是一门"参赞天地之化育②，谋天人合德生生之效"的健康生态医学。

首先，中医学是一门健康医学。

健康是医学的一个核心概念。总结西医学对健康认识的现有水平，大致可划归为传统的和现代的两个层次。传统西医学把健康等同于机体没有疾病或治愈疾病，而对疾病的认识又主要局限为各种病源性生物因素影响的结果。现代西医学对健康的理解突破了生物角度的局限，不仅强调人的机体没有疾病或虚弱现象，而且强调人的精神心理方面，认为健康乃是指身体上和精神上的双重完好状态。基于对健康与疾病概念的对立性认识，即健康即无病、无病即健康，使医学的本来目的扭曲，成为以消除疾病为目的和任务的疾病医学。疾病医学致力于寻找疾病的原因和相应有效的疗法，探究有关疾病发生和药物作用的机理。即使目前已不再把健康与疾病简单对立，但追求健康依然从疾病着手，没有摆脱疾病医学的桎梏。

健康医学，包括两方面的含义：第一，与针对疾病的医学相对应，指针对健康的医学；第二，从对待生命的方式来看，是健康的。

中国传统有机生成论的自然观和人文哲学，以生命为最高理念。陆广莘认为，每个生命个体都是以自己的"形者生之舍"的整体边界屏障，与环境间实行主体性开放流通，将环境非我物质能量进行自组织演化，并以此实现"阴阳自和"的稳态适应性调节、发动功能亢进的抗病反应，保证个体生命活动的生存健康发展。

那么，医学应该做什么？《汉书·艺文志》把医药的本质功能归结为"方技者，皆生生之具"，即中医药是对生命活动生存健康发展服务的方法、技术、工具。唐代刘禹锡说："天之所能者，生万物也；人之所能者，治万物也。""生万物"是一种自组织创生，"治万物"是助其自组的创生性实践。清代黄元御说："天地之大德曰生。为医者，所行乃生人之事。是以医不患病多，而患法少，亦不患法少，而患不能顺从天地好生之德。"首先，关于医学的目的，中医学已规定，是生其所生、助其自组的创生性实践，因而后世称："医乃仁术"，"仁"者，爱人。

中医学如何做到让人健康长寿？清代李冠仙说："气虚者宜参，服参则人之气易生，而人参非即气也；阴虚者宜地，服地则人之阴易生，而熟地非即阴也。善调理者，不过用药得宜，能助人生生之气也。"③《史记·扁鹊仓公列传》说："越人非能生死人也，此自当生者，越人能使之起耳。"④ 元代王履指出："人之气也，固有亢而自制者；苟亢而不能

---

①［明］张介宾．类经图翼．见：类经（附：类经图翼　类经附翼）．中国中医药出版社．1997．519

②《中庸》："唯天下至诚，为能尽其性；能尽其性，则能尽人之性；能尽人之性，则能尽物之性；能尽物之性，则可以赞天地之化育；可以赞天地之化育，则可以与天相参矣。"见：《礼记》．崔高维点校．辽宁教育出版社．1997．190

③［清］李冠仙．知医必辨．江苏科学技术出版社．1984．43

④［汉］司马迁．史记．第2版．中华书局．2009．606

自制，则汤液、针石、导引之法以为之助。"[①] 上述记载说明，中医药之所以称为"生生之具"，在于人体内有"生生之气"，而各种医疗手段和技术是通过发现和发展人的"生生之气"，才收到"生生之效"的。可见，中医学在追求健康长寿时，关注的是人的"生生之气"，即生命自组演化、稳态适应性调节能力，简单地说是人的自我健康能力和痊愈能力。因此说："故凡养生，莫若知本，知本则疾无由至矣"（《吕氏春秋·尽数》）[②]、"治病必求于本"。

中医学是怎样帮助人的"生生之气"的？《吕氏春秋·尽数篇》云："察阴阳之宜，辨万物之利，以便生，故精神安乎形而年寿得长"[③]，对医师的职责做了规定。即通过观察各种体内、外环境因素对人体阴阳的稳态适应性自组演化调节上的贡献度，由此判断识别利害药毒，"令民知所避就"，并进而能动地"聚毒药以共医事"，即要化害为利和化毒为药，转化利用来作为助人生生之气的"生生之具"。中医药是利用人体的整体屏障功能和界面全息效应，对人的"生生之气"进行间接的演化型动员调节的前体医学和界面医学。不同于疾病医学的为了消除病因、纠正病理和清除病灶，追求长驱直入地进行直接对抗和补充的替代性物质手段。

总而言之，中医学是为人的生命活动的生存健康发展服务的"生生之道"；它致力于发展对环境利害药毒的识别取舍能力，以及对之转化利用的能力，用以不断扩大"方技者，皆生生之具"的队伍；致力于发现和发展人的自我的健康能力和痊愈能力为主旨，以人的自组演化调节及其防卫抗病反应，作为医学诊断的目标对象、养生治病的依靠对象和发展对象；要求医学的疗效观念，根本落实到为人的"生生之气"的进化发展服务的贡献度上，实现"天人合德"生态共演的"生生之效"。

其次，中医学是一门生态医学。

德国生物学家 E·Haeckel 于 1869 年提出"生态学"（Ecology）一词，定义是：生态学是研究有机体与其周围环境（包括非生物和生物环境）相互关系的科学。由于研究生态学，保护生态环境（宏环境和微环境），对于人类社会及生命优质有着重要作用，近 30 年来生态学已发展成为庞大的学科群。[④]

司马迁"究天人之际，通古今之变，成一家之言"，指出中国传统学术的特点。此段话说明，中国传统学术是研究天人之际相互作用的"天人之学"，是通过对人与环境相互作用过程的观察和实践，发展对自然社会环境的认识和对自我的认识，以追求生态共演的"天人合一"，探索"与万物沉浮于生长之门"（《素问·四气调神大论》）[⑤] 的"生生之道"，致力于发展"万物并育而不相害"（《礼记·中庸》）[⑥] 的多元互补共演性世界的生态智慧学。

中国传统学术，深深植根于几千年的中华农耕文明。农耕文明的视野是"生生不息"的有机生命世界，因而形成了"升降出入，无器不有，故器者，生化之守；器散则分之，生化息矣"、"万物负阴而抱阳，冲气以为和"的主体性开放、自组生成演化的有机发展

① ［元］王履．医经溯洄集．江苏科学技术出版社．1985．5
② ［战国］吕不韦．吕氏春秋．山西古籍出版社．1999．20
③ ［战国］吕不韦．吕氏春秋．山西古籍出版社．1999．20
④ 孙濡泳．普通生态学．北京：高等教育出版社．1997．4
⑤ 黄帝内经素问．人民卫生出版社．2005．4
⑥ 礼记．崔高维点校．辽宁教育出版社．1997．192

性世界观。他的价值追求是“生”，认为“天下莫贵于生”、“天地之大德曰生”，称“生生之谓易”，指出“生之本，本于阴阳”，因而“一阴一阳之谓道”，而“阴阳之道，安在哉？在乎生物而已”，认为“阴阳自和”构成自组生成演化的“生生之道”。中国传统学术的主题是人，以人为本，而不是物。《淮南子·主术训》指出：“遍知万物而不知人道，不可谓智；遍爱群生而不爱人类，不可谓仁。”[①] 它是如何使物为人的生存健康发展服务的“天人之学”。中国传统学术的方法论是“务本论道，道法自然”。“中也者，天下之大本也”，首先，实事求是、有的放矢地把握对象的实际和目的；“和也者，天下之达道也”，其次，通变合和、助其自组，把条件加和于内在根据而共同奋斗；“位者，安其所也”[②]，再次，各就各位，各司其职，各尽所能；“育也者，遂其生也”[③]，最后，万物并育，互补增益，生态共演。由此，“中和位育”[④]，成为中国传统学术生态智慧学的目的论的“本”和方法论的“道”。

基于中国学术传统，中医学成为一门“究天人之际、通健病之变、循生生之道、谋天人合德”的生态智慧学。它的本质功能是“方技者，皆生生之具”，主旨在于帮助生命体的自组演化，以达天人合德的生态共演。中医学认识的人从来都是其生存环境中的人，与其生存环境密不可分。因而，中医学对人的生命、健康、疾病等的认识，亦是从人与其生存环境相互作用中去把握的，“升降出入”的“阴阳自和”稳态模型、“正邪相争”的相互作用模型等，均体现了这一特点。而现代医学对健康的理解，非常明显只强调了人这一个方面（尽管包含了身心），而忽视了人的生存环境这同样重要的另一方面。孤立地从“人”，而不是从人与其生存环境的“关系”中去把握健康的本质，颇有貌似深刻而终究不得要领之嫌。[⑤] 可知，中医学在研究内容方面，具有生态学的内容。因而，中医学不仅具有天人合德、生态共演的生态观理念，还在养生、保健、治病的实践活动中，切实实现“万物并育而不相害”，“与万物沉浮于生长之门”。

对于宏环境、外环境，中医学认为环境因素的“四时之化，万物之变，莫不为利，莫不为害”，环境的刺激因素本身无绝对的利或害，关键在于人体对该环境因素刺激的适应力，从而体现了对环境的包容。在治疗疾病时，中医学也不强调对环境刺激因素尤其是生物因素的彻底清除和消灭，体现了对环境刺激因素的宽容。同时中医生的职责为“聚毒药以共医事”，中医学强调对“毒”的转化利用，故孙思邈说：“天生万物，无一而非药石”。

对于内环境，中医学强调内环境的稳定是健康长寿的关键，认为生命具有自组演化、稳态适应调节功能，保证内环境的稳定。同时，中医学认为这些能力是中医药之所以成为“生生之具”的根本原因。因而，在医疗实践活动中，中医学不会使用对抗疗法，而是依赖生命的自组演化、稳态适应调节功能，“因势利导”地扶其正祛邪之势，以期帮助实现“正气存内，邪不可干”的自我稳定的生态和谐。并且中医药是天然药物，非长驱直入性的补充替代的化合药物，避免了内环境的污染。

---

① ［西汉］刘安．淮南子．阮青注释．华夏出版社．2000．183

② ［宋］朱熹．张茂泽整理．四书集注1．大学．中庸．论语．三秦出版社．2005．25

③ ［宋］朱熹．张茂泽整理．四书集注1．大学．中庸．论语．三秦出版社．2005．25

④ 出自《中庸》：“致中和，天地位焉，万物育焉”。朱熹注：“自戒惧而约之，以至于至静之中，无少偏倚，而其守不失，则极其中而天地位矣。自谨独而精之，以至于应物之处，无少差谬，而无适不然，则及其和而万物育矣”。

⑤ 陶功定．医学的生态伦理化理解．科学技术与辩证法．1994．（5）：40

总之，中医学养生保健治病实践的目标追求，是“标本相得，邪气乃服”；“正气存内，邪不可干”的自我稳定的生态和谐。是实现中和位育基础上天人合德的生态共演，追求“万物并育而不相害”，“与万物沉浮于生长之门”的生生之效。

3　参赞天地之化育——中医学的方法

基于不同的医学目的，会采用不同的实践方法、认识方法，从而形成不同的医学理论。陆广莘认为，医学的实践旨在帮助人的主体性的发展，是为着人的自我健康能力的发展服务的；而识别环境利害药毒的价值标准，只能是以其对人的自我健康能力发展的具体作用效果为根据。因此，医学的实践方法，应当能够为人的自选择—自组织—自稳态—自演化的调节及其防卫抗病的自我健康能力的发展服务；医学的实践效果，应当能够为帮助人的自我健康能力的发展作贡献；医学的认识目的及其理论成果，应该能够为人对自我健康能力的认识发展作贡献。

3.1　中医学诊疗方法论的历史发展

陆广莘认为，中医学诊疗方法论的发展模式，是超越包容式的聚合过程，包含三个阶段：一，因发知受的基本经验积累；二，辨病论治的溯因分析和对抗疗法；三，辨证论治的整体调节和创生方法。后来者居上，包容前者的合理部分。

因发知受的医疗实践，是观察和认识人体与周围环境因素相作用后的反应，并根据人体的反应结果，对环境刺激的性质进行初步判断，依据经验进行医疗。经过一万余年的经验积累，到了春秋战国时期，由于诸子百家蜂起和学术争鸣，使哲学、社会学、教育学、军事学、水利学和农学的实践和理论，与医学实践的理论需求间的互相借鉴和推动，使中医学由基本经验积累阶段发展到系统的理论总结阶段。

辨病论治是一种理论医学的方法论，区别于经验医学。辨病诊断，是人类在长期同疾病作斗争中，逐步认识不同疾病的某些区别和同类疾病的某些共性的方法。这种疾病分类学诊断以及对一些疾病的认识，中国医学曾经也是走在世界前列的。《汉书·艺文志》中记载的经方十一家，就是辨病的。然而，“上医医国，中医医人，下医医病”[①] 的医学观和对抗性治疗的痛苦教训，以及对于人体解剖结构的认识手段和认识水平的客观限制，使辨病论治的溯因分析和对抗疗法没能走太远。大量的医疗实践也证实，各种治疗方法也不是针对病因的。如古老的砭石到针灸的广泛的实践基础，它治疗各种疾病，显然不是直接地消除“邪气”。这样的客观实际，使中华民族以自身的智慧，创造了辨证论治的方法论，使中医学较早地实现了诊疗思想的飞跃。

《伤寒论》明确提出“观其脉证，知犯何逆，随证治之”[②] 的辨证论治理念，并进行了相应医疗实践和理论总结。中医学强调“养生必求本”、“治病必求于本”。陆广莘认为医疗实践中的辨证，是求“本”的方法和过程；方法论的“辨证”，是通过“由外知内”的观察、比较、归纳、演绎、抽象（区别于逻辑学抽象的意象）等方法，建立关于医学对象之“本”理论模型的方法论。“观其脉证”的“证”和“随证治之”的“证”，字虽然

① ［唐］孙思邈．备急千金药方．辽宁科学技术出版社．1997．3

② ［汉］张仲景．伤寒论．学苑出版社．2007．22

相同（是否原来就相同？这真需要考证），但两者的含义不同。“观其脉证”的“证”是中医学的诊察和观测的对象，“随证治之”的“证”是医者观察以后的判断结果，是关于“本”的认识。张仲景正是把观其脉证（诊察）→知犯何逆（判断）→随证治之（施治）这三个阶段作为完整的认识过程。

陆广莘认为，辨病到辨证，关键性的观念转变导致理论上的飞跃，见于《黄帝内经》中岐黄学派对“病机”的阐发。《素问·至真要大论》云：“服寒而反热，服热而反寒，其故何也?”是由于“治其旺气，是以反也”。那么，怎么办？回答是，要“审察病机，无失气宜”①，要进一步“求其属”②。《黄帝内经》提出了“求其属”纲要，即“病机十九条”。这一段话提示，中医学当时经历着提问方式的转变，从原来问“从何而来”，转变为问“治向何处”的功能目的性。古人认识到了人体的自身调节功能在维护健康中的根本性，并提出不能把“旺气”，即人体的抗病反应，当做拮抗对象，有意识地将辨病的诊断转向辨证的诊断，积累了相应的治疗经验和理论，最终形成辨证论治的方法论。

3.2　中医诊疗方法论——辨证论治

陆广莘认为，辨证论治的“证”，包含多层含义，从中医的诊疗过程来看，“证”有诊察对象的“证”、作为医生感官诊察所得的“证”、作为医生思维判断的“证”、作为中医理论模型的“证”之分。中医学的辨证诊断，是从“以邪为本”的病因病理决定论，上升为主体性反应决定刺激性质的判断，由果断因，从反应看刺激，包括“视其外应”、识别“标本顺逆”、“因发知受”、“知丑，知善”、“知病，知不病”、“以知内脏”。

辨证的步骤是，辨证的察其出入之异：第一步辨反应的属于病形、疗效还是藏象；第二步因发知受，辨刺激因素属于致病的、治疗的还是养生的因素；辨症的知其虚实之变：第三步审证求因，辨病形之属于哪种抗病反应型式；第四步，求反应型式的调节机制背景，所谓求其属也；第五步必先五胜，求五藏间的相互作用；第六步求其中介，求反应与调节之间的中介是气、血还是津液；第七步明其时态，处在传变时序中哪个阶段。

陆广莘认为，辨证论治的治疗原则是扶“正祛邪”。因为，既没有孤立的正，也没有孤立的邪，它们在斗争中相联结，相对立而存在，总是表现为邪侵正和正祛邪的特性的相互作用。因此，既没有孤立的虚，也没有孤立的实。实是虚的外在表现，虚是实的基础背景。因为“邪之所凑，其气必虚”，在疾病过程中，人体自稳调节处于失代偿状态；因此表面上看来是功能亢进的抗病反应，它的基础恰恰是相应的调节功能的削弱，是失代偿的表现。“邪气盛”的背景是“精气虚”，邪气盛则实，仅仅是相应的精气虚的外在表现。中医学的“实则泻之”，汗吐下消，实际上是因势利导，因正祛邪的抗病反应之势，帮助其向实现抗病目标的方向而利导之；寒热温清，一方面作为改善血流供求，一方面又是作为减轻调节功能的负担，甚或影响相应器官的功能和代谢，都是着眼于帮助自稳调节和抗病反应。“虚则补之”，更是从帮助提高自稳调节着眼，根据相应的调节功能低下的具体特点入手，并且要注意各调节功能间的相互关系，因此不是抽象地“扶正”，要依“正祛邪”低下的具体情况，是扶“正祛邪”。

---

① 黄帝内经素问. 人民卫生出版社. 2005. 188

② 黄帝内经素问. 人民卫生出版社. 2005. 189

4　养生保健治病必求于本——中医学的对象

“君子务本，本立而道生。”本，是本分，是本质功能，或功能边界，是看什么和干什么，看什么是指研究对象，干什么指实践目的。“本”是关于对象本质（研究对象＋实践目的）的观点或理论模型，“道”是指导认识和实践的思路和方法。“用什么样的方法论，这取决于我们必须研究的对象本身。”方法论取决于世界观，决定于有关对象本质的观点。不同的观点有不同的方法，对“本”的不同理解，就产生不同的“道”。

陆广莘认为，医学的研究对象是具有生物、生理、社会属性的人，增进人的健康和减少疾病危害，是医学的基本职能。在这一点，中、西医学认识相同，但由于不同的世界观和价值观，两者在实践过程中，对研究对象的侧重不同，进而在不同的研究方法下，各自表述自己的研究对象思想及其概念体系，从而形成了各自不同的理论。中西医学在“医学目的”上的分野，源于在医学的“目标对象”的不同选择；中西医学在“医学方法”上的分野，则是基于其在医学的“观控对象”上的不同选择；而中西医学在“医学理论”上的分野，是由于不同的哲学背景，不同的世界图景，在实践论和认识论问题上不同的侧重，因而导致不同的“认知方向”和任务所致。

4.1　“养生知本”与“治病求本”

同样研究健康和疾病互相转化规律，中医学的对象不是孤立的人，而是与其生存环境进行相互作用的人。它注重人与环境的关系，通过人与环境相互作用的结果——现象认识这种关系。对人与环境相互作用的结果——现象的根本认识，中医学强调“标本”论，提出“养生莫若知本”、“治病必求于本”。“生之本，本于阴阳”，“阴阳自和”是“本”，是名副其实的“生”的本源。“养生莫若知本”，这个“本”就是正气存内的“正”。“正”，是中医关于健康的理论模型，这是一种“精神安乎形”的心身相关的整体和谐自稳态。正气是指自稳调节，中医学把自稳态的维持，看成是一种调节和流通的统一。自稳态的“稳”，是作为能独立于环境因素变化而能保持自身的稳定；自稳态之所以能“稳”，一是流通，二是调节物质信息能量流的有序。“治病必求于本”，既是中医学的诊断要求，又指出它治疗追求所要实现的根本目标。治病，为了帮助实现由疾病向健康的转化。求本，作为诊断观，指出诊断的目的在于要找出实现此种愈病转化的根本原因；作为治疗观，指出治病的目标是实现对整体和谐自稳态的追求。

4.2　辨证求本与辨病求本

对于中医学的“治病必求于本”，目前多混同于认病求本，这是用辨病论治的观点看待辨证论治的结果。

“治病必求于本”，是在辨证论治下的求本，是“辨证求本”。“辨证求本”是对人的生生之气的理论模型建构，包括人体正气的“正”，是人的自我健康能力的理论模型；病人正气的“症”，是人的自我痊愈能力的理论模型。

辨证与辨病的区别在于不同的目标对象选择和不同的认知方向：辨证求本的养生治病必求于本的“目标动力性实践”中，在天人之际中“以人为本”（人的自我生化之宇为本，环境非我利害药毒为标），在医患关系中以“病人为本”（病人为本，医工为标；标本不得，邪气不服），在正邪相争中以“正气为本”（正气为本，邪气为标；正气存内，邪不可干），在神形统一中强调“上守神”（粗工守形，上工守神）。鉴于人的正气的生命活动是自组演化调节“神转不回”的时间不可逆性目标指向过程，故辨证求本的认知方向是向前、向上、向内的，其认知目的是去发现证候反应的功能、目标、动力。

辨病求本的识病必求于本的本质原因性认识，重视环境致病因素的“以邪为本”，重视医生诊治手段的“以工为本”，重视微观形态结构的“上守形”，重视环境非我物质世界。它信奉溯因分析的认识论、微观实体本质论和线性因果决定论，认为是致病因素决定疾病的性质，病理变化决定疾病的转归。因此，辨病求本的认知方向是向后、向下、向外地去发现疾病的本质原因性诊断，回答病从何来、病在何处、什么性质和什么原因，并依此作为医疗手段对之直接对抗和补充的目标对象，希冀能通过针对性消除病因、纠正病理、消除病灶，达到征服疾病和消灭疾病为医学的目的和本质功能。

4.3　中医学不同层面的对象

中医学是从客观实际出发认识“人”的。它没有把“人”作为一种孤立于其生存环境的“物”去研究，而是将“人”放在其生存环境中，从“人”与生存环境的相互作用的动态变化中去认识。实际上，脱离生存环境的、孤立的“人”是不存在的，活生生的人必定是与其生存环境不断相互作用着的“人”。将人及其生存环境放在同一个时空下，从不割裂人及其生存环境，这是中医学认识“人”的一个特点。这也是为什么中医学在治则中强调“因人、因时、因地”三因制宜的原因所在。因而，中医学的研究对象可以说是人与其生存环境相互作用中健康与疾病相互转化的过程。它注重研究健康的维持和由疾病向健康转化的动力，而不仅限于疾病这个对象。由此，决定了中医学实践目的是人的健康，不只是治病。对健康者如何保持健康，是中医学养生之道；对疾病者如何帮助其实现向健康的转化，是中医学治病之道。诊断不只是识病，是为了能趋利避害以实现养生保健，化毒为药以帮助治病愈病。

中医学的诊察对象　人体作为一个开放系统，与环境之间客观地存在着相互作用，存在着物质、能量、信息流不断从环境输入和向环境输出。作为主体，医生诊察和观测具体环境中的人（患者），他所诊察和观测到的现象，是健康和疾病转化过程中的出入信息，也就是与环境相互作用过的、人体（患者）的出入信息。因而信息，是“证”的本体。“证”发生在人体界面，是动态的。作为信息，它包含了“人”与“生存环境”相互作用双方的信息：人的主体性反应的状态变量，与其相应的环境变量。人的主体性反应的状态变量包含了病理性反应（病形）、治疗性反应（疗效）、生理性反应（藏象）以及这三者间的互相转化。环境变量包含了与病理性反应（病形）相关的致病因素、与治疗性反应（疗效）相关的治疗因素、与生理性反应（藏象）相关的养生因素以及这三者间的互相转化。这些变量共同组成“证”的内容，从而决定了辨证的认识方法，是唯象的模型方法：它通过“由象知藏”，建立了中医学的脏腑经络学说生理稳态模型；通过“由形测证”，建立起中医辨证分类学的疾病模型；通过“由效识药”，建立起中医学的药物方剂学和针灸学疗效理论模型；通过藏象学说的建立，形成相应的养生学理论模型。

中医学的判断对象　医生经过诊察后，要通过推理、归纳、综合等思维，对人体状态进行综合判断，并依据此判断决定其治疗方法。“随证治之”的“证”，即是医生通过“观其脉证”之后，经过临床思维过程，从具体到抽象，从感性到理性，从理论上把握

（知）的对象特征（犯何逆）。例如“发热恶寒头身痛，无汗而喘脉浮紧，麻黄汤主之”，这是“观其脉证，随证治之”的宝贵经验。对上述脉证经过医学理论的思维加工，形成由此状态抽提出“某一证”的概念（后世医家将此证称为“风寒外束肺卫证”），并由此确立相应的治法（后世医家归纳为“疏风散寒，宣肺解表”），前方用药。后世医家将此证称为“风寒外束肺卫证”，是医生思维判断结果的理论表述。此“证”与医家临床思维判断结果之“证”性质不同，是理论模型的“证”。

中医学的目标对象　人的健康是中医学追求的目标对象。人的健康是“阴阳自和”的稳态。中医基础理论是中医理论体系的核心，是中医目标对象的理论模型，是中医养生知本和治病求本的认识成果。

中医学的依靠对象　养生治病求本的诊断，以发现主体性反应的反应动力学的目的性特征，发现“人体正气”的流通自组演化调节和“病人正气”的主体抗病反应之势，作为医药手段的依靠对象，而不去发现病因病理病位作为医药直接对抗和补充的对象。中医生生之道的核心问题，就是以发现和发展人的自我健康能力和自我痊愈能力为主旨，找到医药手段的依靠对象和发展对象。

人的自组演化、自稳调节适应能力及其表现的防卫抗病机制是中医学的依靠对象。中医学理论中的一些概念，如“正气”、“神”、“五藏阴阳网络调节”，根据情况有时是上述含义，“生生之气”的含义则与上述含义完全相同。

人的生生之气，是人作为一个主体性开放系统的、流通自组演化的目标指向过程及其稳态适应性调节的能力，也就是人的自我健康能力和自我痊愈能力。这是中医学养生治病必求于本的目标对象，也是具体识别环境利害药毒的取舍标准，以及对之转化利用为生生之具的聚合规则的主体价值标准。

人的生生之气的主体开放流通自组演化调节能力，表现在“天人之际”的相互作用中：依靠“形者生之舍”的整体边界屏障功能，实行“升降出入”有控制地主体性开放，主体性地将“形而外”的环境非我吸收利用，进入“向人生成”的流通自组演化过程，实现“阴阳自和”的稳态适应性目标调节，发动“亢郁旺气”的功能亢进抗病反应，从而保证“形而内”自我的“生化之宇”的生存健康和发展。

人的生生之气的主体性开放流通自组演化调节能力，是中医药之作为“生生之具”的作用对象和依靠对象，是中医药之所以取效的依靠力量。离开了人的生生之气，也就无法显示中医药的疗效和无法说明中医药的疗效之理。

诊疗的中介对象　生命体作为开放系统，不断与环境进行物质、能量、信息的交换，以进行自我更新、自我复制、自我调控，维持其生存。中医学将这种物质、能量、信息的流通称为“升降出入”。中医学的藏象学说作为人体的自稳态模型，气、血、津液则是人体内物质、能量、信息的基本载体。气、血、津液升降出入的相对平衡靠阴阳五脏来调节，人体的自稳态及防卫反应主要通过气、血、津液流通的变化来实现。健康是其流通的常，疾病则是其流通的异常，气、血、津液流通的变化可以反映到人体外部，因而是中医借以认识健康和疾病的依据。

气血津液是人体内物质能量信息流的主要体现者和携带者，是人体内自稳调节的调节对象，对内的自组织和对外的自适应，就是通过对气血津液的重新分布来实现的，因而这是抗病反应的基础。

中医学的利用对象　大量实践表明，环境因素的“四时之化，万物之变，莫不为利，莫不为害”，世上没有绝对的利害药毒，没有什么毒不可以正确利用而转化为治病的药。孙思邈说：“天生万物，无一而非药石。”医师的责任就在于“聚毒药以共医事”，转化利用来作为“生生之具”，为人的生命的生存健康发展服务。

中医学的作用对象　天人之际相互作用界面上，基于体表内脏相关的整体性调节在长期历史进化中形成的整体边界全息效应是中医学的作用对象。“界面全息效应”，在长期的针灸推拿等实践中发现，指作用于体表可影响内脏，作用于局部可影响整体，是建基于“神形统一”的体表内脏相关调节进化基础上的。

5　厚德载物——中医学的发展

5.1　中医学百年发展历程回顾

在近代，中医学之所以被视为异端，集中在“落后和不科学”这个恶名上；于是，中医科学化和中医现代化的努力自然应景而生。而之所以被指为“落后和不科学”，则集中在怎么“得病之理”和什么是“愈病之理”的回答上，即用什么样的疾病解释模型的问题。在西欧中心论、唯科学观的影响下，疾病医学模型成为“至上命令”。新中国成立前几十年，人们是用西方科学和西医的观点方法非难和否定中医。新中国成立后几十年，人们又是用西方科学和西医的观点方法研究中医和改造中医。在研究对象上把中医等同于西医，从而在理论上用西医的“病”来解释中医的“证”，认为辨证也是辨病因、病性、病位；在实践中则把“证”从属于西医的“病”，在病名下辨证分型，结果造成中医研究对象的异化，导致中医理论体系的离散，理论系统凝集力的下降，对内不能成为指导实践的共同信念和价值观的基础，对外不能以主体的理论价值标准，选择吸收有利于自身发展的现代科学技术方法。理论的系统自主性下降，使中医学沦为西医辅助疗法的从属地位，成为被西方科学和西医改造和提高的对象。

5.2　中医学术的本质功能

早在两千年前的《汉书·艺文志》就已经指出：“方技者，皆生生之具”，用现代语言阐述就是中医药是对人的生命活动的生存健康发展服务的方法技术工具。那么，在实践中如何判断和识别环境物质的利和害、药和毒，“令民知所避就”？如何能动地化毒为药和化害为利，实现“聚毒药以共医事”，为人的生命活动的生存健康发展服务？这就成为医家们面临的主要课题。于是提出“养生莫若知本”和“治病必求于本”的理论要求，并在此基础上构筑了中医学的理论体系。

中医学的研究思想是生理学的研究方式，尊重医学对象的主体性和整体性，目的性和协和性。正为本而邪为标，辨“正”论防，重视人的正气是保持健康的根本动力。病为本和正为本，辨“症”论治的治病之道，重视病人正气是实现向健康转化的根本动力。利用“生生之具”来助人“生生之气”以期收“生生之效”，是中医学的本质功能。

一门科学如果不回答存在和演化的动力问题，它的理论是不完善的。中医学也曾经历过以研究疾病及其对病因的认识，来决定其防治行为和效果评价的医学发展阶段。由于药物病和医源性疾病，从医药制造疾病的错误中学习，实现实践和理论上的飞跃，形成了以追求人的健康及其对自组适应自稳调节的认识，来决定其防治行为和效果评价的医学，成为一门个体化的动态的动员医学。

5.3 中医学的方向

现代医学正在从西医寻找“病因、病理、病位”的“向后、向下、向外”的认知方式向以“人”为本的向前、向上、向内的认知方式转变，而这种方式恰恰是中医所倡导的非对抗而是合作，非部分而是整体，非静止而是辨证施治、因人而异的医学观。中医学是一门“究天人之际，通健病之变，循生生之道，谋天人合德”的健康生态智慧学。中医不同于西医的传统有以下几点。首先，中医的传统不是疾病医学。第二，中医不是物质科学。第三，不是认识论上的知识论。中医的问题从一开始就和胡适的不一样，中医关心的是从哪里寻找健康的钥匙。

中医的优势和学术本质，第一是“人”，第二是“生”。“生”是中国文化中的价值观，认为人们应该“赞天地之化育”，追求的目标是“天人合德”，也就是“你活我也活”，人要活，细菌病毒也要让它活，这就是生态，就是“万物并育而不相害，与万物沉浮于生长之门”。只有有了这样的大气度，才能把周围环境中的因素转化为有利于“生”的因素。所以，中医学的传统要回到《汉书·艺文志》，即“方技者，皆生生之具”。由此可以看出，中医药是为人类生命的健康、发展、进化服务的方法、技术、工具，其对象是天人之际中人的“生生之气”的健病之变，不局限为疾病实体。其任务是：养生莫若知本和治病必求于本。本分为三种：一是养生治病实践的目标之本，二是养生治病实践的依靠对象之本，三是养生治病条件选择的价值标准之本。这与疾病医学的“识病”必求于本有着根本的不同，疾病医学中的本主要指病因、病理、病位。其方法是：辨证论治的发现和发展人的生生之气的自我痊愈能力和自我健康能力。其手段是：“聚毒药以共医事”的化害为利和化毒为药，转化利用为“生生之具”。其目标是：谋求实现“标本相得，邪气乃服”、“阴阳自和，病必自愈”、“正气存内，邪不可干”、“精神内守，病安从来”的天人合德，生态共演的“生生之效”，以实现“万物并育而不相害”、“与万物沉浮于生长之门”。

陆广莘认为，医学现在面临着一个划时代的重大学术思想转折，就是由疾病医学向健康医学转化，生物医学向人类医学转化，对抗医学向生态医学转化。21 世纪中国的新医学流派，能否在中医学独立思想诞生的阵痛中啼出第一声来，根本在于中医学界能否恢复中医学的学科自信。

综上，陆广莘以中国优秀传统文化为背景，以世界医学发展为借鉴，以重铸中华医魂为己任，把中医学的生态医学、健康医学做了精辟的注释。他积极倡导的健康医学理念，对于理解医学模式转化，在大的科学背景下认识中医学自身的特征都具有启迪意义。

李海玉

论文撰写年表

1.	1956 年	读章次公“从章太炎先生‘论中医与五行说’谈起”以后
2.	1958 年	中医对肾炎的认识及其治疗原则
3.	1959 年	四年来中医治疗流行性乙型脑炎的初步总结与探讨
4.		黑锡丹治疗哮喘及发生轻度铅中毒的病例报告
5.	1961 年	对“中国历代对于糖尿病的记载和贡献”一文的几点意见
6.	1962 年	糖尿病综合治疗 50 例初步观察
7.		论王履的医学思想及其对明清医学的影响
8.	1963 年	命门学说源流考
9.	1973 年	历多达妙，失多而悟其要
10.		以人类为中心
11.		医学功利观
12.		医者意也，医者技也
13.		药害问题
14.		莫不为利，莫不为害
15.		气增而久，夭之由也
16.	1975 年	关于“辨证论治”的辩证法问题
17.	1977 年	高血压病中西医结合研究中的辨病和辨证问题
18.	1979 年	论中医的诊疗思想
19.		气血津液在藏象和辨症中的地位
20.		试论津液
21.	1981 年	如何正确对待中医和中医如何正确对待
22.		现代科学发展趋势和中国医学发展模式
23.		论中西医结合研究
24.	1983 年	中医学研究与中西医结合
25.	1984 年	阴阳自和稳态演化模型
26.	1985 年	中医学的理论模型及其临床思维方法
27.		加强中医研究　发展中医学术
28.		中医研究与研究中医
29.		治病必求本与辨症论治
30.	1986 年	振兴中医之道，贵在自知之明
31.		中医“证”的理论研究中的基本问题
32.		怎样理解中医的“证”——从辨证到求本的认识论分析
33.		首届“中医证的研究”国际学术讨论会的小结报告
34.	1987 年	病名、证候与中医诊断学
35.		中医临证研究和方法论问题
36.		对中医学术及其发展战略的系统思考
37.	1988 年	论中医学特色与治则学研究

38.　　马属动物驴“脾气虚”证的实验研究
39.　　中医学传统科研方法论
40.　　当代中医的使命和临床思维方法
41.　1989 年　脾气虚证的理论和实验研究
42.　1990 年　论辨证与辨病问题
43.　　“证——病症正”辨
44.　　关于“伤寒学与《伤寒论学》”的评阅意见
45.　　对刊授教材《温病学》的评阅意见
46.　　对刊授教材《中医各家学说》的评阅意见
47.　1991 年　肝郁气滞血瘀的临床和实验研究——鉴定会上的发言
48.　　中医学的基础研究问题
49.　1993 年　大运动量训练及其疲劳恢复的中医学观点
50.　　用新的思想观点继承发扬中医学
51.　　提高主体选择吸收利用能力
52.　1994 年　积极的自我稳态的生态医学
53.　　中医理论向何处去
54.　　中医学对象和实践及其理论体系
55.　1995 年　中医基础理论问题
56.　　医学的目的和对象问题
57.　　和而不同，超越包容——记中医基础理论研究所
58.　　医学的目的与中医学特色
59.　1996 年　中医主要历史概况及其基本概念
60.　　刮痧排毒疗法蕴藏了哪些新的医学思想
61.　　癫痫的中医观点
62.　　根本在于自立自强自主创新——《中医存亡论》代序
63.　1997 年　《人体信息控制系统生理学——现代中医生理学和中药药理学》序
64.　　务本论道——中西医学的不同理解和追求
65.　　从中医学出发思考问题
66.　1998 年　重建中医主体价值体系
67.　　对中西医结合的中医学思考
68.　　中医生生之道——中和位育的生态智慧学
69.　1999 年　中医学发展的“务本论道”
70.　　中医临证研究方法问题
71.　　全科医学与中医学
72.　　21 世纪中医学术发展的展望
73.　　攀登中医学术思想高峰
74.　2000 年　章次公先生小传
75.　　人的生存质量和中医学生生之道
76.　　中医独特理论体系的渊源和发展——生命发展观与中医理论
77.　　中医药学与血管性痴呆

78. 中西医结合的务本论道
79. 西医疾病模型与中医学生生之道
80. 中医辨证论治的证候反应动力学
81. 《中医学之道》前言
82. 2001 年　21 世纪中医学向何处去
83. 中西医结合需要从医学模式上突破
84. 2003 年　药之害在医不在药
85. 关于非典型肺炎的防治
86. 稳态调节与中医养生保健
87. 坚定中医学的自我学科主体意识
88. 2004 年　中医学的人类健康生态目标模式
89. 证候理论概念属人性质问题
90. 健康生态学的中医特色
91. 辨证论治、生生之道的科学精神
92. 人类健康生态医学实践目标模式
93. 复兴中医需要新思想
94. 2005 年　用界面医学原理解读刮痧疗法
95. 杂议“中医百年”
96. 中医现代化从哪里出发
97. 中医药的传统与出路
98. 重铸中华医魂——中医基础理论学科建设之道
99. 给科技部程津培副部长的一封信
100. 2006 年　中医学生生之道的创生性实践功能目标动力学
101. 医学不能拜倒在科学脚下
102. 给卫生部佘靖副部长的一封信
103. 2007 年　医学的健康与健康的医学
104. 2008 年　获得心安身健的幸福真经——中医学之道
105. 2010 年　医学整合的境界、胸怀和志气
106. 大德曰生　厚德载物
107. 2011 年　医学为何，中医何为
108. 2013 年　对中医药传承问题的学习和思考

后　记

2009年5月5日，国家人力资源和社会保障部、卫生部和国家中医药管理局联合下发了《关于表彰首届国医大师的决定》，授予30名我国著名中医（民族医）专家“国医大师”的荣誉称号，陆广莘先生名列其中。

陆广莘先生1945年开始行医，从医近70载，学验俱丰，蜚声杏林，为我国著名中医理论学家、临床家。先生常念张仲景“勤求古训，博采众方”为学医必由之路，早年聆听陆渊雷“发皇古义，融会新知”的谆谆教诲，其后遵从章次公“欲求融合，必先求我之卓然自立”的殷殷期望，博极医源，精勤不倦，上自《内》、《难》诸经，下迄近代各家之著述，勤求博采，融会贯通。同时，广泛吸收现代科学知识，结合中医学自身特点与发展规律，不断进行中医学理论探索和实践创新。

陆广莘先生勤于思考，善于总结，自1956年发表第一篇学术文章至今，几十年来一直笔耕不辍，发表论文百余篇，每篇均持之有故、言之有理，精辟独到，不作无病呻吟、空洞乏物之文。2001年4月，人民卫生出版社将其学术论文80篇汇集一册，题为《中医学之道——陆广莘论医集》予以出版。该书集中反映了陆广莘先生的学术思想及其特点，受到学术界的高度好评。

“庾信文章老更成，凌云健笔意纵横。”进入21世纪，陆广莘先生在中医学术上有新的探索和发展，其学术思想更加成熟与丰富，文章更为稳健，内涵深刻，所谓“金熔玉琢，节短音长”。有鉴于此，应出版社之约，在本书再版时，我们增加了他新世纪以来的26篇文章，以反映其学术思想的延伸。同时，为使读者更为系统、完整地了解陆广莘学术思想，增加了“陆广莘健康医学思想”，此部分由陆广莘先生学术传承人李海玉副研究员撰写。作者小传，原为陆广莘先生的学生佟彤所写，得到老师的指点和认可，这次再版，由李海玉和刘理想两位传承人在原传的基础上，续写了2001年以后的部分。另外，本书结构在原来“学术思想评论”、“临证实践反思”、“中医研究问题”、“思路方法探索”、“基础理论假说”五个部分的基础上，增加了“建言献策”部分。本书全面反映了陆广莘先生对中医学发展方向的思考和主张、对中医理论与方法的认识、在临床实践中对中医的感触以及对中医养生学本质的认识。他指出，百年中医困惑在于“废医存药”地扭曲中医诊疗思想，用疾病医学的观念和方法研究中医、改造中医。而当代全球性的医疗危机却又根源于近代医学模式的主要针对疾病的技术统治医学的长期结果。中医药的本质功能是“方技者，皆生生之具”，医生，医的是“生”，医学，学的是“生”，天地之大德曰“生”。人类的文化自觉，实践的价值观是“参赞天地之化育”。中医学是一门以“养生保健治病必求于本”为任务的创生性实践生生之道。应当重铸中华医魂，重建中医主体价值体系，对内生性卫生资源的努力发掘和加以提高，才能真正实现“中西医并重”和真正能够“扶持中医药和民族医药事业”。医学模式的转变根本是诊疗思想的转变！

作为陆广莘先生的学术传承博士后以及本书的整理者，我们希望通过本书的出版，为中医的继承与发展提供宝贵的资料，让学术界更好地了解陆广莘先生的学术思想，为广大中医工作者提供必要的借鉴，以期在推动中医学术交流，促进中医理论研究水平提高等方面作出贡献。

整理者

2014 年 11 月